Atlas of Minimally Invasive Techniques in Upper Gastrointestinal Surgery

上消化道外科微创手术图谱

原著 [西] M. Asunción Acosta [荷] Miguel A. Cuesta [西] Marcos Bruna

主译 蔡明琰 周平红

中国科学技术出版社

· 北 京 ·

图书在版编目（CIP）数据

上消化道外科微创手术图谱 / (西) M. 亚松森 · 阿科斯塔等原著 ; 蔡明琰 , 周平红主译 . -- 北京 : 中国科学技术出版社 , 2025. 7. -- ISBN 978-7-5236-1141-8

Ⅰ. R656.6-64

中国国家版本馆 CIP 数据核字第 2024QM4063 号

著作权合同登记号：01-2024-2341

First published in English under the title
Atlas of Minimally Invasive Techniques in Upper Gastrointestinal Surgery
edited by M. Asunción Acosta, Miguel A. Cuesta, Marcos Bruna

策划编辑 丁亚红 孙 超
责任编辑 方金林
装帧设计 佳木水轩
责任印制 徐 飞

出　　版 中国科学技术出版社
发　　行 中国科学技术出版社有限公司
地　　址 北京市海淀区中关村南大街 16 号
邮　　编 100081
发行电话 010-62173865
传　　真 010-62179148
网　　址 http://www.cspbooks.com.cn

开　　本 889mm × 1194mm 1/16
字　　数 402 千字
印　　张 21
版　　次 2025 年 7 月第 1 版
印　　次 2025 年 7 月第 1 次印刷
印　　刷 北京盛通印刷股份有限公司
书　　号 ISBN 978-7-5236-1141-8/R · 3382
定　　价 198.00 元

译校者名单

主　译　蔡明琰　周平红

译校者　（以姓氏笔画为序）

马丽云　马丽黎　王　力　王　珏　王　蕴
王科皓　付佩尧　成　婧　吕振涛　朱　亮
任　重　刘祖强　刘婧依　刘靖正　刘歆阳
齐志鹏　许佳成　许佳祺　苏　伟　李　冰
李小青　李全林　时　强　吴林峰　何梦江
张　震　张丹枫　张召潮　陈天音　陈宗炜
陈章涵　陈巍峰　林生力　林佳佳　周平红
胡　皓　胡健卫　柳滟波　钟芸诗　郜娉婷
姚　璐　秦文政　耿子寒　钱立强　徐佳昕
徐晓玥　徐恩盼　诸　炎　黄　媛　蔡世伦
蔡明琰

内容提要

本书引进自 Springer 出版社，由欧洲外科专家领衔编写，复旦大学附属中山医院内镜中心的众多专家联合翻译完成，是一部专为普通外科医生、胸外科医生和内镜微创外科医生精心编写的外科微创专著。书中囊括了普通外科医生、胸外科医生及内镜医生开展各种微创术式所需的基础知识，涵盖了食管及胃部相关疾病微创手术领域的最新技术和方法，可为上消化道外科医生提供全面丰富的技术指导，进而为患者提供更多、更好的临床治疗方案。本书全面实用、图文并茂，可作为上消化道微创外科相关专业人员的重要参考用书。

补充说明：书中配有视频，为方便读者查阅，已将视频更新至网络，读者可扫描右侧二维码，关注出版社医学官方微信“焦点医学”，后台回复“9787523611418”，即可获取资源。

译者前言

复旦大学附属中山医院内镜中心团队长期致力于消化道疾病的内镜微创诊断和治疗，团队中大部分成员为外科医生出身，“一手拿刀、一手拿镜”正是老一辈日常工作的真实写照。我们深知，年轻内镜医生从事内镜微创治疗需要对消化道解剖和外科基本手术技能有全面的了解和掌握，为此我们希望能够有这样一部专著可以用来指导年轻医生的实践工作，而本书正是一部汇集顶尖外科医生上消化道微创外科技术和经验的实用参考书，可提供有关上消化道微创手术的全面知识要领。

著者详细介绍了食管的外科解剖学，深入剖析了手术的基本原理和结构，为从事微创手术提供了坚实的解剖学基础，接着着重探讨了食管癌的手术治疗，以及食管良性疾病的内镜微创治疗方法，包括最新贲门失弛缓症的经口内镜肌切开术等。此外，著者还针对胃食管反流性食管炎，着重介绍了 270° 胃食管吻合术和腹腔镜 Nissen 胃食管吻合术等微创手术方法，以及胃食管反流病的内镜治疗技术。

著者针对胃部良性疾病的微创治疗，系统介绍了胃间质瘤和胃十二指肠溃疡并发症的微创手术解决方案，并与时俱进地为读者提供了不同类型的减重手术治疗方案。同时，著者详细描述了胃癌的微创外科治疗术式，包括腹腔镜技术、机器人技术及各种外科吻合方法，还介绍了用于治疗胃早癌的内镜黏膜下剥离术。

此次在中国科学技术出版社的支持帮助下，我们将本书引进翻译并推荐给国内读者，旨在将最新的外科微创技术和知识介绍给广大国内同行，帮助外科医生和内镜医生更好地了解和掌握微创技术和方法。书中内容可以帮助胸外科、普外科和消化内镜等多个群体的医生很好地将工作融合到一起。回顾过去 20 余年消化内镜微创切除的发展历史，目前内镜上消化道微创治疗已经克服了年龄、病种和消化道管壁的限制，真正做到了“由表及里、由内而外、由器质性疾病到功能性疾病”。当内镜切除从黏膜外科走向浆膜外科时，内镜医生就需要掌握更多传统外科范畴的基础和基本知识，这也正是我们翻译此书的目的。

相信该中译本的出版，能为消化外科同道提供有价值的最新信息，有助于国内消化内镜医生掌握更多有关上消化道微创手术的知识，同时对推广微创治疗技术、促进国际医学交流和提高医生的手术创新能力亦能起到积极的作用。

蔡明琰　周平红

原书前言

早在 20 世纪 90 年代初，我们在腹腔镜下首次进行抗反流手术，随后一直致力于尝试将微创技术应用于所有上消化道疾病，无论其良恶性。

外科医生们一直努力地为患者提供最好的治疗，微创手术可减少术后疼痛、降低术后并发症发生率，并提高患者生活质量，正是他们改进治疗的一种有效措施。

过去几十年，外科医生在改进手术方面取得了重大进展，诊断性侵入性操作已被各种能对疾病的解剖部位进行高分辨观察的成像技术所取代，从而使外科团队能改进其手术适应证和方式。基于成像技术的进步，早期消化道癌的内镜下治疗得以迅速开展，同时影像引导下的经皮支架置入或引流，能有效解除梗阻或引流积液，进而加速了患者的康复。

此外，伴有大量失血的腹部大切口、扩大切除手术，已被失血量较少的小切口和精细分离的微创手术所取代，患者术后能早期下床、早期恢复活动，从而缩短了住院时间。快速康复理念打破了传统的围术期管理理念，使每一次的手术干预都成为一个基于证据的客观过程。

如今，微创手术几乎已成为所有腹部手术的标准解决方案，如胆囊手术，包括减重手术在内的良性疾病胃肠道手术，以及食管癌、胃癌、结直肠癌手术。

尽管还处于不同的研究阶段，但可以肯定的是，上消化道手术中的各种微创手术效果（尤其是肿瘤手术）优于开放手术这一结论正被更多的数据所证实。大量证据表明，在食管切除术和胃癌部分切除术中，微创手术优于开放手术，前者具有更明确的短期优势和同等的肿瘤切除安全性；在全胃切除术、肝切除术和治疗胰头癌的胰十二指肠切除术中，仍需更多的高质量研究和大数据分析来判定微创手术的优劣性；在良性疾病中，大量研究和数据已证实，微创手术疗效更好、更安全，优于传统手术。

高清成像、3D 技术和机器人辅助手术的引入带来了手术视野和功能保护上的进步。这些技术能对原本难以定位的部位进行解剖和组织结构重建，并且缩短了学习曲线。外科手术的发展不断与时俱进，通过高清数字图像采集的大数据未来可能有助于人工智能应用在手术中。相信在不久的未来，我们将探索出对肿瘤切除更有效、更安全的手术方式。尽管取得了部分成绩，但由于错综复杂的外科解剖结构，以及与结直肠手术相比较而言较为有限的病例数量（减重手术除外），上消化道微创手术仍然难以标准化。

有别于标准的外科学著作，这部图谱的编写体例是对疾病进行简短的介绍后，提供手术关键步骤的技术图示，并附以清晰的插图、手术照片和视频。

尽管本书主要介绍的是减重手术和食管癌、胃癌根治术，但其他上消化道疾病的微创手术在书中也有介绍。我们遵循的理念是，一旦符合手术指征，采取合理的围术期准备，对患者最终获得最佳治疗效果至关重要。在肿瘤治疗过程中，对于符合指征的病例，新辅助治疗联合微创手术将为患者带来最好的治疗效果，并提供最佳的生活质量。

我们编写本书的目的旨在描述上消化道微创手术的现状，包括良性疾病手术和肿瘤手术，以展示如何在患者风险最低的情况下，尽可能多地获益。

本书分食管和胃两部分。每一部分都从专门介绍相应外科解剖基础知识开始，后续分别详细介绍良性疾病的微创手术治疗、内镜治疗、针对恶性肿瘤的不同手术方式和技术，并单独介绍了机器人辅助微创手术和近红外技术。

外科解剖学知识对每位外科医生都非常重要，它将有助于统一解剖层面的认知，进而开展标准的肿瘤切除术。

可以明确的是，我们需要越来越多掌握微创手术的外科医生，尽管熟练掌握微创手术技术有一定难度，可能需要一些时间。我们发现，在大师的带领和指导下，外科医生及其团队熟练掌握上消化外科微创手术，可能仍需要漫长的学习过程。

我们为本书的读者准备了一系列精心挑选的视频，这些视频将展示微创手术的具体手术过程。

我们非常感谢所有作者做出的杰出贡献，他们对设计和完成书中的手术做出了巨大努力。

我们希望本书能丰富世界各地致力于上消化道手术的外科医生（包括住院医师）的基础解剖和临床微创知识，进而增进他们的理解，并激励他们未来共同致力于外科学的发展和进步。

M. Asunción Acosta
Las Palmas, Spain

Miguel A. Cuesta
Amsterdam, The Netherlands

Marcos Bruna
Valencia, Spain

献　词

谨以本书献给我的丈夫 Rafael。他是我幸福的源泉，他让我的家庭和谐美满，让我可以放心地专注于本书。

M. Asunción Acosta

谨以本书献给我的妻子 Ineke Radder，感谢她给予我无条件的支持和耐心。同时，也将本书献给我所有的患者。

Miguel A. Cuesta

谨以本书献给我的家人和老师，感谢他们一直陪伴我左右，并带给我许多美好。

Marcos Bruna

目 录

第1章　食管的外科学解剖

Surgical Anatomy of the Esophagus

Teus J. Weijs　Ronald L. A. W. Bleys　著

何梦江　柳滟波　译　蔡明琰　校

许多人认为食管只是一个“食物管道”，食物通过咽部经过食管进入胃内[1]。然而，在外科医生眼中，食管是个复杂的器官，它位于身体中央，穿过颈部、胸部和腹部，周围包绕着很多重要结构。本章将重点从食管的组成、固定、断层解剖、血供、淋巴管和毗邻结构来介绍食管的外科学解剖。

一、组成

食管壁由内而外依次为黏膜层、黏膜下层、肌层和外膜。

食管黏膜由鳞状上皮组成，它在向胃柱状上皮移行处，看起来像是一条Z字形线，被称为齿状线。

与咽部“外环内纵”相反，食管的肌层由“外纵内环”的肌纤维组成，因此，在环状软骨水平（咽部延续为食管的水平），由于肌纤维方向的重排（图1–1），在后方有两个薄弱区（环咽肌以上的Killian区和环咽肌以下的Laimer区）容易发生憩室。

食管穿行于胸腔内，其内部压力低于大气压，因此，食管两端需要括约肌来防止持续的空气、唾液的进入，以及胃内容物的反流。咽下缩肌的远端肌束担任了颈段食管上括约肌的功能，该肌束易于辨别，被称为环咽肌（图1–1）。食管下括约肌不是一束特定的肌肉，而是一种生理性括约肌，由位于膈肌下方的一部分食管环行肌纤维组成，能够提供较高的压力，右膈脚在此包绕食管充当外括约肌的角色（图1–2）[2]。此外，还有其他因素共同协助胃食管交界处的正常关闭，如走行于腹腔内的部分食管、黏膜阀瓣、参与贲门切迹和胃食管阀瓣形成的胃内斜行肌。

食管外膜由疏松结缔组织组成，有利于食管的蠕动。

二、固定

食管通过结缔组织束与气管相连，通过膈–食管韧带与膈肌相连（图1–2A）[3]。膈–食管韧带不仅在膈肌水平固定食管，并且协同胃食管交界处的有效关闭。这条韧带起源于横膈上方胸内筋膜和横膈下方的腹横筋膜，像项圈一样包裹着胃食管交界处。此外，食管还通过一层菲薄的结缔组织与主动脉相连，该结缔组织被称为主动脉–食管韧带（图1–3）[4]。

三、断层解剖

在颈段，食管从环状软骨水平向下延伸，位于内脏间隔中，该间隔由前方的舌骨下肌、侧方的颈动脉鞘及后方的翼状筋膜围绕而成（图1–4）[5]，内脏间隔一直延伸到主动脉弓水平。在间隔内，食管位于气管与翼状筋膜之间，内脏筋膜是一层菲薄的结缔组织，包裹着食管和气管。值得注意的是，喉返神经走行于气管、食管的外侧，直至声带。甲状腺位于气管前方。

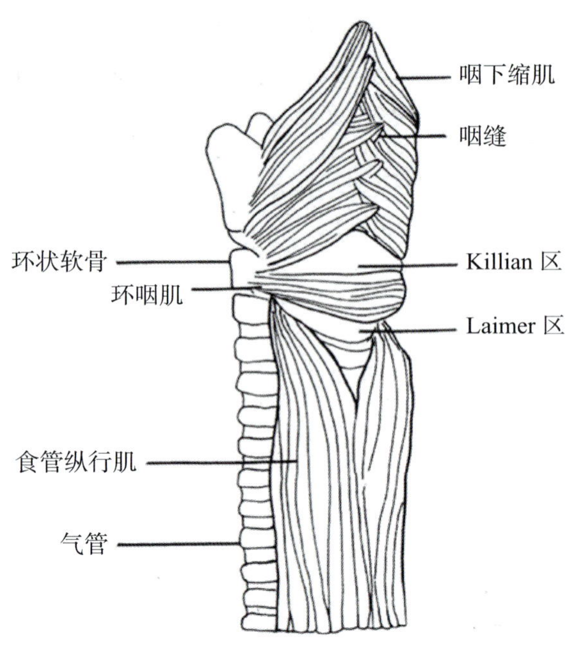

▲ 图 1–1　食管上段结构

从咽到食管的移行区，环咽肌上方和下方有两个薄弱区（上方的 Killian 区和下方的 Laimer 区）（引自 Pearson FG et al. Esophageal surgery. 2nd ed. New York, Churchill Livingstone, 2002.）

在胸段，食管自主动脉弓水平穿行于后纵隔，其前方以心包、右侧以右侧胸膜、左侧以左侧胸膜和主动脉、后方以脊柱为界（图 1–5）。后纵隔通过主动脉 – 食管韧带和主动脉 – 胸膜韧带进一步分为食管周围间隔和主动脉旁间隔[6]。食管、隆突淋巴结和迷走神经位于食管周围间隔内，奇静脉和胸导管位于主动脉旁间隔内。主动脉旁间隔是翼状筋膜和椎前筋膜之间潜在间隙的延伸，这个空间被称为“危险间隙”，咽后脓肿可通过这个间隙迅速扩散到纵隔[7]。

在腹部，食管在上腹部走行 1.5cm 后与胃相连。不同于其他节段食管，腹段食管没有浆膜包裹，外覆腹膜。

四、动脉和静脉

颈段食管血供来源于甲状腺下动脉的分支（图 1–6）。胸段食管由 1～2 条支气管动脉分支供血，有 20% 由肋间动脉直接供血，除此之外，在气管杈到膈肌水平，降主动脉的前方可发出 4～5

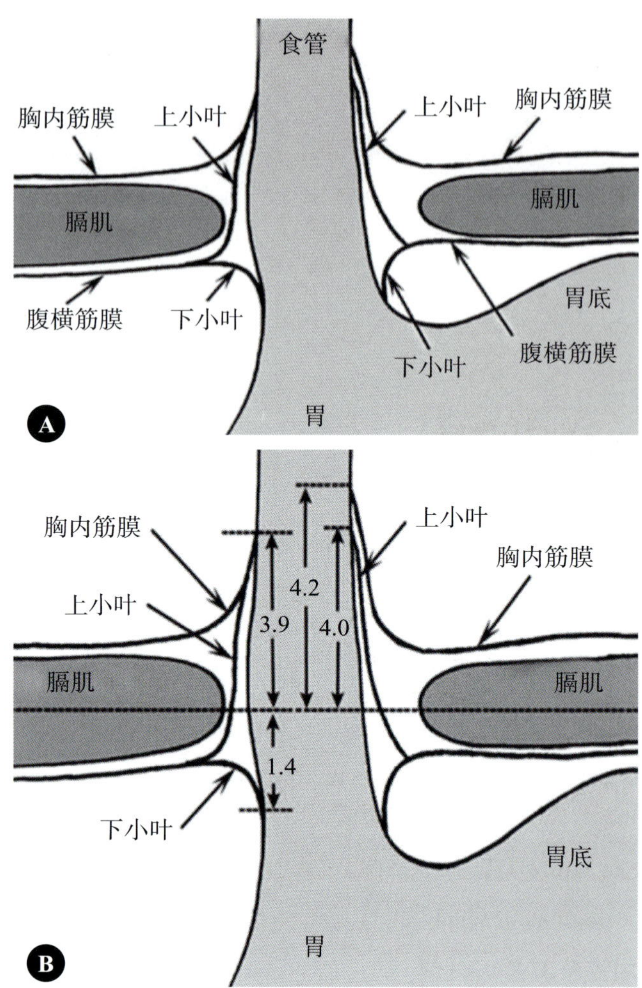

▲ 图 1–2　**A.** 胃食管交界处示意，展示了胸内筋膜和腹横筋膜作为膈 – 食管韧带起作用的两种方式。右边显示的是胸内筋膜与腹横筋膜的上小叶融合，左边显示的是两层筋膜分别与食管相连。**B.** 通过膈肌的假想水平线与膈 – 食管韧带筋膜层附着点之间的平均距离（单位：cm）。经证明，韧带的上部是最长的部分

经许可转载，引自 Apaydin et al[3].

条小动脉，斜行向下降进入食管。腹段食管由胃左动脉的分支供血，通常（55%）由左膈下动脉分支参与供血，在胃左动脉和左膈下动脉之间偶尔会出现交通支，称为 Belsey 动脉。食管的动脉与位于黏膜层和黏膜下层的密集小动脉网相连接，即使大部分食管被游离，也能确保良好的血供[8–10]。

食管的血液回流至上皮下血管丛和黏膜下血管丛，这些血管丛接着通过食管穿支静脉汇入食管周围血管丛。在颈段，血液回流至甲状腺下静

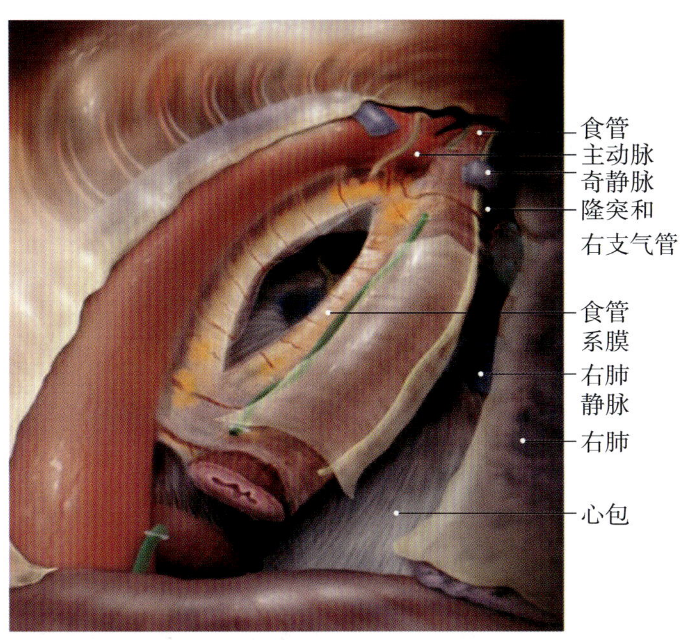

▲ 图 1-3　主动脉－食管韧带示意，该韧带以前被称为"食管系膜"。它是一个双层结缔组织层，从降主动脉向食管供血的血管穿行其中

经许可转载，引自 Cuesta et al[4].

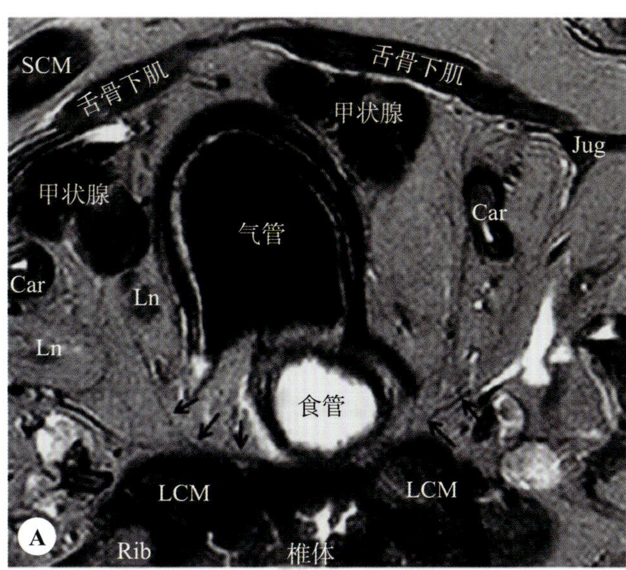

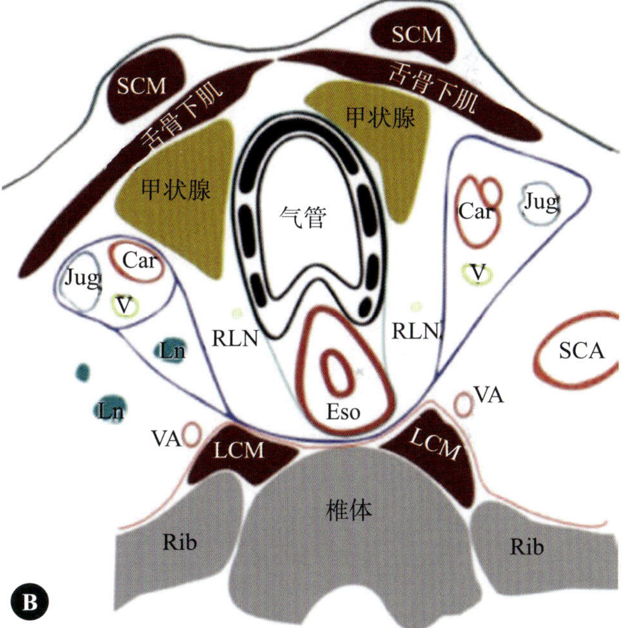

▲ 图 1-4　食管颈段层面内脏间隔的解剖

A. 磁共振；B. 示意。Rib. 肋骨；Car. 颈动脉；Jug. 颈静脉；LCM. 颈长肌；Ln. 淋巴结；SCM. 胸锁乳突肌；Eso. 食管；RLN. 喉返神经；SCA. 锁骨下动脉；V. 迷走神经；VA. 椎动脉

脉和椎静脉；在胸段，食管周围血管丛通常汇入奇静脉和半奇静脉；在腹段，静脉血管丛汇入胃左静脉和膈下静脉（门体分流常发生于此）[11]。

五、淋巴

不同于消化道其他部位，食管的淋巴引流不是节段性的，而是一个纵行密集的黏膜下淋巴管网[12]。淋巴管网穿过食管壁流入区域淋巴结（颈深淋巴结、纵隔淋巴结、胃左淋巴结和腹腔干淋巴结）或直接流入胸导管（43%）[13]。因此，食管癌的淋巴结转移可迅速从原发部位扩散到远处淋巴结。纵隔淋巴结的分站可参照国际肺癌研究协会（IASLC）分站系统（图 1-7A 和 B）或日本食管癌学会（Japanese Society of Esophageal Cancer，JSEC）分站系统，腹部淋巴结分站则参照日本胃癌学会（Japanese Society for Gastric Cancer，JSGC）分站系统[14, 15]。淋巴结清扫的数量常因人而异，如纵隔淋巴结的清扫数量可为 11～54 个[16]。

胸导管的淋巴液来源于多个腹部淋巴管，这些淋巴管向上走行进入胸腔，在食管裂孔上方 1.8cm 处（四分位区间：0.4～2.4cm）汇入胸导管（图 1-7C）[17]。在胸段，胸导管走行于食管与脊柱之间，位于中间偏右侧；在奇静脉水平，斜行向左最终汇入左静脉角。值得注意的是，胸导管的走行位置仅在 40%～60% 的病例中是典型的，汇入静脉系统的位置常有变异，还可出现（部分）重复变异。

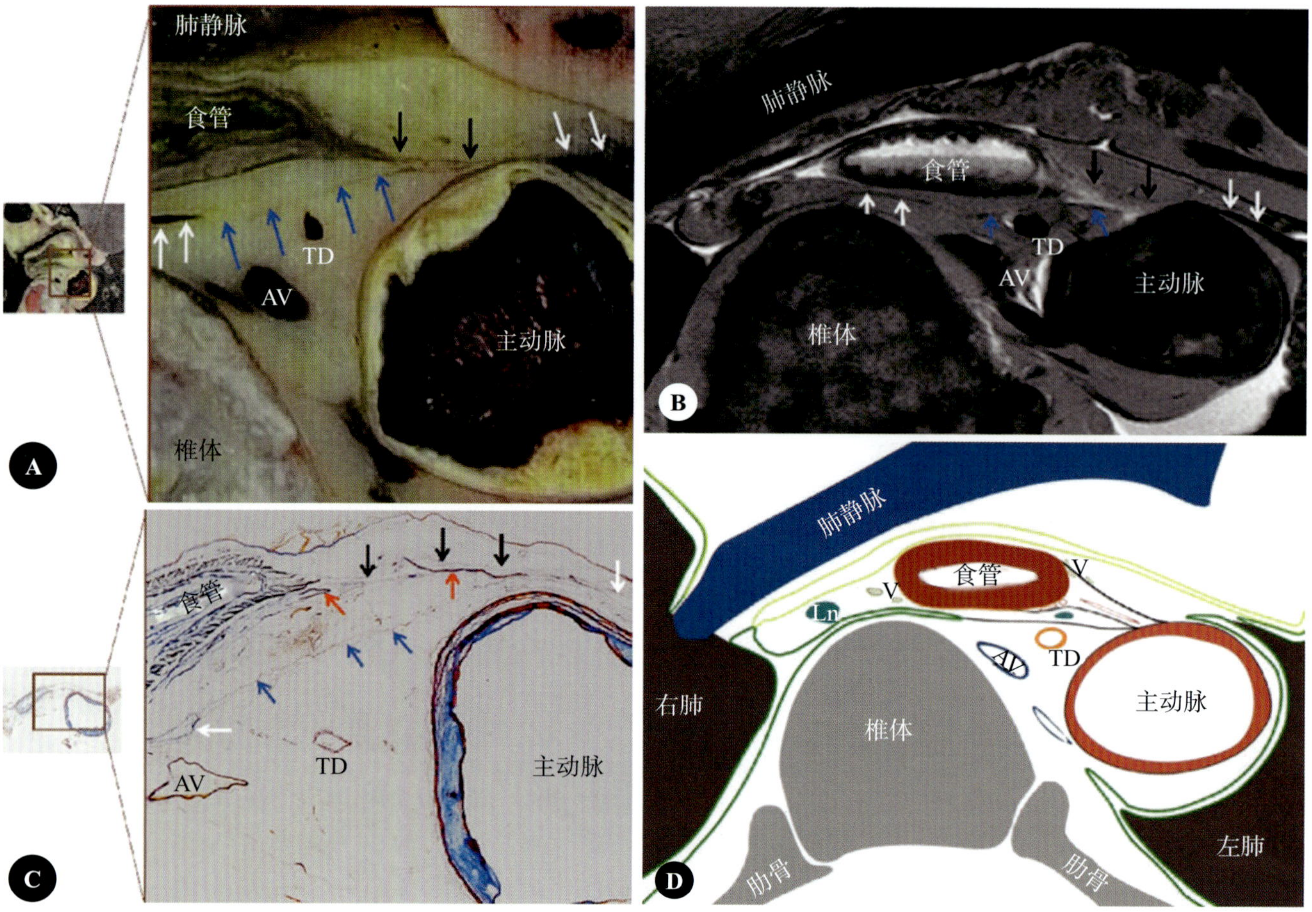

▲ 图 1-5 膈肌和气管杈之间的后纵隔横切面（A），同一切面的磁共振图像（B）、组织学图像（C）和示意（D）

组织学检查采用 Verhoef Von Gieson 染色法（弹性蛋白染色黑蓝色；胶原染色浅红粉）。黑箭示主动脉 - 食管韧带，蓝箭示主动脉 - 胸膜韧带，白箭示左右侧胸膜反折处，红箭示血管。在示意中，绿线代表胸膜，黄线代表心包，黑线代表主动脉 - 食管韧带和主动脉 - 胸膜韧带。AV. 奇静脉；Ln. 淋巴结；TD. 胸导管；V. 迷走神经（经许可转载，引自 Weijs et al[6].）

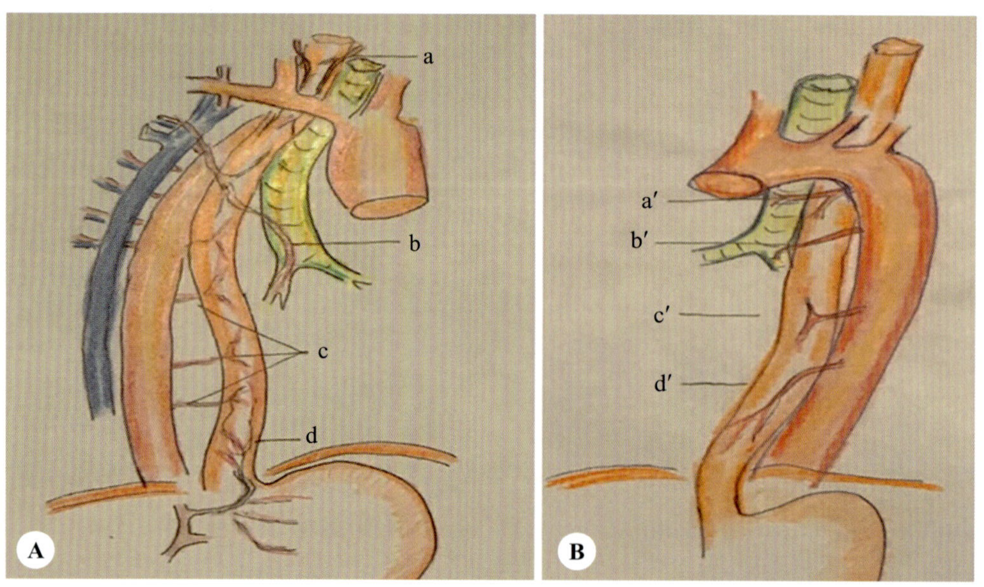

◀ 图 1-6 **A.** 食管动脉右视图。**a.** 甲状腺下动脉；**b.** 右支气管动脉；**c.** 食管动脉；**d.** 胃左动脉和膈下动脉的分支。**B.** 食管动脉左视图。**a′.** 左支气管上动脉；**b′.** 左下支气管下动脉；**c′** 和 **d′.** 来自肋间动脉的第 7 食管动脉

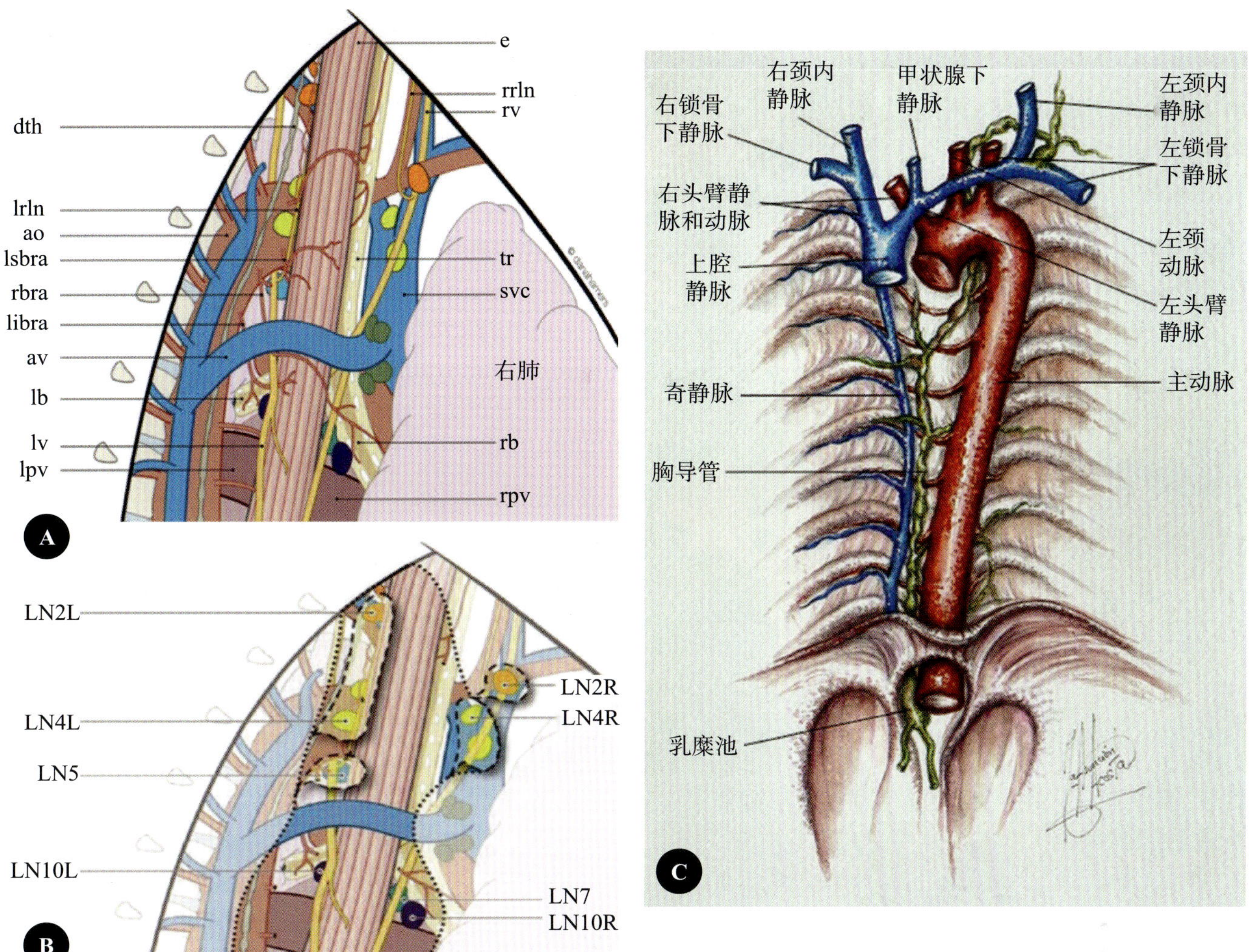

▲ 图 1-7　**A.** **淋巴引流。从外科角度显示（俯卧位胸腔镜食管切除术中）隆突上区的淋巴结分站，迷走神经（包括喉返神经）和主动脉与奇静脉之间的胸导管。B. 在食管切除术中所需清扫的隆突上淋巴结分站。C. 胃周淋巴结分站（根据日本胃癌协会系统）**

e. 食管；dth. 胸导管；rrln. 右喉返神经；lrln. 左喉返神经；ao. 主动脉；tr. 气管；svc. 上腔静脉；lsbra. 左上支气管动脉；libra. 左下支气管动脉；rbra. 右支气管动脉；av. 奇静脉；lb. 左支气管；rb. 右支气管；lv. 左迷走神经；rv. 右迷走神经；lpv. 左肺静脉；rpv. 右肺静脉；LN. 淋巴结（引自 Cuesta et al[14]；Attribution 4.0 International [CC BY 4.0] https://creativecommons. org/licenses/by/4.0.）

六、神经

食管由迷走神经和交感干的分支支配。从食管手术的角度来看，迷走神经尤其重要，迷走神经在紧贴食管的走行中，有重要的分支穿过前面提到的淋巴结。

在颈部，迷走神经在颈动脉鞘内向远端走行，位于颈动脉、颈静脉之间。在上纵隔，右迷走神经从右锁骨下动脉前方经过，在右锁骨下动脉下方发出右喉返神经，沿着右锁骨下动脉背侧向上折返；左迷走神经从主动脉弓前经过，在弓下发出左喉返神经，在其背侧向上折返，途经主 – 肺动脉窗（第 5 组淋巴结）继续向上走行于气管外侧（第 4L 组淋巴结）。喉返神经在向喉部走行过程中常紧贴食管、气管食管沟或气管，在入喉处，两侧喉返神经常走行于气管食管沟，很少有变异[18]。在向喉走行的过程中，喉返神经可发出 8～14 条分支支配气管和近端食管[19]。

右迷走神经在右主支气管的背侧向下走行，走行过程中，在锁骨下动脉与右主支气管（第 4R 组淋巴结）之间，发出 3（中位数）条迷走神经分支形成右前肺神经丛（图 1–8）[20]。该神经丛位于右肺动脉的头侧，支配一小部分（23%）的右肺。其在右主支气管的背侧发出 13（中位数）条迷走神经分支形成右后肺神经丛（支配 77% 的右肺），第 7 组淋巴结和第 10R 组淋巴结位于这些分支的前方。左肺神经丛的组成与之相似。

迷走神经在主支气管下方形成广泛的食管周围神经丛。神经纤维一般在食管裂孔水平食管前、后重排为迷走神经干，向下走行支配腹部器官。

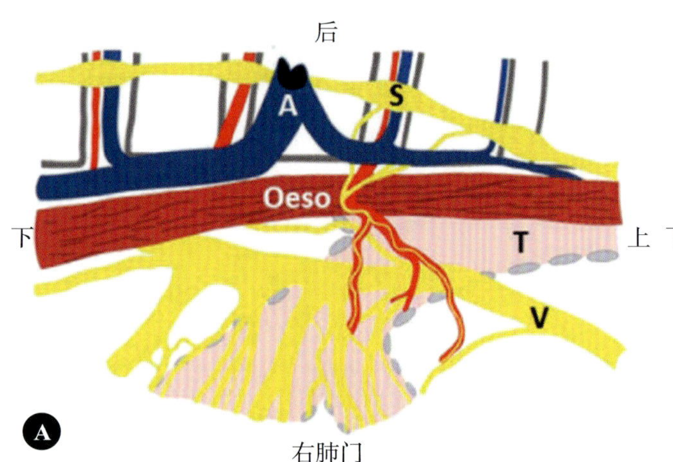

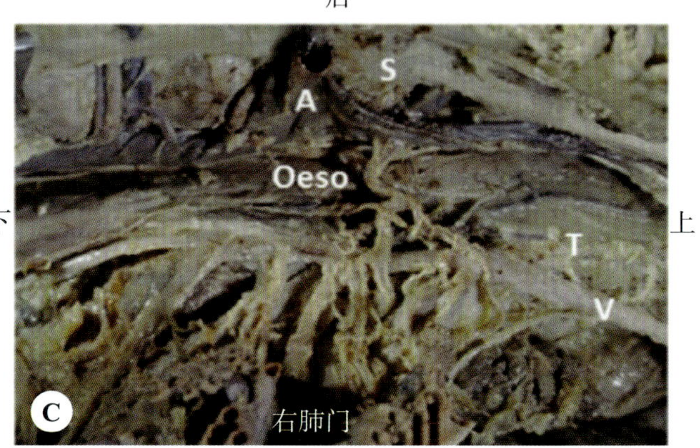

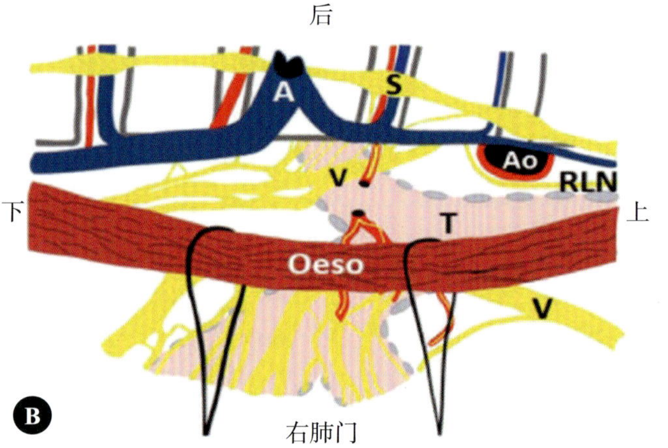

▲ 图 1–8　右侧入路经胸食管切除术中右后（A）和左后（B）肺迷走神经丛示意及相应照片（C）

A. 奇静脉；Ao. 主动脉；Oeso. 食管；RLN. 左喉返神经；S. 交感干；T. 气管；V. 迷走神经（经许可转载，引自 Weijs et al[20].）

参考文献

[1] Esophagus. In Wikipedia. Retrieved April 3, 2018, from https://en.wikipedia.org/wiki/Esophagus.

[2] Boeckxstaens GE. The lower oesophageal sphincter. Neurogastroenterol Motil. 2005 Jun; 17 Suppl 1:13–21.

[3] Apaydin N, Uz A, Evirgen O, et al. The phrenico-esophageal ligament: an anatomical study. Surg Radiol Anat. 2008;30:29–36.

[4] Cuesta MA, Weijs TJ, Bleys RL, et al. A new concept of the anatomy of the thoracic oesophagus: the meso-oesophagus. Observational study during thoracoscopic esophagectomy. Surg Endosc. 2015; 29:2576–82.

[5] Guidera AK, Dawes PJD, Fong A, et al. Head and neck fascia and compartments: no space for spaces. Head Neck. 2014;36:1058–68.

[6] Weijs TJ, Goense L, van Rossum PS, et al. The peri-esophageal connective tissue layers and related compartments: visualization by histology and magnetic resonance imaging. J Anat. 2017;230:262–71.

[7] Grodinsky M, Holyoke EA. The fascia and fascial spaces of the head, neck and adjacent regions. Am J Anat. 1938;63:367–408.

[8] Liebermann-Meffert DM, Luescher U, Neff U, et al. Esophagectomy without thoracotomy: is there a risk of intramediastinal bleeding? A study on blood supply of the esophagus. Ann Surg 1987; 206:184–92.

[9] Swigart LL, Siekert RG, et al. The esophageal arteries; an anatomic study of 150 specimens. Surg Gynecol Obstet. 1950;90:234–43.

[10] Weijs TJ, Toxopeus EL, Ruurda JP, et al. Leaving a mobilized thoracic esophagus in situ when incurable cancer is discovered intraoperatively. Ann Thorac Surg. 2015;99:490–4.

[11] Butler H. The veins of the oesophagus. Thorax. 1951;6:276–96.
[12] Sakata K. Uber die Lymphgefasse des Oesophagus und uber seine regionalen. Lymphdrusen mit Berucksichtigung der Verbreitung des Karcinoms. Mitt Grenzbeg Med Chizg 1903; 11:634–56.
[13] Murakami G, Sato I, Shimada K, et al. Direct lymphatic drainage from the esophagus into the thoracic duct. Surg Radiol Anat. 1994;16: 399–407.
[14] Cuesta MA, van der Wielen N, Weijs TJ, et al. Surgical anatomy of the supracarinal esophagus based on a minimally invasive approach: vascular and nervous anatomy and technical steps to resection and lymphadenectomy. Surg Endosc. 2017;31:1863–70.
[15] Kajitani T. The general rules for the gastric cancer study in surgery and pathology. Part I Clinical classification. Jpn J Surg. 1981; 11:127–39.
[16] Ziyade S, Pinarbasili NB, Ziyade N, et al. A. Determination of standard number, size and weight of mediastinal lymph nodes in postmortem examinations: reflection on lung cancer surgery. J Cardiothorac Surg. 2013; 8:94.
[17] Defize IL, Schurink B, Weijs TJ, et al. The anatomy of the thoracic duct at the level of the diaphragm: a cadaver study. Ann Anat. 2018;217:47–53.
[18] Liebermann-Meffert DM, Walbrun B, Hiebert CA, Siewert JR. Recurrent and superior laryngeal nerves: a new look with implications for the esophageal surgeon. Ann Thorac Surg. 1999;67:217–23.
[19] Yalcin B, Tunali S, Ozan H. Extralaryngeal division of the recurrent laryngeal nerve: a new description for the inferior laryngeal nerve. Surg Radiol Anat. 2008;30:215–20.
[20] Weijs TJ, Ruurda JP, Luyer MD, et al. Topography and extent of pulmonary vagus nerve supply with respect to transthoracic oesophagectomy. J Anat. 2015;227:431–9.

第 2 章　伴根治性纵隔淋巴结清扫的食管切除术：同心结构模型 *

A Concentric-Structured Model for the Understanding of the Surgical Anatomy in the Upper Mediastinum Required for Esophagectomy with Radical Mediastinal Lymph Node Dissection

Hiroyuki Daiko　著

何梦江　柳滟波　译　　蔡明琰　校

熟练掌握外科学解剖基础是减少手术创伤的关键，尤其在食管癌手术的上纵隔游离中，这对疾病的治愈率和发病率有显著的影响。然而，尽管腹部消化系统手术的外科学解剖已经在胚胎学“肠旋转”和“筋膜融合”学说的理论基础上取得了进展，但食管的外科学解剖目前仍未获得较为全面的发展[1, 2]。建立一个易于理解和被接受的体系，对于标准化根治性食管切除术和淋巴结清扫的操作具有重要价值。因此，我们基于人类胚胎发育学，提出了上纵隔外科学解剖的“同心结构模型”假说[3, 4]。

一、手术解剖模型

该模型有三个特征要素：①同心对称的三层结构；②双侧血管分布；③由疏松结缔组织组成的“内层潜在间隙”。在横切面和冠状切面来看，三层结构由脏层、血管层和壁层组成（图 2–1 和图 2–2）：脏层包括食管、气管和喉返神经，位于正中心；血管层的大血管围绕脏层，维持血供；而壁层则作外部框架。分布于两侧的为甲状腺下动脉和支气管动脉，这些血管起源于胚胎时期的双侧背主动脉。双侧血管分布可能与食管固有膜的形成及脏层中易发生的喉返神经周围淋巴结转移有关（图 2–3）。这三个同心层以被称为“内层潜在间隙”的疏松结缔组织为界，这些潜在间隙是我们“同心结构模型”理论的基础，是适宜手术游离的解剖层面。外周血管、神经和淋巴管在各层次间穿行，穿过这些松散的结缔组织形成内层潜在间隙。喉返神经在从迷走神经分支后，从血管层进入脏层并向上走行。

二、手术验证

为了验证这个同心结构模型的有效性，我们对比了俯卧位胸腔镜食管切除术（TSEP），在引入这个解剖模型假说之前和之后的术中图像和手术结果（视频 2–1）。2015 年 1 月至 2016 年 12 月，共纳入了 226 例接受该手术食管癌患者。105 例采用该模型后患者的手术结局明显改善，缩短了胸腔镜下手术时间（160min vs. 182min），减少术后喉返神经麻痹的发生率（19.0% vs. 36.4%）。此外，在引入该模型后，在沿脏层与血管层之间的潜在间隙（内脏 – 血管间隙）进行手术剥离的过程中，105 例患者均能识别该处的同心对称结构[4]。

*. 本章配有视频，可登录网址 https://doi.org/10.1007/978-3-030-55176-6_2 观看。

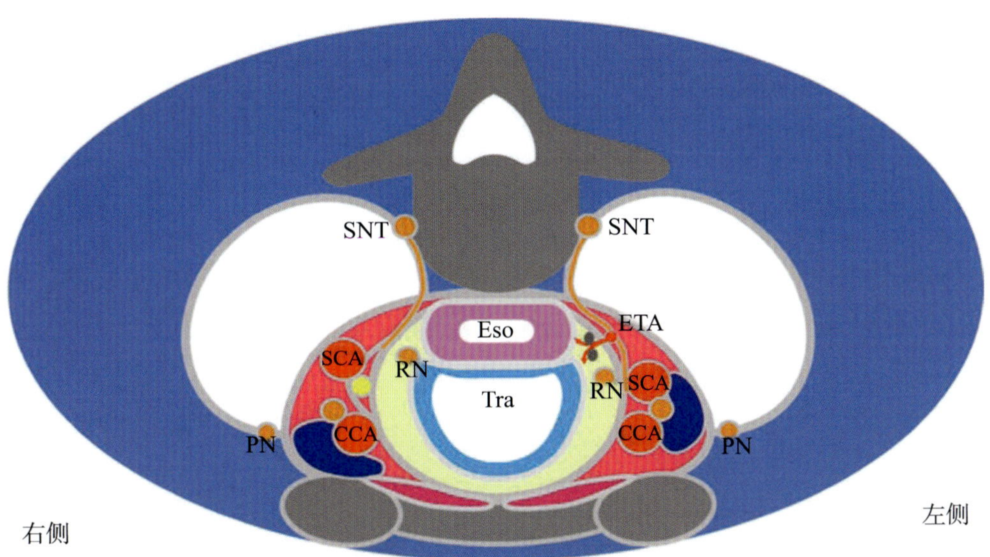

◀ **图 2-1 上纵隔同心三层结构（横切面）**

脏层为黄色，血管层为红色，壁层为蓝色。Tra. 气管；Eso. 食管；RN. 喉返神经；SCA. 锁骨下动脉；CCA. 颈总动脉；SNT. 交感神经链；PN. 膈神经

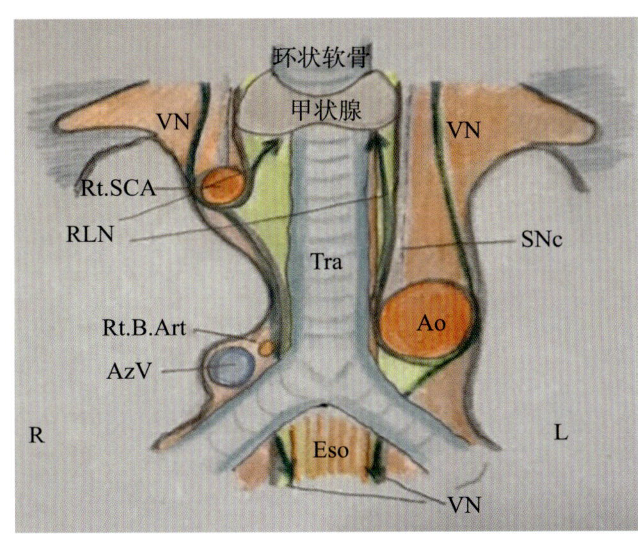

◀ **图 2-2 上纵隔冠状切面（双侧喉返神经的层间穿行）**

双侧喉返神经从迷走神经发行出来后立即从血管层走行到脏层。虽然双侧迷走神经贴着气管杈下方的食管，但我们通常认为它们仍然属于上纵隔的血管层。与喉返神经和迷走神经的走行类似，其他的周围神经或血管也通过内层潜在间隙（疏松结缔组织）走行。Ao. 主动脉弓；AzV. 奇静脉弓；Eso. 食管；RLN. 喉返神经；Rt.B.Art. 右支气管动脉；Rt.SCA. 右锁骨下动脉；SNc. 交感神经的心支；Tra. 气管；VN. 迷走神经；R. 右边；L. 左边

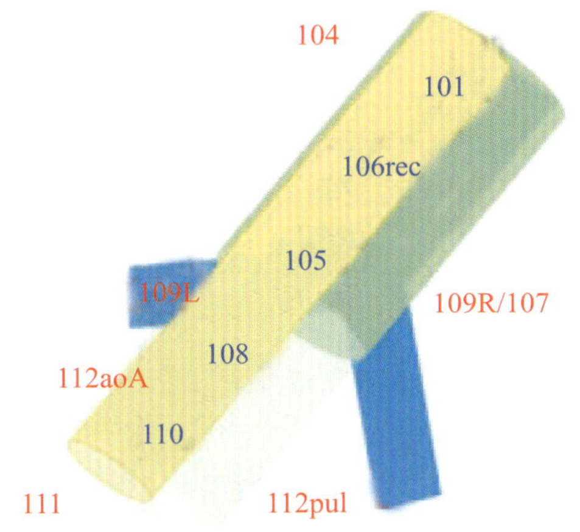

▲ **图 2-3 食管全系膜切除术**

淋巴结分站（日本食管癌淋巴结分站系统）。黄色为食管；绿色为解剖平面；蓝色为隆突

此前，不同学者提出过食管 – 系膜模型的概念[5-7]，为纵隔的外科学解剖开拓了思路。

我们同心结构模型是基于胚胎发育的基础提出的，有助于更好地理解上纵隔的解剖，对于实现微创食管切除术具有重要的临床意义。

参考文献

[1] Sadler TW. Langman's Medical Embryology. North American: Lippincott Williams & Wilkins; 2014.

[2] Mukherji SK, Castillo M. A simplified approach to the spaces of the suprahyoid neck. Radiol Clin North Am. 1998;36:761–80.

[3] H. Fujiwara, J. Kanamori, Y. Nakajima, T.et al. An anatomical hypothesis: a "concentric-structured model" for the theoretical understanding of the surgical anatomy in the upper mediastinum required for esophagectomy with radical mediastinal lymph node dissection. Disease of Esophagus. 2018; 32:1–9.

[4] Daiko H, Nishimura M. A pilot study of the technical and oncologic feasibility of thoracoscopic esophagectomy with extended lymph node dissection in the prone position for clinical stage I thoracic esophageal carcinoma. Surg Endosc. 2012;26:673–80.

[5] Hwang SE, Kim JH, Bae SI, Rodriguez-Vazquez JF, Murakami G, Cho BH. Mesoesophagus and other fascial structures of the abdominal and lower thoracic esophagus: a histological study using human embryos and fetuses. Anat Cell Biol. 2014;47:227–35.

[6] Cuesta M A, Weijs T J, Bleys R L, van Hillegersberg R, van Berge Henegouwen MI, Gisbertz SS, et al. A new concept of the anatomy of the thoracic oesophagus: the meso-oesophagus. Observational study during thoracoscopic esophagectomy. Surg Endosc 2015; 29: 2576–82.

[7] Matsubara T, Ueda M, Nagao N, Takahashi T, Nakajima T, Nishi M. Cervicothoracic approach for total mesoesophageal dissection in cancer of the thoracic esophagus. J Am Coll Surg. 1998;187:238–45.

第 3 章　食管和纵隔隆突下解剖的外科概念 *

A Surgical Concept for the Subcarinal Anatomy of the Esophagus and Mediastinum

Miguel A. Cuesta　著

钟芸诗　齐志鹏　吕振涛　译　　蔡明琰　校

一、背景

食管切除的微创手术方式主要为两种，即包含颈部吻合术的三切口 McKeown 术式和包含胸内吻合术的两切口 Ivor Lewis 术式。后者在食管癌病理类型以腺癌为主的国家被越来越广泛地使用，而这些食管癌通常发生在远端食管和胃食管交界处（Siewert 分型的 1 型和 2 型）。三切口 McKeown 术式适用于切除近端食管腺癌和胸段食管鳞状细胞癌。

全面的外科解剖学概念是确保恶性肿瘤根治术解剖准确性及可重复的关键。Heald 和 Ryall 提出直肠全系膜切除术（total mesorectal excision，TME）的概念，对通过手术方式来获得直肠癌根治性切除至关重要[1]。

在食管手术中，明确手术切除边界及与胸主动脉的关系，对手术技术的标准化和提升手术根治率有十分重要的意义。

要实现这些目标，必须理解食管、呼吸道和纵隔的胚胎学来源。近端食管（直到隆突水平）的来源可能与远端食管不同。然而，在胚胎学中，对早期前肠如何分化为呼吸道和消化道的看法并不完全一致，特别是对于早期胚芽的形成及气管和食管的分离过程仍不清楚[2, 3]。Metzger 等通过电子显微镜扫描研究鸡的胚胎，阐述了前肠发育的常规步骤，最终发现前肠一端发育为喉和气管，另一端发育为咽和食管[4]。

在本章中，我们将描述隆突下纵隔的外科解剖结构，方便读者理解远端食管癌根治术，内容主要基于俯卧位高清胸腔镜食管切除术。

二、外科解剖

在俯卧位时，通过胸腔镜对食管进行微创手术解剖可以放大观察真实的解剖结构（视频 3–1）。在手术解剖过程中，通过轻轻将食管（以及覆盖在食管上的胸膜和胸导管）从降主动脉上移开，可以在所有患者中观察到主动脉弓（隆突水平）到胸廓下口的筋膜结构（图 3–1）。该筋膜连接整段降主动脉和隆突下食管的左侧，分离该筋膜的浅层部分后，来自主动脉弓凹面的支气管动脉和来自胸主动脉方向的 2～10 根食管血管（图 3–2）在筋膜层间清晰可见，表明该筋膜是一个双层结构。在此处也可观察到淋巴管和左迷走神经。继续分离该筋膜（图 3–3），可以完整观察到左主支气管、左下肺静脉、心包和覆盖左肺的对侧胸膜最远端部分（图 3–4）。

相反，在紧邻右肺的食管右侧，在解剖食管裂孔至右支气管的过程中，并未观察到血管。在隆突水平至胸腔上口之间，支气管动脉（和迷走神经、喉返神经和淋巴管）的分支和来自 2 条甲状腺下动脉的分支在食管两侧相遇并分布（图 3–5）。包裹在主动脉至胸段食管周围的血管、神经和淋巴管的筋膜结构，被称为食管系膜。

*. 本章配有视频，可登录网址 https://doi.org/10.1007/978-3-030-55176-6_3 观看。

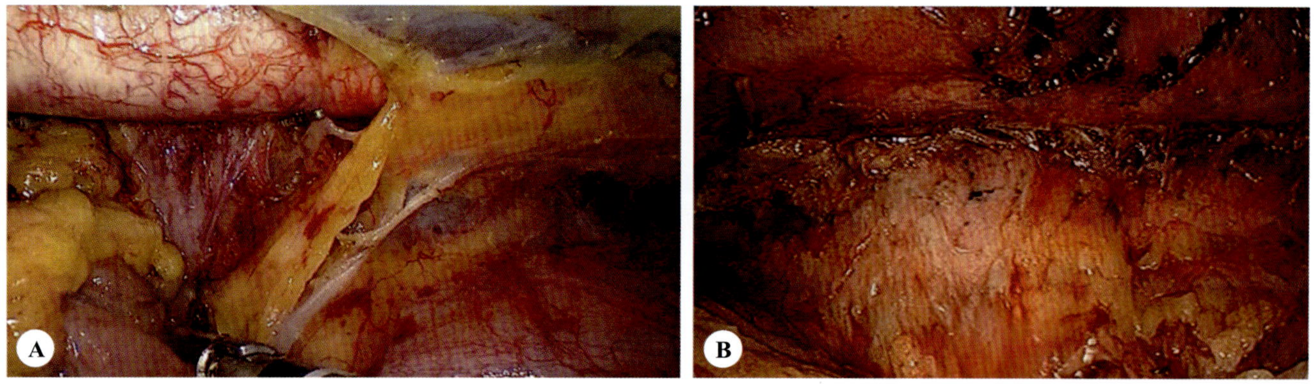

▲ 图 3-1 降主动脉和胸段食管之间的食管系膜

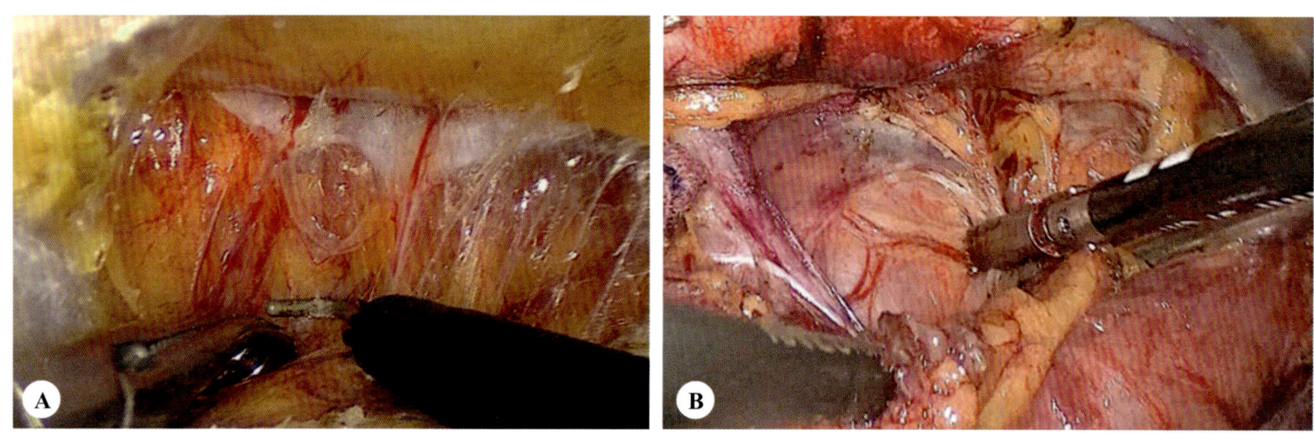

▲ 图 3-2 主动脉和食管之间的食管系膜显示中间有多条血管，可见左侧胸膜

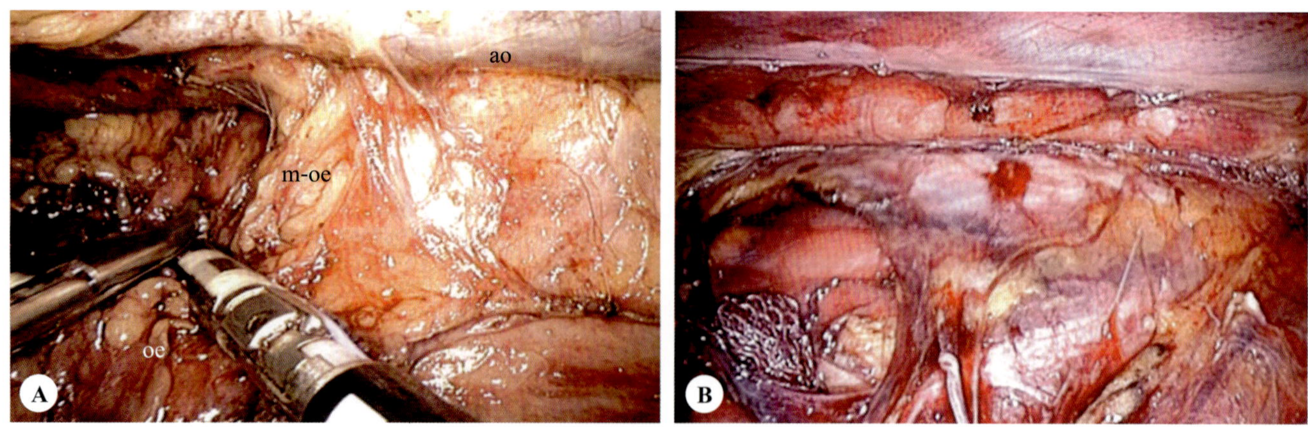

▲ 图 3-3 分离降主动脉近端食管系膜

oe. 食管；ao. 主动脉；m-oe. 食管系膜

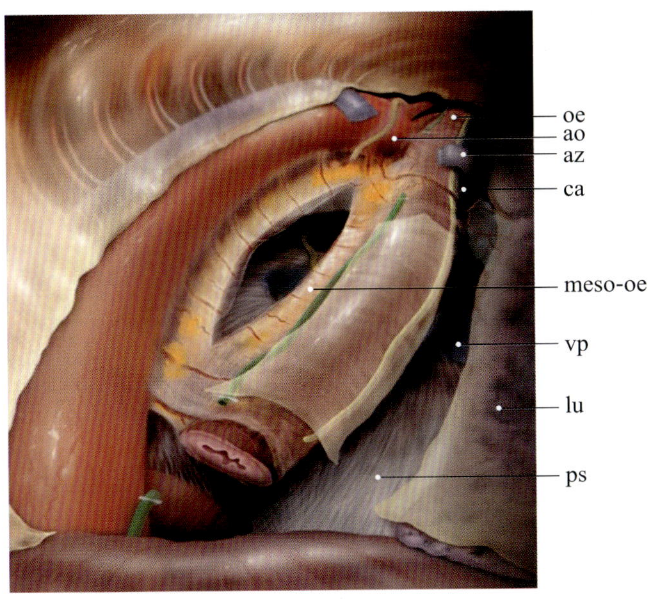

▲ 图 3-4　从胸腔俯卧位观察食管解剖

ps. 心包；lu. 右肺；vp. 右肺静脉；meso-oe. 食管系膜；ca. 隆突和右支气管；az. 奇静脉；ao. 主动脉；oe. 食管

在外科手术解剖过程中，所有患者均可观察到隆突下食管系膜。对于隆突上纵隔的解剖学概念已在第 2 章进行描述。

了解这些解剖学概念对于进行正确的符合肿瘤学原则的食管切除术至关重要。图 3-4 展示了这些概念的全面解剖图。

这种在体内观察到的新解剖学概念在尸体的组织学标本中也得到了证实（图 3-6A）。通过观察 Verhoef-von Giessen 染色的主动脉弓层面切片，显示了从主动脉到食管左侧的双层结构，其内包含食管动脉（图 3-6B）。此外，图 3-6C 所示大体标本的 MRI 纵隔切面，也证实了双层食管系膜的存在。

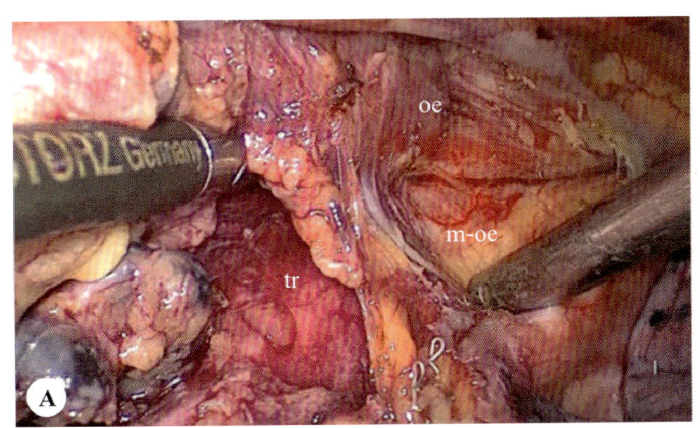

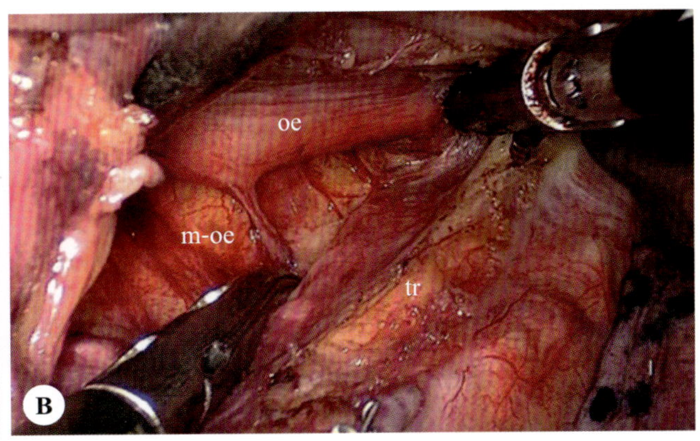

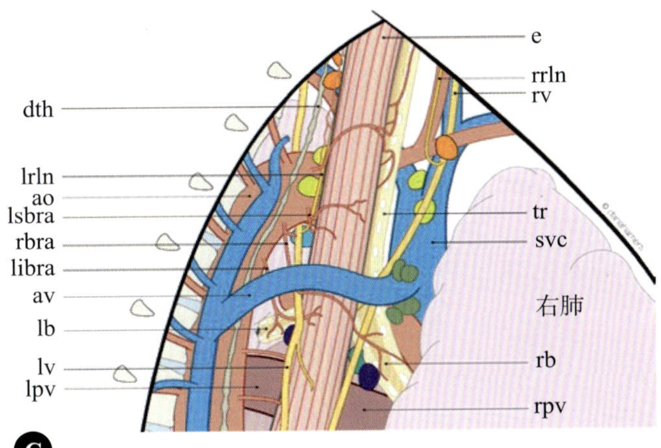

▲ 图 3-5　**A 和 B. 隆突上分离显示右支气管动脉和食管与气管之间的血管；C. 隆突上吻合术示意**

oe. 食管；dth. 胸导管；tr. 气管；m-oe. 食管系膜；e. 食管；rrln. 右喉神经；lrln. 左喉神经；ao. 主动脉；lsbra. 左支气管上动脉；rbra. 右支气管动脉；av. 奇静脉；rb. 右支气管；lb. 左支气管；rpv. 右肺静脉；lpv. 左肺静脉；svc. 上腔静脉；tr. 气管；rv. 右迷走神经；lv. 左迷走神经

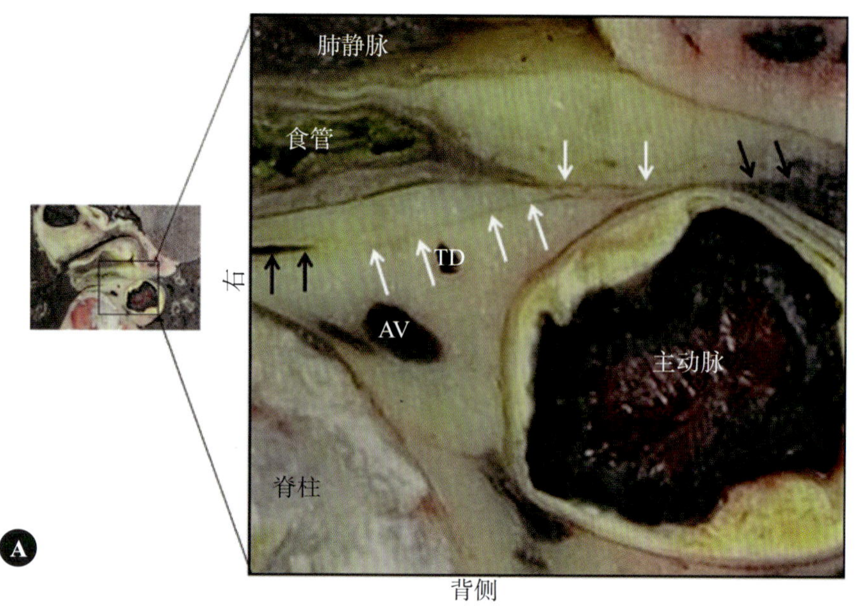

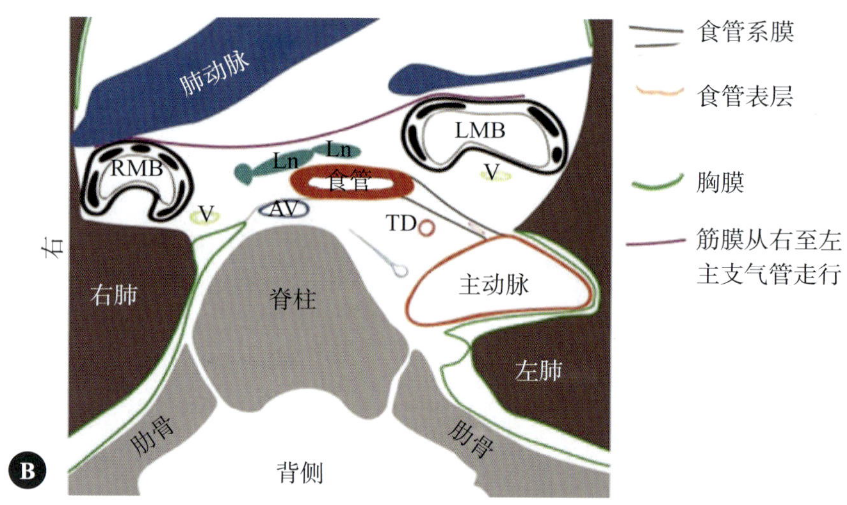

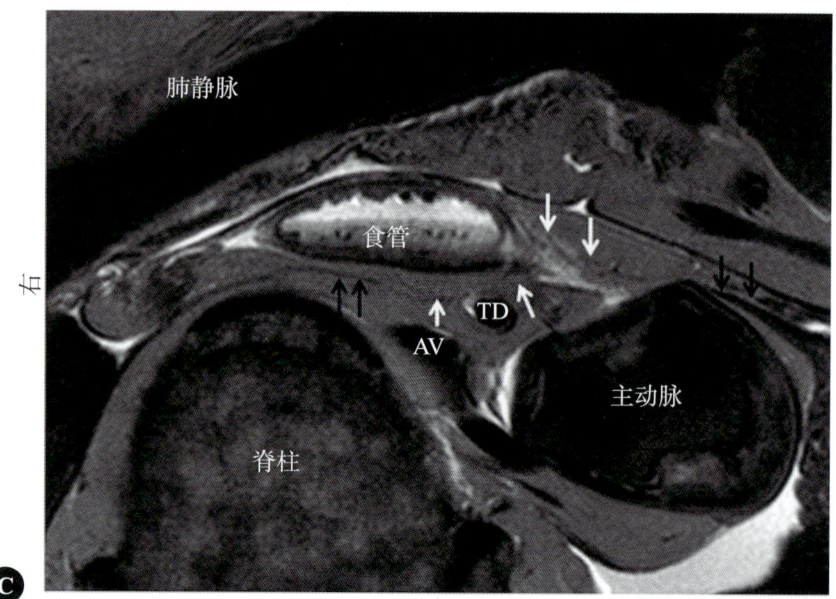

◀ 图 3-6 **A.** 尸体食管系膜的横切面；**B.** 示意；**C.** 同一水平的 **MRI** 证实降主动脉与食管之间的双层食管系膜

TD. 胸导管；AV. 奇静脉；Ln. 淋巴结；RMB. 右支气管；LMB. 左支气管；V. 迷走神经

前瞻性研究表明，在所有研究的患者中，新辅助放化疗并不影响食管系膜的结构。

相关的解剖学新概念具有无可置疑的意义。它通过食管周围的平面定义了最佳切除的解剖学标志。

食管系膜的明确界限是隆突水平。因此，左右支气管动脉也可能位于食管系膜，只需分离食管分支，尽可能保留气管和支气管的血管供应。在隆突上方和两侧的水平面上，可以识别和区分来自支气管动脉和甲状腺下动脉的食管血管。

食管系膜切开后，可以看到左主支气管、左下肺静脉、心包和对侧左侧胸膜（图 3–4）。食管系膜概念在隆突上的延伸还有待研究，可能近端食管的不同胚胎学起源需要其他的外科解剖概念来解释[5]。其他作者对食管系膜的概念有不同的定义[5–11]。

与其他定义不同，本书对食管系膜的定义主要是指包含胸段食管的血管、神经和淋巴管的解剖学结构。“meso” 一词指肠系膜；然而，肠系膜的经典定义是指其间有血管、淋巴管和神经的双层膜结构。直肠的情况与食管类似，没有腹膜覆盖。

尽管如此，我们仍强调在各种肿瘤切除术中沿解剖学定义的平面进行根治性切除的重要性：高质量的肿瘤手术需要充分了解这些解剖平面[8]。与直肠系膜概念的不同之处在于，在直肠的情况下，病理学家可以判断直肠系膜的完整性，而在食管腺癌或鳞癌切除时，因为食管肿瘤标本中脂肪组织更薄，标本会有差异。因此，切除后纵隔的最终外观对于确定切除的质量非常重要（图 3–7）。

与以往的解剖学研究不同，我们从临床胸腔镜手术解剖中得出的食管系膜定义，将提高对食管解剖学的理解，从而实现更充分和可重复的手术切除。

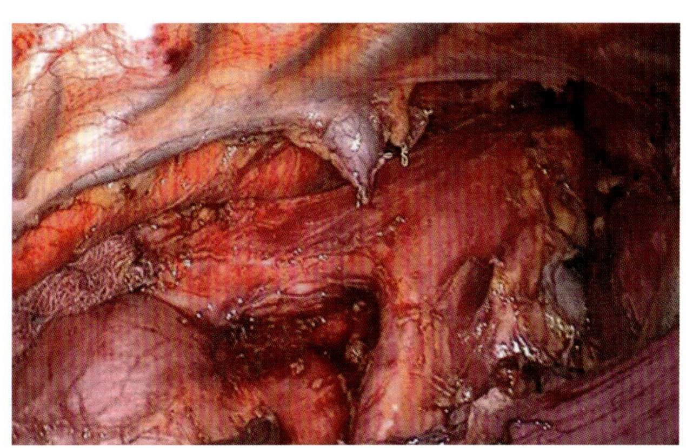

▲ 图 3–7　食管切除术后如何保留纵隔解剖结构

参考文献

[1] Heald RJ, Ryall RDH. Recurrence and survival after total mesorectal excision for rectal cancer. Lancet. 1986;1:1479–82.

[2] Kluth D, Fiegel H. The embryology of the foregut. Semin Pediatr Surg. 2003;12:3–9.

[3] Brugger PC, Weber M, Prayer D. Magnetic resonance imaging of the normal fetal esophagus. Ultrasound Obstet Gynecol. 2011;38:568–74.

[4] Metzger R, Wachowiak R, Kluth D. Embryology of the early foregut. Semin Pediatr Surg. 2011;20:136–44.

[5] Cuesta MA, Weijs TJ, Bleys RL et al. A new concept of the anatomy of the thoracic oesophagus: the meso-oesophagus. Observational study during thoracoscopic oesophagectomy. Surg Endosc. 2015;29:2576–82.

[6] Cuesta MA, van der Wielen N, Weijs TJ et al. Surgical anatomy of the supracarinal esophagus based on a minimally invasive approach: vascular and nervous anatomy and technical steps to resection and lymphadenectomy. Surg Endosc. 2017;31:1863–1870.

[7] Fujiwara H, Kanamori J, Nakajima Y, Kawano T et al. An anatomical hypothesis: a “concentricstructured model” for the theoretical understanding of the surgical anatomy in the upper mediastinum required for esophagectomy with radical mediastinal lymph node dissection. Dis Esophagus. 2019 Aug 1;32(8):doy119. https://doi.org/10.1093/dote/doy119.

[8] Matsubara T, et al. Cervicothoracic approach for total mesoesophageal dissection in cancer of the thoracic esophagus. J Am Coll Surg. 1998;187:238–45.

[9] Marchand P. The anatomy and applied anatomy of the mediastinal fascia. Thorax. 1951;6:359–68.

[10] Riddell AM, et al. High-resolution MRI in evaluation of the surgical anatomy of the esophagus and posterior mediastinum. Am J Roentgenol. 2007;188:37–43.

[11] Izon AS, Jose P, Hayden JD, Grabsch HI. Significant variation of resected meso-esophageal tissue volume in two-stage subtotal esophagectomy specimen: a retrospective morphometric study. Ann Surg Oncol. 2013;20:788–97.

第 4 章　270° 胃底折叠术治疗胃食管反流性食管炎 *

270 Degrees Fundoplication for Gastroesophageal Reflux Esophagitis

Ivo A. M. J. Broeders　著

钟芸诗　齐志鹏　吕振涛　译　　蔡明琰　校

修复食管裂孔疝及将胃底折叠到食管远端可以用来治疗病理性反流病。将胃底折叠在食管周围的技术被称为胃底折叠术。它最初由 Rudolph Nissen 推广，被称为 Nissen 胃底折叠术 [1]。在最初的 Nissen 胃底折叠术中，胃底被完全折叠在食管远端并与自身缝合，通常有 3 条缝线，被称为 360° 胃底折叠术。

目前已经开发了许多变体术式，如 Toupet 胃底折叠术、Thal 胃底折叠术、Nissen-Rosetti 胃底折叠术和瓣膜成形术。这些术式多为局部胃底折叠，保留一部分食管表面未被覆盖 [2]，以减轻胀气等术后并发症 [3]。

胀气是由空气滞留在胃底而引起的餐后消化不良症状。手术产生的瓣膜阻碍空气从近端胃部回到口腔，导致压迫感和上腹部张力，并导致肠胃胀气。

大量高质量研究表明，部分胃底折叠术可减少腹胀，而长期的反流控制效果是相同的 [4, 5]。

因此，部分胃底折叠术被视为病理性反流病的首选治疗方案。尽管如此，因为外科医生之间的传承和手术方式简单，并且 270° 胃底折叠术需要更多的缝合操作，需要对解剖学更深入的了解，所以会导致手术时间稍长。目前 Nissen 胃底折叠术仍然是最常见的胃底折叠术。减轻腹胀可以提高患者满意度，因而 270° 胃底折叠术仍是病理性反流病和无食管裂孔疝或 1 型食管裂孔疝患者的首选。

手术操作

腹腔镜 270° 胃底折叠术的关键步骤包括以下内容（视频 4–1）。

（一）患者体位和套管针位置

患者取仰卧位。手术需使用 5 个套管针，套管针位置见图 4–1。

（二）放置肝脏牵引器

有许多类型的肝脏牵引器可供使用。从成本角度考虑，首选可重复使用的牵引器。可以通过剑突下方的套管针或位于右上腹壁和远侧腹壁的套管针进行定位。肝脏牵引器最好放置在机械臂中，以稳定地牵引肝左叶（图 4–2）。

（三）打开胃肝韧带的松弛部

先要打开胃肝韧带的半透明部分，即松弛部（图 4–3）。迷走神经前干的肝支在肝左叶的方向穿过松弛部（图 4–3）。切断肝支可以完全打开松弛部，从而更易靠近右膈脚的右侧柱状韧带。切断肝支可能会导致胆囊排空速度减慢，虽然不会产生任何症状，但从长远来看，可能会升高胆石形成的风险。

在松弛部经常会遇到一条从胃左动脉向肝左叶延伸的大动脉分支，在超过 30% 的患者中都可发现这种肝左动脉变异，最好将其与迷走神经的肝支一起保留。当发生严重的食管裂孔疝，妨碍

*. 本章配有视频，可登录网址 https://doi.org/10.1007/978-3-030-55176-6_4 观看。

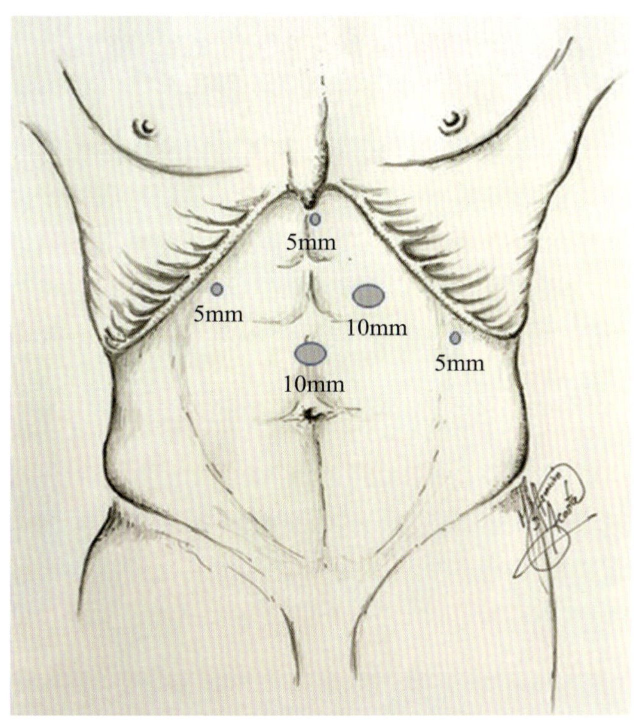

▲ 图 4-1　套管针位置

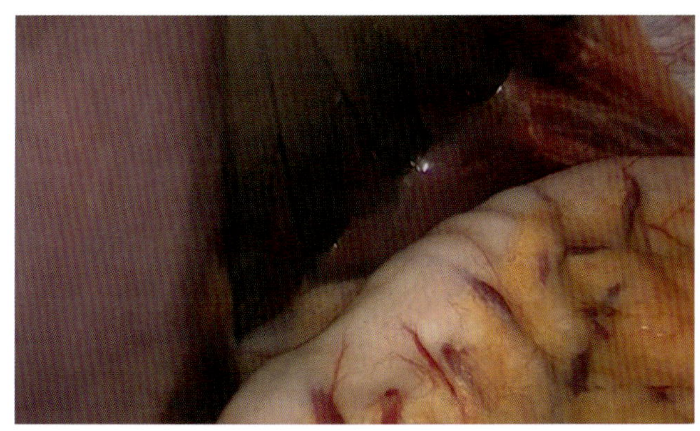

▲ 图 4-2　肝脏牵引器位置

了手术的进行时，可以切断该动脉和迷走神经分支，但必须选择夹子或其他先进的止血手术设备进行充分止血。切断这条动脉可能导致术后肝酶升高，偶尔可能导致胃切除术患者发生肝坏死。

从远端开始紧贴半透明区域切开松弛部，并向患者左侧食管裂孔穹顶附近弯曲。如果是大的食管裂孔疝，要注意上部变异的肝左动脉，因为松弛部及其结构可能会被向上牵拉。

（四）切开食管 – 膈肌韧带

切开食管 – 膈肌韧带：助手将患者的胃小弯

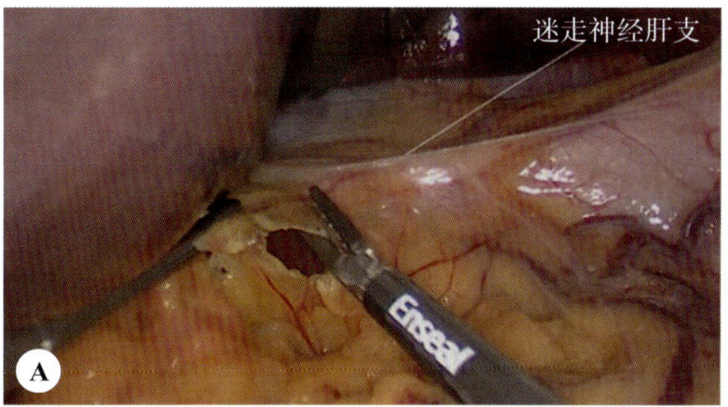

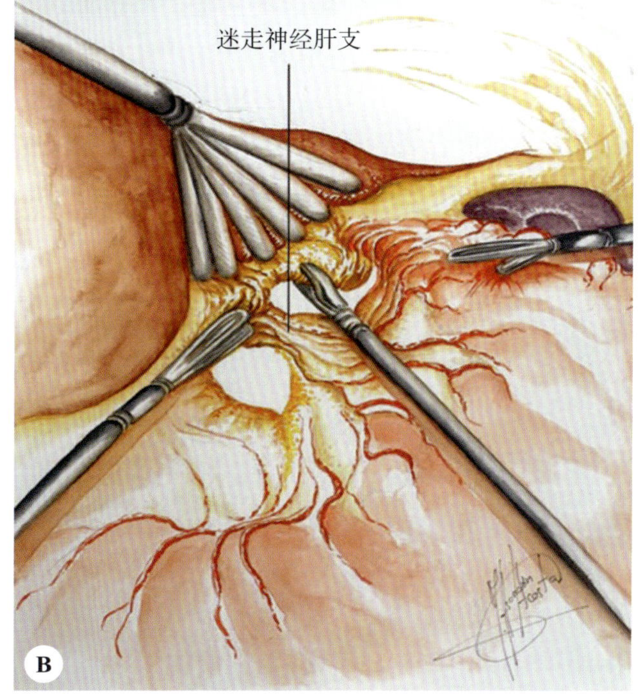

▲ 图 4-3　打开胃肝韧带（A），保留迷走神经肝支（B）

向左牵引，可显露出右膈脚的右侧柱状韧带。在韧带边缘的内侧切开（图 4-4）。这样就可以进入纵隔。切口从背侧开始，向上延续至食管裂孔上缘。左手器械放置在纵隔处，从侧面推动柱状韧带，右手器械向内侧推动食管及背侧迷走神经，钝性分离食管。

食管 – 膈肌韧带的切口在食管裂孔上缘的下方，向患者左侧切开（图 4-4），同时左手器械将胃食管脂肪垫拉向患者左侧，助手将胃底向下牵引。然后显露胃膈肌韧带，并将其切开。

在食管上缘水平的解剖过程中应减少电凝加热，以避免对迷走神经前干造成热损伤。该神经通常紧靠食管肌管，注意在上部区域分离食管时不要切断该神经。

（五）背侧迷走神经下方食管的钝性分离

在其他外科教科书中，胃底折叠术定位于食管与迷走神经背侧之间，这需要解剖神经，因此很可能造成机械损伤或热损伤。

必须由助手向上和向内侧方向牵引食管，将迷走神经置于食管上，并保持在视线内，以随时确定它的位置。随后，可以用止血手术器械切开食管与主动脉之间的组织层，以保证食管背侧的活动度（图 4–5）。术者必须注意右侧胸膜的边缘，因为在大的食管裂孔疝中，手术离该边缘距离很近。如果术中发生胸膜撕裂，不要尝试缝合胸膜，而应增加呼气末正压。术后很少会导致气胸。建议在术后进行床旁胸腔 X 线检查以明确诊断。

（六）分离胃短血管和脾胃韧带

在胃大弯上部打开网膜囊，切断胃短血管和脾胃韧带（图 4–6）。这一步是为了使胃底无张力地移到食管后面。同时还可以更好地显露右膈脚的左侧柱状韧带。文献中对切开该韧带有争议，但大多数外科医生在 270°～360° 胃底手术中都会选择切开该韧带。

手术时应控制切开的长度，以避免出现胃底血管断流。应在距离胃边缘 0.5～1cm 处切断韧带，以避免胃壁的热损伤，且此操作不会在胃底留下脂肪组织。另外，尽可能避免在接近脾门处进行解剖。

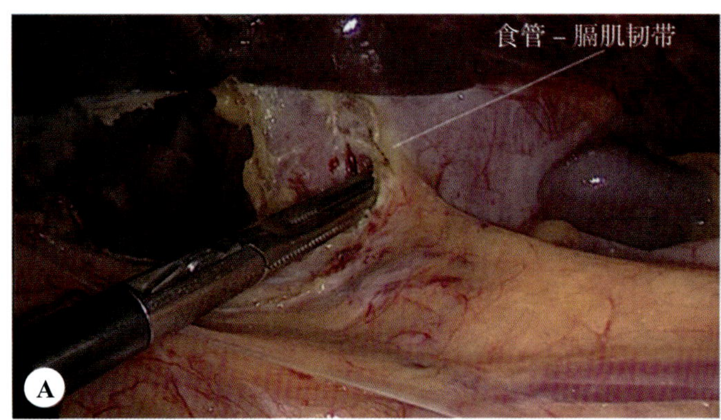

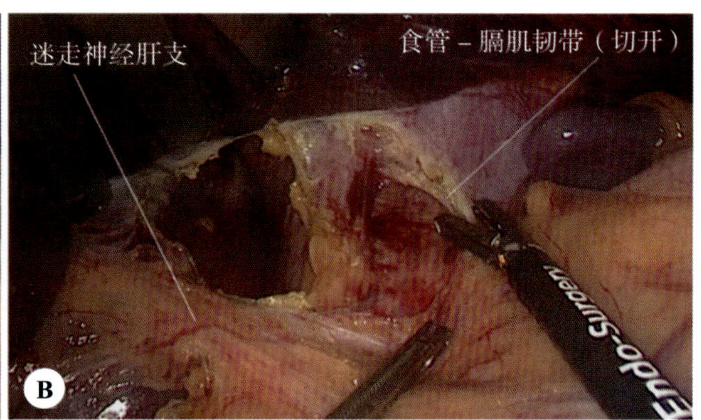

▲ 图 4–4　**A.** 食管 – 膈肌韧带的切口；**B.** 部分切开后的食管 – 膈肌韧带

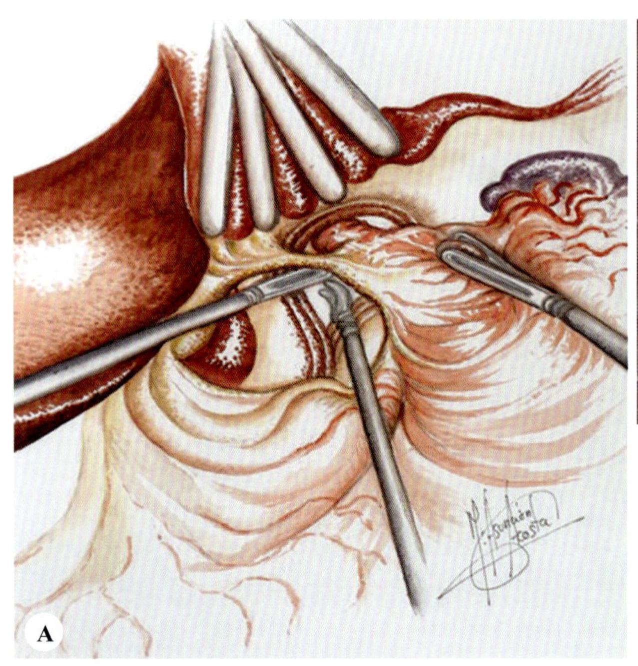

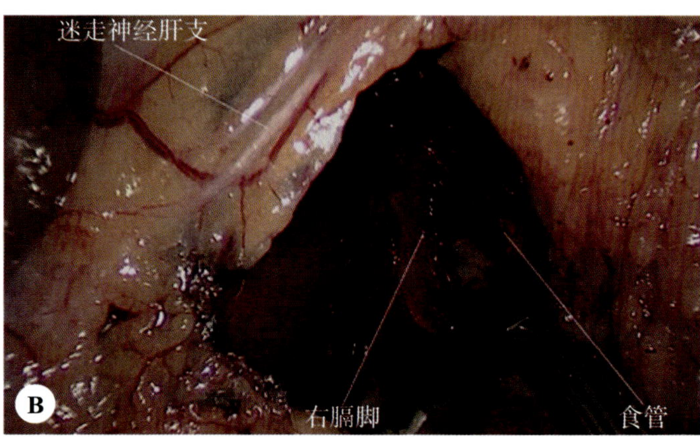

▲ 图 4–5　迷走神经背侧下方食管钝性分离（A）并解剖到后纵隔（B）

使用先进的双极或超声腹腔镜解剖设备进行解剖。5mm 的手术器械就可以满足要求。在进行电凝时不要拉动胃底，因为血管分支可能在完全凝固前从器械顶端滑落。

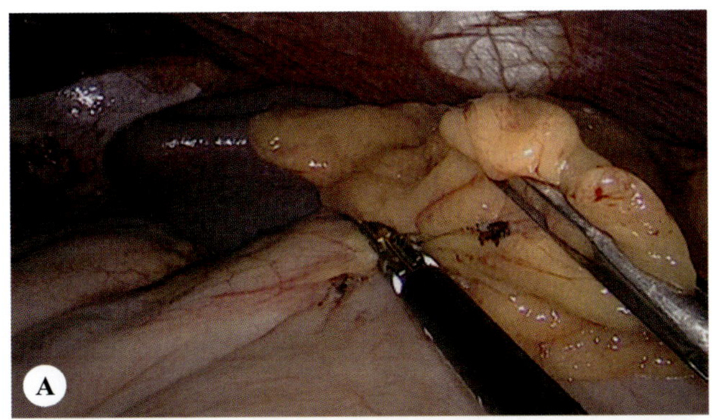

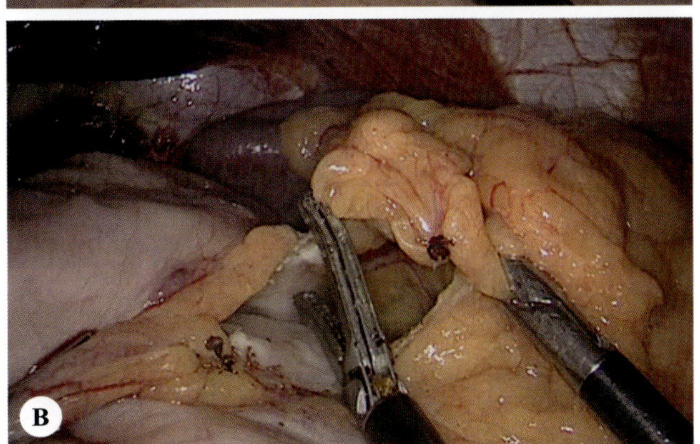

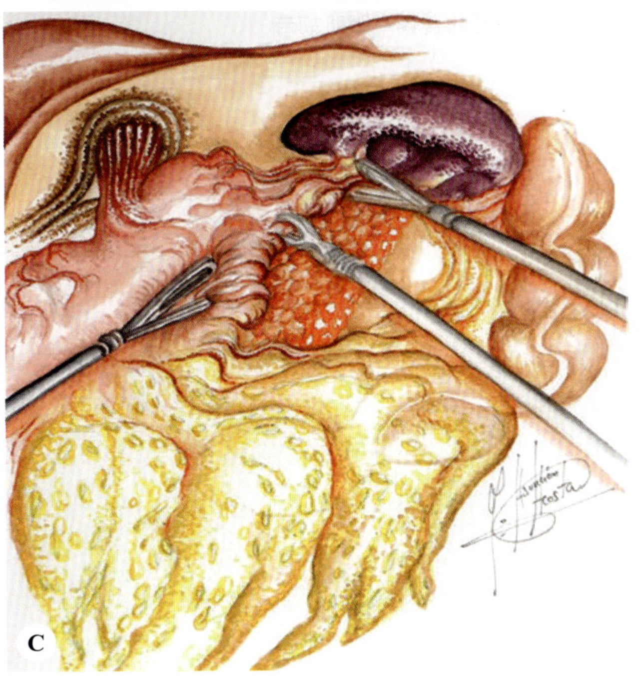

▲ 图 4–6 分离胃短血管，从肛侧（A 和 B）到口侧（C）

（七）切开左侧的食管 – 膈肌韧带

完全游离了胃底后，就可以继续向上，在右膈脚左侧柱状韧带肌肉边缘的内侧继续手术。电凝小血管后，可以在患者的左侧和左前侧钝性分离食管（图 4–7）。在分离食管下方时应注意小心操作，因为分离过程可能导致食管扭转，并使迷走神经背侧移至患者左侧。

（八）从患者的右侧解剖左侧膈肌

左侧分离完成后，可以从患者右侧进行食管下方的最后剥离（图 4–8）。分离右膈脚左侧柱状韧带的下半部分，并确认食管 – 膈肌韧带完全环切。可在食管后方形成一个窗口，易于胃底通过（图 4–8）。

（九）了解迷走神经情况

为了避免损伤迷走神经，术者应始终牢记其位置（图 4–9）。如果位置不明确，应仔细寻找。

（十）缝合膈脚

将右膈脚缩小到可将右膈脚柱状韧带完全覆盖在食管的大小，而不会造成食管压迫或狭窄。

缝合通常从下方开始（图 4–10）。助手使用钝器将食管连同邻近的迷走神经背侧向上牵引。可使用宽大、无创的牵引方法拉伸和定位食管。在检查食管裂孔的大小时，可以使用食管校准管，目前可重复使用的校准管种类很多，可按需选择。应在腹腔镜的控制下小心地进行定位，以避免食管损伤或撕裂。没有确凿的证据表明应始终使用这些器械以避免吞咽困难。

膈脚必须用坚固的不吸收性缝合线进行缝合。最常使用的是 2.0 复丝聚丙烯缝合线。如果外科医生想要使用连续缝合和锁边缝合，建议在缝线尾部使用高质量的夹子，因为这些缝线上存在重复张力。柱状韧带的位置应轻压，不能有缝隙，但也不建议过度压迫，因为有可能出现肌肉坏死或撕裂，进而导致食管裂孔扩大。

缝合应包括柱状韧带的整个边缘，并保持腹膜在外面。缝合距离太小可能会导致肌肉撕裂。

应谨慎选择下方进针位置，因为主动脉正好位于右膈脚下缘的后面。如果主动脉被刺，应小心地拔出针头，用仪器压迫膈脚。这样就有时间进行吸引和放置纱布。纱布压迫几分钟通常可以解决问题。

膈脚的缝合需要有适当的腹腔镜缝合技术。建议使用滑结，因为在将柱状韧带合拢时可能会有张力。可以使用缝合设备，如 Endo Stitch，但标准针头缝合效果最佳。

对于小的食管裂孔疝，在食管后面缝合 1 针或 2 针就足够了。在较大的疝中，需要更多缝合，建议在食管上方和下方同时缝合。只在食管下方缝合会导致食管扭结，并可能导致施加在右膈脚上的力不利于分散。在食管上方缝合时，应从高处膈静脉下方开始，以改变上穹隆的形状，从椭圆形变成三角形，并避免后续上食管裂孔缝合时

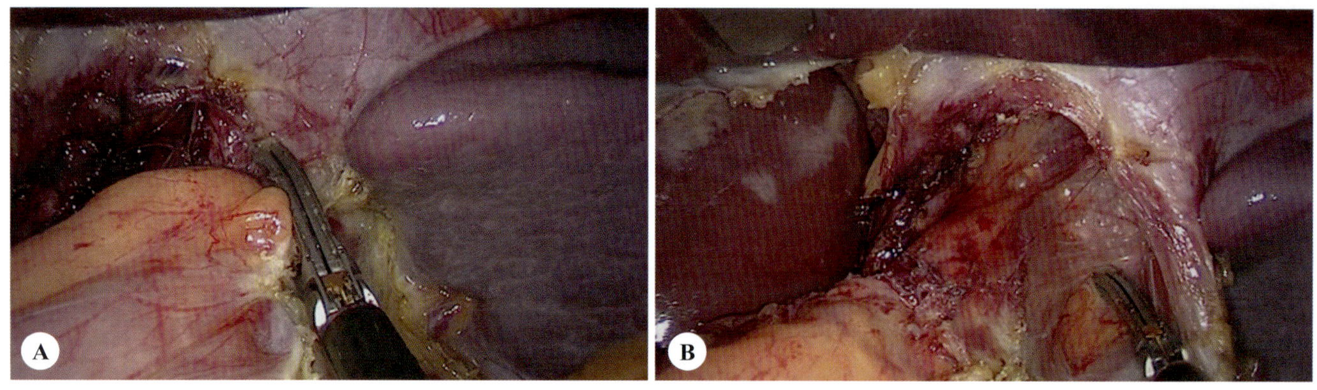

▲ 图 4-7　切开食管 – 膈肌韧带（A）并从左侧钝性分离食管（B）

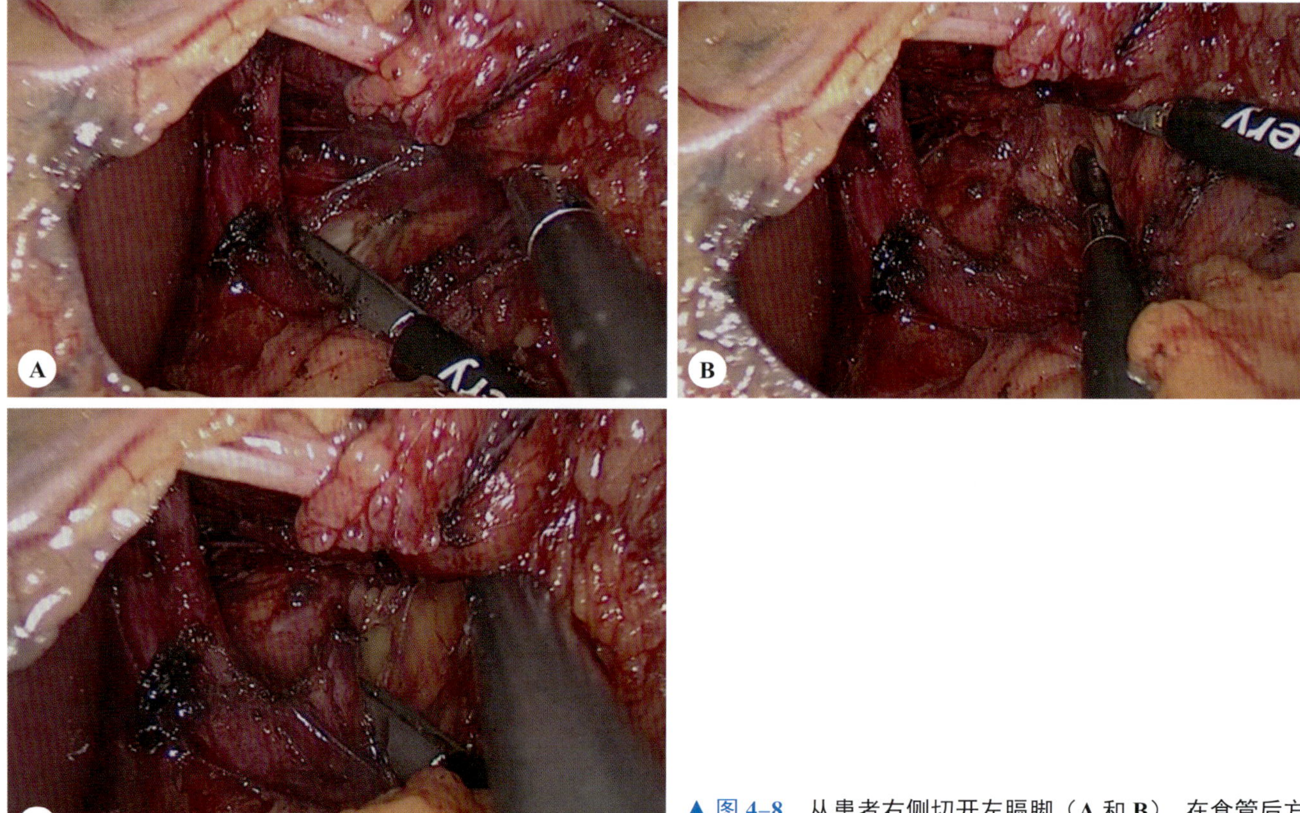

▲ 图 4-8　从患者右侧切开左膈脚（A 和 B），在食管后方开窗（C）

用力过大（图 4–10）。

间隙大小的校准在很大程度上取决于经验。检查食管裂孔的大小时，不要拉扯食管或胃。柱状韧带应完全覆盖食管，但不允许剪裁或缩小。使用探条时，应在移除后再次检查。腹腔镜器械必须沿着食管轻松进入纵隔。

（十一）牵引胃底至食管背面

缝合食管裂孔后，将胃底牵引至食管背面（图 4–11）。首先，将胃底与脾脏之间的网膜向下牵引，将胃底置于食管下外侧。然后，抬起食管和迷走神经背侧，显露出食管背面的通道。用无创伤器械抓住胃底，牵引至食管背面。

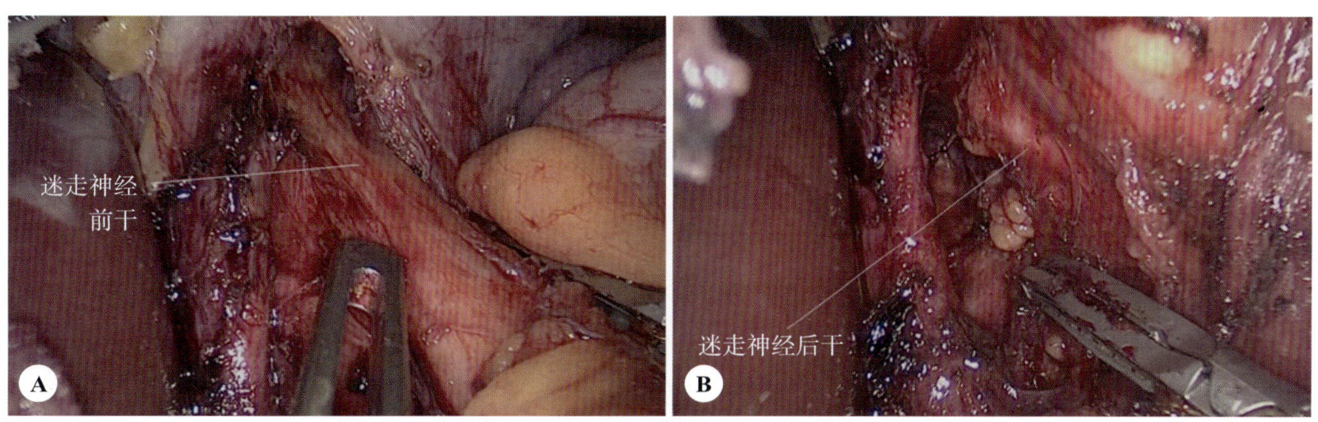

▲ 图 4–9　食管剥离后保留迷走神经前干（A）和迷走神经后干（B）

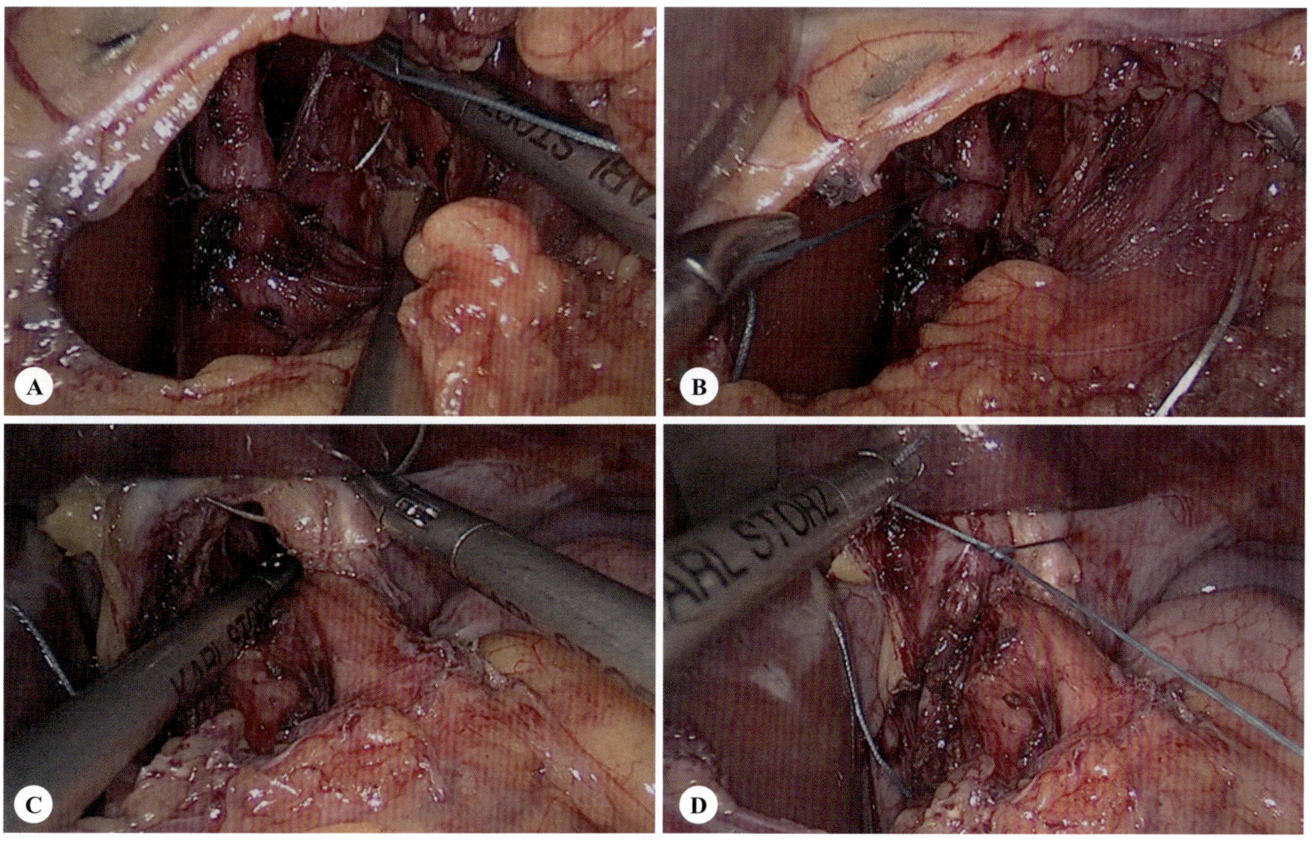

▲ 图 4–10　缝合食管裂孔后方（A 和 B）和前方（C 和 D）

牵引时应相对无张力，并应牵引足够的胃底上部。可以同时抓住胃底的左右两侧，并从一侧移到另一侧，以检查张力并确定胃底没有旋转。

（十二）缝合胃底并建立胃底折叠

应在多位点将胃底固定在膈肌上，以避免胃底滑动和反流复发。从长远来看，缝合到食管上很容易导致失败，因为食管的肌肉纤维十分脆弱，胃底会有恢复其自然位置的趋势。

胃底的缝合从患者的右侧开始（图 4–12）。第一个缝合点是食管肌层、靠近食管裂孔上缘的右

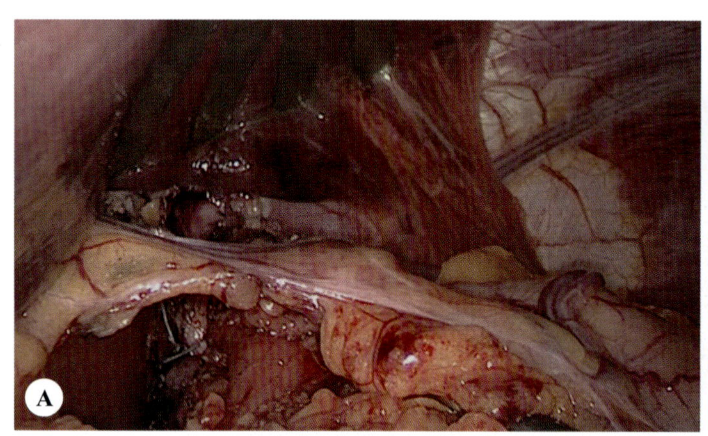

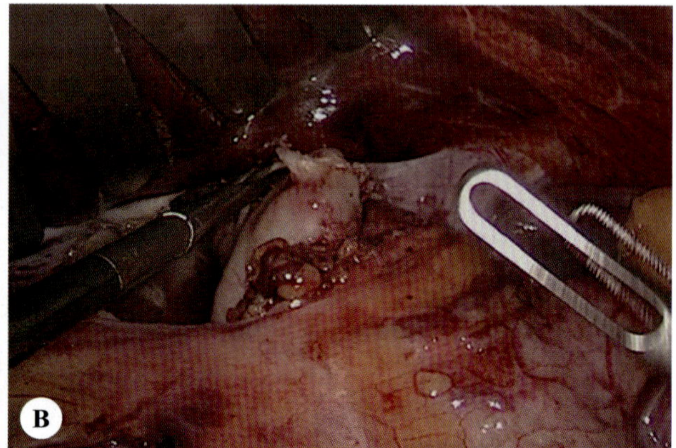

▲ 图 4–11 胃底被牵引至食管背面

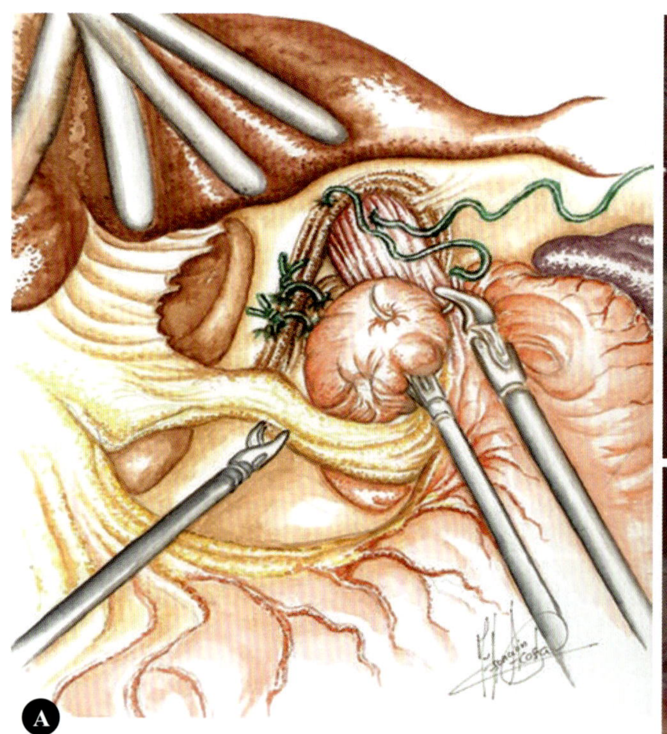

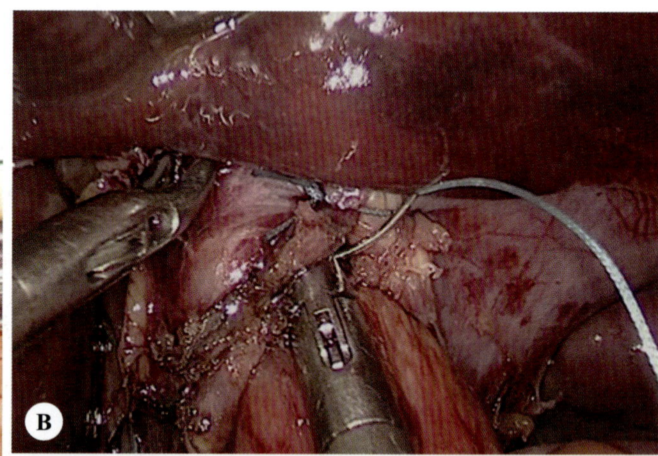

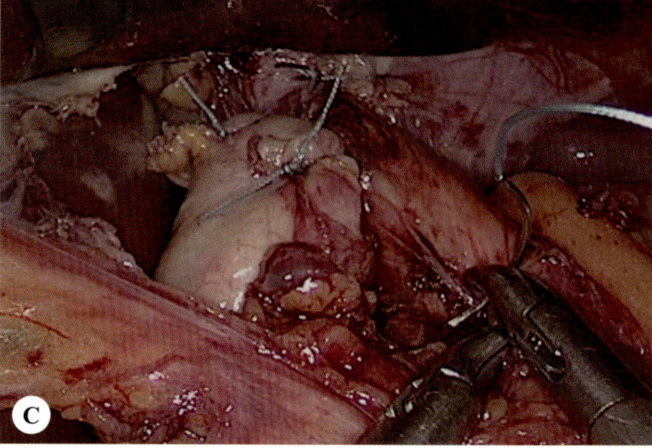

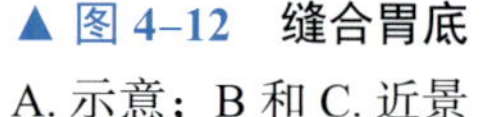

▲ 图 4–12 缝合胃底

A. 示意；B 和 C. 近景

侧柱状韧带及器械牵拉来的胃底背面。随后，沿着食管腹腔部分的右侧进行两处缝合。目的是沿着腹部食管尽可能长地伸展。这意味着第一条缝线应尽可能高，最低的缝线应尽可能靠近小弯处的胃食管交界处。注意避开迷走神经前支。

完成右侧胃底折叠术后，将胃底从左向右拉一下，从胃底的背面到膈脚，在膈脚缝线之间进行缝合。这种缝法释放了胃底折叠术的张力，并再次将胃底固定在膈脚上，以保持长期疗效（图 4–13）。

最后进行左侧胃底折叠术（图 4–14）。第一针取胃底，靠近膈肌并靠近食管，然后是右膈脚的左侧柱状韧带，正好位于上缘的外侧，接着是尽可能高的食管肌层。应将胃食管脂肪垫向下拉，并略微向患者右侧，以显露上述结构。

将胃底与食管缝合时，应注意避开迷走神经前支。最后两针将胃底固定在食管左侧壁上。同样，应覆盖尽可能长的范围。最远端的缝线应位于食管的胃食管脂肪垫起始点的上方。在靠近食管投影的边缘取胃底。

（十三）检查和结束手术

检查最终结果（图 4–15）。胃底折叠应是无张力的，并且应覆盖两侧至少几厘米的腹腔内食管。

食管裂孔应覆盖但不缝合在食管上。可以用钝器沿食管上缘进入纵隔，以确定食管裂孔的大小。检查术区是否有出血，并在腹腔镜直视下取出肝脏牵引器和套管针。在取出最后一根套管针之前，尽可能吸尽 CO_2。

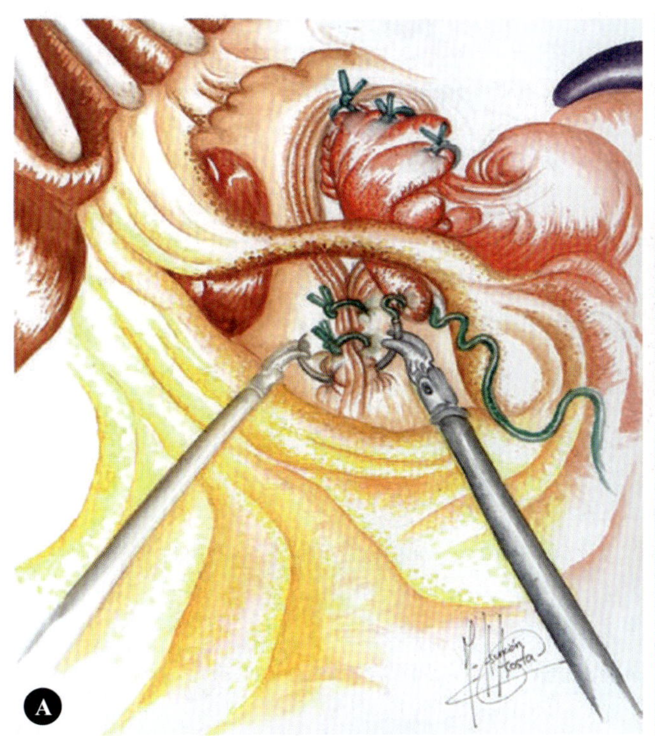

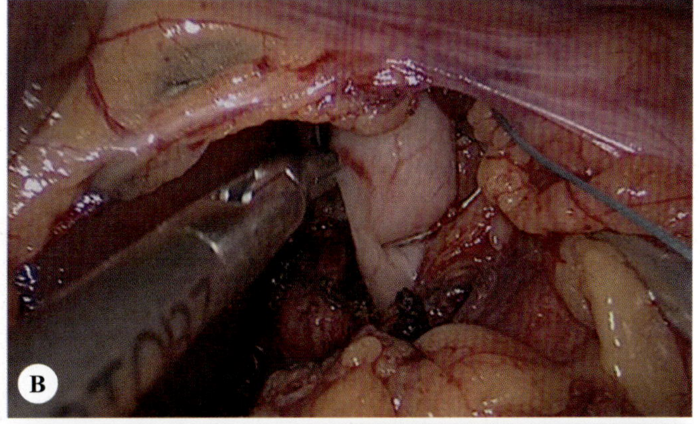

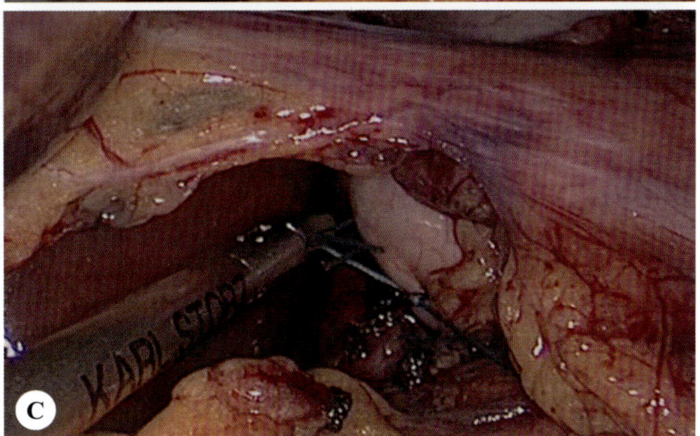

▲ 图 4–13 将胃底后侧缝合至膈脚
A. 示意；B 和 C. 近景

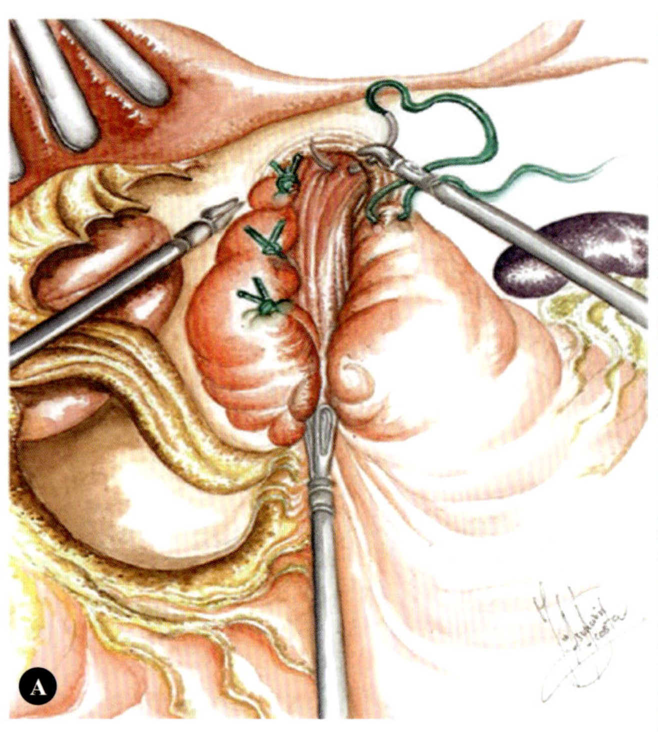

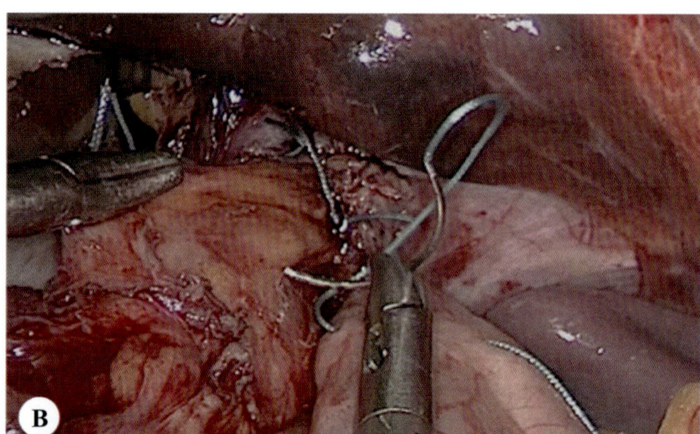

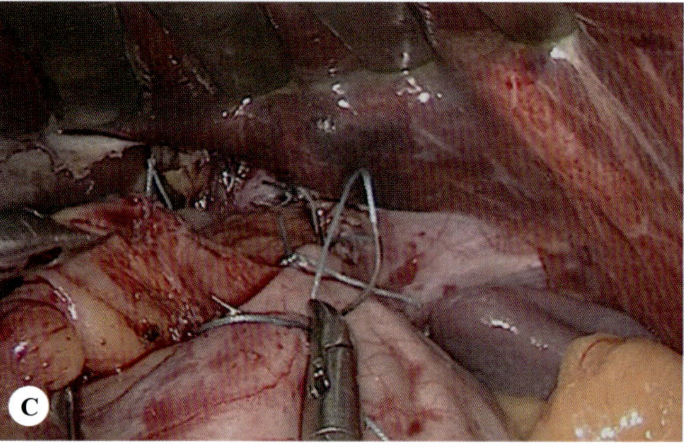

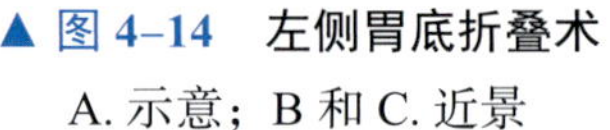

▲ 图 4-14　左侧胃底折叠术
A. 示意；B 和 C. 近景

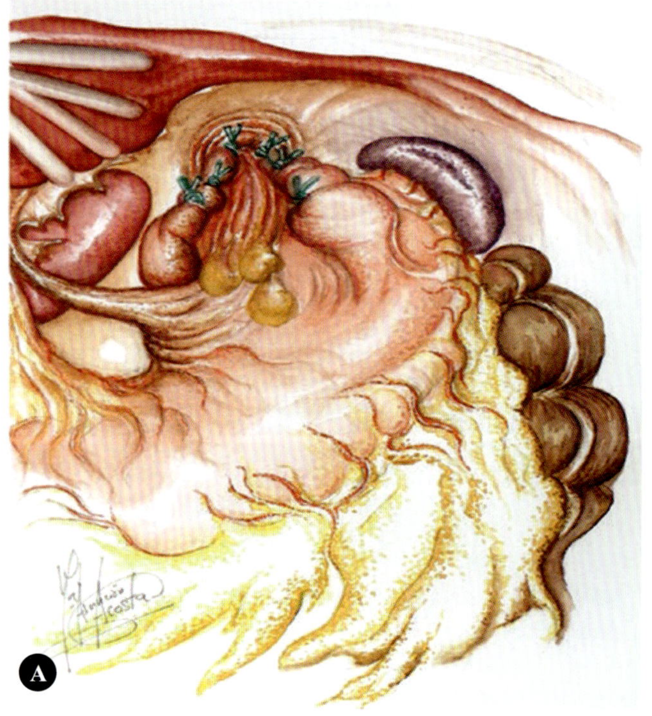

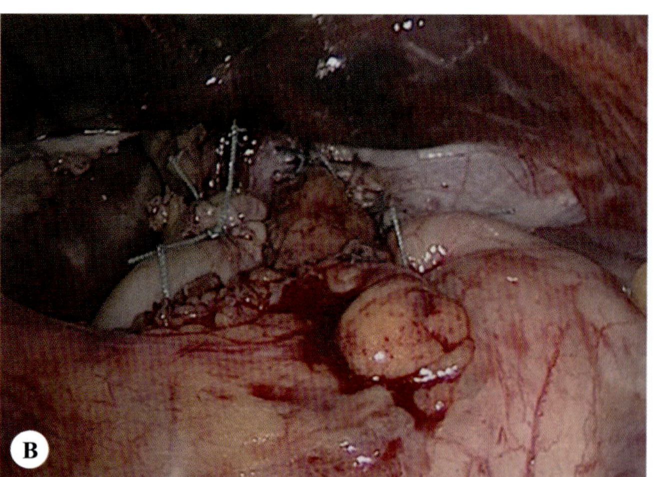

▲ 图 4-15　270° 胃底折叠术最终结果
A. 示意；B. 近景

参考文献

[1] Nissen R. Eine einfache operation zur beeinflussung der refluxoesophagitis. Schweiz Med Wochenschr. 1956;86:590–2.

[2] Broeders JA, Bredenoord AJ, Hazebroek EJ, et al. Reflux and belching after 270 degree versus 360 degree laparoscopic posterior fundoplication. Ann Surg. 2012 Jan; 255(1):59–65.

[3] Kellokumpu I, Voutilainen M, Haglund C, et al. Quality of life following laparoscopic Nissen fundoplication: assessing short-term and long-term outcomes. World J Gastroenterol. 2013;19:3810–8.

[4] Xing Du, Zhiwei Hu, Yan C, et al. A meta-analysis of long follow-up outcomes of laparoscopic Nissen (total) versus Toupet (270°) fundoplication for gastro-esophageal reflux disease based on randomized controlled trials in adults. BMC Gastroenterol. 2016;16:88.

[5] Broeders JA, Roks DJ, Ahmed Ali U, et al. Laparoscopic anterior 180–degree versus nissen fundoplication for gastroesophageal reflux disease: systematic review and meta-analysis of randomized clinical trials. Ann Surg. 2013;257:850–9.

第5章 腹腔镜 Nissen 胃底折叠术 *

Laparoscopic Nissen Fundoplication

Bernard Dallemagne 著

任 重 李 冰 译 蔡明琰 校

外科手术治疗胃食管反流适用于经过充分评估的患者。如今，类似抗反流手术的不同治疗技术都在开展，在疗效上没有明显的差异，其中包括 Nissen 胃底折叠术。第一例腹腔镜 Nissen 胃底折叠术开展于 1991 年 [1]。现在，这项手术已成为最常用的抗反流术式，并且有许多衍生技术被用来提高手术疗效。

Nissen 胃底折叠术潜在的并发症包括吞咽困难、腹胀、反流症状复发等 [2]。因此，该手术适用于特定人群，且必须由经验丰富的外科医生开展 [3]。

腹腔镜 Nissen 胃底折叠术的关键步骤如下所示（视频 5–1）[4]。

一、患者体位和套管针位置

患者取仰卧双下肢外展体位，外科医生位于患者的两腿之间，并放置 5 个套管针（图 5–1）。

二、手术区域显露

在手术开始时，需显露好主要操作区域，使用 Nathanson 牵引器充分牵开肝左叶。

这时，腹腔镜镜头保持 30°，识别肝胃韧带的松弛部和膈脚（图 5–2）。

三、开始游离

1. 从下到上游离肝胃韧带松弛部（图 5–3）。这一过程中，注意保留神经分支（来自迷走神经）和肝左动脉分支（起源于胃左动脉）。

2. 显露膈脚。牵引胃，打开膈 – 食管韧带。打开右膈脚后，解剖食管进入纵隔（图 5–4）。

3. 通过钝性分离，将食管从左膈脚游离（图 5–5）。

四、环周显露食管远端

腹段食管应当被完全游离，在后方形成一个间隙。在这一操作中，需注意保护右侧胸膜和迷走神经的完整性（图 5–6）。

五、绑扎食管以牵引

用棉脐带胶带环绕食管以进行正确牵引（图 5–7）。

六、游离纵隔和移动食管

通过牵拉食管以获得足够长度的腹腔内食管（至少 3cm）（图 5–8）。

七、建立无张力包裹

为完成无张力胃底折叠，应通过分离短血管来游离胃底（图 5–9）。短血管的分离必须从下往上进行。之后，完成胃膈韧带的离断（图 5–10）。

八、膈脚对缝

用不可吸收的缝线缝合两侧膈脚。后部膈脚

---

*. 本章配有视频，可登录网址 https://doi.org/10.1007/978-3-030-55176-6_5 观看。

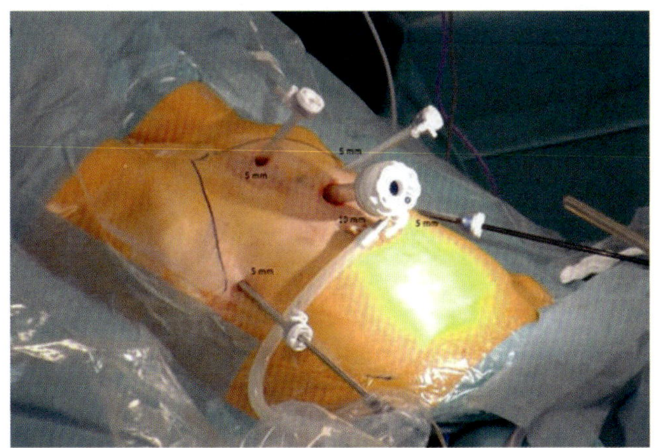

▲ 图 5-1　套管针放置

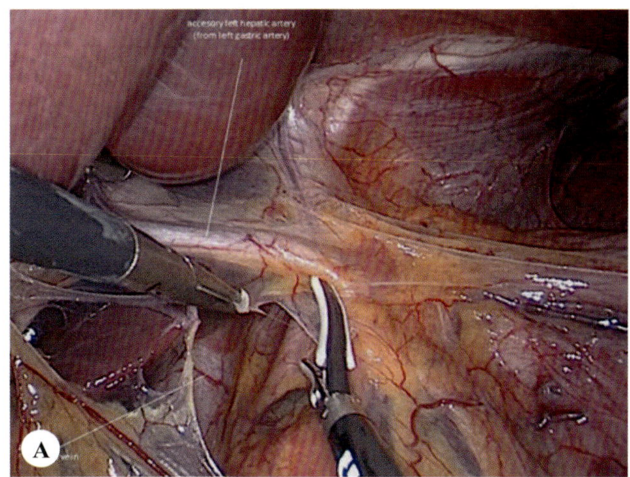

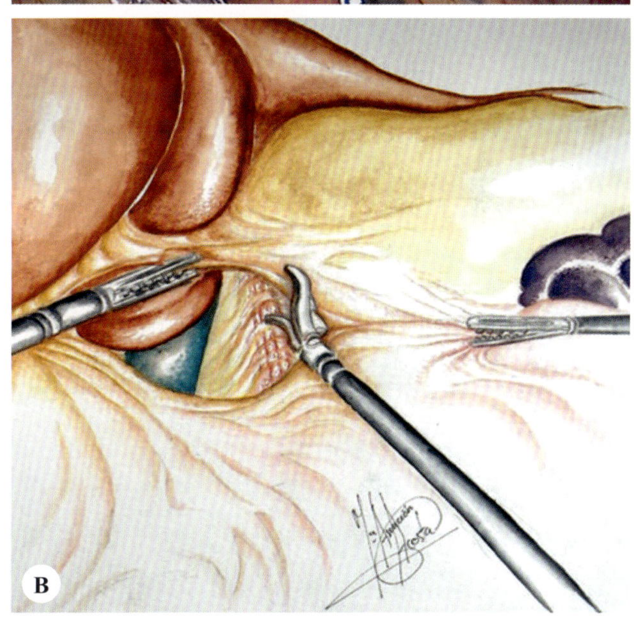

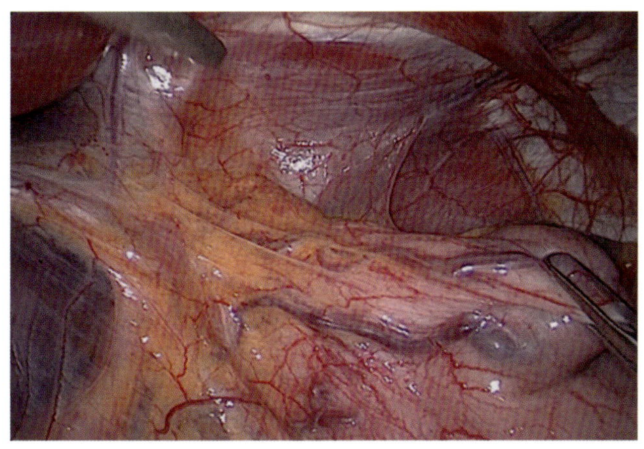

▲ 图 5-2　显露手术区域

▲ 图 5-3　游离肝胃韧带松弛部
A. 手术近景；B. 示意

用全肌肉层缝合（图 5-11）。在后方，前部膈脚也用同样的方式缝合（图 5-12）。

九、完成胃底折叠

1. 牵拉胃底：通过在食管后形成的间隙，全面牵拉胃底（图 5-13）。

2. 建立胃底折叠：通过胃底 3 次缝合形成一个宽松的 360° 折叠，并将一些缝线固定在食管上（图 5-14）。

3. 将包裹物固定在食管上：包裹物应固定在食管上，以防止其滑动（图 5-15）。

十、完成手术

当胃底折叠术完成后，应对所有手术区域进行检查（图 5-16）。然后，使用内镜检查是否有狭窄或穿孔的情况（图 5-17）。

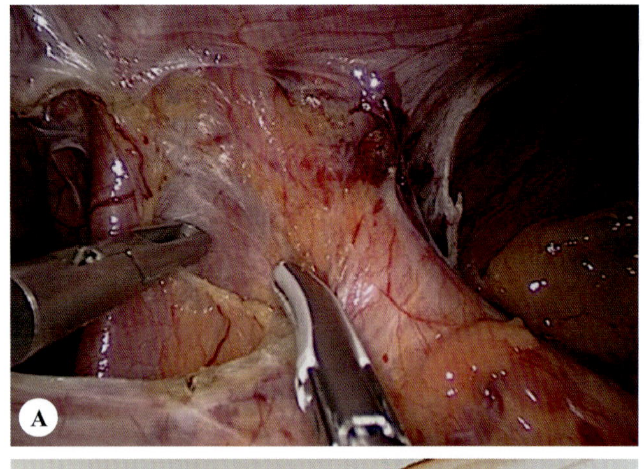

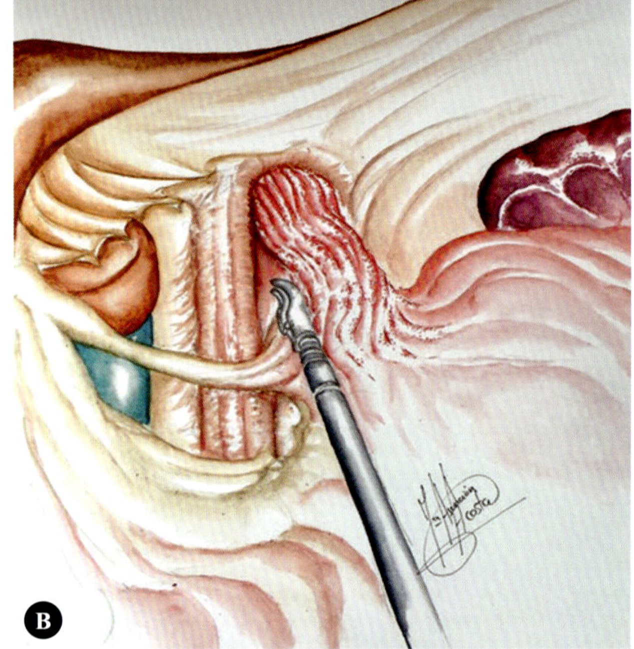

▲ 图 5-4　显露膈脚
A. 手术近景；B. 示意

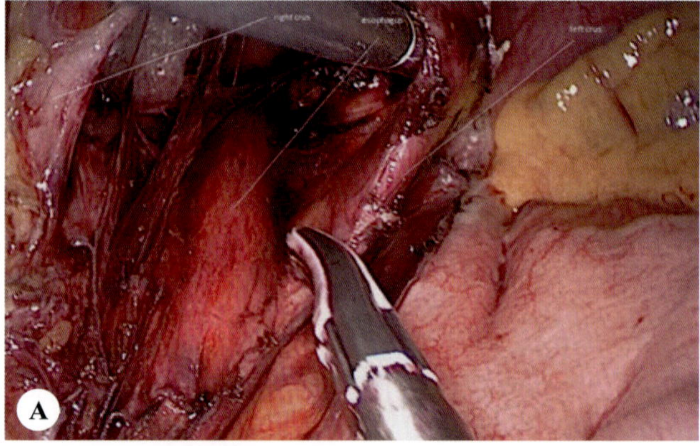

▲ 图 5-5　从左膈脚游离出食管
A. 手术近景；B. 示意

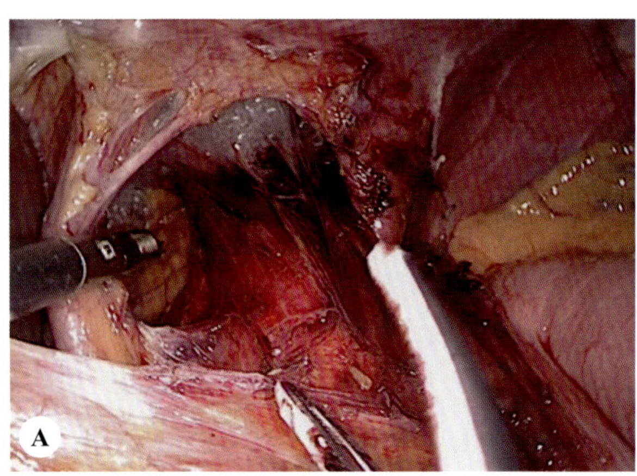

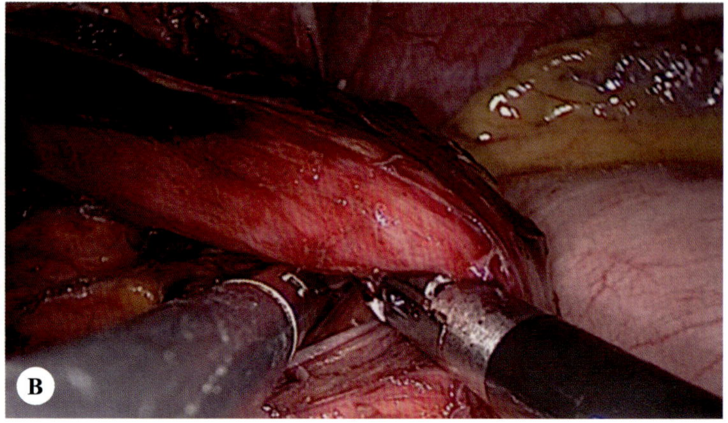

▲ 图 5-6　环周显露食管
A. 前部游离；B. 后部游离

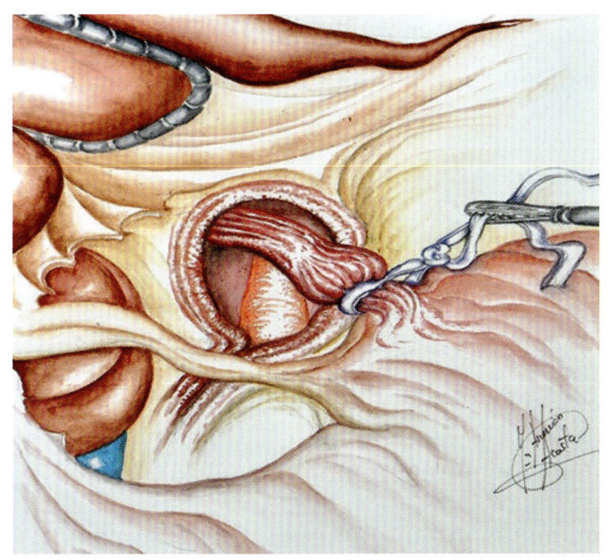

▲ 图 5-7 绑扎食管以牵引

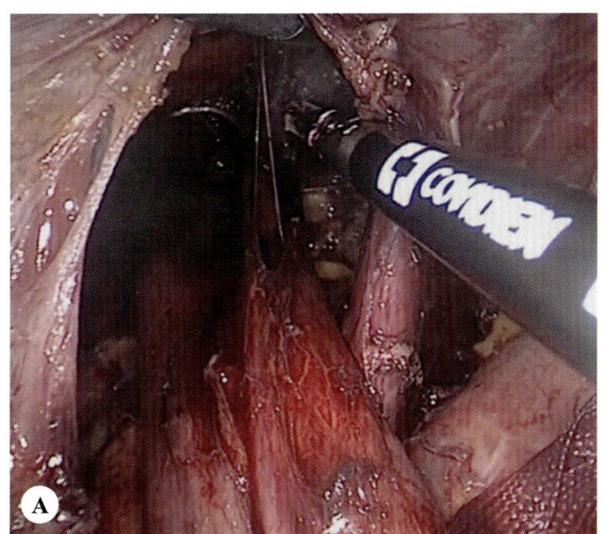

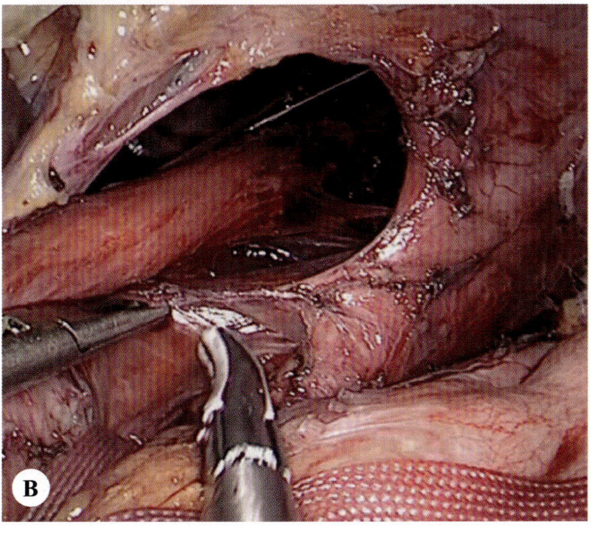

▲ 图 5-8 游离纵隔和移动食管

A. 前方游离；B. 侧方游离

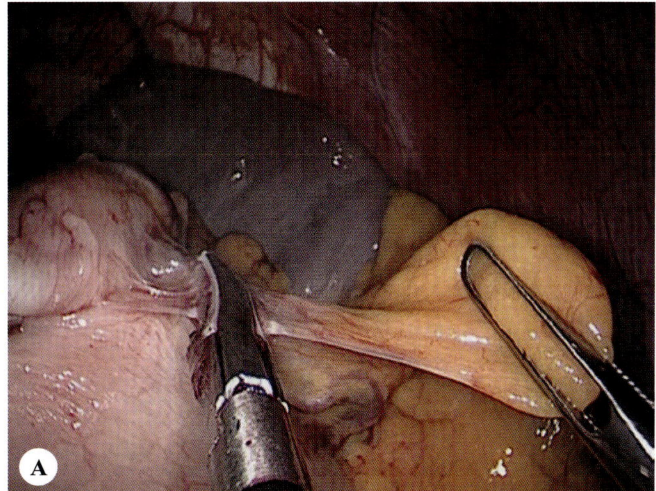

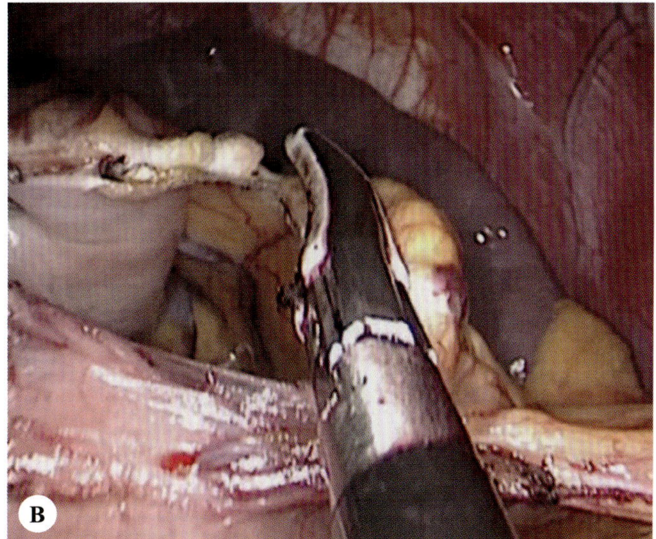

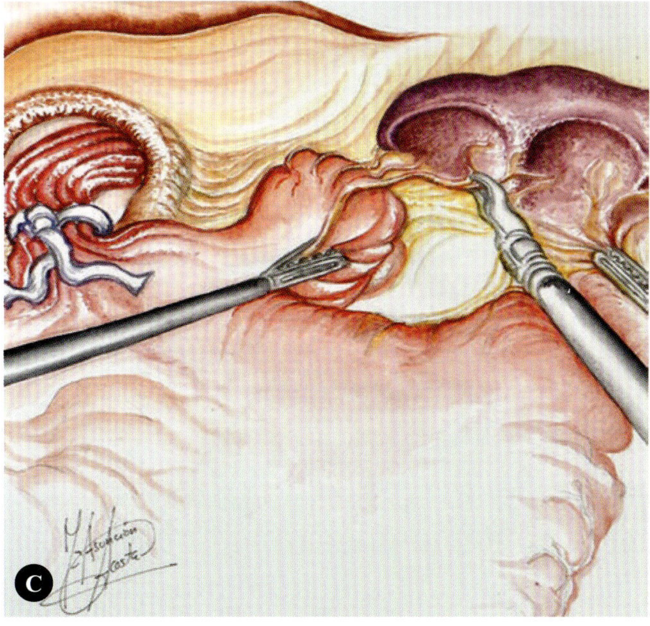

▲ 图 5-9 游离胃底

A 和 B. 手术近景；C. 示意

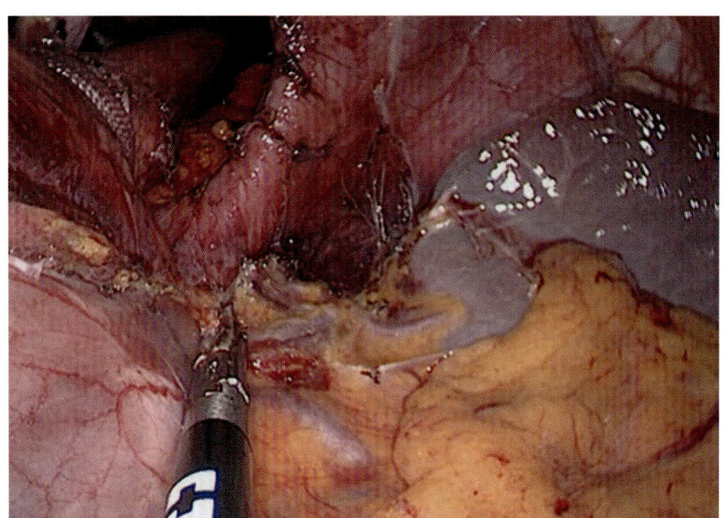

◀ 图 5-10　离断胃膈韧带

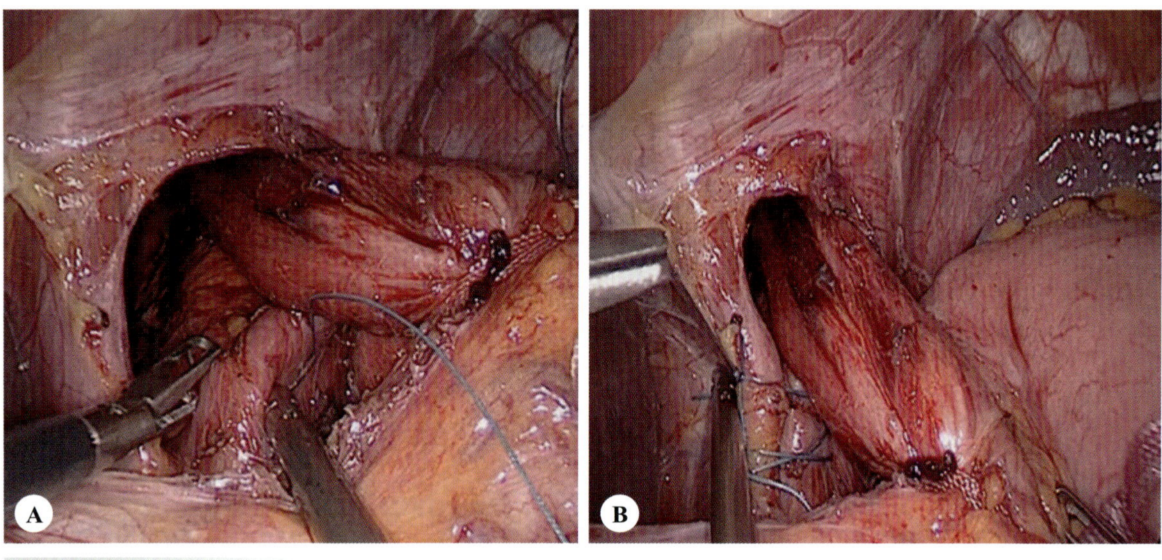

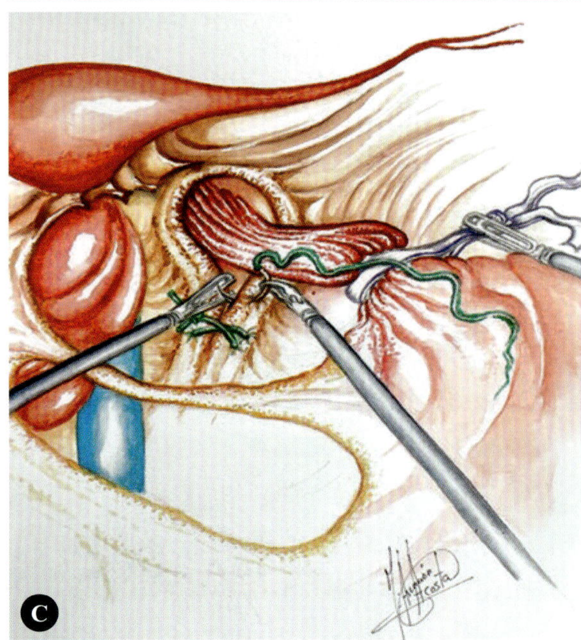

▲ 图 5-11　后部膈脚缝合
A 和 B. 手术近景；C. 示意

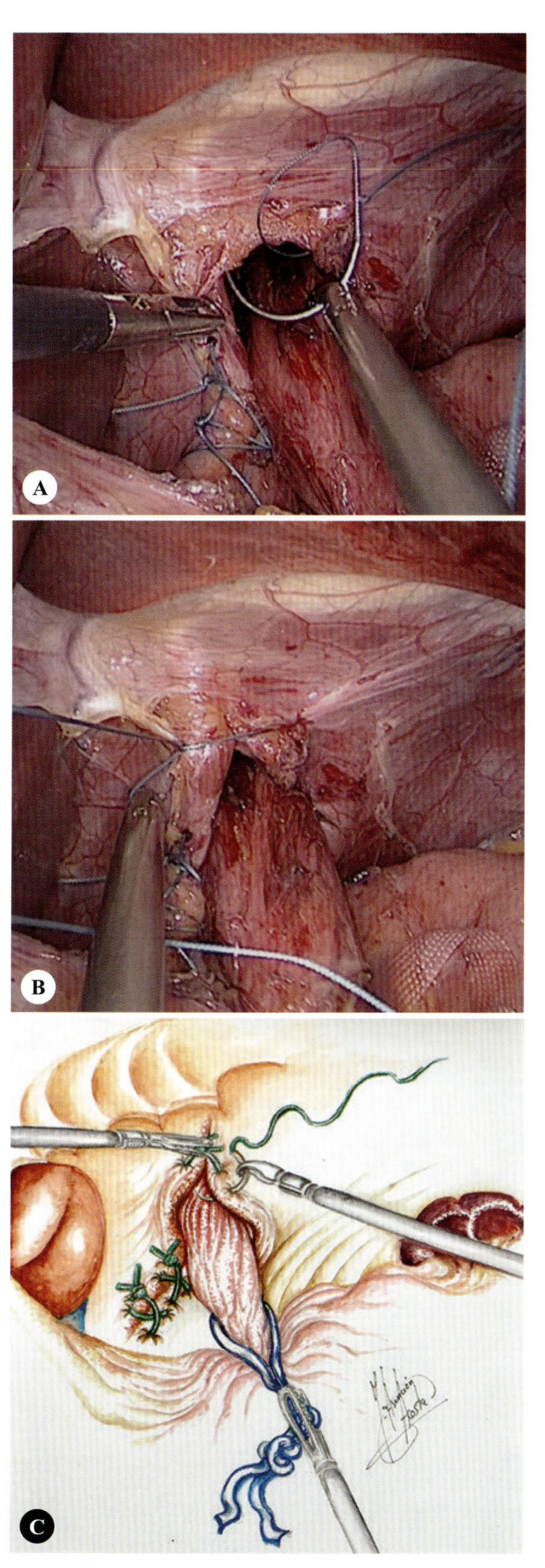

▲ 图 5-12　前部膈脚缝合
A 和 B. 手术近景；C. 示意

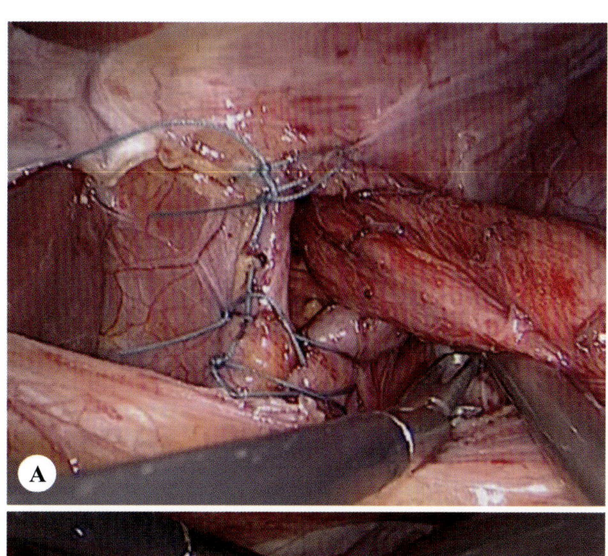

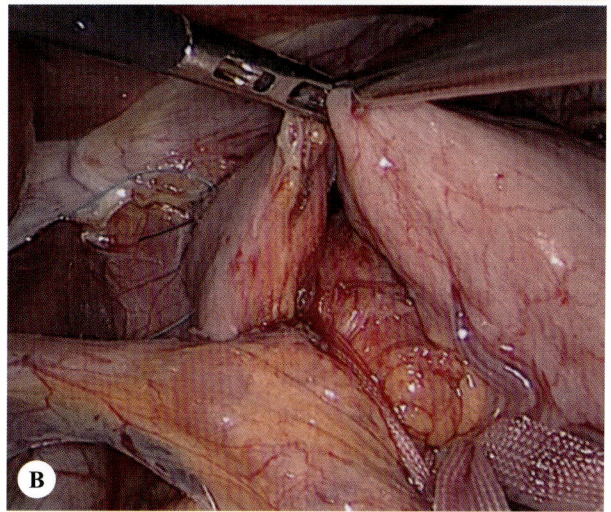

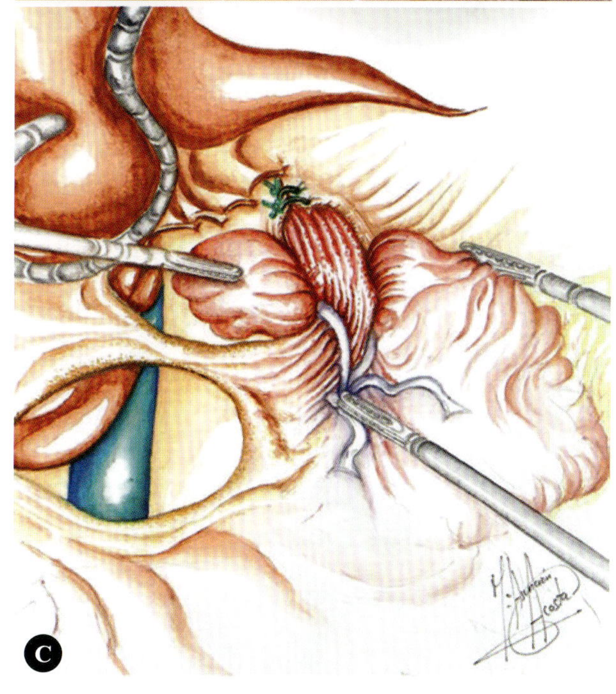

▲ 图 5-13　牵拉胃底穿过食管后间隙
A 和 B. 手术近景；C. 示意

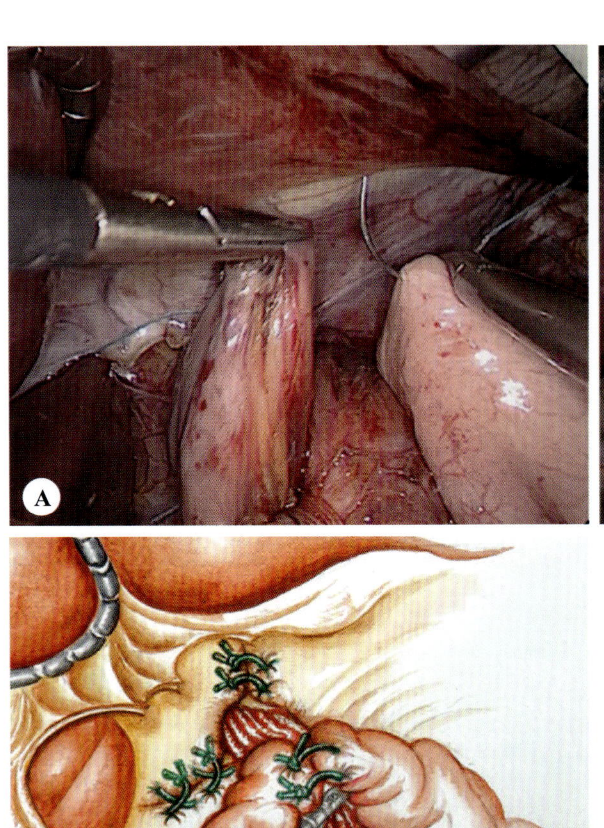

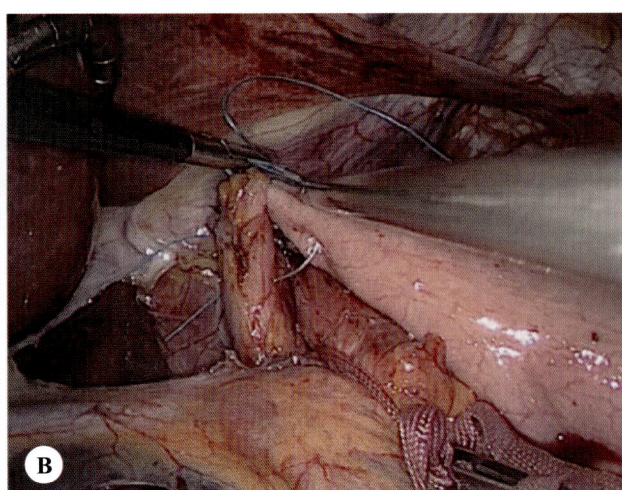

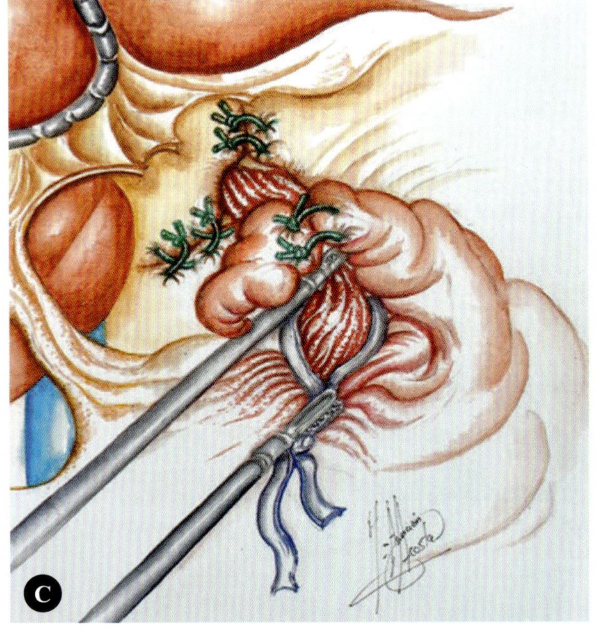

▲ 图 5–14　建立胃底折叠
A 和 B. 手术近景；C. 示意

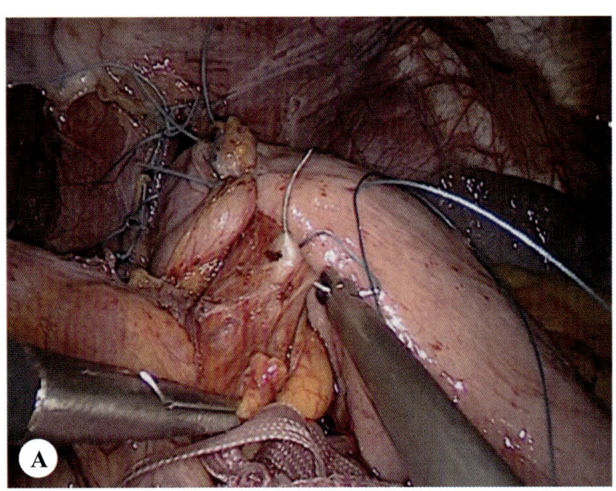

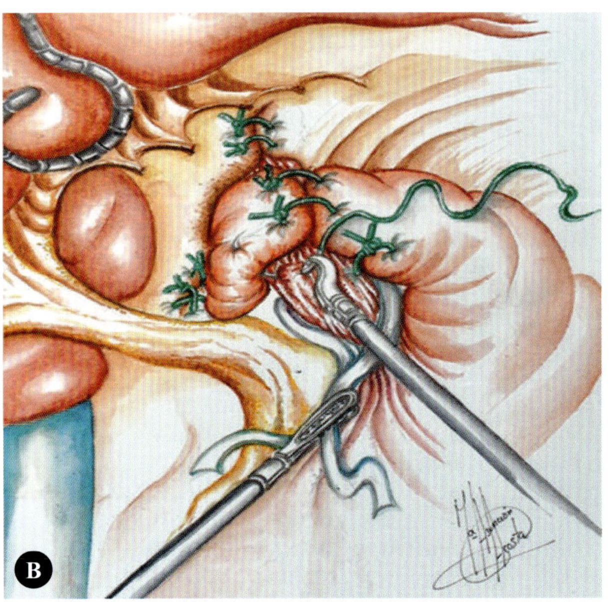

▲ 图 5–15　将包裹物固定在食管上
A. 手术近景；B. 示意

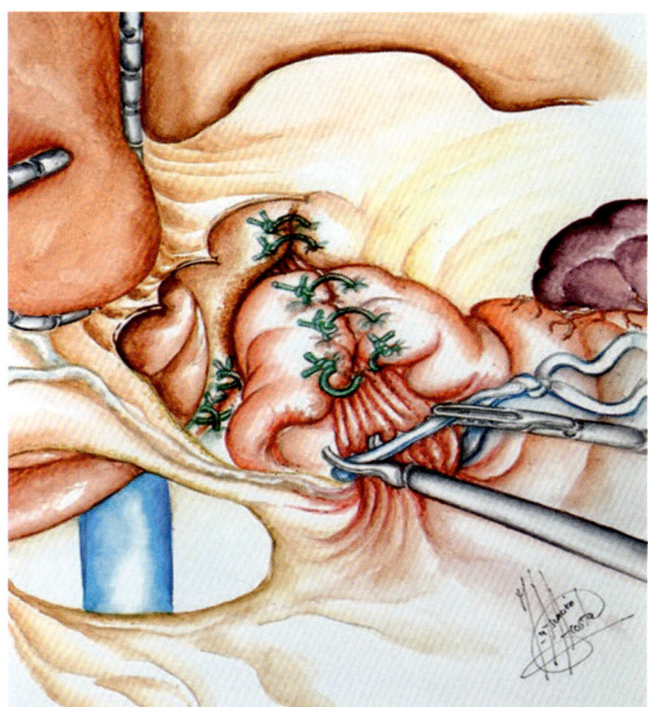

◀ 图 5-16　**Nissen 胃底折叠术的最终示意**

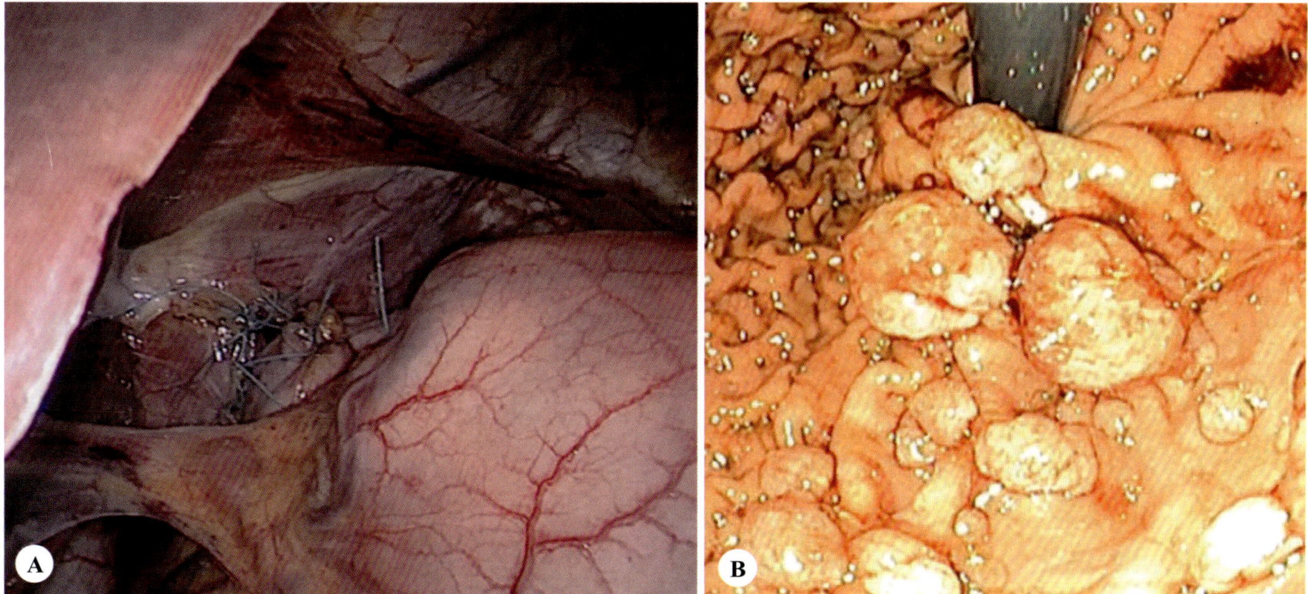

▲ 图 5-17　胃底折叠术术后

A. 腹腔镜下观察；B. 内镜下观察

参考文献

[1] Dallemagne B, Weerts JM, Jehaes C, Markiewicz S, Lombard R. Laparoscopic Nissen fundoplication: preliminary report. Surg Laparosc Endosc. 1991;1:138–43.

[2] Du X, Wu JM, Hu ZW, Wang F, Wang ZG, et al. Laparoscopic Nissen (total) versus anterior 180° fundoplication for gastroesophageal reflux disease: a meta-analysis and systematic review. Medicine (Baltimore). 2017;96:e8085.

[3] Dallemagne B, Weerts J, Markiewicz S, Dewandre JM, Wahlen C, Monami B, et al. Clinical results of laparoscopic fundoplication at ten years after surgery. Surg Endosc. 2006;20:159–66.

[4] Dallemagne B, Perretta S. Twenty years of laparoscopic fundoplication for GERD. World J Surg. 2011;35:1428–35.

第6章　食管旁疝的微创手术*

Minimally Invasive Surgery of Paraesophageal Hernias

Salvador Morales-Conde　Francisco Lopez Bernal　Isaías Alarcón　著

任　重　李　冰　译　　蔡明琰　校

在食管旁疝的修补过程中，是否使用补片来防止修补过程中张力过高一直是个充满争议的话题[1]。一方面，关于这些人工补片相关的并发症，另一方面，关于如何选择补片及补片放置的位置。

食管旁疝修补步骤为：①分离出疝组织，并完整切除疝囊；②充分游离食管；③疝的修补；④采用抗反流措施。

其中步骤③是最有争议的，涉及膈脚的处理，以及何时需要使用人工补片。根据文献，使用补片的短期效果非常好，成功率达90%，尽管一些报道称其长期复发率高达100%。

产生争议的原因有可能只关注了补片使用，而没有考虑与复发相关的其他重要因素[2]，如疝的切除、食管的充分游离、膈脚的缝合、缝合技术的选择，均未考虑在内。

补片使用的指征目前还在争论中。在美国胃肠内镜外科协会（SAGES）进行的一项调查中[3]，外科医生使用补片有不同的指征：①缺损的大小（有的定为缺损＞3cm，也有定为缺损＞5cm，也有定为8cm的）；②膈脚张力较大；③膈脚组织损伤严重；④肥胖和患者的年龄。

前瞻性随机对照试验进行了使用补片和未使用补片的比较研究，发现1年后补片使用组效果更好[4, 5]。2016年发表的系统分析显示[6]，虽然使用补片组复发率较低，但两组再次手术率没有差异。

使用补片组再次手术一般是由于补片引发的并发症，如狭窄或补片凸入食管腔[7]。使用可吸收补片作为替代，在长期随访过程中，发现高复发率也是无法接受的[8-10]。

基于上述原因，我们制订的方案中，根据疝囊大小采用永久补片或可吸收补片。疝囊的大小一般由内镜医生根据内镜下所见胃食管交界处至膈脚的距离来估算，而不是手术中所显示的膈脚之间的距离，因为即使疝囊很大，这一距离也有可能很狭窄。我们也不赞成根据主观评估的牢固程度来估算大小，如果没有内镜医生给出的数据（出于不同的原因），我们推荐根据上消化道钡餐造影的影像学资料来评估疝囊的大小和种类。

一般根据以下信息来选择补片的类型。

可吸收补片：通常大小为3～5cm的滑疝，或者内镜医生未给出测量数据，如果上消化道钡餐影像学显示仅仅是胃底被包绕进疝囊。

永久性补片：①对于＞5cm的滑疝，或者内镜医生未给出测量数据，如果上消化道钡餐影像显示除了胃底，还有其他结构被包绕进疝囊；②食管旁疝；③“倒置胃”。

使用补片最理想的目标在于尽量避免发生人工材料引起的并发症，同时防止复发。为了避免这些可能导致再次手术的并发症，我们遵循以下原则：①为了防止狭窄，尽量不要将补片环绕

*. 本章配有视频，可登录网址 https://doi.org/10.1007/978-3-030-55176-6_6 观看。

食管放置，因补片会出现一定程度的特性。我们一般将补片置放于食管后方，两侧覆盖在膈脚。②为了防止补片凸入食管腔，关键是防止补片与食管壁直接接触。补片只用 1～2 针缝合在膈脚上，并用纤维蛋白胶固定，这将覆盖整个补片，特别是在人工组织与食管壁接触的部位。纤维蛋白胶可以保持补片不会移位，并会刺激产生天然组织包绕在补片周围，防止补片直接与食管壁接触。有关手术技巧的描述见视频 6–1。

一、所需仪器和设备

进行腹腔镜食管旁疝矫正的关键步骤如下。

1. 手术操作需要 5 个套管针：2 个 10～11mm 套管针，用于放置镜头和手术医生右手的操作手柄（包括能量装置和缝合器）；3 个 5mm 套管针，用于放置手术医生左手的操作手柄，以及用于助手拨开肝脏和将胃部下拉。

2. 1 个 10mm、30° 视野的镜头。

3. 我们更喜欢使用超声刀作为能量设备。

4. 传统的腔镜工具，包括抓钳、剪刀和分离器等。

5. 1 把用来拨开肝脏的抓钳。

6. Endostitch® 缝合装置。

7. Surgidac® 2–0 外科缝线。

8. 补片：Omyra® 或 BioA® 型号，根据前文提到的方法来选择补片大小。

9. 纤维蛋白胶和喷洒装置。

二、患者体位和套管针位置

患者采取仰卧位，5 个套管针的放置位置见图 6–1。

三、疝囊及其内容物向腹腔内回纳

尽量将疝内容物回纳入腹腔（图 6–2）。

1. 将胃向患者的右腿方向牵引。

2. 沿膈脚的左侧开始解剖，在膈脚边缘切开腹膜（这是沿着食管裂孔的切口的界线）。

在大的食管旁疝中，如果内容物无法完全回纳入腹腔，将疝囊连同疝入的胃组织一同向下牵拉。

四、分离出第一组胃短血管

对第一组胃短血管进行横切，达到左膈脚的底部（图 6–3）。

五、分离疝囊，沿左膈脚向右侧逆时针分离

找到疝囊和胸膜之间的手术平面，逆时针分离，同时通过下拉缩小疝囊（图 6–4）。

六、继续分离至疝囊顶部及右膈脚

持续牵拉疝囊，继续以逆时针方向，在食管裂孔疝边缘切开腹膜，直到右膈脚的底部（图 6–5）。

七、将疝囊（连同脂肪垫）从纵隔完全解剖到腹腔

将疝囊和胸膜粘连处完全分离，并将疝囊和脂肪垫回纳入腹腔（图 6–5）。只有在后续做胃底折叠术的情况下，才需要把疝囊切除。

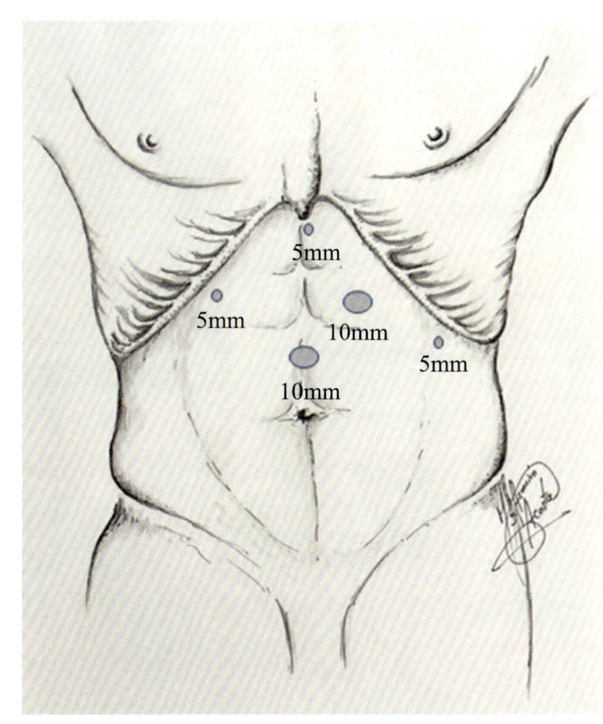

▲ 图 6–1　套管针放置

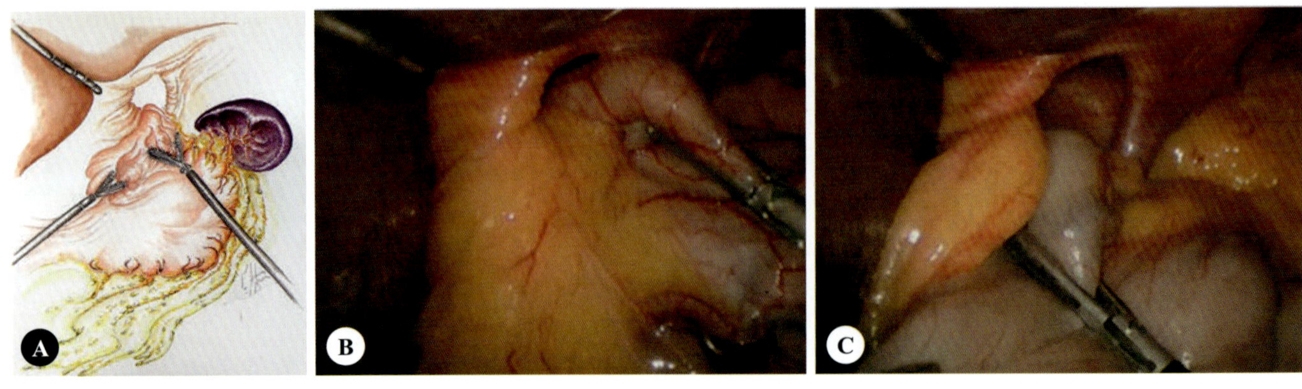

▲ 图 6–2 将疝囊及其内容物向腹腔内回纳

A. 示意；B 和 C. 手术近景

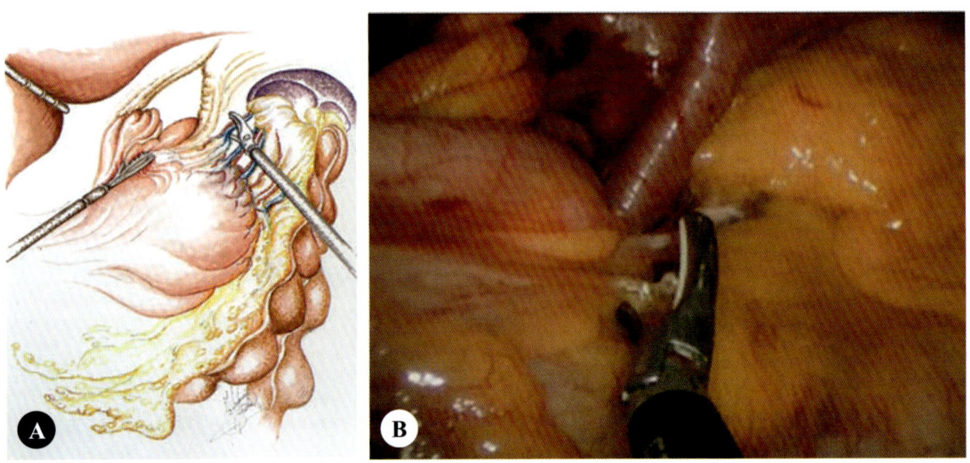

◀ 图 6–3 分离出第一组胃短血管

A. 示意；B. 手术近景

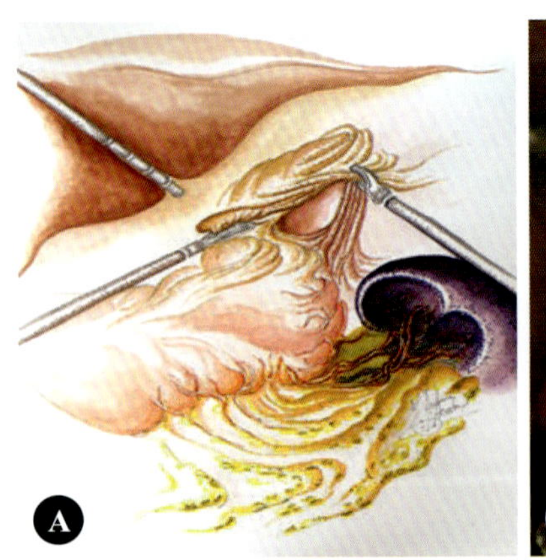

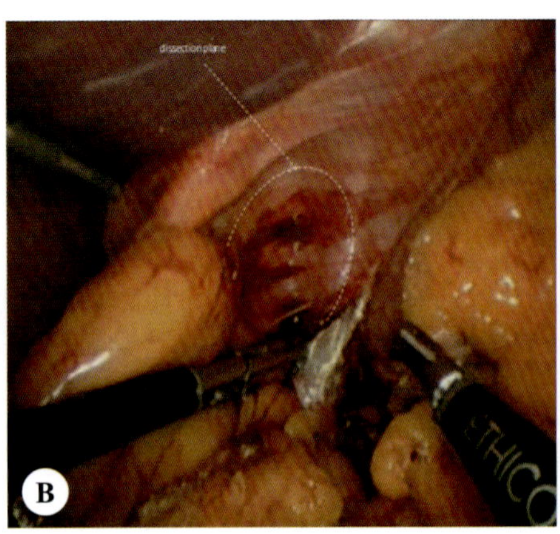

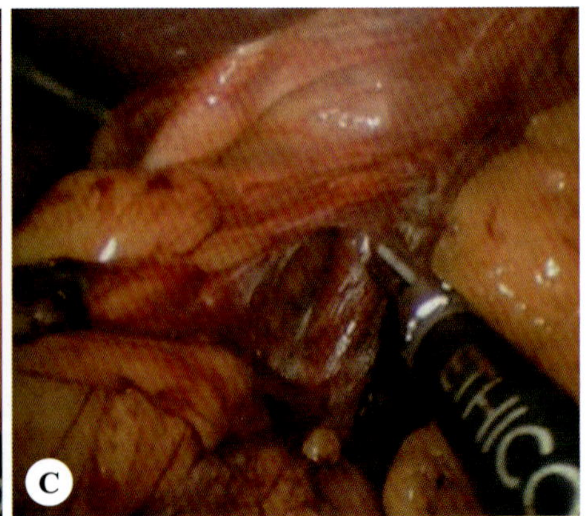

▲ 图 6–4 将疝囊从左膈脚分离

A. 示意；B 和 C. 手术近景

八、将疝囊分离下拉后游离食管

将疝囊从纵隔剥离后，食管会从疝囊粘连处游离（图 6–6）。将远端食管从纵隔处游离，使用超声刀钝性分离，这样才能有充分的长度游离至腹腔。

九、显露出食管后间隙的手术野

显露出食管后间隙的手术野，通过一个“金手指”装置，将胃食管结合部牵拉至腹腔内（图 6–7）。

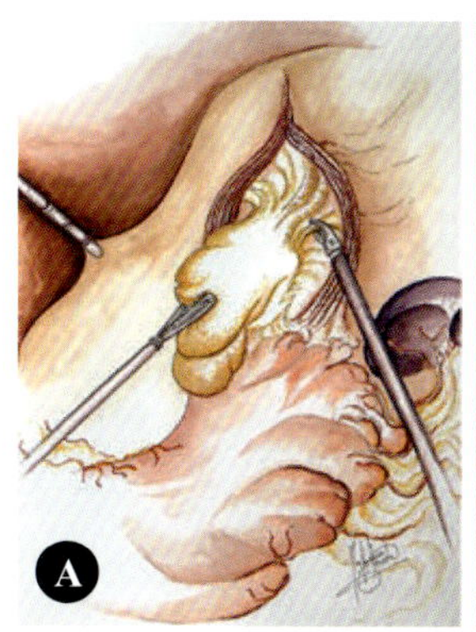

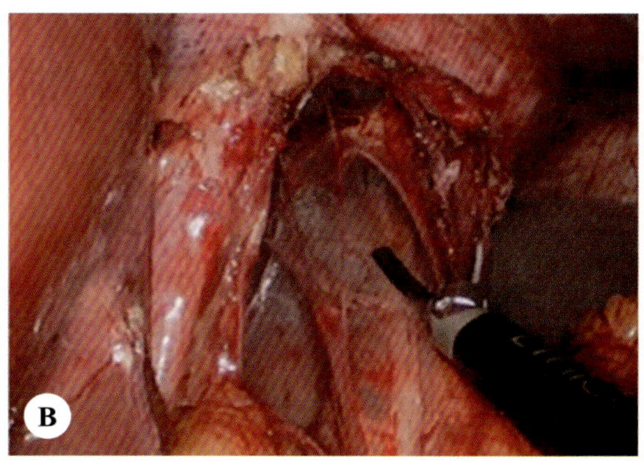

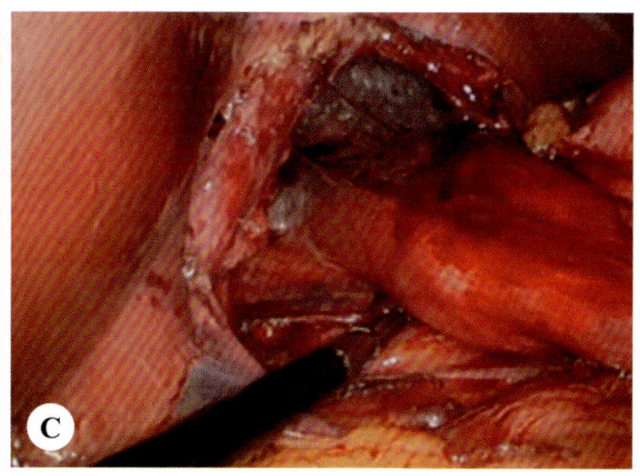

▲ **图 6-5　分离疝囊和膈脚**

A. 示意；B 和 C. 手术近景

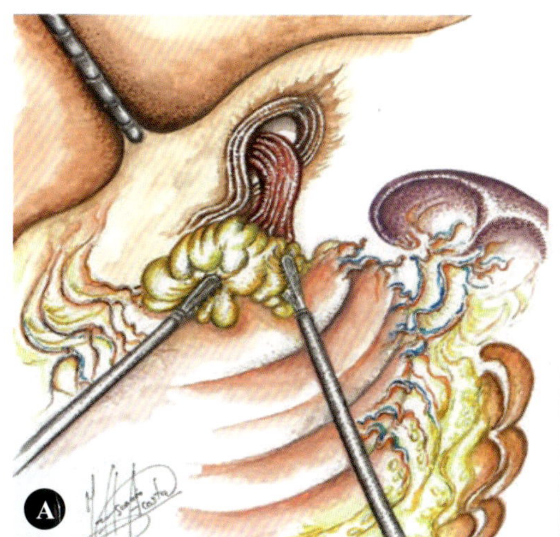

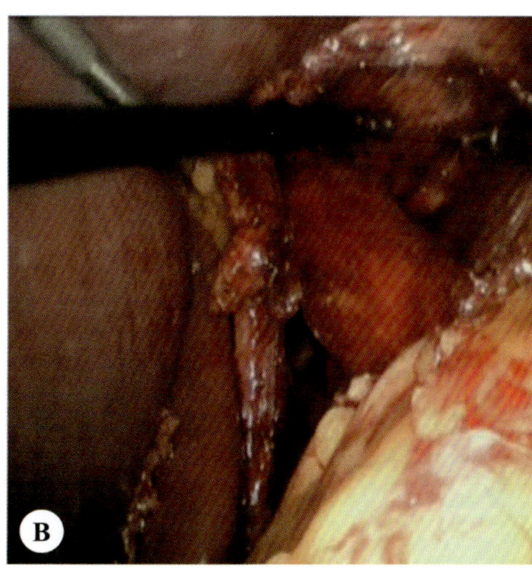

◀ **图 6-6　将疝囊下拉后，游离食管**

A. 示意；B. 手术近景

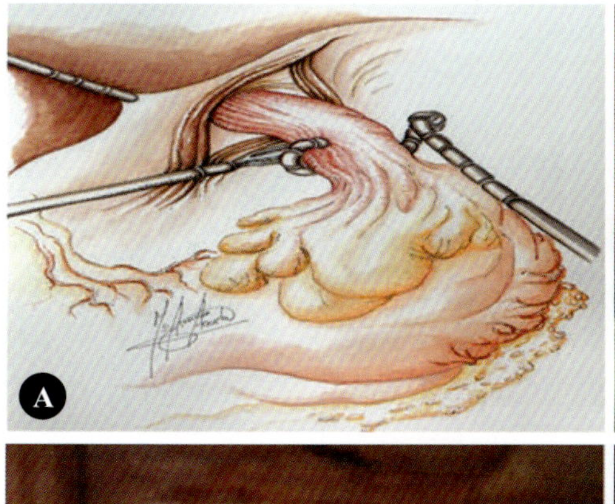

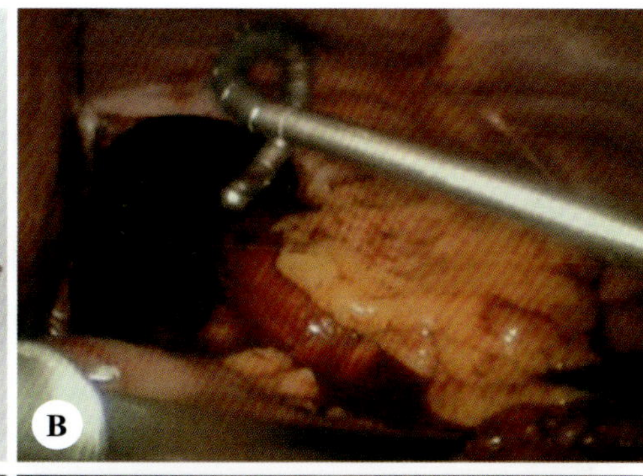

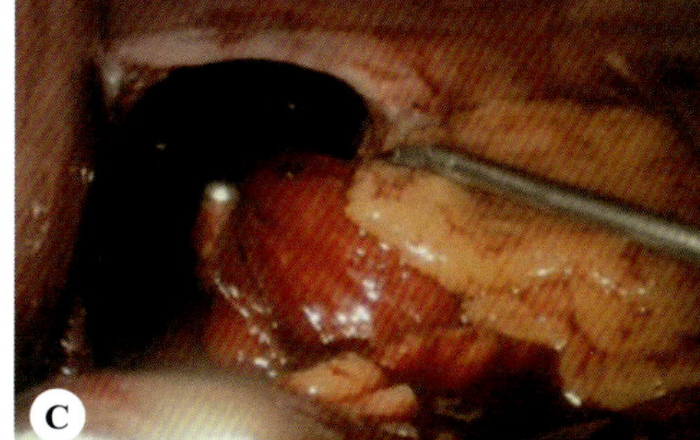

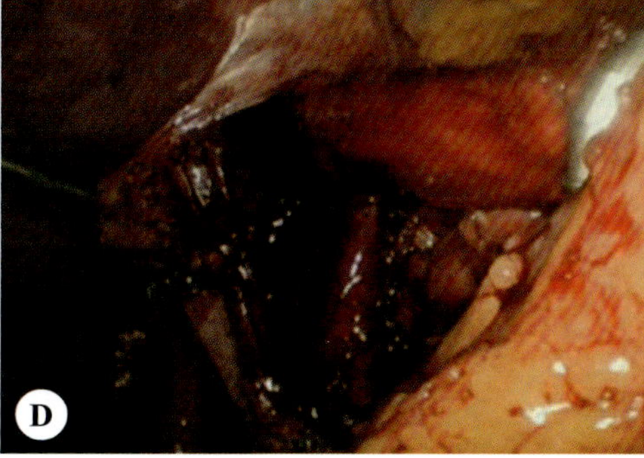

◀ **图 6-7　显露出食管后间隙的手术野**

A. 示意；B 至 D. 手术近景

十、利用一个扩张探条作为校准物，缝合两侧柱状韧带

将一个 32 号扩张探条放入食管腔内作为参照物。

从两侧膈脚结合的地方开始缝合，有利于减小缝合时的张力（图 6–8），尽量用非吸收线将解剖时保留的食管裂孔肌的肌束膜缝合进去。

第一针需缝合在两侧膈脚结合处（图 6–8）。前两针在食管后方缝合，第三针缝合在前方。如果需要的情况下再继续后方缝合，然后结合几针前方的缝合。

为了正确闭合疝孔，膈脚前方的缝合往往是必需的（图 6–9）。

十一、补片放置

U 形补片的放置，用两针将其固定在膈脚，也可以喷洒生物胶来固定补片（图 6–10）。

十二、360° 胃底折叠术

将胃底部从食管后方间隙拉至右侧。通过对胃底缝合两三针，进行胃底折叠，并包绕食管下端腹腔部分。360° 胃底折叠术完成（图 6–11）。

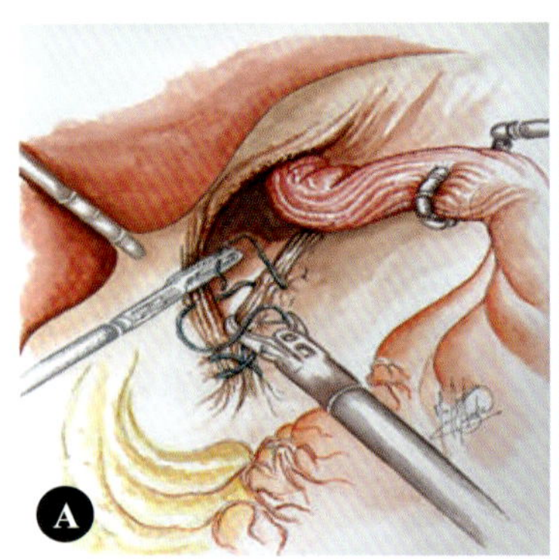
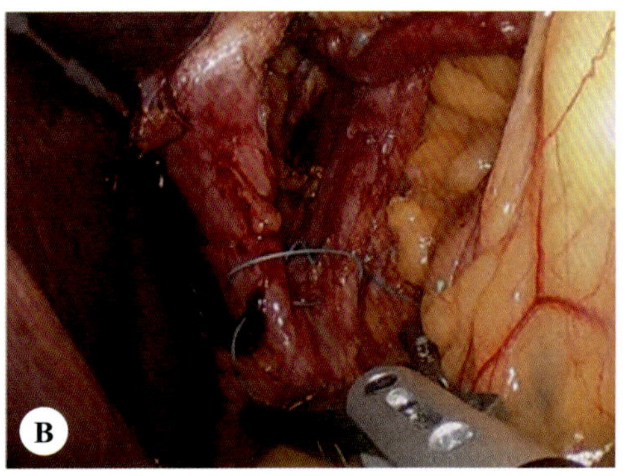
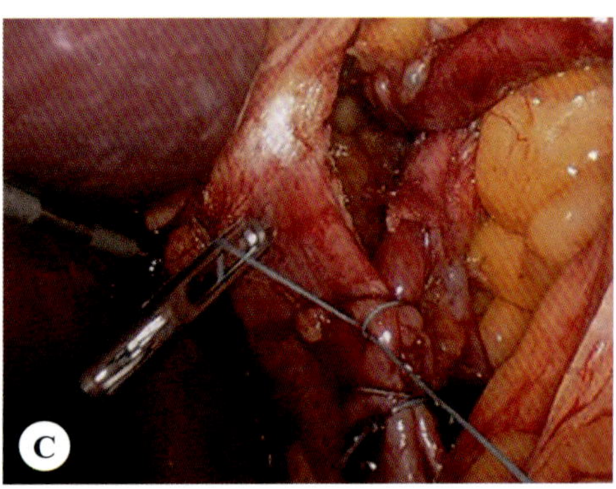

▲ 图 6–8　缝合两侧柱状韧带（食管后方）
A. 示意；B 和 C. 手术近景

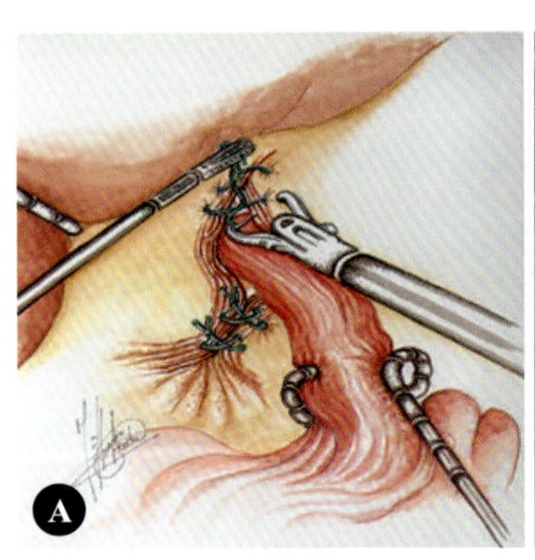
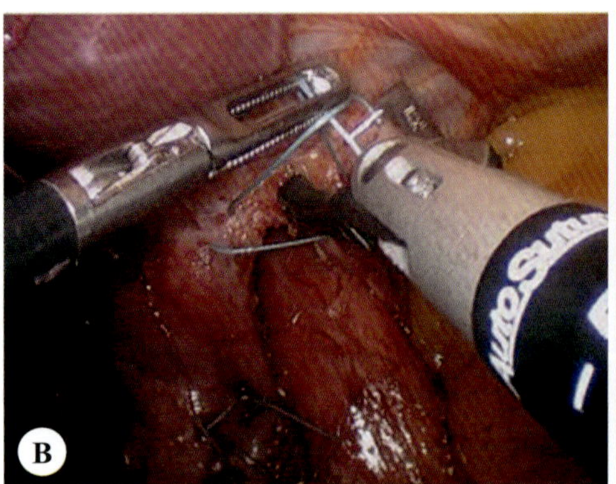
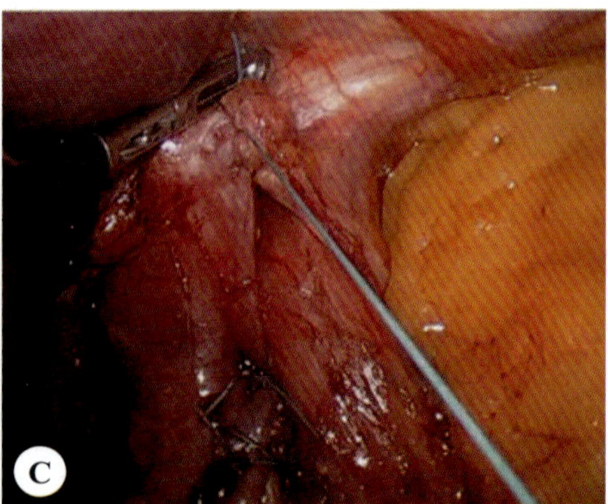

▲ 图 6–9　缝合两侧柱状韧带（食管前方）
A. 示意；B 和 C. 手术近景

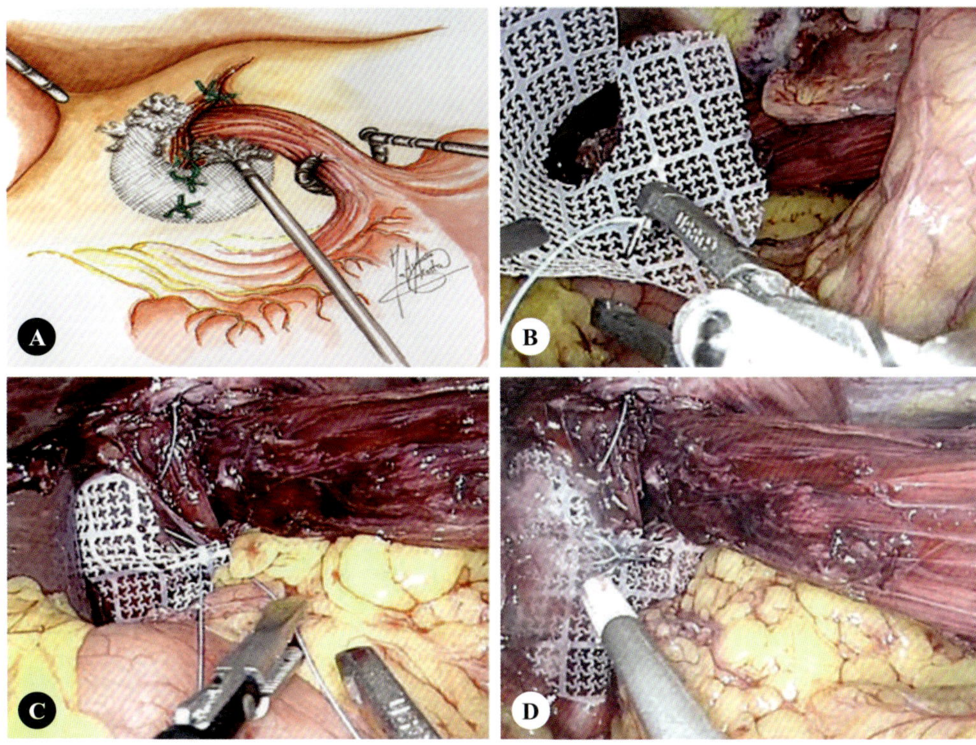

◀ 图 6-10　补片的放置
A. 示意；B 至 D. 手术近景

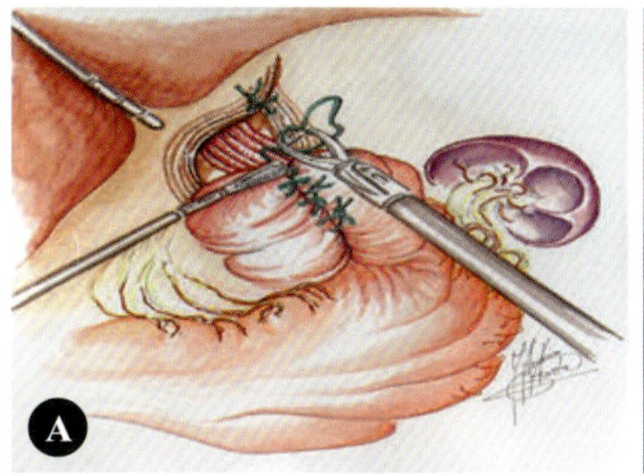

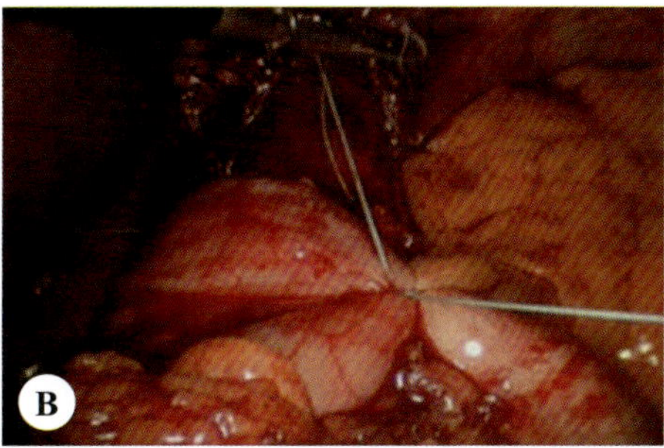

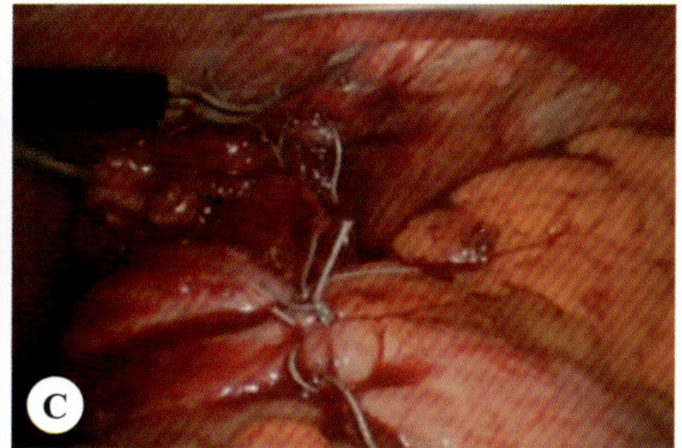

▲ 图 6-11　360° 胃底折叠术
A. 示意；B 和 C. 手术近景

参考文献

[1] Targarona E, Bendahan G, Balagué C, Garriga J, Trias M. Mesh in the hiatus. A Controversial Issue. Arch Surg. 2004;139:1286–96.

[2] DeMeester SR. Laparoscopic paraesophageal hernia repair: critical steps and adjunct techniques to minimize recurrence. Surg Laparosc Endosc Percutan Tech. 2013;23:429–35.

[3] Pfluke JM, Parker M, Bowers SP, et al. Hiatal hernia repair with mesh: a survey of SAGES members. Surg Endosc. 2012;26:1843–8.

[4] Frantzides CT, Madan AK, Carlson MA, Stavropoulos GP. A prospective, randomized trial of laparoscopic polytetrafluoroethylene (PTFE) patch repair vs simple cruroplasty for large hiatal hernia. Arch Surg. 2002;137:649–52.

[5] Granderath FA, Schweiger UM, Kamolz T, et al. Laparoscopic Nissen fundoplication with prosthetic hiatal closure reduces postoperative intrathoracic wrap herniation: preliminary results of a prospective randomized functional and clinical study. Arch Surg. 2005;140:40–8.

[6] Tam V, Winger DG, Nason KS. A systematic reviw and meta-analysis of mesh vs suture cruroplasty in laparoscopic large hiatal hernia repair. Am J Surg. 2016;211:226–38.

[7] Memon MA, Memon B, Yunus RM, Khan S. Suture cruroplasty versus prosthetic hiatal herniorrhaphy for large hiatal hernia. A meta-analysis and systematic review of randomized controlled trial. Ann Surg. 2016;263:258–66.

[8] Oelschlager BK, Pellegrini CA, Hunter J, et al. Biologic prosthesis reduces recurrences after laparoscopic paraesophageal hernia repair. Ann Surg. 2006;244:481–90.

[9] Watson DI, Thompson SK, Devitt PG, et al. Laparoscopic repair of very large hiatus hernia with sutures versus absorbable mesh versus non-absorbable mesh. Ann Surg. 2015;261:282–9.

[10] Antoniou SA, Pointner R, Granderath FA, Köckerling F. The use of biological meshes in diaphragmatic defects—an evidence-based review of the literature. Front Surg. 2015;2:56.

第7章 食管平滑肌瘤微创治疗 *

Minimally Invasive Treatment of Esophageal Leiomyoma

Donald. L. van der Peet　Miguel A. Cuesta　著

李全林　刘祖强　译　　蔡明琰　校

食管良性肿瘤属于罕见肿瘤，约占所有食管肿瘤的1%。在儿童中，囊肿和重复囊肿是罕见的前肠先天性疾病。在成人中，最常见的食管良性肿瘤是平滑肌瘤，位于黏膜下，由平滑肌细胞形成，最常位于食管中下段。肿瘤通常无症状，在常规内镜检查或因其他原因（如胃食管反流或胸部不适）行CT检查时被发现而诊断。临床表现为吞咽困难、胸部不适或疼痛、反流和体重减轻[1]。

内镜检查用于初步诊断，可以发现黏膜完整的黏膜下肿瘤（隆起）。超声内镜可明确良性黏膜下肿瘤的诊断，来源管壁的层次和肿瘤大小。CT检查和钡餐有助于定位肿瘤并显示其范围。细针抽吸活检可以确认肿瘤内平滑肌纤维，但其价值仍存在争议，因为穿刺标本诊断困难且其产生的纤维化可使摘除困难。平滑肌瘤可能难以与胃肠道间质瘤（gastrointestinal stromal tumor，GIST）鉴别。食管GIST非常罕见，平滑肌瘤在PET扫描图像上为阴性，有助于区分两者。

在一些肿瘤较小且诊断明确的病例中，没有症状则可以随访观察。有症状的肿瘤、诊断不明确的肿瘤和体积较大的肿瘤应切除。对于小的肿瘤，内镜治疗是可行的，经口内镜肌切开术（POEM）即为治疗方式之一（译者注：实际应为STER/POET）。通过胸腔镜摘除也是一种可选的方法，侧位或俯卧位取决于肿瘤位于胸腔镜哪一侧。根据肿瘤大小，可以分为小肿瘤（2～5cm）和大肿瘤（＞5cm）。两者均可以通过胸腔镜摘除[2]，非常大的肿瘤在摘除期间可能难以操作。黏膜损伤必须修补并用肌层覆盖。机器人辅助胸腔镜可以协助剥离大的肿瘤[3]。如果摘除在技术上不可行，则应考虑食管切除术。食管远端肿瘤应通过腹腔镜摘除[4, 5]。手术技术说明见视频7–1和视频7–2。

如果肿瘤位于食管胸段，根据肿瘤大小可以考虑两种摘除术，相对较小的肿瘤指大小为2～5cm，巨大的平滑肌瘤指大小为5～10cm。通过胸腔镜俯卧位靠近肿瘤，具体体位取决于肿瘤位于胸腔镜右侧还是左侧。胸腔镜肿瘤切除术的关键步骤如下。

一、俯卧位胸腔镜套管针放置

沿肩胛骨放置3个或4个套管针。单侧插管后胸腔充气（7～8mmHg）。10mm套管针置于肩胛骨尖端，用于30°腹腔镜；2个工作套管针置于第4肋间隙（5mm）和第7肋间隙（10mm）。另外一个5mm套管针可用于辅助，置于第3肋间（图7–1）。

二、肿瘤定位

直视下定位平滑肌瘤（图7–2）。如果有需要，可通过内镜定位。

三、沿肿瘤打开胸膜

沿肿瘤纵向打开胸膜（图7–3）。本例由于肿

*. 本章配有视频，可登录网址https://doi.org/10.1007/978–3–030–55176–6_7观看。

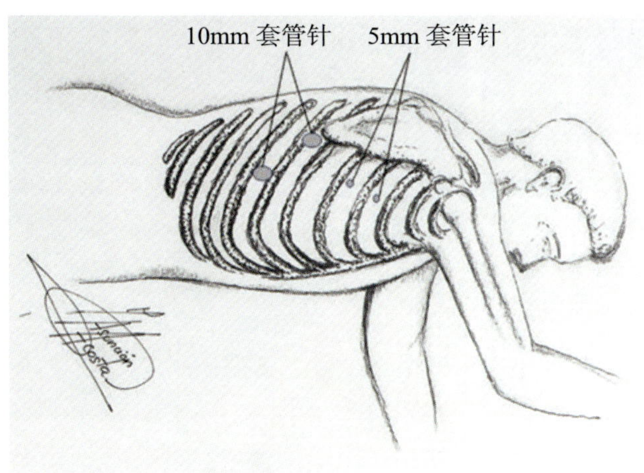

▲ 图 7-1　套管针放置

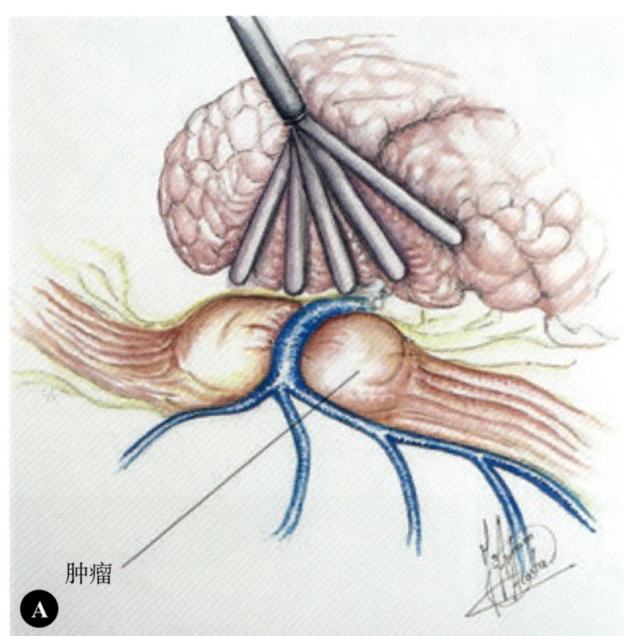

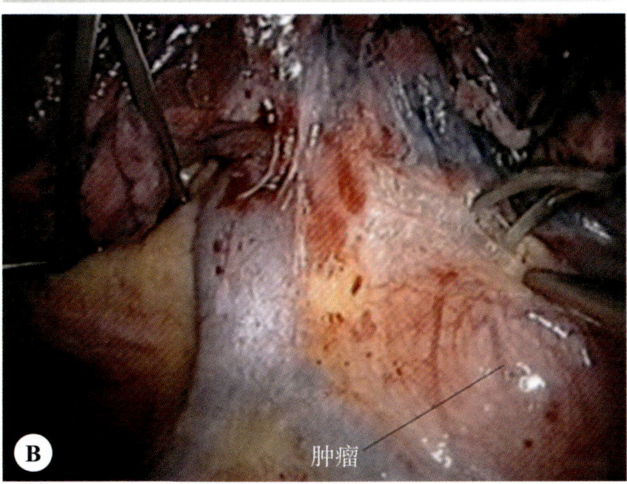

▲ 图 7-2　肿瘤定位
A. 示意；B. 近景

瘤定位，分离了奇静脉弓。

四、剥离肿瘤

建议在肿瘤周围开始剥离，分离肌肉纤维（图 7-4）。

五、缝针拉出

用缝针穿过肿瘤进行牵引（图 7-5），有助于钝性剥离，始终注意保持黏膜完整。

六、检查黏膜，必要时修补

最后，必要时通过食管镜检查黏膜完整性（图 7-6），如果黏膜破损，则用 4-0 可吸收单线连续缝合，关闭缺损。

七、关闭肌层

连续缝合关闭肌层（图 7-7）。

八、取出标本

标本放入袋中，通过小切口开胸取出（图 7-8）。

九、胸腔引流

建议留置胸腔引流管。

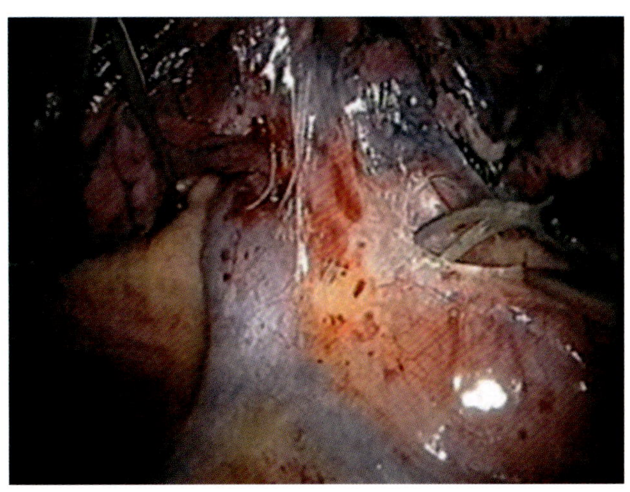

▲ 图 7-3　沿肿瘤打开胸膜

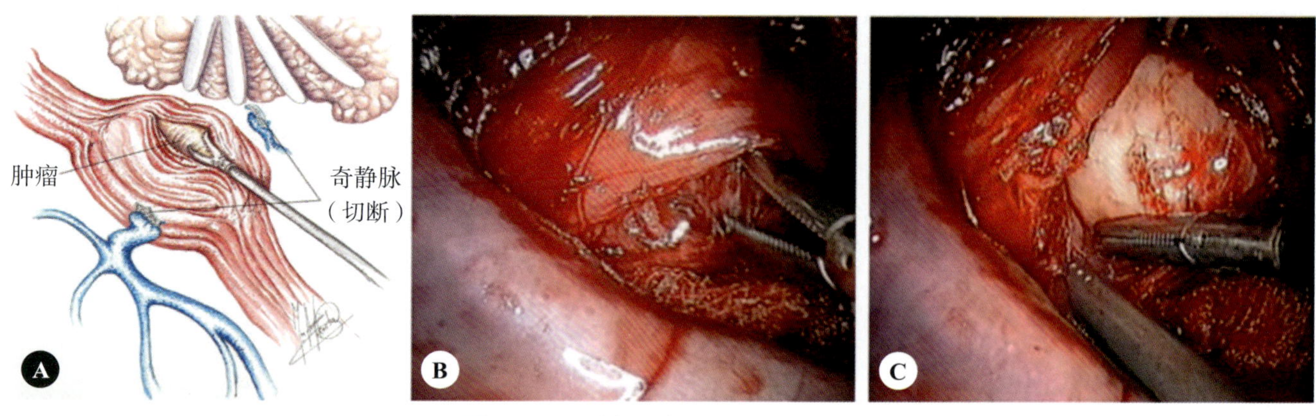

▲ 图 7-4 A. 剥离肿瘤；B 和 C. 分离肌层

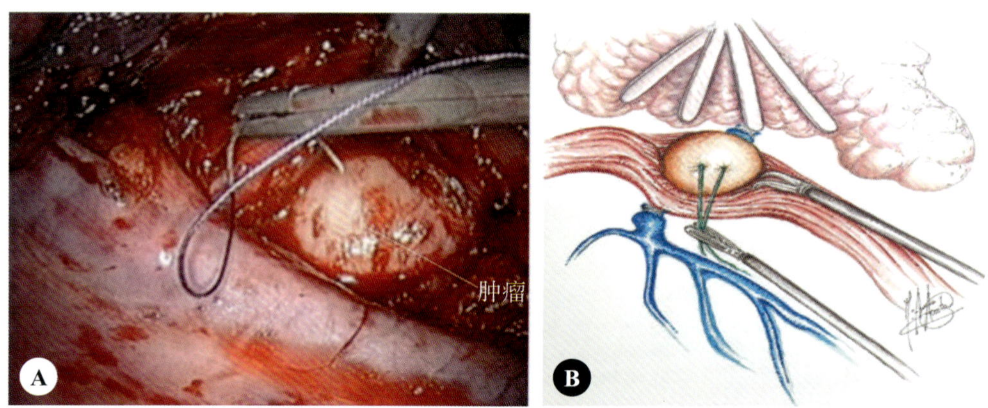

▲ 图 7-5 A. 缝针穿过肿瘤；B. 保持正确牵引

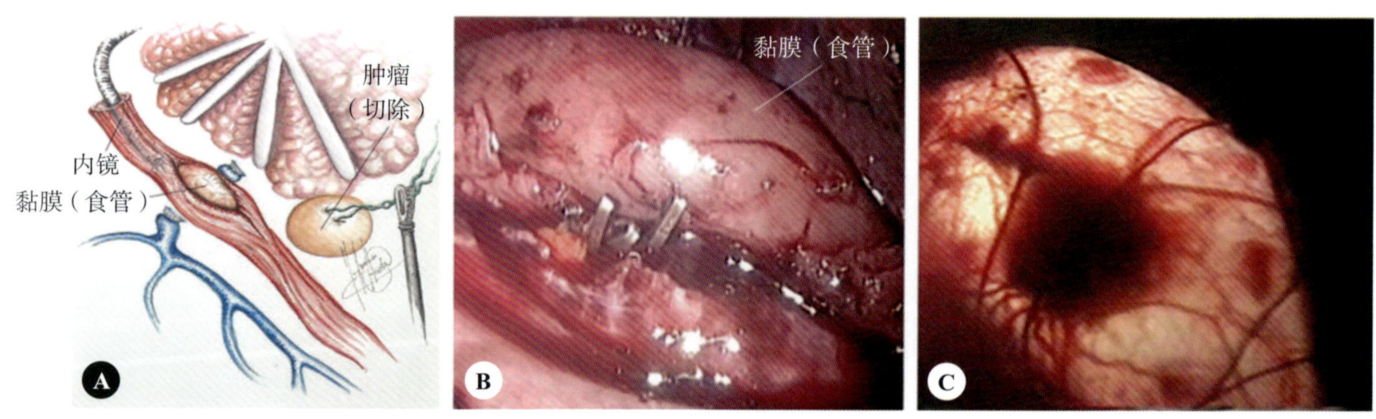

▲ 图 7-6 黏膜检查和修补

A. 示意；B 和 C. 无透光（B）与有透光（C）的胸腔内近景

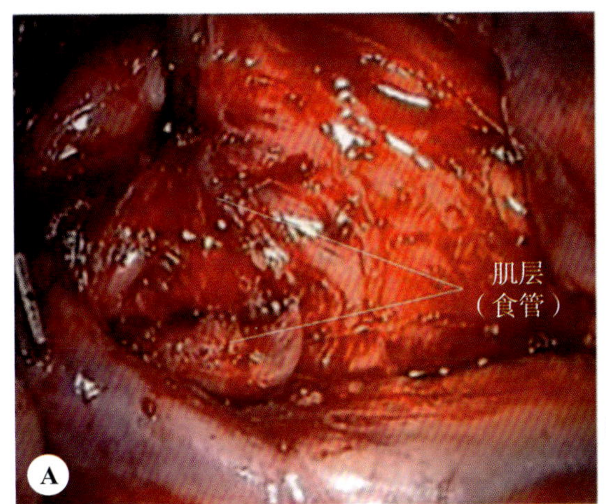

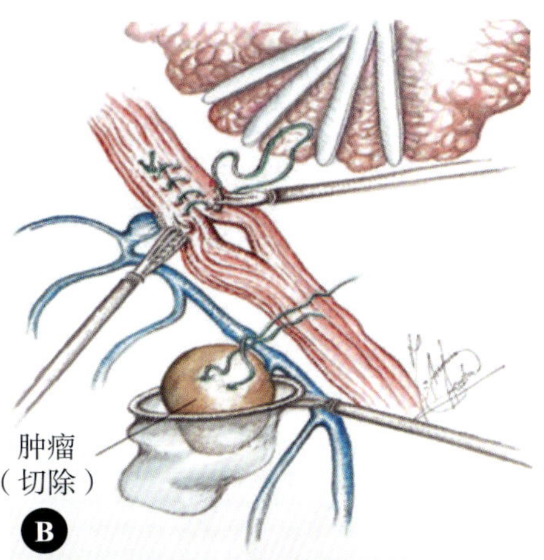

◀ 图 7-7　A. 打开的肌层；B. 关闭肌层

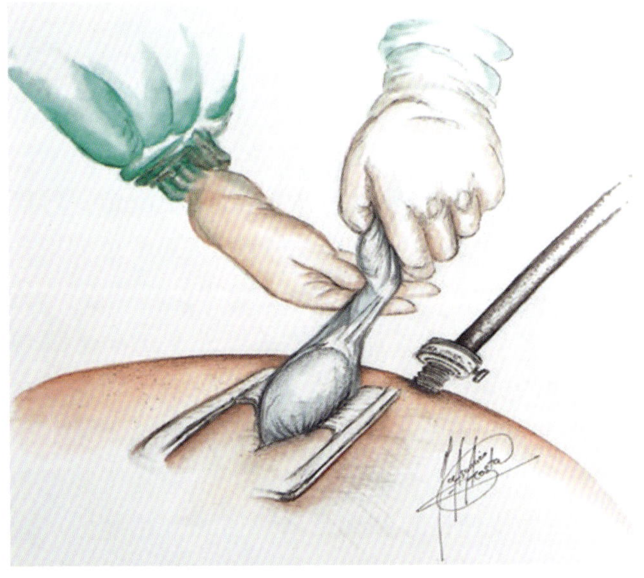

▲ 图 7-8　取出标本

十、内镜检查

为了评估总体切除情况和检查黏膜面，肿瘤切除后行食管镜检查。

对于大的平滑肌瘤，使用相同的技术及缝合器械进行钝性剥离。由于肿瘤较大，对肿瘤的操作可能很困难。找到黏膜可作为剥离的一个良好参考标志。如果剥离困难，应考虑转为开胸手术。如果不能摘除或黏膜严重破损，应行食管切除术。

对于位于腹段食管的平滑肌瘤，按食管裂孔周围其他上腹腔镜手术一样开展手术，并遵循以下步骤：①远端食管解剖；②直视和触诊方法定位肿瘤，如果有必要，可通过内镜定位；③食管周围套线牵引；④剥离肿瘤周围的肌肉纤维；⑤肿瘤上缝针牵引；⑥锐性结合钝性分离，保留黏膜；⑦通过内镜下观察确保缝合确切。

参考文献

[1] van der Peet DL, Berends FJ, Klinkemberg-Knol EC, Cuesta MA. Endoscopic treatment of benign esophageal tumors: case report of three patients. Surg Endosc. 2001;15:1489.

[2] Coral RP, Madke G, Westphalen A, Tressino D, Carvalho LA, Mastalir E. Thoracoscopic enucleation of a leiomyoma of upper thoracic esophagus. Dis Esophagus. 2003;16:339–41.

[3] Boone J, Draaisma WA, Schipper ME, Broeders IA, Rinkes IH, van Hillegersberg R. Robot-assisted thoracoscopic esophagectomy for a giant upper esophageal leiomyoma. Dis Esophagus. 2008;21:90–3.

[4] Kent M, d'Amato T, Nordman C, Schuchert M, Landreneau R, Alvelo-Rivera M, et al. Minimally invasive resection of benign esophageal tumors. Thorac Cardiovasc Surg. 2007;134:176–81.

[5] Samphire J, Nafteux P, Luketich J. Minimally Invasive techniques for resection of benign esophageal tumors. Semin Thorac Cardiovas Surg. 2003;15:35–43.

第 8 章　贲门失弛缓症经口内镜下肌切开术治疗 *

Peroral Endoscopic Myotomy (POEM) for Achalasia

Barbara A. J. Bastiaansen　André J. P. M. Smout　Paul Fockens　著

李全林　刘祖强　译　　蔡明琰　校

贲门失弛缓症是一种相对罕见的原发性食管运动障碍，由肌间神经丛中抑制性节后神经元的丢失引起，每 10 万人中有 10 人患病。其特点是食管蠕动缺失和食管下括约肌（lower esophageal sphincter，LES）松弛不良。贲门失弛缓症患者临床表现为进行性吞咽困难、胸骨后疼痛、反流和体重减轻。然而，贲门失弛缓症的症状是非特异性的，这通常会导致最终诊断滞后于症状出现，甚至长达 5 年。食管高分辨率测压（esophageal high-resolution manometry，HRM）目前被认为是诊断贲门失弛缓症的金标准。根据 HRM 测量的压力特征，贲门失弛缓症分为三种亚型，即 Ⅰ 型（无增压型）、Ⅱ 型（全食管高压型）和Ⅲ 型（痉挛型）（图 8–1）。Ⅱ 型可能代表早期贲门失弛缓症，保留平滑肌张力，产生全食管腔内压力增高。Ⅰ 型通常被认为是疾病进展的后期阶段，完全丧失收缩活动和食管扩张。Ⅲ 型贲门失弛缓症被认为是一个独立的分组，其特征是过早或痉挛性收缩[1]。

贲门失弛缓症被认为是一种慢性疾病，且无法治愈，由于神经变性的病理生理学仍不清楚。因此，治疗的选择旨在通过降低 LES 压力以改善食物进入胃，从而缓解症状。

贲门失弛缓症治疗的重点是重塑 LES，常见的方法是内镜球囊扩张（pneumatic dilation，PD）或腹腔镜 Heller 肌切开术（laparoscopic Heller myotomy，LHM）结合抗反流手术。

经口内镜下肌切开术（peroral endoscopic myotomy，POEM）是一种相对新的微创技术，已成为贲门失弛缓症和其他痉挛性运动障碍患者的一种非常安全有效的治疗选择。这种内镜技术允许我们通过在黏膜开口后创建黏膜下隧道，然后在贲门处对食管环行肌层进行肌切开术来模拟外科肌切开术。

POEM 的并发症发生率与外科 Heller 肌切开术相当，死亡风险接近于零[2]。POEM 似乎在治疗贲门失弛缓症方面更具有优势，其本质上比传统的腔外手术方法有创性更小，避免了胸部切口，提供快速恢复和调整所需肌切开长度的可能性。2010 年首次对 POEM 进行临床研究以来，包括全球数千例患者在内的众多已发表研究均报道 82%～100% 的患者取得了治疗成功，文献中最长的随访时间为 5 年[3]。最近完成了比较 POEM 与 LHM 或 PD 的前瞻性随机研究，摘要显示，与 PD（临床缓解率为 70%）相比，POEM（临床缓解率为 92%）的 1 年治疗成功率更高（$P<0.01$），并且与 LHM 相比，POEM 的疗效相当，POEM 和 LHM 的 2 年治疗成功率分别为 81.9% 和 80.4%[4, 5]。

现在，POEM 因其微创性、高临床成功率和低不良事件发生率而被视为贲门失弛缓症的首选治疗方法。

*. 本章配有视频，可登录网址 https://doi.org/10.1007/978-3-030-55176-6_8 观看。

POEM 最常见的并发症是引起食管炎的胃食管反流病（gastroesophageal reflux disease，GERD），与 LHM 胃底折叠术相比，POEM 术后反流的发生率明显更高。在最近的系统综述和 Meta 分析中，食管炎的发生率在 POEM 术后是 29.5%，而在 LHM 后为 7.6% [6]。POEM 术后应考虑对 GERD 进行内镜监测和适当治疗，以预防反流相关的长期并发症。

在本章中，我们对 POEM 的手术技术进行了详细的分步描述，并在术前准备和术后管理方面提出了建议。

一、经口内镜下肌切开术（视频 8–1）

POEM 于 2008 年在日本开展，可能是经自然孔道内镜手术（natural orifice transluminal surgery，NOTES）概念最成功的衍生手术。一般来说，现在 POEM 手术大部分是按照 2010 年 Inoue 等的描述来进行的，仅进行了微小的技术改良（如肌切开的长度、前路与后路方法及全层或环行肌选择性切开）[7]。

POEM 是在内镜室或手术室内于气管插管全身麻醉下进行的，患者处于仰卧位。建议使用 CO_2 气体充气，因为与空气相比，CO_2 的吸收速度更快，从而降低了气胸或张力性气腹的风险。然而，过量充入 CO_2 后，腹腔间室综合征偶尔仍会发生。在胃排气后，用静脉针插入左上腹进行腹部减压是一种简单有效的解决方案。

对于 POEM，通常使用远端配有透明帽的标准高清胃镜，以优化视觉效果并增加组织张力。有几种不同的内镜电刀可用于进入和解剖黏膜下层并进行肌切开，如海博刀（Erbe，Tübingen，Germany）和三角刀（Olympus，Tokyo，Japan）。

止血钳（Coagrasper，Olympus）用于止血和较粗血管电切之前的电凝预处理。电外科手术能量工作站通常使用 VIO 300D 电发生器（Erbe，Tübingen，Germany）（图 8–2）。

术前准备：在 POEM 之前，清洁食管对于确保没有食物残渣污染纵隔或胸 / 腹腔至关重要。建议在 POEM 术前几天开始流质饮食，术前 24h 清流质饮食，术前 8h 禁食，特别是对于食管扩张的患者。

在 POEM 期间，建议预防性静脉注射抗生素，并应用质子泵抑制药。

二、内镜手术步骤

POEM 手术的关键步骤如下。

（一）步骤 1：黏膜切口和进入黏膜下层

POEM 的第一步是进行上消化道内镜检查，以排除假性贲门失弛缓症或与贲门失弛缓症相关

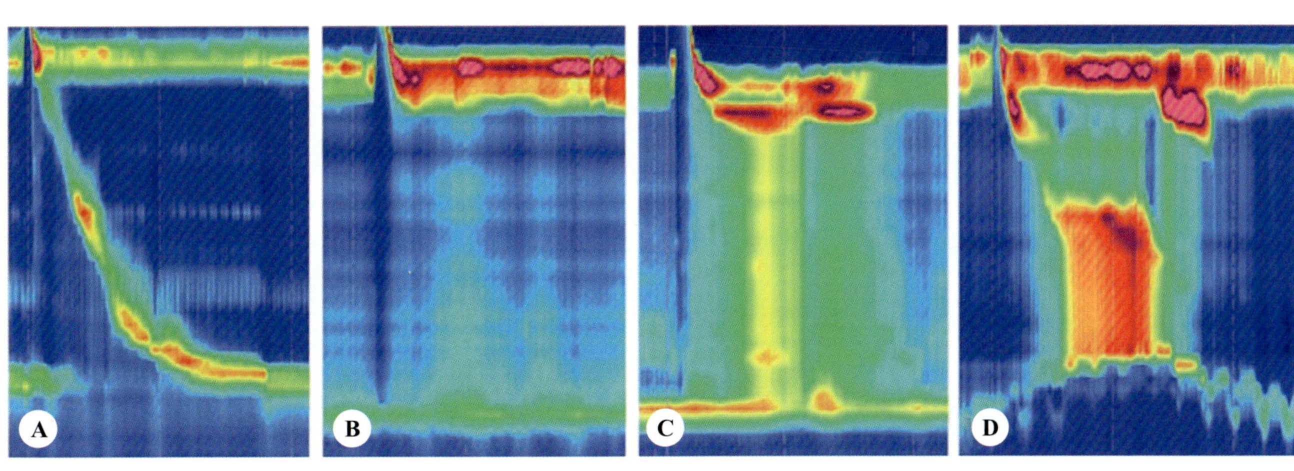

▲ 图 8–1　健康人和 3 种贲门失弛缓症亚型的高分辨率测压

A. 健康受试者的正常蠕动；B. Ⅰ型或经典型贲门失弛缓症，没有蠕动；C. 伴全食管高压的Ⅱ型贲门失弛缓症；D. Ⅲ型或严重的贲门失弛缓症伴过早痉挛性收缩和食管缩短

的食管癌，并清除食管中的食物残渣。食管可以用氯己定或其他抗菌溶液冲洗，一般情况下用无菌水冲洗可能同样有效和安全。在内镜的插入和退出过程中测量胃食管交界处（gastroesophageal junction，GEJ）的位置，保持胃小弯在 3 点钟位置。在黏膜下注射约 10ml 含靛胭脂或亚甲蓝染色的盐水后，在食管中部，LES 近端约 10cm 处做一个 2cm 的纵向黏膜切口。在仰卧位，传统前壁肌切开术的黏膜切口位于 2 点钟位置，而后壁肌切开术的黏膜切口在 5 点钟至 6 点钟位置。POEM 的前路或后路方法似乎具有相同的效果。然后，通过额外（钝性）注射蓝染的生理盐水扩大黏膜下空间，并仔细解剖黏膜下层，可以将带透明帽的内镜头端钻入黏膜层下方的黏膜下空间，继续分离到肌肉层（图 8–3）。

（二）步骤 2：建立黏膜下隧道

将内镜插入黏膜下腔后，通过仔细的电凝设置（如 Spray Coagulation 50 watts，Endocut Q 3：1：1；ERBE Tübingen，Germany）和注入 CO_2 的钝性分离来建立黏膜下隧道（译者注：从内镜技术的角度来讲，内镜下并不是钝性分离，是通过电切进行分离）。

在环行肌的上方剥离黏膜下层，形成一个黏膜下隧道，建立隧道过程中沿环行肌纤维的方向引导垂直向下。黏膜下隧道的宽度约为食管周长的 1/2，以便为随后的肌切开创造足够的空间。黏膜下层的较大血管在软凝模式下使用电凝钳进行预防性凝固（80W，效果 5；Coagrasper，Olympus）。隧道通过 GEJ 向远端延伸至贲门下方 2～3cm（图 8–3）。有几个指标可以判断从 LES 进入胃，并且有足够的操作空间。一个是高压力 LES 水平的黏膜下空间变得非常狭窄，一旦内镜越过（狭窄部）就会突然扩张。在 GEJ 远端的黏膜下层，胃左动脉粗大的穿透支可变得明显。

其他指标包括 GEJ 处的栅栏状血管、LES 周围紊乱的环行肌纤维，胃镜倒镜观察胃底黏膜的颜色变化（蓝色），以及使用第二根超细胃镜（双镜技术）的透光法来确定已进入胃。

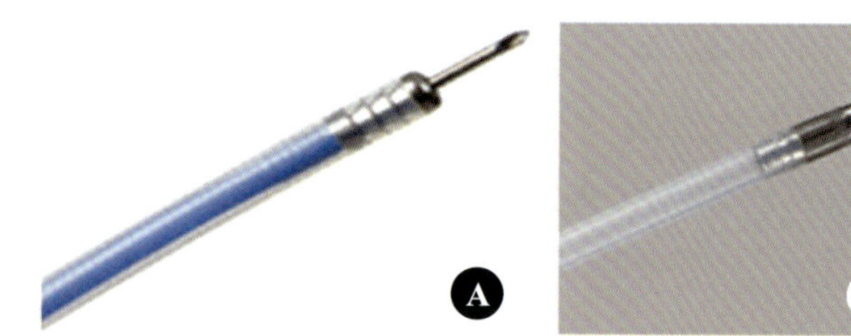
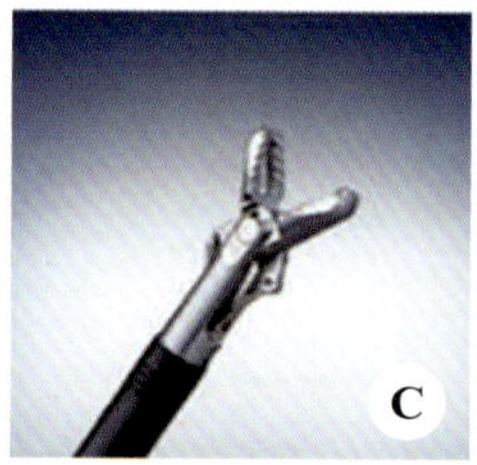
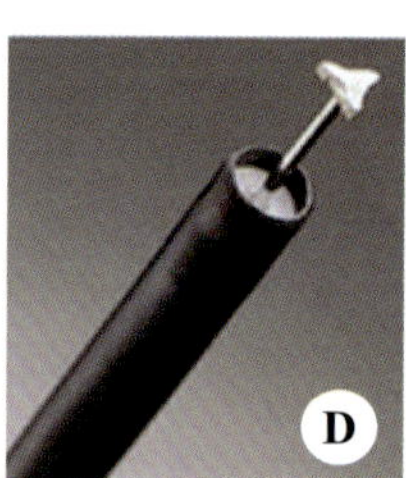
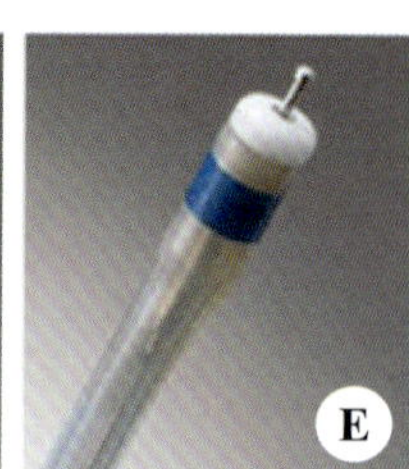

▲ 图 8–2　经口内镜下肌切开术（POEM）的内镜耗材

A. 用于黏膜下注射的注射针；B. 喷洒亚甲蓝的导管，以识别黏膜下组织平面；C. 出血时进行单极电凝的热活检钳（Olympus）；D. 肌肉切开用的三角刀（Olympus）；E. 肌肉切开用的 Dual 刀（Erbe）（译者注：原文错误，Dual 刀是 Olympus 出品，但在 POEM 术中使用不多见，海博刀是 Erbe 出品）

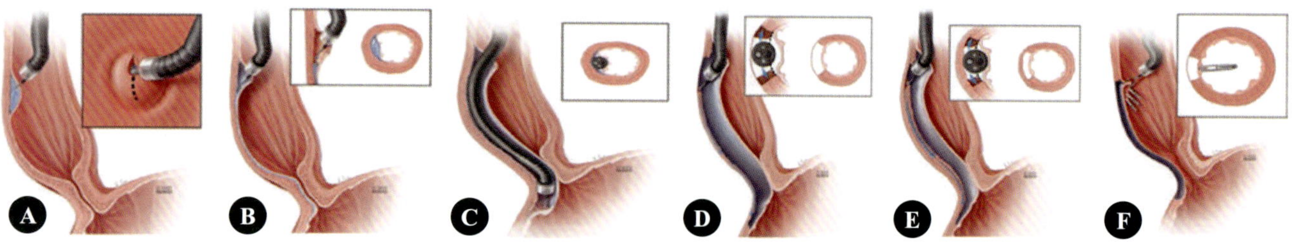

▲ 图 8–3　经口内镜下肌切开术（POEM）的六步动画

A. 注射亚甲蓝（译者注：应为注射含亚甲蓝 / 靛胭脂的黏膜下注射液）；B. 黏膜切开；C. 建立黏膜下隧道；D 和 E. 肌肉切开；F. 用夹子关闭黏膜入口（经 Mayo Foundation for Medical Education and Research 许可，版权所有）

（三）步骤 3：肌切开术

在确认黏膜下隧道在贲门下有足够的距离后，在黏膜入口下方 2cm 处和 GEJ 上方约 7cm 处开始由近端向远端切开环行肌束。选择性环行肌切开是降低术后 GERD 潜在风险的经典推荐。然而，环行肌和纵行肌的全层切开是传统手术的基础，一些专家认为，全层肌切开术在食管排空速和长期疗效方面可能更有优势。关于全层与环行肌层切开术的进一步研究需要评估疗效与术后 GERD 风险之间的适当平衡。LES 水平的选择性肌切开可能是一项技术挑战，因此许多专家采用了“部分”全层肌切开术。在该技术中，使用喷射电凝（50W，效果 2）从黏膜入口远端 2cm 处开始选择性切开环行肌束，并仔细保护非常薄弱的纵行肌。然后在 LES 上方 2～4cm 处进行完整的环行肌层和纵行肌层切开，直至胃隧道的末端（图 8–4）。

（四）步骤 4：关闭黏膜切口

完成肌切开后，确认内镜无阻力顺利通过 GEJ，然后检查隧道上方的黏膜是否有任何需要关闭的电灼损伤。黏膜切口通常长 2cm，用 5～6 个止血夹从远端到近端夹闭。为了便于关闭，第一个夹子优先放置在切口的远端或正下方，以使黏膜边缘更靠近并形成帐篷状隆起（图 8–4）。

有时，两个黏膜边缘夹在一起时会形成一个凹槽，会妨碍切口的完全闭合并可能导致渗漏。在这些情况下，将倒数第二个夹子放置在切口附近以拉伸该凹槽，然后将最后一个夹子放置在两者之间可能会很有用。

（五）术后管理

在 POEM 术后，患者通常会接受住院观察和适当的疼痛管理。不同中心的住院时间差异很大，为 1～5 天甚至更长，尽管大多数患者的临床表现非常好，可以在第 2 天出院。建议患者在 POEM 术后禁食 24h，然后进行流质饮食。出院后，通常建议 1～2 周的软食。PPI 以单剂量或双剂量服用，为期 2 周，此后按需服用。随访通常安排在 POEM 术后 3～6 个月，进行临床评估和胃镜检查监测反流性食管炎的可能性。一般来说，HRM 和定时食管钡餐造影和（或）24 小时 pH 阻抗监测安排在 POEM 术后 6～12 个月进行。

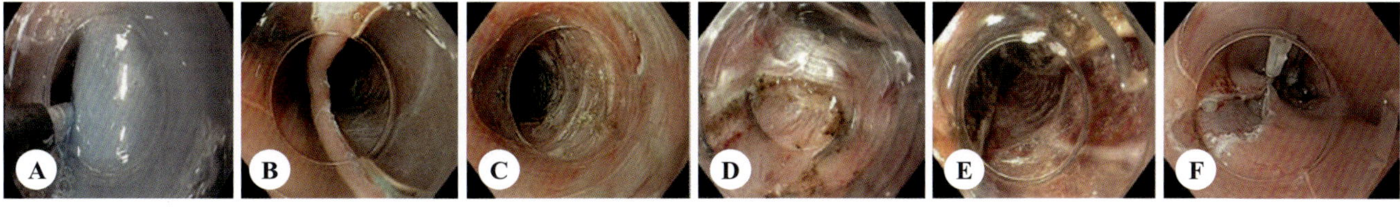

▲ 图 8–4　经口内镜下肌切开术（POEM）的六步内镜图像

A. 注射亚甲蓝（译者注：应为注射含亚甲蓝 / 靛胭脂的黏膜下注射液）；B. 黏膜切开；C. 创建黏膜下隧道；D. 环行肌切开；E. 全层肌切开；F. 用夹子夹闭黏膜入口

参考文献

[1] Boeckxstaens GE, Zaninotto G, Richter JE. Achalasia. Lancet. 2014;383:83–93.

[2] Barbieri LA, Hassan C, Rosati R, et al. A systematic review and meta-analysis: efficacy and safety of POEM for achalasia. United Eur Gastroenterol J. 2015;3(4):325–34.

[3] Li QL, Wu QN, Zhang XC, et al. Outcomes of per-oral endoscopic myotomy for treatment of esophageal achalasia with a median follow-up of 49 months. Gastrointest Endosc. 2018;6:1405–12.

[4] Ponds FA, Fockens P, Neuhaus H, et al. Peroral Endoscopic Myotomy (POEM) versus Pneumatic Dilatation in therapy-naïve patients with achalasia: results of a randomized controlled trial. AGA abstracts. Gastroenterology. 2017;152(5, supplement 1):S139.

[5] Werner YB, Håkanson B, Martinek J, et al. Endoscopic versus surgical myotomy in patients with primary idiopathic achalasia. Abstract LB08 UEG 2018.

[6] Repici A, Fuccio L, Maselli R, et al. GERD after per-oral endoscopic myotomy as compared with Heller's myotomy with fundoplication: a systematic review with meta-analysis. Gastrointest Endosc. 2018;87:934–43.

[7] Inoue H, Minami H, Kobayashi Y, et al. Peroral endoscopic myotomy (POEM) for esophageal achalasia. Endoscopy. 2010;42:265–71.

第 9 章 腹腔镜 Heller 肌切开术联合 Dor 胃底折叠术用于治疗食管贲门失弛缓症：手术技术

Laparoscopic Heller Myotomy and Dor Fundoplication for Treatment of Esophageal Achalasia: Surgical Technique

Eduardo M. Targarona　Sonia Fernandez Ananin　Carmen Balague Ponz　著
蔡明琰　许佳祺　译　　周平红　校

一、背景

相比于扩张或肉毒毒素注射等其他保守的治疗选择，Heller 肌切开术一直是治疗食管贲门失弛缓症的金标准手术技术。Cuschieri 在 1991 年对腹腔镜入路的描述[1]使得该手术成为患者的首选治疗选择。由 Inoue 于 2008 年首次实施的经口内镜下肌切开术（peroral endoscopic myotomy，POEM）[2]，在世界各地许多中心证明了其安全性、可重复性和有效性，并被推广为腹腔镜 Heller 肌切开术的替代方法[2]。Meta 分析和对比研究提示 POEM 具有与 Heller 术类似的疗效，且有创性更小，但增加了胃食管反流的发生[3-6]。POEM 有一个有争议性的技术弱点，即缺乏有效的抗反流相关技术，因此其术后食管炎的发生率明显高于 Heller 肌切开术联合抗反流手术。尽管 POEM 在贲门失弛缓症中的优势显著，腹腔镜 Heller 肌切开术仍然具有重要的治疗作用，尤其是在预期寿命较长的年轻患者、食管扩张的末期患者及需要再次手术但无法行 POEM 的患者中[7]。

腹腔镜 Heller 肌切开术的主要目标是分离食管下括约肌的肌纤维，保留迷走神经前部，并结合抗反流手术，如 Dor 胃底折叠术或 Toupet 胃底折叠术。

二、手术步骤逐步讲解

患者不需要任何特殊的术前准备，但在食管扩张和食物潴留的情况下，需要在术前 48h 内进行流质饮食。麻醉医生应注意麻醉诱导期间的误吸风险。

1. 据 Cadiere 所述，通常将 5 个套管针置于上腹部，构成菱形。一个 10mm 套管针放置在中线外侧，脐与剑突之间的一点。有时，对于瘦弱的患者，10mm 套管针可放置在脐部，以达到美观效果。其他 4 个 5mm 套管针分别位于：两个在锁骨中线肋下部位，供主刀医生使用；另外两个套管针放置在腋前线，低于放置主刀医生套管针的水平，分别供肝脏牵开器（右）和助手（左）使用。

2. 手术从打开肝胃膜开始，保留肝脏神经迷走神经分支（图 9-1）。助手在胃食管交界处下方、

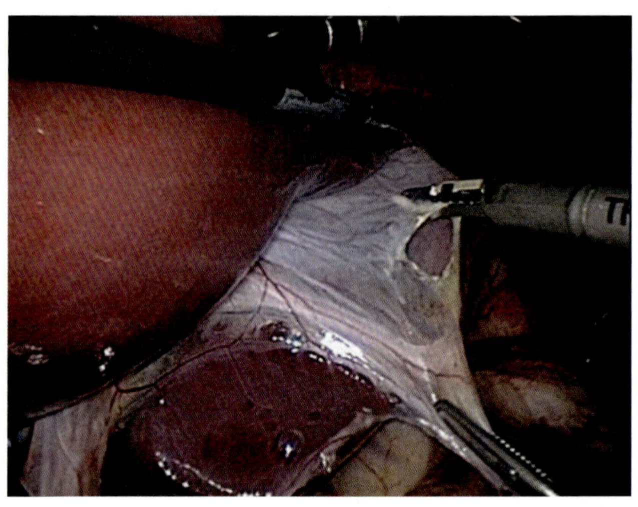

▲ 图 9-1　打开肝胃膜

胃上半部分保持牵引。打开覆盖腹部食管前面的腹膜，分离食管前方结构，进入下纵隔（图 9–2）。为了避免食管的环形分离并保持膈食管后固定的结构，没有必要进行广泛的分离。

3. 下一步是分离迷走神经前干（图 9–3A）。一个有用的技巧是利用食管脂肪垫（图 9–3B），连同迷走神经一起，向右侧横向分离，可避免神经损伤。

4. 一旦看到裸露的食管前方，就可以开始肌切开。通常在胃食管交界处（esophagogastric junction，EGJ）切开食管纵行肌至黏膜下层（图 9–4）。进入这个空间，通常很容易解剖，可以识别出一个安全的黏膜下层层面。有不同的方式来进行肌切开术，其中一种实用且安全的模式是拨开纵行肌的肌肉纤维，用两个抓钳将肌肉裂口的两个侧缘分开（图 9–5）。动作轻柔地显露黏膜下层表面，沿黏膜下层层面向头侧延长分离推进，并在需要时用剪刀冷切开食管环行肌（图 9–6）。

5. 肌切开术的下一步是沿胃壁方向向下切开。从食管到胃之间的肌层过渡很容易观察到，因为胃部位的黏膜下层更紧密并且出血更多（图 9–7）。肌切开术的其他技术选择是使用带钩的电凝或超声刀。这一步最严重的风险是黏膜穿孔。容易发生穿孔的因素包括牵引力不足导致食管壁显露不足，组织过于松散而易于损伤，或者之前对 GEJ 进行过治疗操作而导致的黏膜下层纤维化，如肉毒毒素注射或扩张。应确保口侧 5～7cm 和肛侧 2～3cm 的一段食管肌层被切开。肛侧肌层切开可减少吞咽困难，但会引起更严重的反流。

6. 当外科医生完成肌切开术后，应该进行术中胃镜检查（图 9–8）。插入内镜并小心地靠近食管下段，肌切开术已经完成的一个视觉标记是在此时充气即可看到胃皱襞。进一步将内镜推进入胃中，确保肌切开术是完整的，且肌切开术部位

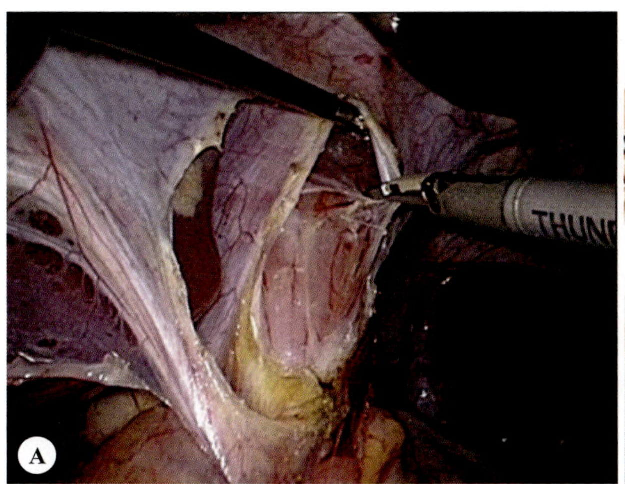

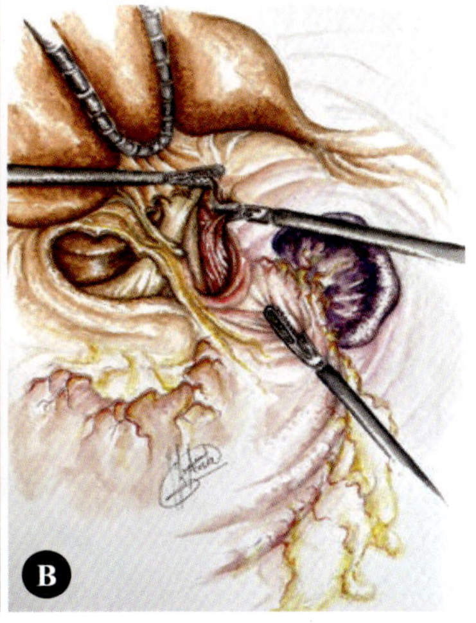

◀ 图 9–2 分离食管腹腔段的前表面：近景（A）和示意（B）

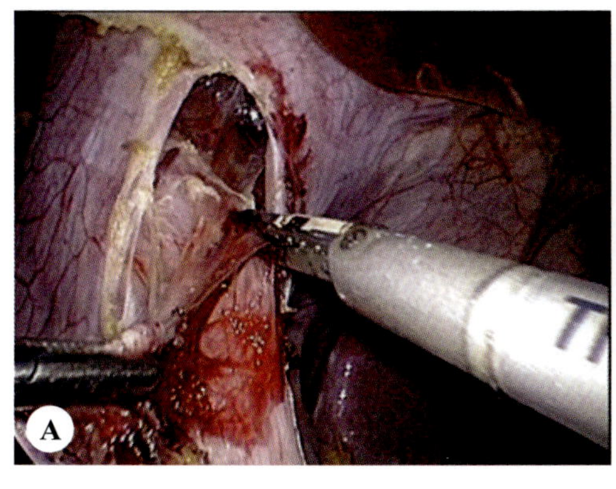

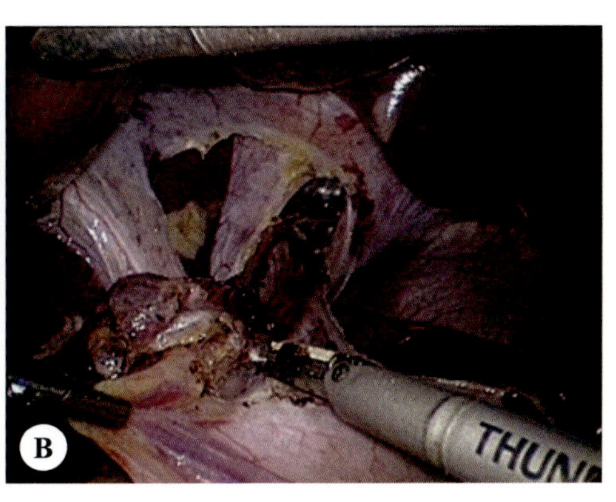

◀ 图 9–3 分离右前侧的迷走干（A）和食管脂肪垫（B）

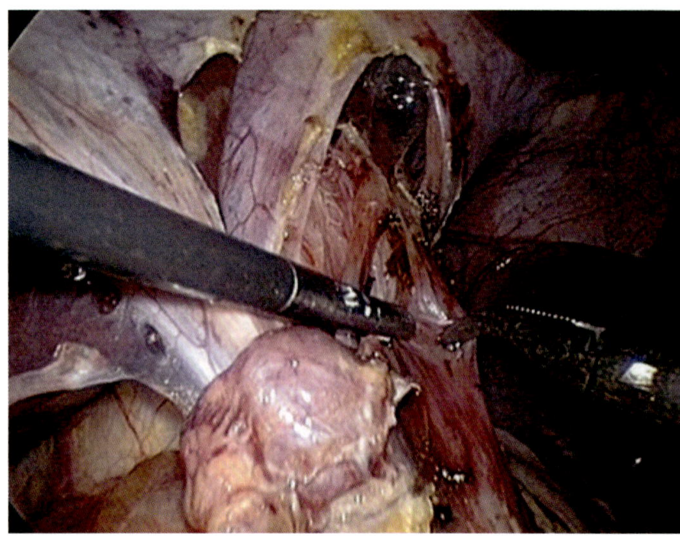

◀ 图 9-4　开始肌切开

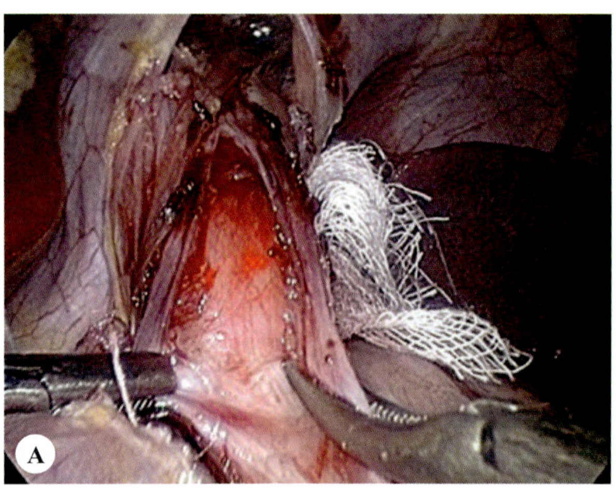

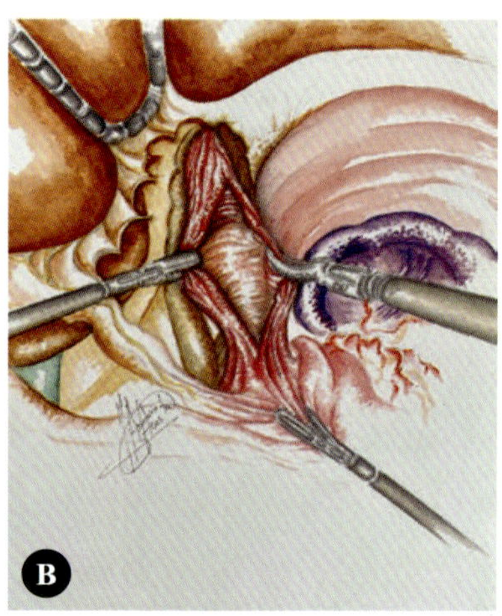

◀ 图 9-5　牵开肌肉纤维，用两个抓钳分开肌肉裂口的两个侧缘：近景（A）和示意（B）

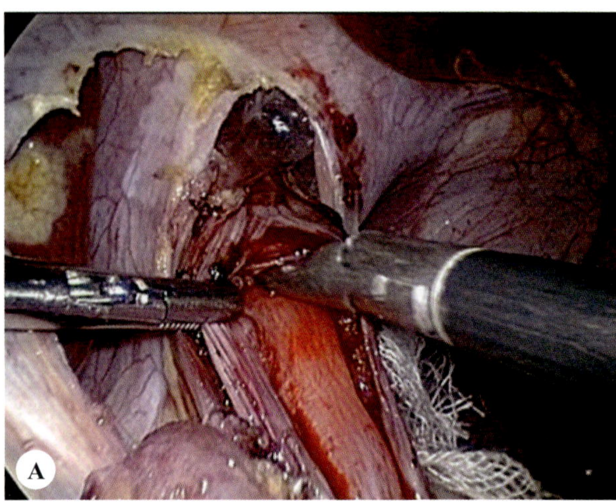

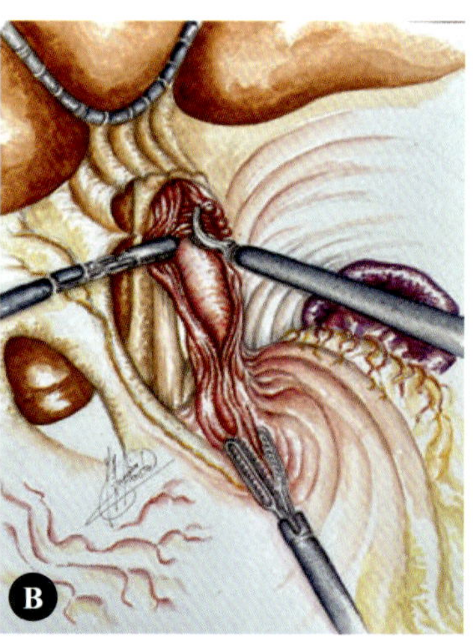

◀ 图 9-6　向头侧延长分离（A）并用剪刀冷切开食管环行肌（B）

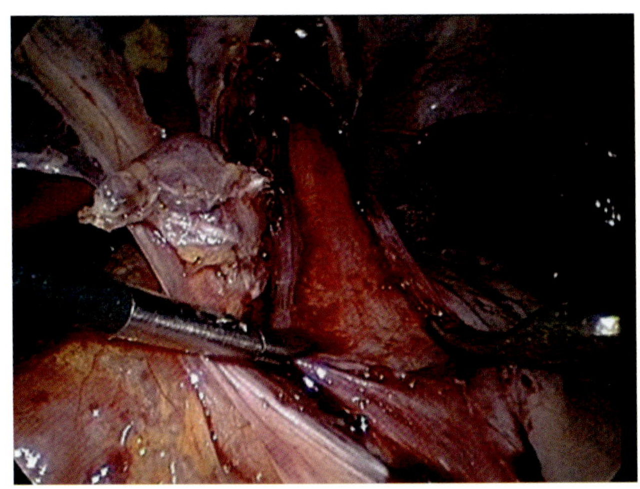

▲ 图 9–7　肌切开继续进行到胃壁

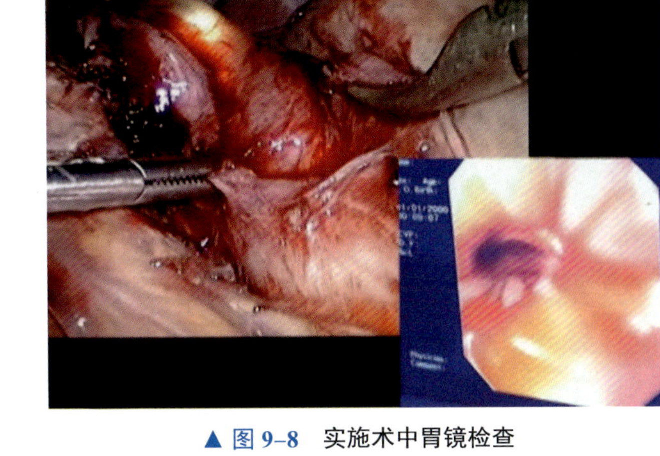

▲ 图 9–8　实施术中胃镜检查

没有残留的环行肌纤维。这种操作也可以排除穿孔的存在，因为一旦发生穿孔，很容易观察到破损的黏膜。如果存在穿孔，则应使用 4–0 可吸收缝线连续缝合将其关闭。

7. 最后一步是构建胃底折叠。最常用的技术是 180° Dor 技术。通常需要结扎最后的胃短血管，以保证胃底在裸露的黏膜下层表面有足够的活动度（图 9–9）。用 4～5 条不可吸收缝线将胃底分别固定在肌切开术后肌层裂缝的侧边缘和食管裂孔的尖端和右侧柱（图 9–10）。

8. 在少数存在食管裂孔疝或食管被完全环形分离的情况下，食管裂孔应单独缝合并进行 270° Toupet 胃底折叠术，将胃底向后方固定在肌层切开的两侧，留下游离的黏膜下层表面。

9. 除非进行穿孔缝合，否则通常不放置引流管。使用胃管减压 12～18h 后，在第 2 天开始流质饮食。术后第 2 天进行吞咽造影，确认肌切开术后对比剂可顺利通过。患者在术后 48h 出院，逐渐过渡为普通饮食，并保持软食。每 2 年安排一次胃镜检查以排除恶变的可能性。

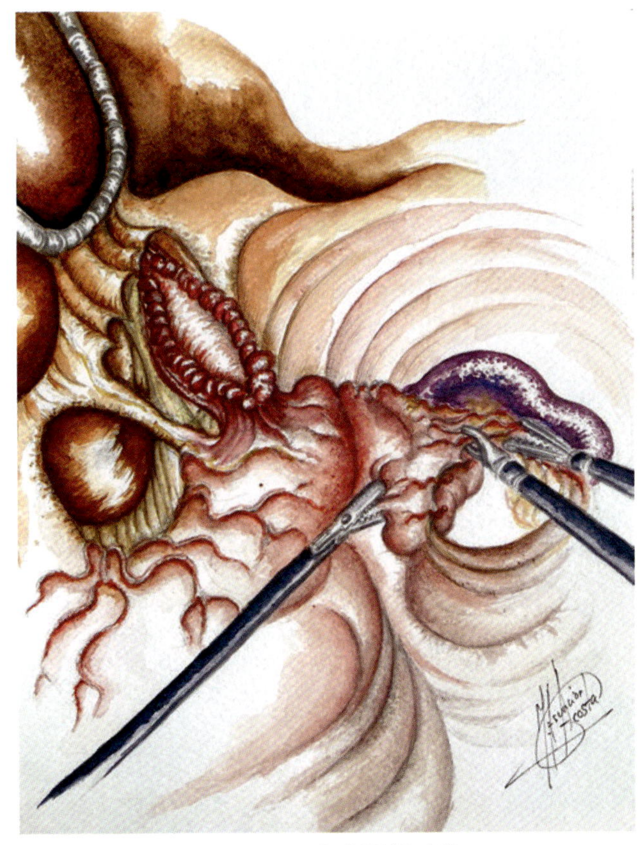

▲ 图 9–9　阻断胃短动脉

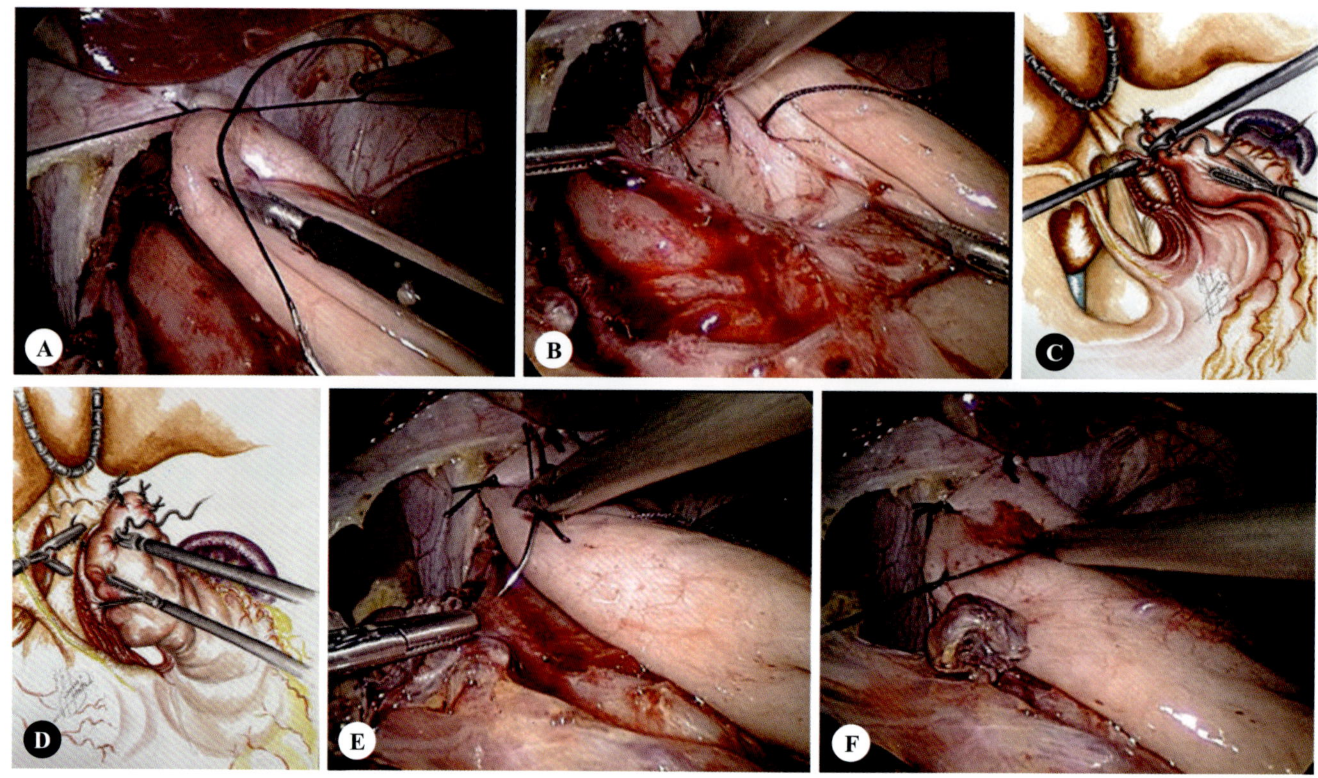

▲ 图 9-10　**Dor 胃底折叠术**

A. 将胃底用缝线固定于左膈脚。B 和 C. 将胃底固定到肌切开的左侧缘：近景（B）和示意（C）。D. 将胃底用缝线固定于右膈脚。E. 将胃底固定到肌切开的右侧缘。F. 胃底折叠术的最终视图

参考文献

[1] Shimi S, Nathanson LK, Cuschieri A. Laparoscopic cardiomyotomy for achalasia. J R Coll Surg Edinb. 1991;36:152–4.

[2] Inoue H, Minami H, Kobayashi Y, et al. Peroral endoscopic myotomy (POEM) for esophageal achalasia. Endoscopy. 2010;42:265–71.

[3] Schlottmann F, Herbella FAM, Patti MG. Per-oral endoscopic myotomy for achalasia: Lights and shadows. Cir Esp. 2019;S0009–739X(19):30313–6.

[4] Schlottmann F, Luckett DJ, Fine J, Shaheen NJ. Patti MG laparoscopic heller myotomy versus peroral endoscopic myotomy (POEM) for achalasia: a systematic review and meta-analysis. Ann Surg. 2018;267(3):451–60.

[5] Werner YB, Hakanson B, Martinek J, et al. Endoscopic or surgical myotomy in patients with idiopathic achalasia. Engl J Med. 2019;381(23):2219–29.

[6] Oude Nijhuis RAB, Zaninotto G, Roman S, et al. European guidelines on achalasia: United European gastroenterology and European society of neurogastroenterology and motility recommendations. United European Gastroenterol J. 2020;8(1):13–33. https://doi.org/10.1177/2050640620903213.

[7] Fernandez-Ananin S, Fernández AF, Balagué C, et al.What to do when Heller's myotomy fails? Pneumatic dilatation, laparoscopic remyotomy or peroral endoscopic myotomy: a systematic review. J Minim Access Surg. 2018;14(3):177–84. https://doi.org/10.4103/ jmas.JMAS_94_17.

第 10 章　早期食管癌的内镜下治疗 *

Endoscopic Treatment of Early Esophageal Cancer

Bas L. A. M. Weusten　著

蔡明琰　许佳祺　译　　周平红　校

对于局限于黏膜的食管癌和低风险的黏膜下腺癌，其淋巴结和远处转移风险低。对于这些早期食管癌，内镜治疗已发展成为一种微创保留器官的替代手术方法[1]。内镜下切除术也适用于早期食管鳞状细胞瘤患者，其 5 年归因生存率超过 85%[2]。内镜下切除术（endoscopic resection，ER）是内镜治疗的基石。ER 不仅通过切除肿瘤性病变达到治疗目标，还具有重要的诊断价值，因为它提供了大块的组织样本，能够实现准确的组织学分期。

相比于手术切除可同时切除受影响的器官和清扫淋巴结，ER 仅限于局部切除肿瘤。因此，选择适合根治性内镜治疗的患者至关重要，即旨在确定淋巴结转移风险最低的患者。为此，需要对 ER 标本的浸润深度、分化程度、脉管浸润和切除的根治性进行准确的组织学评估。

ER 首创于日本，目前仍主要用于早期胃癌和早期食管鳞状细胞瘤的治疗[3]。

内镜检查发现食管早期肿瘤性病变后，通过内镜下评估病变的形态学来决定 ER 是否可行。活检可以明确肿瘤的诊断，但并不是必需的，因为内镜下发现异常即应行诊断性 ER 以获得明确的组织学诊断。在 ER 之前使用超声内镜（endoscopic ultrasound，EUS）、计算机轴位断层扫描（computed axial tomography，CAT）或正电子发射断层扫描（positron emission tomography，PET）进行额外的成像和分期在早期食管肿瘤的检查过程中通常不是很有用。EUS 在区分 T_{1a} 和 T_{1b} 癌症方面并不可靠，甚至连区分 T_1 和 T_2 病变也是具有挑战性的。鉴于与早期食管肿瘤相关的淋巴结和远处转移的风险非常低，因此通过 CT 或 PET 发现这些的概率非常低。综上，在早期食管肿瘤检查过程中最重要的是诊断性 ER，它提供了大块的组织样本，能够准确地在组织学上评估与淋巴结转移相关的危险因素。如果没有相关的危险因素，则可选择通过内镜对患者进一步治疗。如果根据诊断性 ER 的结果，患者的淋巴结转移风险很高，仍可以进行额外的分期检查以决定最佳的进一步治疗。高风险患者的最佳管理应在包括消化科医生、外科医生和肿瘤科医生在内的多学科团队会议上讨论。

治疗性 ER 后，需要对切除后的标本再次进行充分的组织学评估，以便充分选择低风险患者。此外，应在包括消化科医生、外科医生和肿瘤科医生在内的多学科团队会议上讨论患者管理。因此，内镜下治疗应在具有多学科专业知识的中心进行。

一、外科技术描述

内镜下切除的关键步骤如下（视频 10-1）。

1. 目标病灶的标记：为了确保对可疑病灶达到切缘阴性的根治性 ER，需要在 ER 之前标记病

*. 本章配有视频，可登录网址 https://doi.org/10.1007/978-3-030-55176-6_10 观看。

灶的范围。先进的成像技术，如虚拟色素内镜检查（如窄带成像、蓝色激光成像）、放大内镜检查和色素内镜检查（如应用于早期鳞状细胞肿瘤的 Lugol 染色）可能有助于评估病变的范围。由于 ER 过程中的内镜视野经常因使用先端透明帽、黏膜下层抬举和出血而受到影响，通常在病变的外侧缘进行电凝标记，以此来标记目标病变。特别是对于需要分片切除的病灶，使用标记进行分界，可能有助于实现切缘无肿瘤残留的完整切除。

2. 整块切除与分片切除：大多数传统的基于透明帽的 ER 技术允许整块切除最大直径为 2cm 的病灶。较大的病变需要在所谓的“分片”手术中分多块切除。分片切除在技术上更棘手、更耗时，并且并发症风险更高。分片切除也与较高的肿瘤局部复发风险相关。然而，这在 Barrett 食管早期肿瘤的患者中可能不太相关，因为这些患者中的大多数会对 Barrett 食管进一步行热消融处理，从而最大限度地降低局部复发的风险[4, 5]。

3. 内镜切除技术。

二、抬举 – 抽吸 – 切除技术

Inoue 等首先描述了一种通过使用内镜先端连接透明帽的 ER 技术[3]。在这种技术中，边缘带凹槽的透明帽被放置在内镜的头端上。通过黏膜下注射盐水将目标病变从食管壁抬举。在帽的远端边缘预先将圈套器收成新月形。当抬举的黏膜吸入帽中后，收紧圈套器，通电切除抓取的黏膜。在透明帽的远端边缘预收圈套器是具有挑战性的，且对于分片切除，每次切除都需要重复抬举黏膜下层。该技术的不同步骤总结如下。

1. Barrett 食管的局部病灶（图 10–1）。
2. 巴黎分型 0–Ⅱa 型病灶（图 10–2）。
3. 电凝标记（图 10–3）。
4. 黏膜下注射（图 10–4）。
5. 完全抬举（Kato 1 型）（图 10–5）。
6. 尝试抽吸（图 10–6）。
7. 圈套器置于病变周围并抽吸（图 10–7）。
8. 收紧圈套器（图 10–8）。

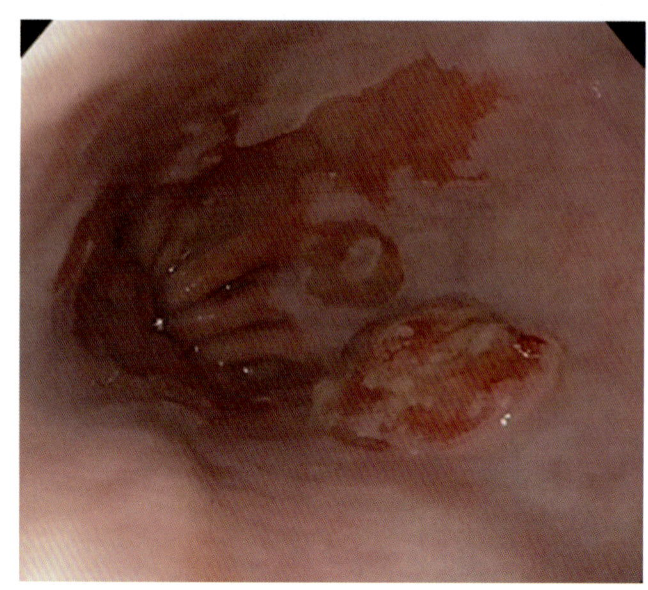

▲ 图 10–1　Barrett 食管的局部病灶

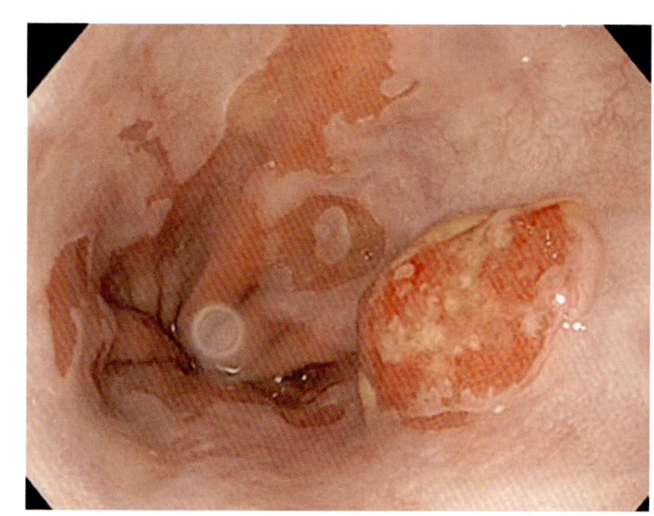

▲ 图 10–2　巴黎分型 0–Ⅱa 型病变

9. 病灶的完整内镜下切除和补充切除（图 10–9）。
10. 切除后的最终视野（图 10–10）。

三、结扎 – 切割技术

目前在食管中使用最广泛的基于透明帽的 ER 技术是结扎 – 切割技术。在这种技术中，带有一个或多个橡皮筋的透明帽被置于内镜的头端。当靶病灶被吸入帽中，释放橡皮筋以抓取黏膜，然后用圈套器切除这个假息肉。结扎 – 切割技术优于抬举 – 抽吸 – 切除技术的一个特点是不需要黏

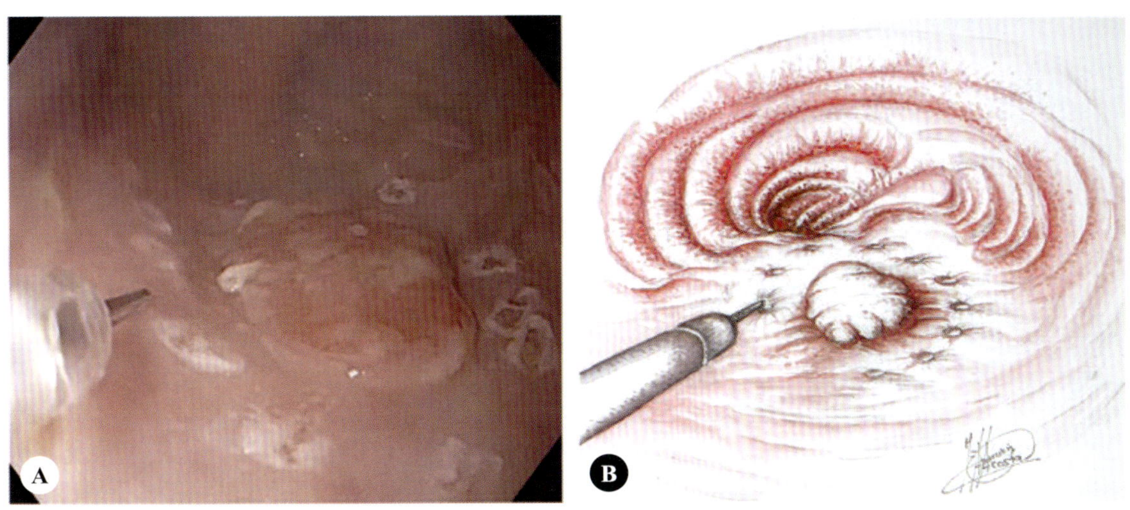

▲ 图 10-3 电凝标记的近景（A）和示意（B）

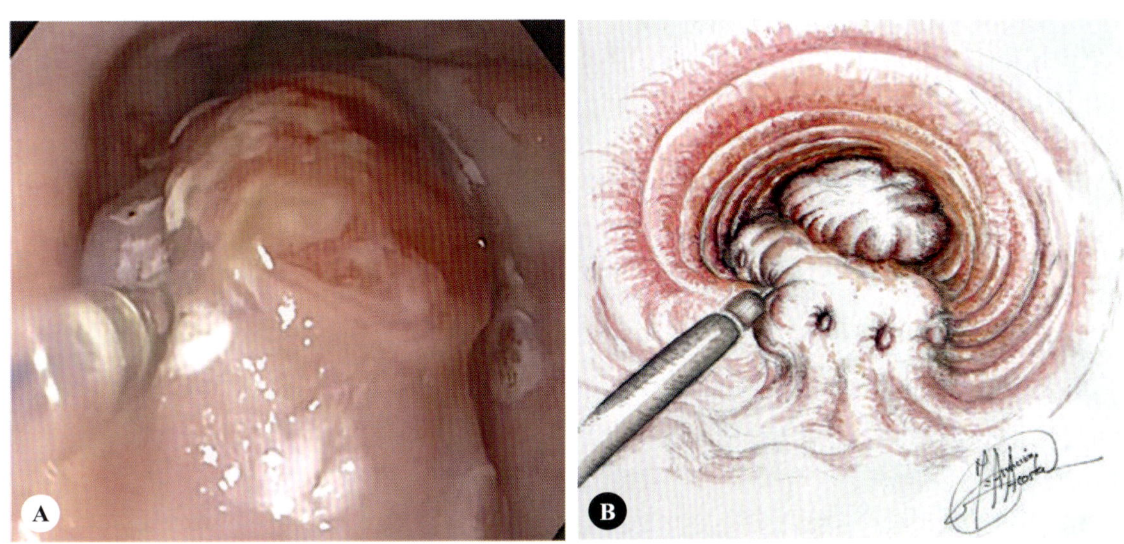

▲ 图 10-4 黏膜下注射的近景（A）和示意（B）

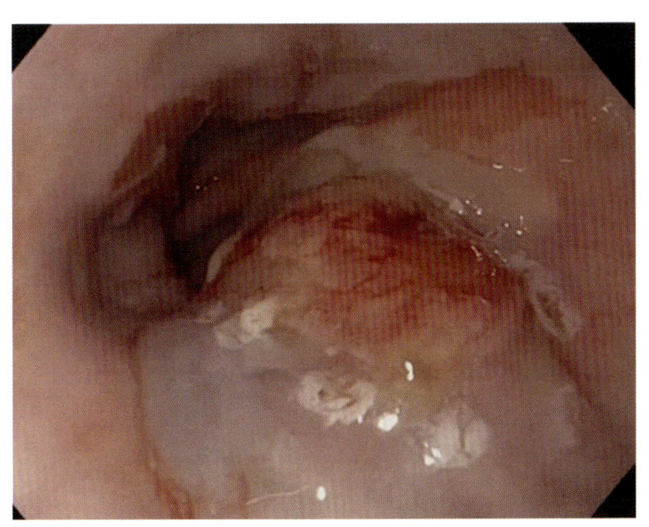

▲ 图 10-5 完全抬举（Kato 1 型）

膜下层抬举，因为橡皮筋的强度不足以抓取深层的食管壁层。即便没有黏膜下层抬举，结扎–抽吸技术似乎并不与更高的并发症风险相关[6, 7]。

这项技术可以总结如下。

1. 长节段 Barrett 食管（图 10–11）。
2. 局部病灶（图 10–12）。
3. 电凝标记（图 10–13）。
4. 固定在内镜上的多连环套扎器（图 10–14）。
5. 抽吸病灶，释放橡皮筋（图 10–15）
6. 圈套病灶（图 10–16）。
7. 完整内镜下切除病灶（图 10–17）和组织学评价（图 10–18）。

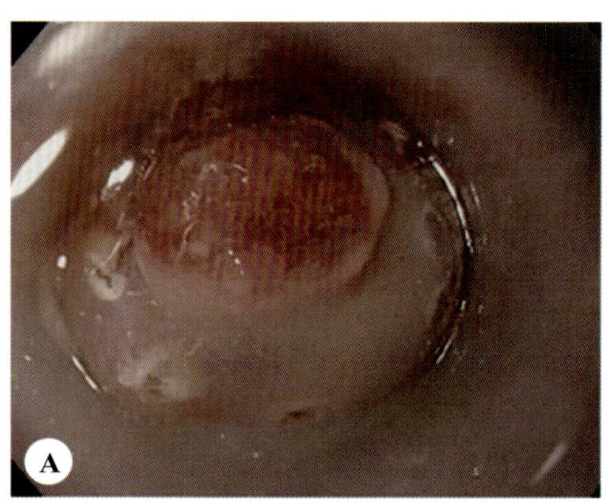

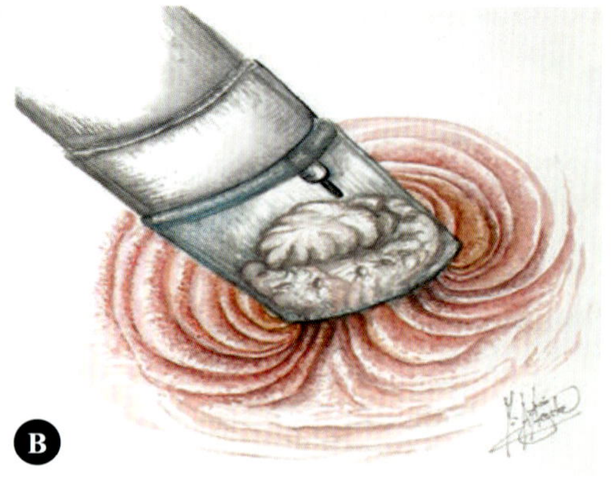

◀ 图 10-6 尝试抽吸的近景（A）和示意（B）

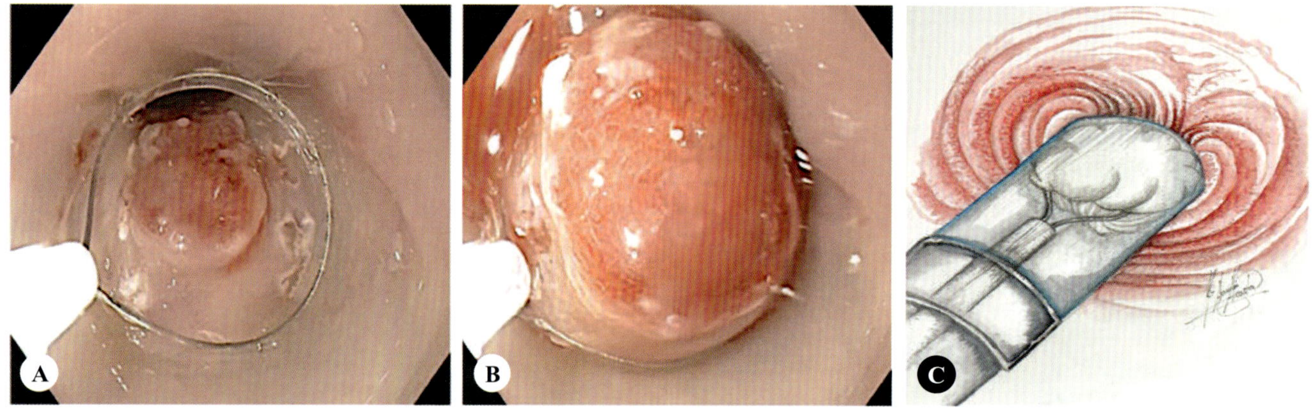

▲ 图 10-7 圈套器置于病变周围（A 和 B）并抽吸（C）

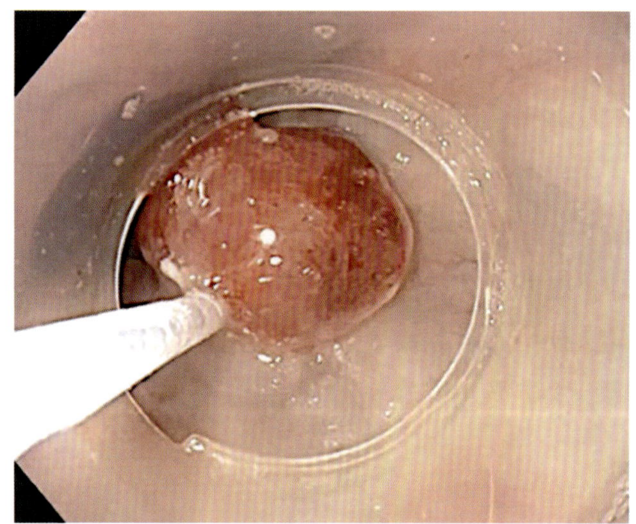

▲ 图 10-8 收紧圈套器

四、内镜黏膜下剥离术

内镜黏膜下剥离术（endoscopic submucosal dissection，ESD）克服了较大肿瘤病变分片切除的缺点，并允许对病变进行更好的针对性切除。ESD 的概念是无论病变大小，切开病变周围的黏膜，然后使用电刀直视下黏膜下剥离去除病变，而不是使用圈套器进行盲目地圈套[8]。

在仔细勾画病变轮廓并在病变边缘周围进行电凝标记后，通过黏膜下注射液体来抬举病变。用电刀在病变周围沿边缘切开，同时不断重复黏膜下注射以确保安全的黏膜下缓冲垫。当病灶周围的切开完成后，可以在持续直视下剥离病灶下方的黏膜下层，直到目标病灶被整块切除。有一系列不同的电刀可用于 ESD。

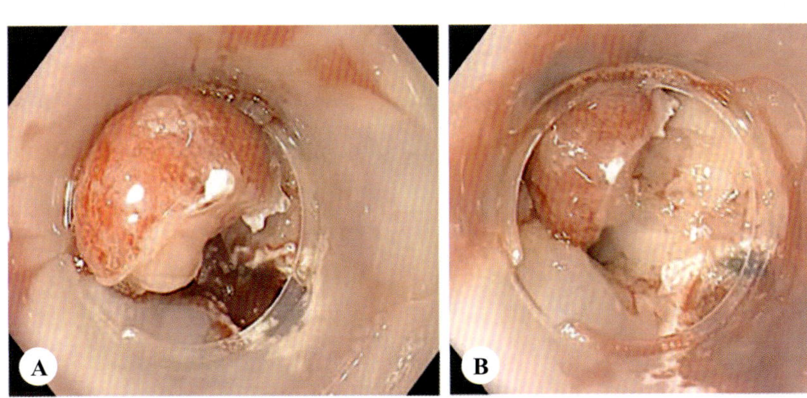

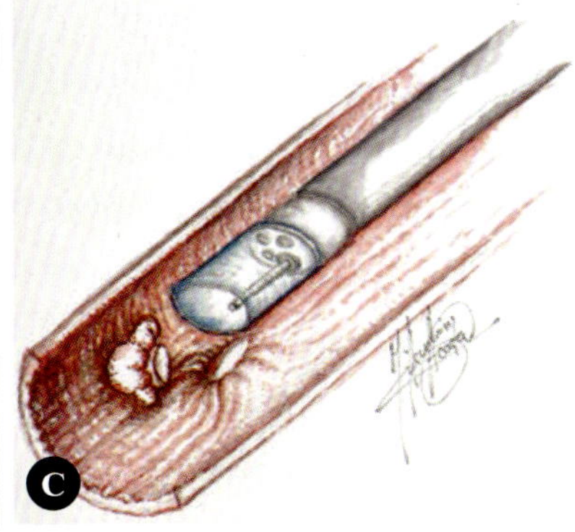

▲ 图 10–9　完整切除病灶和补充切除的近景（A 和 B）和示意（C）

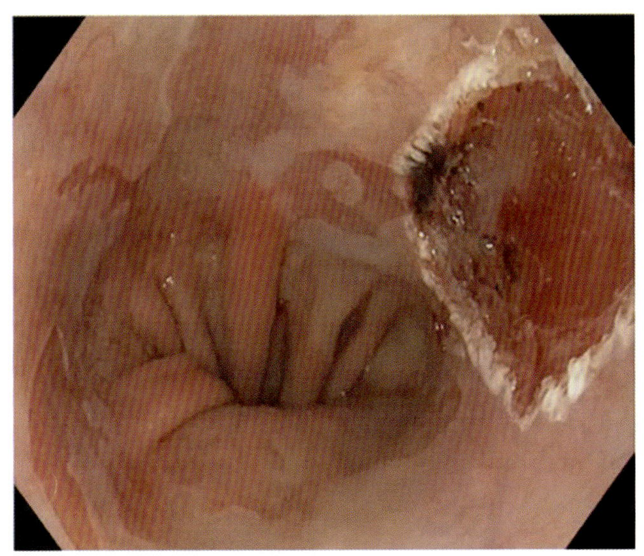

▲ 图 10–10　切除后的最终视野

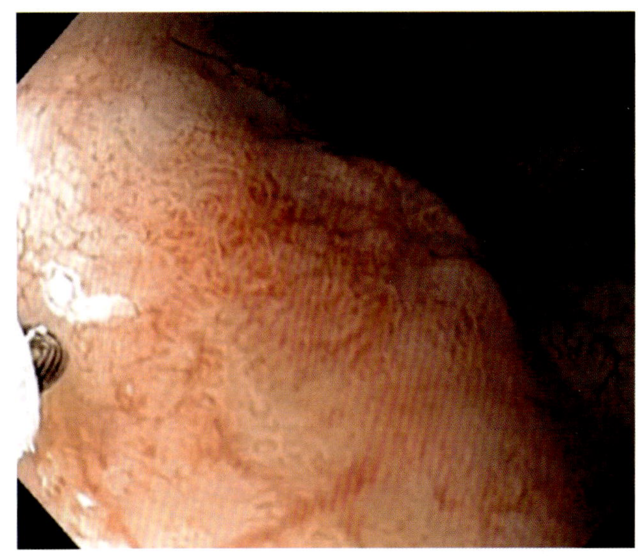

▲ 图 10–12　局部病灶

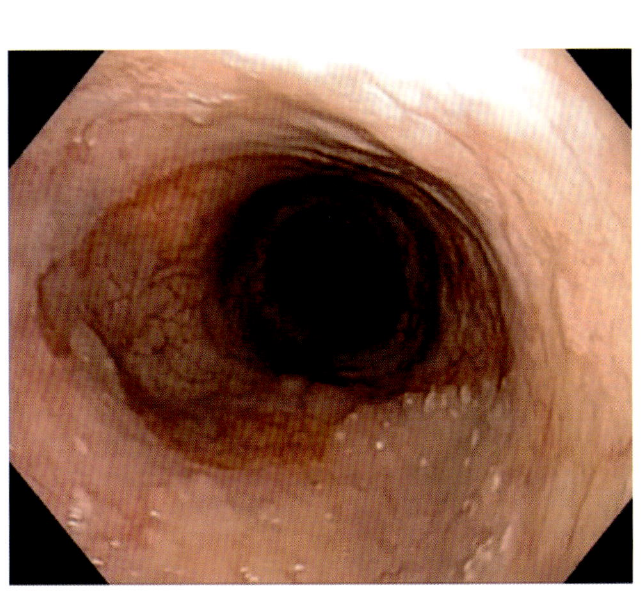

▲ 图 10–11　长节段 **Barrett** 食管

尽管 ESD 可以整块切除肿瘤，但它在技术上要求高、耗时且并发症风险较高。因此，ESD 只能由受过充分培训的有经验的内镜医生在部分病例中应用。

这项技术的步骤可以总结如下。

1. 大范围的鳞状细胞病灶（图 10–19）。
2. 色素内镜（图 10–20）。
3. 电凝标记病变轮廓（图 10–21）。
4. 黏膜切开（图 10–22）。
5. 黏膜下剥离阶段（图 10–23）。
6. 反复黏膜下注射以充分抬举（图 10–24）。
7. 黏膜下剥离（图 10–25）。
8. 完整整块切除（图 10–26）。

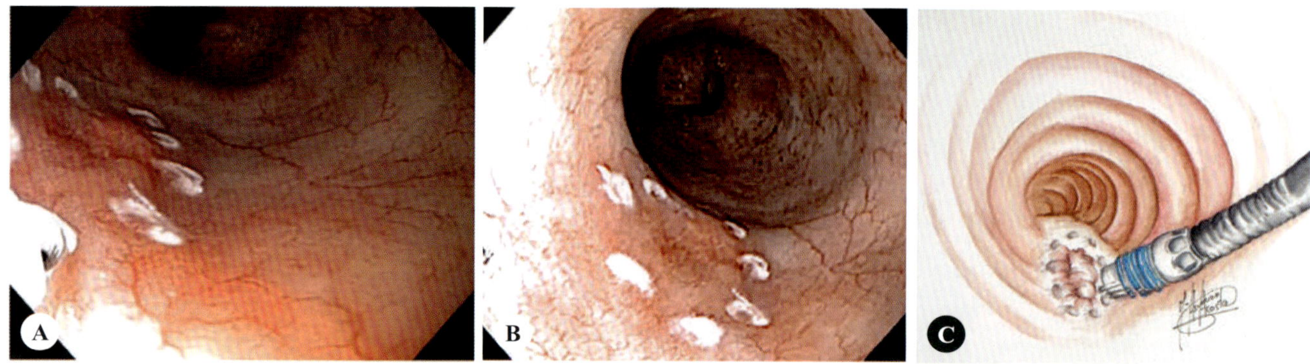

▲ 图 10-13　电凝标记的近景（A 和 B）和示意（C）

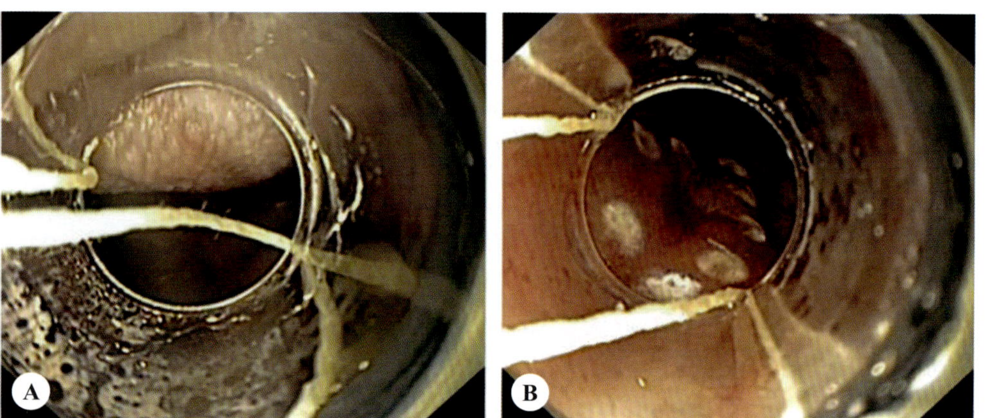

◀ 图 10-14　固定在内镜上的多连环套扎器

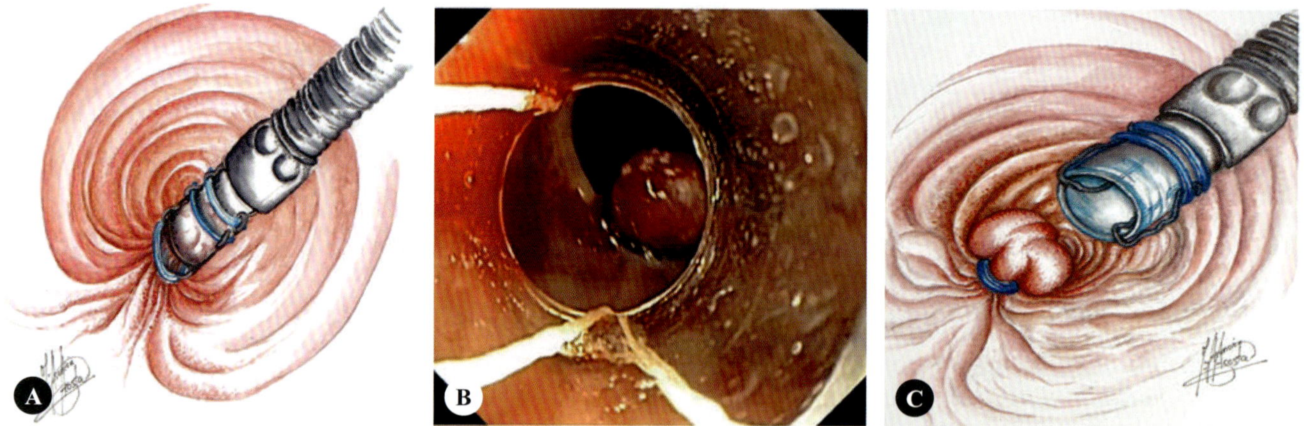

▲ 图 10-15　抽吸病灶（A）并释放橡皮筋（B）

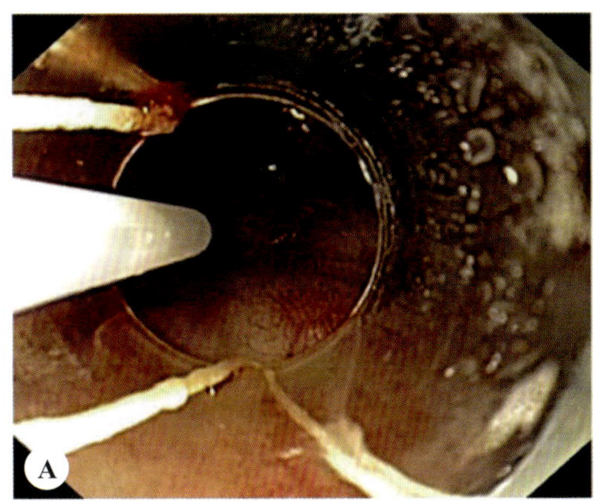

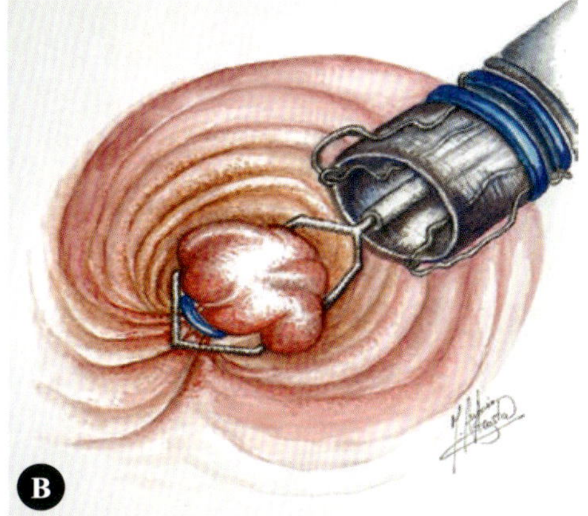

◀ 图 10-16　圈套病灶的近景（A）和示意（B）

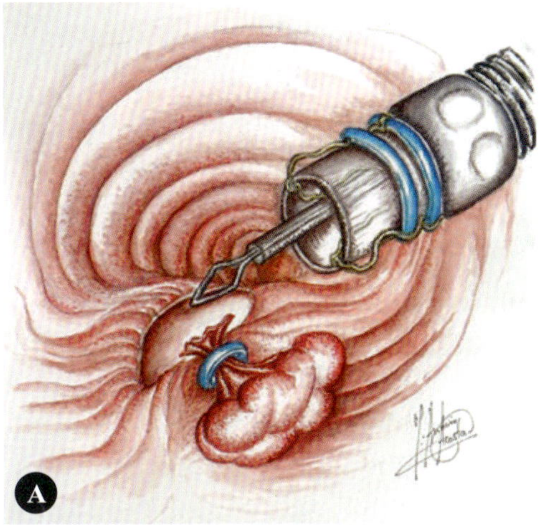

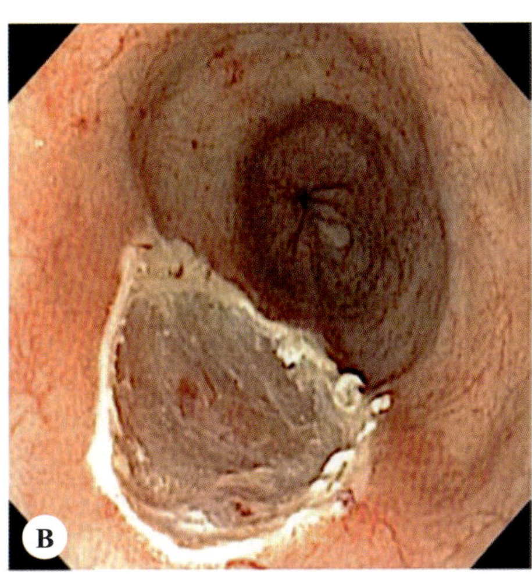

◀ 图 10-17　完整切除病灶（A）及最终视野（B）

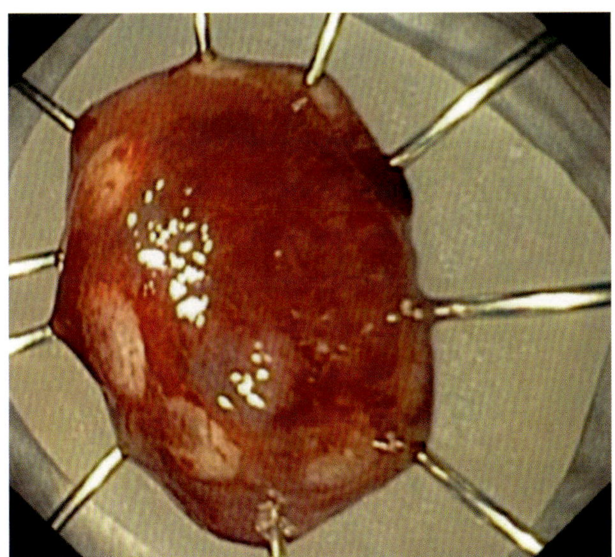
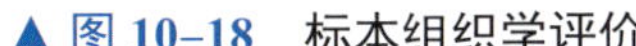

▲ 图 10-18　标本组织学评价

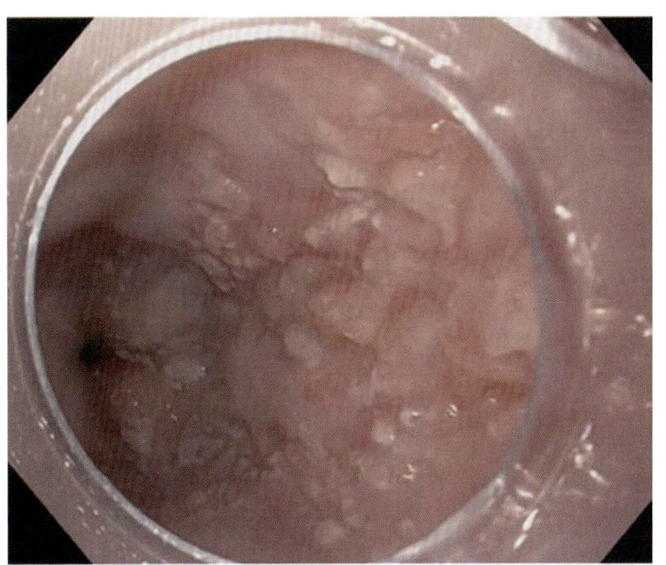

▲ 图 10-19　大范围的鳞状细胞病灶

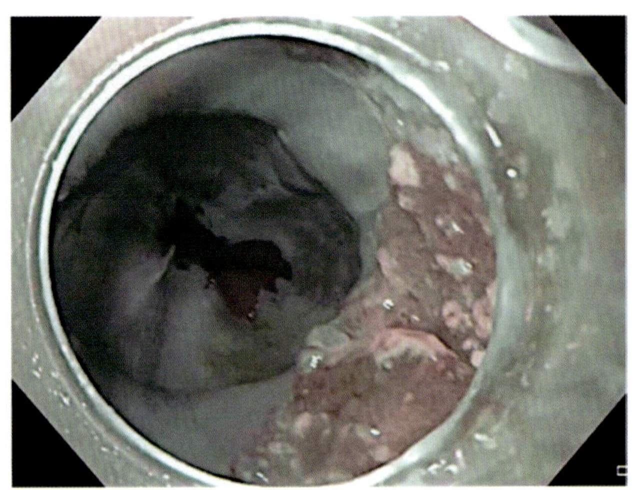

▲ 图 10-20 色素内镜

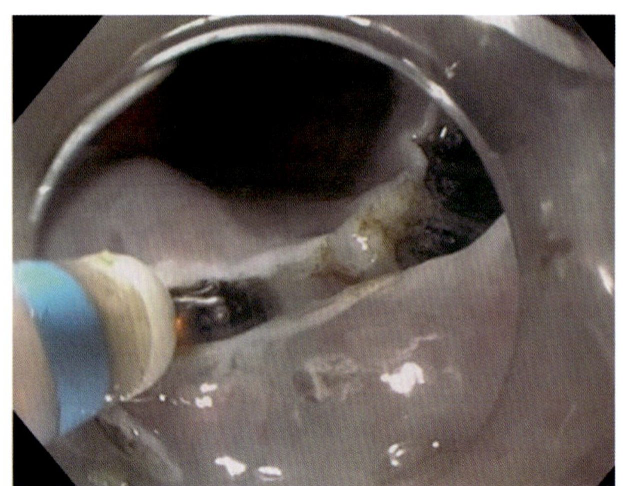

▲ 图 10-22 黏膜切开

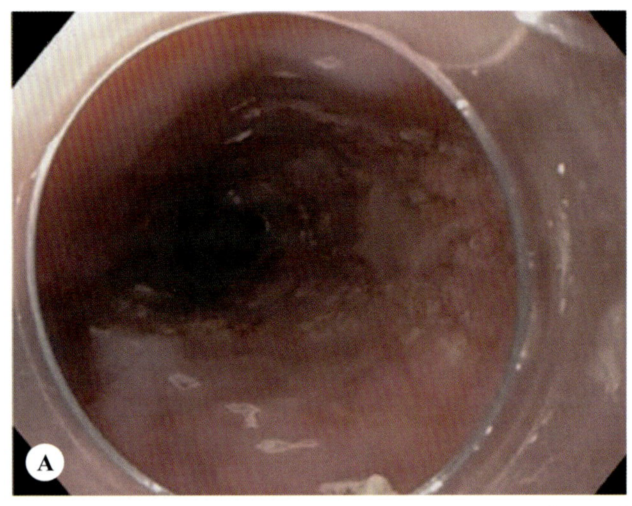

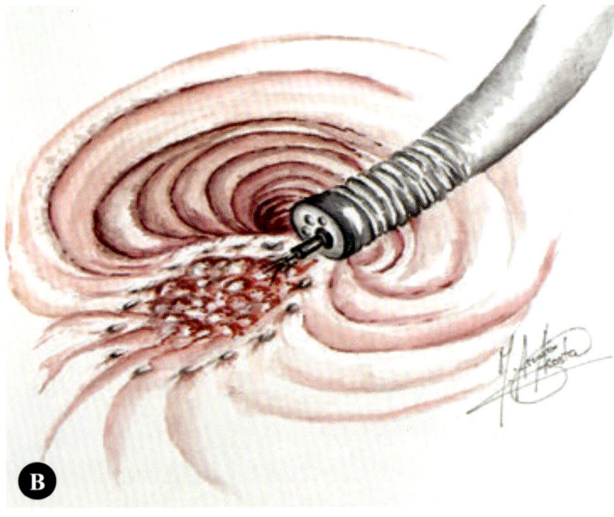

▲ 图 10-21 电凝标记病变轮廓的近景（A）和示意（B）

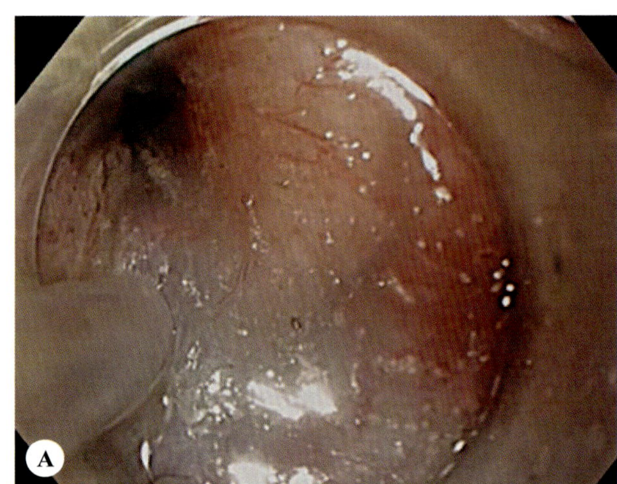

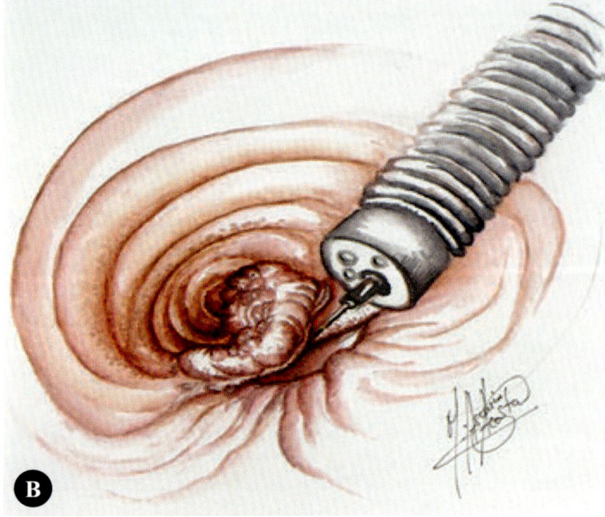

▲ 图 10-23 黏膜下剥离阶段的近景（A）和示意（B）

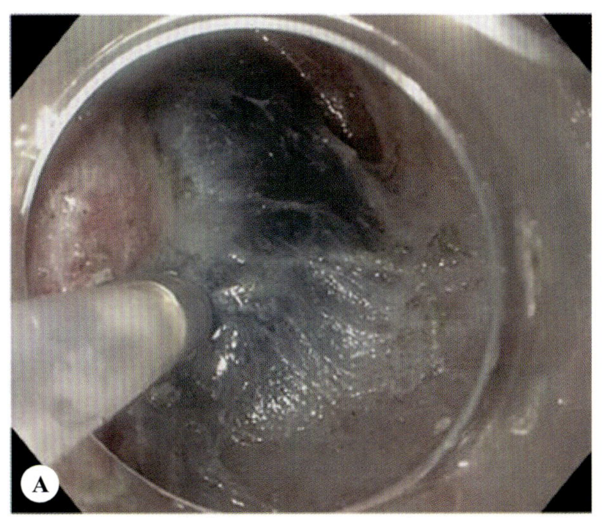

▲ 图 10-24 反复黏膜下注射（A）以充分抬举（B）

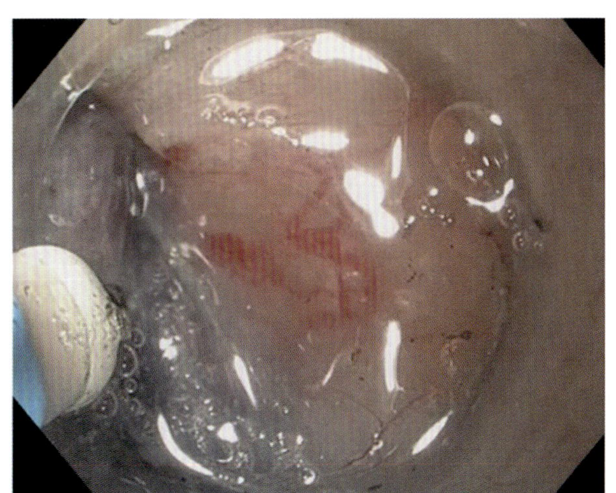

▲ 图 10-25 剥离黏膜下纤维

9. 整块切除后的创面（图 10-27）。

切除后，将标本固定在软木塞或石蜡上，然后用福尔马林固定。固定后，将标本常规切成 2mm 厚组织条，并包埋在石蜡中。然后将组织块切片，放在玻璃载玻片上，用 HE 染色，以评估组织类型（鳞状、柱状细胞）、异型增生或癌、浸润深度、分化等级、脉管浸润和深（垂直）切缘。

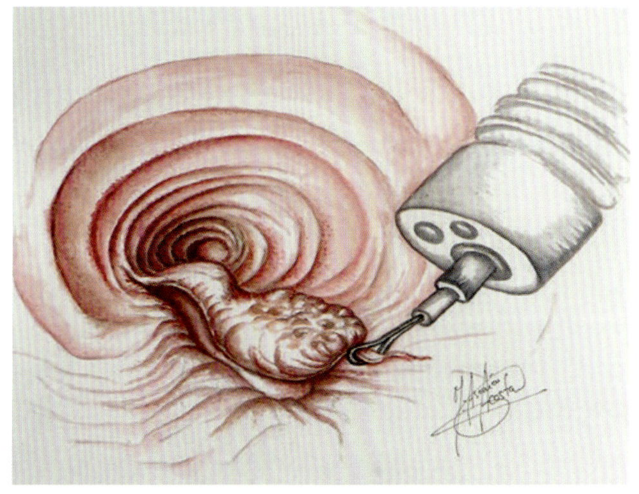

▲ 图 10-26 完整整块切除

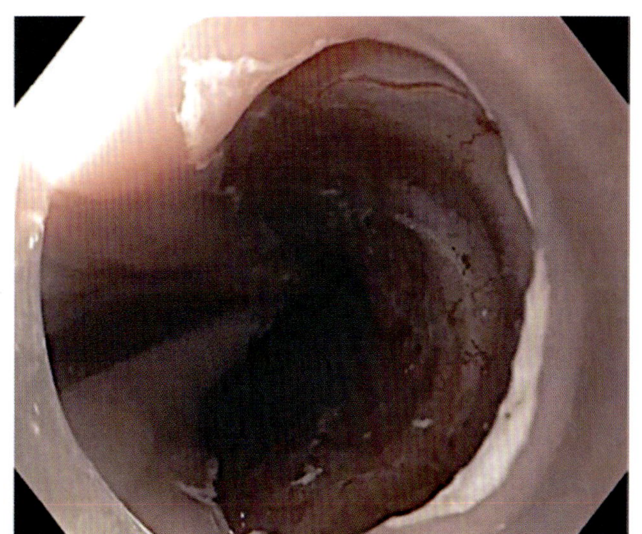

▲ 图 10-27 切除后的创面

参考文献

[1] Pech O, May A, Manner H, et al. Long-term efficacy and safety of endoscopic resection for patients with mucosal adenocarcinoma of the esophagus. Gastroenterol. 2014;146:652–60.

[2] Ono S, Fujishiro M, Niimi K, et al. Long-term outcomes of endoscopic submucosal dissection for superficial esophageal squamous cell neoplasms. Gastrointest Endosc. 2009;70:860–6.

[3] Inoue H, Endo M, Takeshita K, et al. A new simplified technique of endoscopic esophageal mucosal resection using a cap-fitted panendoscope (EMRC). Surg Endosc. 1992;6:264–5.

[4] Shaheen NJ, Sharma P, Overholt BF, et al. Radiofrequency ablation in Barrett's esophagus with dysplasia. N Engl J Med. 2009;360:2277–88.

[5] Phoa KN, Pouw RE, van Vilsteren FG, et al. Remission of Barrett's esophagus with early neoplasia 5 years after radiofrequency ablation with endoscopic resection: a Netherlands cohort study. Gastroenterology. 2013;145:96–104.

[6] Pouw RE, van Vilsteren FG, Peters FP, et al. Randomized trial on endoscopic resection-cap versus multiband mucosectomy for piecemeal endoscopic resection of early Barrett's neoplasia. Gastrointest Endosc. 2011;74:35–43.

[7] Alvarez Herrero L, Pouw RE, van Vilsteren FG, et al. Safety and efficacy of multiband mucosectomy in 1060 resections in Barrett's esophagus. Endoscopy. 2011;43:177–83.

[8] Terheggen G, Horn EM, Vieth M, et al. A randomised trial of endoscopic submucosal dissection versus endoscopic mucosal resection for early Barrett's neoplasia. Gut. 2017;66:783–93.

第 11 章　经纵隔食管癌切除：单孔上中纵隔切除 *

Transmediastinal Approach for Esophageal Cancer: Upper and Middle Mediastinal Dissection with Single-Port Technique

Hitoshi Fujiwara　Atsushi Shiozaki　Hirotaka Konishi　Eigo Otsuji　著
林生力　许佳成　译　　蔡明琰　校

基于纵隔镜颈部入路食管切除术，是最近提出的一种手术技术。1990 年，Buess 和 Becker 提出了这种使用外科纵隔镜的内镜 – 显微食管切除术（endoscopic-microscopic esophageal dissection，EMDE）。这种技术虽然那时起被放弃，但如今不同的外科团队，如我们团队，已经重新发展了这种微创食管切除术，其中基于纵隔解剖知识描述手术步骤至关重要。

纵隔镜辅助经食管裂孔食管切除术（mediastinoscope-assisted transhiatal esophagectomy，MATHE）是治疗胸段食管癌的一种微创手术方式，其优势在于避免单侧肺通气和经胸操作，继而减少其导致的肺部并发症。然而，由于手术视野局限和纵隔淋巴结清扫不彻底，迄今为止传统 MATHE 手术的根治效果劣于经胸食管切除术。在上纵隔剥离中，传统 MATHE 手术仅能进行食管游离，最多再加淋巴结活检。这种传统的纵隔镜专为其尖端周围的狭窄区域手术操作而设计，因此不适合用于根治性食管切除和完整淋巴结清扫。事实上，在 MATHE 中，传统纵隔镜的使用仅限于进行有或没有淋巴结活检的食管游离[1–3]。

我们开发了一种新型的 MATHE 方法，通过引入单孔腔镜技术而实现完整纵隔淋巴结切除。经颈部入路视角的手术解剖与应切除的淋巴结站点（根据日本淋巴结分类）如图 11–1 至图 11–3 所示。

食管鳞状细胞癌（esophageal squamous cell carcinoma，ESCC）可出现广泛的纵隔淋巴结转移，尤其是沿双侧喉返神经（recurrent laryngeal nerve，RLN）的淋巴结。因此，对于 ESCC 而言，上纵隔淋巴结清扫是食管癌根治术的重要组成部分[4, 5]。

我们先通过手助腹腔镜技术，建立了一种经食管裂孔食管切除方法，可以实施中下纵隔的完整淋巴结切除[6]。然后，我们通过引入单孔腔镜技术，开发了一种新型的颈部入路方法，用于实行上纵隔完整淋巴结切除[7–9]。我们这种运用单孔“纵隔镜”的颈部入路方法可以提高经食管裂孔食管食管癌根治术的治愈率，优化其适应证。

理解经颈部和食管裂孔入路所特有的纵隔解剖结构，对于我们的手术步骤至关重要。从颈部进行人工纵隔充气，可以充分扩大纵隔空间，有助于在视频辅助放大视野下安全、仔细地进行手术操作。本章我们将介绍一种新型的 MATHE 手术，以及安全仔细完成这种手术的技巧。

MATHE 入路包括两个步骤，首先是颈部入路，然后是腹腔镜下经食管裂孔入路（图 11–4）。这种方法对在主动脉弓周围实施完整的淋巴结切除至关重要（图 11–3）。

*. 本章配有视频，可登录网址 https://doi.org/10.1007/978-3-030-55176-6_11 观看。

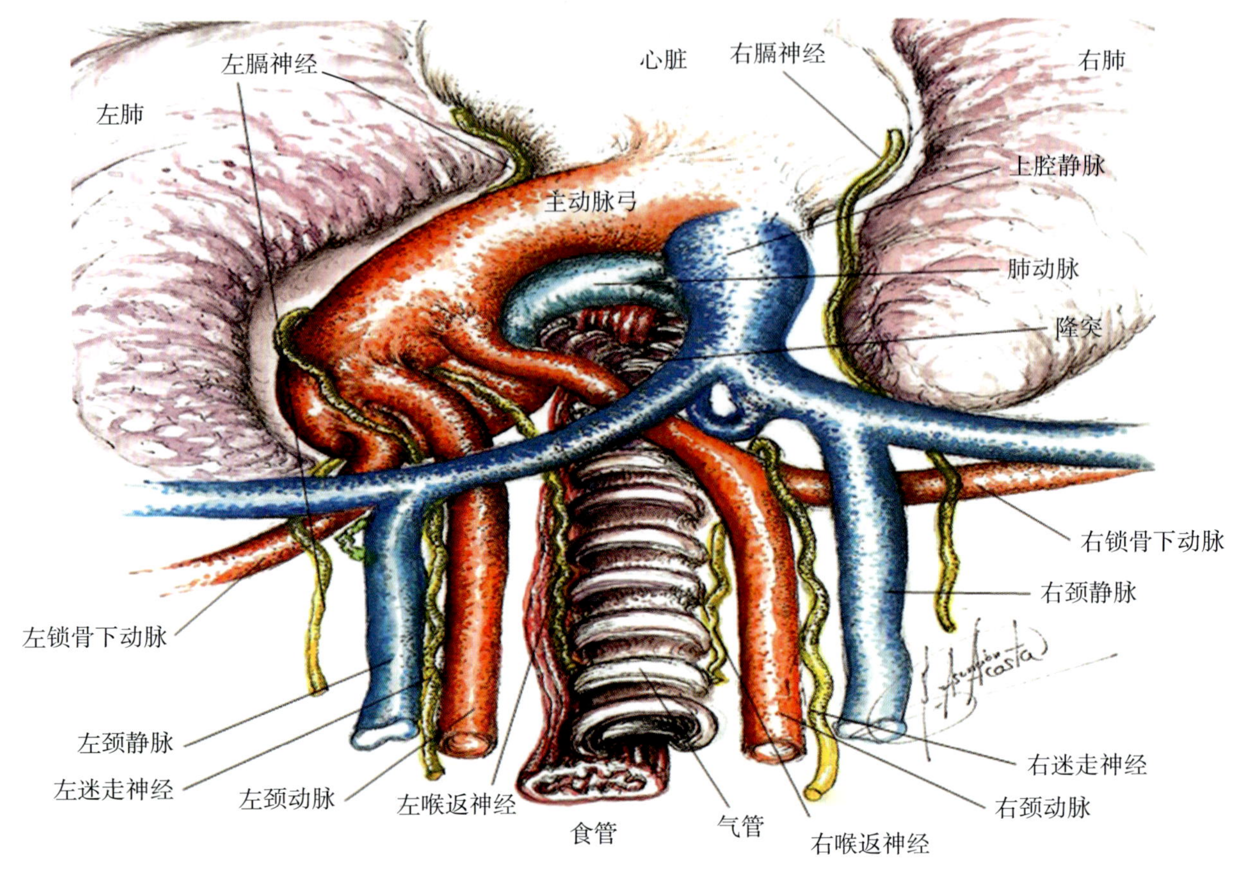

▲ 图 11-1 经颈部进行纵隔解剖的视图（前视图）

单孔纵隔镜技术的优点和特点如下。

1. 类似于传统腹腔镜技术。
2. 通过单孔装置稳定地扩张纵隔入口。
3. 通过内嵌式端口技术保持设备的稳定性。
4. 通过人工纵隔充气扩大手术野。
5. 加强对纵隔深部神经和微小血管的可视化。
6. 由术者独立手术。

一、单孔 MATHE 手术技术说明

具体见视频 11-1 至视频 11-4。

1. 患者选择和检查

术前 CT 评估可切除的胸段食管肿瘤，无论有无术前治疗，均是该手术的适应证。局部进展期肿瘤并怀疑侵犯邻近器官者应被排除，此类肿瘤应作为传统开放式食管切除术的指征。考虑到患者本身因素，即使患者有严重的胸膜粘连或较差的呼吸功能，若可以耐受双侧肺通气，也适于进行这项手术。有胃癌手术史的患者不适用。

手术前应通过 3D-CT 血管造影评估双侧支气管动脉的分支情况（图 11-5）。

2. 设备选择

- 单孔设备（Hakko，Tokyo，Japan）：切口保护套（FF0707）；EZ 进入孔；5mm EZ 套管针。
- 闭合设备：LigaSure Maryland 弯头闭合设备（44cm 长，Covidien，Mansfield，MA，USA） 用于颈部和经食管裂孔步骤；EnSeal G2 铰接式闭合设备（45cm 长，Ethicon，Cincinnati，OH，USA）用于经食管裂孔步骤。
- 牵引器：Jumbo Hook 牵引器（Midorijasugiura，Tokyo，Japan）用于颈部步骤；长牵引器（Umihira，

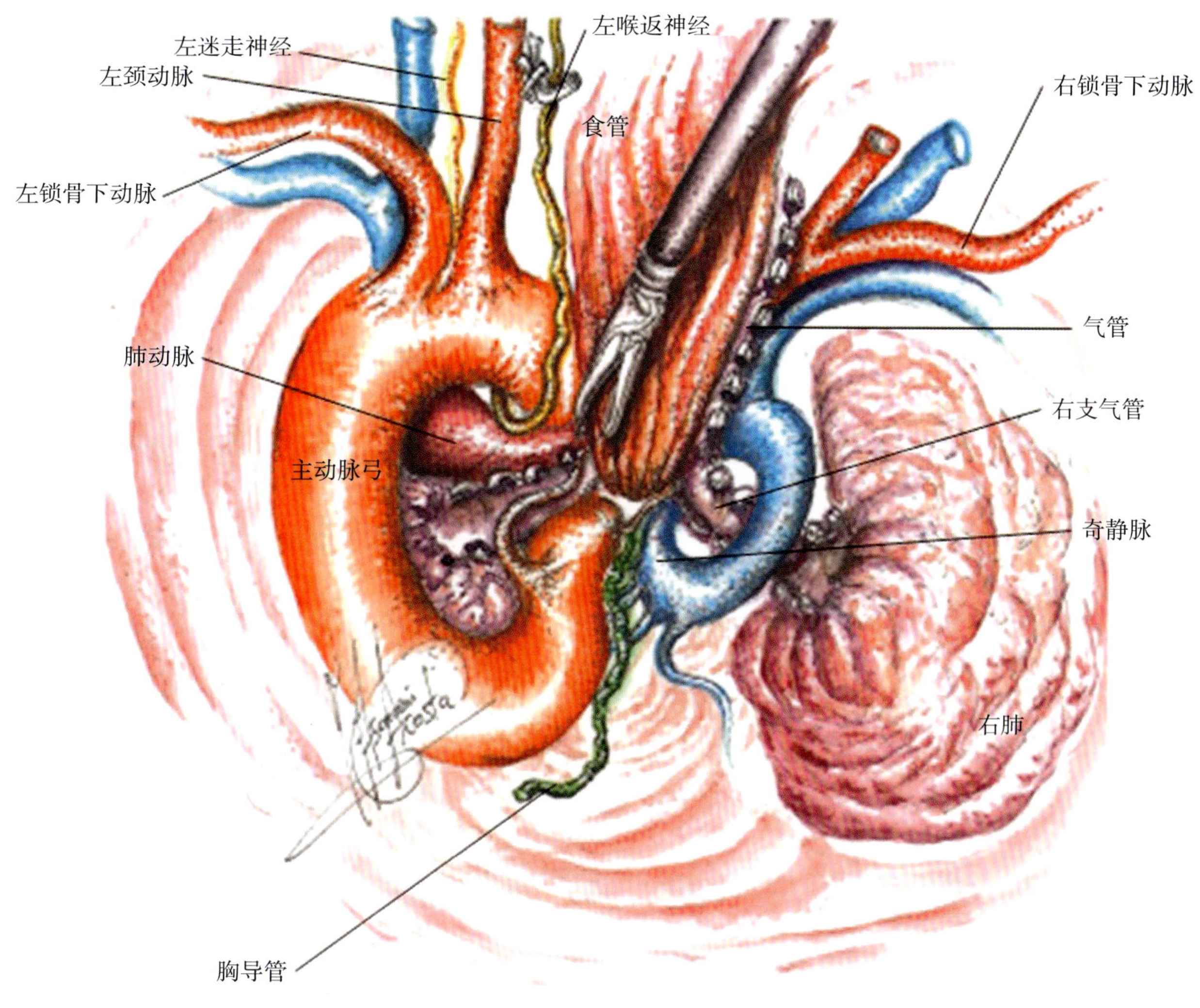

▲ 图 11-2　经颈部进行纵隔解剖的视图（后视图）

Kyoto，Japan）用于经食管裂孔步骤。

- 手助腹腔镜设备：Lap Disc（Ethicon）；12mm 套管针；5mm 套管针。
- 其他：5mm 柔性腹腔镜；带凝血电极的内镜用吸引管（Olympus Medical Systems，Tokyo，Japan）；内镜用剪刀和手术钳（图 11-6）。

3. 术前准备

- 全身麻醉，使用单腔气管插管进行双侧肺通气。
- 放置硬脊膜外麻醉管以减轻上腹部的疼痛。
- 患者取仰卧位，双腿分开。
- 完成双侧肺通气。
- 不要在肩下放置肩垫。
- 外科医生的位置和套管针放置部位如图 11-7 所示。

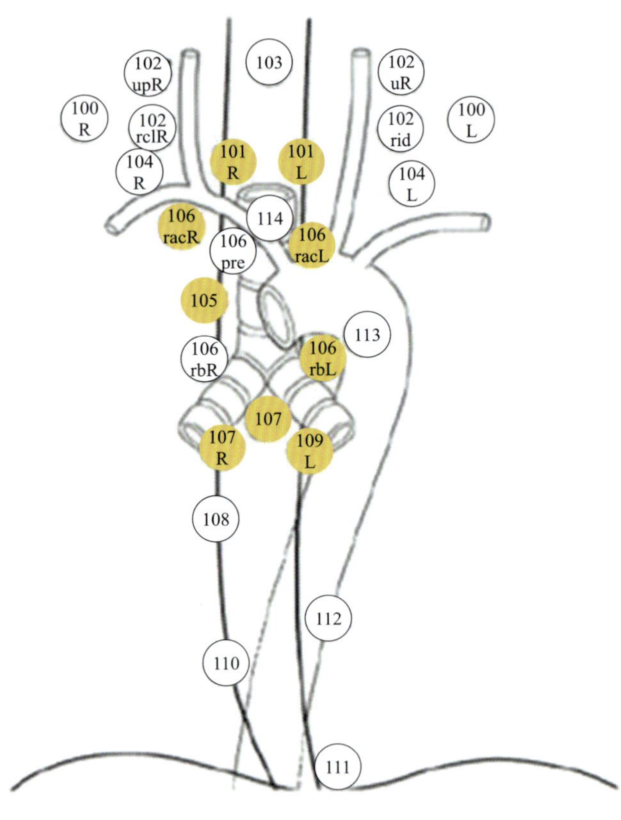

▲ 图 11-3　日本纵隔淋巴结分类

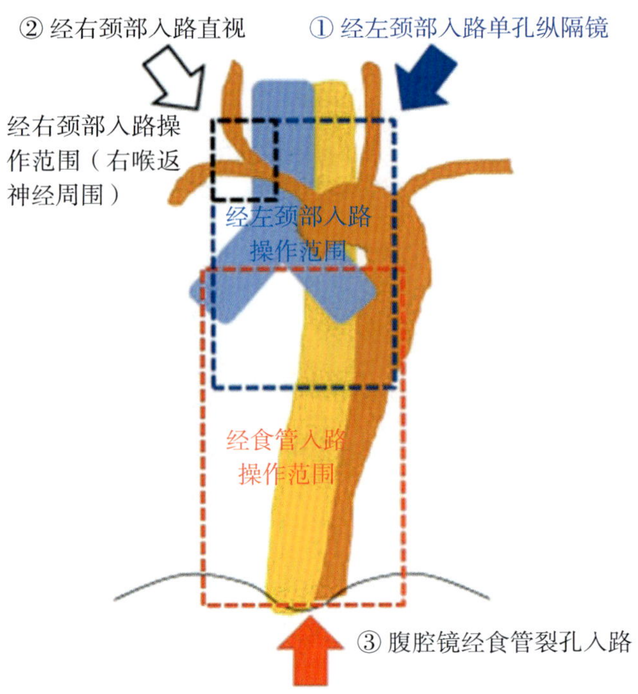

▲ 图 11-4　经食管裂孔或扩大切口左 / 右颈部入路的手术步骤示意

（一）手术团队成员

外科医生和助手都站在患者头部的左侧，扶镜者充当第一助手，都看向放在面前的显示器（图 11-8）。

术者在扶镜助手提供的纵隔镜图像下独立完成颈部步骤。在食管剥离的过程中，术者右手使用闭合设备，左手使用专用牵引器，并使用内镜用剪刀和手术钳进行沿左 RLN 的锐性分离。在单孔装置放置前，助手在左侧颈部步骤用牵引器扩大手术空间，进行右侧颈部步骤时也是一样。在纵隔内步骤，助手通过套管针控制术中产生的烟雾。必要时，助手也可通过一个额外的套管针使用牵引器，帮助扩大在主动脉弓周围锐性分离的手术空间。相比之下，经食管裂孔的手术部分是由术者和助手合作完成的。术者在进行纵隔内步骤时右手使用闭合设备，同时用左手控制食管裂孔的扩大（避开肝脏，并牵引食管）。与此同时，助手使用一对专用牵引器的尖端扩大手术空间，同时利用牵引器的杆保持食管裂孔持续扩大。

（二）左侧颈部步骤

1. 颈部阶段

做左侧颈部切口（长 4cm），分离颈前肌肉，胸锁乳突肌沿肌肉内侧被显露（图 11-9）。

然后游离颈段食管，切除沿左 RLN 分布的颈部淋巴结（图 11-10）。

单孔装置置入前的左侧颈部步骤是开始纵隔内步骤前的重要一步：剥离应当限于最低要求的程度以创造密闭条件，但用一根手指沿食管壁稍稍分离出一个纵隔间隙对于建立人工纵隔气胸是很必要的，可以避免皮下气肿。在环绕食管操作时，应密切注意避免食管或气管膜部损伤。为避免 RLN 麻痹的风险，建议绑扎左 RLN 主干及其分支。

2. 单孔装置放置

将切口保护套（Hakko）放入颈部切口，与

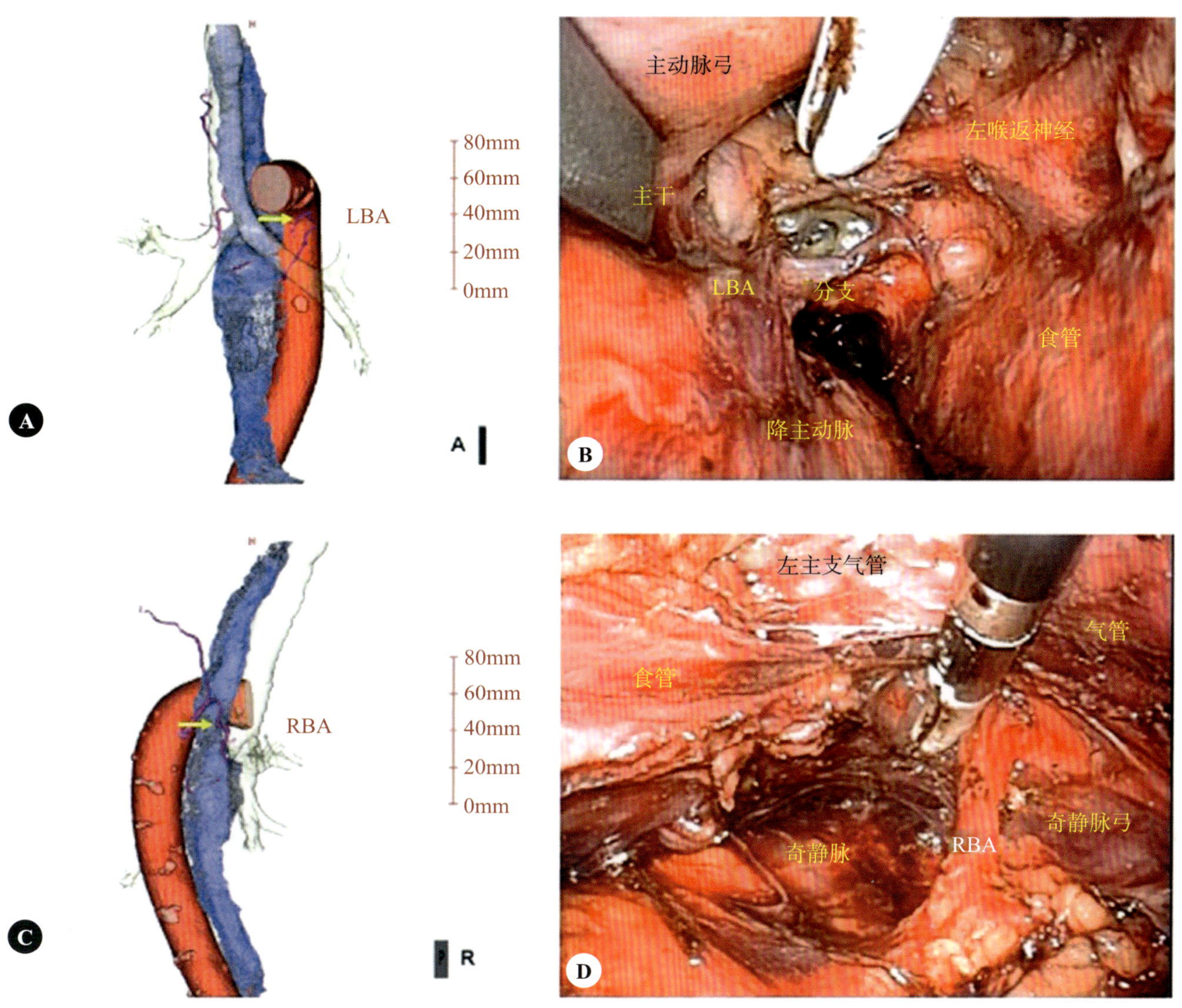

▲ **图 11-5　术前 3D-CT 成像和术中支气管动脉近景**

LBA. 左支气管动脉；RBA. 右支气管动脉

EZ 进入孔（Hakko）相连。充分显露甲状腺表面；然后，在带状肌群和甲状腺之间的间隙插入深侧盘。经纵隔步骤需使用 3 个 5mm 套管针（图 11-11）。充入 CO_2 以建立人工纵隔积气（8mmHg）（图 11-12）。

3. 纵隔剥离

在纵隔内手术过程中，应先在后方平面沿食管壁进行游离，因为此处没有重要结构需要分离。主动脉弓上方的纵隔深部间隙可以借助人工纵隔充气进行大范围的游离，这样可以轻松安全地进行沿左 RLN 前方和双侧平面的解剖。

应当十分注意支气管动脉出血和气管膜部损伤。双侧支气管动脉从降主动脉或主动脉弓的位置开始分支，向前或向后穿过食管。应分离支气管动脉的分支或主干，以进行食管游离或进行主动脉周围淋巴结清扫。在进行右侧食管剥离时，应先将气管壁与其周围的淋巴结分离，再分别分离气管食管韧带和食管旁淋巴结，以免造成气管膜部损伤。沿着食管壁切开韧带。

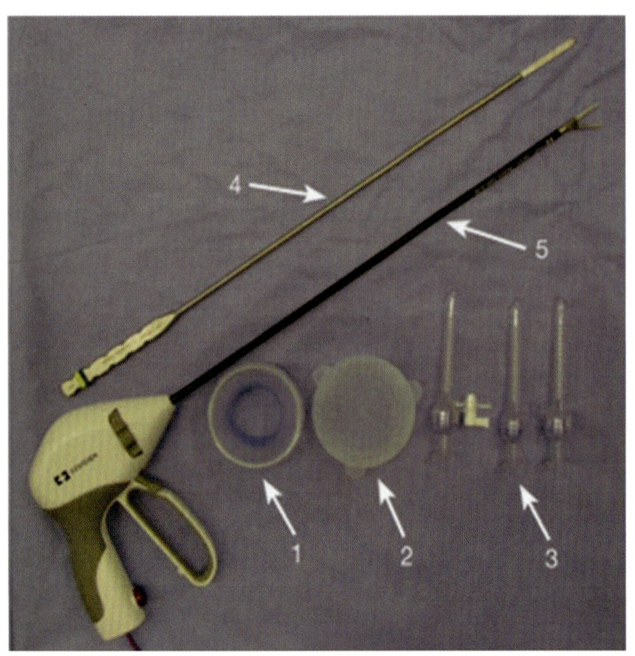

▲ 图 11–6　用于经颈部手术的设备

1 为切口保护套（FF0707m Hakko），2 为 EZ 进入孔（Hakko），3 为 5mm EZ 套管针（Hakko），4 为 Jumbo Hook 牵引器（Midorijasugiura），5 为 LigaSure Maryland 骨封闭器（Medtronic

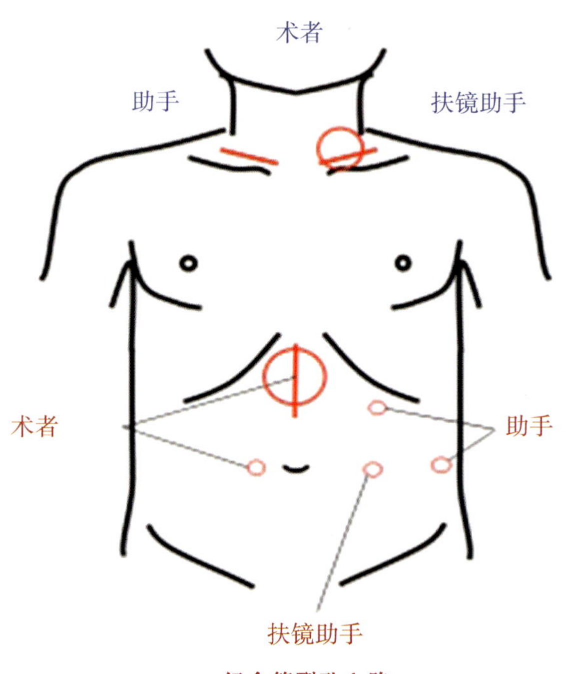

▲ 图 11–7　单孔纵隔镜辅助经食管裂孔食管切除术外科医生的位置和套管针的放置

(1) 食管后方平面游离（图 11–13）。

注意点：①充气压力起始为 6mmHg，然后增加到 10mmHg。②钝性分离因 CO_2 充入而所致的泡沫状疏松结缔组织（图 11–13A）。③透过膜可见游离平面下方的胸导管（TD）（图 11–13B）。④ TD 紧贴奇静脉弓附近的食管（图 11–13C）。注意不要损伤 TD。钝性分离后游离剩余的血管（食管动脉和静脉）（图 11–13D）。显露双侧胸膜。一直游离至设备能到达的最深间隙。Ligasure Maryland 弯头闭合设备（44cm 长）最适合用于经颈部手术步骤。Enseal 铰接式闭合设备（45cm 长）也适合用于在更深的间隙和降主动脉左侧进行游离。

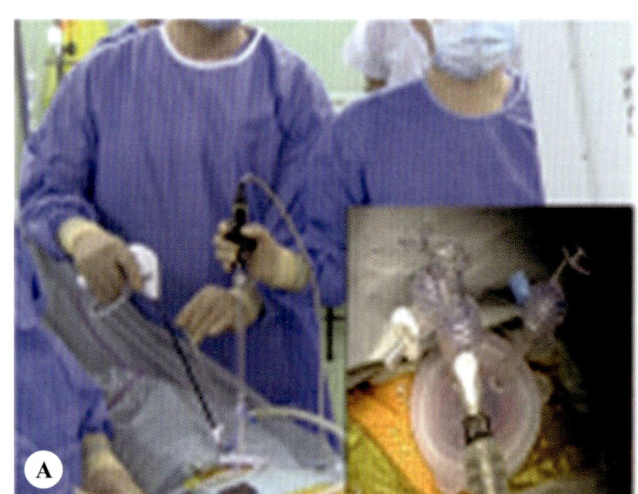

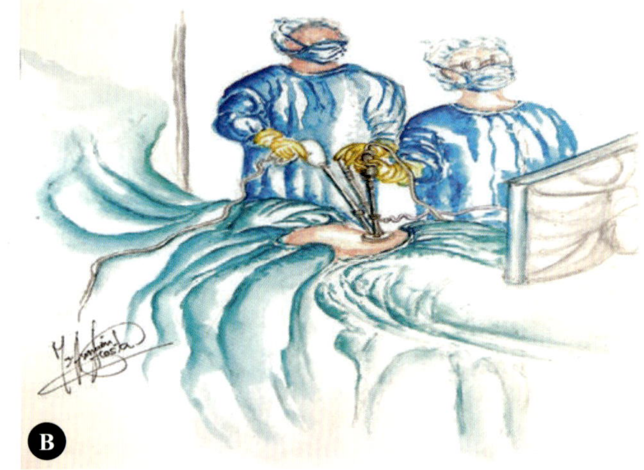

▲ 图 11–8　左侧经颈部入路手术，在手术的颈部阶段外科医生和助手的位置：近景（A）和示意（B）

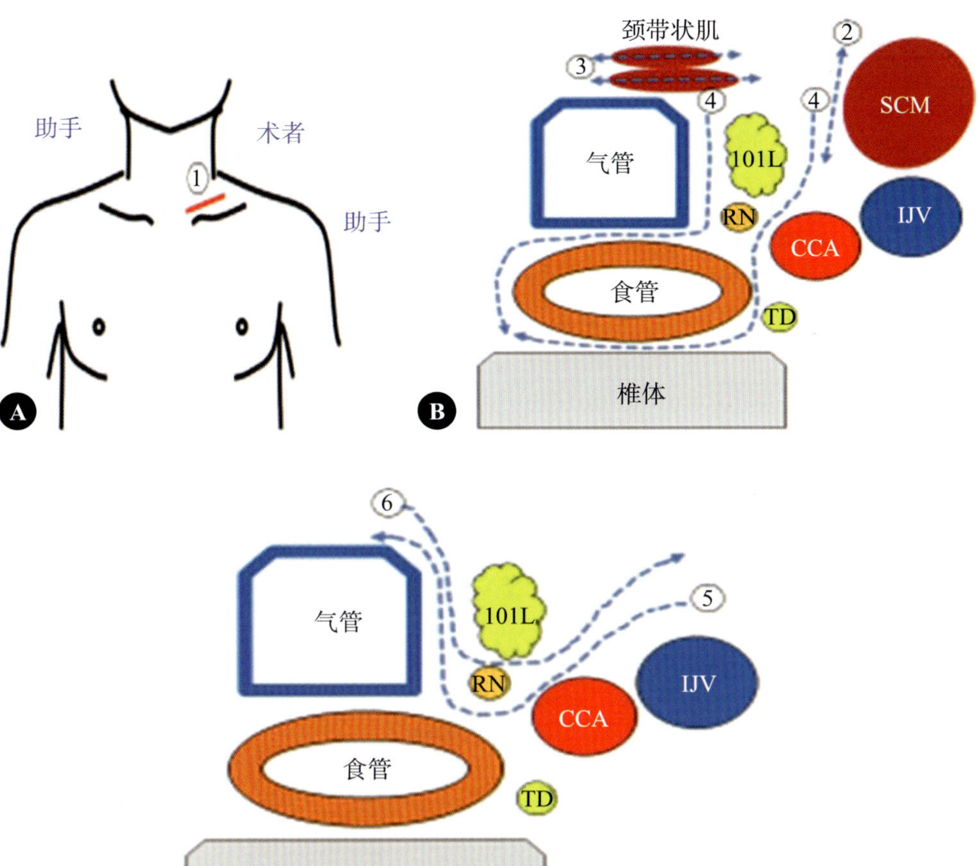

◀ **图 11-9　经左颈部手术**

A. 手术小组的位置；B 和 C. 解剖示意。SCM. 胸锁乳突肌；CCA. 颈总动脉；RN. 喉返神经；TD. 胸导管；IJV. 颈内静脉

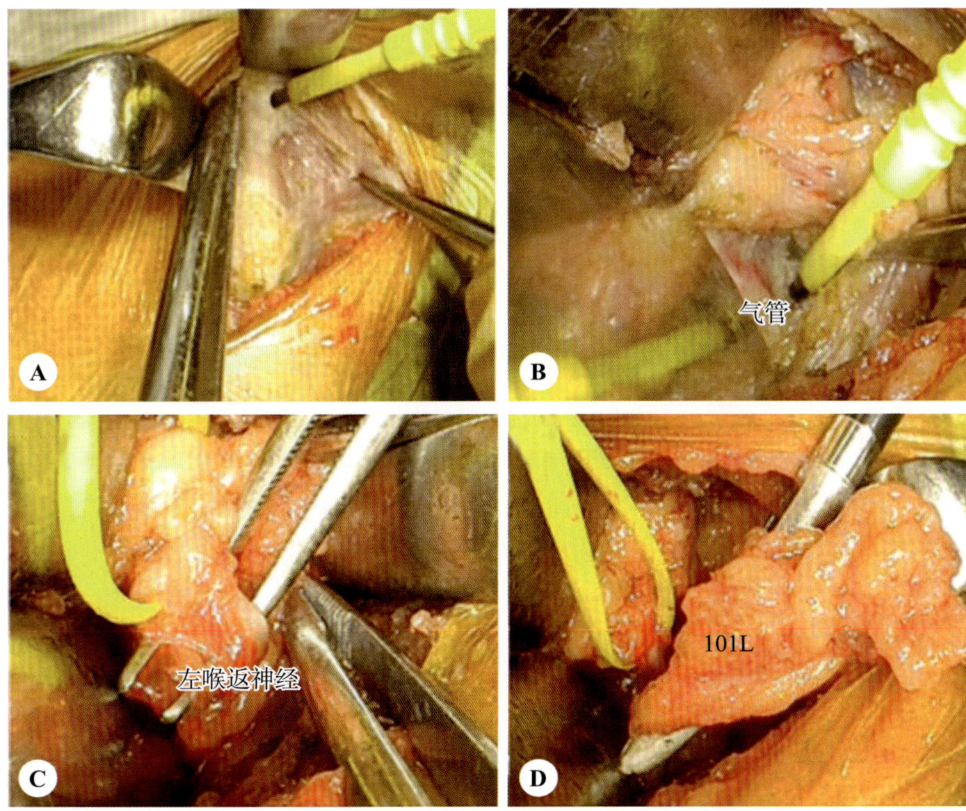

◀ **图 11-10　通过直视沿左喉返神经（RLN）的食管游离和淋巴结切除术**

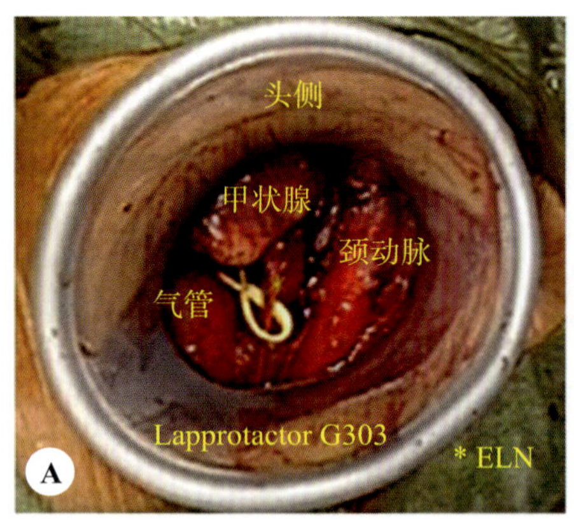

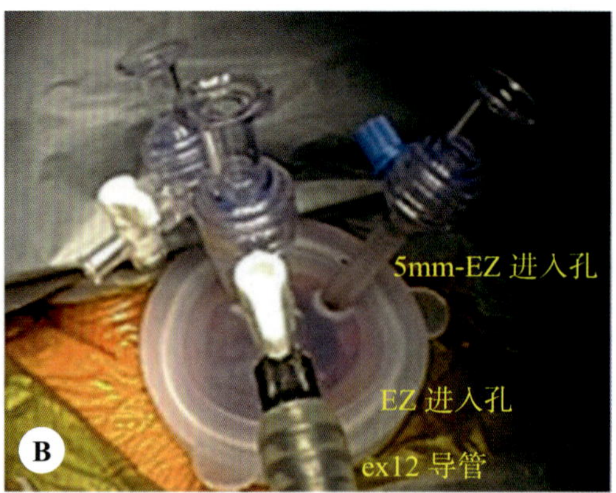

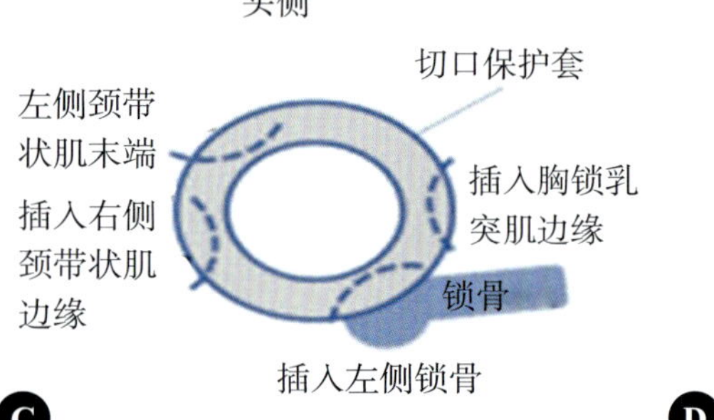

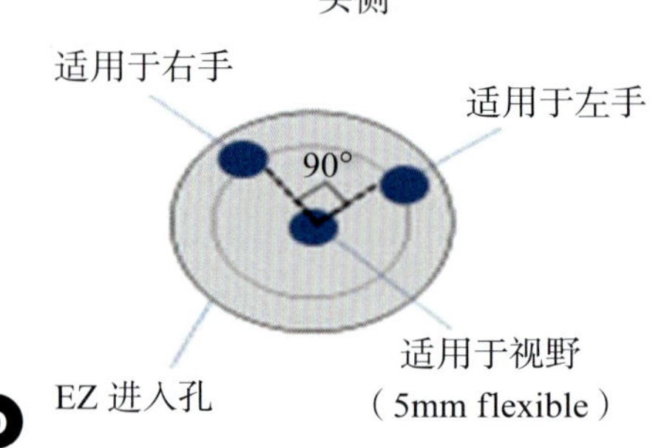

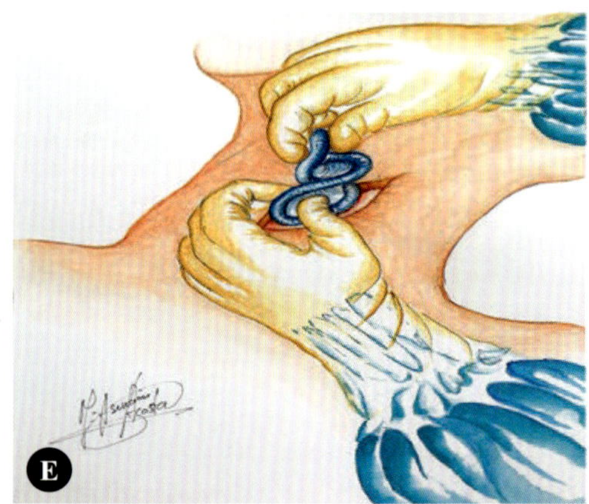

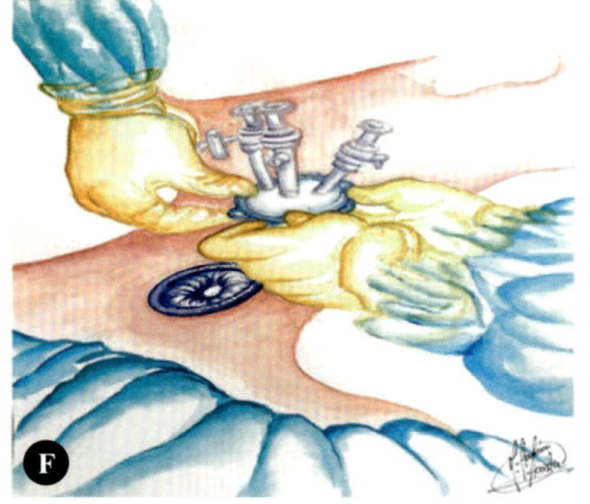

◀ **图 11-11　单孔装置放置**

使用 3 个 5mm 套管针，通过 EZ 进入孔（Hakko）进行经胸手术的近景（A 至 D）和示意（E 和 F）

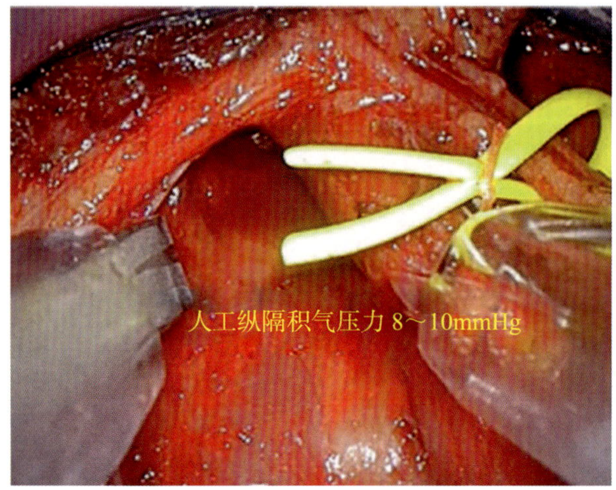

▲ **图 11-12　人工纵隔积气下的纵隔视野**

(2) 食管左侧游离（图 11-14）。

注意点：①通过前后游离，形成一个包含自主神经和左侧气管食管动脉的平面（图 11-14A）。②然后，沿着颈总动脉和锁骨下动脉的血管鞘平面分离，直至到达主动脉弓（图 11-14B）。③支气管动脉发自主动脉（主动脉弓远端到降主动脉近端之间），其主干或分支常穿过食管前方平面。④在主动脉弓上方游离食管时，分离左支气管动脉的分支或右支气管动脉的主干（图 11-14C）。⑤显露左主支气管，并确认主动脉弓下、左气管支气管淋巴结（第 106tbL 组）已被切除（图 11-14D 和 E）。

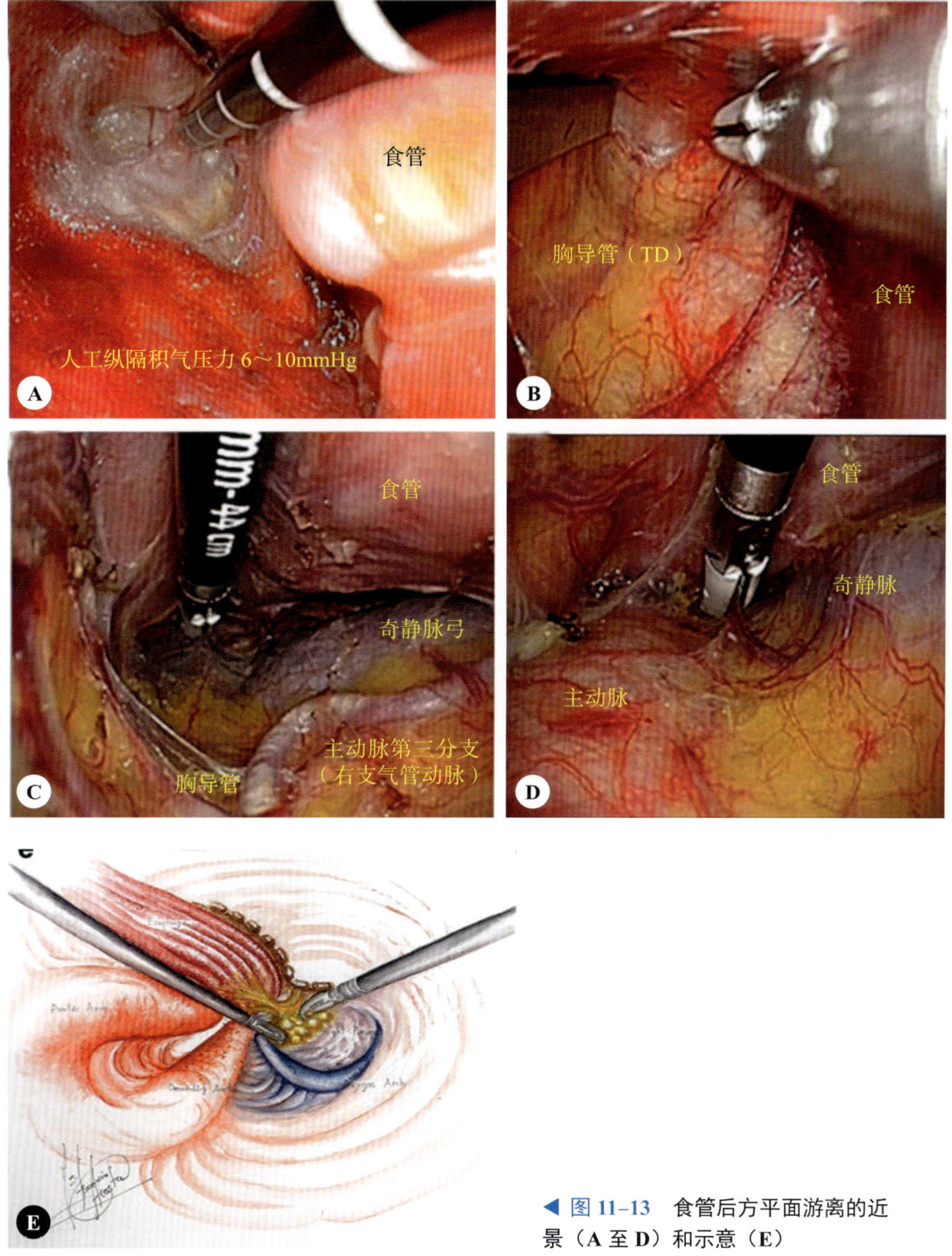

◀ 图 11-13　食管后方平面游离的近景（A 至 D）和示意（E）

(3) 食管前方平面游离（图 11-15）：接下来，转移到食管的右侧，将沿左 RLN 分布的淋巴结与气管壁分离，一直至显露出气管支气管角，显露淋巴结前方的平面，一直到将这些淋巴结与主动脉弓分离。

注意点：①显露气管壁，直至左气管支气管角水平，游离第 106recL 组淋巴结的右侧（图 11-15A）。②沿着食管壁将气管支气管韧带分开，避开左侧的食管。注意不要因膜部牵引而损伤气管膜部（图 11-15B）。③识别主动脉弓下方的肺动脉，显露第 106tbL 组淋巴结的右侧（图 11-15C）。④从主动脉弓上分离下第 106recL 组淋巴结，辨认左 RLN。心脏神经（心交感神经）通常与 RLN 平行（图 11-15D）。⑤分离心脏神经和支气管动脉，

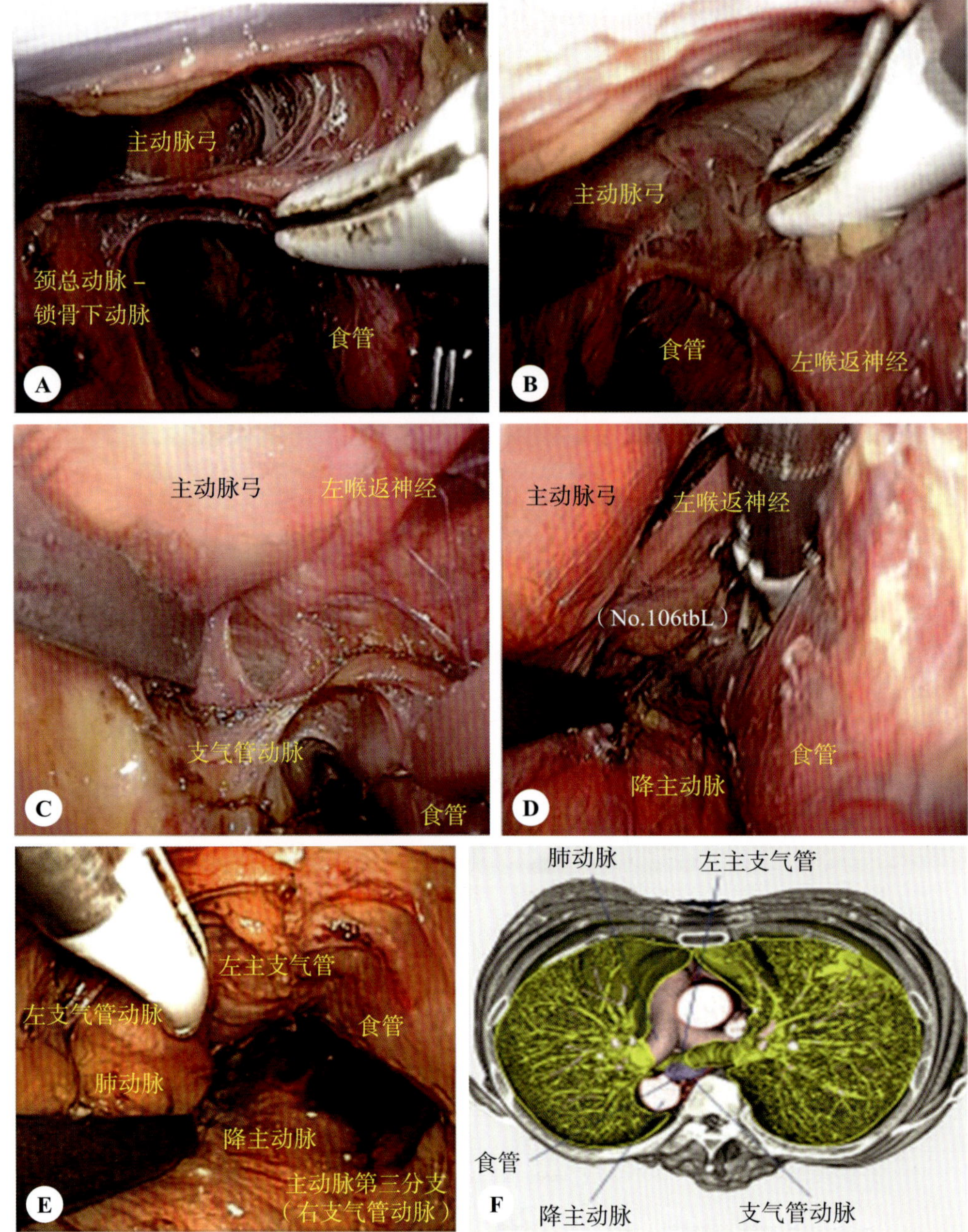

◀ **图 11–14　食管左侧游离的近景（A 至 E）和示意（F）**

No. 106tbL. 左气管支气管淋巴结

尽可能地裸化左 RLN 神经根。

(4) 食管右侧游离（图 11–16）：用牵引器避开食管，分离食管气管韧带，沿右纵隔胸膜切除食管旁淋巴结，直到显露奇静脉弓，同时裸化右支气管动脉（RBA）。

分离右迷走神经的食管支后，沿奇静脉进一步游离食管后壁，尽可能游离至设备能到达的最远处。

分离左主支气管和肺动脉，显露主动脉弓下淋巴结的右侧平面。

注意点：①避开左侧的食管，通过后方游离建立间隙的一个开口（图 11–16A）。②显露右侧胸膜和气管膜部，游离沿胸膜和气管分布的食管旁淋巴结（第 105 组）（图 11–16B）。③充分显露奇静脉弓并辨认奇静脉弓内的右迷走神经，然后分离神经的食管支以进一步游离食管（图 11–16C）。④当看到奇静脉弓内的右支气管动脉时，分离其食管支，并游离动脉周围淋巴结（最深的为

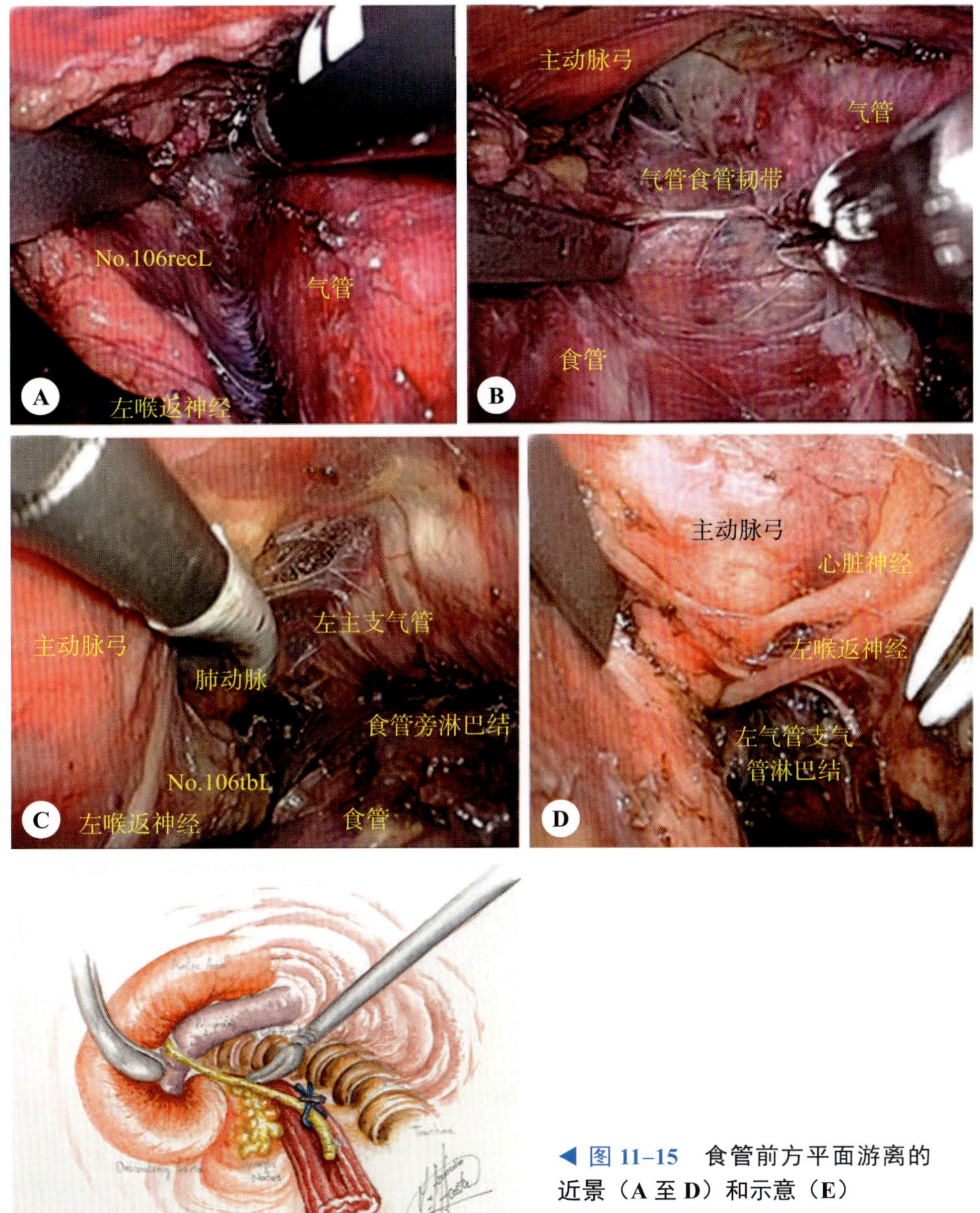

◀ **图 11-15　食管前方平面游离的近景（A 至 D）和示意（E）**

No.106recL. 左喉返神经旁淋巴结；No.106tbL. 左气管支气管淋巴结

第 105 组淋巴结）（图 11-16D）。

(5) 隆突下淋巴结剥离（图 11-17）。

注意点：①游离食管右侧后，剥离隆突下（第 107 组）淋巴结，包括双侧主支气管（第 109R/L 组）淋巴结。②解剖食管与左主支气管之间的平面及支气管壁的平面。随后，可以很容易看到心包，并可到达隆突下淋巴结前方的平面（图 11-17A）。③将心包显露在右侧以游离左侧第 107 组淋巴结。④向外围显露右迷走神经，先辨认右主支气管的内侧边界（软骨），然后尽可能充分地显露此边界以清晰分辨出第 109R 组淋巴结。⑤随后，通过抓住并拉下淋巴结的方法，从气管杈处和心包处完整剥离第 107 组和第 109R 组淋巴结（图 11-17B）。⑥要在不出血的情况下剥离淋巴结，应识别并分离供应淋巴结的支气管动脉（主干或其分支）。⑦在剥离第 107 组和第 109R 组淋巴结后（图 11-17C），剥离沿左主支气管向外周分布的第 109L 组淋巴结的近端部分。⑧转移至食管左侧后，

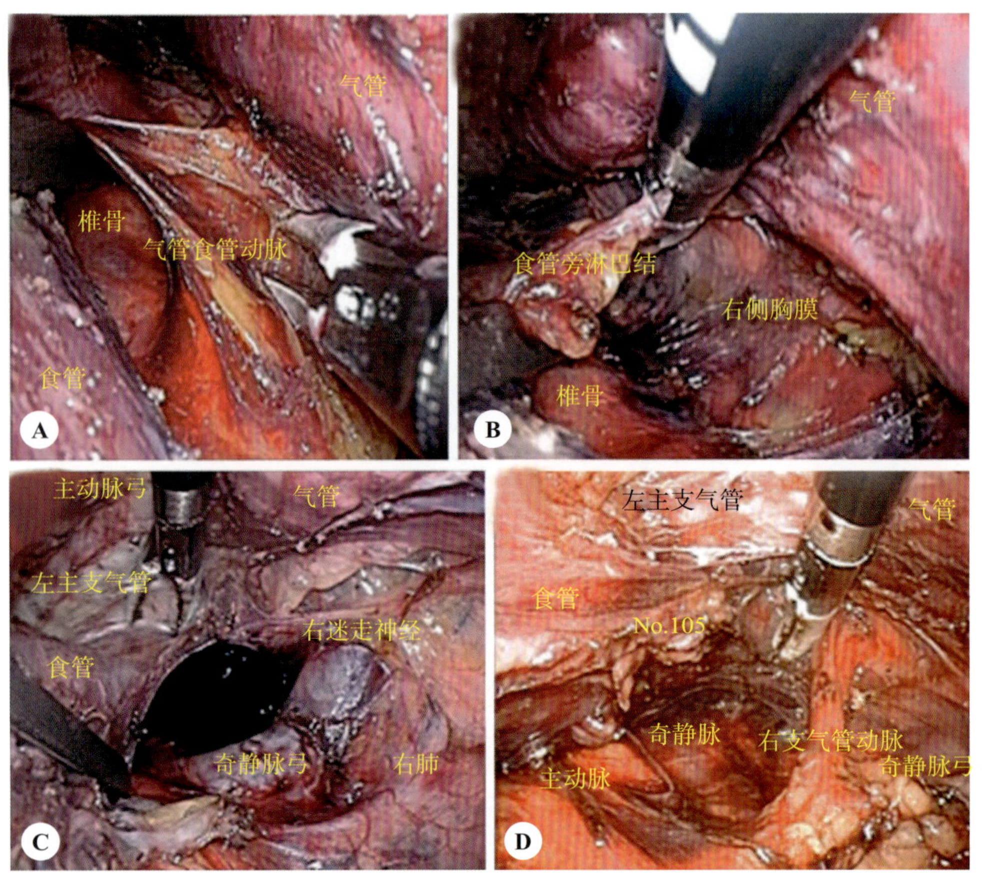

◀ 图 11–16　食管右侧游离
No.105. 食管旁淋巴结

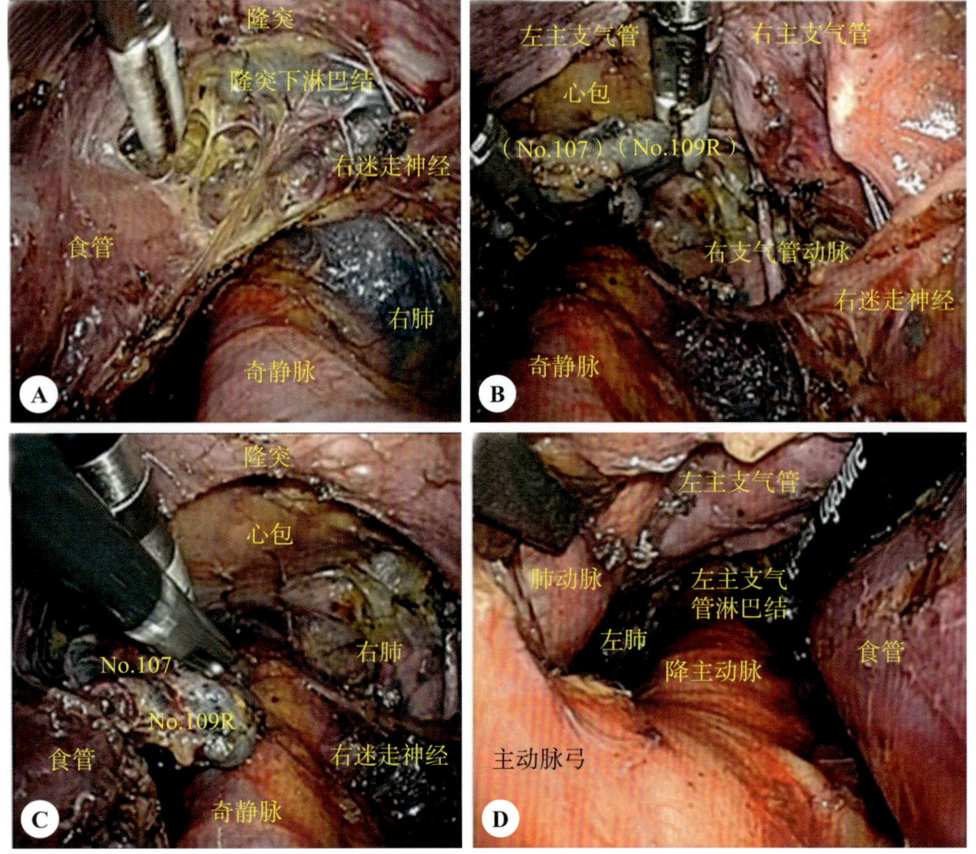

◀ 图 11–17　隆突下淋巴结剥离
No.107. 隆突下淋巴结；No.109R. 右主支气管淋巴结

剥离第 109L 组淋巴结的远端部分，直到显露出左侧胸膜和左肺静脉（图 11–17D），完成第 109L 组淋巴结剥离后的最终视野。

(6) 左喉返神经（RLN）分离（图 11–18）：解剖食管后，使用内镜用剪刀将左 RLN 的淋巴结与左 RLN 主干分离，保留与食管附着的淋巴结。

首先将神经干沿前平面显露，然后淋巴结向左剥离，穿过神经干下方，通过分离与神经干的连接处来分离淋巴结。

最后通过分割与神经干的附着物来解剖主动脉弓下淋巴结。

注意点：①食管解剖后，用剪刀锐性分离左 RLN，切除第 106recL 组和第 106tbL 组淋巴结。显露左 RLN 的前平面，直至主动脉弓（图 11–18A）。②将第 106recL 组淋巴结从神经下方向左拉，将淋巴结与神经分开，神经分支逐一分开（图 11–18B）。③通过牵引器避开主动脉弓从而扩大主动脉下弓视野，将第 106tbL 组淋巴结的剩余附着物从神经上分离（图 11–18C）。④为避免在第 106tbL 组淋巴结解剖过程中支气管动脉分支出血，在

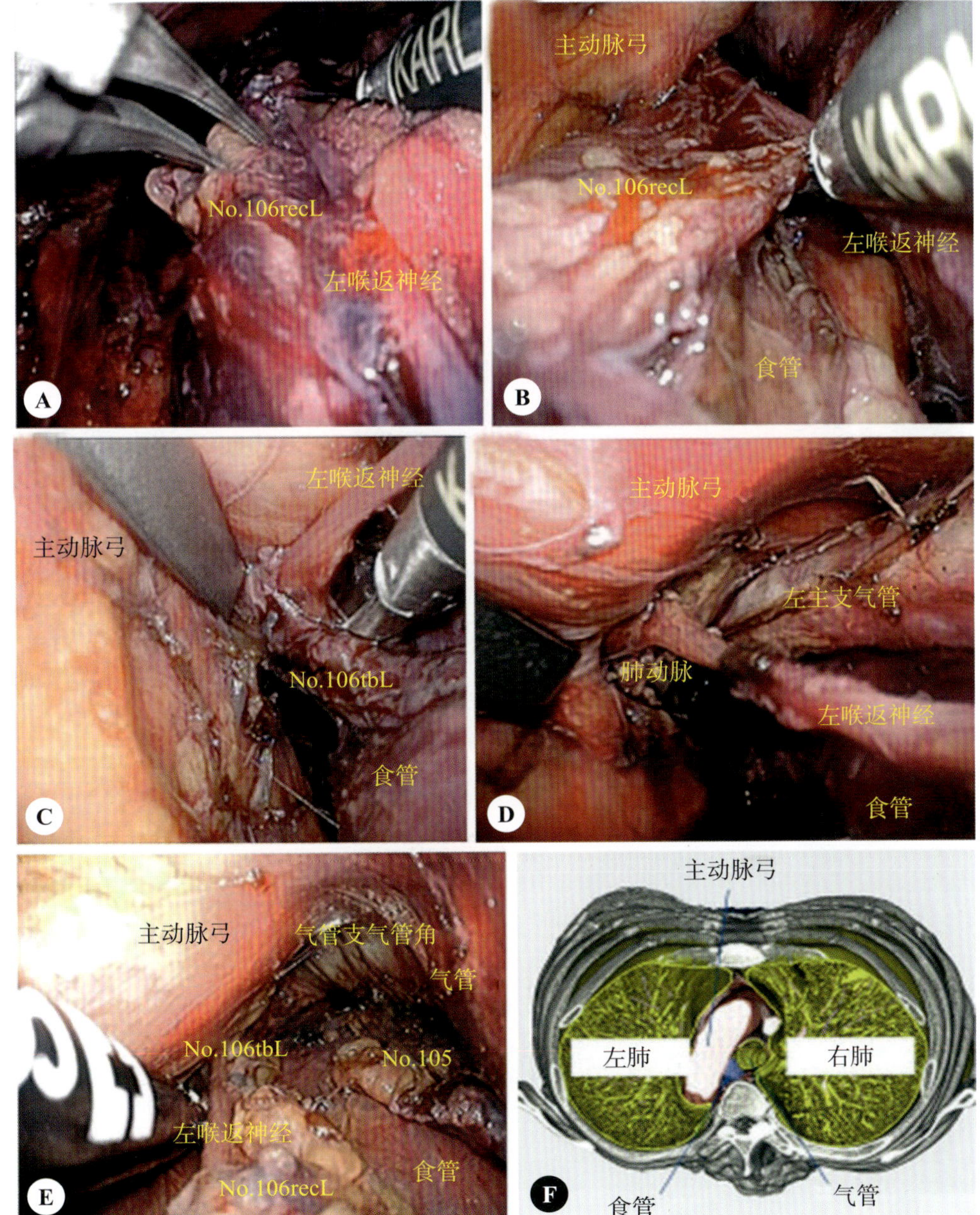

◀ 图 11–18 左喉返神经的剥离（A 至 E）和横断面示意（F）

No.106recL. 左喉返神经淋巴结；No.106tbL. 左气管支气管淋巴结；No.105. 食管旁淋巴结

靠近神经的情况下，用剪刀快速夹住并切断血管；在远离神经的情况下，用能量设备切断血管。⑤完成第106recL组和第106tbL组淋巴结解剖后的最终视野如图11–18D和E所示。

（三）右侧颈部手术（图11–19）

在直视下从右侧颈部切口解剖沿右RLN的淋巴结。

颈前肌的外侧部分被切开，以显露淋巴结的前方平面。

将胸锁乳突肌和颈总动脉向右牵拉，显露出淋巴结的后方平面。

在显露出右RLN主干后，用剪刀小心地分割淋巴结与气管壁和神经主干的连接处；然后，切除淋巴结。

注意点：①第106recR组淋巴结存在于靠近颈部的浅纵隔内，可在直视下解剖，但有时难以识别右RLN或充分解剖淋巴结。②使用NIM Response 3.0进行术中监测对于识别右RLN并安全地进行淋巴结清扫术是非常有用的（图11–19A）。③为了确保足够的手术视野，在将带状肌肉的外侧半部分分开后，避免胸锁乳突肌和颈总动脉向外以及甲状腺向内。注意不要用牵引器按压RLN。④首先，解剖第106recR组淋巴结的后部平面；然后，用剪刀迅速分割通往淋巴结的神经分支以解剖前部平面（图11–19B）。⑤用镊子轻轻拉动淋巴结，解剖淋巴结的深部。届时，请注意不要破坏神经干（图11–19C）。神经干可能因拉动分支而弯曲。⑥最后，将附着物从气管壁上分离以完成淋巴结清除术（图11–19D）。

（四）经食管手术（图11–20和图11–21）

在腹腔镜手术前，通过腹中线切口在直视下分离大网膜和小网膜。腹部手术和经食管手术均采用CO_2充气（10mmHg）。在腹部手术过程中，操作者通过连接在中线切口上的蓝碟（Lap disc,

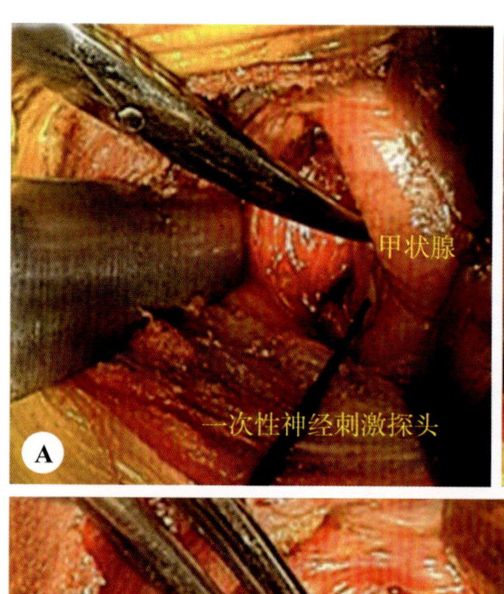

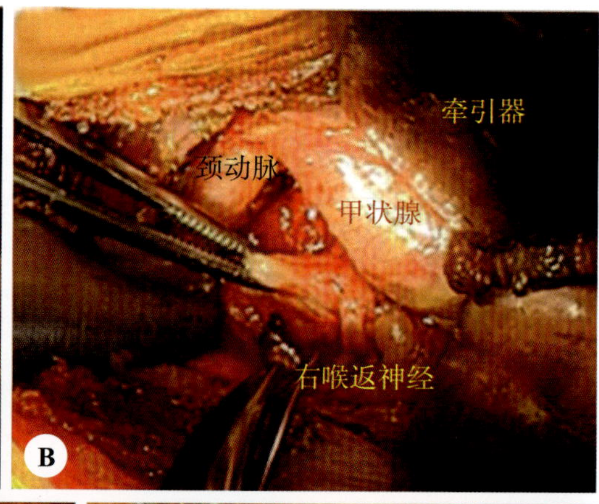

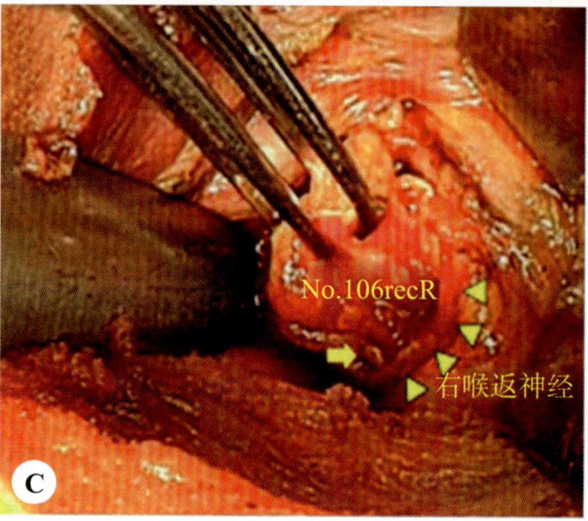

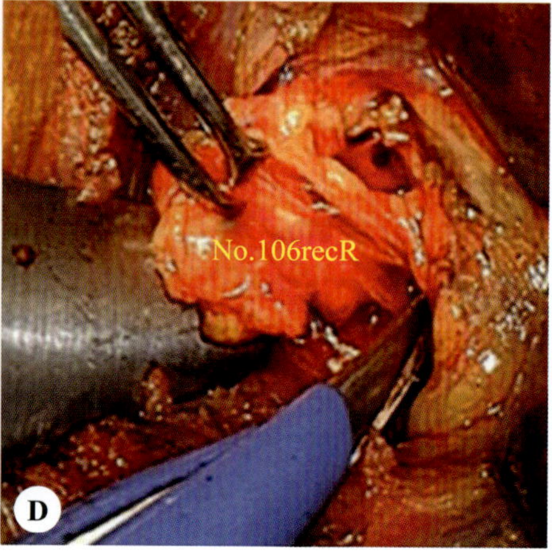

◀ 图11–19 右侧颈部手术
No.106recR. 右喉返神经淋巴结

Ethicon）将左手伸入腹腔，以控制胃，并在经食管裂孔手术过程中控制食管和肝脏的裂孔扩张。分离胃脾韧带后，沿左胸骨打开食管裂隙，进入纵隔（图 11–20）。

1. 前方平面解剖

显露心包后，沿心包解剖食管旁组织的前平面。在显露左下肺静脉并用牵引器前部避开后，显露左主支气管淋巴结，从周围到隆突处与左主支气管分离，并进一步向右延伸，显露隆突下和右主支气管淋巴结的前方平面，直到显露右主支气管。

2. 后方平面解剖

回到食管裂孔处，显露主动脉壁，沿主动脉向主动脉弓分离食管旁组织的后平面，并分离主动脉的食管分支。然后，在左主支气管下方的水平面上，将经食管裂孔剥离的后平面打开至经颈部入路剥离的空间，并将后剥离进一步延伸至右侧，直至奇静脉和右纵隔胸膜被显露。

3. 左侧解剖

用前后入路解剖食管旁组织和主动脉旁淋巴结，沿着左侧中纵隔胸膜分开，直至左主支气管。从而完成了对左纵隔淋巴结，包括主动脉旁至心下淋巴结和左主支气管淋巴结的整体清扫。

4. 右侧解剖

通过分离胃左动静脉和腹腔淋巴结，将胃完全游离后，沿右纵隔胸膜分离右食管旁组织，直至右主支气管淋巴结，然后将其与右主支气管分离。从而完成了右纵隔淋巴结，包括右主支气管淋巴结的整体清扫。

注意点：①解剖食管前平面，露出心包，就能很轻松地看到从颈侧切开的间隙的开口（图 11–21A）。②完成前部切除术后的最终视野如图 11–21B 所示。③解剖食管后平面，露出主动脉，就能很轻松地到达从颈侧解剖的间隙（图 11–21C）。④在前、后平面解剖后，通过分离与左侧胸膜的附件沿主动脉解剖第 112 组淋巴结（图 11–21D）。⑤完成左侧胸膜剥离后的最终视野如图 11–21E 所示。⑥移到食管裂孔右侧后，沿右侧胸膜分离附着物（图 11–21F）。⑦沿着右侧胸膜完成分割后的最终视野如图 11–21G 所示。⑧完成经食管裂孔手术后的最终视野如图 11–21H 所示。

（五）食管重建

最后，通过左颈部切口横切颈段食管，经食管裂孔切除食管，整体切除纵隔淋巴结。

通过胸骨后径路将管状胃向上提，并与左颈部的食管吻合。在左侧颈部伤口放置 J-VAC 吸引引流管（Ethicon）。通过上腹壁插入肠内营养管，并通过管状胃置入空肠。无须放置胸腔引流管，也无须放置腹腔引流管和鼻胃管。

（六）术后处理

患者在手术室拔管，进入 ICU，然后在术后

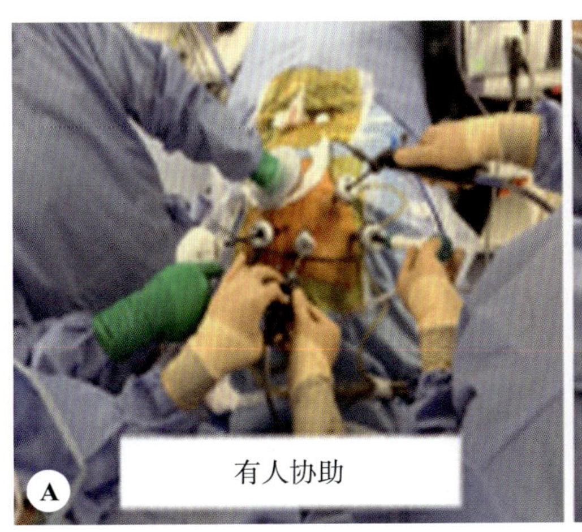

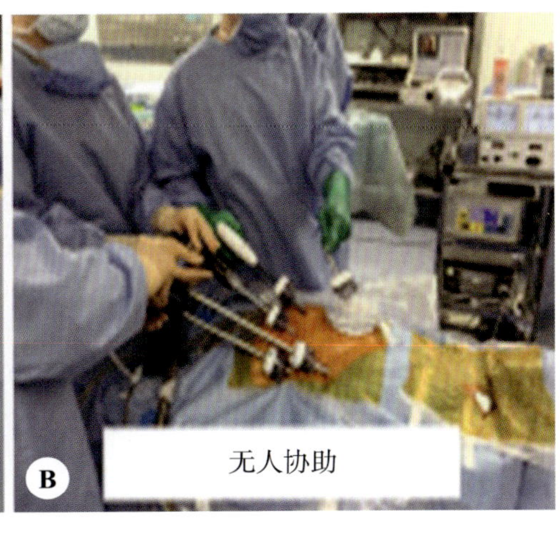

◀ 图 11–20　有人协助（A）或无人协助（B）的示意

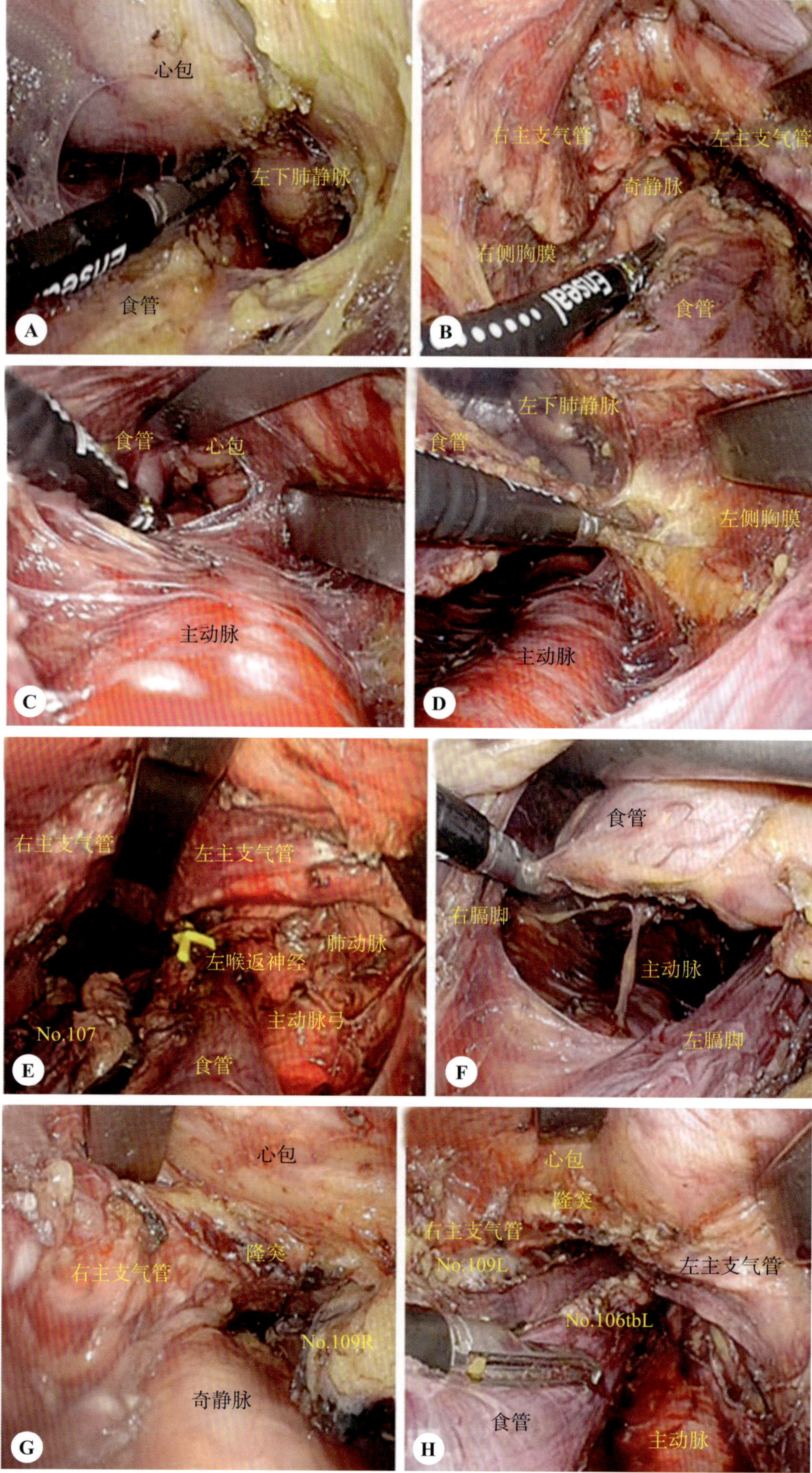

◀ 图 11-21 经食管裂孔手术

No.107. 隆突下淋巴结；No.109R. 右主支气管淋巴结；No.109L. 左主支气管淋巴结；No.106tbL. 左气管支气管淋巴结

第 1 天返回普通病房。由于该手术不需要放置胸腔引流管，所以胸部 X 线片通常会在右侧或左侧胸腔发现胸腔积液，可通过 1～2 次胸腔穿刺抽取胸腔积液。术后第 5 天取出左侧颈部引流管。术后第 7 天，在吞咽试验和使用喉镜声带评估后，开始进食。患者通常在术后 2～3 周出院，无须肠内和肠外营养支持。

二、总结

不开胸的腔镜辅助根治性食管切除术的成功与否，取决于是否在纵隔深处实现了准确且充分的淋巴结切除术。实现这一目标所需的要素包括：了解颈部和经食管手术的纵隔解剖结构；使用颈部和经食管途径稳定扩张纵隔入口；纵隔深间隙充分扩张；适当使用电切设备；按照标准化流程执行手术。基于这些原因，提高手术经验和技能是实现该手术成功的最重要途径。

单孔技术通过二氧化碳充气，提供了纵隔空间的有利扩张，并改善了主动脉弓周围纵隔深部的可视性和操作性，允许上纵隔包括主动脉弓下淋巴结的整体切除术。此外，手助腹腔镜经食管裂孔手术允许在中、下纵隔（包括腹腔下和双侧主支气管淋巴结）进行整体淋巴结切除。根据标准化程序，在腔镜辅助放大视野下可安全、小心地进行经颈和经食管裂孔手术，并使用牵引器进行适当的手术空间扩张。

单孔 MATHE 是治疗食管鳞状细胞癌（ESCC）或胸段食管癌的一种新型微创手术。

参考文献

[1] Bumm R, Hölscher AH, Feussner H, et al. Endodissection of the thoracic esophagus. Technique and clinical results in transhiatal esophagectomy. Ann Surg. 1993;218:97–104.

[2] Tangoku A, Yoshino S, Abe T, et al. Mediastinoscope- assisted transhiatal esophagectomy for esophageal cancer. Surg Endosc. 2004;18:383–9.

[3] Feng MX, Wang H, Zhang Y, et al. Minimally invasive esophagectomy for esophageal squamous cell carcinoma: a case-control study of thoracoscope versus mediastinoscope assistance. Surg Endosc. 2012;26:1573–8.

[4] Tachimori Y, Ozawa S, Numasaki H, et al. Efficacy of lymph node dissection by node zones according to tumor location for esophageal squamous cell carcinoma. Esophagus. 2016;13:1–7.

[5] Udagawa H, Ueno M, Shinohara H, et al. The importance of grouping of lymph node stations and rationale of three-field lymphoadenectomy for thoracic esophageal cancer. J Surg Oncol. 2012;106:742–7.

[6] Fujiwara H, Shiozaki A, Konishi H, et al. Hand-assisted laparoscopic transhiatal esophagectomy with a systematic procedure for en bloc infracarinal lymph node dissection. Dis Esophagus. 2016;29:131–8.

[7] Fujiwara H, Shiozaki A, Konishi H, et al. Single-Port Mediastinoscopic Lymphadenectomy Along the Left Recurrent Laryngeal Nerve. Ann Thorac Surg. 2015;100:1115–7.

[8] Fujiwara H, Shiozaki A, Konishi H, et al. The left cervical procedure using a single-port mediastinoscopic technique. Asvide 2016;3:290. https://www.asvide.com/articles/1052.

[9] Fujiwara H, Shiozaki A, Konishi H, et al. The transhiatal procedure using a hand-assisted laparoscopic technique. Asvide 2016;3:291. https://www.asvide.com/articles/1053.

第 12 章　腹腔镜经食管裂孔食管癌切除术治疗远端食管癌与胃食管交界处癌

Laparoscopic Transhiatal Resection for Distal Esophageal and Gastro-Esophageal Junction Cancer

Miguel A. Cuesta　Donald L. van der Peet　著

林生力　许佳成　译　　蔡明琰　校

通过开胸手术对食管癌进行传统手术治疗的特点是并发症发病率高，尤其是肺部感染。Orringer 和 Sloan [1] 设计了远端食管癌和胃食管交界处（GEJ）食管癌的经食管裂孔手术方法，通过避免经胸入路达到减少并发症的目的。这种方法的缺点是不能进行彻底的纵隔淋巴结清扫。HIVEX 试验 [2] 采用了随机化方法，在不使用新辅助治疗的情况下，对远端食管和 GEJ Siewert 1 型与 2 型肿瘤进行经食管裂孔和经胸手术，并将两者进行对比。这项研究发现，经胸手术治疗 1 型 GEJ 肿瘤可有更好的生存率，但两种手术入路在 2 型 GEJ 肿瘤的生存结局上则无显著区别。目前的传统或腹腔镜下经食管裂孔手术适应证，包括 GEJ 肿瘤，以及全身状况不佳的远端食管癌患者 [3-6]。

关键技术说明

Orringer 和 Sloan [1] 描述的传统手术技术是通过腹腔镜 [4, 5] 进行的（视频 12-1）。

1. 患者处于截石位，颈部伸展，显露左侧。外科手术医生站在患者双腿之间，两台显示器位于患者肩部水平。两名助手站在患者的两侧，护士站在外科医生的右侧。

2. 在中线靠左侧剑突与脐连线的中间做一个 10mm 切口，形成气腹。通过此处的套管针引入镜头，另外 4 个套管针则置于上腹部（图 12-1）。

3. 探查腹部和食管裂孔局部。拨开肝左外叶和对胃向尾端牵引后（图 12-2），在心包、主动脉与两侧胸膜之间的平面上进行腹腔镜下经食管裂孔食管切除术。执行这部分操作时，需使用封闭装置。分离肝胃韧带（松弛部）和最近的胃短血管后，轻轻显露右膈脚与食管之间的间隙，以便游离食管并在其周围放置套索（图 12-3）。对于交界处肿瘤，食管裂孔肌肉环应被切除。放置在食管周围的套索使食管向下牵引（图 12-4）。

4. 依据 Pinotti [3] 的方法，利用结扎束血管闭合系统（LigaSure）分离膈静脉，继而分离食管裂孔前部以扩大食管裂孔（图 12-5）。在前纵隔的无血管平面上进行前部的剥离，显露出心包和肺静脉（图 12-6 和图 12-7）。

5. 在食管右侧，于食管裂孔水平处靠近主动脉，并沿主动脉在后纵隔尽可能往上剥离出一个无血管平面（图 12-8）。

6. 向上游离至隆突水平，显露此处的淋巴结但不切除（图 12-9）。

7. 在两侧胸膜处进行侧向剥离。多数情况下，两侧胸膜是打开的，必要时可进行部分切除。

*. 本章配有视频，可登录网址 https://doi.org/10.1007/978-3-030-55176-6_12 观看。

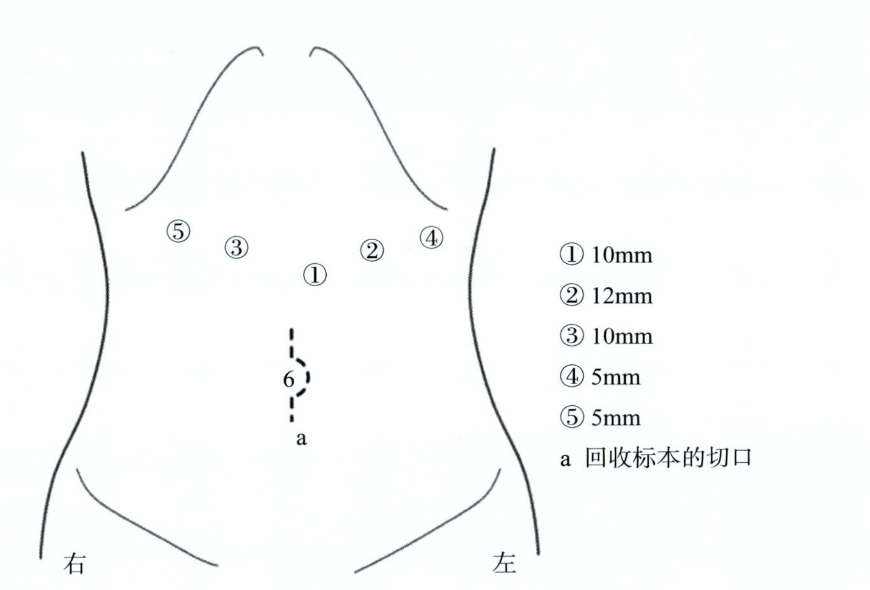

◀ **图 12-1** 患者位置和套管针放置

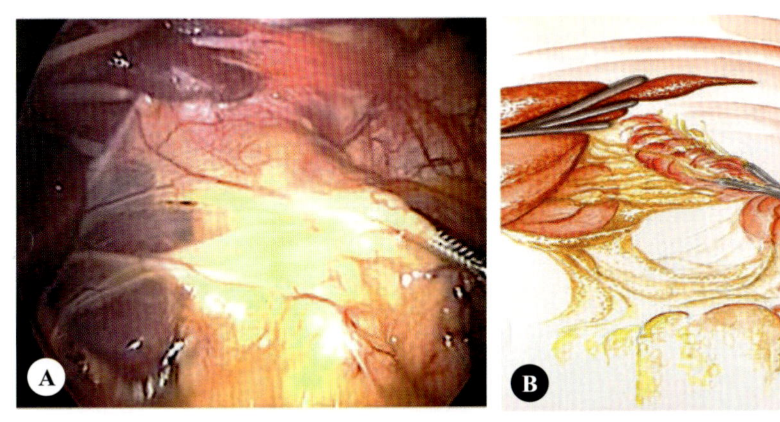

◀ **图 12-2** 牵引和胃食管交界处的显露：近景（**A**）和示意（**B**）

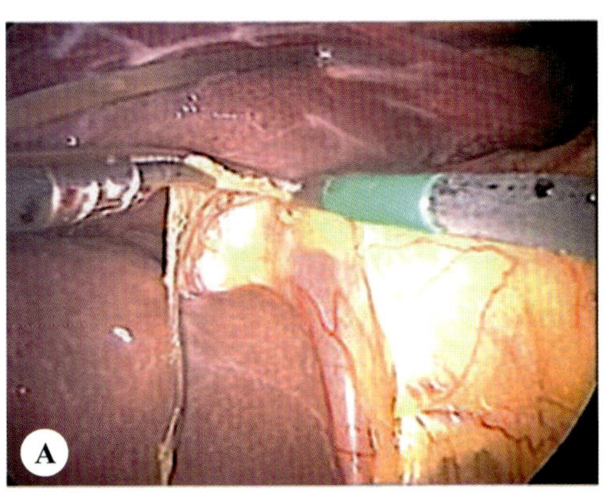

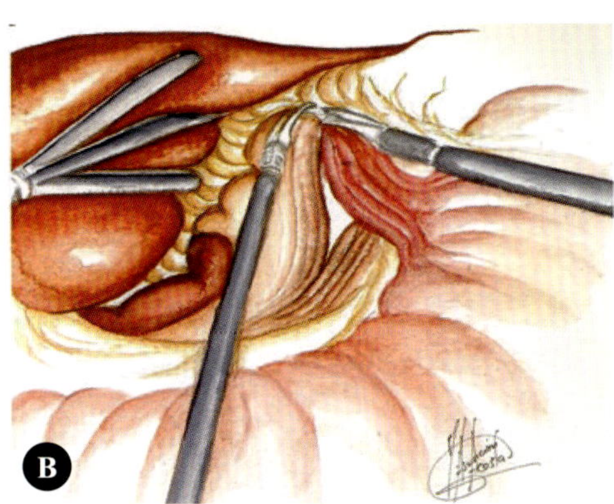

◀ **图 12-3** 打开肝胃韧带后，显露右膈脚与食管之间的间隙：近景（**A**）和示意（**B**）

这种情况下，应预先通知麻醉医生，因其必须对机械通气参数进行调整。调整机械通气的方式包括增加每分通气量，使用呼气末正压（positive end-expiratory pressure，PEEP），并将通气压力降低至约 12mmHg[6]。以这种方式在腹腔镜下切除隆突以下的食管，同时切除食管旁组织和食管周围淋巴结，一直到隆突水平（图 12-10 和图 12-11）。

8. 通过牵引胃和分离小网膜囊中的粘连，进行腹腔干及其分支的广泛淋巴结切除术，然后用封闭装置或夹子分离胃左动脉和静脉。从此处游离至食管裂孔（图 12–12）。

9. 利用封闭装置分离胃结肠韧带，继而松解胃大弯部，此过程中应保护胃网膜血管。之后，靠近胃短血管，一直分离至食管裂孔的左膈脚（图 12–13），可以不按照上述顺序进行，先进行淋巴结切除再进行胃部游离或先进行胃部游离再行淋巴结切除均可。

10. 第二位外科医生通过颈部左侧切口进行颈部食管的剥离（图 12–14）。

11. 与此同时，另一位外科医生在保护下通过一个小的辅助脐周切口（7cm）放入左手。通过左侧的套管针，将静脉剥离器从胃小弯的一个小切口引入胃腔，然后向上推至颈部剥离的食管（图

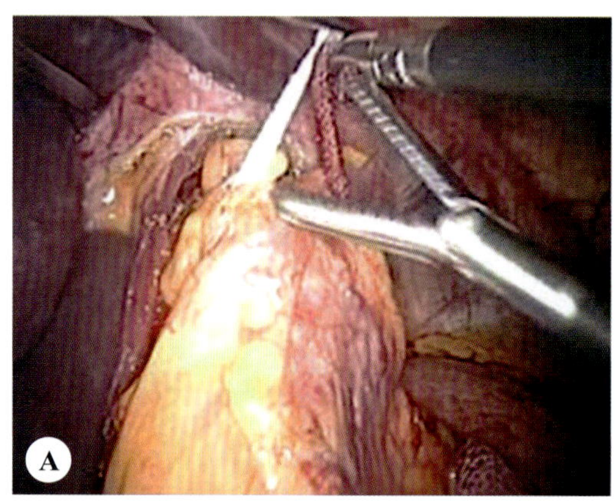

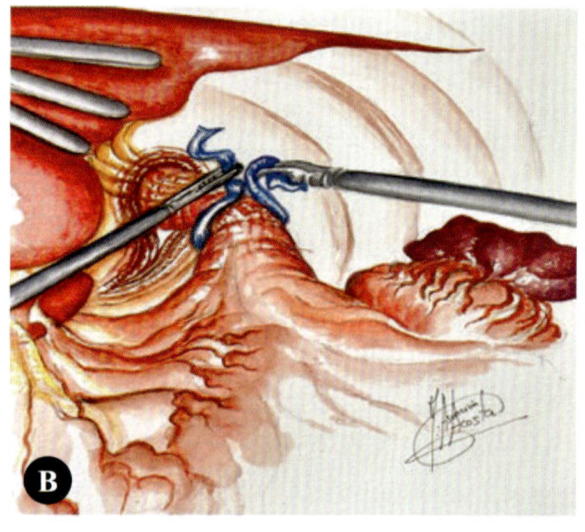

◀ 图 12–4　打开食管后部的创口，在食管周围放置套索进行牵引：近景（**A**）和示意（**B**）

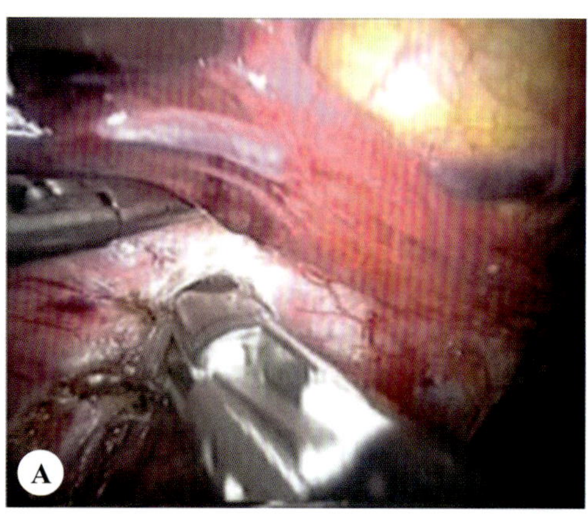

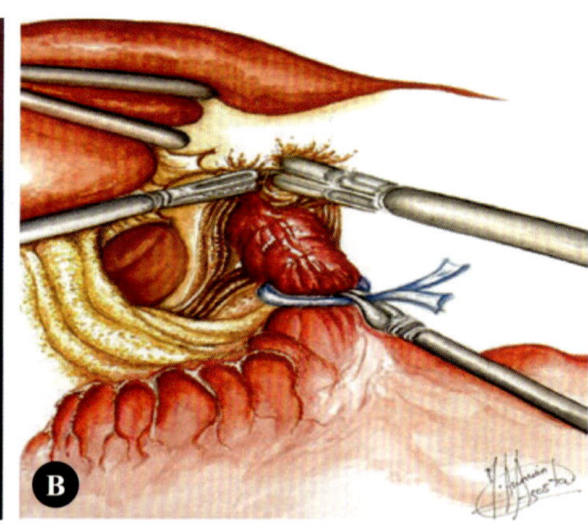

◀ 图 12–5　**Pinotti** 的方法：近景（**A**）和示意（**B**）

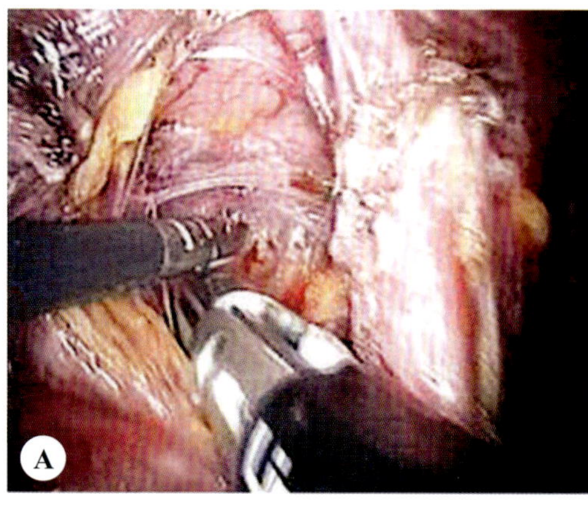

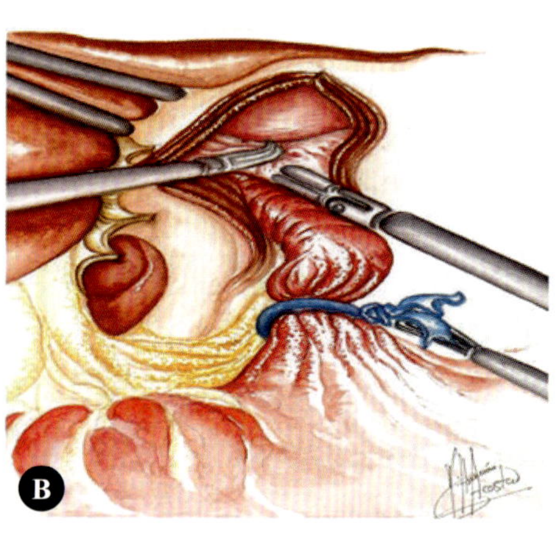

◀ 图 12–6　沿心包进行前纵隔的剥离：近景（**A**）和示意（**B**）

12–14A）。如果肿瘤引起梗阻而导致剥离器无法推动，可用鼻饲管或鼻胃管通过胃上的小切口伸出，剥离器则可与之连接而被推至食管颈部。分离食管颈部，食管远端的部分被封闭在剥离器的头部周围。鼻胃管与剥离器相连，这可以用于之后将管状胃向上引至颈部切口处。

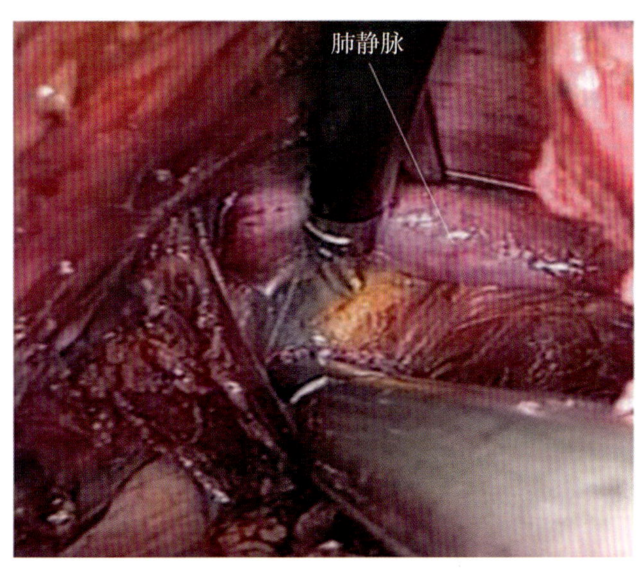

▲ 图 12–7　前部的剥离，可见肺静脉

12. 这样，利用放置在腹腔内的外科医生的手，可以安全可控地进行剥离。对大多数患者而言，必须在这一步分离迷走神经的分支，以便通过充分保护的脐周切口来取出样本（图 12–15）。

13. 一旦样本被取出腹腔，胃的游离就完成了，使用吻合器构建 3～4cm 宽的管状胃。然后缝合管状胃，连接鼻胃管，重新放入腹腔（图 12–16 和图 12–17）。接下来，重建气腹，在视野下通过鼻胃管的牵引将管状胃放置于颈部食管之下（图 12–18）。采用单层缝合术进行颈部的手工吻合。

14. 通过经脐切口放置空肠造口管进行喂养，并通过穿刺器的穿刺口放置两个引流管进行双侧胸腔的引流。这类患者均没有被行过 Kocher 手法、幽门肌切开术或幽门成形术。

术后，在患者血流动力学和呼吸稳定后拔管。患者拔管后送入 ICU 或中级护理病房，随后转入普通病房。

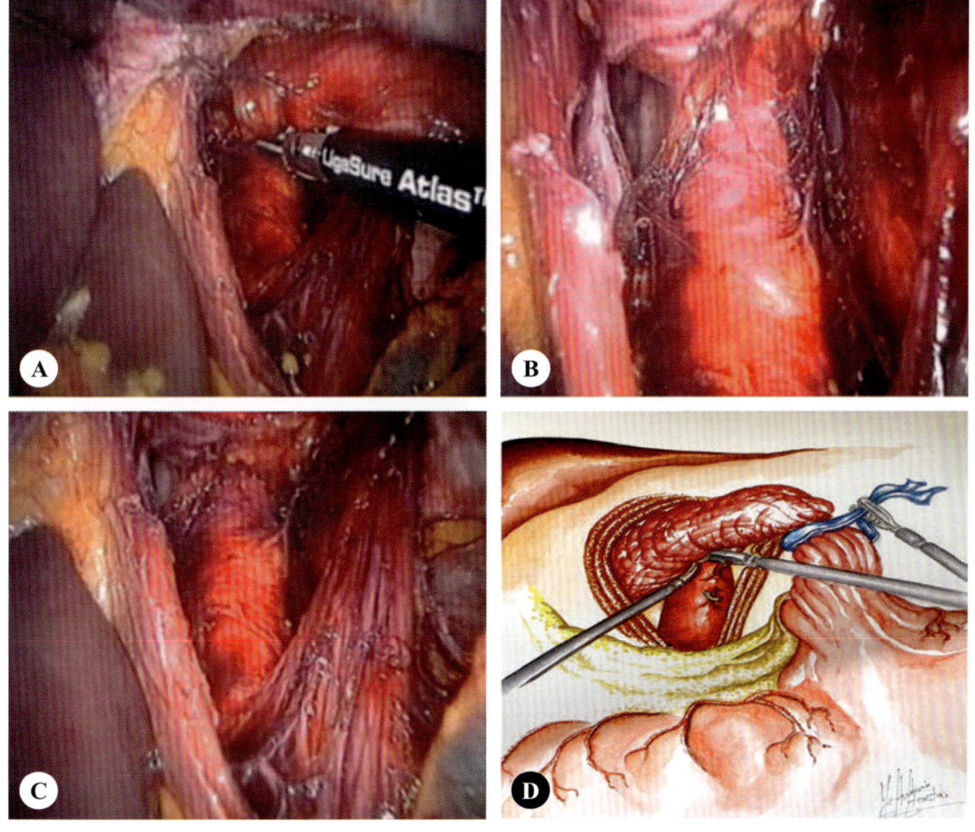

◀ 图 12–8　沿主动脉进行后纵隔的剥离：近景（A 至 C）和示意（D）

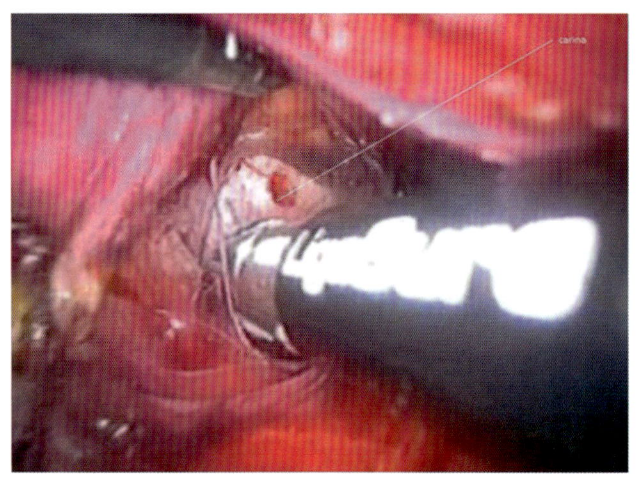

▲ 图 12-9 前部游离至隆突

术后第 1 天开始，患者通过空肠营养管进行肠内营养，直到可以完全恢复经口进食。随后，患者应主动活动，并积极配合物理治疗。在术后第 4 天，通过 X 线造影检查，对吻合口、管状胃和幽门通过的情况进行评估。当没有看到渗漏和通过良好时，取出鼻胃管并开始经口喂养。当患者完全恢复行动能力并可以完全自主进食时，即可出院。

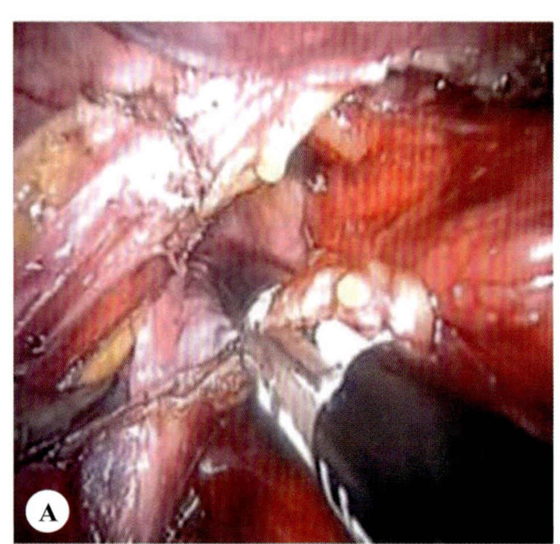

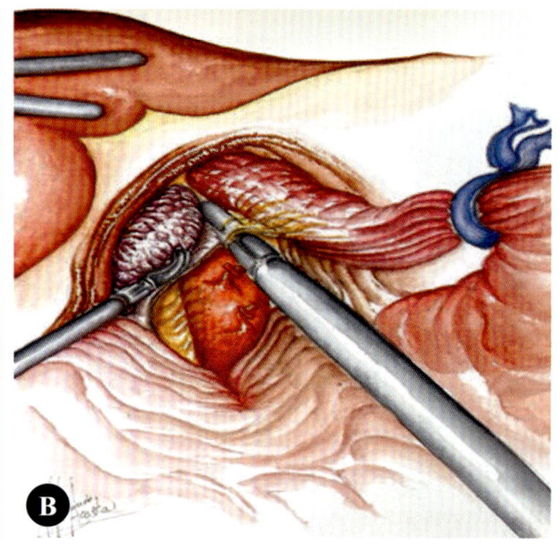

◀ 图 12-10 右纵隔的剥离：近景（A）和示意（B）

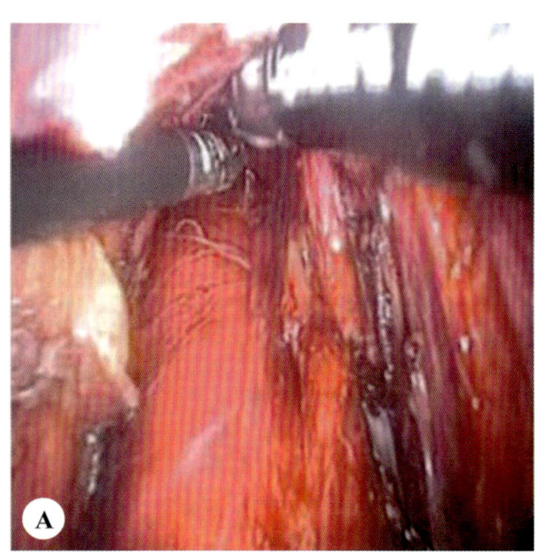

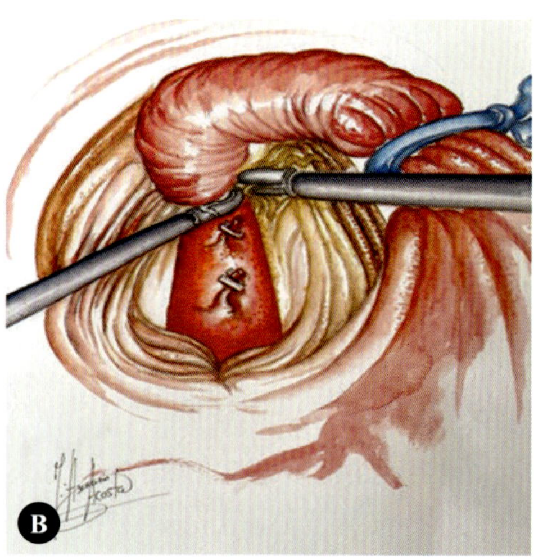

◀ 图 12-11 左纵隔的剥离：近景（A）和示意（B）

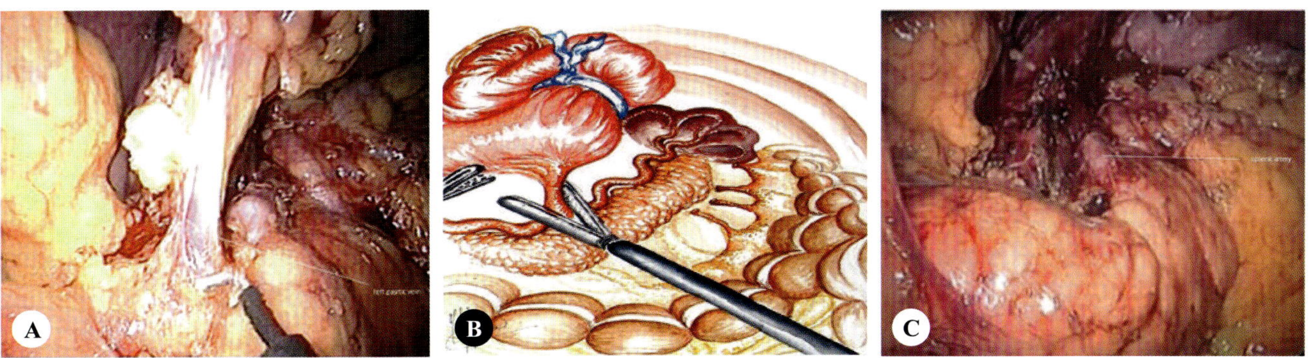

▲ 图 12-12　A. 腹腔干淋巴结切除术；B. 胃左动脉的分离；C. 淋巴结切除术后的最终视野

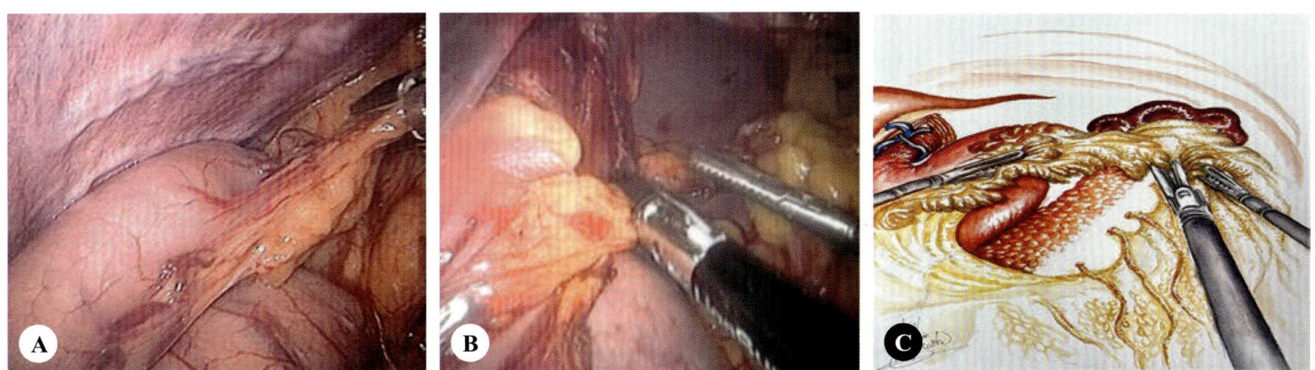

▲ 图 12-13　A. 胃大弯的游离；B. 分离至左膈脚；C. 示意

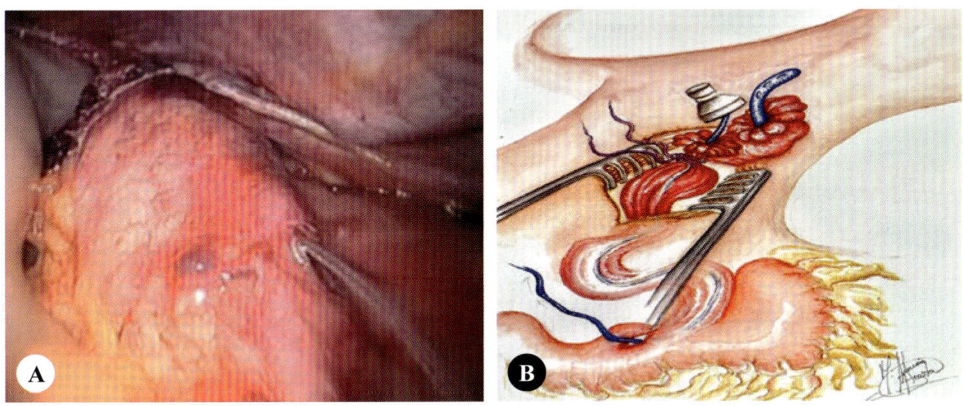

▲ 图 12-14　A. 通过近端胃放置剥离器；B. 颈部切开和食管分离

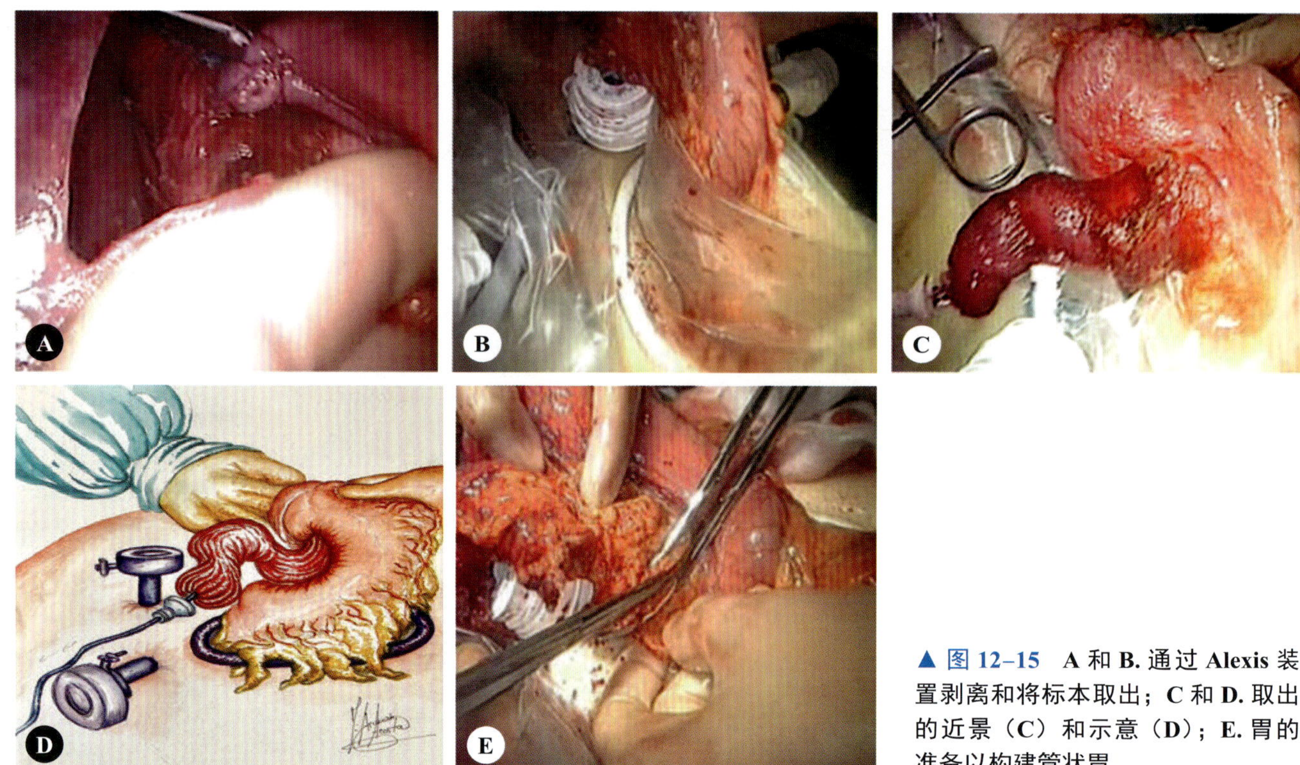

▲ 图 12-15 A 和 B. 通过 Alexis 装置剥离和将标本取出；C 和 D. 取出的近景（C）和示意（D）；E. 胃的准备以构建管状胃

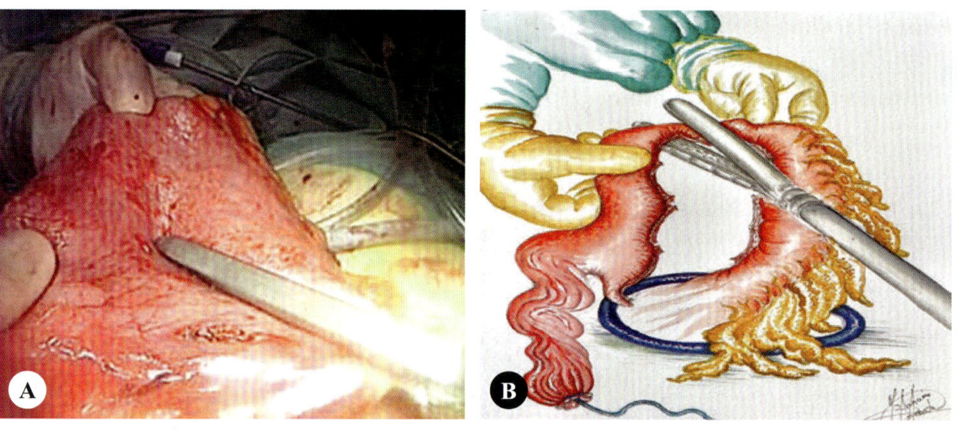

◀ 图 12-16 管状胃的构建：近景（A）和示意（B）

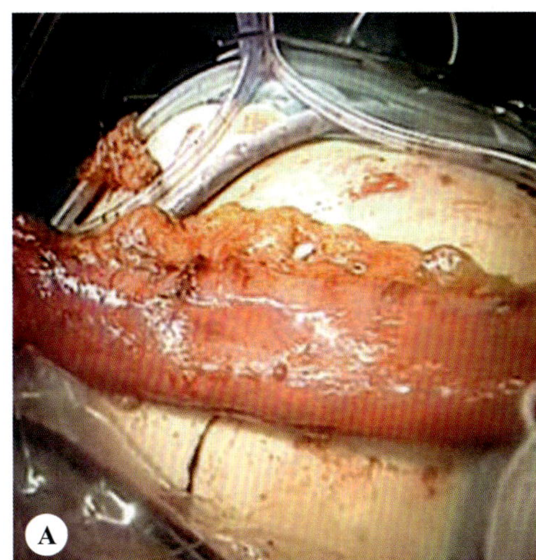

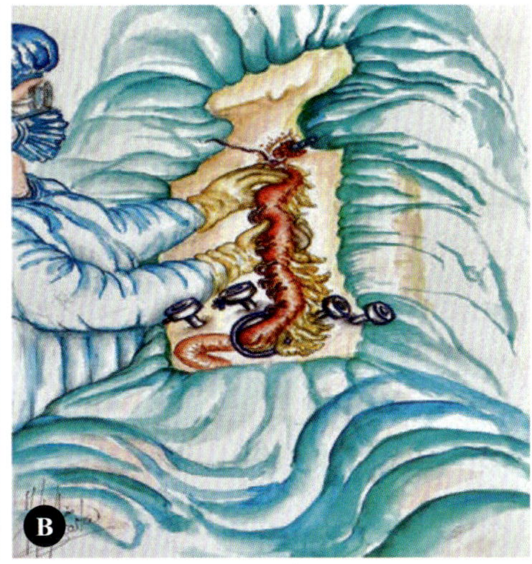

◀ 图 12-17 管状胃的长度：近景（A）和示意（B）

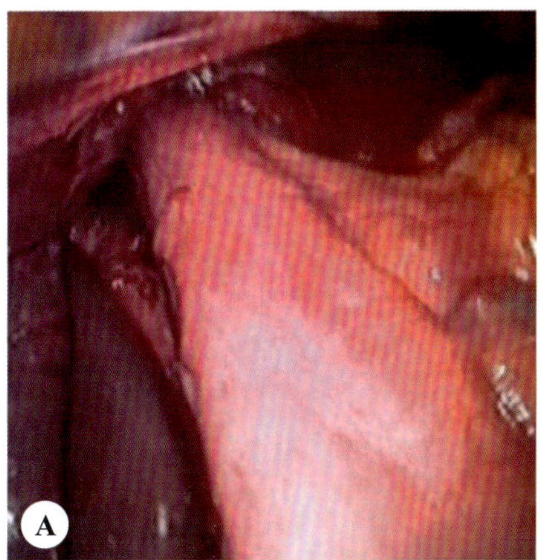

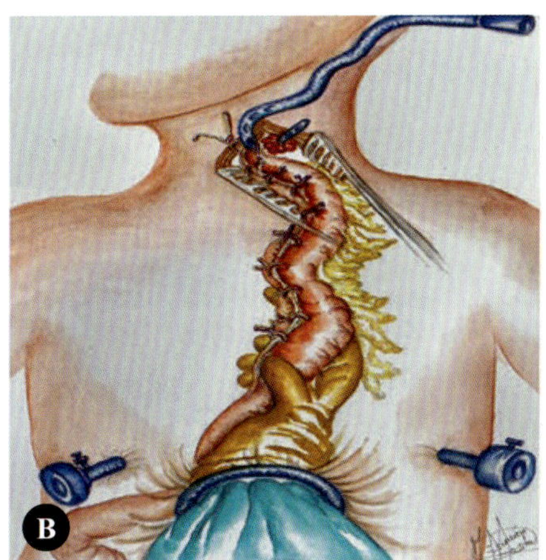

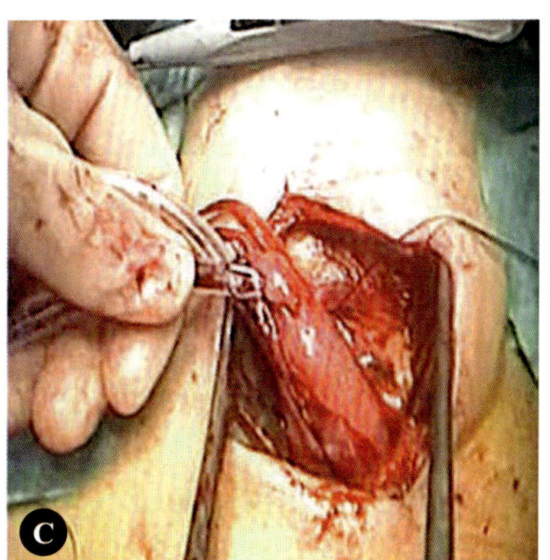

▲ 图 12-18 将管状胃引至颈部的路径：近景（A）和示意（B），颈部的吻合（C）

参考文献

[1] Orringer MB, Sloan H. Esophagectomy Without Thoracotomy. J Thorac Cardiovasc Surg. 1978;76:643–54.

[2] Omloo JMT, Lagarde SM, Hulscher JBF, et al. Extended transthoracic resection compared with limited transhiatal resection for adenocarcinoma of the mid/distal esophagus. Ann Surg. 2007;246:992–1001.

[3] Pinotti HW, Zilberstein B, Pollara W, Raia A. Esophagectomy without thoracotomy. Surg Gynecol Obstetr. 1981;152:345–7.

[4] Scheepers JJ, Veenhof AA, van der Peet DL, et al. Laparoscopic transhiatal resection for malignancies of the distal esophagus: outcome of the first 50 resected patients. Surgery. 2008;143:278–85.

[5] Maas KW, Biere SS, Scheepers JJ, et al. Laparoscopic versus open transhiatal esophagectomy for distal and junction cancer. Rev Esp Enferm Dig. 2012;104:197–202.

[6] Makay O, van den Broek WT, Yuan JZ, et al. Anaesthesiological hazards during laparoscopic transhiatal esophageal resection: A case control study of the laparoscopic assisted versus the conventional approach. Surg Endosc. 2004;18:1263–7.

第13章　机器人辅助微创经食管裂孔食管切除术 *

Robot-Assisted Minimally Invasive Transhiatal Esophagectomy

Rishindra M. Reddy　著

胡健卫　姚　璐　译　　钱立强　蔡明琰　校

食管癌是全球范围内癌症相关死亡的主要原因之一。多种手术方式结合放化疗的综合治疗为食管癌长期生存提供了最佳治疗手段[1]。从历史上看，食管癌根治术的两种主要方法是经胸腹二切口食管癌根治术（Ivor Lewis 食管切除术）和经腹食管裂孔食管癌根治术。其他方法包括经颈、胸、腹三切口（McKeown）食管切除术和各种不同的微创方法，这些都是经食管裂孔[2]、经胸[3]或三切口手术[4]的改进。对经食管裂孔入路的担忧主要包括清扫淋巴结数量较少及显露后纵隔解剖盲区所面临的技术挑战。本章我们将重点介绍利用第四代达芬奇手术系统（Intuitive Surgical，Sunnyvale CA）的机器人辅助微创经食管裂孔食管切除术（robot-assisted minimally invasive transhiatal esophagectomy，RAMI-THE）的手术技术[5, 6]。

机器人辅助微创经食管裂孔食管切除术的关键步骤如下（视频 13–1）。

一、达芬奇机器人的位置

在全身麻醉和气管插管之后，胃镜检查明确并记录食管病变位置和范围。当肿瘤延伸至食管胃结合部并侵犯到胃时，微创手术就不能进行了，需要以结肠代食管的方式进行重建。在胃镜检查后，放置胃管进行减压。

二、手术体位和套管针的位置

患者取仰卧位，在肩部下方放置折叠垫使颈部伸展，头向右转，双臂垫好以后放置在身体两侧。颈部、胸部和腹部做好手术消毒准备。打孔时，首先在剑突下方 11cm 处做 8mm 观察孔，置入正向摄像头。再于其左侧 6cm 处做一个 8mm 操作孔，置入单独的机器人左臂。然后于观察孔右侧 6cm 和 12cm 处分别做一个 8mm 操作孔，置入 2 个机器人右臂（图 13–1）。

通过左上腹的右内臂操作孔插入气腹针，腹部充气至 15mmHg。在完成以上操作后，其余操作孔应在摄像头的直视下操作。于右侧腹壁机器人左臂的外下方置入 12mm 套管针，经此置入肝牵引器（图 13–1）。ProGrasp 无损伤抓钳于左侧操作孔置入，机器人的右 1 臂接可凝闭血管的能量平台，机器人的右 2 臂接用于翻转显露的器械，用于牵引组织，而 ProGrasp 抓钳和能量平台主要用于解剖组织。

三、游离胃和食管

探查上腹部和肝脏是否有转移性疾病，检查肿瘤是否累及胃，以及是否适合构建管状胃。

识别并保留胃网膜右动脉；从胃大弯侧大网膜的中点开始分离，使用能量平台凝闭包括胃短血管在内的血管，直至食管裂孔（图 13–2）。

---

*. 本章配有视频，可登录网址 https://doi.org/10.1007/978-3-030-55176-6_13 观看。

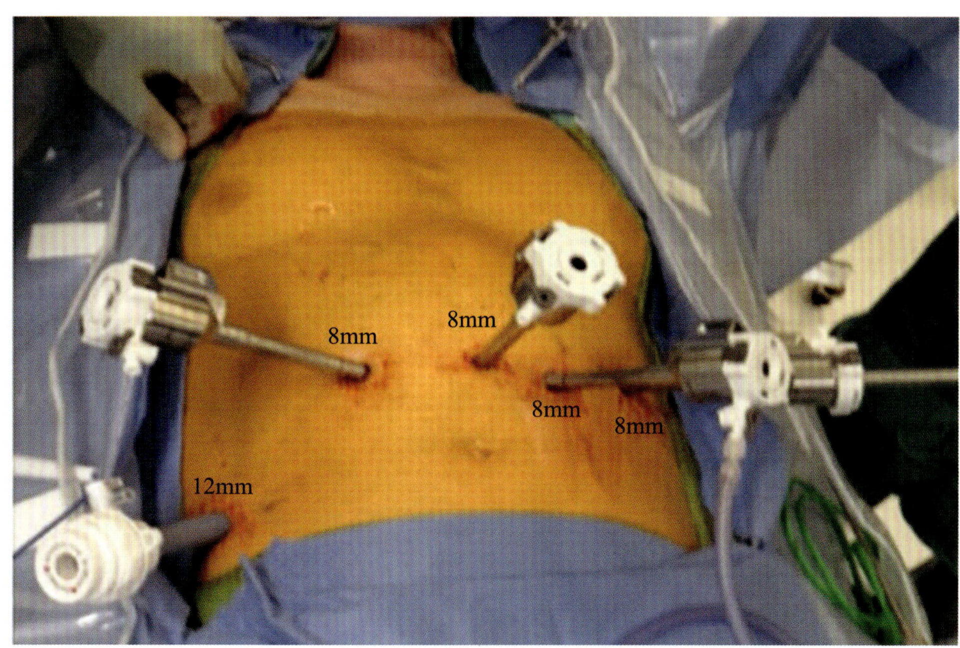

◀ 图 13–1　套管针的位置

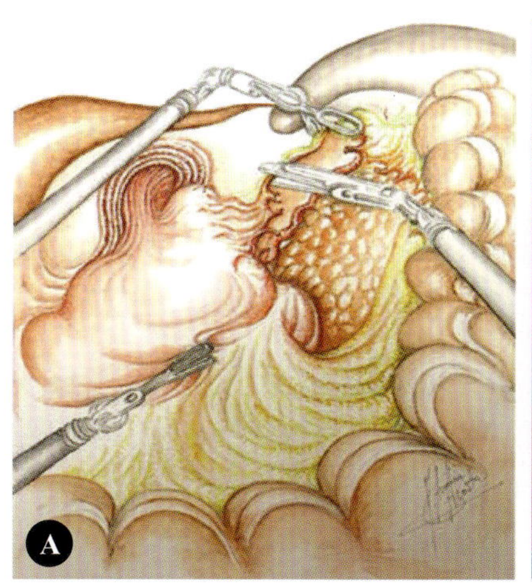

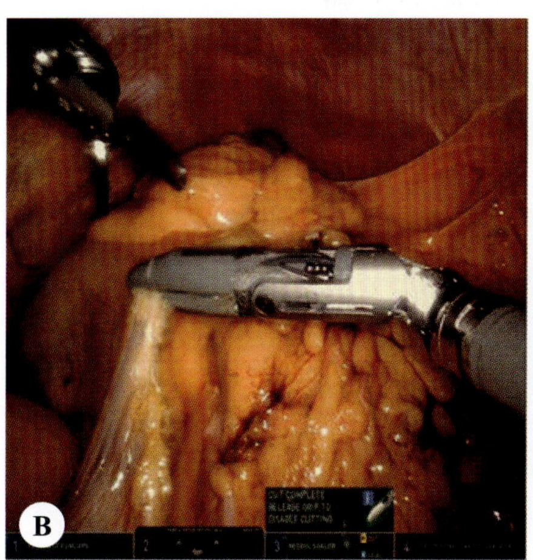

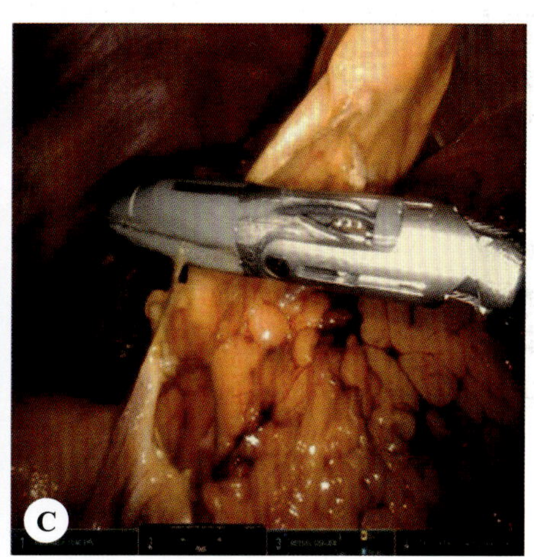

▲ 图 13–2　胃短血管分离：示意（A）及近景（B 和 C）

然后分离左膈脚，并将 11 点钟至 5 点钟方位（正对食管裂孔）的食管向远端游离 3～4cm（图 13–3）。

然后，我们使用能量平台解剖胃肝韧带，检查是否存在肝左动脉变异。如发现异常变异，则将其保留，并从异常动脉根部向远端游离胃左动脉。如果没有异常动脉，则从腹腔干的起点附近游离左胃动脉。无论哪种方式，对血管进行骨骼化，以清扫相关的腹腔干和肝胃淋巴结。

分离右膈脚，逆时针方向从 11 点钟至 5 点钟方位。尽可能高地游离食管，识别并切除单个或整块纵隔淋巴结（图 13–4）。

沿食管前表面分离至隆突下，并清扫隆突下淋巴结（图 13–5）。食管背面有主动脉的穿支血管，应根据需要用能量平台进行游离。在侧面解剖过程中，尽量保持胸膜的完整，但如果进入胸膜腔，形成气胸应紧急行床旁穿刺置管减压。一旦进入胸膜腔，游离和显露视野就会变得很差，特别是越向食管近端游离越困难。

使用达芬奇 Xi 配合翻起牵引器，可做 Kocher 切口，将十二指肠翻至患者的左侧（图 13–6）。游离十二指肠直到幽门可自由拉至食管裂孔水平，这表明若做管状胃有足够的长度到达颈部。

下一步是评估幽门到达食管裂孔（图 13–7）。

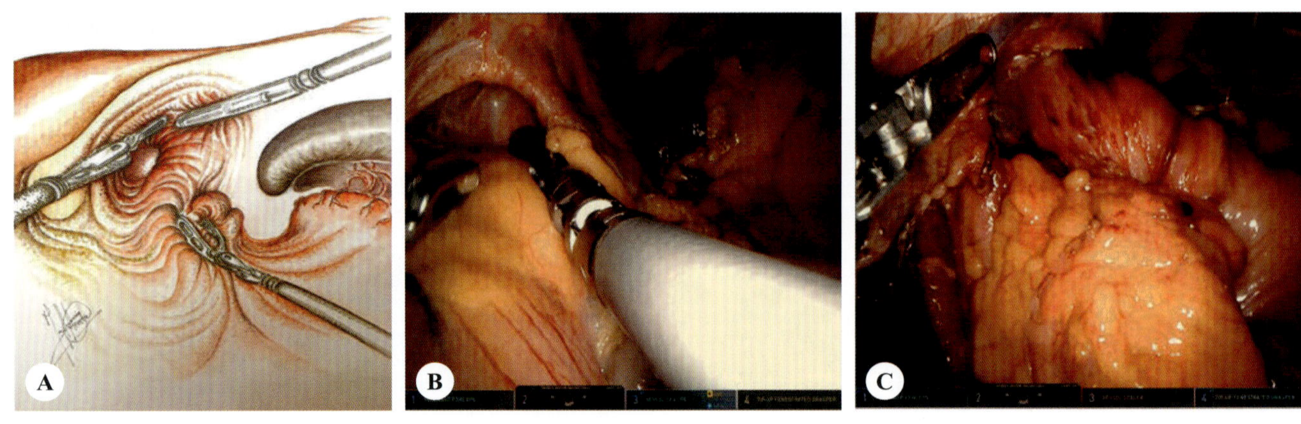

▲ 图 13-3 分离膈脚：示意（A）及近景（B 和 C）

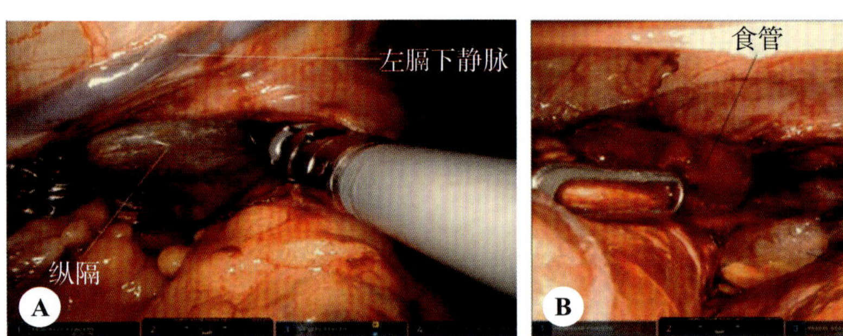

◀ 图 13-4 切除纵隔淋巴结

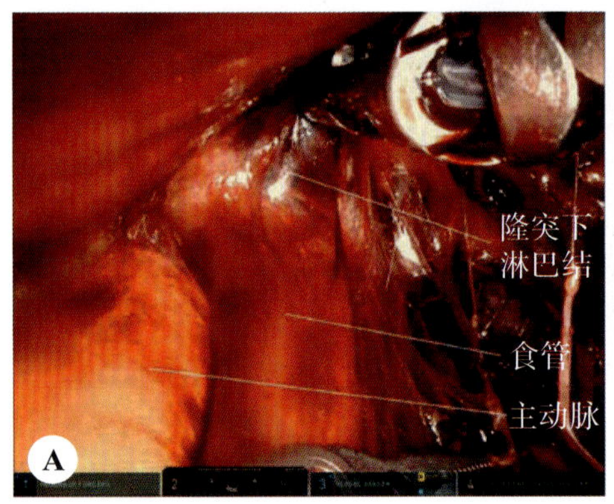

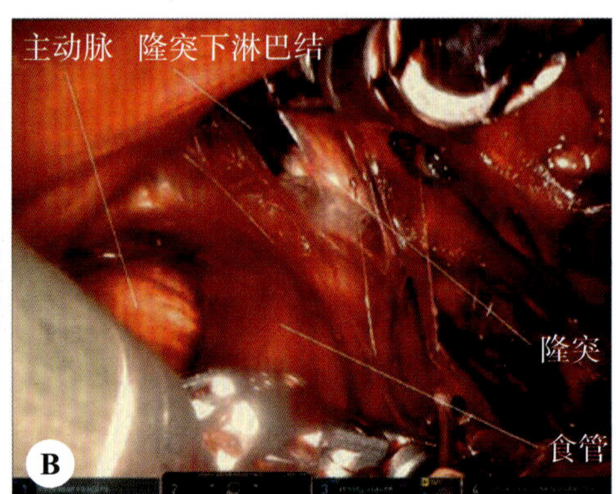

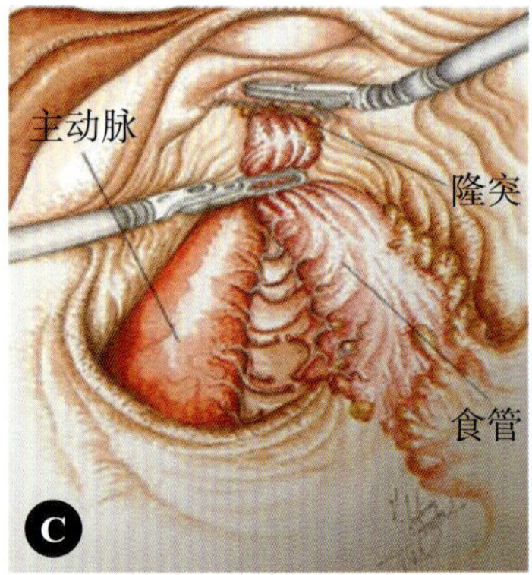

▲ 图 13-5 隆突下显露：近景（A 和 B）及示意（C）

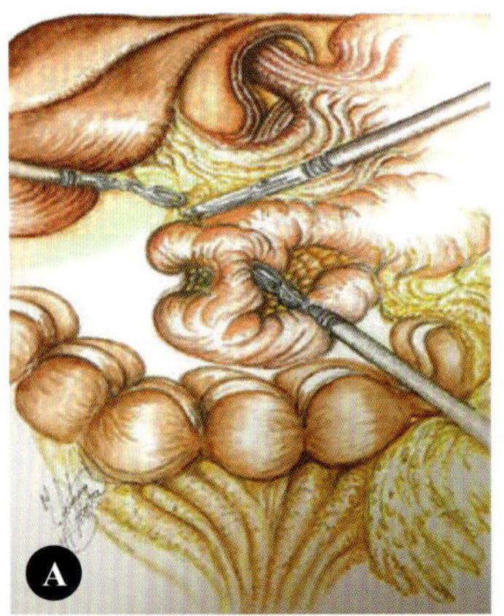

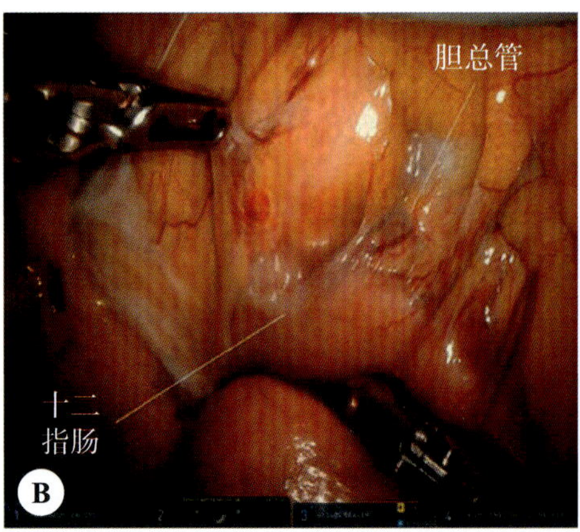

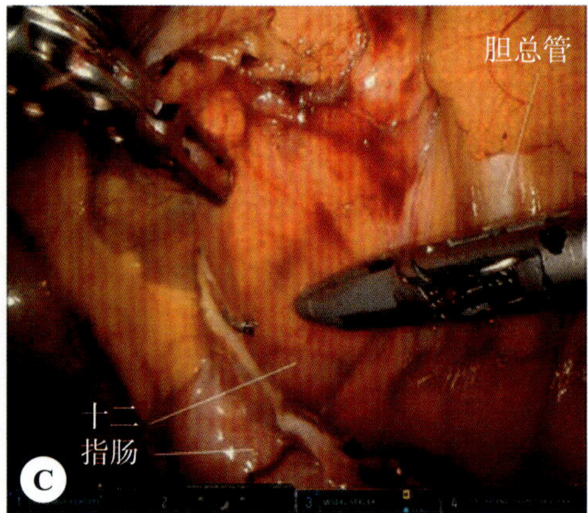

▲ 图 13-6 Kocher 切口：示意（A）及近景（B 和 C）

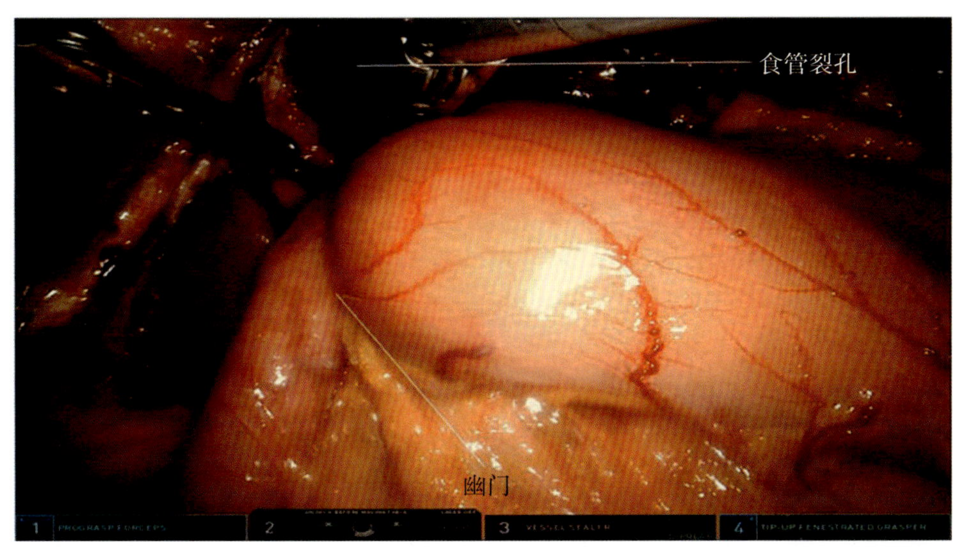

◀ 图 13-7　评估幽门到达食管裂孔

四、脐上 7cm 辅助孔的操作（图 13-8）

将观察孔向下延伸 2cm，向上延伸 5cm 做一个 7cm 的垂直切口，插入凝胶切口撑开器，作为辅助操作孔，剩余的大网膜从胃网膜动脉游离至幽门水平。

我们习惯于进行幽门肌切开术（译者注：未必一定要做）（图 13-9），2 根 3-0 丝线 8 字形缝合在幽门前部的上下缘，这些缝合线用于结扎 Mayo 静脉，并保持幽门张力将其从切口上抬起。使用针形电刀的电切模式将幽门肌切开 2cm，应从距幽门上方 1.5cm 胃开始，并延伸至十二指肠 0.5～1cm。使用细尖蚊式钳轻轻解剖和抬高幽门的肌纤维，使其远离下方的胃十二指肠黏膜下层。如果黏膜破损，可以直接修复损伤处或改作为幽门成形术。银夹放置在缝合线上，作为定位标记。

游离从胃到胰腺的所有后部粘连，从而可以最大限度地移动管状胃（图 13-10）。如果 Kocher 切口不完整，也可以通过这个切口进一步延伸。

然后，我们在超出屈氏韧带 20～25cm 处进行空肠造口术，放置 14Fr 橡胶饲管，并使用 Witzel 法固定。红色橡胶管经过改良，远端半部额外开 6～8 个孔。使用大夹子将管子暂时夹住并放置在腹部。凝胶切口撑开器盖于伤口保护器上，注意保护其颈部。

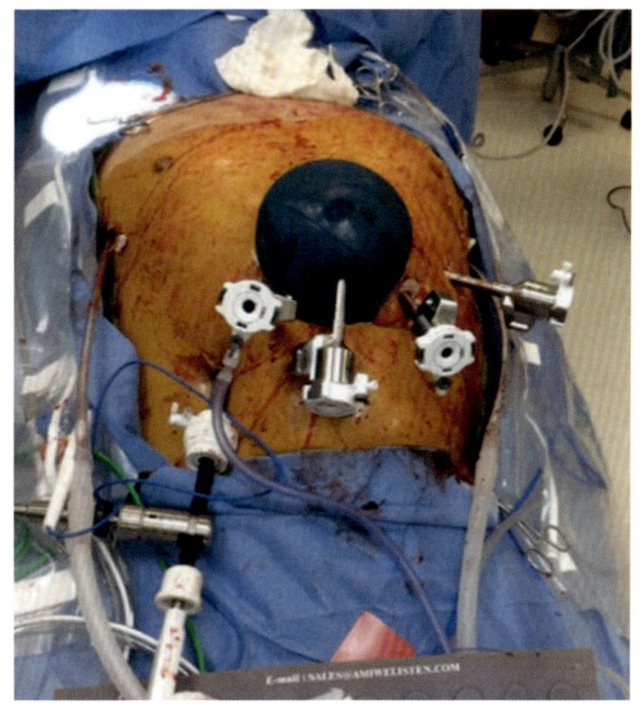

▲ 图 13-8　辅助孔的位置

五、游离颈部食管并切除

取左颈部胸锁乳突肌前缘做一个 5～7cm 斜切口，游离肩胛舌骨肌。胸锁乳突肌和颈动脉鞘向外侧牵开，用食指向内侧推开气管和甲状腺。注意避免直接压迫气管食管沟中的喉返神经。甲状腺下动脉和甲状腺中静脉分开可以更好地显露。识别椎前筋膜，并使用手指钝性游离食管。在颈段食管周围放置 1in（约 2.54cm）烟卷式引流管并

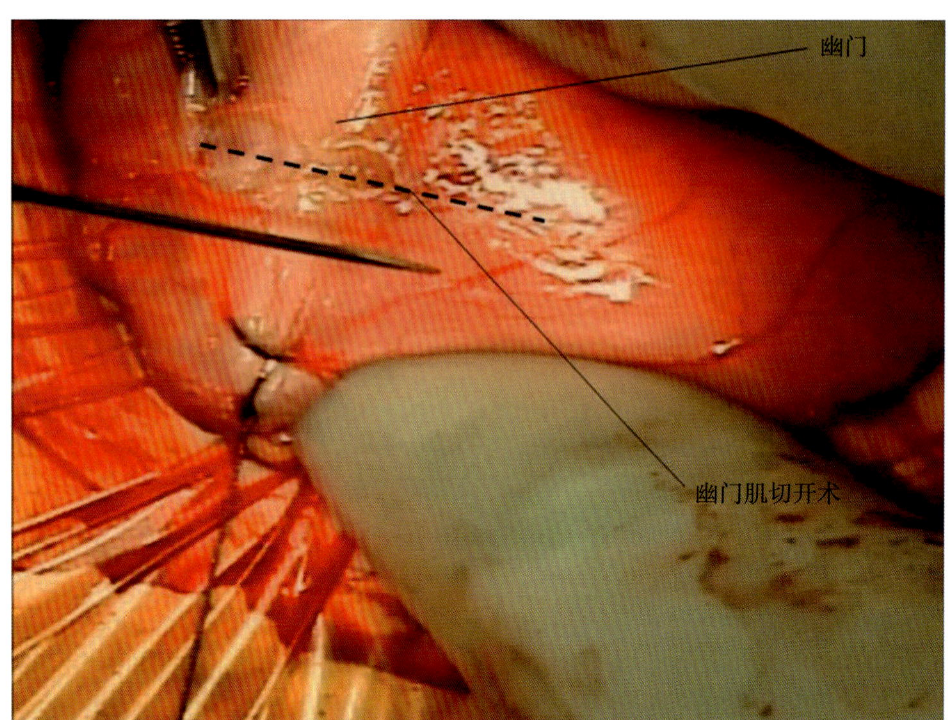

◀ 图 13-9 幽门肌切开术

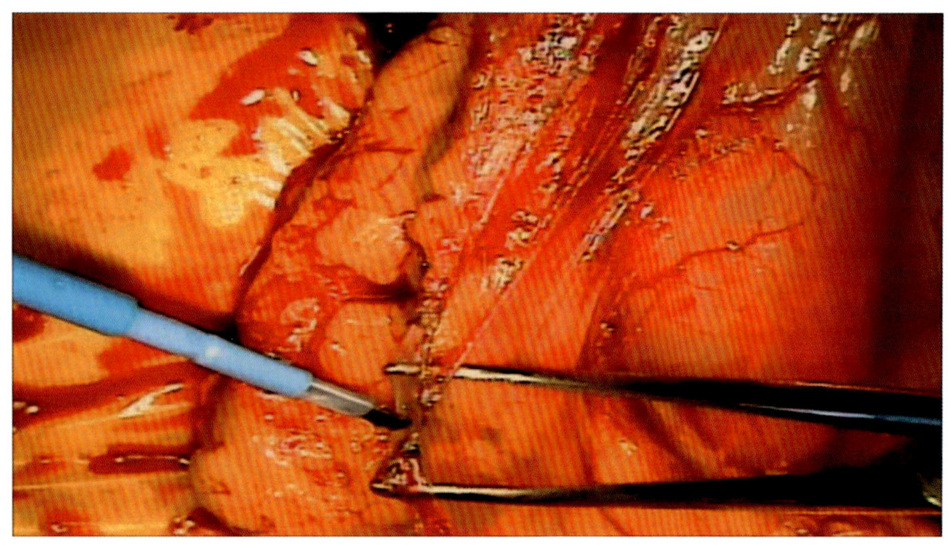

◀ 图 13-10 游离胃后部（胃通过辅助孔拉开）

向上牵引，有助于将上胸段食管从上纵隔中钝性分离。

如果食管已于纵隔内游离至隆突上 2cm，食管通常可以完全游离。如果仍有一些纵隔部位未能游离，可将左手伸入腹部的辅助手操作孔并用手指沿食管裂孔向上分离食管，同时用右手经过颈部切口以弧形海绵棒向下分离。

首先完成食管背面的分离，应尽可能靠近脊柱，避免压迫心脏。

完成背面解剖后，通过颈部切口插入一根 28Fr Argyle Saratoga 引流管，将血液从纵隔排出，然后沿侧面分离食管。

最后，游离食管前方的软组织，沿食管后方尽量远离心包膜和气管腹部进行分离。游离后，将上段食管拉至颈部切口，将经鼻胃管拉回口咽部，用胃肠切割吻合（gastrointestinal anastomosis，GIA）器将食管切断，Allis 钳钳住颈部食管的缝合线，以防止其缩回。然后将胃和胸段食管从腹部切口中取出。

六、于后纵隔至颈部建立管状胃

使用 GIA 吻合器将食管和近端胃与保留的胃分开，距食管胃结合部 4～5cm 处沿胃小弯向胃底切割，制作管状胃，宽度可变（图 13-11）；远端边缘应距肿瘤至少 4～5cm。

将手术标本取出，并用 4-0 Prolene Lembert 缝线连续缝合加固胃的切割缘。

我们使用近红外光谱和吲哚菁绿染料对管状胃进行灌注扫描，以确认有足够的血供。

评估完管状胃（在体外）的长度后（图 13-12），用手将其轻轻地送过食管裂孔，并沿后纵隔向上推送。将 Babcock 钳穿过颈部切口抓住胃底，并轻轻向上拉管状胃（图 13-13）。将一个小蚊钳夹住管状胃尖端已结扎的胃短动脉，以防止其缩回腹部。然后用湿纱布覆盖颈部切口，继续完成患者腹部部分的操作。

七、缩小食管裂孔

重置腹部机器人手臂，通过凝胶切口撑开器将腹部重新充气。然后将机器人的摄像头从患者左内侧（即原右 1 臂）的操作孔插入。右臂接持针器从术者右手边第二个操作孔插入，ProGrasp 从左手边的操作孔插入。

以 1-0 丝线间断缝合食管裂孔，将其缩小至两指宽（图 13-14）。闭合应包括壁腹膜，仅通过膈肌的缝合线可能会撕裂。可以将手从凝胶操作孔伸入，以评估其狭窄程度，同时保持充气。当充分变窄时，移除肝牵引器，然后使用 Carter-Thompson 工具将 2 条 2-0 Vicryl 缝合线在腹腔内闭合其 12mm 的开孔创面。移除机器人手臂，移除凝胶操作孔和切口保护器。空肠造瘘管通过术者右手边的第一个操作孔引出，并用 3-0 丝线间断缝合到相邻的腹膜上，同时用 2-0 Prolene 缝合线固定在皮肤上。最后以标准方式关闭 7cm 的中线切口。切口皮肤部分用 4-0 Moncryl 缝合线缝合。

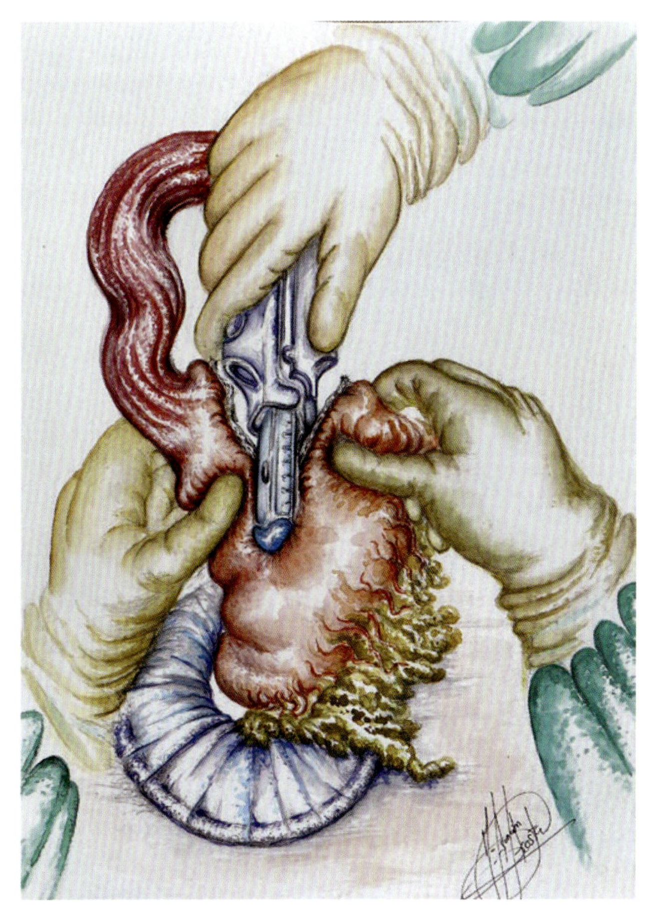

▲ 图 13-11　制作管状胃

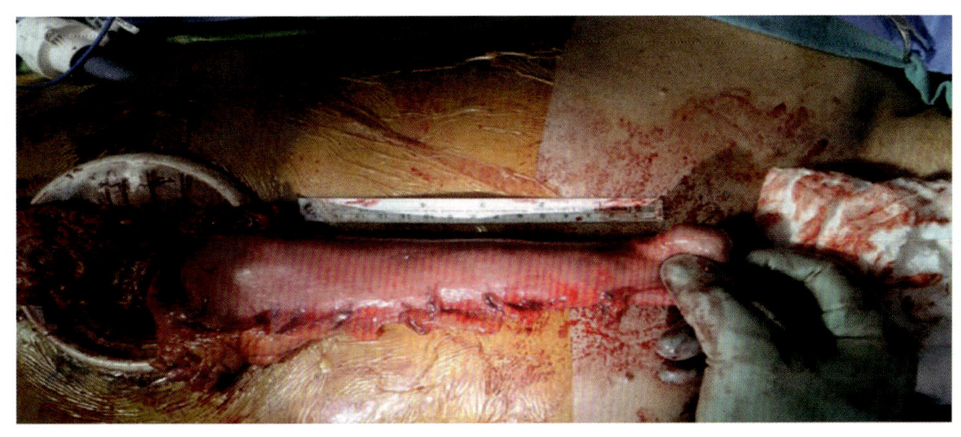

◀ 图 13-12　评估管状胃的长度

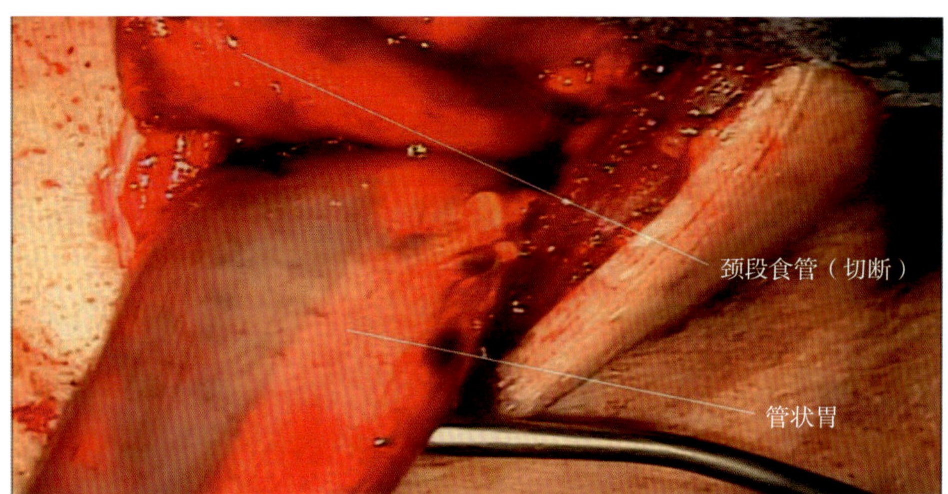

◀ 图 13–13　将胃沿后纵隔向上拉至颈部

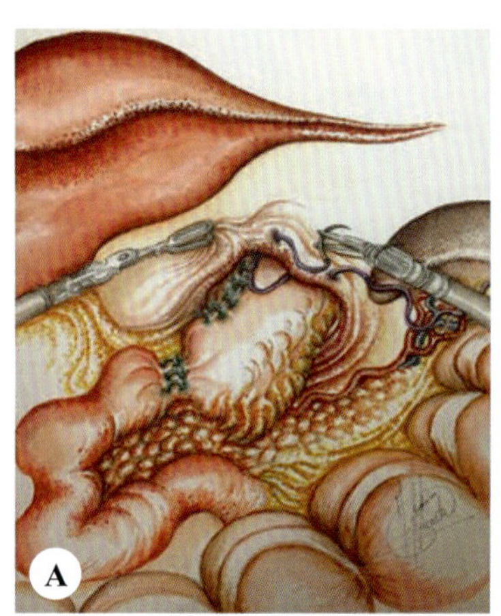

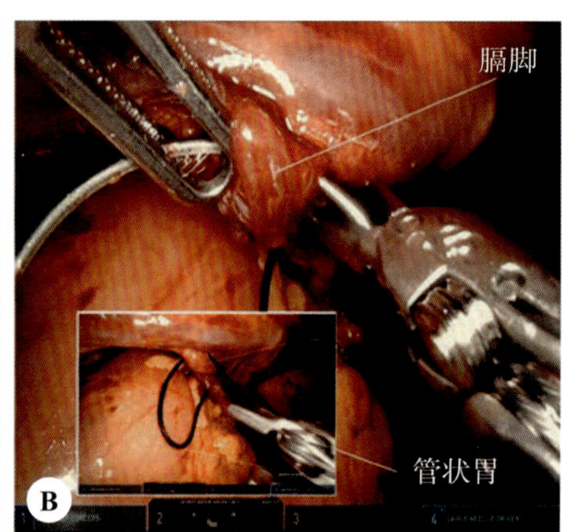

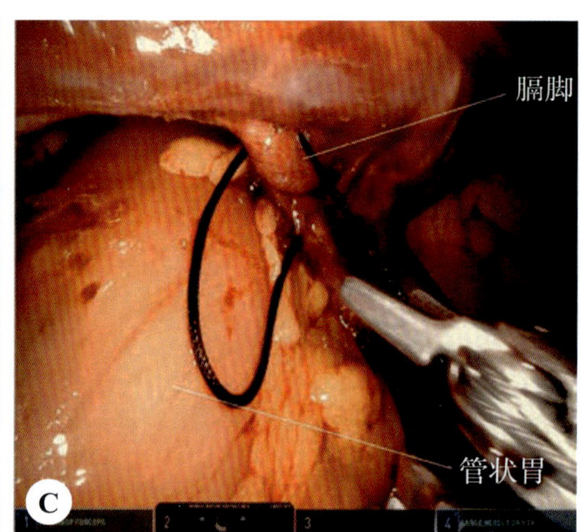

▲ 图 13–14　缩小食管裂孔：示意（A）及近景（B 和 C）

八、以 Orringer 法做颈部食管胃吻合术

腹部闭合后进行颈部食管胃吻合术。将管状胃的尖端从颈部拉出，在其前壁尽可能远处以 3–0 缝线做浆肌层的牵引。在确定吻合部位后，在胃前壁垂直做一个 1.5cm 大小的切口。在确定食管胃吻合口的位置时，重要的是要留出一些多余的食管长度，以避免因管状胃部分回缩而引起的吻合口张力。切断颈段食管的封闭端送检，其将作为近端食管切缘病理。用两条 4–0 Vicryl 缝线对齐食管后壁及胃前壁。第一针应在胃壁切口的近端，并穿过切开的食管的后角。第二针是通过切开的食管前角的牵引针。使用 Endo GIA 30 紫色三排钉仓进行颈段食管和胃底之间的侧 – 侧吻合（图 13–15）。随着吻合器的推进，牵引缝线轻轻向下缩回，以确保食管后壁和胃前壁的良好对齐。缝合器关闭后，将两条 4–0 Vicryl 浆肌层缝线放置在缝合器两侧的食管和胃之间。然后激发吻合器，形成 3cm 长的侧 – 侧吻合口。将经鼻胃管小心地插入并穿过吻合口，固定在距鼻孔 40～45cm 处，以确保头端位于胸腔但不超过幽门。将吻合口的前缺口缝合关闭 1～2 层，内部的黏膜层通过 4–0 PDS 缝合，如有需要，外层则须使用 4–0 PDS 间断缝合。在吻合口的两侧各放置一个小的金属止血夹，用于将来放射定位。然后冲洗颈部伤口，在吻合口旁边放置一个 0.25in 的烟卷式引流管。深部肌肉用两条 3–0 Vicryl 缝线做松散的间断缝合，颈阔肌采用 3–0 Vicryl 缝线 4 次间断缝合，皮肤用 4–0 尼龙线连续缝合。将干燥的无菌敷料覆盖所有切口。患者插管状态下在手术室拍摄术后胸部 X 线片，以确定是否有未被发现的胸膜损伤而导致的血气胸或血胸，是否需要胸腔引流。

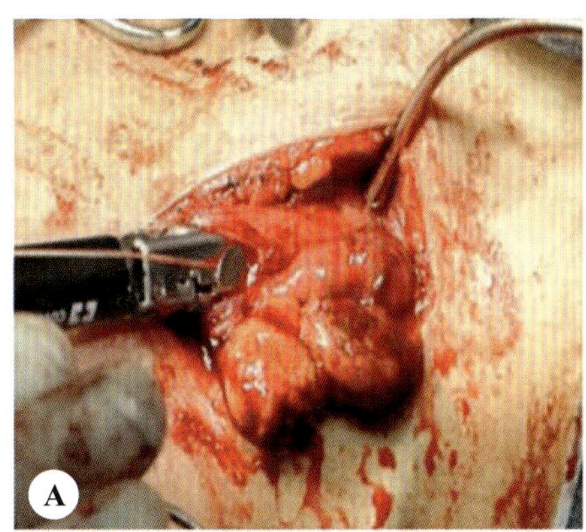
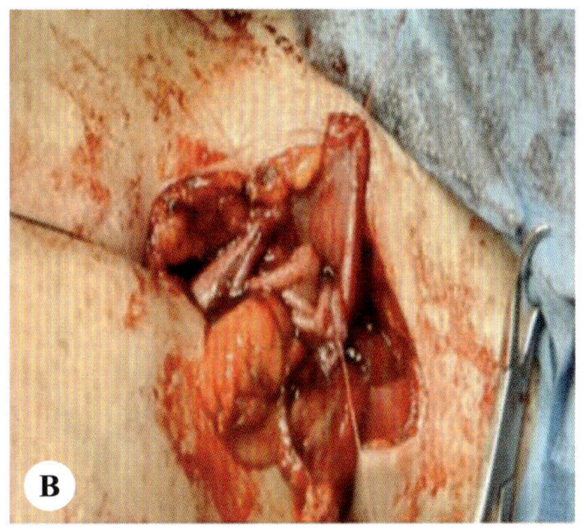
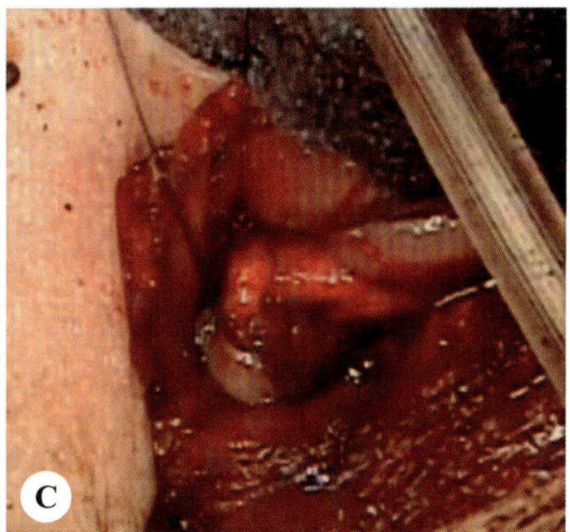

▲ 图 13–15 颈部食管胃吻合术

A. 末端到侧面的 Orringer 吻合术；B. 吻合口的手工缝合部分；C. 吻合完成

参考文献

[1] Ilson DH, van Hillegersberg R. Management of patients with adenocarcinoma or squamous cancer of the esophagus. Gastroenterology. 2018;154:437–51.

[2] Washington K, Watkins JR, Jay J, Jeyarajah DR. Oncologic resection in laparoscopic versus robotic transhiatal esophagectomy. JSLS. 2019;23(2).

[3] Kukar M, Ben-David K, Peng JS, et al. Minimally invasive Ivor Lewis esophagectomy with linear stapled anastomosis associated with low leak and stricture rates. J Gastrointest Surg. 2019;16.

[4] Zheng B, Zhang S, Zeng T, et al. Minimally invasive esophagectomy with three fields (2.5–field and cervical-field) lymph node dissection with esophageal suspension method. J Thorac Dis. 2019;11:3183–5.

[5] van Hillegersberg R, Boone J, Draaisma WA, et al. First experience with robot-assisted thoracoscopic esophagolymphadenectomy for esophageal cancer. Surg Endosc. 2006;20:1435–9.

[6] Dunn DH, Johnson EM, Morphew JA, et al. Robot-assisted transhiatal esophagectomy: a 3-year single-center experience. Dis Esophagus. 2013;26:159–66.

第 14 章　微创食管癌切除：Ivor Lewis 手术 *

Minimally Invasive Esophagectomy: Ivor Lewis

Misha Luyer　Grard Nieuwenhuijzen　著

胡健卫　姚　璐　译　　钱立强　蔡明琰　校

一旦决定行食管癌切除术，主要有两种外科微创食管切除术（MIE）方法：经胸（二切口 Ivor Lewis 食管切除术或三切口 McKeown 食管切除术）和经食管裂孔食管切除术（transhiatal esophagectomy，THE）。鉴于目前尚没有发病率和肿瘤学等方面的证据表明哪种是最好的手术方法，因此关于手术方法的选择最终取决于外科医生的判断。

Ⅰ型和Ⅱ型的胃食管结合部肿瘤被认为是二切口 Ivor Lewis 食管切除术的适应证，其余隆突水平及其上方的食管癌都无法适用，因为无法获得至少 5cm 的净切缘。通过新辅助治疗、化疗或放化疗治疗的肿瘤也有可能适用这种方法。

微创 Ivor Lewis 食管切除术是治疗这些肿瘤的完美方法，但这种方法依然存在诸多争议，例如如何进行彻底的淋巴结的清扫和完成完美的胸腔内吻合。当前有不同类型的吻合：线性吻合器的侧 – 侧吻合、圆形吻合器端 – 侧吻合（通过传统吻合器或 Orvil 技术）、手工端 – 侧吻合以及机器人辅助吻合，目前没有证据表明哪种是最好的吻合方式。

线性吻合器侧 – 侧吻合技术的应用始于 2012 年，是从治疗肥胖患者的 Roux-Y 胃旁路术升级而来的。多年来，该技术发生了诸多变化，并从 2016 年至今逐步标准化。更重要的是，手术技术只是 Catharina 医院的围术期护理路径的一部分，该路径是一个由洗手护士、麻醉医生、重症监护医生、病房护士、营养师、物理治疗师和外科医生组成的专门团队共同参与治疗的过程。该手术完全通过微创技术进行，包括腹腔镜和胸腔镜两个阶段。手术步骤的描述见视频 14–1。

微创 Ivor Lewis 食管切除术有三个重要的阶段：①腹腔镜阶段；②俯卧位胸腔镜阶段；③胸内线性吻合器侧 – 侧吻合术。

一、腹腔镜阶段

1. 腹腔镜手术阶段在全身麻醉下进行，患者采用法式反向头低脚高卧位，主刀医生位于患者的两腿之间，助手位于右侧，洗手护士在患者左侧。在腹部需要开 5 个孔（2 个 5mm 和 3 个 12mm）（图 14–1）。

2. 使用能量平台分离胃大弯侧，离断胃短血

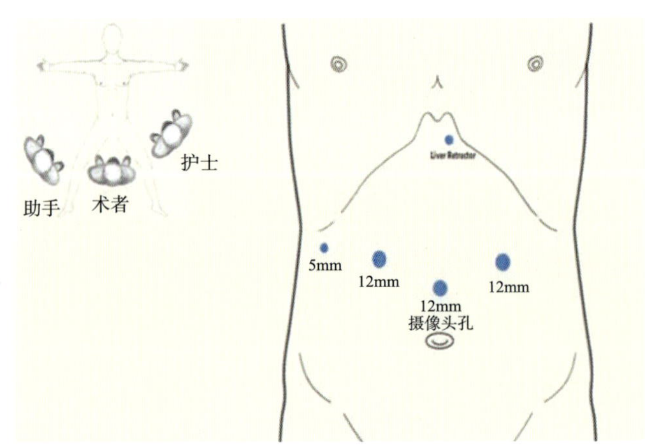

▲ 图 14–1　手术室设置和开孔位置

*. 本章配有视频，可登录网址 https://doi.org/10.1007/978-3-030-55176-6_14 观看。

管，直到左膈脚，同时保留右侧胃网膜弓及网膜瓣。继续向右侧操作，完全游离大弯侧，解剖并保留右侧胃网膜蒂。而且，制备了一个网膜瓣（图 14–2）。

3. 分离横结肠，进行适当的 Kocher 切口，确保幽门到达食管裂孔（图 14–3）。

4. 在吊索水平以下，解剖胃右动脉，打开小网膜囊（图 14–4）。

5. 规范的 D2 淋巴结清扫通常从肝门经腹腔干直至脾门。以 Hem-o-lok 夹闭后将胃左动脉切断（图 14–5）。

6. 使用毡笔测量 4.5cm 宽的管状胃，并使用 Endo-GIA™ Tri-Staple™ XL 45mm 紫色吻合钉制作管状胃。从胃角开始、4.5cm 宽，在胃网膜动脉的分支水平进行管状胃横断，线性吻合器钉仓的交叉处做加固缝合（图 14–6）。

7. 使用近红外光谱技术（near-infrared spectroscopy，NIRS）进行测量，可看见管状胃血供良好区域有清晰的分界线，在此处切断并制作管状胃（图 14–7）。

8. 通过食管裂孔解剖远端食管，打开双侧胸膜腔并游离双下肺韧带，进行下段食管旁淋巴结的整块清扫，直至下肺静脉水平。胸腔引流管留在左胸腔内。完全打开食管裂孔（图 14–8）。

9. 行膈脚成形术（图 14–9）。

10. 然后将管状胃固定到放置在左侧胸膜腔内的切除标本上（图 14–10）。

11. 进行空肠造口术（图 14–11）。

二、俯卧位胸腔镜（单腔插管）阶段

1. 患者取俯卧位，单腔插管麻醉。右胸部需开 4 个胸腔镜孔。保持胸膜腔内的充气压力为 $8mmH_2O$（图 14–12）。

2. 进一步分离下肺韧带，将覆盖食管的纵隔胸膜分离直至奇静脉水平（图 14–13）。

3. 使用 Endo-GIA™ Tri-Staple™ 30mm 血管吻合器横断奇静脉（图 14–14）。

4. 在其最远端肺支的远端（右支气管的下缘处）切断右迷走神经。

5. 将食管与气管膜部分离，显露左主支气管（图 14–15）。

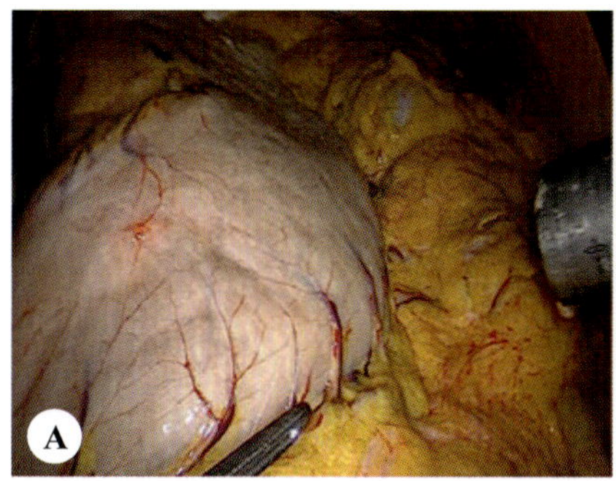

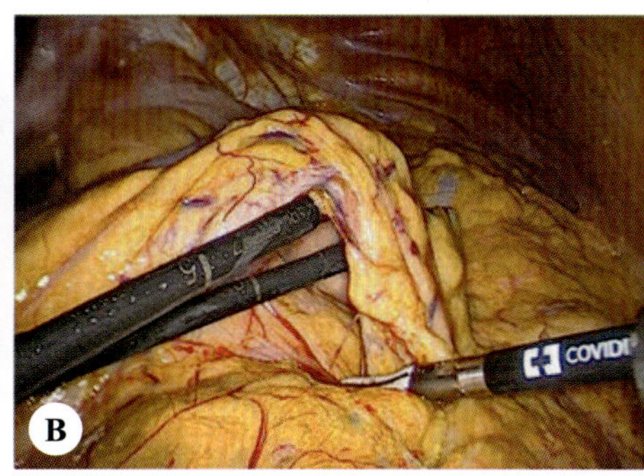

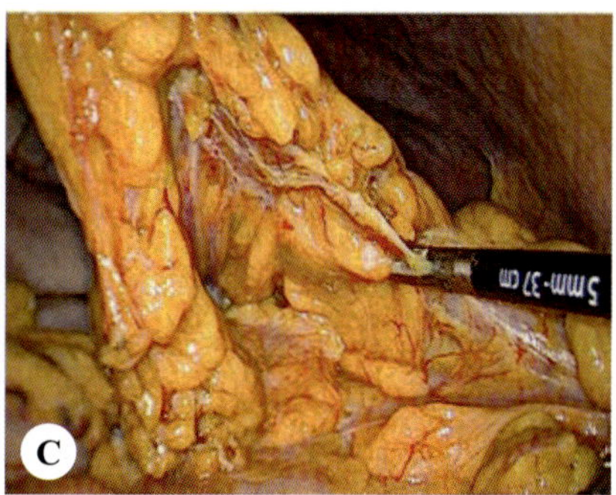

▲ 图 14–2 游离大弯侧，保留胃网膜弓，制备网膜瓣

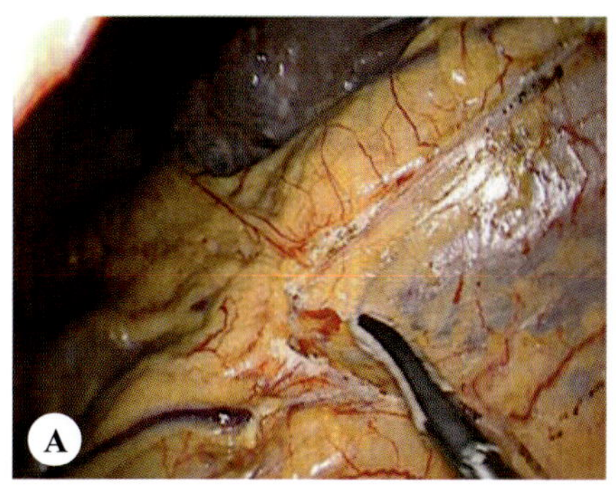

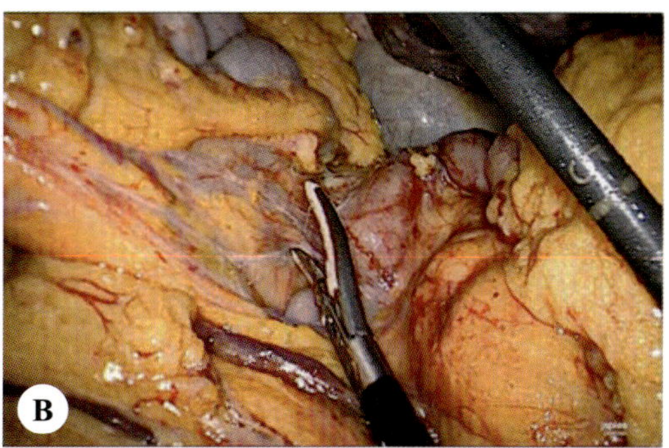

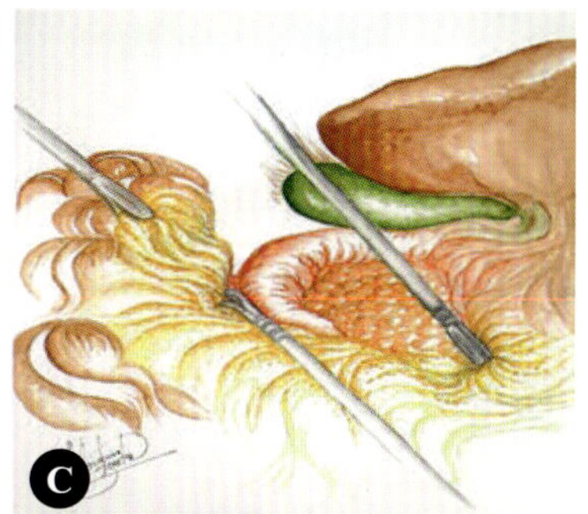

▲ 图 14–3 分离横结肠，并进行适当的 Kocher 切口：近景（A 和 B）及示意（C）

6. 在腔内继续进行细致的分离，以确保为后期管状胃和侧 – 侧吻合留出足够的空间。然后沿食管周围环形分离远端食管并清扫食管旁淋巴结（图 14–16A）。

7. 在远端和近端分别夹闭胸导管，使其在切除的标本中（图 14–16B）。

8. 切除隆突下淋巴结作为纵隔食管旁淋巴结清扫的最后部分。如果是鳞状细胞癌或术前分期发现了病理阳性的淋巴结，则在主动脉肺动脉窗和右侧或左侧气管旁进行淋巴结清扫，小心保留迷走神经和喉返神经（图 14–17）。

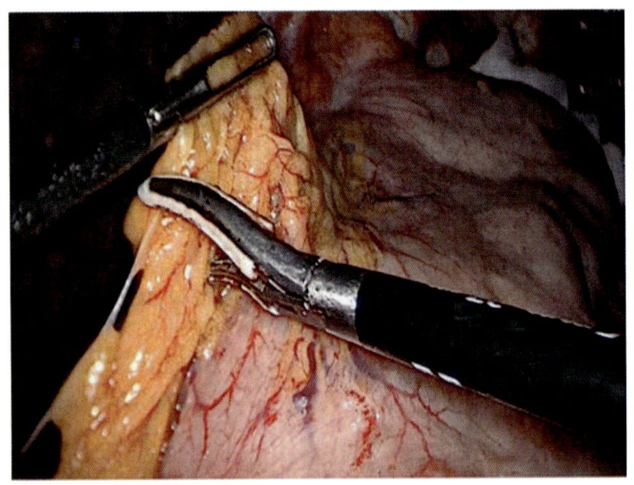

▲ 图 14–4　在胃右动脉吊索水平以下打开小网膜囊

9. 在隆突上方游离食管，以便为侧 – 侧吻合创造足够的空间。使用 Endo-GIA™ Tri-Staple™ 60mm 紫色吻合器横断近端食管（图 14–18）。

10. 在远端食管和胃管之间做线性侧 – 侧吻合。固定缝合后用吻合器切割，缝合食管的黏膜和肌层（图 14–19）。

11. 将一根 34Fr Charriere 导管插入近端食管（图 14–20）。

12. 将管状胃推向近端食管（图 14–21）。

13. 在距管状胃顶部 5cm 、靠近血管蒂处，做一个小切口（图 14–22）。

14. 置入 Endo-GIA 30mm 吻合器，使其砧座插入管状胃中（图 14–23）。

15. 以近端食管内的 34Fr Charriere 导管引导吻合器，回抽导管，进行侧 – 侧吻合（图 14–24）。

16. 用 V -lock® 封闭两个平面上形成的共同开口（图 14–25）。

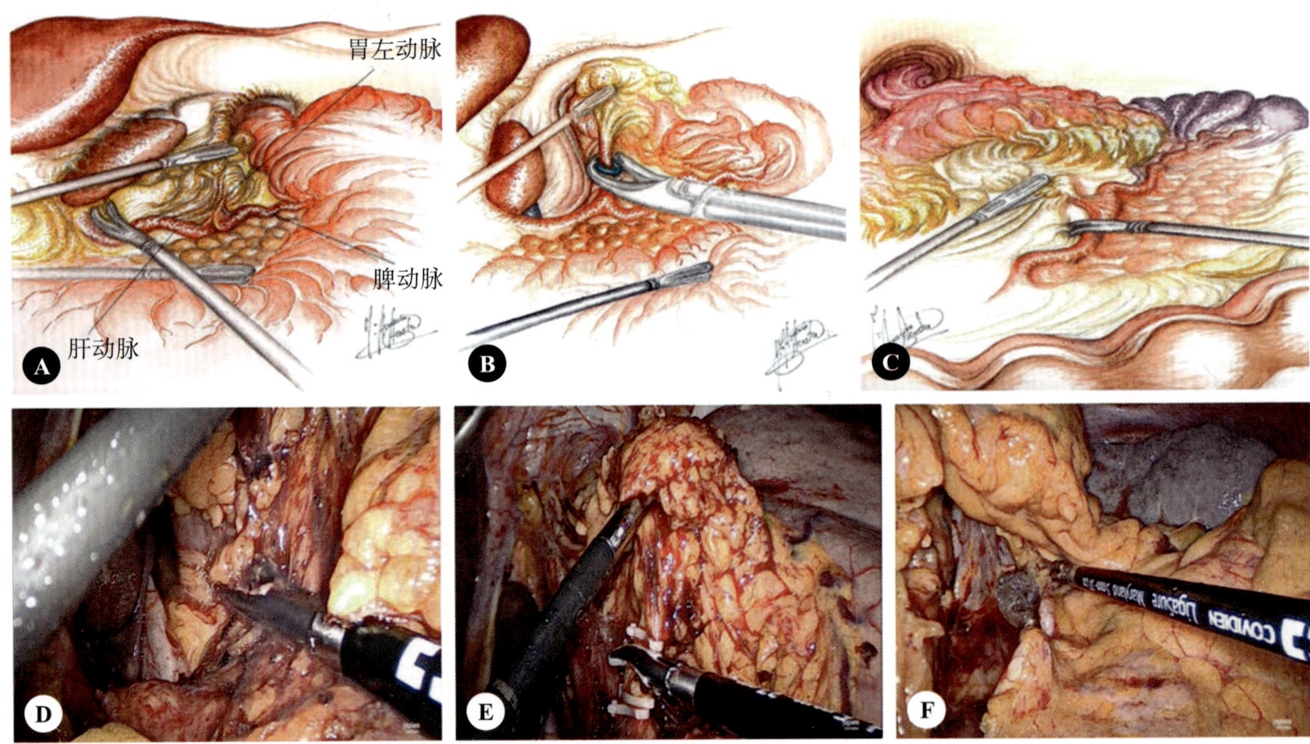

▲ 图 14–5　肝门、腹腔干和脾动脉的 **D2** 淋巴结清扫术：示意（**A** 至 **C**）及近景（**D** 至 **F**）

17. 拔除经鼻胃管。

18. 将网膜瓣包裹在吻合口周围（图 14–26）。

19. 重建膈脚（图 14–27）。

20. 通过胸廓小切口取出标本（图 14–28）。

21. 引流，做 Jackson-Pratt 引流和传统胸腔引流（图 14–29）。

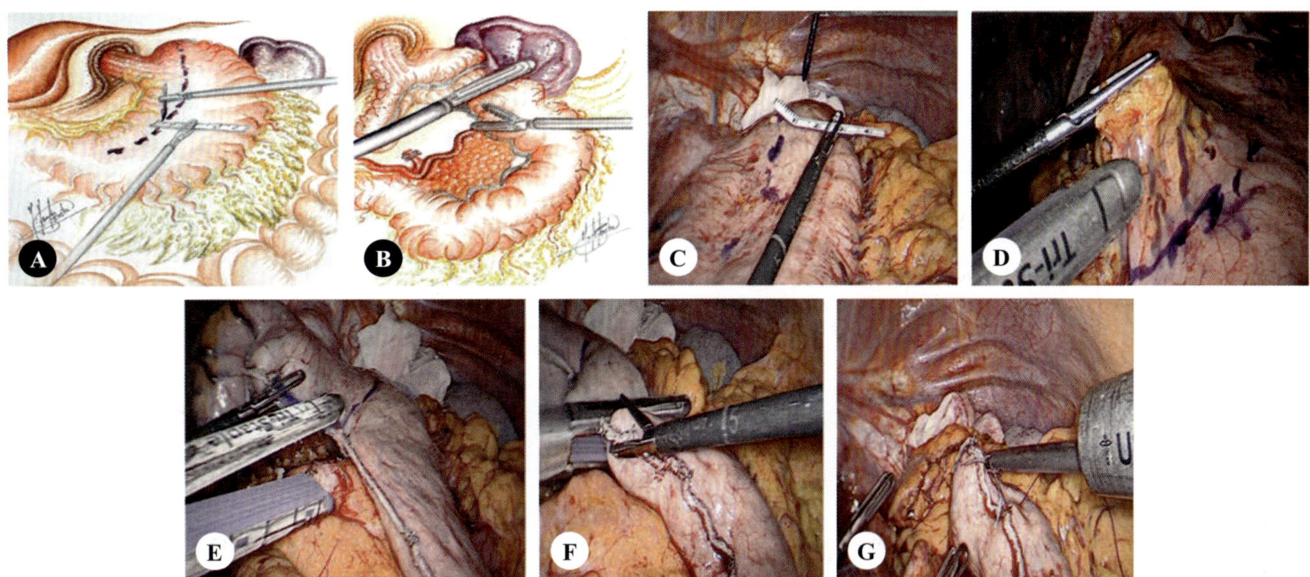

▲ 图 14–6 管状胃的测量、制作和横断，并加固缝合吻合钉交叉位置：示意（A 和 B）及近景（C 至 G）

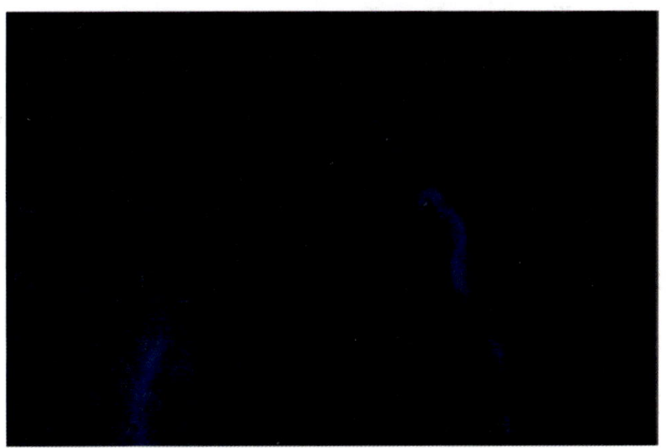

▲ 图 14–7 近红外光谱技术显示血供良好的管状胃

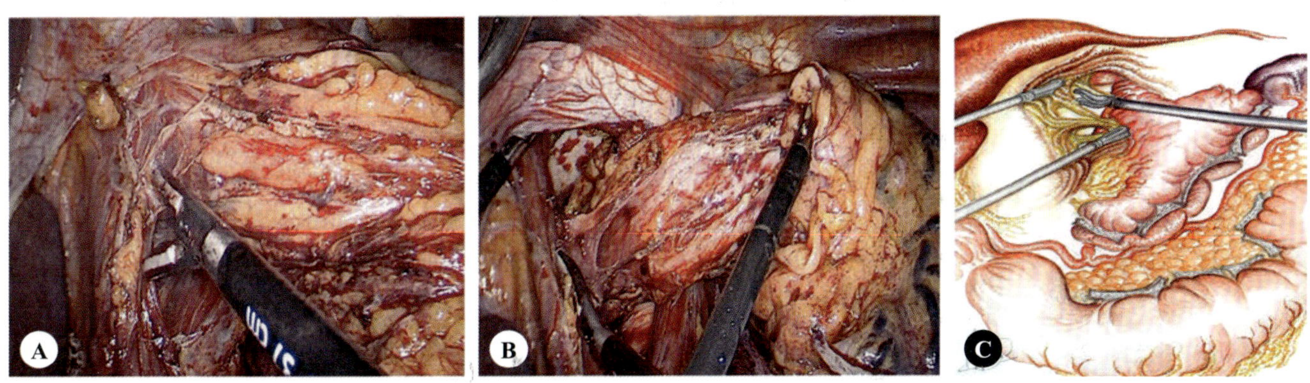

▲ 图 14–8 经食管裂孔解剖远端食管和食管旁淋巴结清扫术：近景（A 和 B）及示意（C）

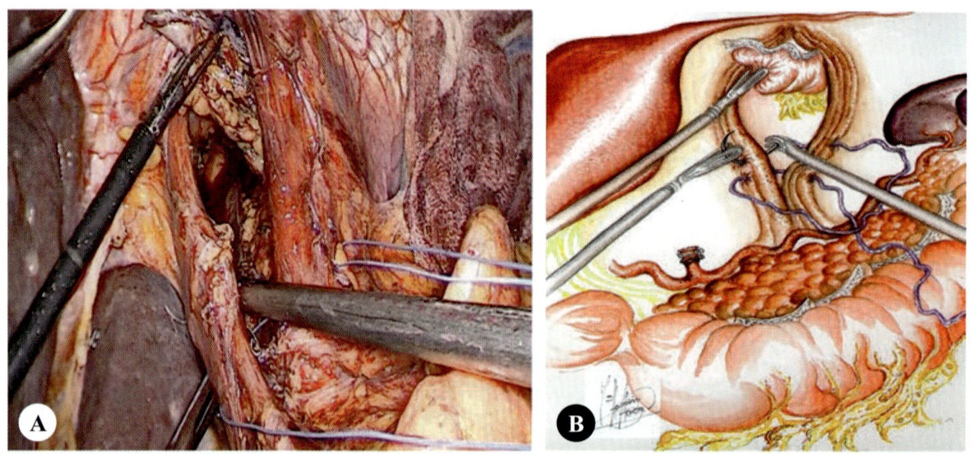

▲ 图 14–9　膈脚成形术：近景（A）及示意（B）

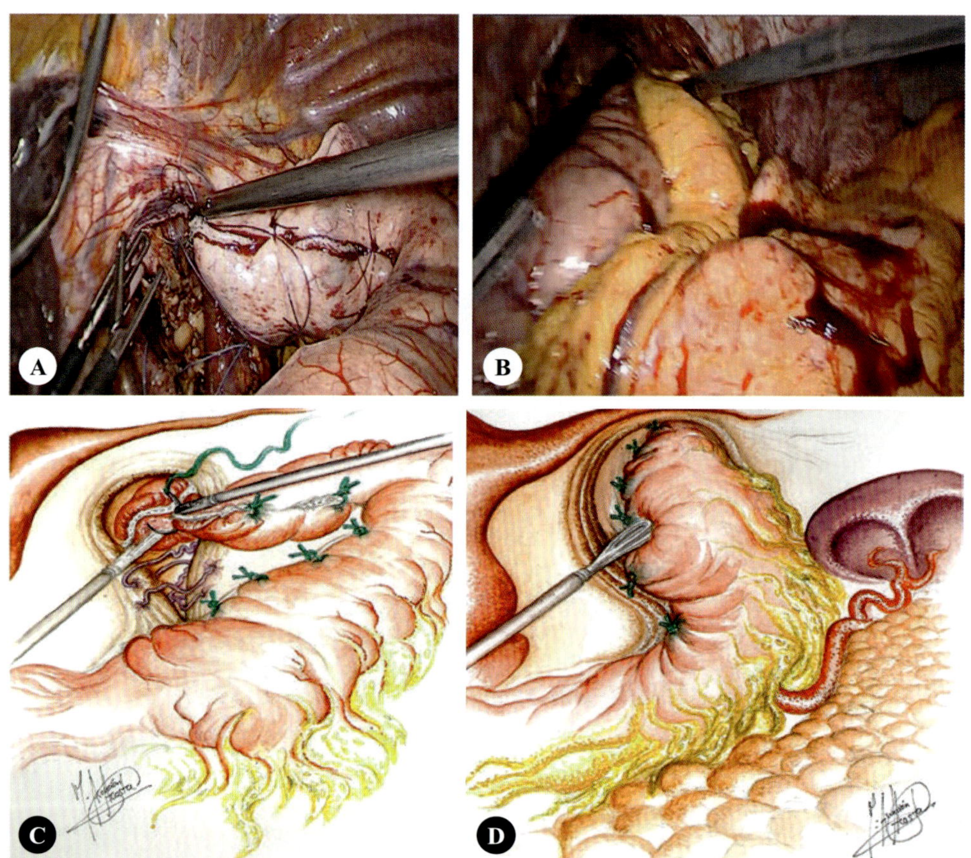

▲ 图 14–10　管状胃固定在标本上并置于左侧胸膜腔内：近景（A 和 B）及示意（C 和 D）

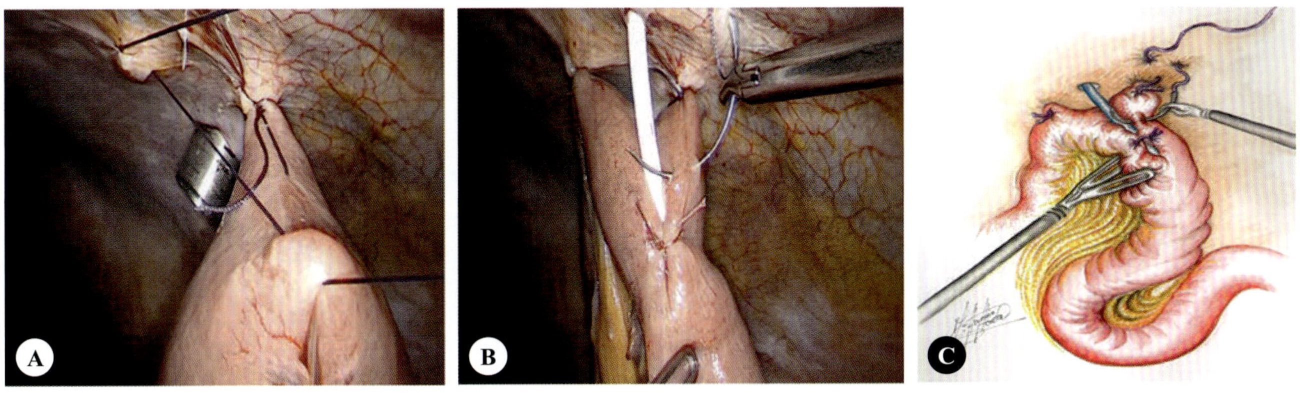

▲ 图 14-11　空肠造口术：近景（A 和 B）及示意（C）

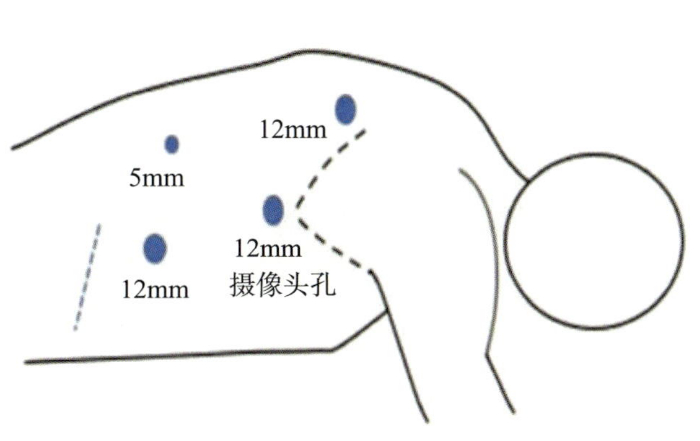

▲ 图 14-12　患者取俯卧位，右半胸套管针的位置

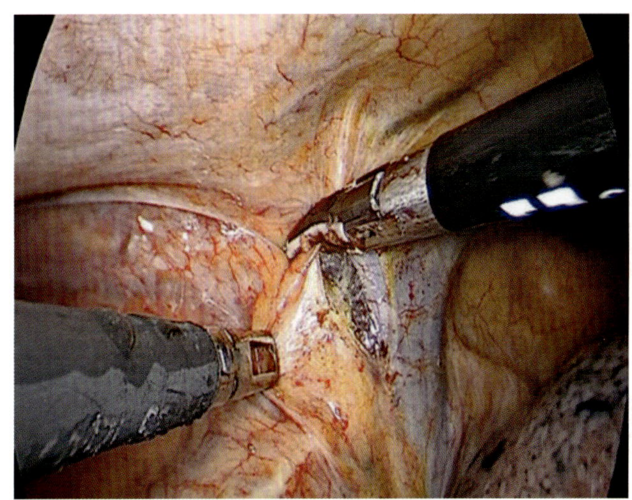

▲ 图 14-13　沿右肺和奇静脉分离胸膜

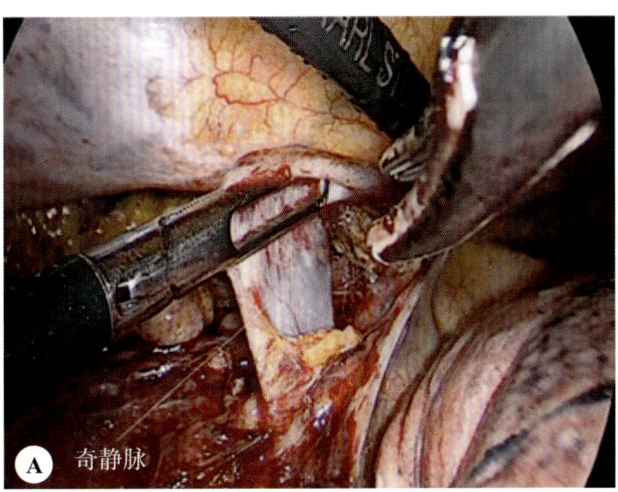

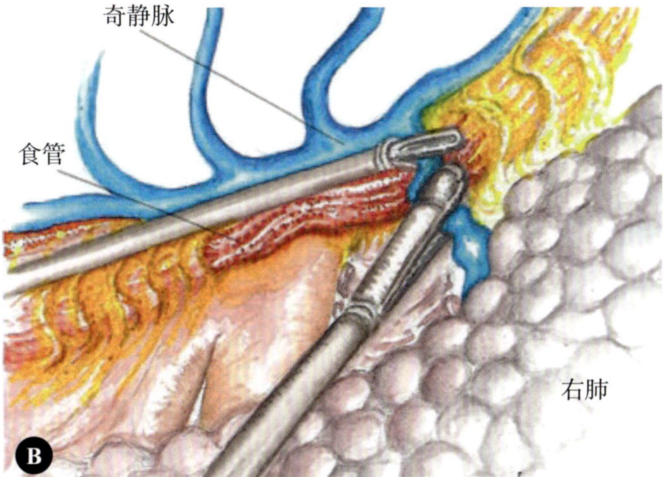

▲ 图 14-14　用线性血管吻合器横断奇静脉：近景（A）及示意（B）

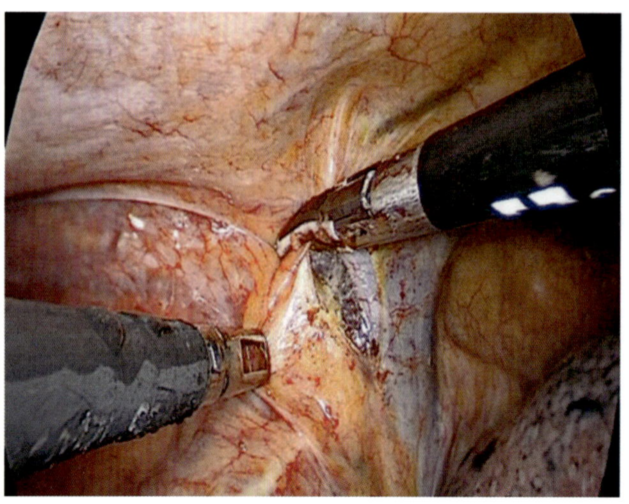

▲ 图 14-15　从气管上游离食管

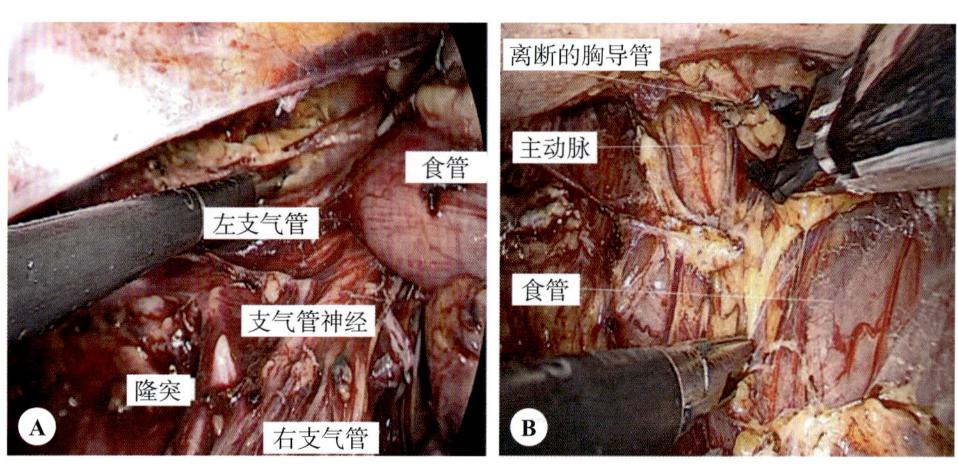

▲ 图 14-16　仔细分离食管（A），夹闭胸导管远端（B）

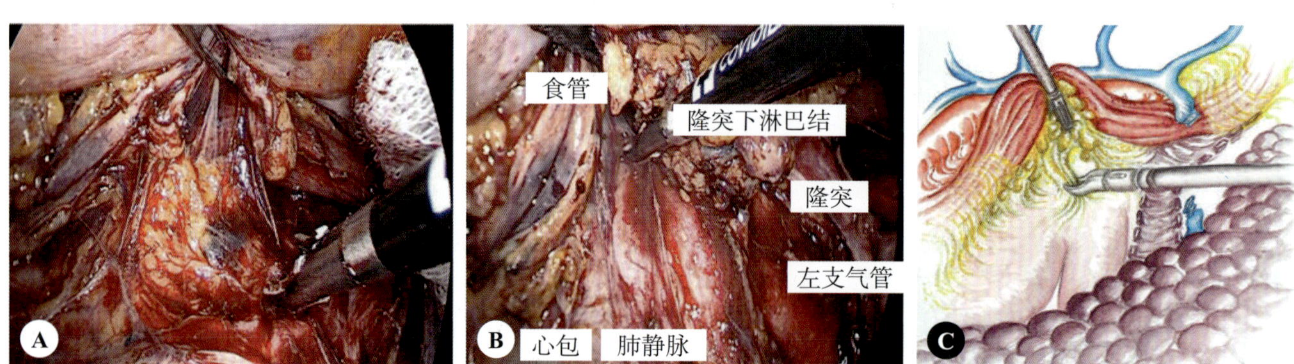

▲ 图 14-17　隆突下淋巴结清扫：近景（A 和 B）及示意（C）

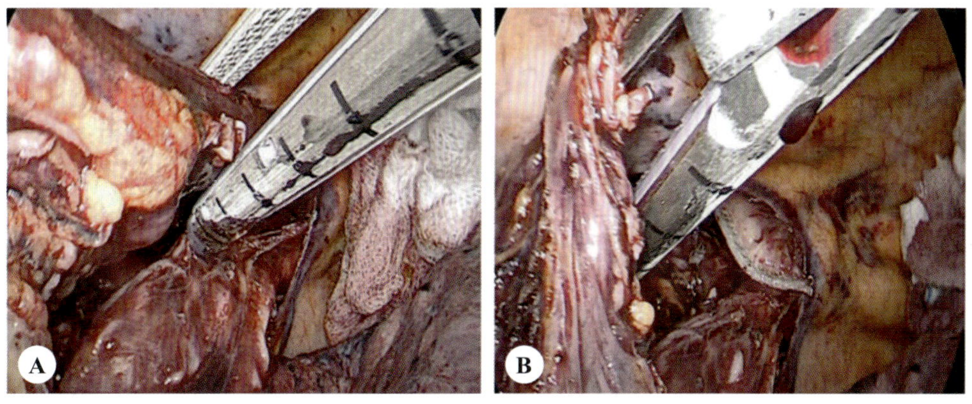

▲ 图 14-18　用线性吻合器横断近端食管

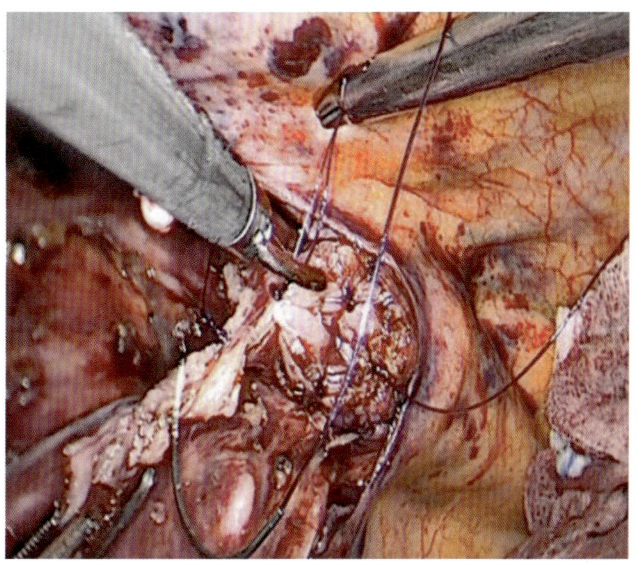

▲ 图 14-19　缝合后用吻合器线性切割并缝合黏膜及肌层

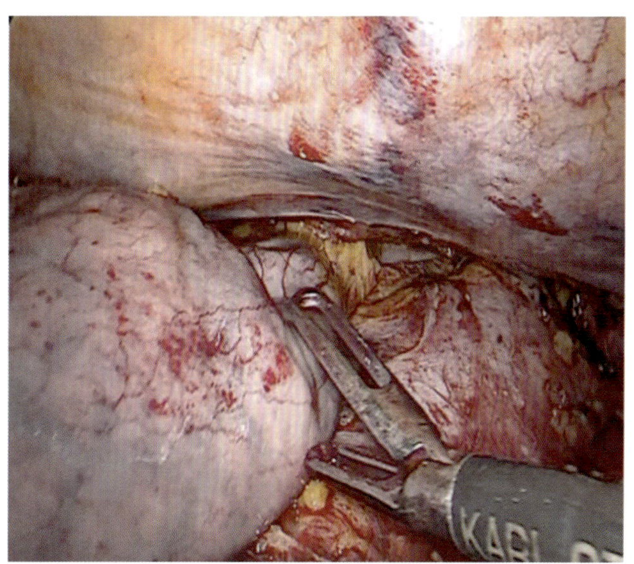

▲ 图 14-21　胸腔内的管状胃和标本

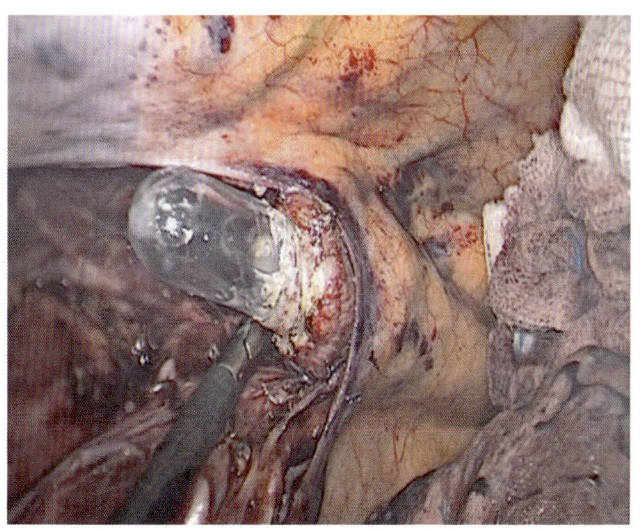

▲ 图 14-20　在近端食管置入 34Fr Charriere 导管

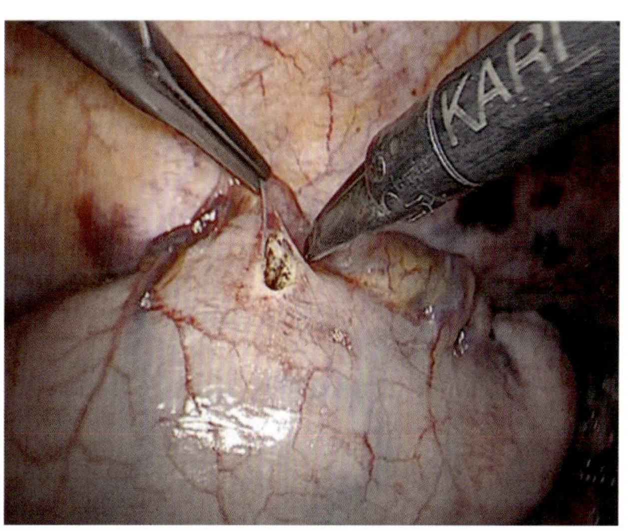

▲ 图 14-22　打开管状胃的顶部

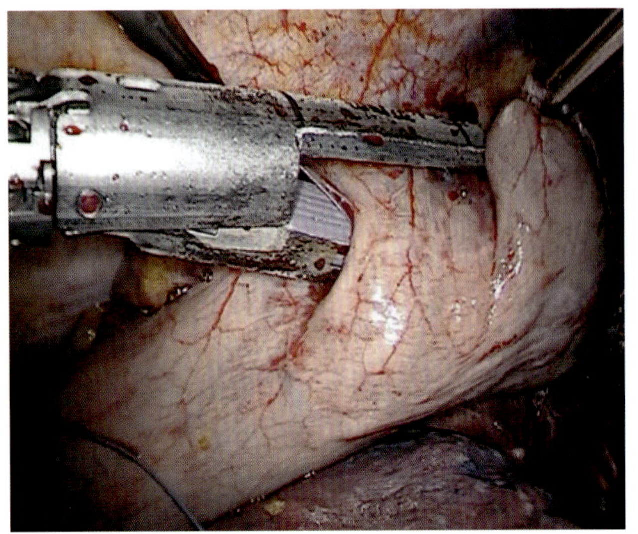

▲ 图 14–23　**Endo-GIA 30mm** 吻合器置入管状胃

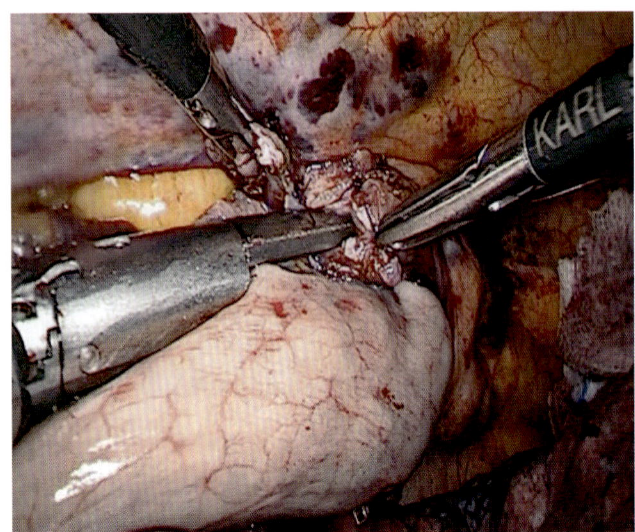

▲ 图 14–24　将吻合器置入近端食管并进行吻合

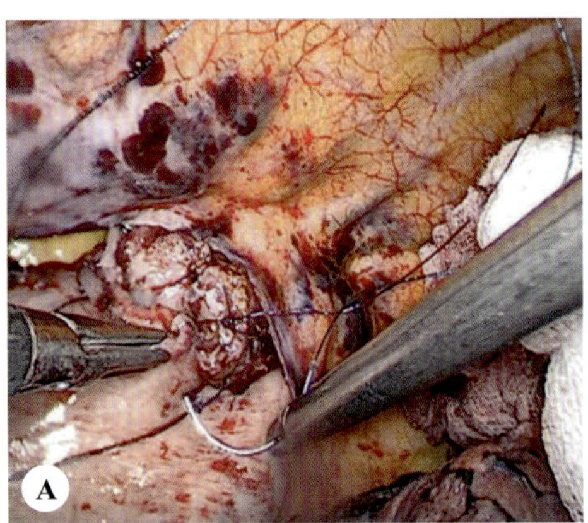

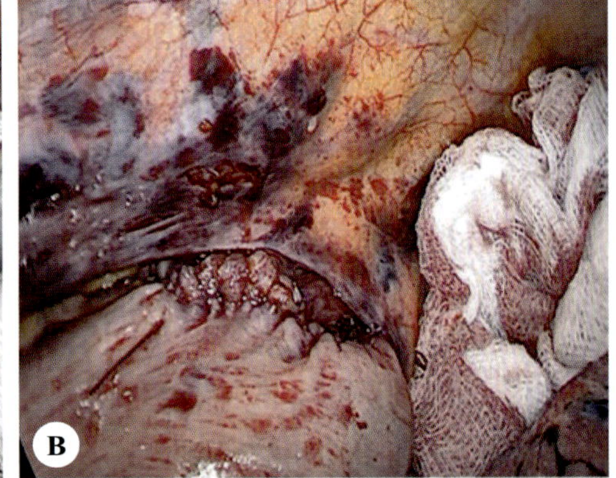

▲ 图 14–25　用 **V-lock**® 在两个平面中封闭开口

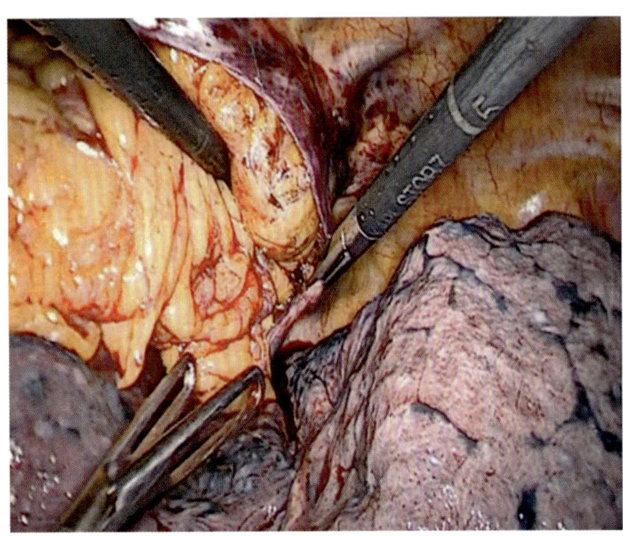

▲ 图 14–26　包裹吻合口的网膜

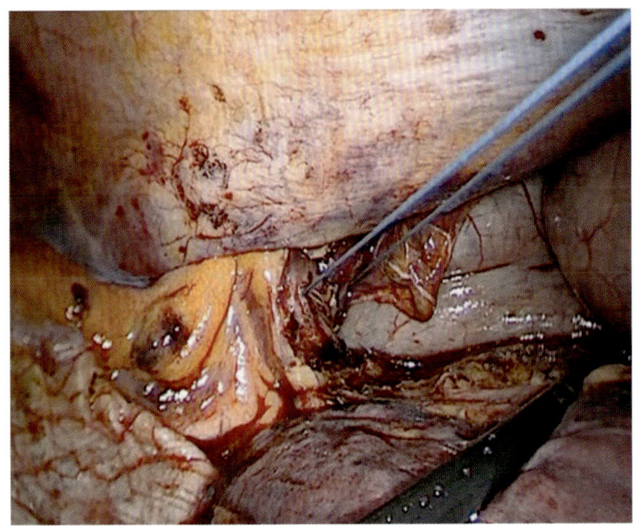

▲ 图 14–27　重建膈脚

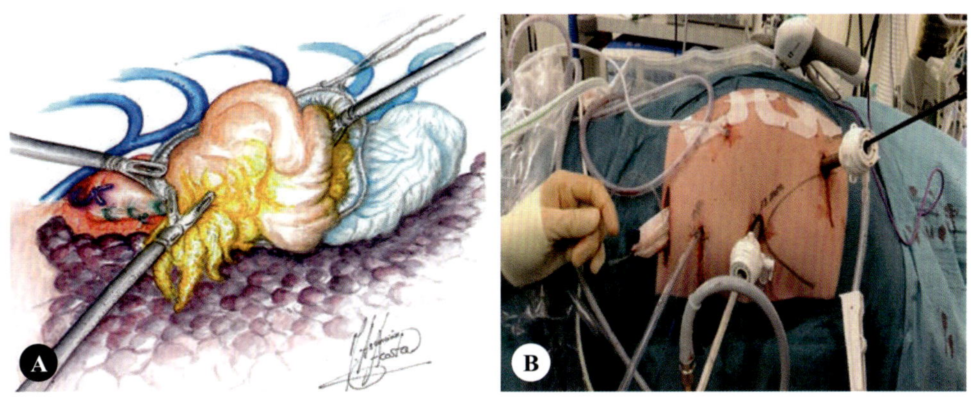

▲ 图 14–28　在袋子里取回的标本的内部示意（A）及外观（B）

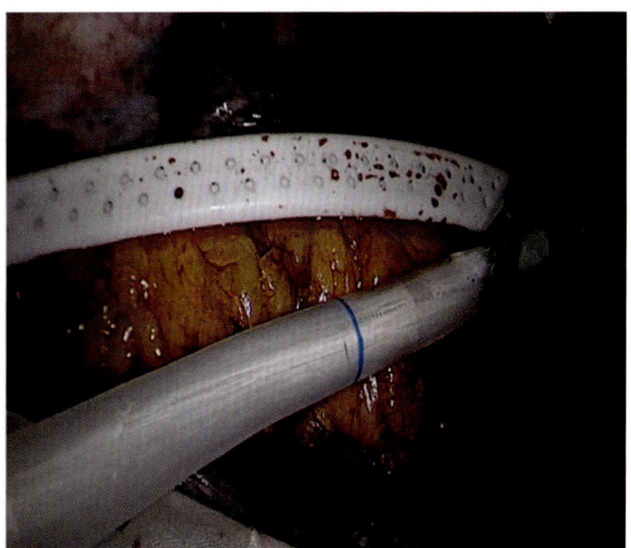

▲ 图 14–29　传统胸腔引流和沿吻合口的 **Jackson-Pratt** 引流

第 15 章　胸腔镜下食管癌根治术 *

Thoracoscopic Radical Oesophagectomy for Cancer

Harushi Osugi　Kousuke Narumiya　Kenji Kudou　著

时　强　陈章涵　译　　蔡明琰　校

自 20 世纪 80 年代中期以来，日本已常规进行三野淋巴结切除术[1]，但淋巴结清扫的范围仍有争议，如扩大清扫、全纵隔清扫或三野清扫等[2]。

然而，由于科学评估困难，对清扫的精确性尚无讨论。喉返神经（recurrent laryngeal nerve，RLN）淋巴结和气管支气管淋巴结的解剖与术后并发症的发生风险密切相关，尤其是 RLN 麻痹，因此需要精细解剖。目前，诊断单个淋巴结转移的敏感性较低[3]，因此，除可能转移的淋巴结外，所有局限于隆突上的淋巴结也都应切除。为了提高生存率，新辅助治疗也被广泛应用。

根据 JCOG9907 研究的结果，日本指南建议对可切除肿瘤和淋巴结受累的患者进行新辅助化疗[4]。因此，无论患者是否接受过放射治疗，日本外科医生均可对其进行食管切除术。

在本章中，将展示胸腔镜下食管切除术的显微解剖。本章中胸腔镜食管切除术[5]均选择左侧体位（图片上部和左侧分别为腹侧和头侧）。为适应俯卧位的监视器图像，图形应向右旋转 90° 参考。

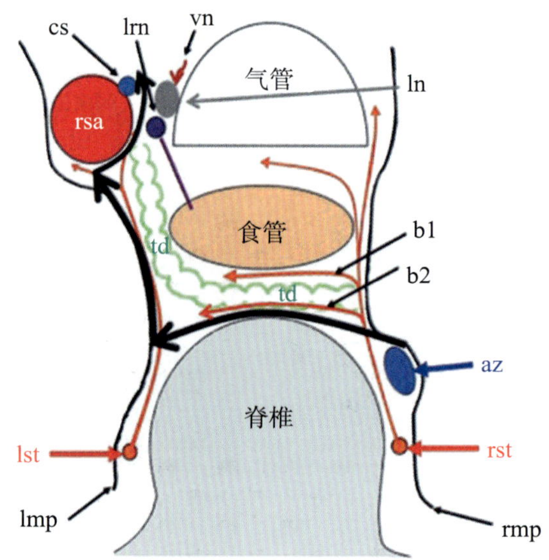

▲ 图 15-1　从颅骨到主动脉弓的解剖示意

黑粗箭示上纵隔剥离术的解剖层面。来自右主干的交感支支配左侧，包围胸导管。rmp. 右纵隔胸膜；lmp. 左纵隔胸膜；rst. 交感神经的右主干（b1. 食管与胸导管之间的分支，以及胸导管保存时的解剖标志；b2. 分支包裹胸导管，并在剥离术时被分离）；lst. 交感神经的左主干；az. 奇静脉；td. 胸导管；rsa. 右锁骨下动脉；cs. 颈神经节交感神经心支；lrn. 左喉返神经；ln. 沿左喉返神经的淋巴结；vn. 左喉返神经的血管（通常出现在淋巴结前面）

一、胸腔镜下纵隔剥离术

纵隔的分层结构和解剖原则如下。

图 15-1 显示了主动脉弓上方纵隔的层次结构。纵隔胸膜下最外层的结构是神经分支。右主干的交感支支配左侧并包围食管和胸导管。黑粗箭示在上纵隔进行剥离术的解剖层。

图 15-2 显示了肺门下方纵隔的层次结构。纵隔胸膜下最外层的结构是来自交感干的神经分支，右侧分支主要包裹食管。除食管、迷走神经和胸导管外，几乎所有纵隔剥离术的结构分离都

*. 本章配有视频，可登录网址 https://doi.org/10.1007/978-3-030-55176-6_15 观看。

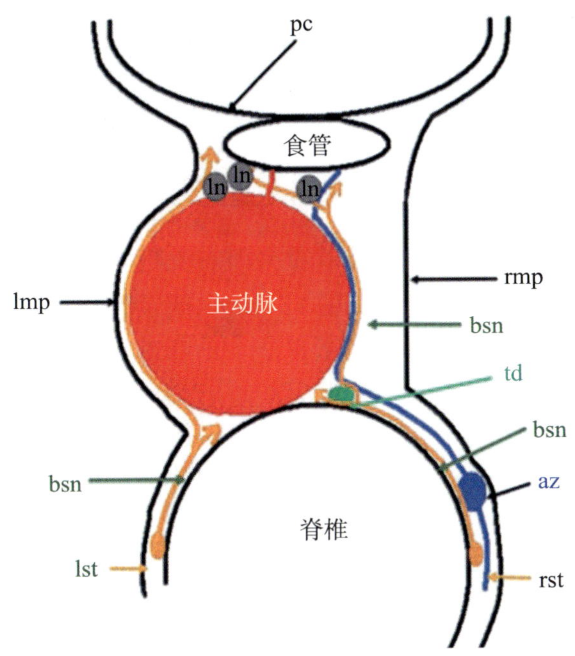

▲ 图 15-2 肺门尾侧解剖示意

rst. 交感神经右干；lst. 交感神经左干；az. 奇静脉；bsn. 交感神经干分支；td. 胸导管；rmp. 右纵隔胸膜；lmp. 左纵隔胸膜；pc. 心包；ln. 沿主动脉和食管的淋巴结（最左侧的淋巴结可通过右胸途径切除，位于主动脉纤维膜与左纵隔胸膜之间）

是横向进行的。因此，纵隔剥离术应横向或垂直于主动脉和气管支气管进行。神经分支的分离应避免滥用能量装置及不必要的组织损伤。在放大视野下，可以清晰识别喉返神经和迷走神经的外膜，表现为有细血管纵行的光滑细膜（图 15-3）。由于在解剖区域没有血管穿透神经外膜，因此显露神经外膜是理想的解剖层。在放大视野下，淋巴结结构明显。组织学上，淋巴结在凸面上只有传入淋巴管（图 15-4），仅在门部有动脉和血管活性无髓神经汇入，并发出静脉和传出淋巴管（图 15-5）。这些门部结构固定了淋巴结。了解淋巴结的固定方向有助于淋巴结的解剖（图 15-6 和图 15-7）。

二、手术技术说明（视频 15-1）

（一）右喉返神经淋巴结的解剖

首先，沿右迷走神经、右锁骨下动脉和椎体腹缘切开纵隔胸膜。分离气管食管动脉，该动脉

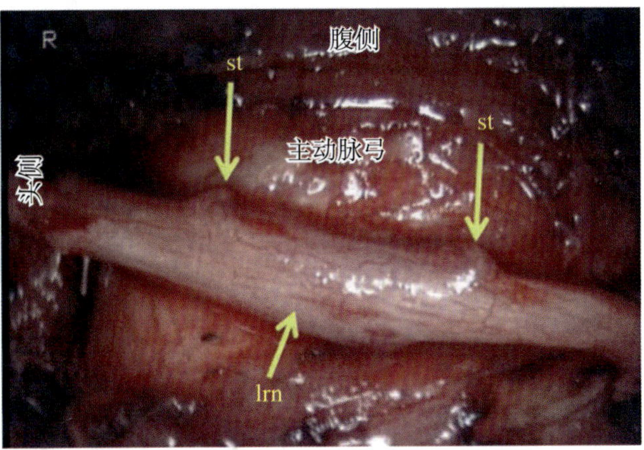

▲ 图 15-3 左喉返神经外膜。在放大视野下可观察到具有细血管纵行的光滑细膜。在解剖野中没有穿透神经外膜的血管

lrn. 左喉返神经；st. 分支残端

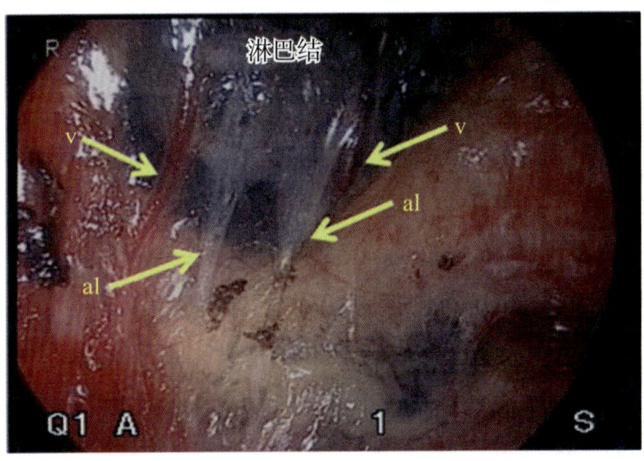

▲ 图 15-4 炭末沉着病（煤肺病）淋巴结及其血管的放大示意，在放大视野下，可比较静脉和淋巴管的厚度

v. 淋巴结的细静脉；al. 淋巴结传入淋巴管

起源于右锁骨下动脉，从食管右侧延伸至气管前部，达椎骨前缘，由喉返神经淋巴结组成的脂肪组织即可剥离。然后，显露迷走神经外膜，并通过折返点确定右喉返神经（右锁骨下动脉下方）。沿喉返神经的解剖是通过显露其外膜并将食管分支（通常分为 4 个或 5 个分支）分到甲状腺右叶的尾缘来进行的。淋巴结位于喉返神经背侧。应仔细将喉返神经与交感神经和颈神经节区分开（图 15-8）。交感神经沿着右锁骨下动脉，穿过喉返神经弓，到达气管前部，与迷走神经一起形成 V 形结构，而喉返神经形成 U 形结构。部分患者的气管食管动脉在近喉返神经处的锁骨下动脉近端分

支（图 15–8）。对于这类患者，应注意不要损伤动脉，以免导致神经麻痹（视频 15–1 至视频 15–5）。

（二）食管背侧的剥离

在主动脉弓的头侧，食管背侧无血管，解剖结构简单。然而，根据右交感神经支配可以有 3 个解剖平面进行解剖。当保留胸导管时，应沿图 15–1 中的 b1 进行解剖。对于图 15–1 中沿 b2 的

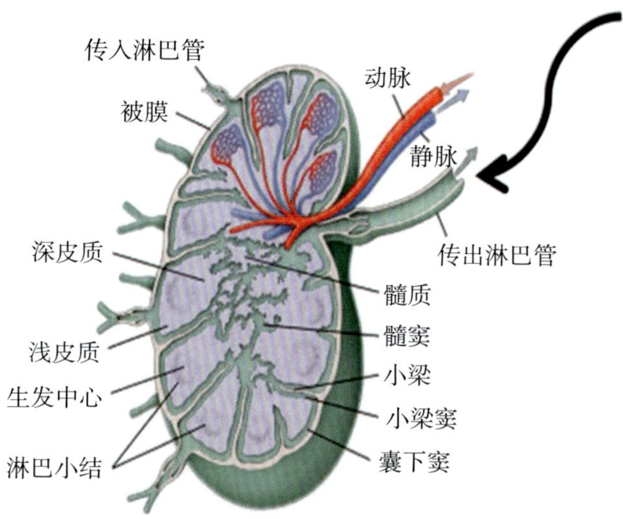

▲ 图 15–5 淋巴结的组织学示意，黑箭示具有血管作用的无髓神经，淋巴结门结构固定了淋巴结

引自 7th edition, Histology; a text bock and atlas. Wojciech Pawlina, 2016, Lippincott Company.

纵隔剥离，应切除胸导管，切断左交感干的分支，然后显露左纵隔胸膜（图 15–9）。在双重结扎后，奇静脉弓被剥离并分离。将结扎端通过胸壁向腹侧和背侧牵拉，以充分显露纵隔。然后沿着脊柱的前缘从背侧切开胸膜，在肋间支气管动脉（第三肋间动脉）分叉处双重夹闭右支气管动脉并在根部对其进行游离（图 15–10）。继续剥离显露肋间支气管动脉的腹侧，直至主动脉弓的右壁。然后，显露胸内降主动脉。从腹侧进行颅侧到主动脉弓的纵隔剥离，显露左纵隔胸膜，直到发现左锁骨下动脉搏动。由交感支组成的细纤维膜覆盖主动脉的血管鞘（图 15–11）。由于该膜下无淋巴结结构，解剖显露该膜的是较理想的。进一步向左侧进行解剖，以便识别并分离来自左主干的交感支，并显露左纵隔胸膜（图 15–2）。之后，通过穿透纤维膜（图 15–11），在根部分离食管动脉，然后解剖包括位于主动脉左侧在内的所有淋巴结。Cuesta 等 [6] 指出，这种操作可以使食管中段完全剥离。因为胸导管被纤维膜覆盖，所以应将纤维膜分开，以便联合切除胸导管（图 15–12）。在肺门水平，显示了来自胸壁和纵隔的淋巴集合管汇入胸导管（图 15–13）。

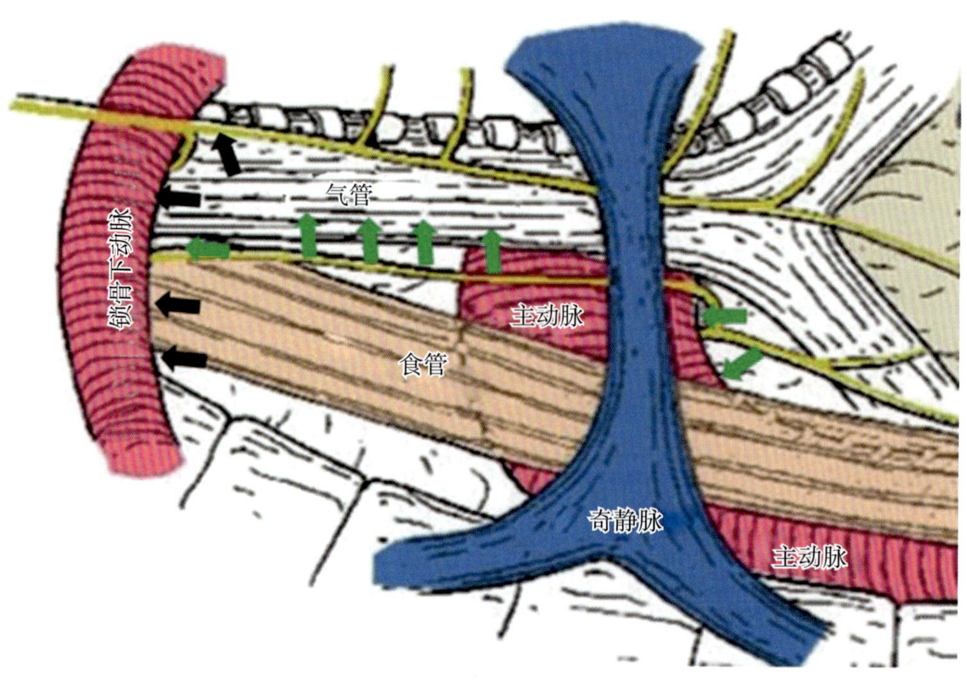

◀ 图 15–6 上纵隔淋巴结门方向示意，箭示门的方向，黑箭和绿箭分别示右喉返神经淋巴结和左喉返神经淋巴结

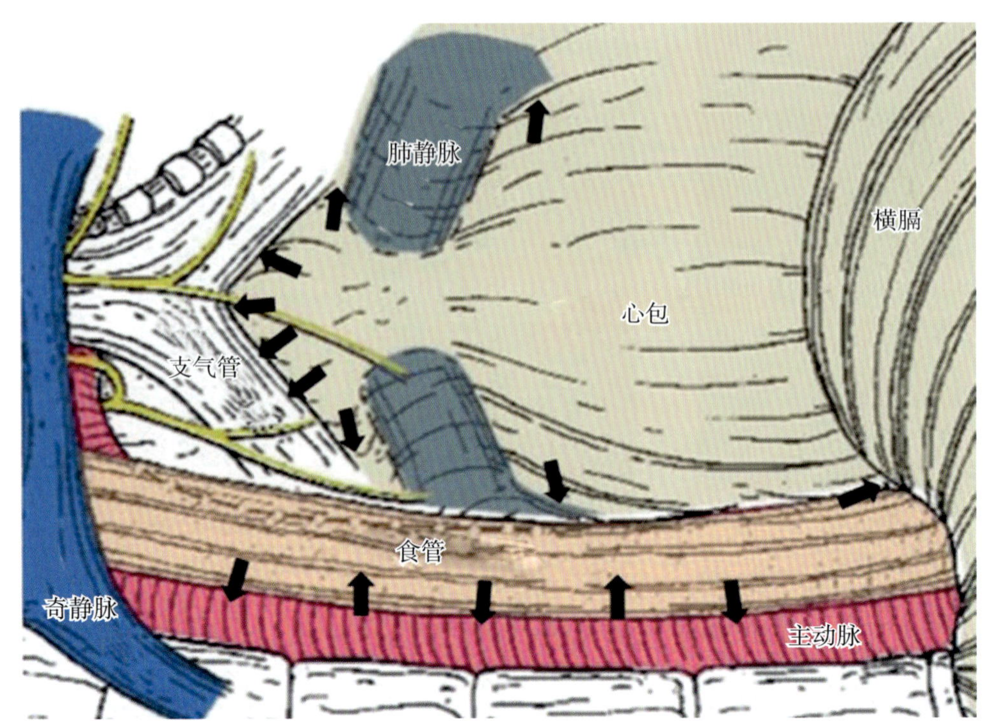

◀ **图 15-7　中、下纵隔淋巴结门方向示意，黑箭示淋巴结门的方向**

根据门的方向，沿食管和主动脉有两种淋巴结，一种门面对主动脉（主动脉旁淋巴结），另一种门面对食管（食管旁淋巴结）

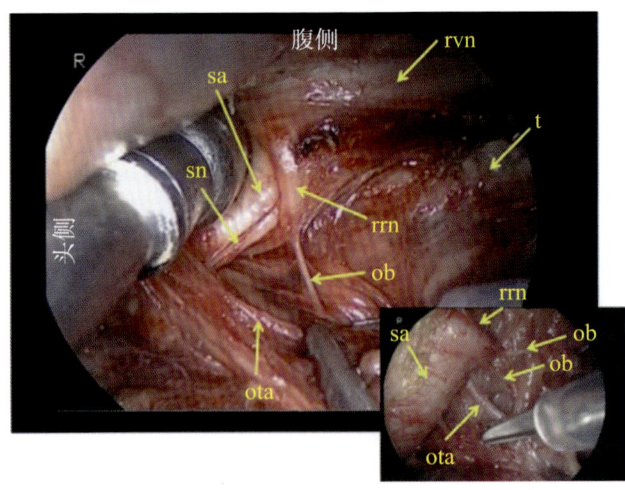

▲ **图 15-8　右喉返神经解剖**

t. 气管；rvn. 右迷走神经；sa. 锁骨下动脉；sn. 颈神经节的交感神经（神经在锁骨下动脉走行于上方，穿过喉返神经弓，到达气管前部）；rrn. 右喉返神经；ob. 喉返神经食管支；ota. 食管气管动脉（左上角显示动脉的汇合部，右下角显示近喉返神经的近端动脉分支）

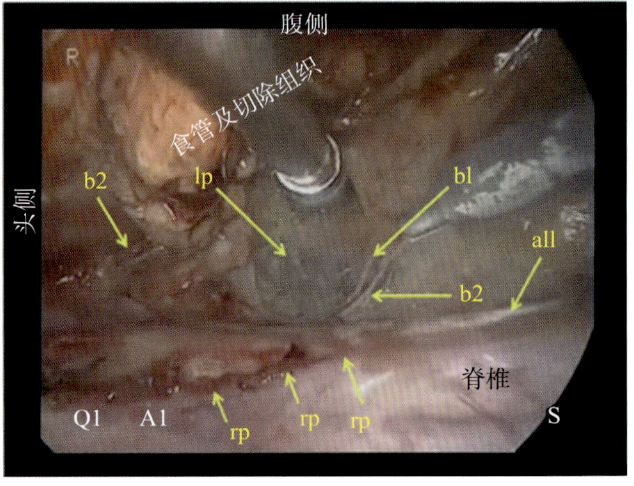

▲ **图 15-9　食管背侧的剥离**

rp. 右纵隔胸膜切缘；all. 椎体前纵韧带；b2. 交感神经右干分支，包裹胸导管；bl. 交感神经左干分支；lp. 左纵隔胸膜，将右主干最左边的分支分开后，左纵隔胸膜可以充分显露

（三）食管腹侧的剥离

右纵隔胸膜沿食管腹侧切开到食管裂孔。右迷走神经在气管杈处分开。通过分离气管软骨和食管两侧的神经和血管将食管从气管分离开。气管和食管的膜部间没有血管交通。食管前面的解剖结构在颈部以下非常简单，因此不需止血即可充分显露心包。在气管杈水平，食管与左主支气管膜部相接触，并与左迷走神经和来自食管左侧的支气管动脉分支相固定。在放大视野下，可见食管与肌肉结构相固定。部分食管纵行肌从壁上分离，向头侧走行，伸入气管支气管软骨的左侧边缘（食管气管肌）、左纵隔胸膜（食管胸膜

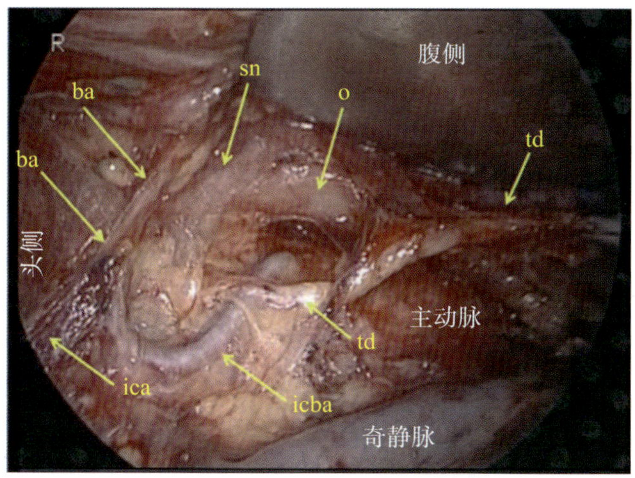

▲ 图 15-10　肋间支气管动脉（第三肋间动脉）和胸导管

td. 胸导管（胸导管在肋间支气管动脉根部背侧走行，并被交感神经包裹）；o. 食管；icba. 肋间支气管动脉；ica. 第三肋间动脉；ba. 右支气管动脉（细交感神经沿着动脉走行）；sn. 来自右胸干的交感神经束（本例交感神经束较厚）

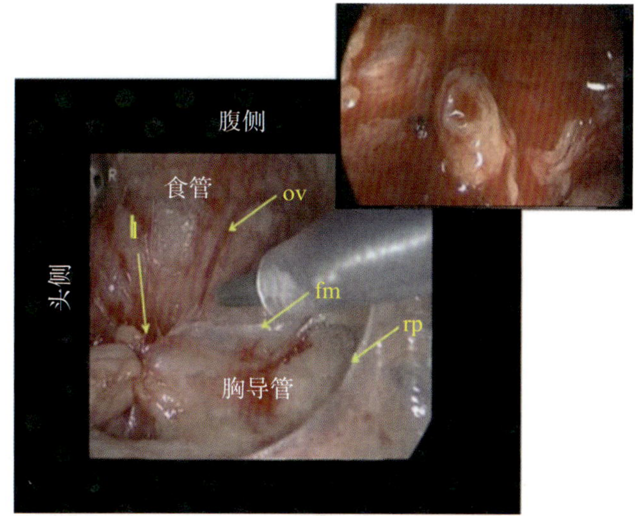

▲ 图 15-12　胸导管，右上方显示胸导管残端因其壁内平滑肌导致的特殊外观

rp. 右纵隔胸膜切缘；fm. 纤维膜（与主动脉一起包裹胸导管）；l. 结扎的胸导管；ov. 食管的细血管

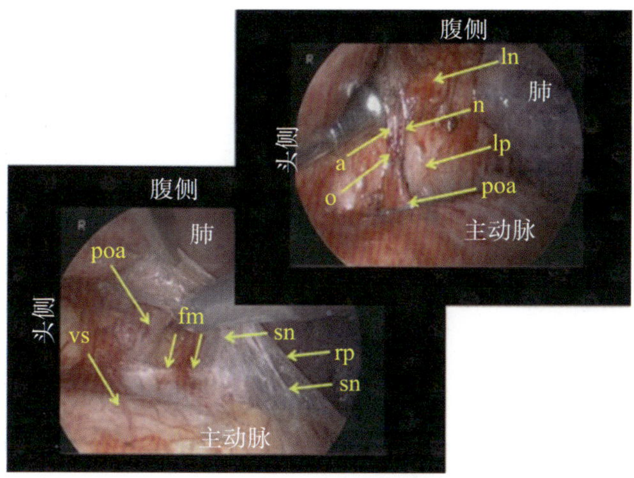

▲ 图 15-11　主动脉和食管固有动脉的纤维膜

sn. 交感神经右主干的细支；rp. 右纵隔胸膜；fm. 覆盖主动脉的纤维膜（膜的顶端因食管收缩而上下翻转）；vs. 膜下的主动脉血管鞘；poa. 食管固有动脉（右上部，动脉与根部的细鞘夹在一起）；o. 细鞘被打开；a. 显露食管固有动脉；n. 细神经与动脉平行并固定淋巴结；ln. 淋巴结；lp. 左纵隔胸膜

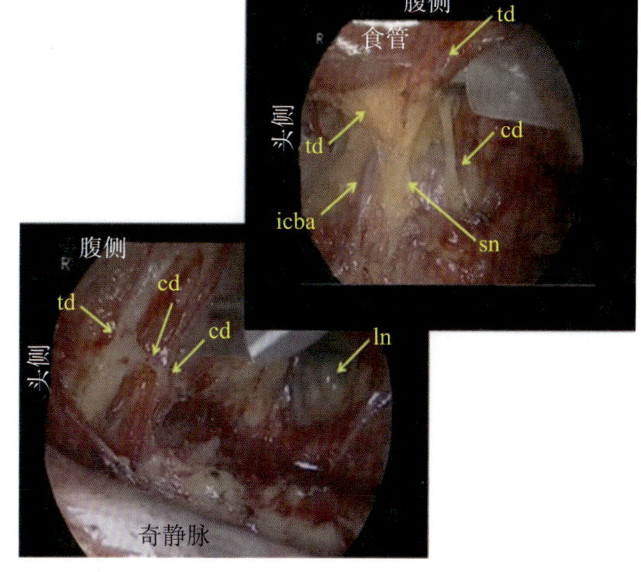

▲ 图 15-13　淋巴集合管。右上方显示胸壁的集合管，左下方显示纵隔的集合管。由于其壁内平滑肌，集合管比传入淋巴管厚（图 15-4）

td. 胸导管；cd. 集合管；icba. 肋间支气管动脉；sn. 交感神经右主干分支；ln. 淋巴结

肌）及心包（还没有解剖学术语，即食管心包肌）（图 15-14）。食管在胚胎发育期由气管杈处延长的咽芽及胃芽相结合而形成。在这一过程中，部分外肌可能与食管分离，向头侧走行，并伸入纵隔结构中。这表明，进行食管剥离时应由食管腹侧向头侧进行，否则容易导致食管壁的撕裂。

（四）左喉返神经淋巴结的解剖

食管背侧和左侧剥离后，气管支气管向腹侧牵拉，与背侧收缩的食管分离。切除右侧食管气管纤维带，气管逐渐向腹侧收缩并向左旋转，在气管软骨的右缘利用牵引器牵引以充分显露左

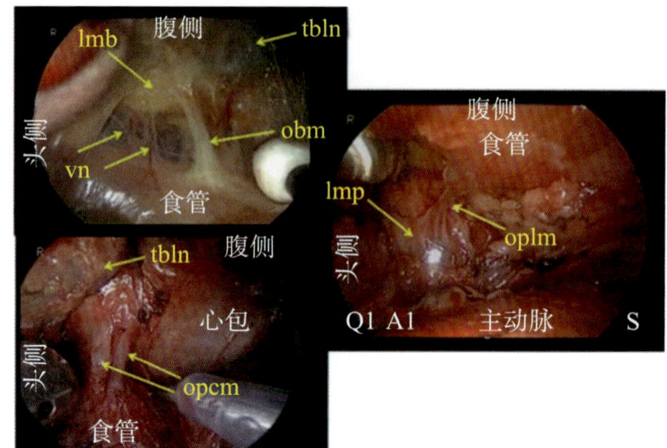

▲ 图 15-14 食管的肌肉解剖，这些肌肉经组织学证实为平滑肌

lmb. 左主支气管；tbln. 气管支气管淋巴结；obm. 食管支气管肌；vn. 食管和支气管之间的细血管和神经；lmp. 左纵隔胸膜；oplm. 食管胸膜肌；opcm. 食管心包肌（在本例中，肌带较厚）

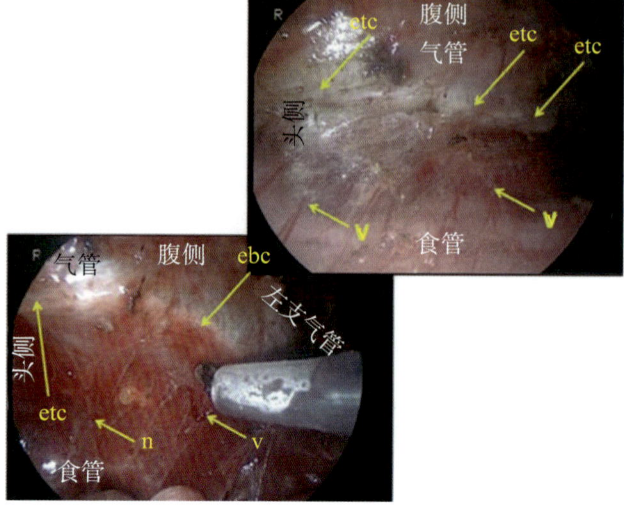

▲ 图 15-15 从气管左侧剥离食管

etc. 气管软骨边缘；ebc. 支气管软骨边缘；v. 食管气管纤维带内的细血管；n. 食管气管纤维带内的细神经

侧。当切除左侧食管气管纤维束后（图 15-15），由于食管逐渐向背侧回缩，借助成角摄像头，可在气管软骨左侧继续解剖，切断左喉返神经的气管前细支。借此，识别细膜下的颈神经节的交感神经心支（图 15-1 和图 15-16）。因为没有血管穿透这层细膜，所以可直接对膜上组织进行剥离而不会出血。在完成这部分剥离后，借助食管的收缩并对神经的食管支施加牵引，可以将左喉返神经及其周围淋巴结向背侧牵拉（图 15-16）。这样有利于进一步的头侧的解剖。在颈部上方，从左喉返神经发出的几条细分支使该区域具有特征性的钉耙样结构，为胸廓解剖的上界。最后，通过分离 5～10 个食管分支将左喉返神经与包括淋巴结和食管在内的组织分离。为了安全、彻底地分离神经，应充分显露神经外膜（图 15-3 和图 15-17）。在完全分离左喉返神经后，通过显露左锁骨下动脉并在胸导管接近左锁骨下动脉时游离胸导管来解剖左侧淋巴组织。总的来说，左喉返神经淋巴结的解剖界限包括气管软骨的左侧、交感神经的心支、左锁骨下动脉和左纵隔胸膜，其中不直接牵引喉返神经的整块切除是主要的外科原则。

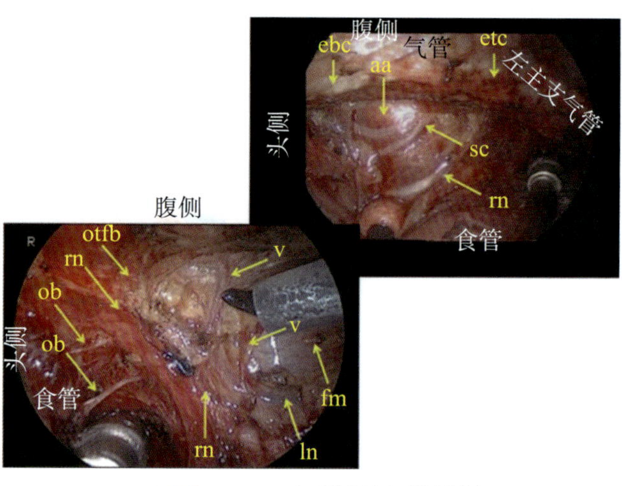

▲ 图 15-16 左喉返神经的解剖

etc. 气管软骨边缘；ebc. 支气管软骨边缘；aa. 主动脉弓右壁；rn. 左喉返神经；sc. 颈神经节交感心神经（该神经位于喉返神经前方，由细纤维膜覆盖，无血管穿通）；fm. 覆盖交感心神经的细纤维膜；v. 淋巴结血管（常见于淋巴结前方）；ln. 淋巴结；otfb. 食管气管纤维带切缘；ob. 左喉返神经食管支

（五）气管支气管淋巴结的解剖

对于隆突下淋巴结的解剖，由于最外侧的淋巴结朝向肺门固定（图 15-7），最右侧淋巴结首先用能量装置游离。将淋巴结无血管的前面从心包处剥离开。然后，将淋巴结向右主支气管反方向牵引，使淋巴结与右主支气管分开。在气管杈处，支气管动脉的分支从腹侧进入淋巴结，迷走神经

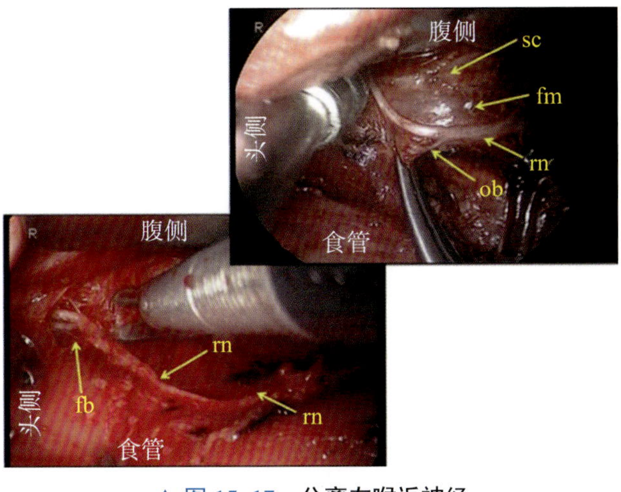

▲ 图 15–17 分离左喉返神经

sc. 颈神经节交感心神经；fm. 覆盖交感心神经的细纤维膜；rn. 左喉返神经；ob. 喉返神经食管支；fb. 喉返神经食管细支和气管细支（钉耙形外观表示胸廓解剖的上界）

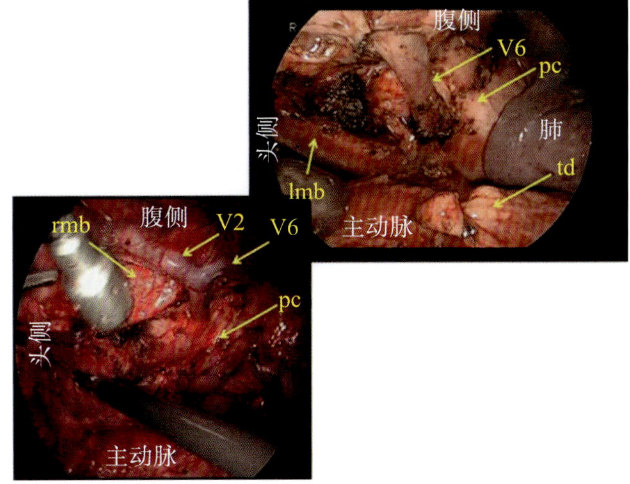

▲ 图 15–18 肺静脉异常

td. 胸导管；pc. 心包；V6. 肺段 6 的异常静脉；V2. 肺段 2 的异常静脉；lmb. 左主支气管；rmb. 右主支气管

的分支从背侧固定淋巴结。当游离淋巴结后，向至左主支气管反方向牵引淋巴结，将其与左主支气管进行分离。据统计有 0.3%～9% 的患者伴有右肺静脉异常。V2（来自肺段 2 的静脉）异常最常见，V6（来自肺段 6 的静脉）异常次之[7]。异常静脉分布在右主支气管的膜部和心下淋巴结之间，并穿透心包至左心房（图 15–18）。术前仔细确认 CT 图像可避免解剖过程中对异常静脉的损伤。这种静脉异常很少出现在左侧。

在主动脉 – 支气管窗内，首先显露气管支气管软骨的左侧部分，然后将淋巴结反向牵拉至肺动脉后方，并通过分离支气管动脉分支和来自主动脉弓的神经进行解剖（图 15–19）。尤其注意不要将左支气管动脉从主动脉弓的小弯处拔出，此处出血可致命。

食管切除术的结果在很大程度上取决于外科医生的经验。在专家的正确指导下，可以更加安全地加快学习曲线[7]。为了有效、安全地进行胸腔下食管切除术，必须组织专门的团队（至少有两名外科医生，均在出色的中心接受了微创手术培训）[8]。胸腔镜手术并不会使纵隔解剖的质量、纵隔淋巴结的取出及患者的生存率下降。我们的数据显示，在完成胸腔镜食管切除术后，0 期、1 期、2 期、3 期和 4 期患者的 5 年的生存率分别

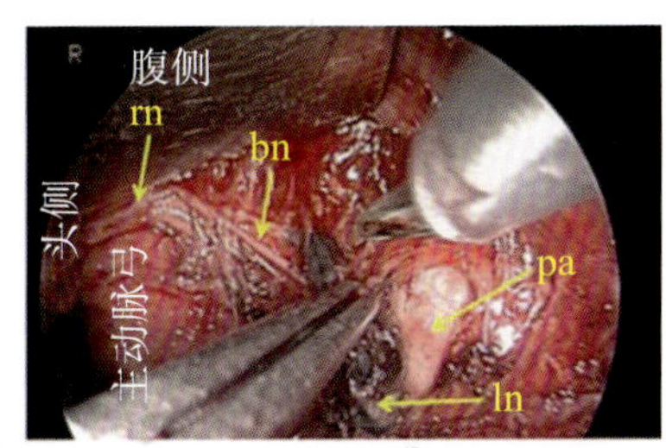

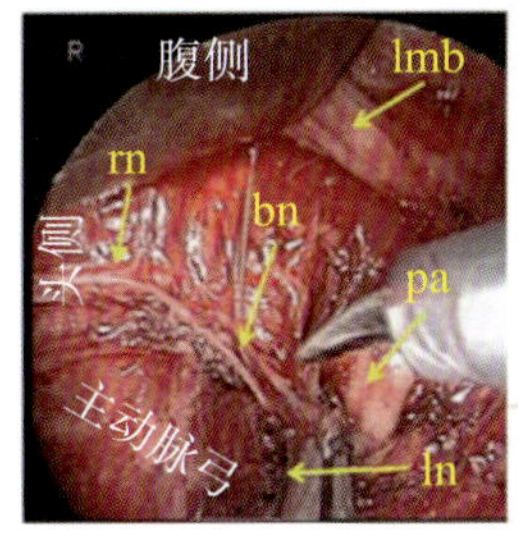

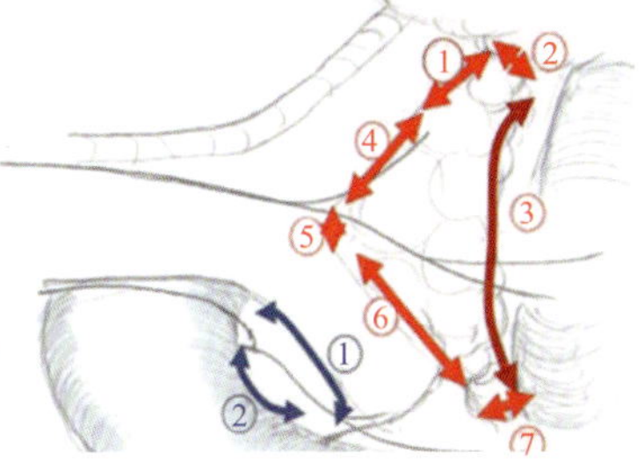

▲ 图 15–19 主动脉 – 支气管窗解剖及图示，显示了解剖顺序（红色圈码和蓝色圈码分别表示气管杈和主动脉 – 支气管窗处淋巴结的解剖顺序）

rn. 左喉返神经；bn. 喉返神经分支；pa. 肺动脉后部；ln. 待切除淋巴结；lmb. 左主支气管

为 92%、88%、69%、52% 和 24%。胸腔镜下食管切除术的适应证与开放手术相同，围术期的治疗主要包括新辅助治疗和（或）辅助化疗。

除了胸腔镜的定量评估外，随着在放大镜下对体内纵隔解剖结构的认识，解剖的质量也在不断提高。通过胸腔镜获得的新的解剖学知识可在开放手术中加以应用，以提高纵隔解剖的质量。在这一章中，介绍了在治疗非放射患者时常见的

显微解剖。据推测，在接受新辅助治疗（尤其是放疗）的患者中，由于纵隔纤维化，精细解剖可能变得模糊。尽管如此，即使是针对新辅助放疗后的患者，了解先天的显微解剖对于最终进行理想的食管切除术仍然至关重要。

参考文献

[1] Fujita H. The history of lymphadenectomy for esophageal cancer and the future prospects for esophageal cancer surgery. Surg Today. 2015;45:140–9.

[2] Udagawa H, Ueno M, Shinohara H, et al. The importance of grouping of lymph node stations and rationale of three-field lymphadenectomy for thoracic esophageal cancer. J Surg Oncol. 2012;106:742–7.

[3] Funai T, Osugi H, Higashino M, et al. Estimation of lymph node metastasis by size in patients with intrathoracic oesophageal cancer. Br J Surg. 2000;87:1234–9.

[4] Ando N, Kato H, Igaki H, et al. A randomized trial comparing postoperative adjuvant chemotherapy with Cisplatin and 5–fluorouracil versus preoperative chemotherapy for localized advanced squamous cell carcinoma of the thoracic esophagus (JCOG9907). Ann Surg Oncol. 2012;19:68–74.

[5] Osugi H, Takemura M, Higashsino M, et al. Video-assisted thoracoscopic esophagectomy and radical lymph node dissection for esophageal cancer. Surg Endosc. 2002;16:1588–93.

[6] Cuesta MA, Weijs TJ, Bleys RLAW, et al. A new concept of the anatomy of the thoracic oesophagus: The meso-oesophagus. Observational study during thoracoscopic esophagectomy. Surg Endosc. 2015;29:2576–82.

[7] Ninomiya I, Osugi H, Tomizawa N, et al. Learning of thoracoscopic radical esophagectomy: How can the learning curve be made short and flat? Dis Esophagus. 2010;23:618–26.

[8] Burdall OC, Boddy AP, Fullick J, et al. A comparative study of survival after minimally invasive and open oesophagectomy. Surg Endosc. 2015;29:431–7.

第 16 章　俯卧位 McKeown 三切口微创食管切除术 *

Three-Stage McKeown Minimally Invasive Esophagectomy Procedure in Prone Position

Fernando Mingol Navarro　M. Asunción Acosta　Marcos Bruna　Miguel A. Cuesta　著

时　强　陈章涵　译　　蔡明琰　校

目前，有三种不同的胸腔镜食管切除体位：俯卧位、侧卧位和半俯卧位[1, 2]。俯卧位的优点是：①胸廓和膈肌可达到的范围大于侧卧位；②纵隔摆动或移位幅度较小；③俯卧位使肺部分塌陷有助于显露食管区域；④肺受重力因素影响可向前倾斜；⑤出血时，血液从源头流出，使其易于控制。这种体位在引入微创食管切除术之前并不常用。半俯卧位与侧卧位旋转 10°～20° 可增加左侧气管旁区域的可视性，从而更好地对该区域进行解剖和淋巴结切除[3, 4]。

手术过程的分步讲解如下（视频 16–1 和视频 16–2）。

1. 全麻诱导后，进行气管插管。然后，使患者维持半俯卧位，支撑头部、肩部、手臂和骨盆。腹部无限制以便呼吸。手臂的位置对于维持肩胛骨外展非常重要。双臂放于支撑装置上，使得肩部和肘部弯曲（图 16–1）。由此，使得脊柱和肩胛骨内缘间的区域变宽。

2. 主刀医生站在患者的右侧，第一助手站在主刀医生的右侧，观察面前的监视器。器械护士站在主刀医生的左侧（图 16–2）。

3. 沿右肩胛骨内缘放置 4 个套管针（图 16–3）。第一个位于肩胛骨最低点的水平，直径为 10mm，用于 30° 胸腔镜；第二个位于第 4 肋间水平，直径为 5mm；第三个位于第 8 肋间水平，直径为 12mm；最后一个与第三个同一水平，作为助手的工作套管针（用于抽吸、肺牵引等）。通过手指触诊明确胸腔无粘连后，将第一个套管针置入胸腔。在置入第一个套管针后，开始进行 7～8mmHg 的正压充气，充分牵引右肺以显示后纵隔。

4. 检查胸膜腔和食管区域，以评估是否可以进行切除手术（图 16–4）。

5. 解剖从前部的肺韧带开始，沿着肺的切线，进一步沿着右肺静脉，右支气管直到奇静脉（图 16–5）。在后侧，沿奇静脉弓到奇静脉的肋膈角处纵向切开纵隔胸膜。用这种方法，大块胸膜连同食管同时被切除。胸膜沿隆突上气管纵向开放（图 16–5）。

6. 在右支气管下缘解剖并分离右迷走神经，以保留肺支（图 16–6）。

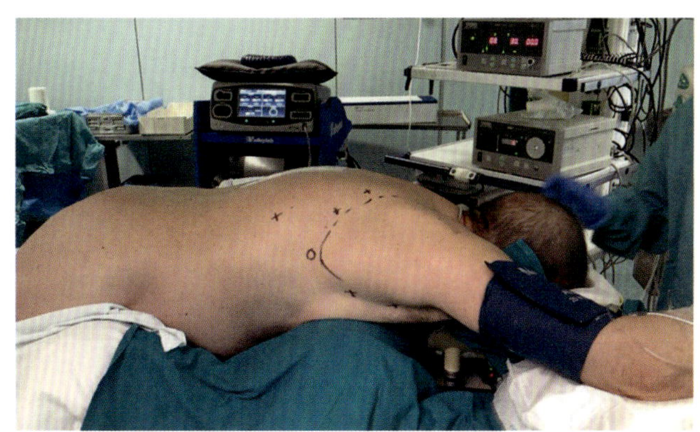

▲ 图 16–1　将患者置于半俯卧位

*. 本章配有视频，可登录网址 https://doi.org/10.1007/978-3-030-55176-6_16 观看。

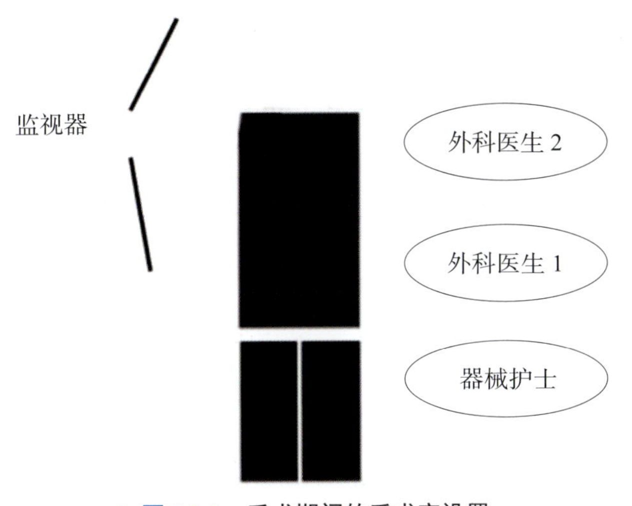

▲ 图 16-2　手术期间的手术室设置

▲ 图 16-3　套管针沿肩胛骨内侧安置，辅助套管针位于腋中线（红圈）的位置

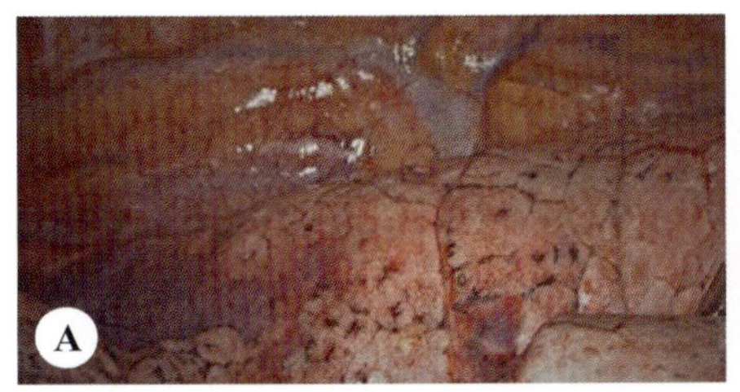

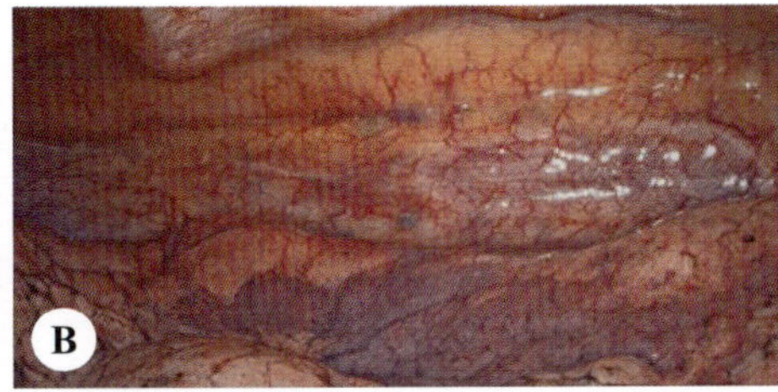

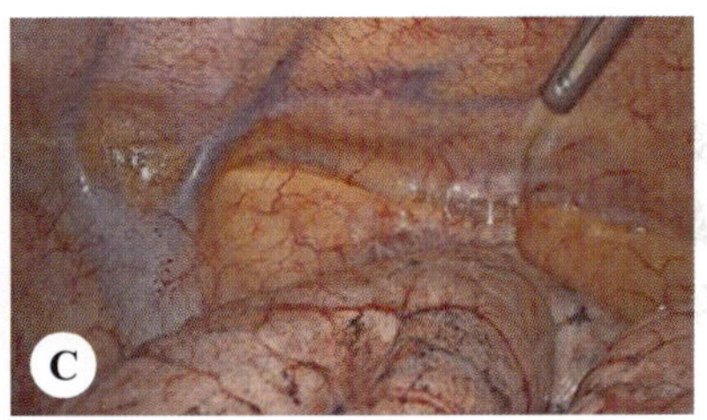

▲ 图 16-4　A. 胸部检查；B 和 C. 下纵隔（B）和上纵隔（C）视野

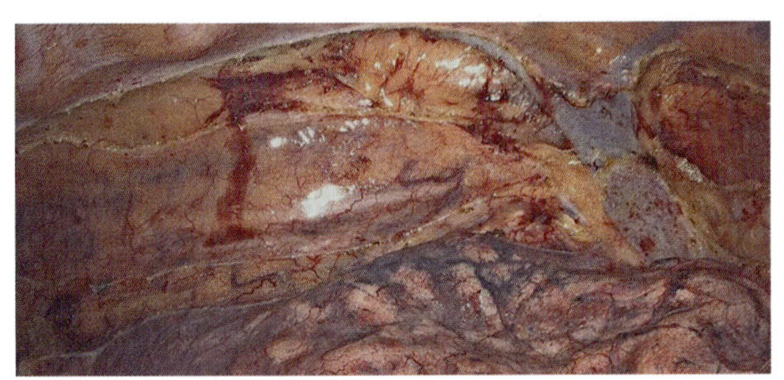

▲ 图 16-5　胸膜切口沿肺、奇静脉走行并沿隆突上气管纵行

7. 此外，通过血管吻合器游离奇静脉。奇静脉残端用内环固定，并进行外固定，以保持牵引力和手术视野（图 16-7）。

8. 从隆突下水平到食管裂孔和心包的左侧分开食管。沿着降主动脉平面，胸导管（在主动脉和奇静脉之间）被游离，并在胸导管的远端和近端水平进行夹闭。随着食管向右侧收缩，分离从主动脉到食管（食管系膜）的组织（筋膜），进行食管周围淋巴结切除术。以达心包后平面、左肺静脉和对侧胸膜。这一步骤需要第一助手轻轻牵引食管（图 16-8）。

9. 继续向近端方向解剖隆突上区域。通过牵引右迷走神经残端，在隆突上游离神经，并通过血管环进行牵引（图 16-9）。在右迷走神经和气管之间（图 16-9）解剖 4R 组的淋巴结（从隆突到右锁骨下动脉）。淋巴结与食管相连。然后，牵引右锁骨下动脉的迷走神经，观察右喉返神经，并对 2R 站淋巴结进行切除（图 16-9）。淋巴结切除术不是单纯切除淋巴结，而是要“整体”切除，淋巴结仍附着在标本上。

10. 通过牵引食管，在食管和气管之间，直至气管左边缘进行剥离，注意不要触及气管或支气管（图 16-10）。将吊索放置在食管周围，用 Hemo-Lock® 夹子和附在其上的 Endoloop® 系统进行闭合。为了保持食管的牵引力，对 Endoloop® 进行外固定（图 16-11）。通过食管的牵引，呈现出垂直状的带状组织，有利于解剖的进行。通过牵引食管，可以看到从食管到左气管旁和主动脉上区域的带状组织（图 16-11）。

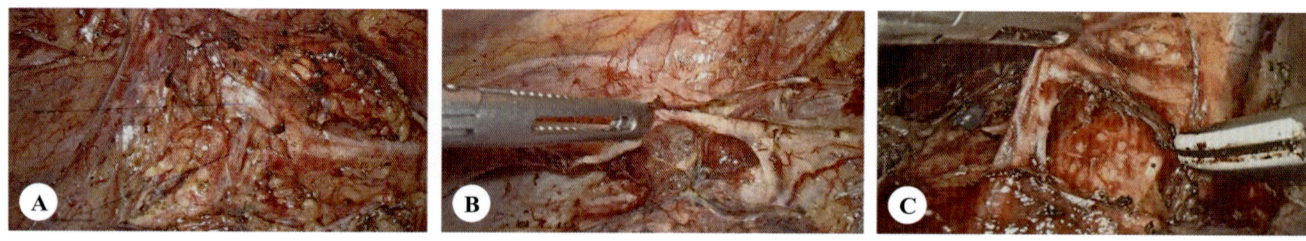

▲ 图 16-6 沿着肺打开胸膜后，解剖右迷走神经（A 和 B）并分离右支气管支的远端（C）

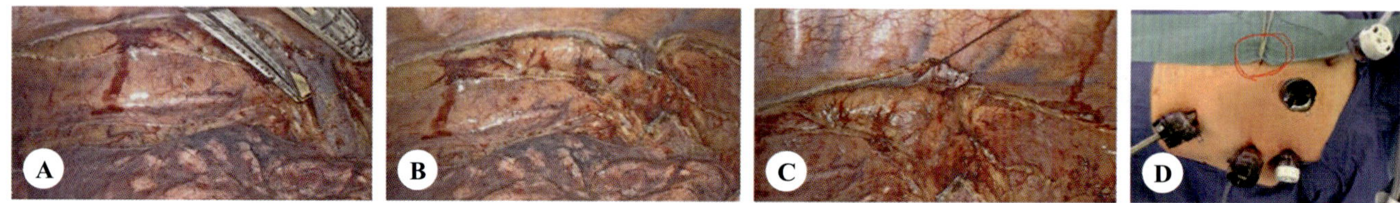

▲ 图 16-7 利用血管吻合器对奇静脉进行解剖和分离（A 和 B）。奇静脉的残端用 Endoloop（C）进行固定，并用 Endoclose（红圈）将其外固定（D）

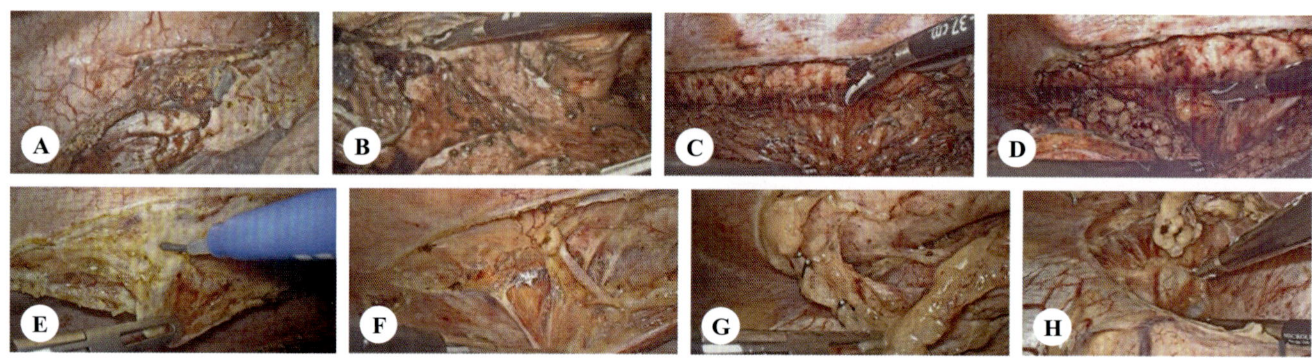

▲ 图 16-8 A 和 B. 隆突下食管的解剖；C 和 D. 食管系膜和食管淋巴结切除术；E 至 G. 分离（E 和 F）位于主动脉与奇静脉之间金属夹（G）标记的胸导管；H. 食管裂孔和心包囊及下腔静脉和心包囊折返间的第 111 组淋巴结切除

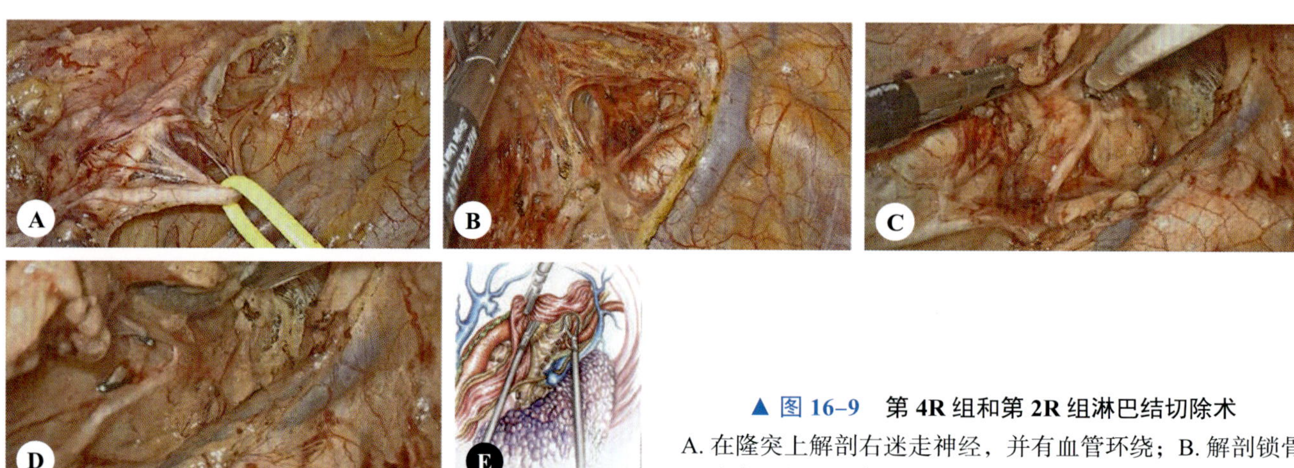

▲ 图 16-9 第 4R 组和第 2R 组淋巴结切除术

A. 在隆突上解剖右迷走神经，并有血管环绕；B. 解剖锁骨下动脉的右喉返神经；C 和 D. 切除淋巴结；E. 示意

11. 沿气管左侧进行解剖（对其施加一定压力），并继续解剖纤维带组织的基部，以充分显露并解剖左喉返神经（LRLN）（图 16–12）。

12. 然后，从食管近端方向分离出食管的纤维带，有时可将食管切开以便淋巴结清扫（图 16–13）。从胸导管（必须夹持）和左锁骨下动脉（图 16–14）中分离第 2L 组和第 4L 组淋巴结的组织。剥离至主动脉弓处（图 16–15），在主动脉弓处松开食管，完成 LRLN 的剥离（图 16–16）。由此第 2L 组和第 4L 组淋巴结可保持与标本相连。继续进行食管的解剖；将左迷走神经从左支气管的远端分开，然后进行隆突淋巴结切除术（第 7 组）和左支气管淋巴结切除术（图 16–17）。此外，分开食管与左主支气管，并对第 5 组淋巴结（主动脉窗口）进行活检（图 16–17）。

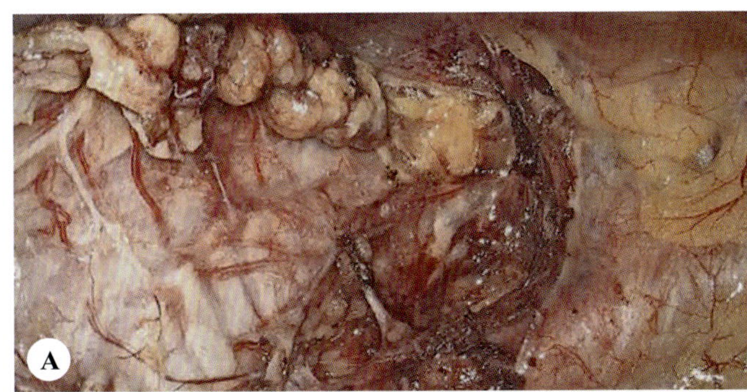
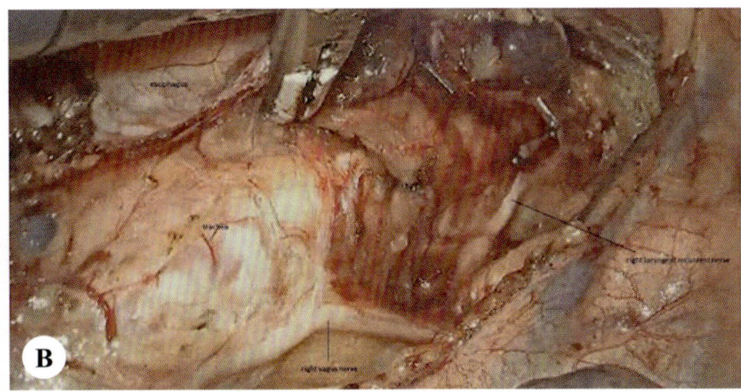

▲ 图 16–10 在气管与待解剖食管之间形成的纤维带

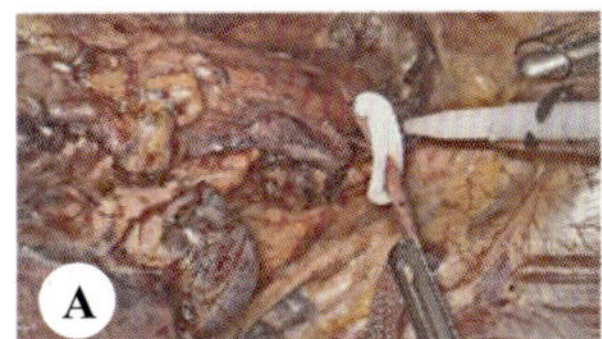
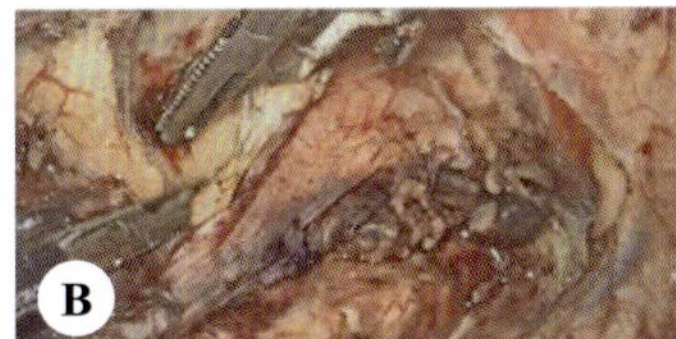
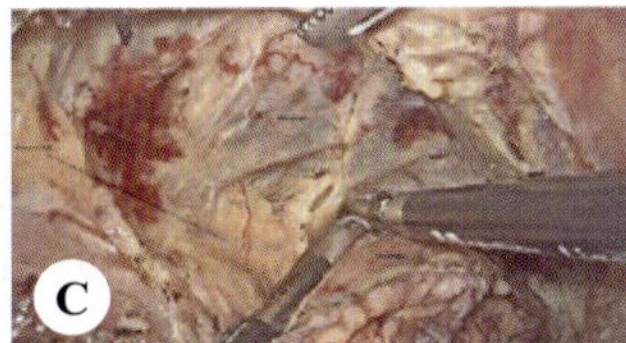
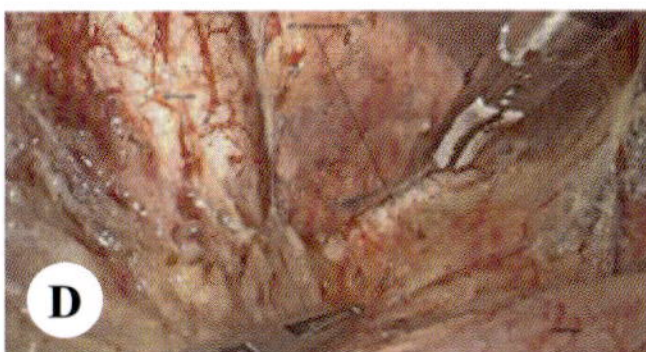

▲ 图 16–11 食管周围进行悬吊（A），左主动脉上区剥离（B 至 D）

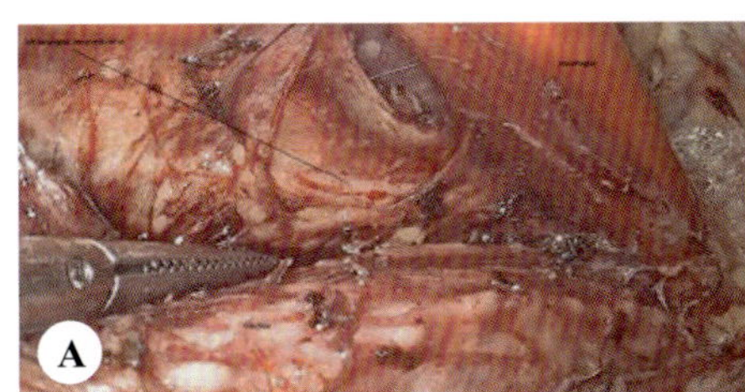
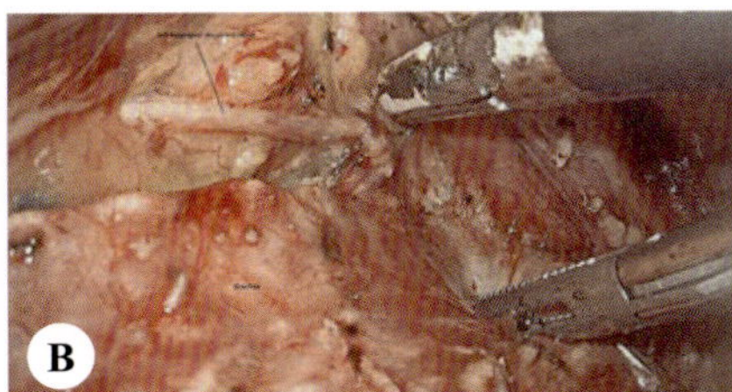
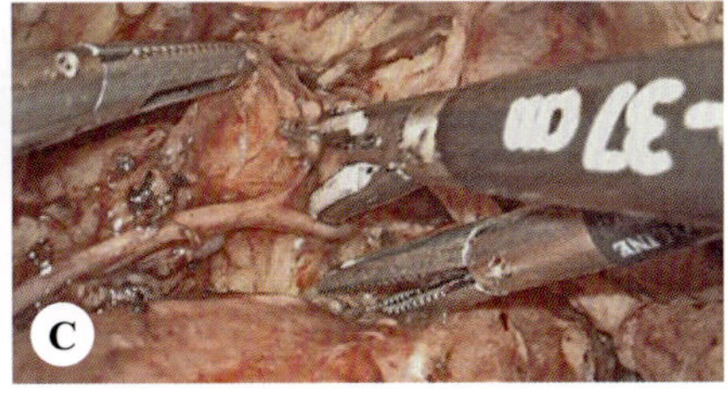

▲ 图 16–12 气管与纤维带基底部间的解剖（A），左喉返神经及其解剖（B 和 C）

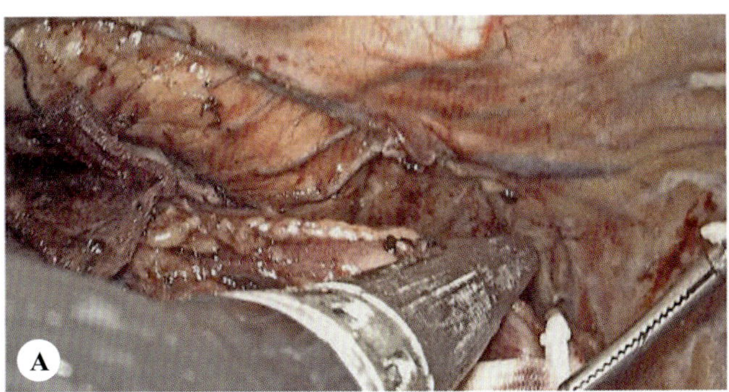
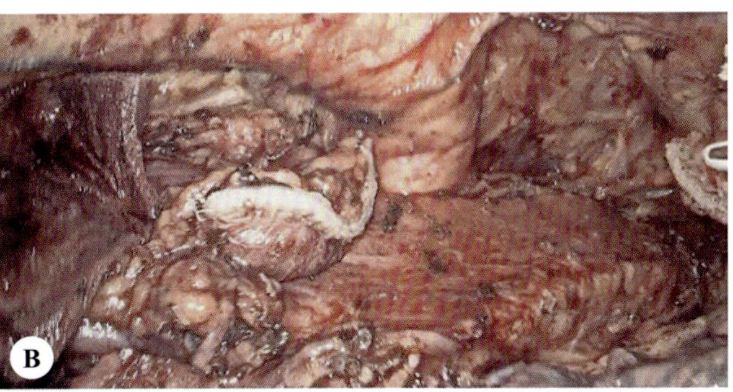

▲ 图 16–13 将近端食管从纤维带中分离开，可用吻合器进行切开

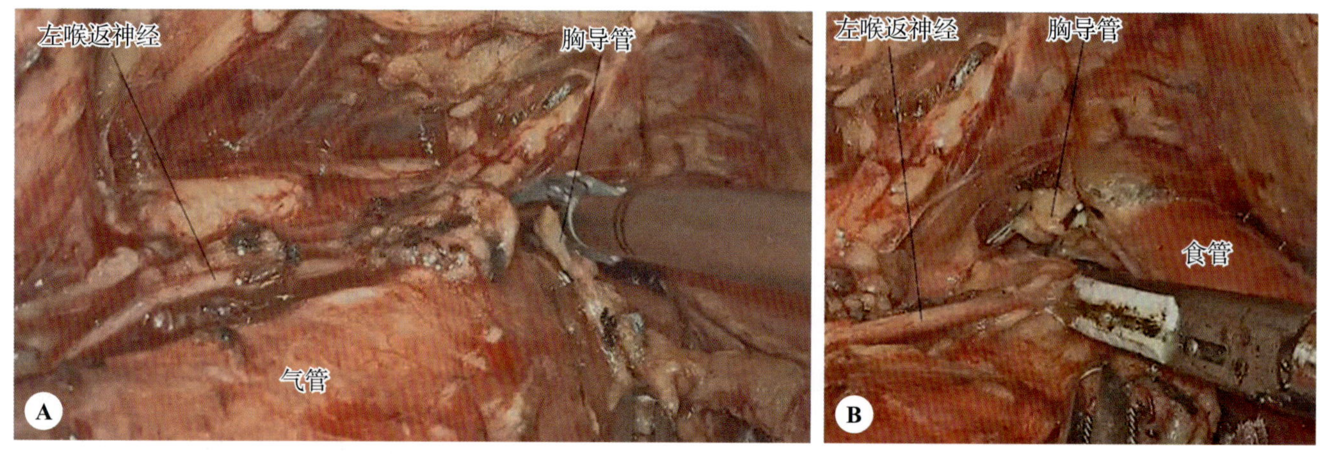

▲ 图 16–14　在该水平对胸导管进行切除并夹闭残端（A），从左锁骨下动脉处（B）切除淋巴结

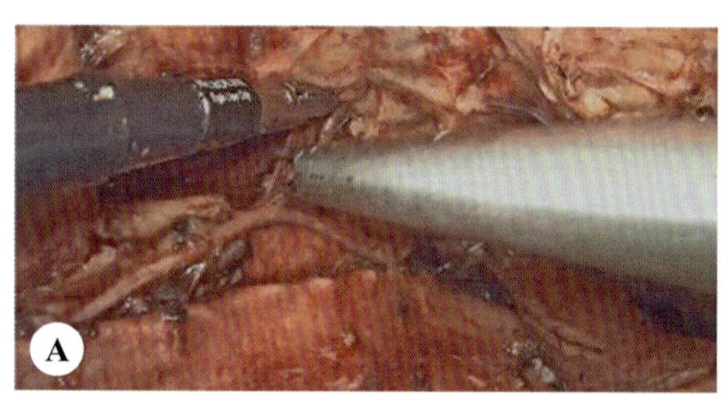

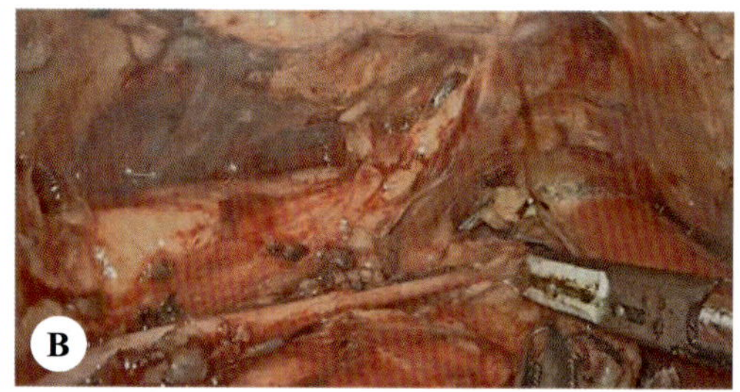

◀ 图 16–15　切除淋巴结（第 2L 组和第 4L 组）至主动脉弓

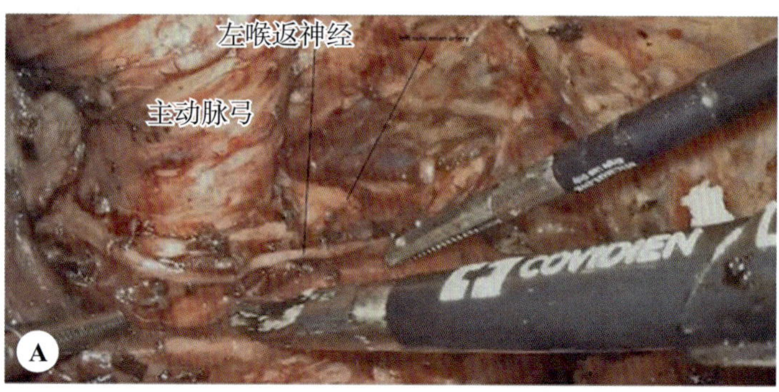

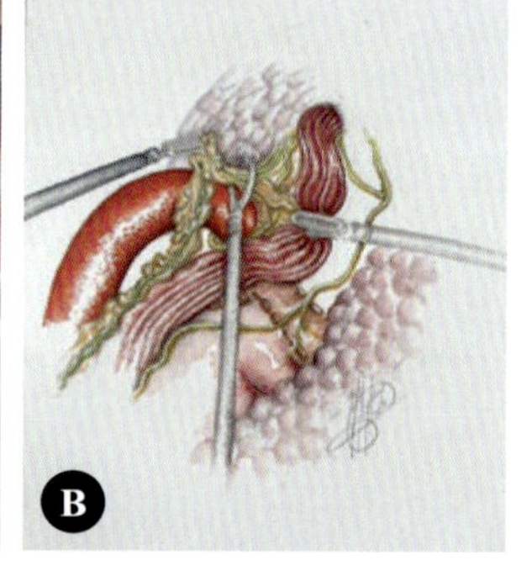

◀ 图 16–16　主动脉弓水平的左喉返神经剥离：近景（A）及示意（B）

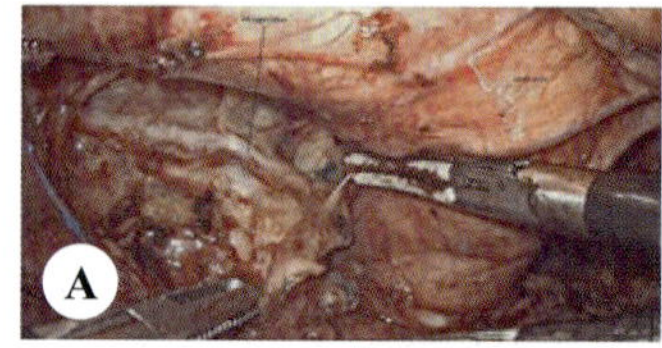

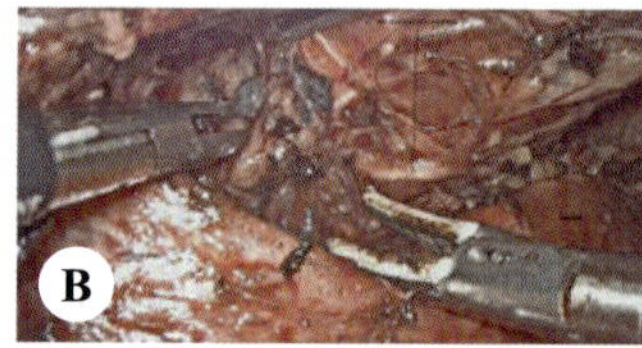

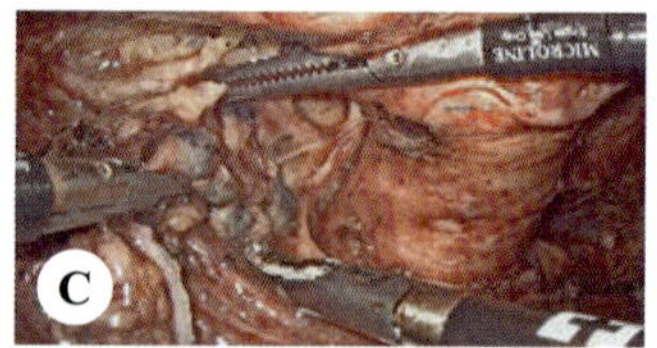

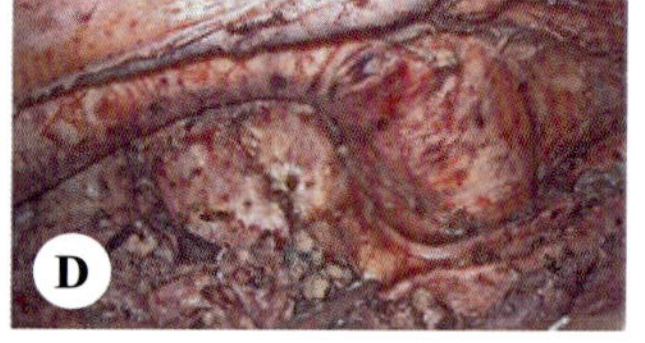

▲ 图 16–17　左迷走神经解剖（A）。进行隆突（B）和左支气管（C）淋巴结切除术。分离食管与左支气管，第 5 组淋巴结活检（D）

13. 食管被切除，排空胸腔内气体，取出套管针，关闭切口。对患者进行腹腔镜检查（仰卧位）和颈部阶段手术。

14. 在上腹部置入第 5 个套管针（图 16–18）。

15. 打开胃结肠韧带，首先向食管裂孔方向进行，然后向幽门方向进行胃的剥离，保留从贲门到十二指肠的胃网膜血管（图 16–19）。

16. 在分离松弛部后，通过胃肝韧带对腹腔干及其分支（D+1）进行广泛的淋巴结切除。在对胃左动脉和静脉进行解剖和分离后，继续解剖主食管裂孔

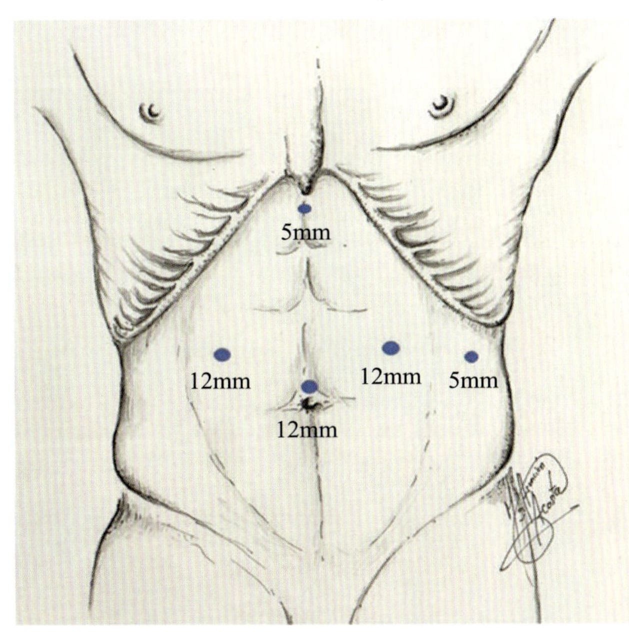

▲ 图 16-18 腹腔镜检查和套管针的位置

（图 16-20）。这一步，胃与淋巴结的切除顺序可以互换。

17. 切除的最后部分是食管裂孔区的淋巴结切除术，将食管裂孔向前扩大，小心地与胸腔的解剖区进行连通（图 16-21）。确保所有标本、食管和胃都是完全游离的。

18. 通过线性吻合器装置（图 16-22）建立一个 3～4cm 的管状胃，在标本和管状胃间留下一定的连通。另一种选择是完全分离胃，通过缝合 1～2 针将管状胃固定到标本上（图 16-23）。另一个选择是通过在脐上建立一个 7cm 保护良好切口，直接在体外建立管状胃。这种情况下，管状胃固定在从颈部引入的鼻胃管上。

19. 食管颈段切除术后，在腹腔镜辅助下，将胃管通过食管裂孔向上送至颈部（图 16-24）。

20. 在颈部对标本和胃管进行外固定（图 16-25）。

21. 将近端食管分开（图 16-26），切除标本后进行食管胃吻合术。

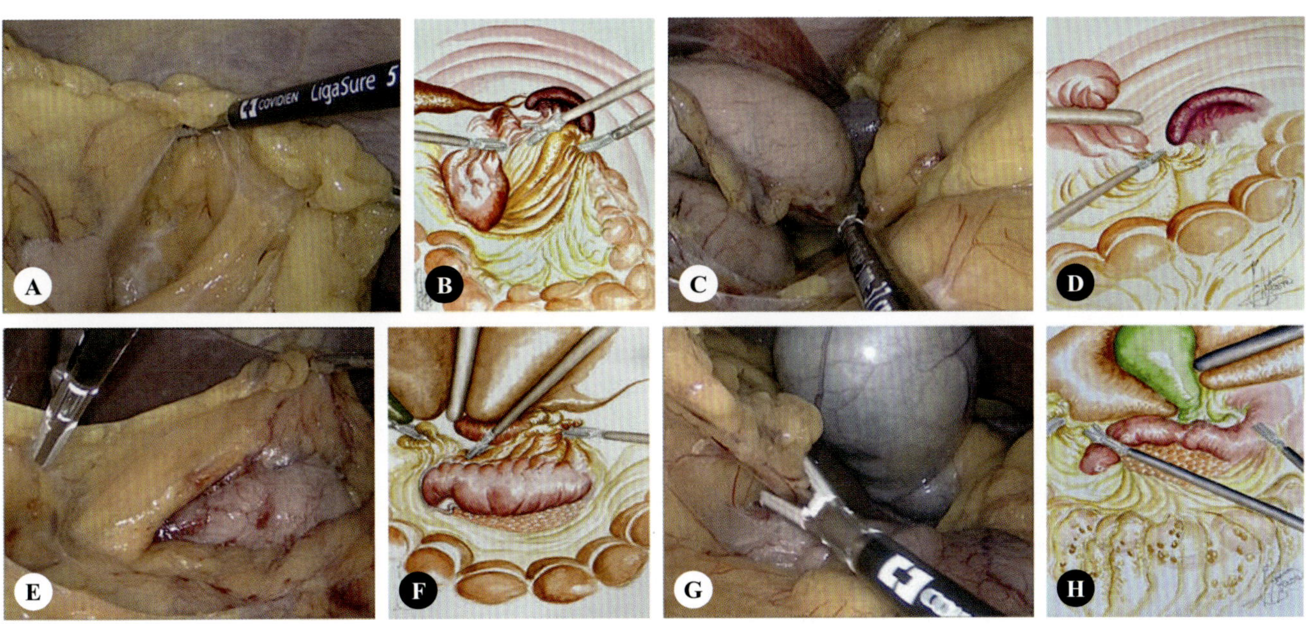

▲ 图 16-19 保留胃网膜血管的胃解剖

A 和 B. 打开胃结肠韧带；C 至 G. 保留胃网膜血管的胃剥离；H. Kocher 手法

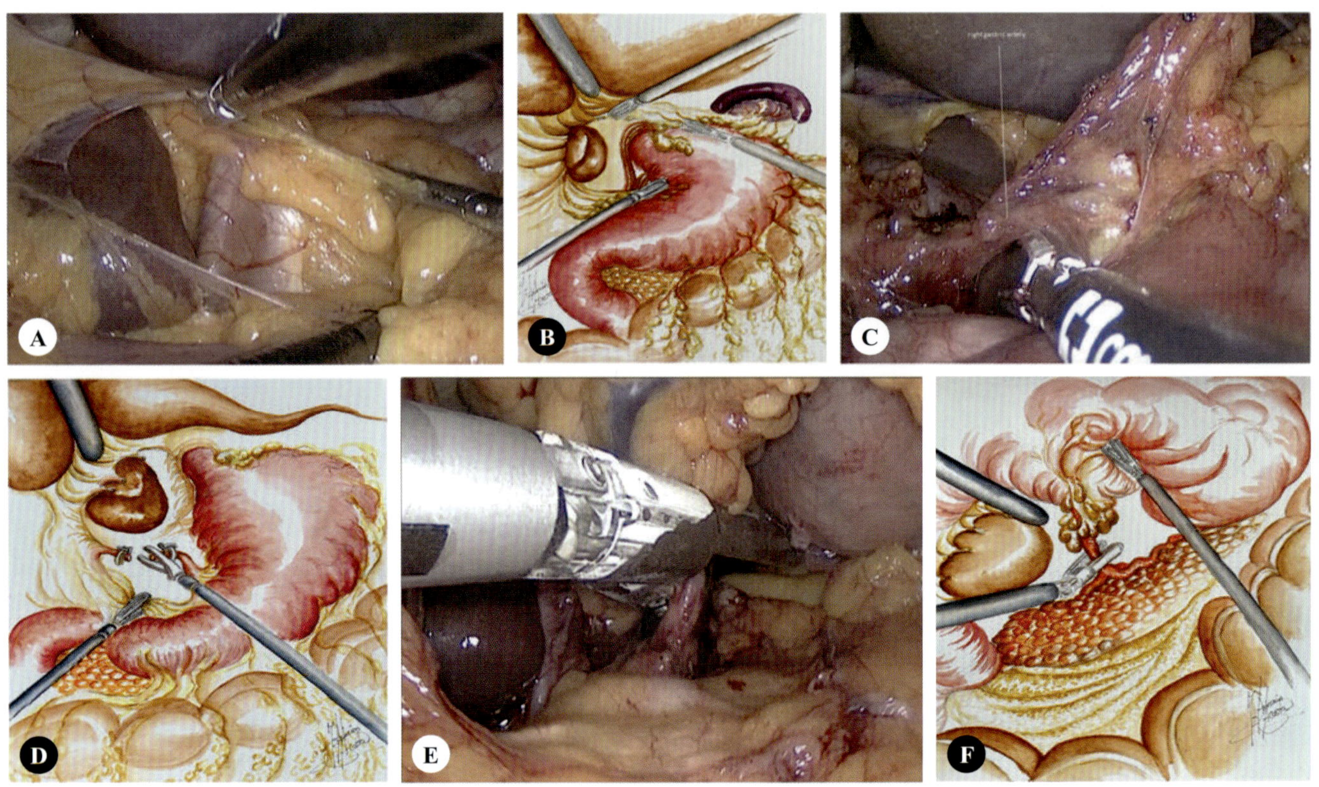

▲ 图 16-20　腹腔干 D+1 型淋巴结切除术

A 和 B. 松弛部分被分离开；C 和 D. 胃右动脉被离断；E 和 F. 胃左动脉被离断

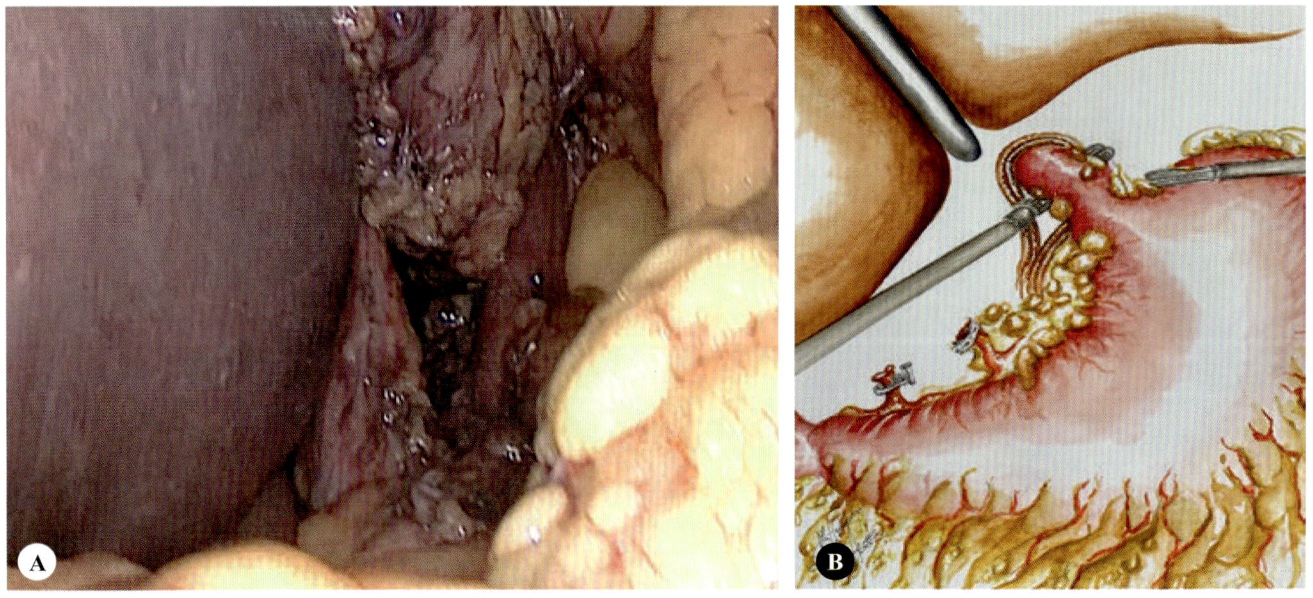

▲ 图 16-21　食管裂孔区的解剖：近景（A）和示意（B）

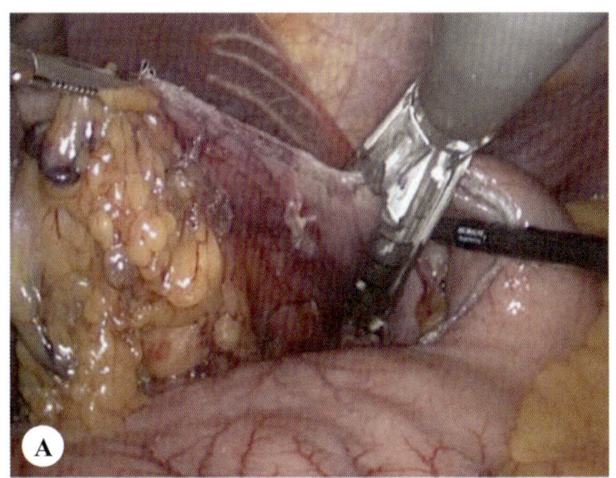
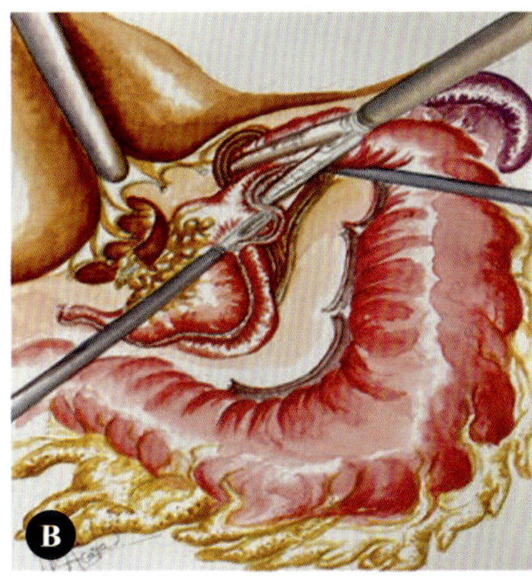

◀ 图 16-22　管状胃的建立：近景（A）和示意（B）

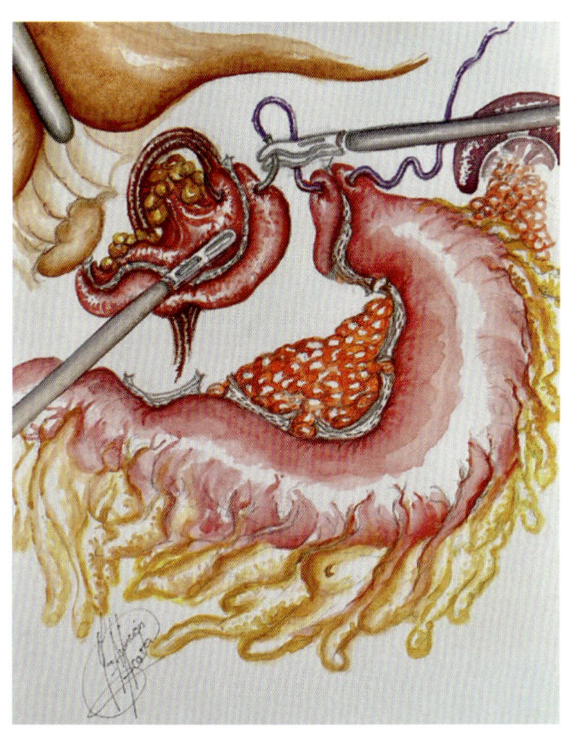

◀ 图 16-23　管状胃通过缝线固定在标本上

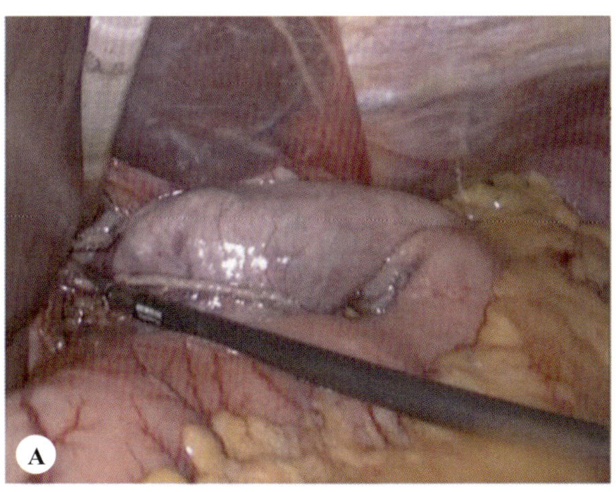
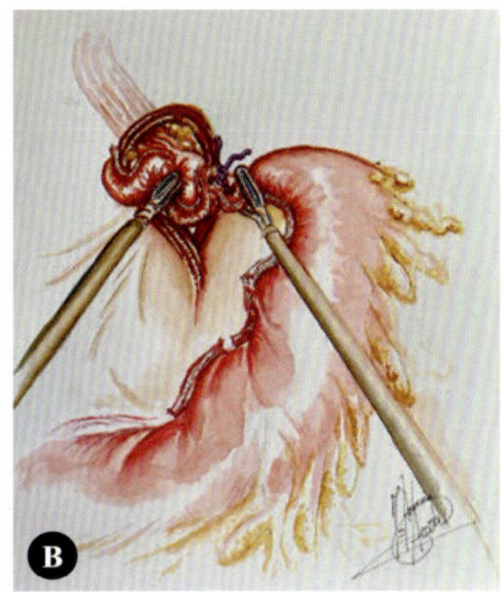
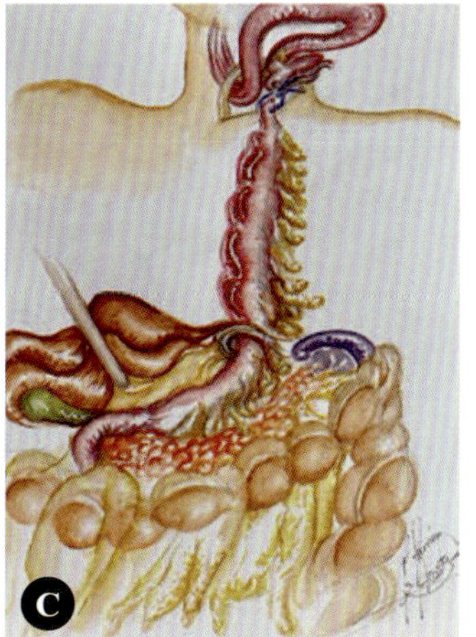

▲ 图 16-24　在腹腔镜辅助下，管状胃通过食管裂孔上升至颈部切口：近景（A）和示意（B 和 C）

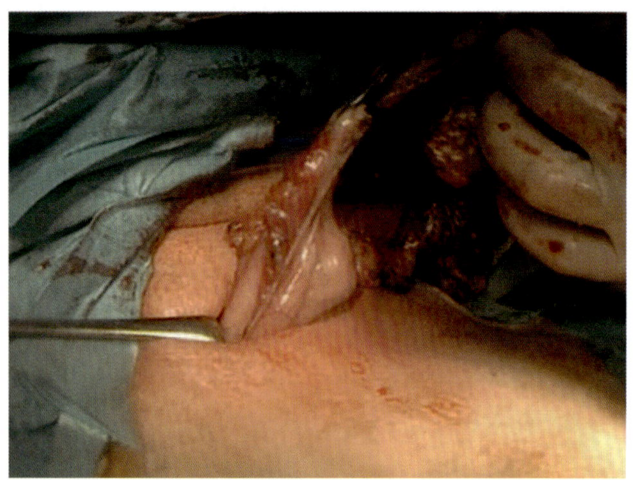

▲ 图 16–25　食管胃颈部吻合前的管状胃

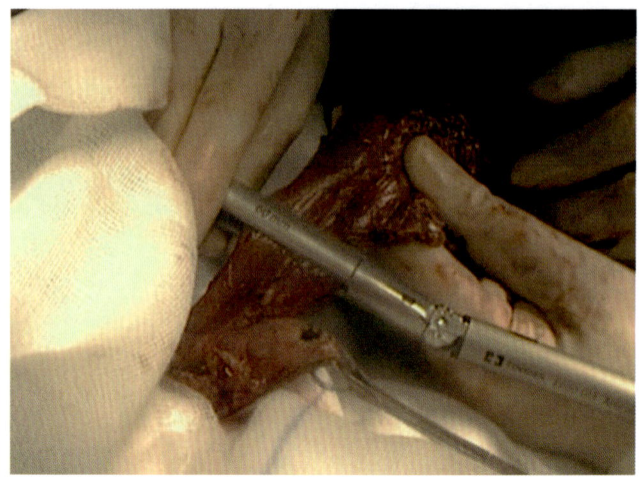

▲ 图 16–26　食管胃吻合术前，在颈部切口处切开食管近端

参考文献

[1] Cuesta MA, Scheepers JJ, Dekker JW and van der Peet DL. Minimally invasive esophagectomy step by step: how to do it. In: Miguel A. Cuesta, editor. Minimally invasive surgery for upper abdominal cancer. Springer, London; 2017. p. 121139.

[2] Cuesta MA, Review of different approaches of the left recurrent laryngeal nerve area for lymphadenectomy during minimally invasive esophagectomy. JTD. 2018; 11(Suppl 5 April 2019):766–70.

[3] Kawakubo H, Takeuchi H, Kitagawa Y. Current status and future perspectives on Minimally Invasive Esophagectomy. Korean J Thorac Cardiovasc Surg. 2013;46:241–8.

[4] Lin M, Shen Y, Feng M, et al. Minimally invasive esophagectomy: Chinese experiences. J Vis Surg. 2016;2:125.

第 17 章 机器人辅助微创食管切除术 *

Robot-Assisted Minimally Invasive Esophagectomy (RAMIE)

Richard van Hillegersberg Pieter C. van der Sluis Jelle P. Ruurda 著

蔡世伦 徐恩盼 译 蔡明琰 校

综合治疗是局部晚期食管癌的标准治疗方法，包括术前放化疗或围术期化疗后进行食管癌根治术 [1, 2]。然而，开放式经胸食管切除术往往伴随着很高的病死率和并发症发生率 [3, 4]。

为减少手术并发症、提高患者的生活质量，微创食管切除术（minimally invasive esophagectomy，MIE）应运而生。有系统综述和三项随机对照试验表明，相比于开放式经胸食管切除术，MIE、混合 MIE、机器人辅助微创食管切除术（robot-assisted minimally invasive thoraco-laparoscopic esophagectomy，RAMIE）能够减少术中失血量，减少术后并发症，尤其是肺部感染，并缩短住院时间，同时具有可比较的短期肿瘤学结果 [5–9]。

然而，由于技术上限制和对肿瘤疗效的担忧，MIE 未能被广泛使用。世界上大多数中心首选的治疗方式仍是开放性手术 [2]。

2003 年，乌特勒支大学医学中心首创 RAMI，该技术通过提供三维视图、使用更精密的仪器克服了传统 MIE 的技术限制。既往文献和我们研究结果均证实 RAMIE 治疗晚期食管癌是安全、有效的 [10, 11]。通过长期随访发现，当拥有高 R0 根治性切除率（95%）和充分清扫淋巴结时，RAMIE 具有良好的局部控制效果和低局部复发率 [10, 12]。RAMIE 最常用的方式为 McKeown 三切口食管切除术。

目前，虽然新的食管微创手术层出不穷，但 RAMIE 在上段食管癌胸腔内手工吻合和 cT4b 期的食管癌切除方面占据优势。

一、术式详解（乌特勒支大学医学中心经验）

RAMIE 有 2 种标准术式，其一是 Ivor Lewis 两切口食管切除术。首先是腹腔镜阶段，在腹腔镜下清扫腹腔干淋巴结，并制作管状胃；然后是 RAMIE 胸腔镜阶段，机器人辅助剥离食管，清扫食管旁、隆突下和胃的淋巴结（若有指征可同时清扫两侧喉返神经旁淋巴结），最后完成食管胃胸腔内吻合。

其二是 McKeown 三切口食管切除术。首先使用 RAMIE 胸腔镜剥离食管，并清扫纵隔淋巴结，然后使用腹腔镜清扫腹腔干淋巴结，并制作管状胃。最后，取出标本，完成管状胃与食管近端颈部吻合。McKeown 三切口食管切除术有以下关键步骤。

（一）胸腔镜准备和定位

全麻联合胸段硬膜外麻醉可充分确保术中和术后镇痛。为加速患者术后恢复，我们近年开始采用舒芬太尼单剂量和双侧胸椎旁神经阻滞的方法给患者镇痛。与传统镇痛方法相比，我们的方法具有相似的术后镇痛效果，还可以缩短患者住院时间，避免硬膜外麻醉的并发症，如导管错位和低血压。

采用左侧双腔气管插管。在手术的胸腔镜期

*. 本章配有视频，可登录网址 https://doi.org/10.1007/978-3-030-55176-6_17 观看。

（第一阶段），患者体位采用左侧卧位，俯卧位倾斜 45°，这样可以使塌陷的肺远离手术视野。手术台是倾斜的，将患者的剑突位于手术台最上方，患者下肢和上胸部沿手术台向下延伸，这样可最大程度扩展患者胸腔和肋间隙，以便置入套管针。操作孔的位置与肩胛骨相对（图 17–1）。机器人系统［第三代达芬奇手术系统（Intuitive Surgical，Inc.，Sunnyvale，CA，USA）］放在患者的颅背侧（图 17–2）。

右肺在切开之前已经塌陷了。观察孔直径约为 10mm，位于第 6 肋间隙腋后线的后方。两个直径约为 8mm 的操作孔分别位于第 4 肋间隙肩胛骨边缘前方与第 9 肋间隙后缘。在第 5 肋间隙和第 7 肋间隙的腋后线后方分别放置 2 个 10mm 一次性套管针（图 17–1），将用于胸腔镜辅助操作，如抽吸、牵引、钳夹和额外的操作。通过建立人工 CO_2 气胸，可获得良好的手术视野，而且无须回缩手术区域的肺组织。如果肺的顺应性差，可以使用牵开器。

（二）胸腔镜期：手术过程

为使手术野显露充分，在置入套管针后，将可能的肺粘连分离。在切断肺韧带后，剥离从膈肌向上至奇静脉弓处食管前方的壁胸膜（图 17–3）。在机器人辅助下用 Hemolok® 夹（大号，Teleflex Medical，Limerick，PA，USA）夹闭奇静脉。该夹子具有内翻功能，有利于精确定位（图 17–4）。继续剥离奇静脉弓上方壁胸膜（图 17–5），以便右侧气管旁淋巴结清扫（图 17–6）。然后，从右至左剥离气管和食管之间的壁胸膜（图 17–7）。

在隆突水平以下离断右迷走神经，保留其肺支，并将其作为气管旁淋巴结清扫的外侧边界。然后，沿着奇静脉后侧剥离壁胸膜（图 17–8）。在剥离奇静脉和降主动脉之间壁胸膜时，必须打开食管周围筋膜或食管系膜（图 17–9）。清扫主动脉和心包表面淋巴结，同时游离食管。在横膈膜水平，用 10mm 内镜夹装置（ClipTM Ⅱ，Covidien，Mansfield，Massachusetts，USA）夹闭胸导管（图 17–10）。完整切除从横膈膜到胸腔入口的食管、食管周围淋巴结和胸导管，期间可用烟卷引流管包绕住食管，再由助手牵引引流管来调整食管位置以充分显露手术视野（图 17–11）。最后，对隆突下淋巴结进行清扫（图 17–12），包括气管旁（第 2R 组和第 2L 组淋巴结）、支气管旁（第 4 组淋巴结）、主动脉弓（第 5 组淋巴结）、隆突下（第 7 组淋巴结）和隆突以下食管周围（第 8 组淋巴结）淋巴结。主动脉食管间的血管由助手夹闭并离断。留置胸腔引流管，逐层关闭胸部手术切口（图 17–13 至图 17–16）。

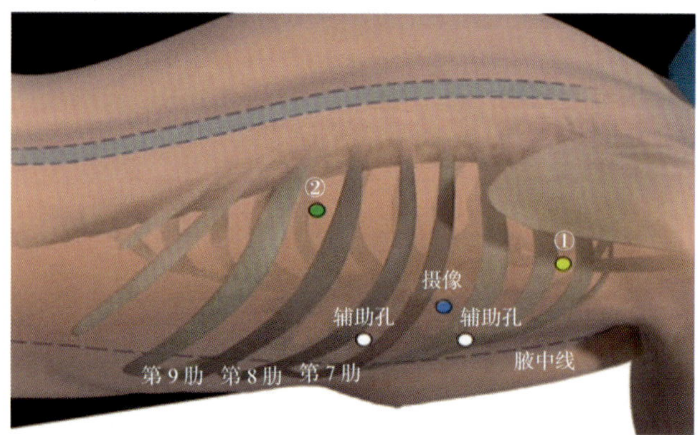

▲ 图 17–1　胸腔镜期打孔位置，可见机械臂 1（黄色）、机械臂 2（绿色）、摄像头（蓝色）、两个辅助孔（白色）、腋中线

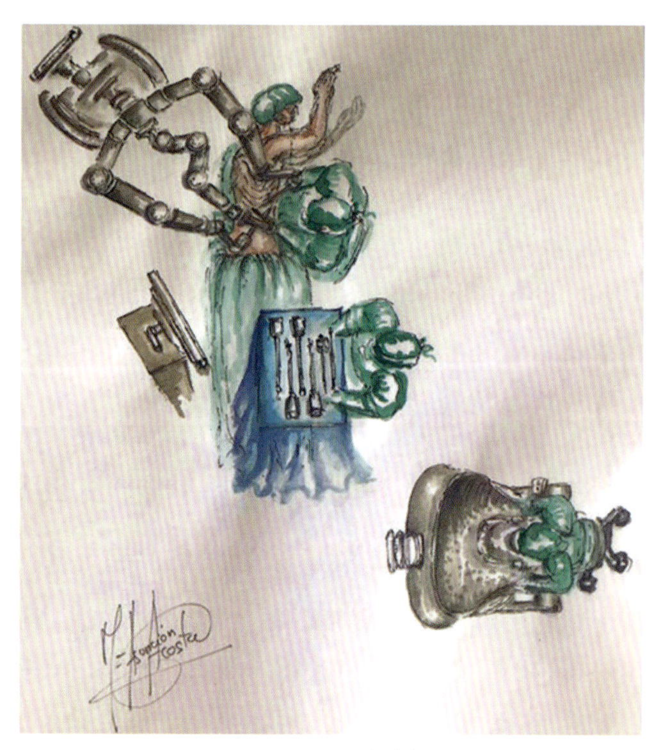
▲ 图 17–2　手术室设置

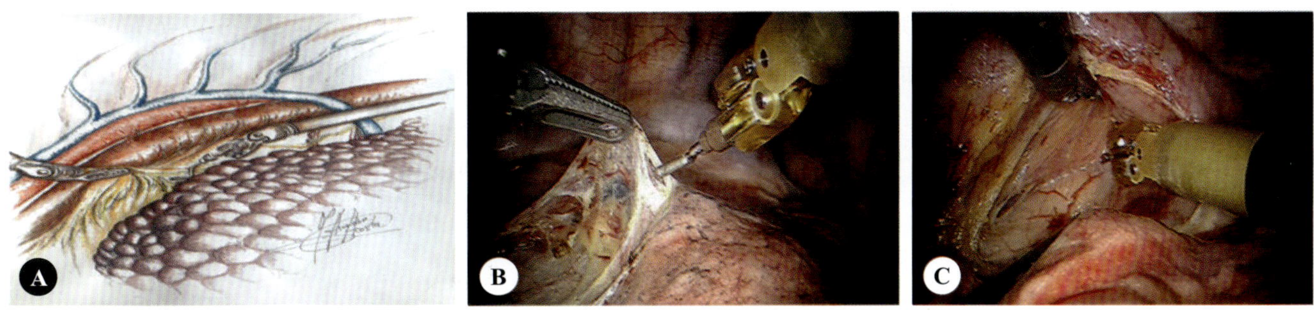

▲ 图 17-3　沿着肺韧带从横膈向上剥离至奇静脉弓：示意（A）及近景（B 和 C）

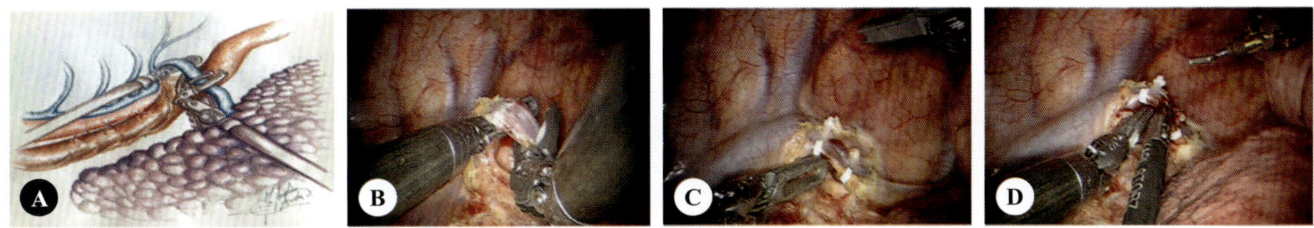

▲ 图 17-4　用机器人使用 **Hemolok**® 夹夹闭并离断奇静脉：示意（A）及近景（B 至 D）

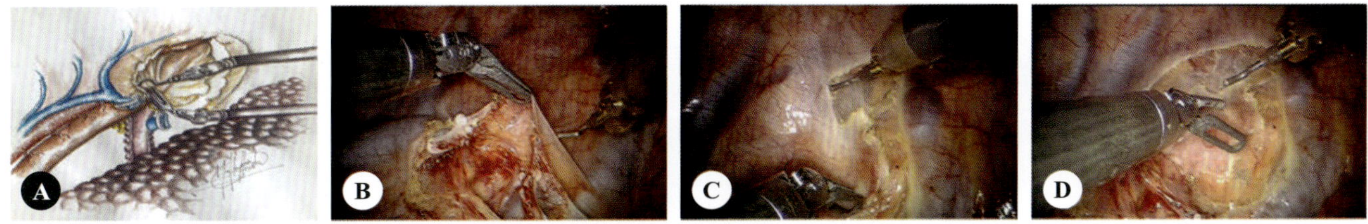

▲ 图 17-5　打开奇静脉弓至胸膜顶间的胸膜：示意（A）及近景（B 至 D）

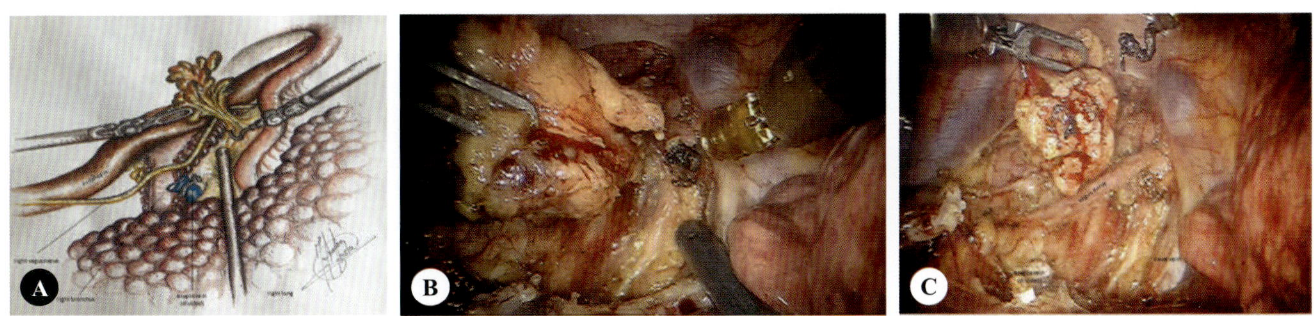

▲ 图 17-6　在右迷走神经与气管之间行右气管旁淋巴结清扫，同时保留迷走神经和右喉返神经：示意（A）及近景（B 和 C）

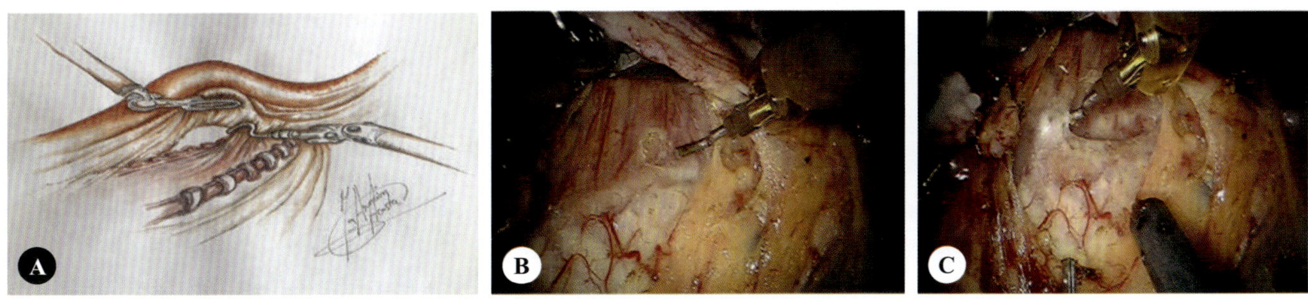

▲ 图 17-7　从右至左剥离气管与食管之间的壁胸膜：示意（A）及近景（B 和 C）

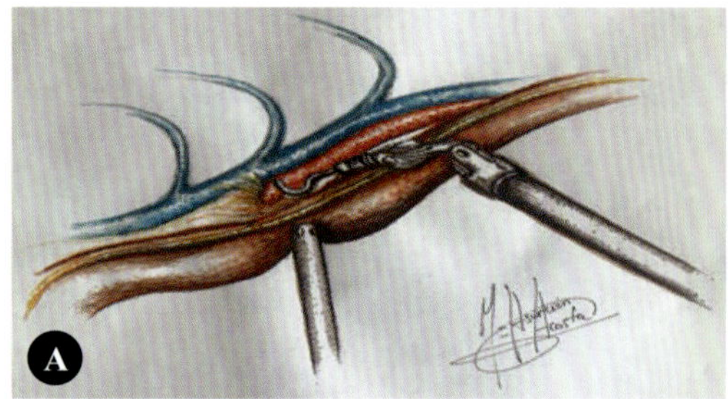
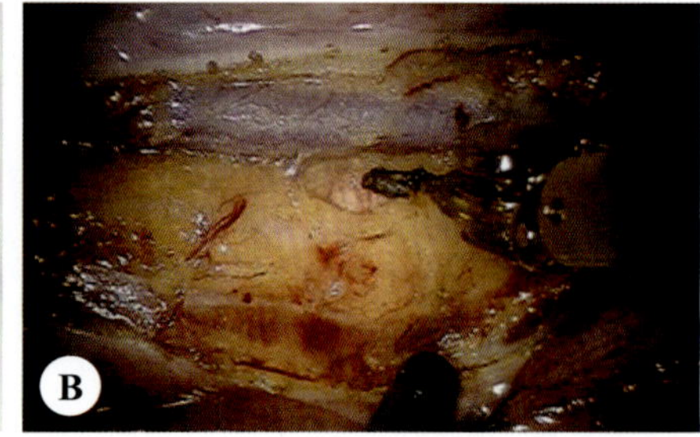

◀ 图 17-8　剥离降主动脉与奇静脉之间的壁胸膜，包括胸导管：示意（A）及近景（B）

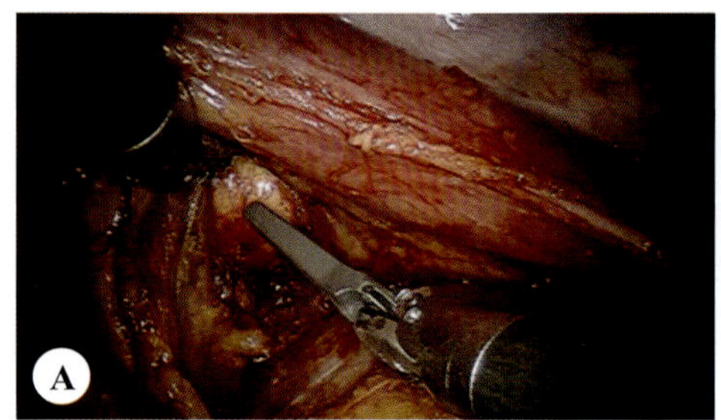
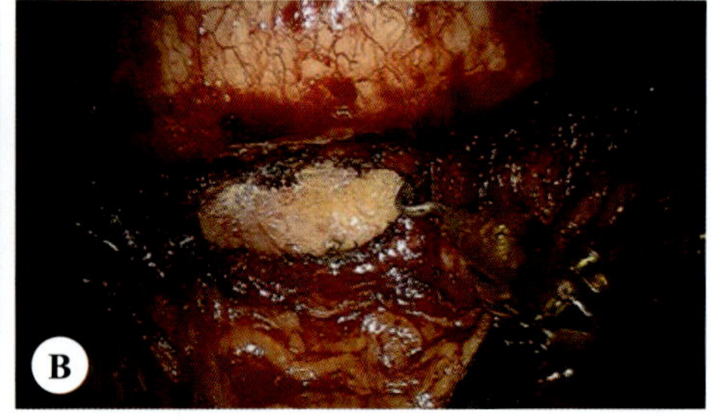

◀ 图 17-9　分离并切开食管系膜，沿着奇静脉后缘剥离壁胸膜。完整切除主动脉和心包表面的淋巴结，同时游离食管

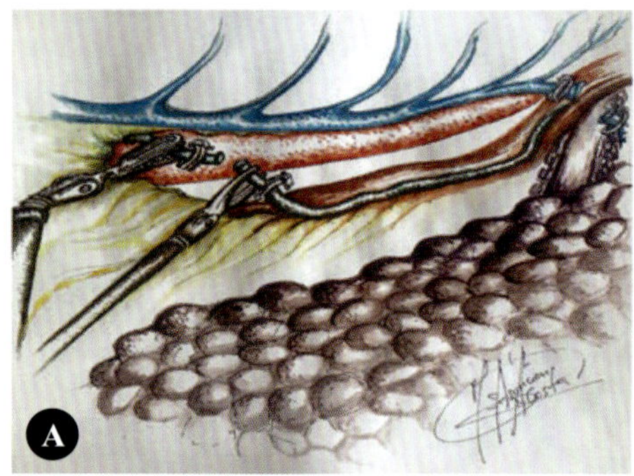
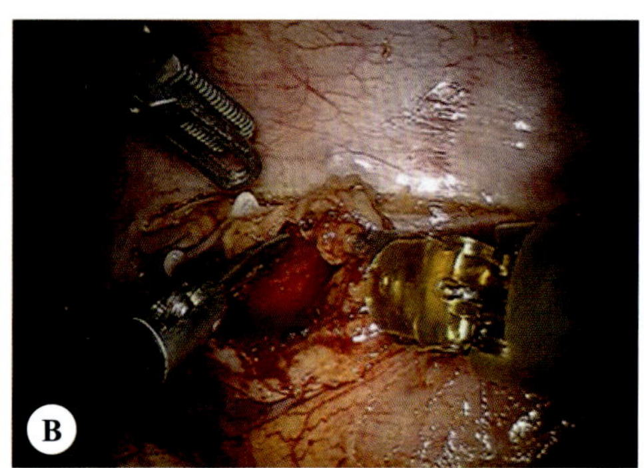

◀ 图 17-10　夹闭并切断远端胸导管：示意（A）及近景（B）

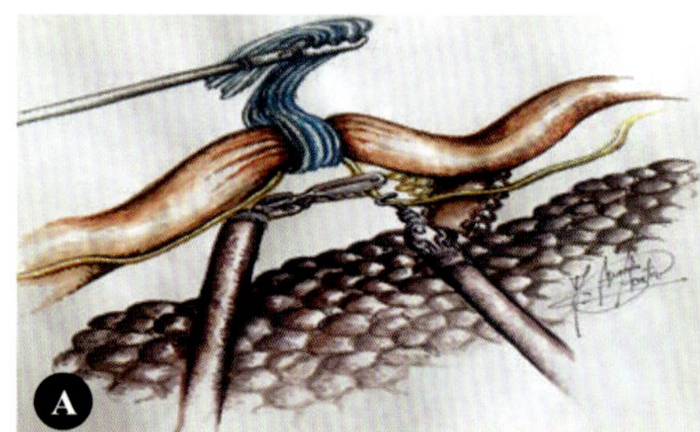
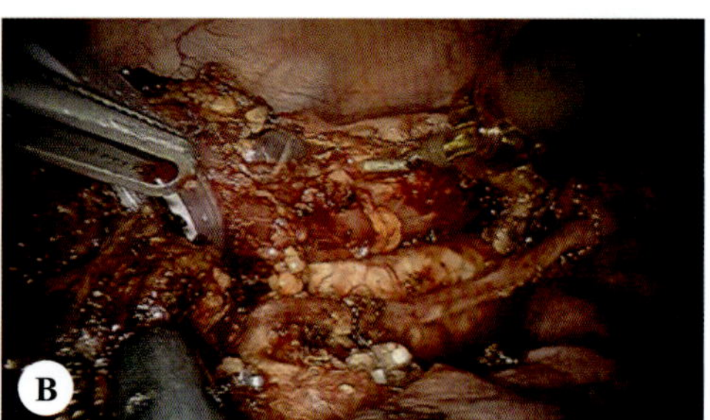

◀ 图 17-11　完整剥离食管。将烟卷引流管包绕住食管，并由助手通过牵引引流管来调整食管位置：示意（A）及近景（B）

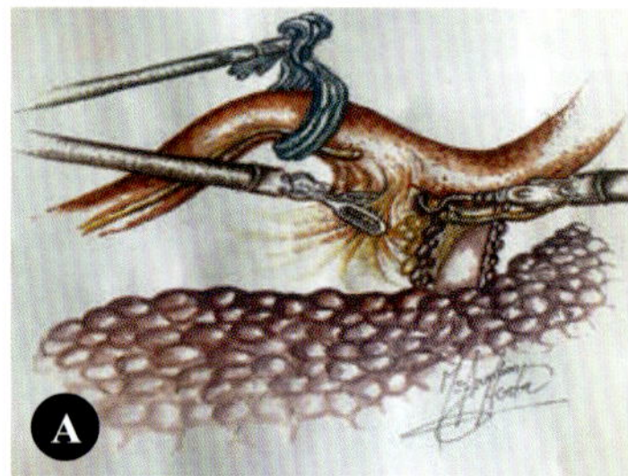
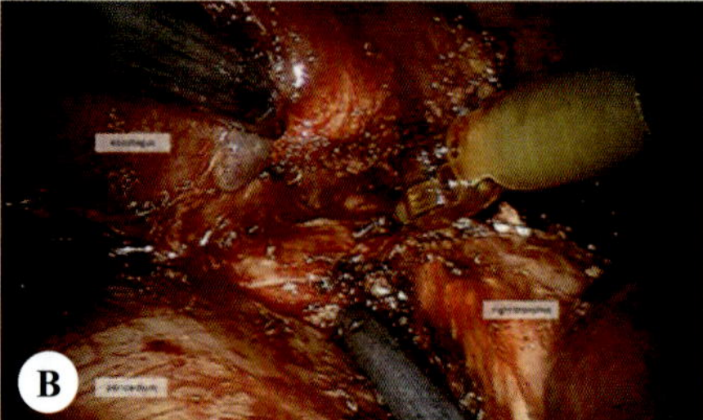
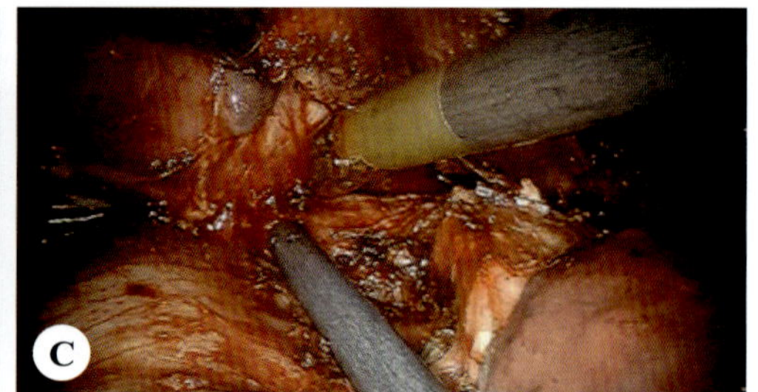

▲ 图 17-12　完整切除从横膈到胸腔入口的食管、食管周围淋巴结和胸导管：示意（A）及近景（B 和 C）

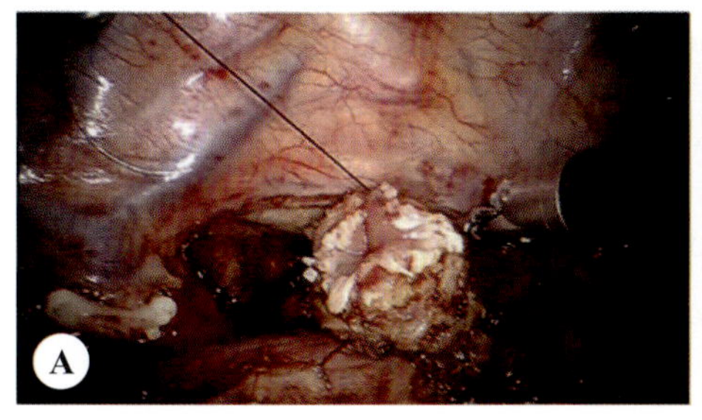
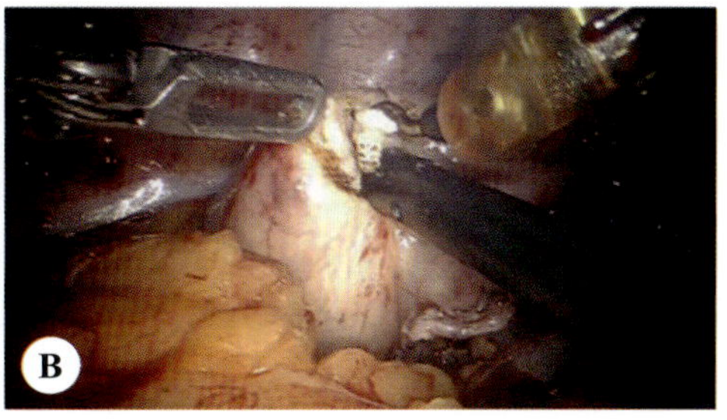

◀ 图 17-13 食管逐层吻合（A），打开管状胃（B）

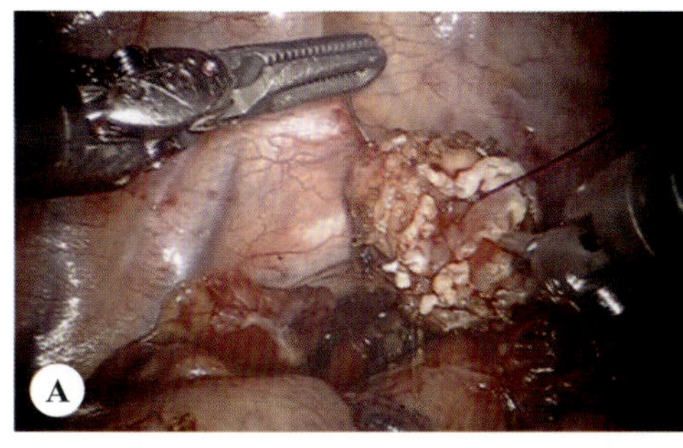
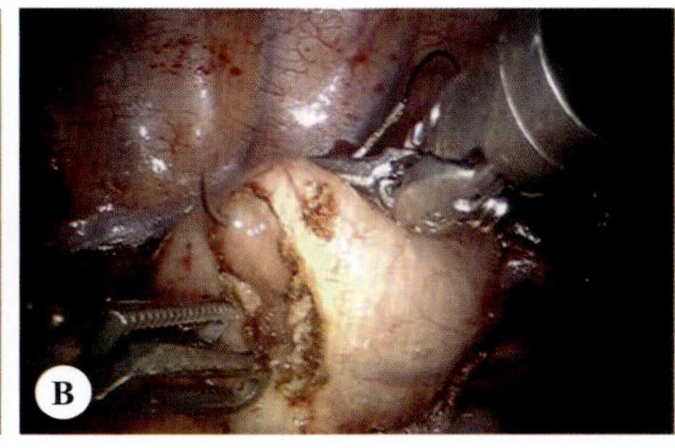

◀ 图 17-14 使用 V-Lock® 对后壁黏膜层进行连续缝合

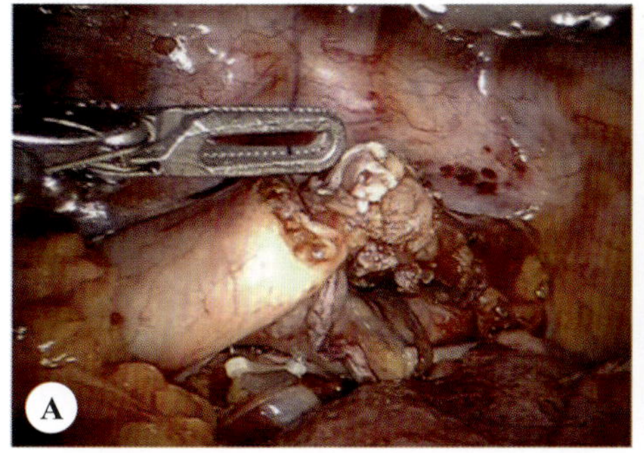
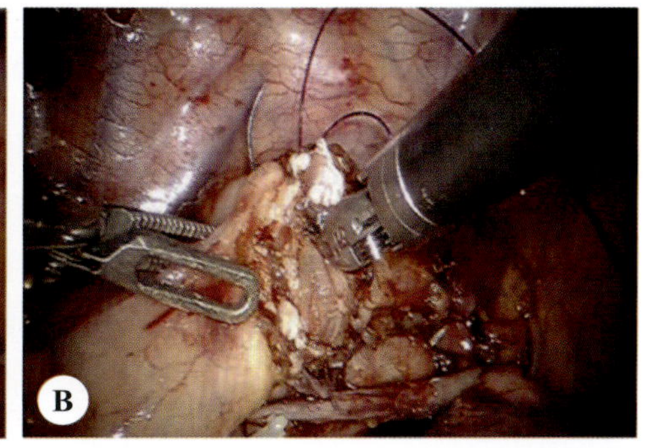

◀ 图 17-15 缝合后壁黏膜层

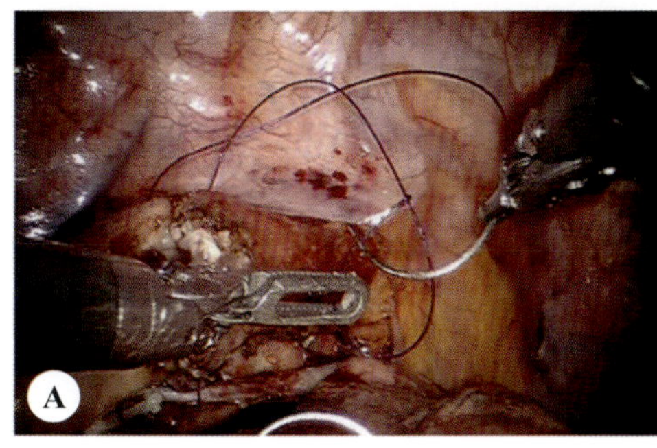
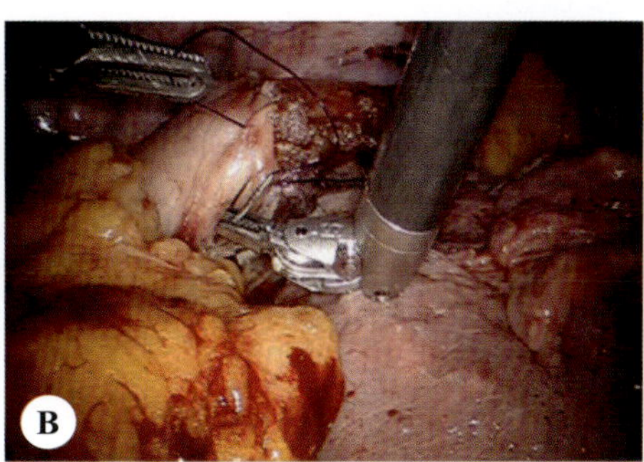

◀ 图 17-16 缝合前壁黏膜层（V-Lock® 连续缝合）

（三）腹腔镜期：定位

胸腔镜期结束后，调整患者体位为仰卧位，进行腹部期手术（第 2 阶段）。首先在无机器人辅助下行常规腹腔镜操作。在左脐旁建立 12mm 镜孔，其余打孔都是直视下完成的。在右侧锁骨中线脐水平建立 12mm 操作孔，用于放置超声刀。在肋下建立两个 5mm 助手孔，并在右侧建立一个 12mm 孔，用于肝牵引。

（四）腹腔镜期：手术过程

腹腔镜期可以行传统的腹腔镜操作，也可以在机器人辅助下行腹腔镜操作。

手术过程主要包括：①清扫腹腔干淋巴结（D2 或 D1+）；②切除胃大弯侧，制作管状胃；③切开食管裂孔；④将管状胃置入胸腔，并进行吻合；⑤采用常规方式吻合或使用机器人辅助吻合。

建立 CO_2 人工气腹，压力为 12mmHg。首先观察腹腔和肝脏有无转移灶，然后切断肝胃韧带。使用超声刀（Ultracision，Ethicon Endo-Surgery，Johnson & Johnson，New Brunswick，New Jersey，USA）切除胃小弯和胃大弯，切除过程中注意保护右侧胃网膜血管。清扫腹部淋巴结，包括胃左动脉周围的淋巴结、脾动脉、肝总动脉和小网膜淋巴结。用 Hem-o-lok（Teleflex，Weck Drive，NC）结扎胃左动脉，并在其远端离断。

然后，扩大食管裂孔，离断左右膈脚之间的远端食管。为避免胸腔内压力过高，将 CO_2 压力控制在 6mmHg，并在左侧胸膜腔内留置胸导管以防止张力性气胸。

（五）颈部期

颈部期（第三阶段）手术是为了更好地移动食管。首先在左侧胸锁乳突肌前缘做纵切口，并以此为手术入口。结扎甲状腺下动脉，然后离断颈部食管，在标本近端与管状胃之间缝一根线，以便将管状胃自腹腔沿食管床拉至颈部。在手术过程中不常规进行颈部淋巴结清扫，但如果怀疑有淋巴结转移的，则进行颈部淋巴结清扫。

建立气腹，在腹腔镜下，将切除的食管和周围的淋巴结通过食管裂孔拉入腹腔。将脐左侧孔扩大为 7cm 横切口，加装伤口保护器后取出标本。用 GIA 线性吻合器（GIATM 80，3_8mm；Medtronic，Minneapolis，Minnesota）制作 5cm 宽的管状胃，缝线采用 3–0 线。将切除的食管及贲门标本送病理检查，并对气管旁、隆突下、食管周围及胃左动脉淋巴结做好标记。

把腹腔镜摄像袋作为管状胃保护器，将管状胃从纵隔沿食管床拉至颈部，然后进行食管胃端–侧吻合，缝线采用 3–0 聚二氧烷酮单层连续缝线。用 GIA 线性吻合器移除多余的胃，并送病理分析。

在横切口水平放置空肠造口营养管（Freka® FCJ-Set-Fresenius Kabi AG，Bad Homburg vd H.，Germany），闭合颈部和腹部切口。腹部筋膜用 PDS 环逐层闭合，然后皮下缝合。最后，将病人转移到重症监护病房观察。

二、未来展望

引进 RAMIE 以来，我们已经完成了 300 多例达芬奇机器人手术，拥有丰富经验。同时，我们也在不断地通过技术改造优化 RAMIE，并尝试更复杂的病例。本章介绍了近年来在伴气管旁淋巴结转移的上段食管癌和 cT_{4b} 期肿瘤的进展，如胸腔内手工吻合、RAMIE 等。

三、胸腔内手工吻合与上段食管癌

最近，我们完成了无机器人辅助的三切口食管切除术（McKeown 手术），并采用手工缝合方法行食管胃端–侧吻合。据报道，RAMIE 联合食管胃吻合术后吻合口瘘发生率较高，达 15%～30% [13]。而且，半数以上颈部吻合口瘘患者会出现胸腔内症状。鉴于胸内吻合术发生吻合口瘘的情况较少 [14]，对于食管远端肿瘤，我们开始尝试 2 切口手术（Ivor Lewis 手术），即采用机器人手工缝合胸内食管胃端–侧吻合口。用传统胸腔镜行胸内食管胃端–侧吻合是十分困难的，但机器人具有震动过滤、手术三维视野等自身技术优势，克服了传统胸腔镜的限制 [15]。因此，我们认为机器人手工缝合有助于高质量的胸内食管胃端–侧吻合，并且我们首例机器人手工缝合胸内食管胃端–侧吻合口的成功，证明了我们观点的可行性。

四、食管胃端–侧吻合术的步骤（视频 17–1 至视频 17–3）

1. 食管逐层吻合（黏膜层和肌层），打开管状胃（图 17–17）。

2. 后壁黏膜层使用 V-Lock® 进行连续缝合（图 17–18）。

3. 完成后壁黏膜层吻合（图 17–19）。

4. 连续缝合前壁黏膜层用于加固，用大网膜覆盖吻合口，并重塑食管裂孔。

以上技术优势同样适用于上段食管癌的食管

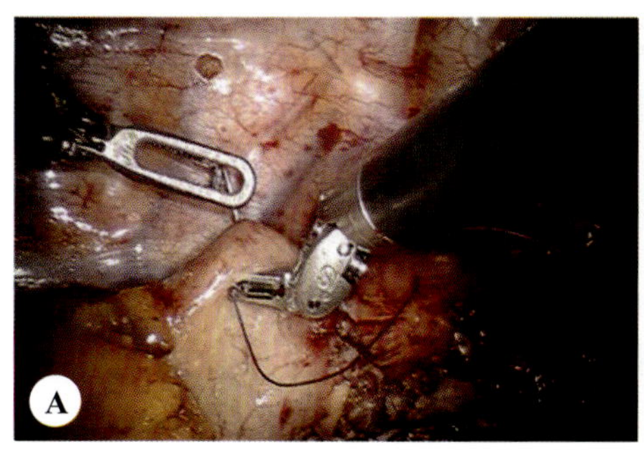

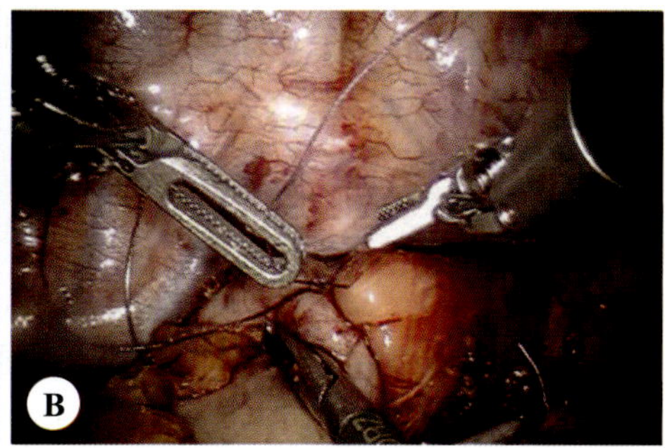

◀ 图 17-17　浆膜肌膜额外缝合用于加固

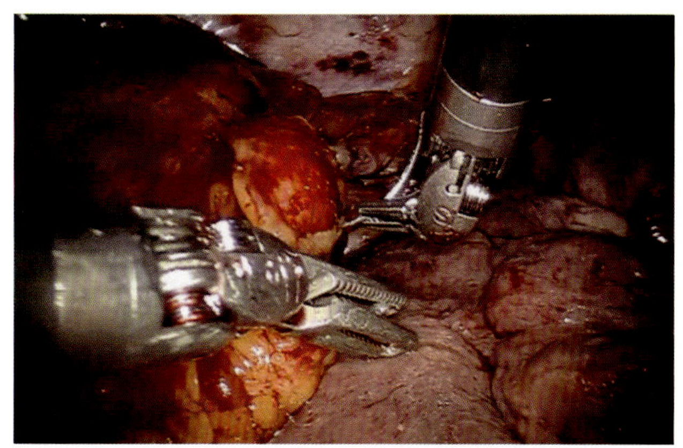

▲ 图 17-18　用大网膜覆盖吻合口

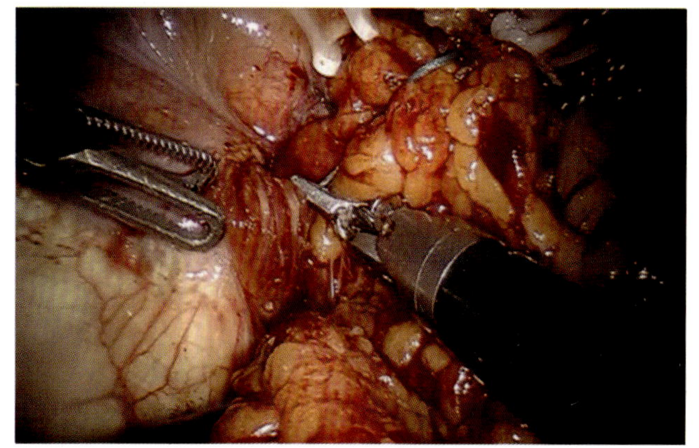

▲ 图 17-19　食管裂孔成形术

切除术，可以在上纵隔和胸廓拥有良好的三维视野和放大的手术视野。在 29 例伴气管旁淋巴结侵犯的上端食管肿瘤患者中，我们用这种方法完成了 28 例（97%）R0 切除（数据未发表）。

五、cT_{4b} 期食管癌

目前，cT_{4b} 期食管癌仍被认为是不可手术的，根治性放化疗（definitive chemo-radiotherapy，dCRT）被指南推荐为首选治疗方式。根治性放化疗与食管狭窄和食管穿孔的高发生率有关 [16]，而且其疗效差，复发率达 41% [17]。因此，我们开始对长疗程放化疗后的 cT_{4b} 期食管癌患者进行挽救手术治疗。长疗程放化疗后，通过 CT 和超声内镜对患者重新评估。如果肿瘤对周围器官浸润减少，则患者可以行挽救手术。我们认为放大的 3D 图像可以帮助我们非常精准地切除气管、支气管和主动脉中的放疗后肿瘤组织。这种精准操作使 cT_{4b} 期肿瘤切除成为可能，但挽救手术对 cT_{4b} 期患者的长期预后疗效仍有待进一步的研究。

六、总结

机器人辅助外科手术可以克服传统腹腔镜和胸腔镜手术的局限性。在达芬奇机器人控制台的外科医生可以看到放大 10 倍后的 3D 手术视野。铰链式机械臂和器械具有更好的灵活性，可做更多角度的操作，还可以过滤医生操作产生的震颤，保持手术过程稳定。这些优势有助于其在主动脉、气管、肺静脉和喉返神经等重要结构周围对食管和食管周围组织进行精准的根治切除。此外，合适且准确的淋巴结清扫可以减少肿瘤复发 [13]。

机器人辅助食管切除术已被证明是一种安全、有效的技术。

2015 年，我们报道了 RAMIE 的肿瘤学疗效，RAMIE 具有较高的 R0 根治性切除率，也能满足淋巴结清扫。RAMIE 术后具有良好的局部控制，在长期随访中局部复发率低 [11]。

为了进一步验证 RAMIE 的疗效，我们开展了名为 ROBOT 的随机对照试验，比较机器人辅助下微创胸腹腔镜食管切除术与开胸经胸食管切除术对可切除食管癌的手术治疗疗效。本研究的结论表明，与开胸经胸食管切除术相比，RAMIE 降低了手术相关和心肺并发症的比例，降低了术后疼痛，提高了短期生活质量，加快了术后短期功能恢复。肿瘤学效果良好，与目前的最佳治疗方法疗效相当[9]。由此得出结论，由合格的上消化道外科医生操作的 RAMIE 在肿瘤学上是安全的。

参考文献

[1] Mariette C, Piessen G, Triboulet JP. Therapeutic strategies in oesophageal carcinoma: role of surgery and other modalities. Lancet Oncol. 2007;8(6):545–53.

[2] Boone J, Livestro DP, Elias SG, et al. International survey on esophageal cancer: part I surgical techniques. Dis Esophagus. 2009;22(3):195–202.

[3] Hulscher JB, van Sandick JW, de Boer AG, et al. Extended transthoracic resection compared with limited transhiatal resection for adenocarcinoma of the esophagus. NEJM. 2002;347(21):1662–9.

[4] Omloo JMT, Lagarde SM, Hulscher JBF, et al. Extended transthoracic resection compared with limited transhiatal resection for adenocarcinoma of the mid/distal esophagus. Ann Surg. 2007;246(6):992–1001.

[5] Verhage RJ, Hazebroek EJ, Boone J, et al. Minimally invasive surgery compared to open procedures in esophagectomy for cancer: a systematic review of the literature. Minerva Chir. 2009;64:135–46.

[6] Biere SSAY, Cuesta MA, van der Peet DL. Minimally invasive versus open esophagectomy for cancer: a systematic review and meta-analysis. Minerva Chir. 2009;64:121–33.

[7] Biere SS, van Berge Henegouwen MI, Maas KW, et al. Minimally invasive versus open oesophagectomy for patients with oesophageal cancer: a multicentre, open-label, randomised controlled trial. Lancet. 2012;379:1887–92.

[8] Mariette C, Markar SR, Dabakuyo-Yonli TS, Meunier B, Pezet D, Collet D, D'Journo XB, Brigand C, Perniceni T, Carrère N, Mabrut JY, Msika S, Peschaud F, Prudhomme M, Bonnetain F, Piessen G. Fédération de Recherche en Chirurgie (FRENCH) and French Eso-Gastric Tumors (FREGAT) Working Group. Hybrid Minimally Invasive Esophagectomy for Esophageal Cancer. N Engl J Med. 2019;380:152–62.

[9] van der Sluis PC, van der Horst S, May AM, Schippers C, Brosens LAA, Joore HCA, Kroese CC, Haj Mohammad N, Mook S, Vleggaar FP, Borel Rinkes IHM, Ruurda JP, van Hillegersberg R. Robot-assisted Minimally Invasive Thoracolaparoscopic Esophagectomy Versus Open Transthoracic Esophagectomy for Resectable Esophageal Cancer: A Randomized Controlled Trial. Ann Surg. 2019;269:621–30.

[10] van Hillegersberg R, Boone J, Draaisma WA, et al. First experience with robot-assisted thoracoscopic esophagolymphadenectomy for esophageal cancer. Surg Endosc. 2006;20(9):1435–9.

[11] Ruurda JP, van der Sluis PC, van der Horst S, van Hilllegersberg R. Robot-assisted minimally invasive esophagectomy for esophageal cancer: A systematic review. J Surg Oncol. 2015;112:257–65.

[12] van der Sluis PC, Ruurda JP, Verhage RJ, van der Horst S, Haverkamp L, Siersema PD, Borel Rinkes IH, Ten Kate FJ, van Hillegersberg R. Oncologic long-term results of robot-assisted minimally invasive thoraco-laparoscopic esophagectomy with twofield lymphadenectomy for esophageal cancer. Ann Surg Oncol. 2015;22:1350–6.

[13] Rossum PS van, Haverkamp L, Carvello M, Ruurda JP, Hillegersberg R van. Management and outcome of cervical versus intrathoracic manifestation of cervical anastomotic leakage after transthoracic esophagectomy for cancer. Dis Esophagus. 2016.

[14] van Workum F, van den Wildenberg FJ, Polat F, de Wilt JH, Rosman C. Minimally invasive oesophagectomy: preliminary results after introduction of an intrathoracic anastomosis. Dig Surg. 2014;31:95–10.

[15] Cerfolio RJ, Bryant AS, Hawn MT. Technical aspects and early results of robotic esophagectomy with chest anastomosis. J Thorac Cardiovasc Surg. 2013;145(1):90–6.

[16] Versteijne E, van Laarhoven HW, van Hooft JE, van Os RM, Geijsen ED, Berge Henegouwen MI, van, et al. Definitive chemoradiation for patients with inoperable and/or unresectable esophageal cancer: locoregional recurrence pattern. Dis Esophagus. 2015;28(5):453–9.

[17] Gkika E, Gauler T, Eberhardt W, Stahl M, Stuschke M, Pöttgen CI. Long-term results of definitive radiochemotherapy in locally advanced cancers of the cervical esophagus. Dis Esophagus. 2014;27(7):678–84.

第 18 章　颈部食管胃吻合术 *

Cervical Esophagogastric Anastomosis

M. Asunción Acosta　Salvador Navarro Soto　著

蔡世伦　徐恩盼　译　　蔡明琰　校

尽管目前有许多包括随机对照试验在内的研究比较手工缝合与吻合器缝合的疗效，但是对于食管切除术后颈部食管胃吻合术的选择仍存在争议。

Vilela Castro 等对两种吻合术进行了系统回顾和 Meta 分析，他们纳入了 13 项随机试验，共计 1778 例患者，其中 889 例为手工缝合组，889 例为吻合器组[1, 2]。

吻合器组较手工缝合组出血少，手术时间短，但其显著增加了吻合口狭窄、肺部并发症和死亡的风险。两种术式吻合口瘘发生率差异无统计学意义。

尽管如此，外科医生们认为没有确凿的证据证明哪种吻合术最优。但是，还是有一些重要的改良术式，如 Orringer[3] 改良后的吻合术、日本的三角吻合术[4]。

一、术式详解（视频 18–1）

通常在左侧胸锁乳突肌内侧作一长切口作为颈入路。

打开颈阔肌，随后分开肩胛舌骨，再分别结扎甲状腺中静脉和甲状腺下动脉。为避免损伤喉返神经，应避免在切口处气管侧使用牵开器，并在后续分离过程中使用手指分离。打开颈筋膜后，应十分小心地分离食管，并将其拉至切口表面。期间可以使用烟管引流。

一旦食管完全游离，应根据所进行的外科手术，外置管状胃或带有管状胃的标本，进行后续吻合术。

二、吻合器吻合术

吻合器吻合的关键步骤如下。

1. 从颈部切口取出标本和管状胃（图 18–1）。
2. 切断标本与管状胃之间的缝线（图 18–2）。

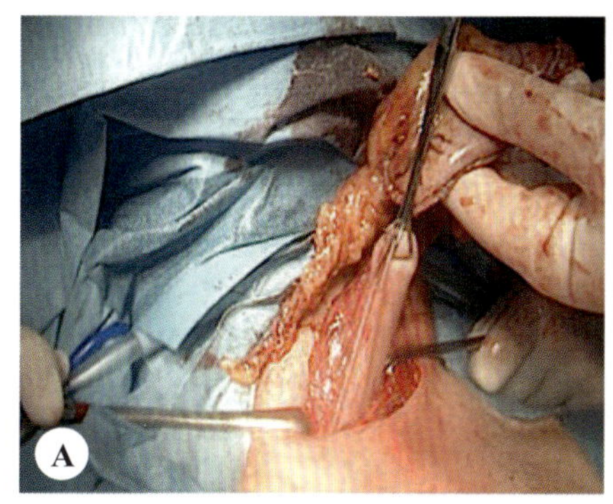

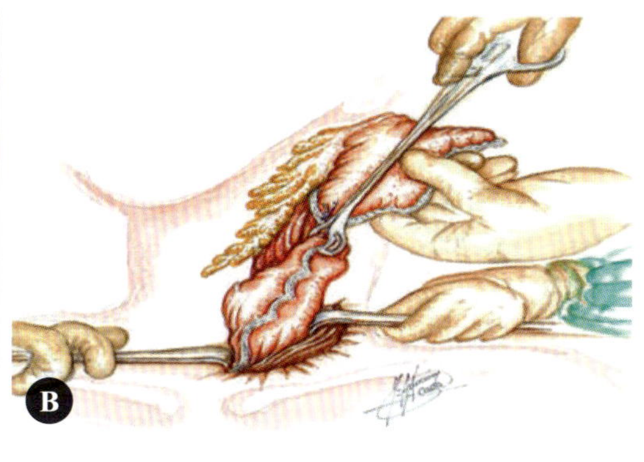

◀ 图 18–1　从颈部切口取出标本和管状胃：近景（A）及示意（B）

*. 本章配有视频，可登录网址 https://doi.org/10.1007/978-3-030-55176-6_18 观看。

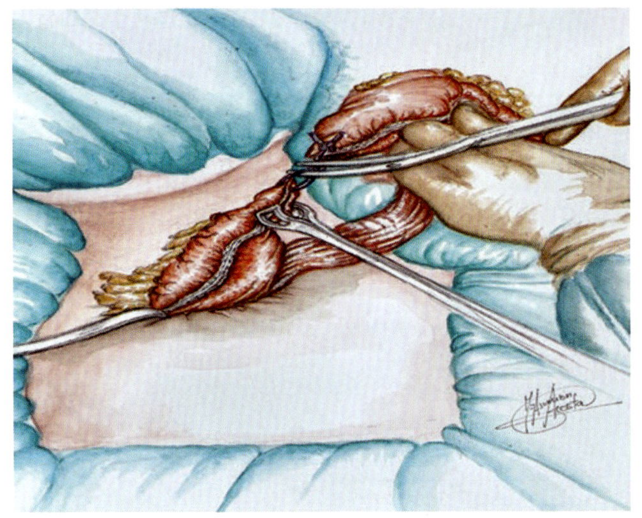

▲ 图 18-2　切断标本与管状胃之间的缝线

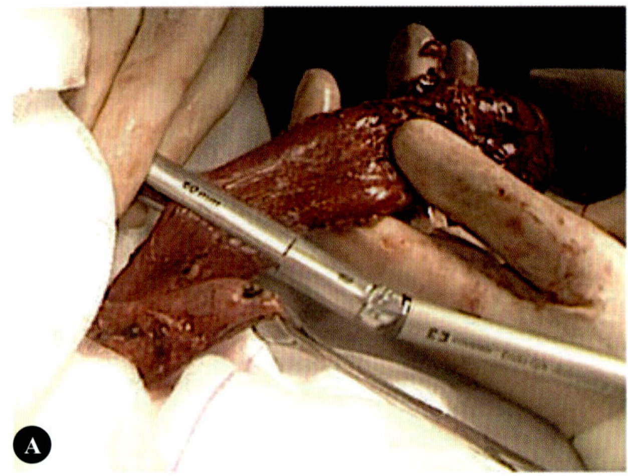

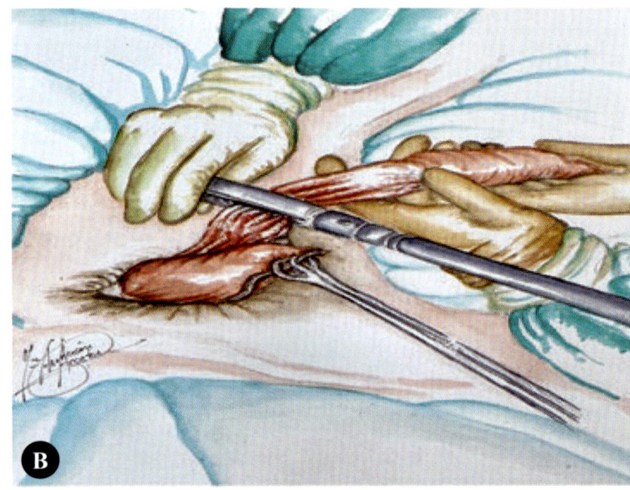

▲ 图 18-3　在线性吻合器辅助下切除近端食管：近景（A）及示意（B）

3. 在线性吻合器辅助下切除近端食管。

食管残端和胃成形术的近端将用于吻合（图 18-3）。

4. 在食管、管状胃末端制作开口（图 18-4）。

5. 吻合器依次通过两者的开口进行食管管状胃端 - 侧吻合（图 18-5）。

6. 直视下引导鼻饲管通过食管胃吻合口处，并确保胃成形术的远端通畅（图 18-6）。

7. 前端开口用 60mm 线性吻合器闭合（垂直于吻合口放置）（图 18-7）。

8. 触诊检查吻合口通畅度。

三、手工缝合

手工缝合的关键步骤如下所示。

1. 管状胃用可吸收 3-0 线连续缝合，然后将管状胃外置于颈部切口处（图 18-8）。

2. 将管状胃后壁和食管近端前壁靠在一起（图 18-9A），鼻饲管穿过颈段食管并外露于手术野，把缝针穿过鼻饲管，并把线留置作为标记，然后再把鼻饲管重新退回食管，露出末端螺纹，当管状胃打开时再拉出鼻饲管（图 18-9B）。

3. 在两端的内侧缝一针，然后在管状胃尖端 4cm 处做一水平开口（垂直于成形术的缝合线）（图 18-10）。

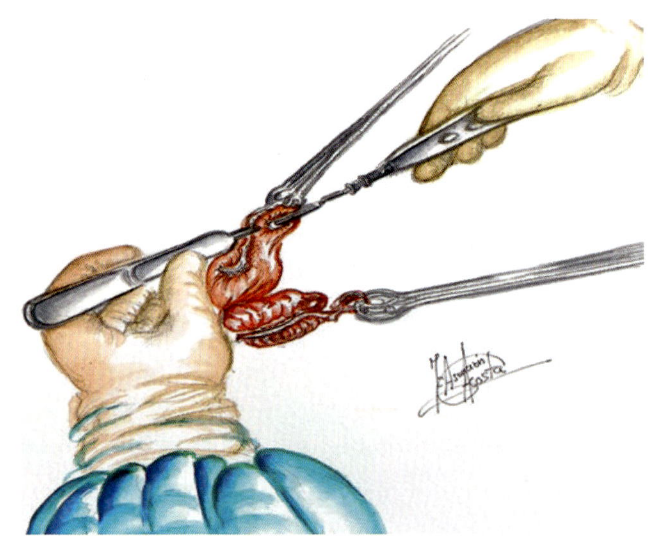

▲ 图 18-4　在食管、管状胃末端制作开口

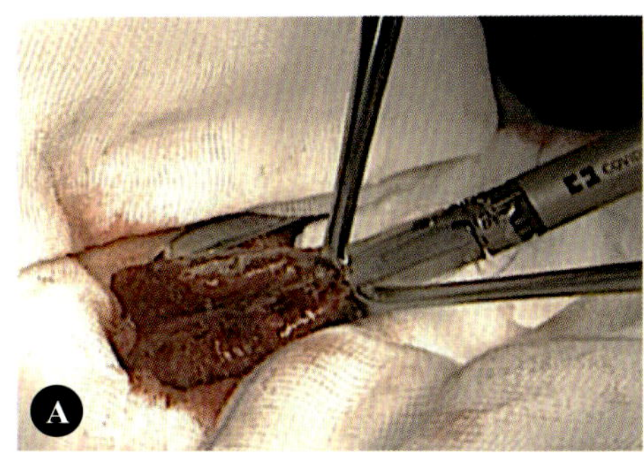
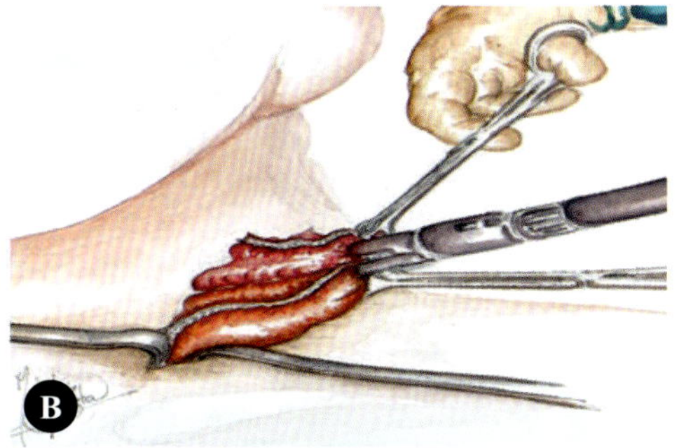

◀ 图 18-5　通过两个开口置入吻合器：近景（A）及示意（B）

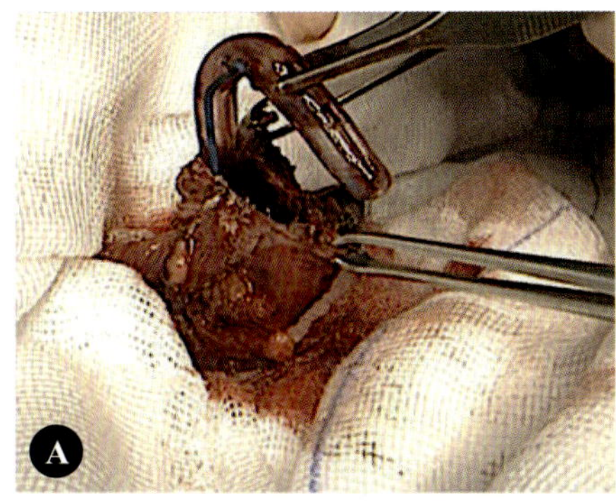
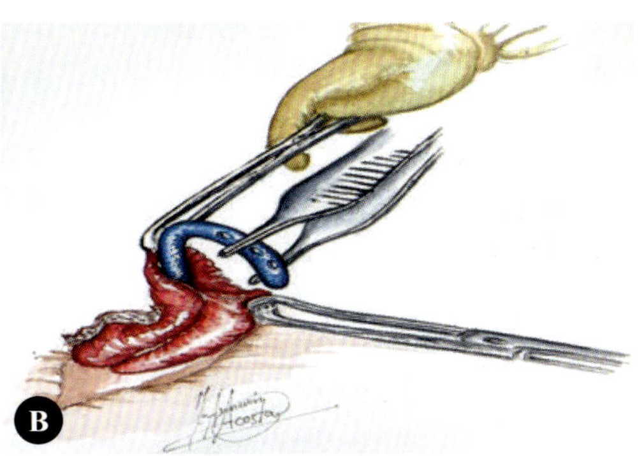

◀ 图 18-6　鼻饲管通过吻合口

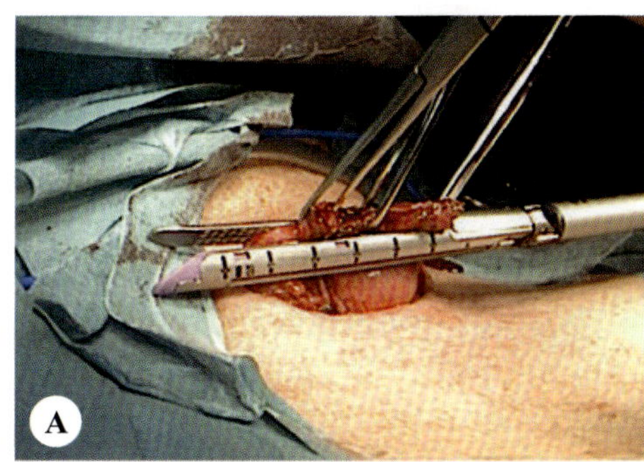
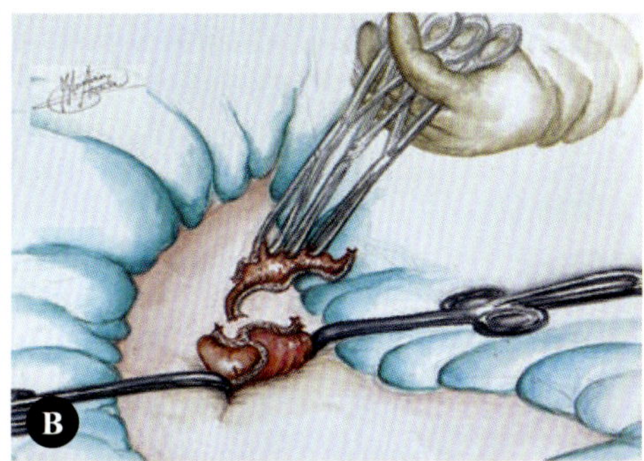

◀ 图 18-7　前端开口用 60mm 线性吻合器闭合

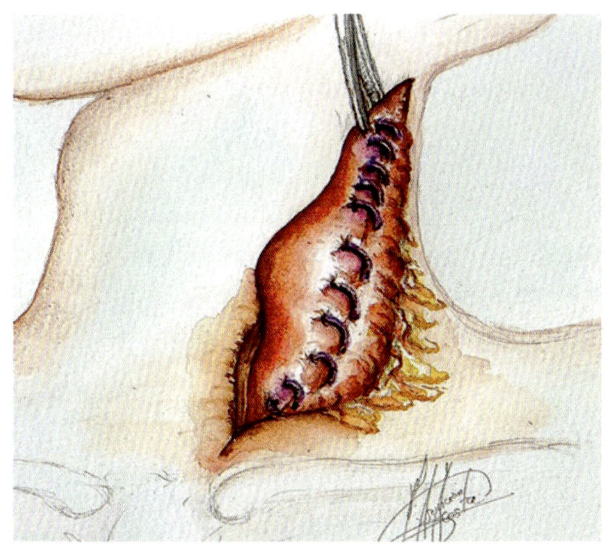

▲ 图 18-8　用可吸收 3-0 线连续缝合管状胃，将管状胃外置于颈部切口

4. 后侧用 3-0 可吸收线连续缝合（图 18-11）。

5. 检查一下两个开口是否通畅（图 18-12）。

6. 从近端食管残端拉出鼻饲管，切除标记线，将鼻饲管穿过吻合口进入管状胃，通向管状胃远端（图 18-13）。

7. 从内往外用 3-0 可吸收线连续缝合前侧（图 18-14）。

8. 检查吻合口的通畅性（图 18-15）。

9. 在食管胃吻合口附近留置烟管引流管。最后关闭颈部切口。

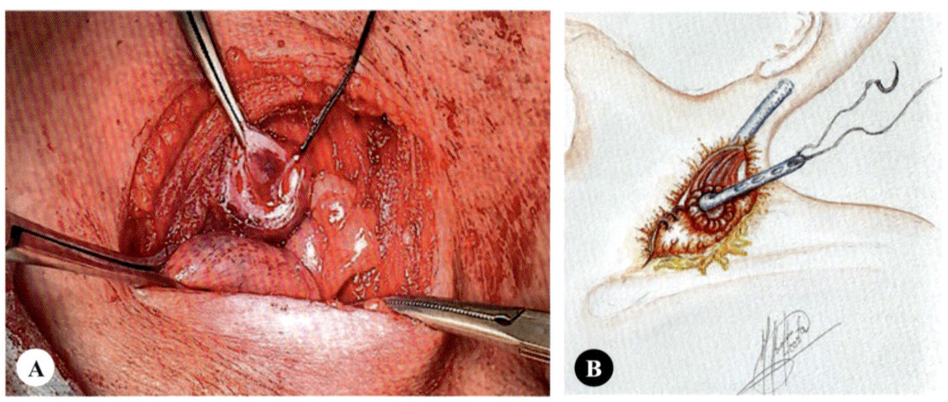

▲ 图 18-9　将管状胃后壁和食管近端前壁靠在一起：近景（A）及示意（B）

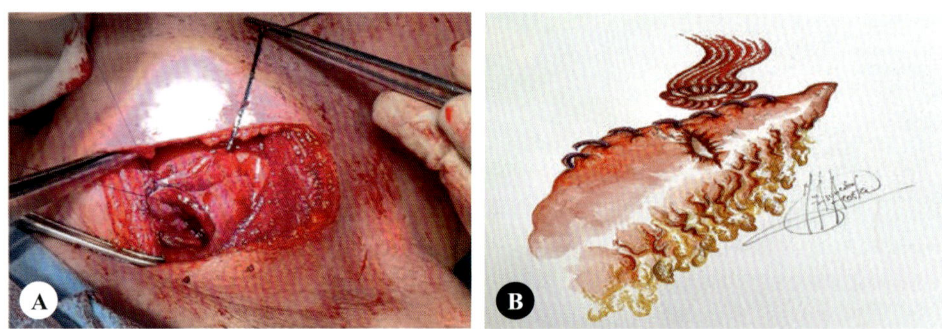

▲ 图 18-10　在管状胃尖端 4cm 处做一水平开口：近景（A）及示意（B）

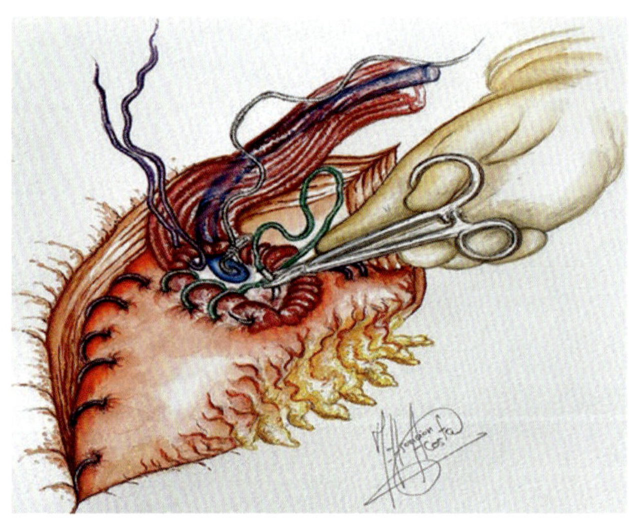

▲ 图 18-11　用 3-0 可吸收线连续缝合后侧

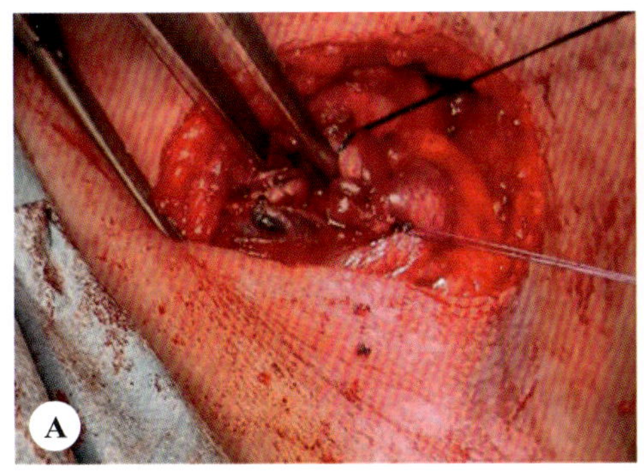
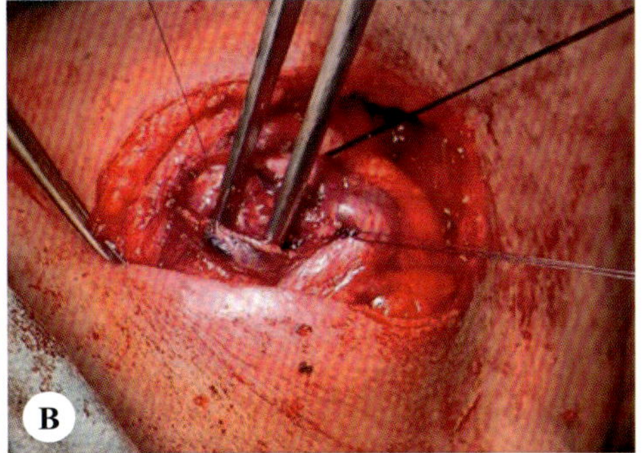

◀ 图 18-12　检查一下两个开口是否通畅

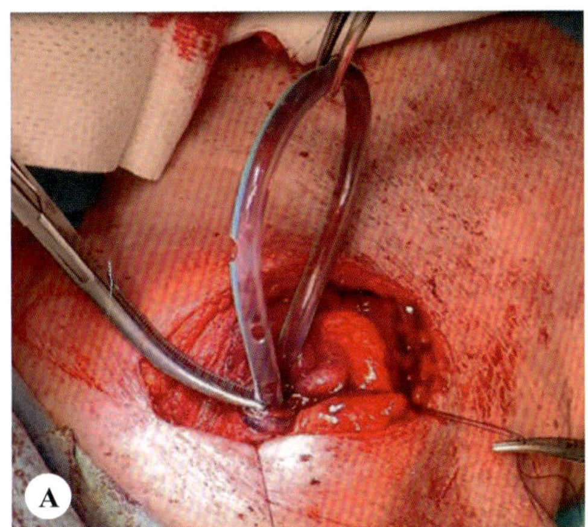
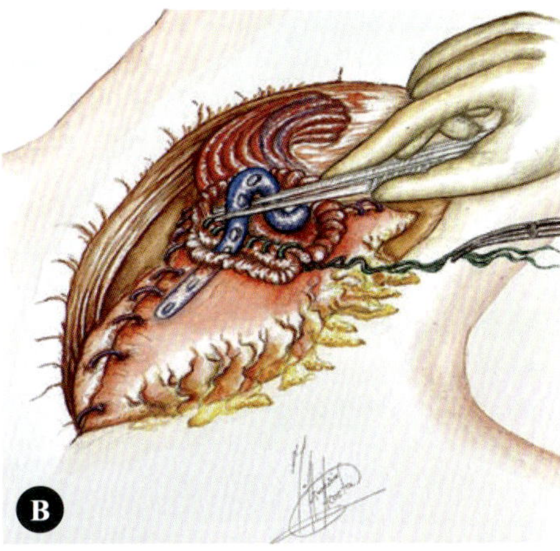

◀ 图 18-13　将鼻饲管穿过吻合口进入管状胃，通向胃远端

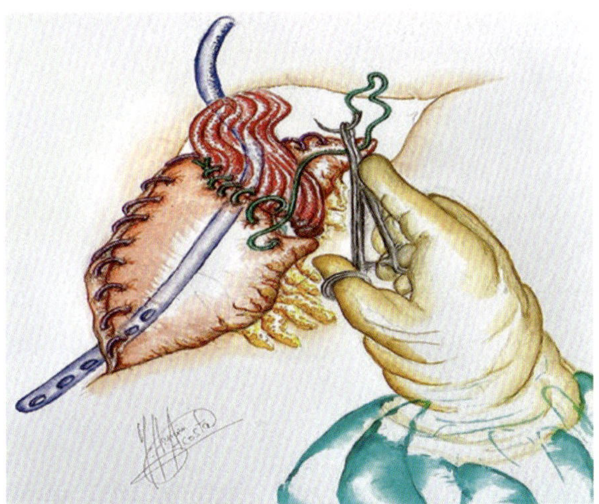

▲ 图 18-14　用 3-0 可吸收线连续缝合前侧

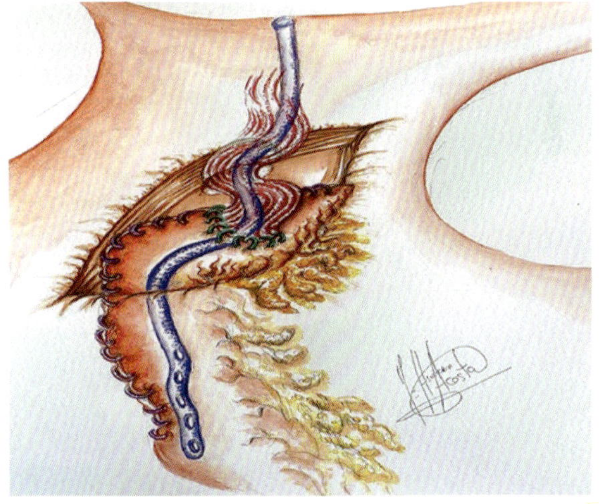

▲ 图 18-15　检查吻合口通畅性

参考文献

[1] Vilela Castro PM, Gonçalves Ribeiro FP, et al. Hand-sewn versus stapler esophago-gastric anastomosis after esophageal resection: systematic review and meta-analysis. Arq Bras Cir Dig. 2014;27:216–21.

[2] Valverde A, Hay JM, Fingerhut A, et al. Manual versus mechanical esophagogastric anastomosis after resection for carcinoma: a controlled trial. French Associations for Surgical Research Surgery. 1996;120:476–83.

[3] Orringer MB, Marshall B, Iannettoni MD. Eliminating the cervical esophagogastric anastomosis leak with a side-to-side stapled anastomosis. J Thor Cardiov Surg. 2000;119:277–88.

[4] Ishibashi Y, Fukunaga T, Mikami S, et al. Tripled-stapled quadrilateral anastomosis: a new technique for creation of an esophagogastric anastomosis. Esophagus. 2018;15:88–94.

第 19 章　微创 Ivor Lewis 手术的胸内食管胃吻合：圆形吻合器端 – 侧吻合的悬吊和包裹技术 *

Intrathoracic Esophago-Gastrostomy After MIE Ivor Lewis Esophageal Resection: End-To-Side Anastomosis by Means of Circular Stapler. The Flap and Wrap Technique

Suzanne S. Gisbertz　Mark I. van Berge Henegouwen　著

黄　媛　马丽云　译　　蔡明琰　校

吻合手术将在完成纵隔淋巴结清扫和食管游离后进行。腹部淋巴结清扫和管状胃制作先一步在腹部阶段通过腹腔镜完成。

一、手术步骤说明（视频 19–1）

胸腔内端 – 侧吻合的关键步骤如下。

二、俯卧位胸腔镜阶段

1. 胸腔内无接触式拉起管状胃。首先，拉起贲门时管状胃随之部分被拉起。随后，抓住网膜（避开胃网膜血管）将管状胃进一步拉起。管状胃拉起至第一根吻合钉的起点（胃角）进入胸腔内，始终注意不要旋转管状胃（网膜在主动脉侧，图 19–1）。

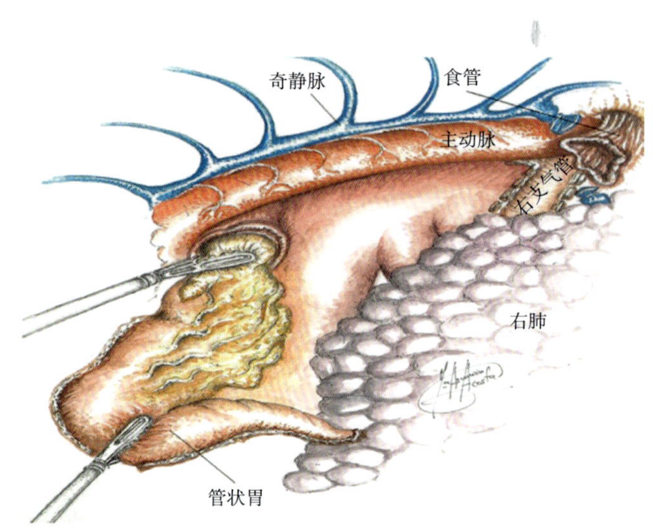

▲ 图 19–1　拉起管状胃至胸腔

2. 高频电刀横断食管。肌肉层采用混合模式，黏膜层先采用电凝模式将这种高度血管化的组织凝固，然后再采用混合模式完成完全横断。鼻胃管拉回食管内（5cm）（图 19–2）。

3. 在最尾端的 Trocar 开口处（约第 9 肋间）做小切口开胸（右肺萎缩后）并放置伤口保护器。

4. 外置食管标本，用 60mm 线性吻合器将贲门和管状胃分离，间断缝合法缝合钉线（图 19–3）。

5. 将 29mm 圆形吻合器的砧座插入食管并用荷包缝合法固定（外 – 内 – 内 – 外等，即“棒球缝合”，图 19–4）。

6. 间断缝合法测量管状胃长度（使其尽可能笔直、紧密而无张力）。

7. 游离管状胃的肠系膜至拟行吻合水平。

8. 将吻合器插入管状胃内（此部分操作仍在患者体外，通过小型开胸处），吻合器尖端从管状胃已游离的肠系膜侧穿出（图 19–5）。

9. 吻合器两部分对齐，缓慢拧紧（1min）。

发射并取下吻合器，完成吻合（图 19–6）。检查吻合口的完整性和圆形度。

*. 本章配有视频，可登录网址 https://doi.org/10.1007/978-3-030-55176-6_19 观看。

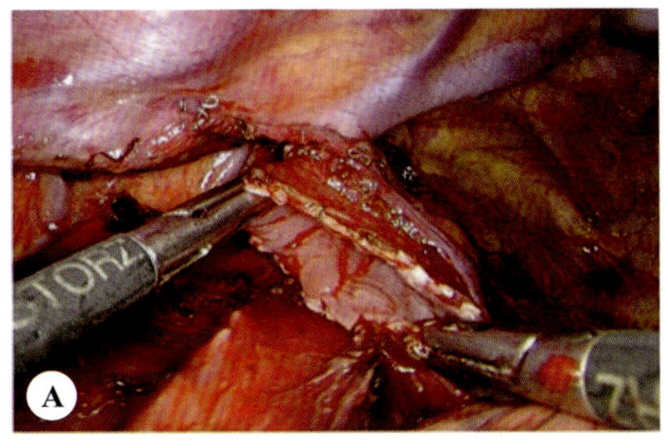

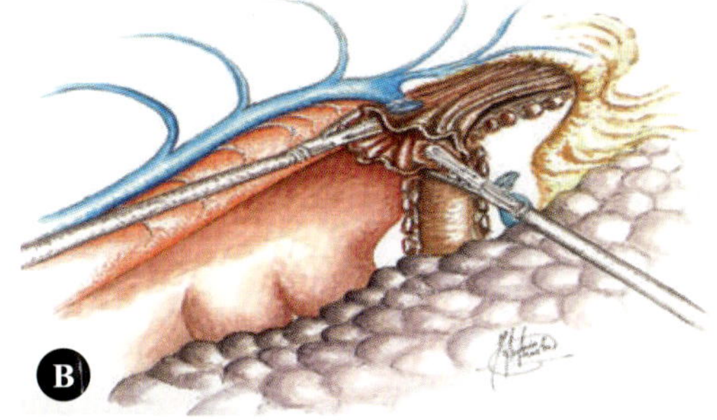

▲ 图 19–2　横断食管：近景（A）及示意（B）

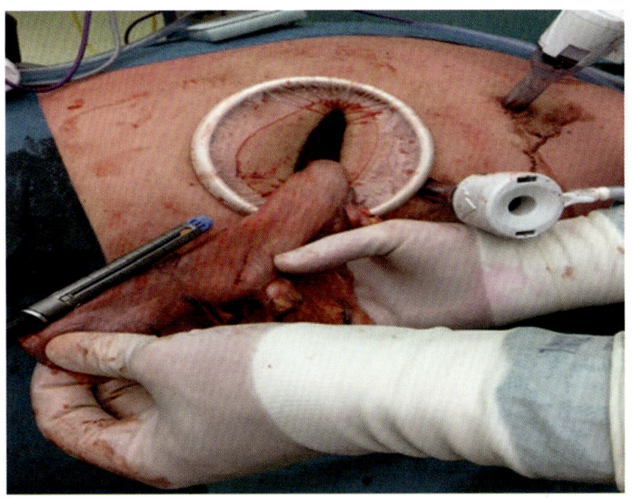

▲ 图 19–3　外置食管标本，分离缝合

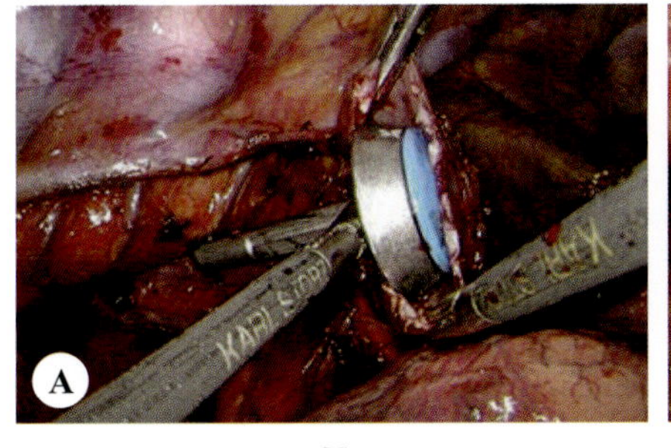

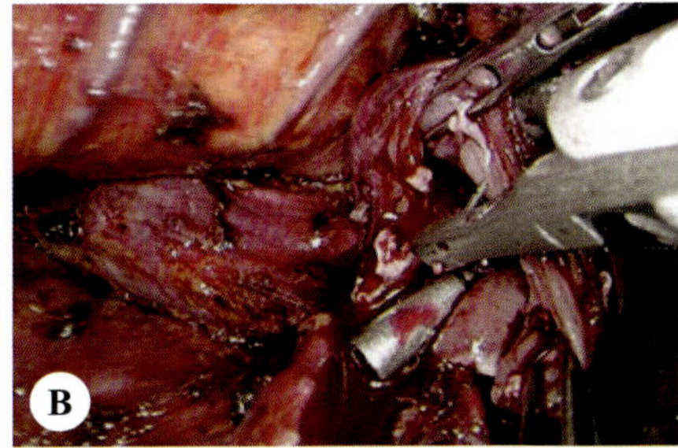

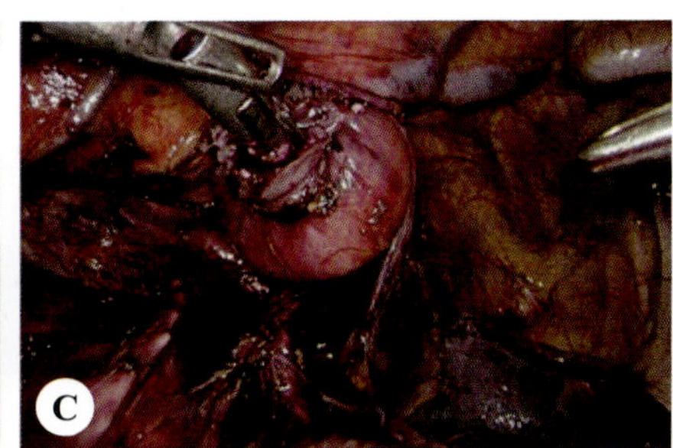

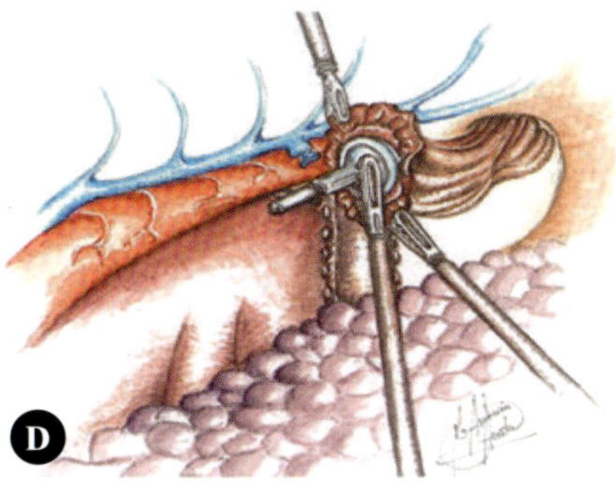

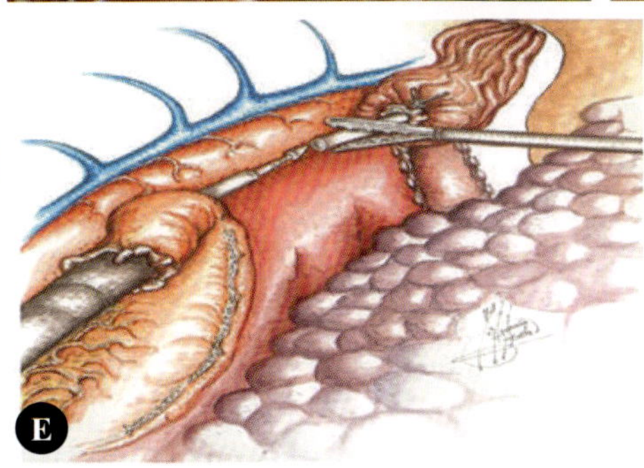

▲ 图 19–4　将 **29mm** 圆形吻合器的砧座插入食管并用荷包缝合法固定，“棒球缝合”：近景（A 至 C）及示意（D 和 E）

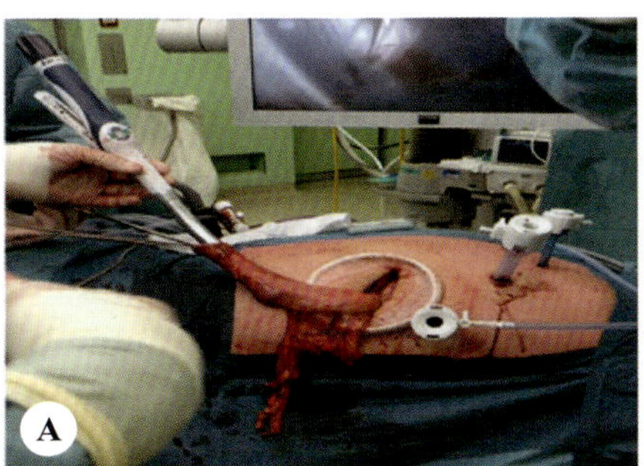

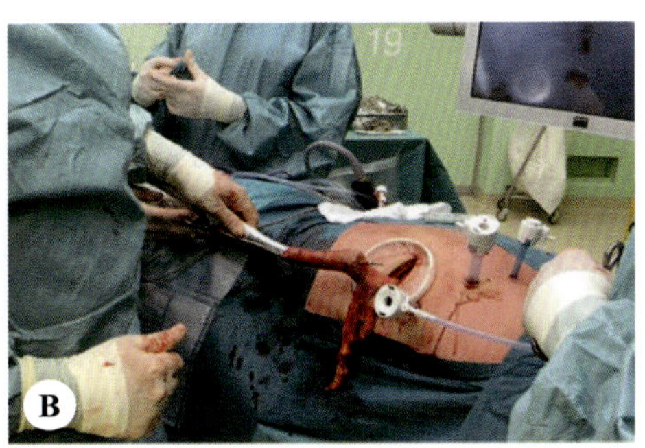

◀ 图 19–5　吻合器插入管状胃内（A），吻合器尖端从管状胃已游离的肠系膜侧穿出（B）

10. 管状胃的开口用 60mm 线性吻合器吻合（图 19–7）。

11. 圆形吻合口钉线两边进行对缝，从而减轻吻合口张力。

12. 用一根缝线将管状胃顶端固定在胸膜瓣下方（这是平奇静脉弓水平的胸膜顶）。因此，管状胃部分悬吊于胸膜上，而不仅仅依靠于吻合钉吻合（图 19–8）。

13. 将网膜瓣包裹在管状胃和吻合口周围，确保覆盖气管和支气管（图 19–9）。

14. 手术结束，放置胸腔引流管，肺复张，关闭切口。

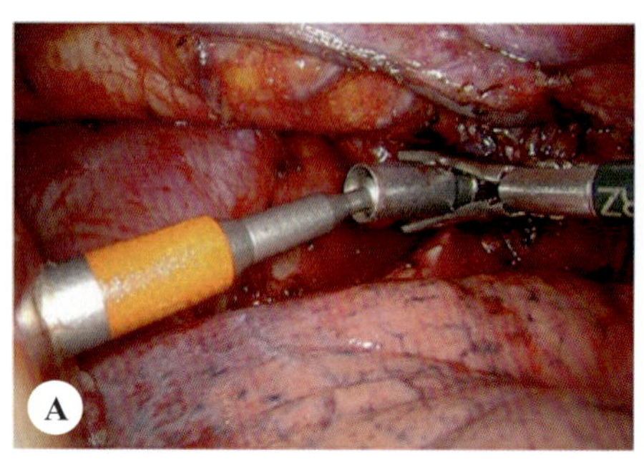
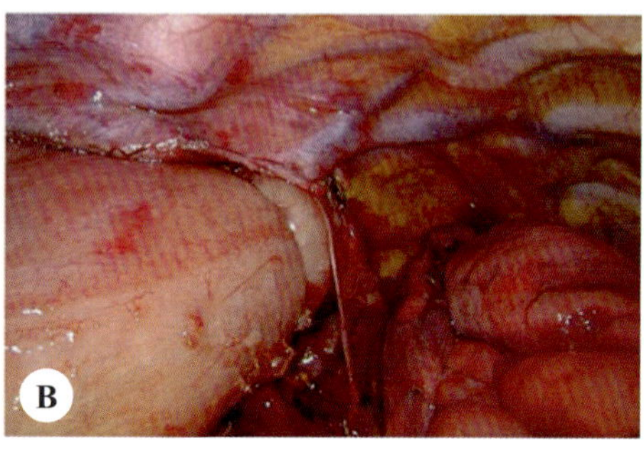

◀ 图 19–6　吻合器两部分对齐（A），吻合器发射（B），完成吻合

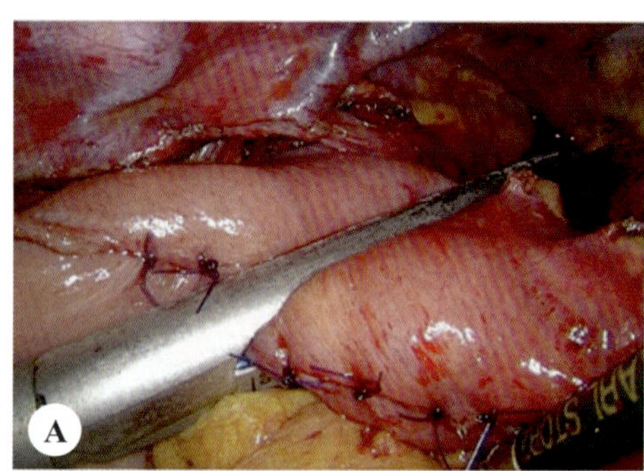
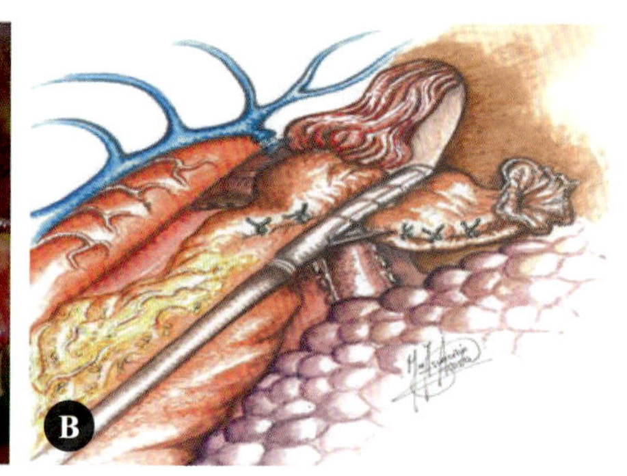

◀ 图 19–7　线性吻合器吻合管状胃开口：近景（A）及示意（B）

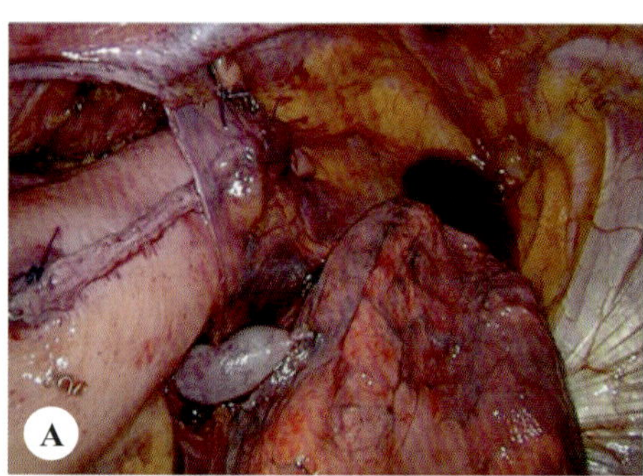
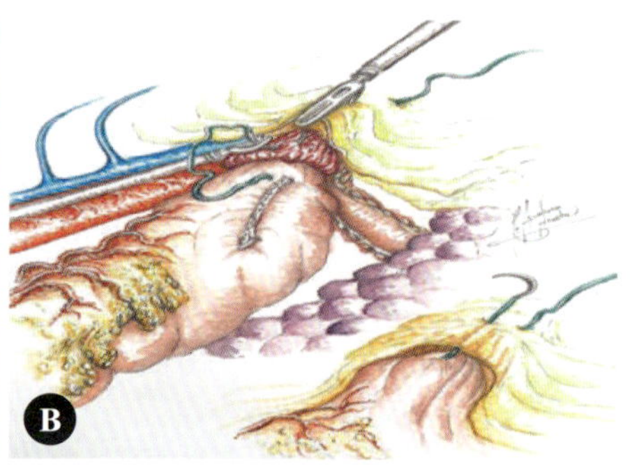

◀ 图 19–8　用 1 根缝线将管状胃顶端固定在胸膜瓣下方：近景（A）及示意（B）

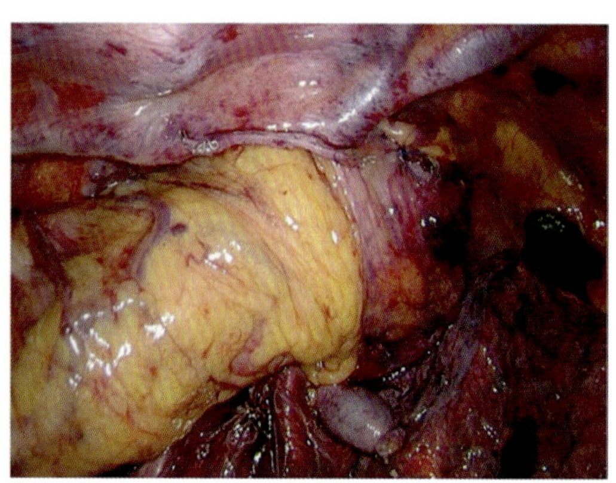

◀ 图 19–9　网膜包裹

第 20 章 微创 Ivor Lewis 手术的胸内食管胃吻合：线性吻合器侧 – 侧食管胃吻合术 *

Intrathoracic Oesophago-Gastrostomy After MIE Ivor Lewis Resection: Side-To-Side Oesophago-Gastrostomy by Means of a Linear Stapler

Misha Luyer Grard Nieuwenhuijzen 著
黄 媛 马丽云 译 蔡明琰 校

手术步骤说明（视频 20–1）

线性吻合器进行侧 – 侧食管胃吻合术的关键步骤如下所示。

1. 在隆突上方游离食管，以便为侧 – 侧吻合创造足够的空间。

2. 用 60mm 紫色 Endo GIA™ Tri Staple™ 横断近端食管（图 20–1）。在远端食管和管状胃之间行线性侧 – 侧吻合。

3. 固定缝合后，切断食管处的钉线。缝合食管的黏膜和肌肉（图 20–2）。

4. 用一根 34 Fr Charriere 管通过近端食管（图 20–3）。

5. 将食管标本和管状胃推入胸腔，两者均被吻合器断开。管状胃放置在近端食管附近（图 20–4）。

6. 距管状胃顶部 5cm 处并靠近血管蒂做一个小切口（图 20–5）。

7. 将 30mm Endo-GIA 的砧座插入管状胃内（图 20–6），吻合器在食管近端的 34Fr Charriere 管引导下推进，Charriere 管退回。

8. 行侧 – 侧吻合（图 20–7）。

9. 3–0 V-Lock® 线分两层关闭开口（图 20–8）。吻合口不放置鼻胃管。

10. 吻合口周围用网膜包裹（图 20–9）。

11. 靠近膈脚（图 20–10）。

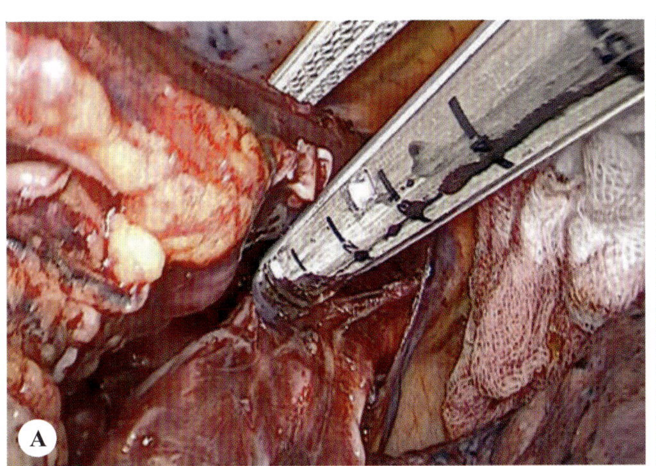

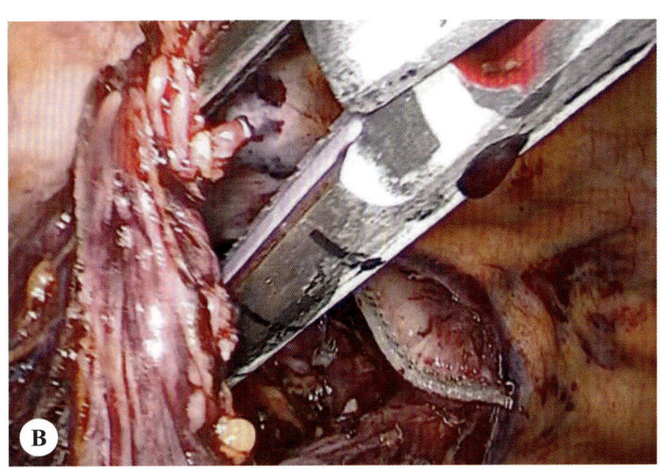

▲ 图 20–1 线性吻合器横断食管近端

*. 本章配有视频，可登录网址 https://doi.org/10.1007/978–3–030–55176–6_20 观看。

12. 标本放入标本袋中，通过小切口开胸处取出（图 20-11）。

13. 最后，沿吻合口常规放置胸腔引流管和 Jackson-Pratt 引流管（图 20-12）。

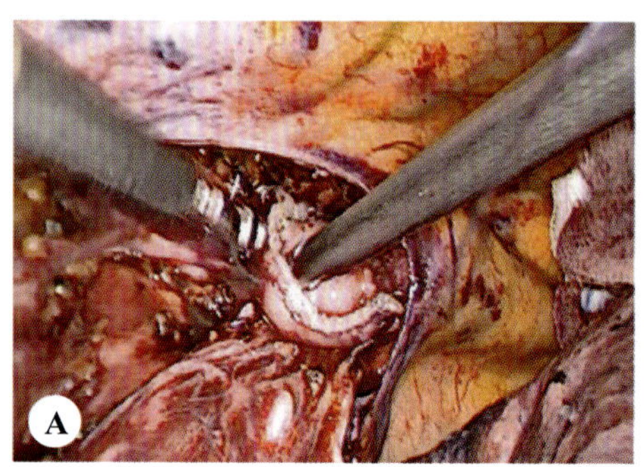
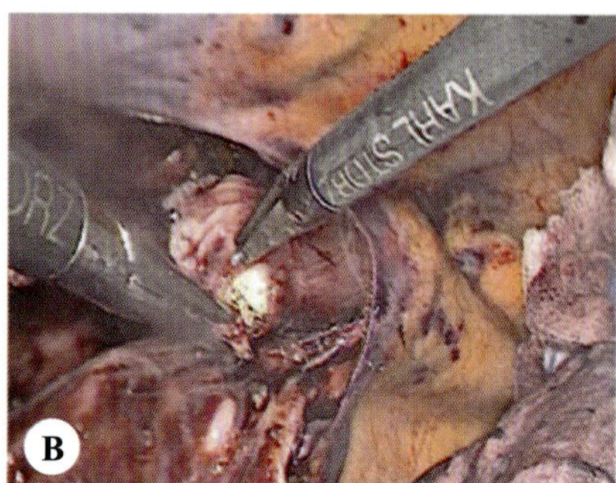
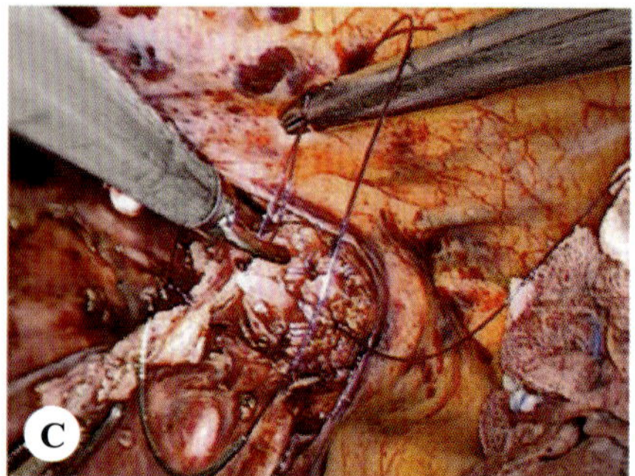

▲ 图 20-2　固定缝线，切断吻合器钉线，缝合黏膜和肌层

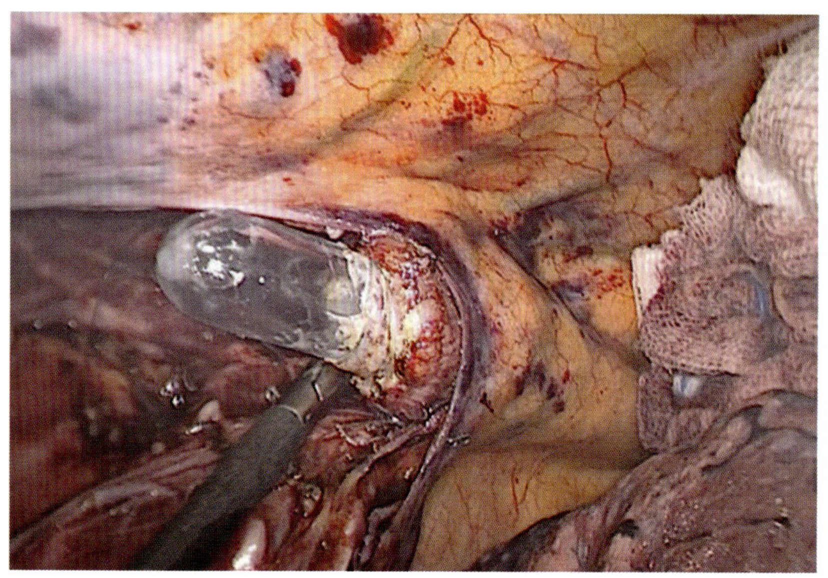

◀ 图 20-3　食管近端的 34Fr Charriere 管

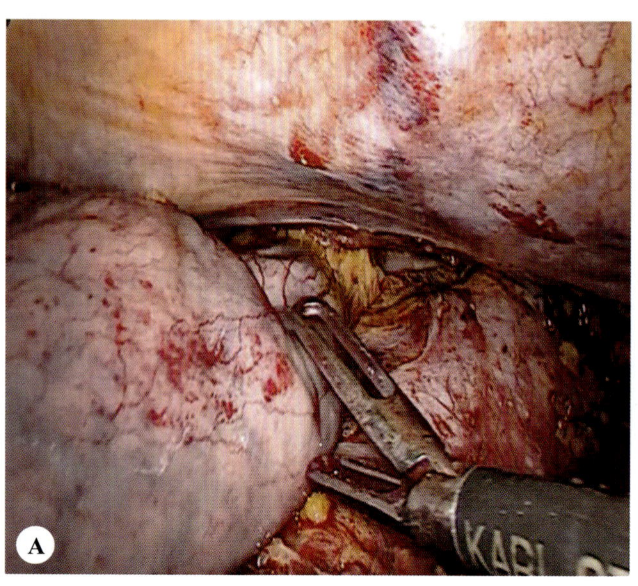
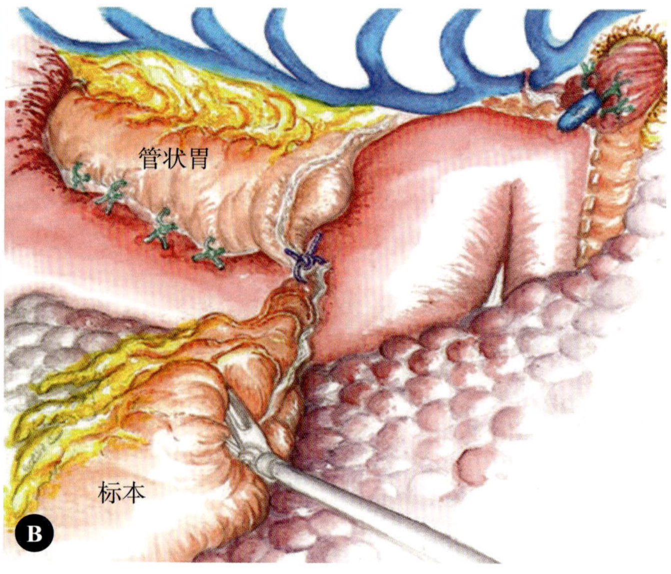

▲ 图 20-4　胸腔内的管状胃和食管标本：近景（A）及示意（B）

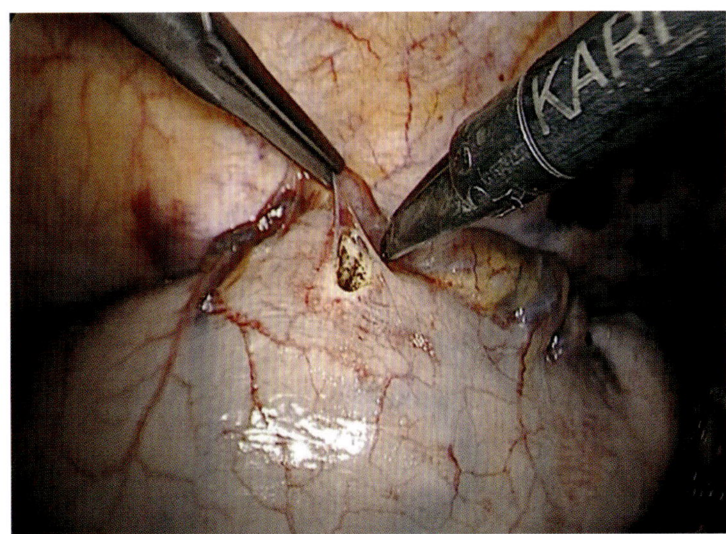

◀ 图 20-5　打开管状胃顶部

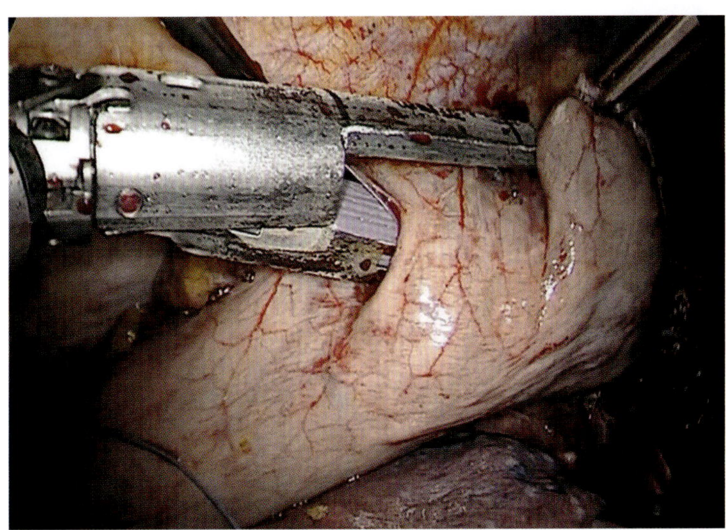

◀ 图 20-6　将 **Endo-GIA 30mm** 插入管状胃内

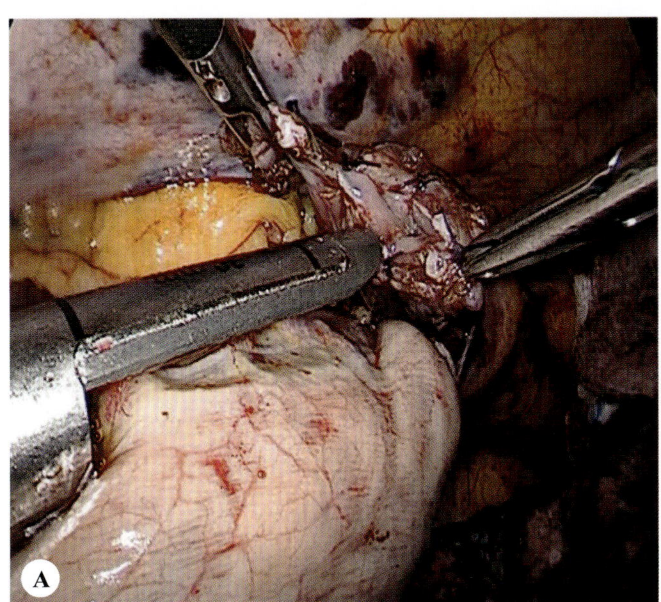

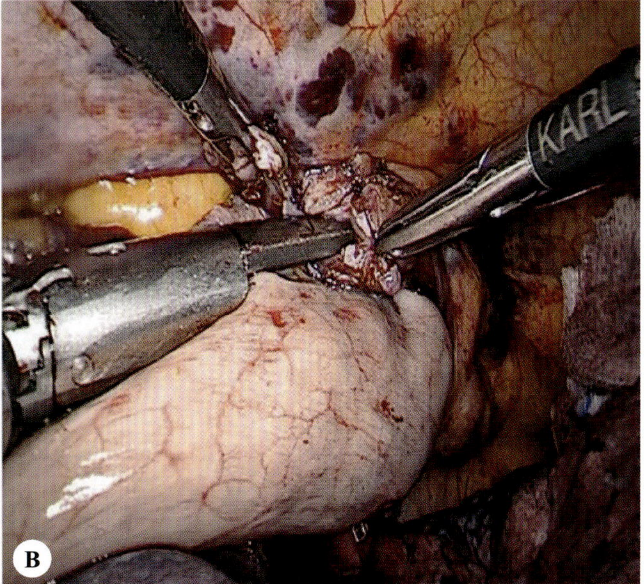

▲ 图 20-7　吻合器插入近端食管，做吻合

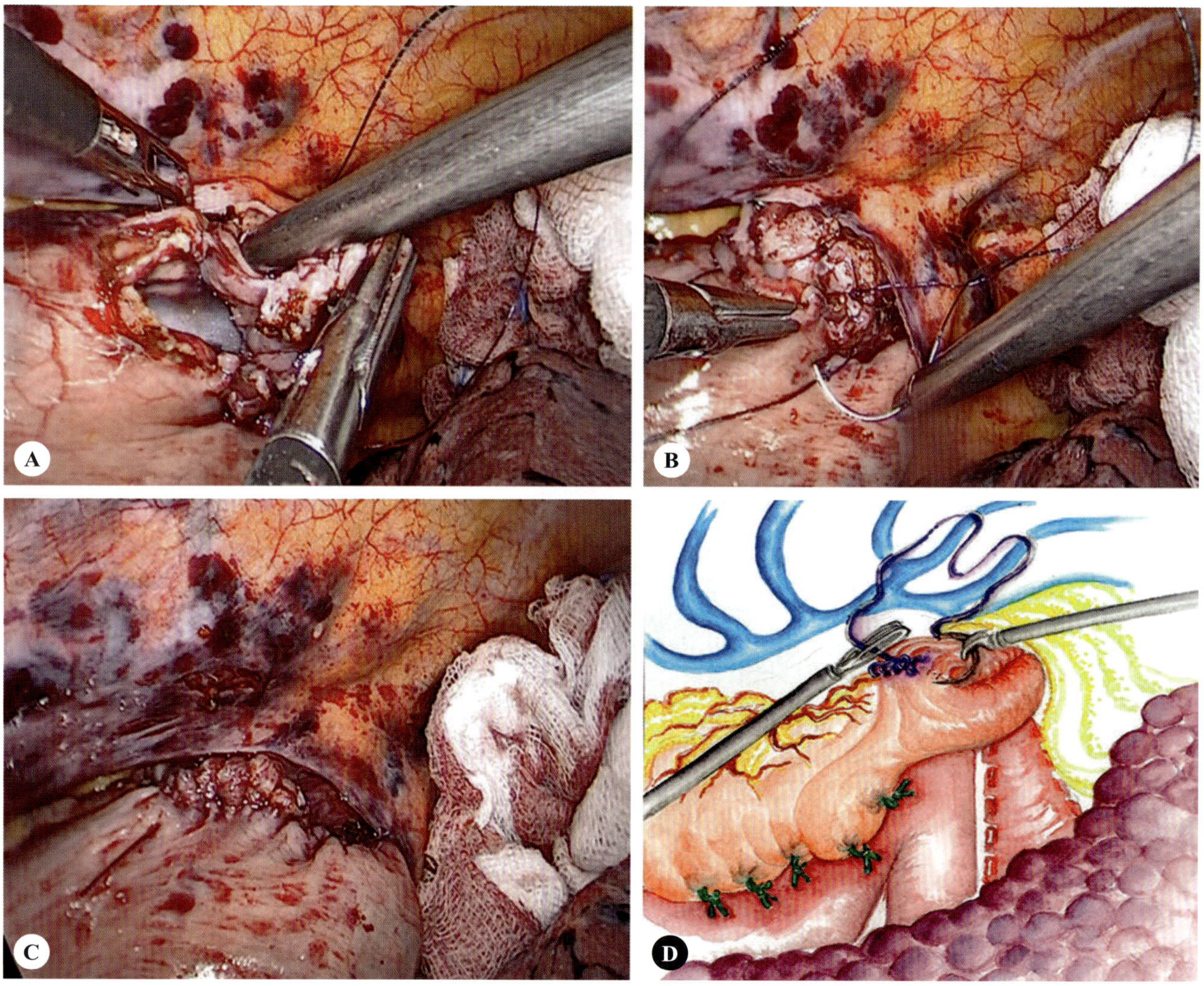

▲ 图 20-8　用 V-lock® 线分两层关闭开口：近景（A 至 C）及示意（D）

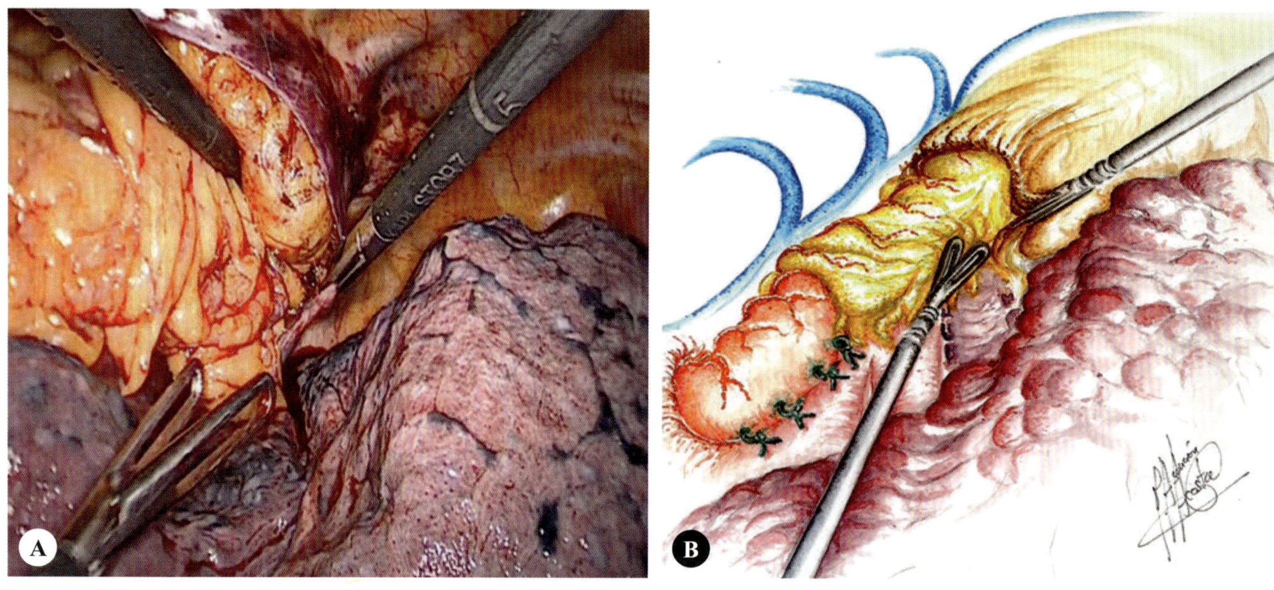

▲ 图 20-9　网膜包裹吻合口周围：近景（A）及示意（B）

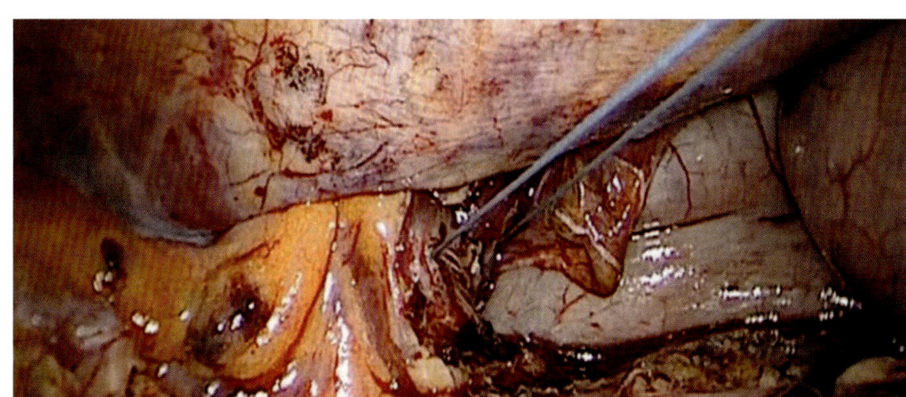

◀ 图 20–10　靠近膈脚

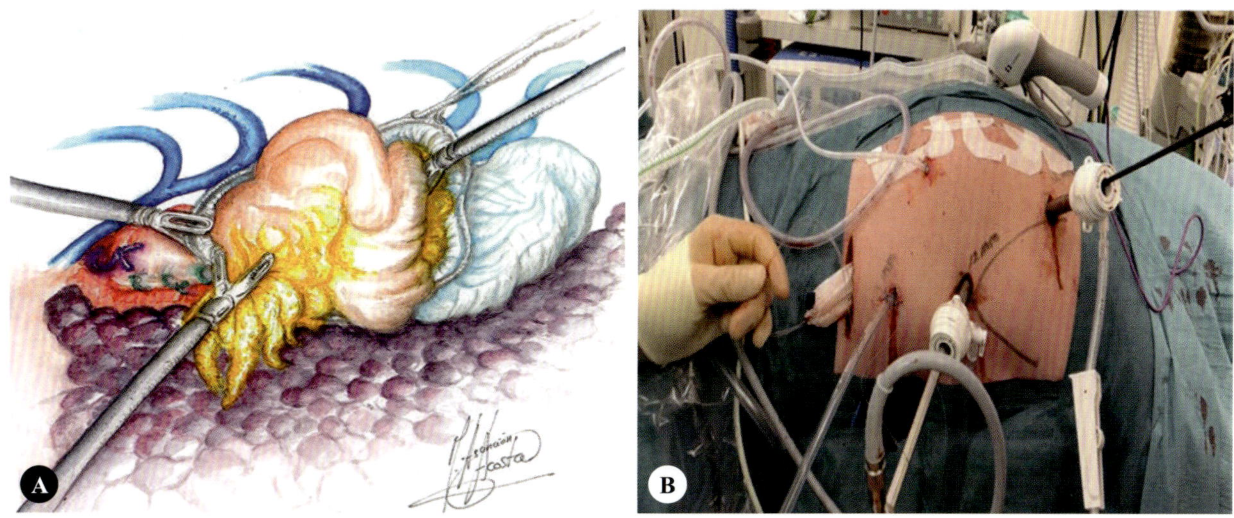

▲ 图 20–11　用标本袋取出标本：内部示意（A）及外观（B）

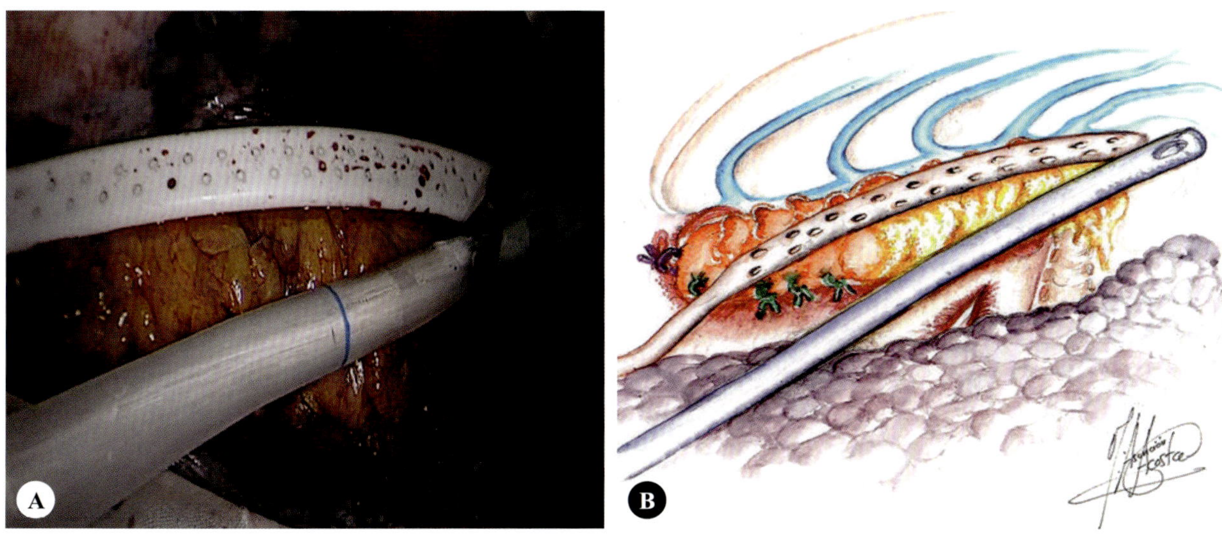

▲ 图 20–12　常规胸腔引流，**Jackson-Pratt** 引流管沿吻合口引流：近景（A）及示意（B）

第 21 章　微创 Ivor Lewis 手术的胸内食管胃吻合：利用环形吻合器和圈套器的端 – 侧吻合术 *

Intrathoracic Esophago-Gastrostomy After MIE Ivor Lewis Resection: End-To-Side Anastomosis by Means of a Circular Stapler and Endoloop

Fernando Mingol Navarro　著

苏　伟　张　震　译　　周平红　校

进行胸腔内胃食管端 – 侧吻合术的关键步骤如下（视频 21–1）。

1. 患者体位和套管针放置：患者取俯卧位，稍微侧俯卧位。不进行选择性插管。在肩胛骨内侧沿线及第九肋间的水平上共穿刺 4 个套管针（3 个 12mm 和 1 个 5mm）。充气至 7～8mmHg 使右肺塌陷（图 21–1）。

2. 横断食管近端：用剪刀在奇静脉弓的水平横断食管（图 21–2）。

3. 在食管口侧断端做一个荷包：完全切开之前，在食管前壁缝一针进行牵引，并作为荷包缝合的第一针。前壁的荷包缝合完成后，食管被完全切开（图 21–3）。

4. 管状胃被拽入胸腔，并将 28mm 抵钉座放入食管：将管状胃在无扭转的状态下拽入胸腔[1, 2]。将已放入胸腔的 28mm 尺寸 EEA® 装置的抵钉座置入食管口侧断端，并将之前缝合的荷包扎紧（图 21–4）。

放置一个 Endoloop® 并套扎，以加强荷包对抵钉座的固定作用（图 21–5）。

5. 将 EEA® 装置置入管状胃：在胸部最远端套管针水平切开一小口[1, 2]，并通过 GEL POINT®（Applied Medical）Alexis® 装置和凝胶帽来保护切口。将管状胃远端松解后拉出体外，并通过凝胶

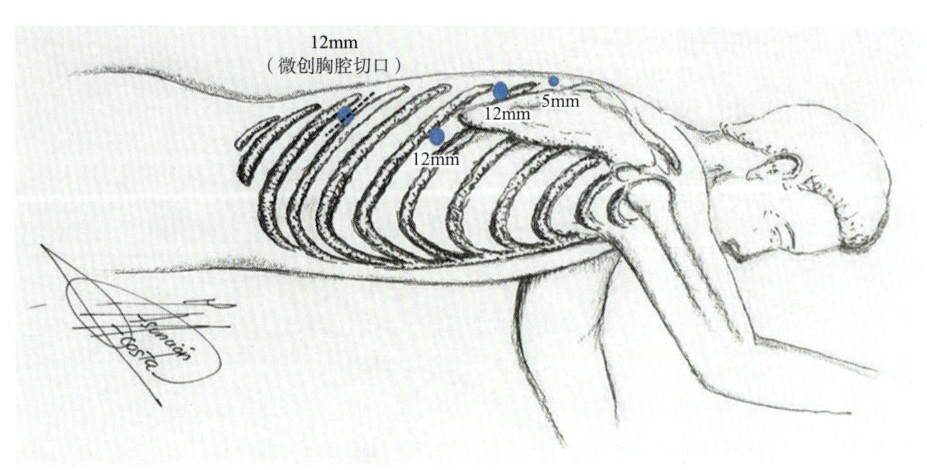

◀ 图 21–1　患者体位和套管针放置位置

*. 本章配有视频，可登录网址 https://doi.org/10.1007/978-3-030-55176-6_21 观看。

帽（该装置有利于保持吻合过程中肺部塌陷状态下的通气与塌陷）置入 EEA®，并将其置入管状胃（图 21–6）。

6. 环状吻合：将 28mm EEA® 嵌合后，进行吻合（图 21–7）。

7. 将 EEA 从管状胃中取出，并检查两个环状切缘是否完整（图 21–8）。

8. 切除管状胃的残端：用 60mm 腔镜的切割吻合器对管状胃的残端进行切除（图 21–9）。

9. 2–0 缝合线间断缝合对吻合后的残端进行加固（图 21–10）。

10. 网膜包裹覆盖吻合口：把网膜拖至吻合口和管状胃周围起到包裹的作用。用夹子将网膜固定在胸膜边缘（图 21–11）。

11. 胸腔内放置引流管（图 21–12）：处置完潜在出血后拔出套管，并在直视下进行肺的复张。

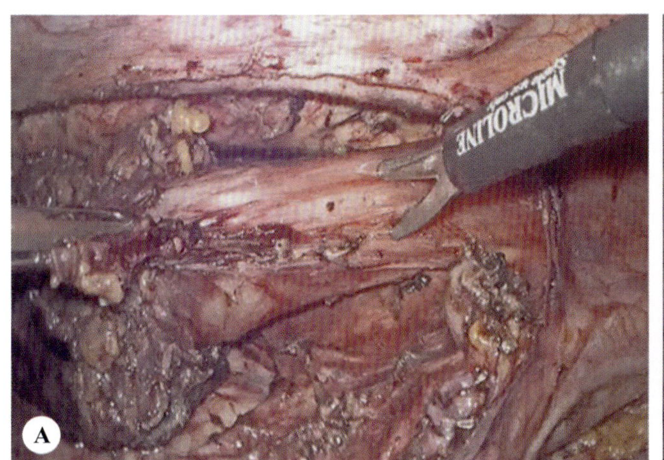

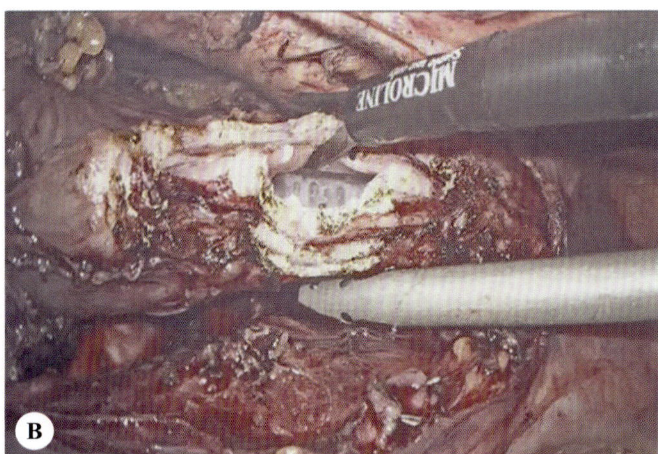

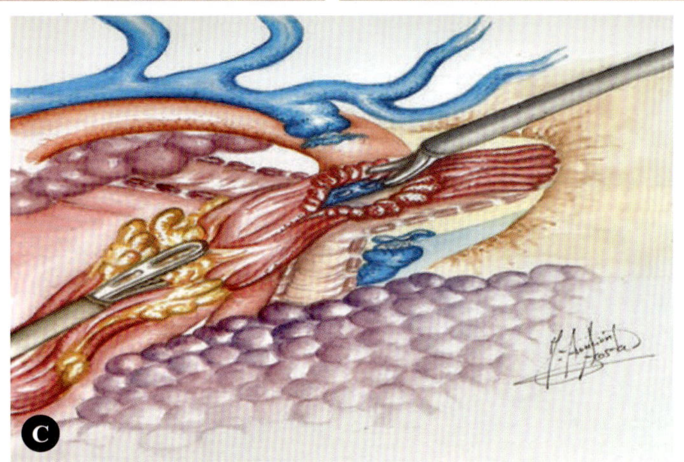

▲ 图 21–2 用剪刀剪开食管前壁：近景（A 和 B）及示意（C）

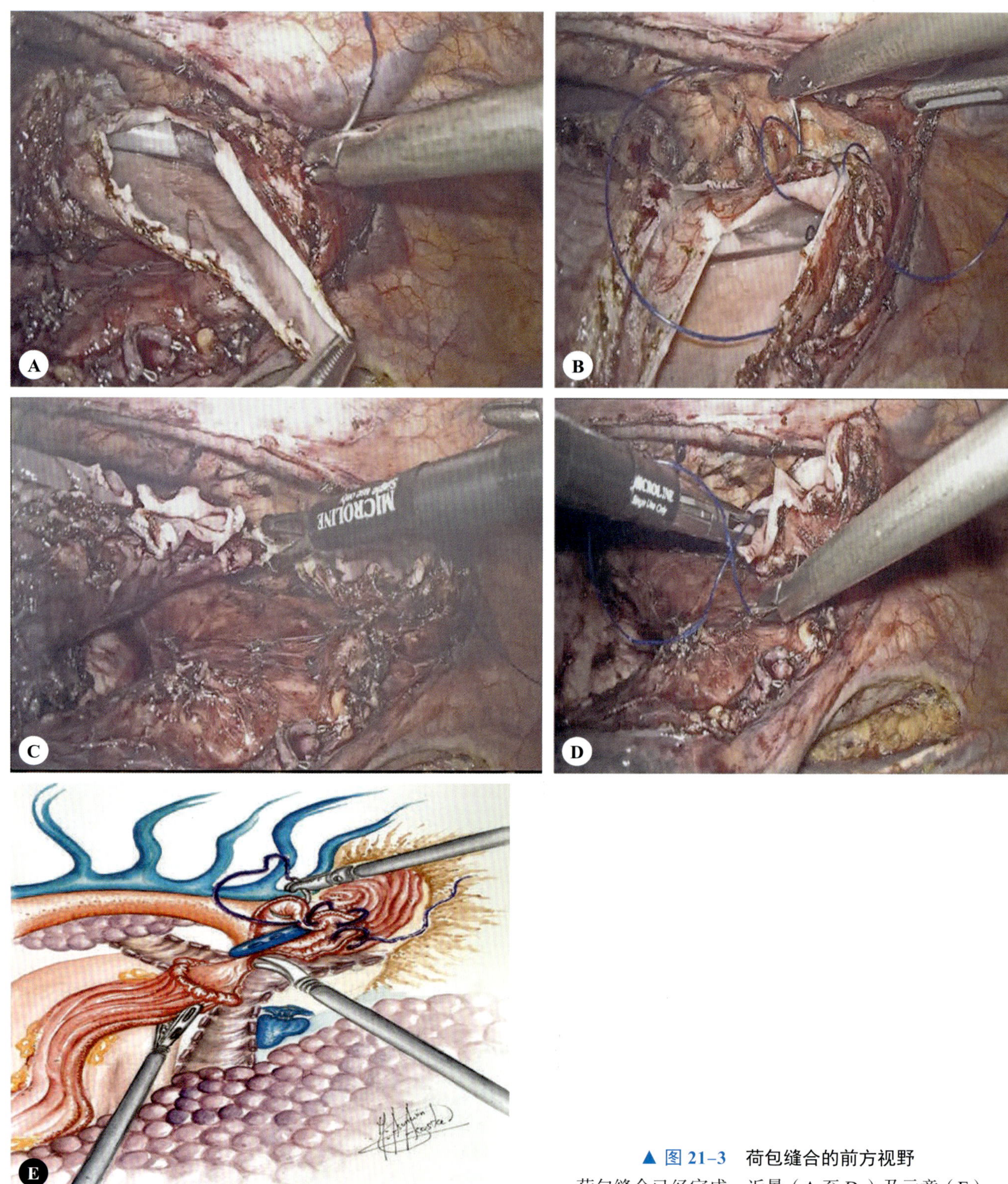

▲ 图 21–3 荷包缝合的前方视野
荷包缝合已经完成：近景（A 至 D ）及示意（E）

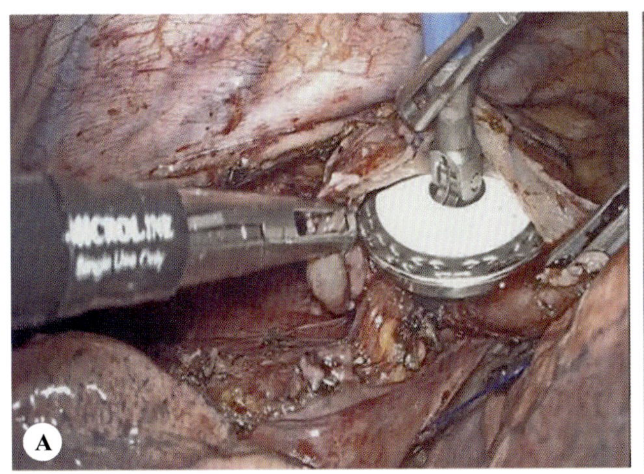

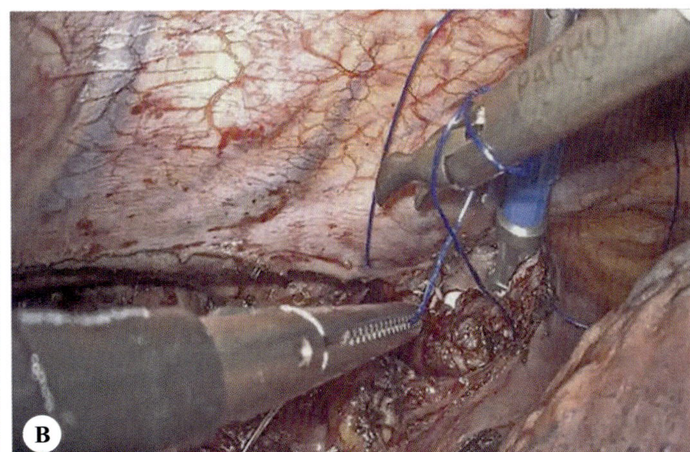

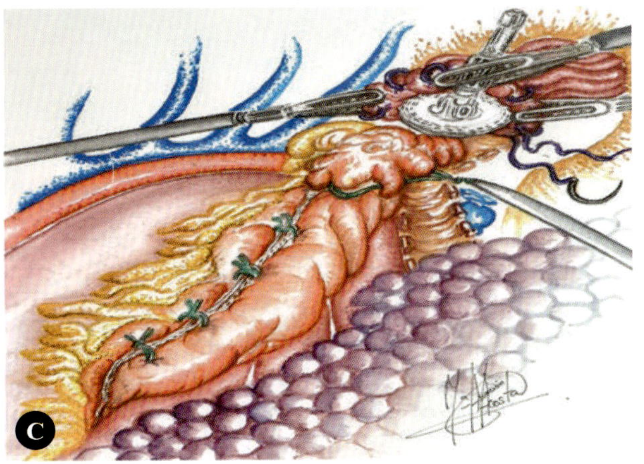

▲ 图 21-4　将管状胃拽入胸腔

将传统环形吻合器的 28mm 抵钉座置入食管口侧断端：近景（A 和 B）及示意（C）

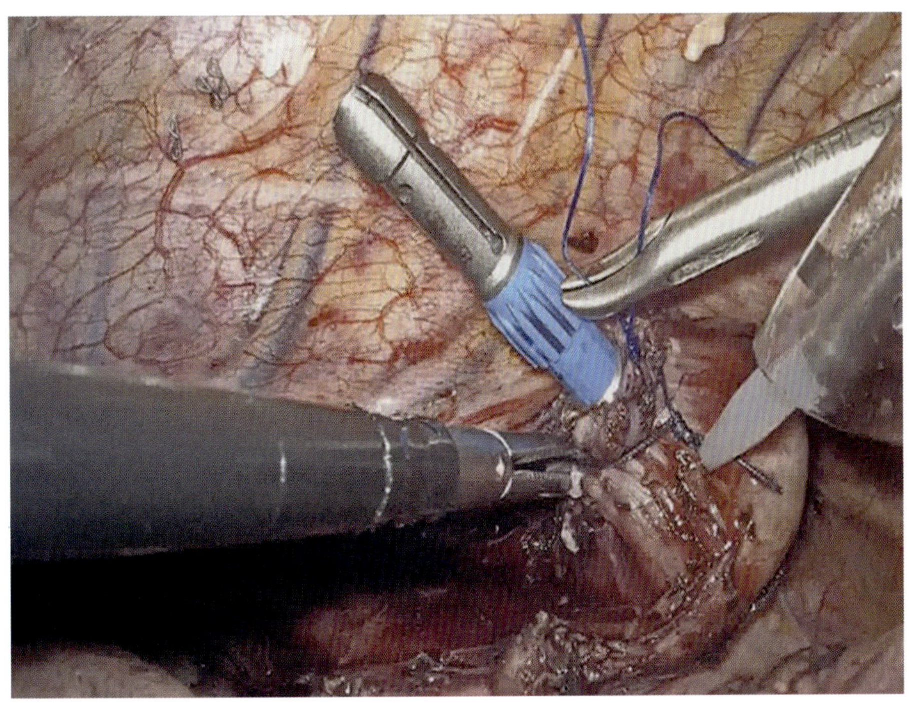

◀ 图 21-5　荷包缝合打结后，利用 **Endoloop®** 来加固抵钉座的荷包缝合

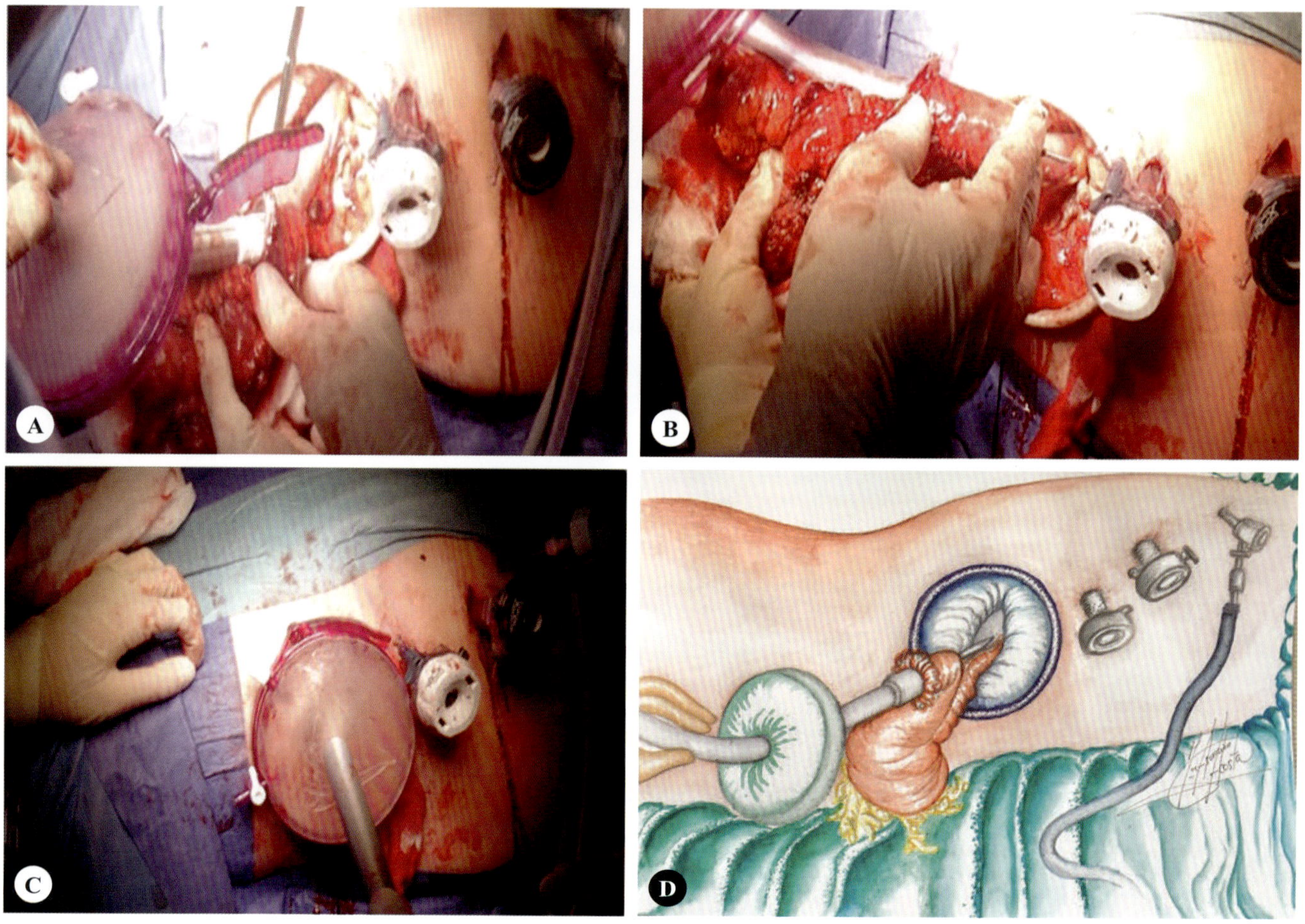

▲ **图 21-6 通过微创胸腔切口将 EEA® 置入管状胃**

通过凝胶帽将 EEA® 装置放入胸腔：近景（A 至 C）及示意（D）

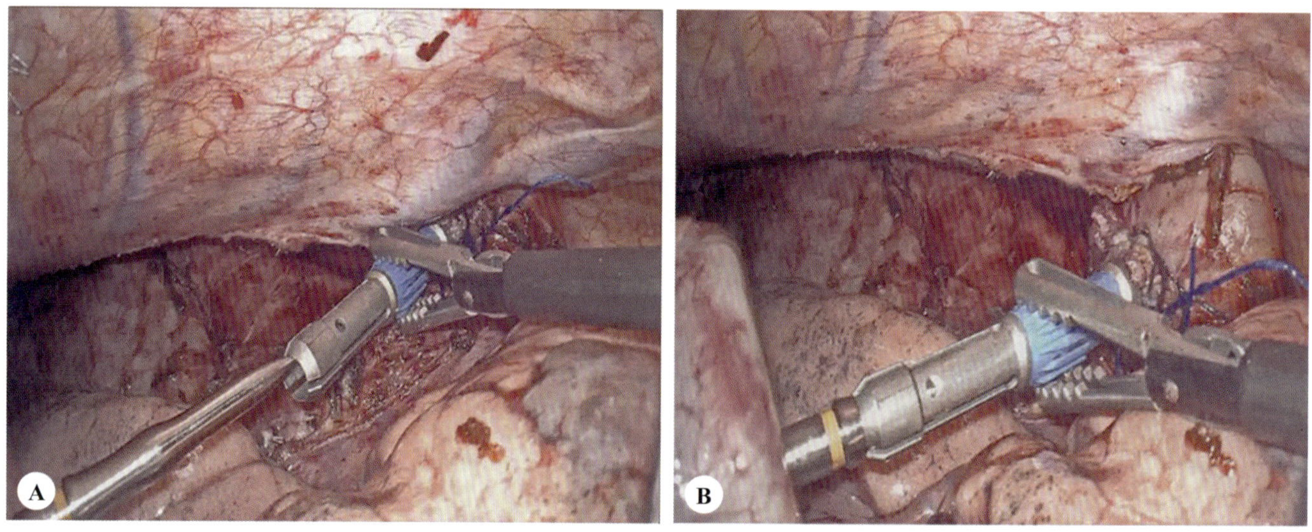

▲ **图 21-7 将 EEA® 与抵钉座两端嵌合起来**

调整两端位置后进行端 - 侧吻合：近景（A 至 C）及示意（D）

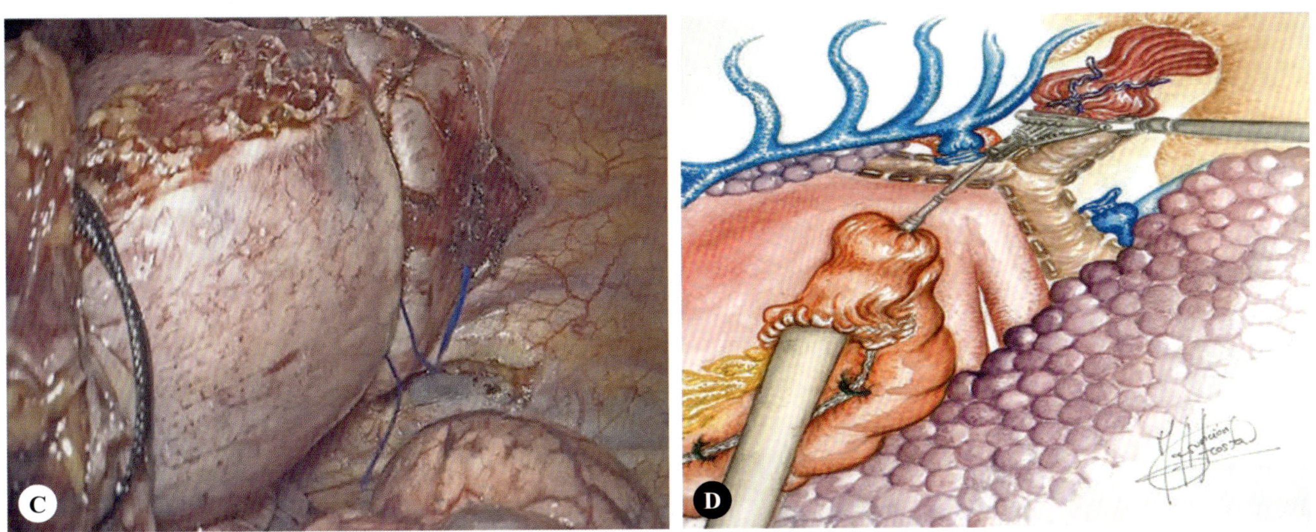

▲ 图 21–7（续） 将 EEA® 与抵钉座两端嵌合起来

调整两端位置后进行端侧吻合：近景（A 至 C）及示意（D）

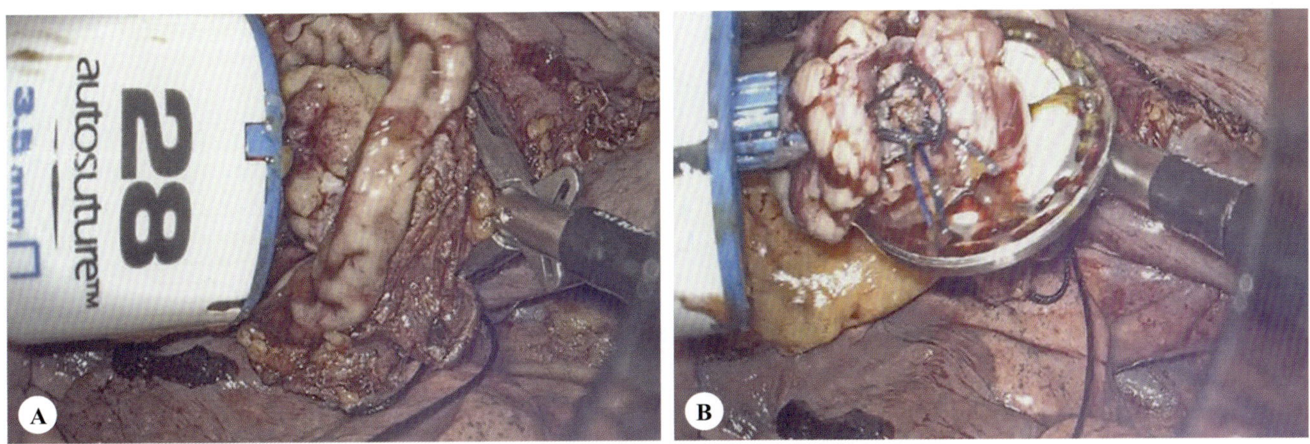

▲ 图 21–8 对 EEA® 两端调整，EEA® 装置已取出

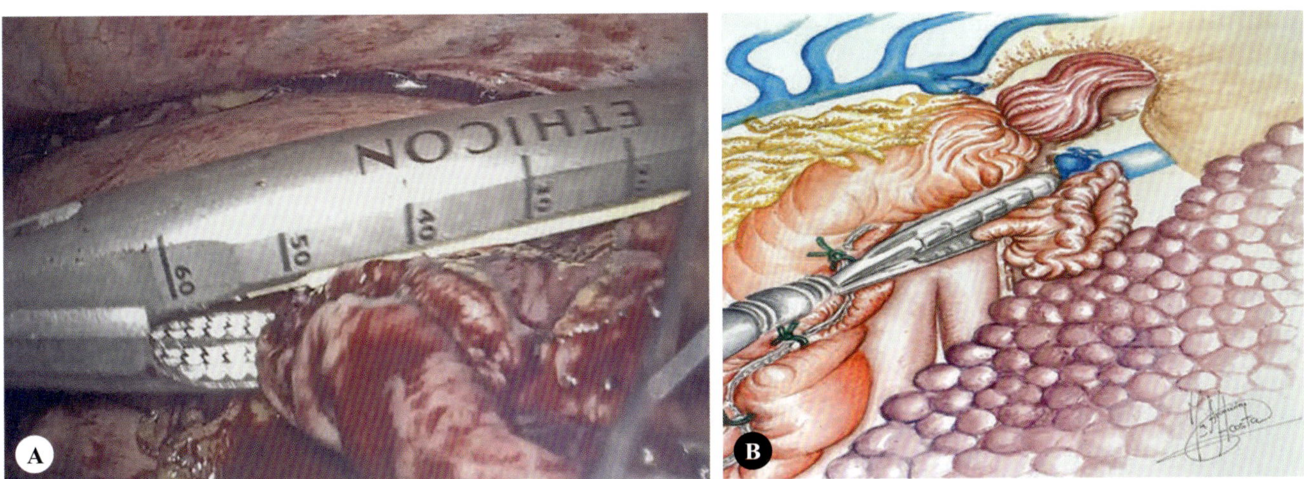

▲ 图 21–9 用 60mm 腔镜切割吻合器切除胃管残端：近景（A）及示意（B）

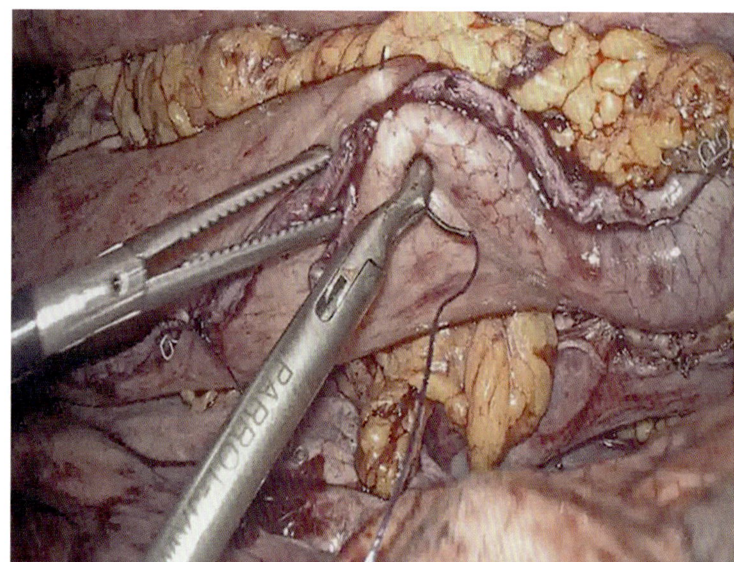

◀ 图 21-10　间断缝合切割吻合部分

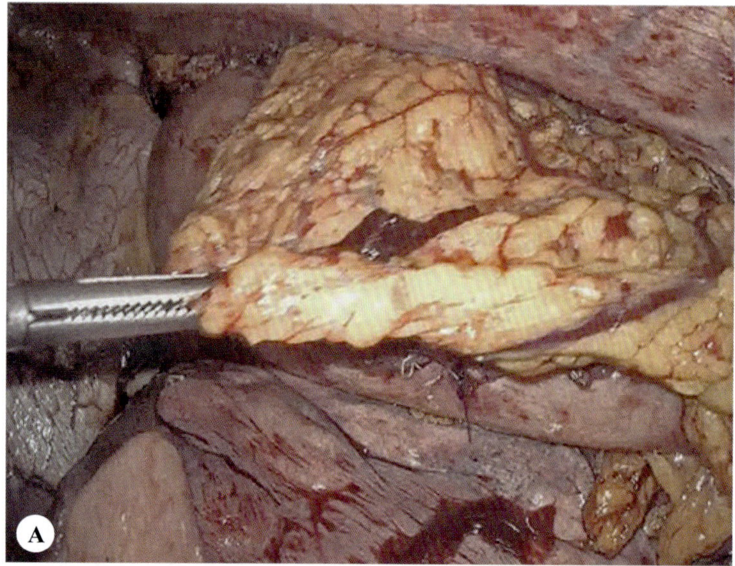

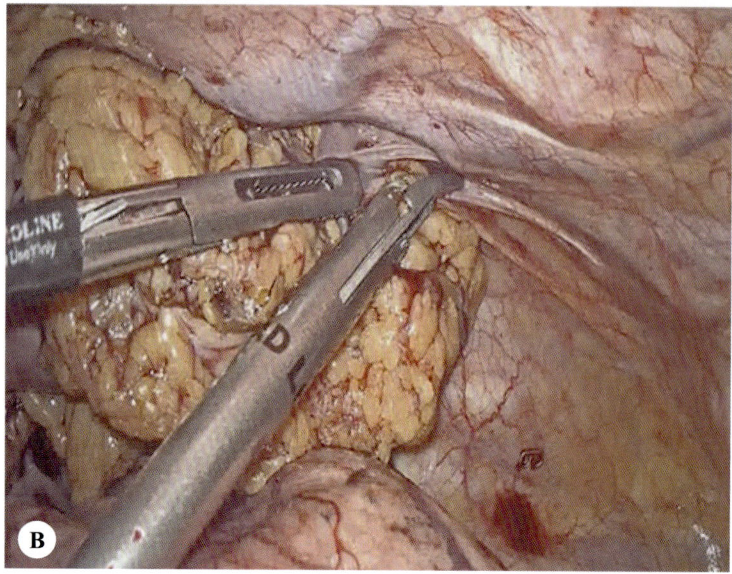

◀ 图 21-11　网膜被拖至吻合口与管状胃之间，起包裹作用，用夹子将网膜固定在胸膜的边缘

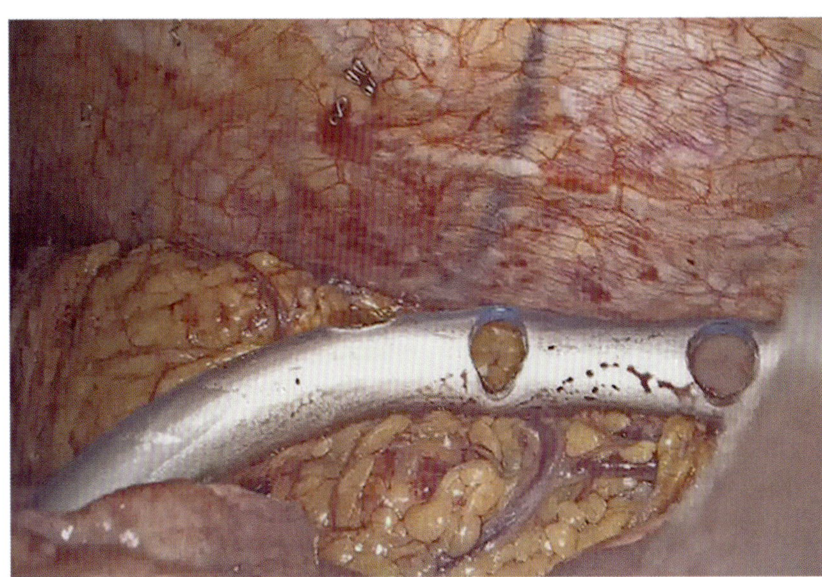

◀ 图 21-12　在胸腔内放置引流管，处置完潜在出血后拔出套管针，并在直视下进行肺的复张

参考文献

[1] Maas KW, Biere SSAY, Scheepers JJG, et al. Minimally Invasive Intrathoracic anastomosis after Ivor Lewis esophagectomy for cancer. A review of transoral or transthoracic use of staplers. Surg Endosc. 2012;26:1795–02.

[2] Straatman J, van der Wielen N, Nieuwenhuijzen GAP, et al. Techniques and short-term outcomes for total minimally invasive Ivor Lewis esophageal resection in distal esophageal and gastroesophageal junction cancers: pooled data from six European centers. Surg Endosc. 2017;31:119–26.

第 22 章　微创 Ivor Lewis 手术的胸内食管胃吻合：利用双圈套器系统的端 – 侧吻合术 *

Intrathoracic Esophago-Gastrostomy After MIE Ivor Lewis Resection: End-to-Side Anastomosis Using a Double Endoloop System

Camiel Rosman　Bastiaan Klarenbeek　著

苏　伟　张　震　译　　周平红　校

本手术我们使用 4 个套管针，通过右侧胸腔镜进镜的俯卧位，并在胸腔内利用双圈套器系统进行胃食管吻合术，其关键步骤如下（视频 22–1）。

1. 在奇静脉水平通过切割吻合器将食管切断（图 22–1）。

2. 切开部分吻合钉组织（图 22–1）。

3. 将 28mm 常规抵钉座放入胸腔，并将其置入食管（图 22–2）。

4. 将第一个圈套器在食管贴近抵钉座处进行结扎（图 22–3）。

5. 将第二个圈套器在食管更远处进行结扎（图 22–4）。

6. 切除残余的吻合钉组织并用剪刀修剪多余组织（图 22–5）。

7. 确认吻合口位置合适并且与管状胃间没有张力，随后在系膜侧打开管状胃并置入 28mm 的

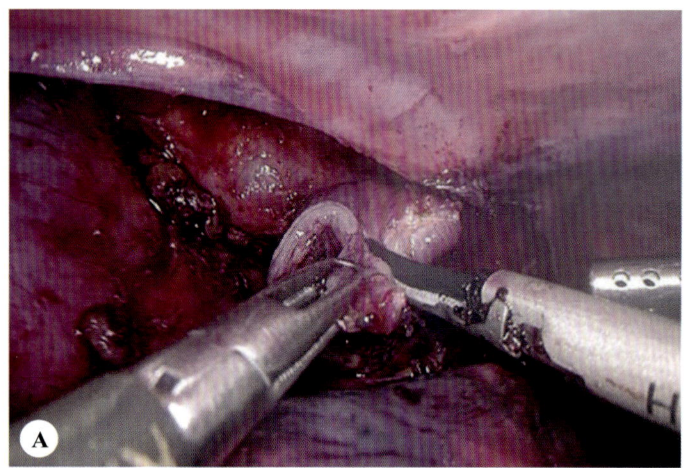

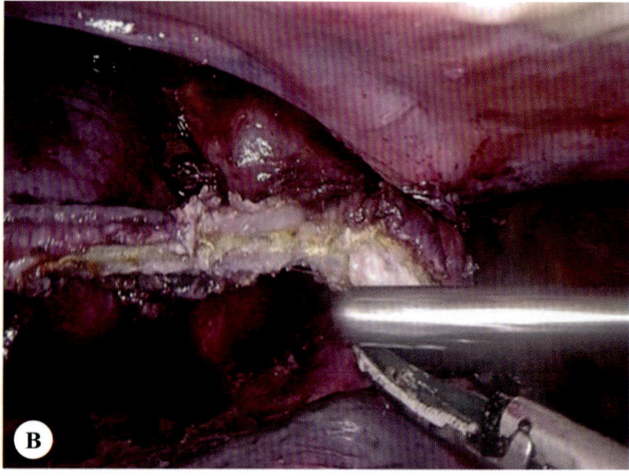

▲ 图 22–1　奇静脉水平切断食管，部分切开吻合钉处组织：近景（A 和 B）及示意（C）

---

*. 本章配有视频，可登录网址 https://doi.org/10.1007/978-3-030-55176-6_22 观看。

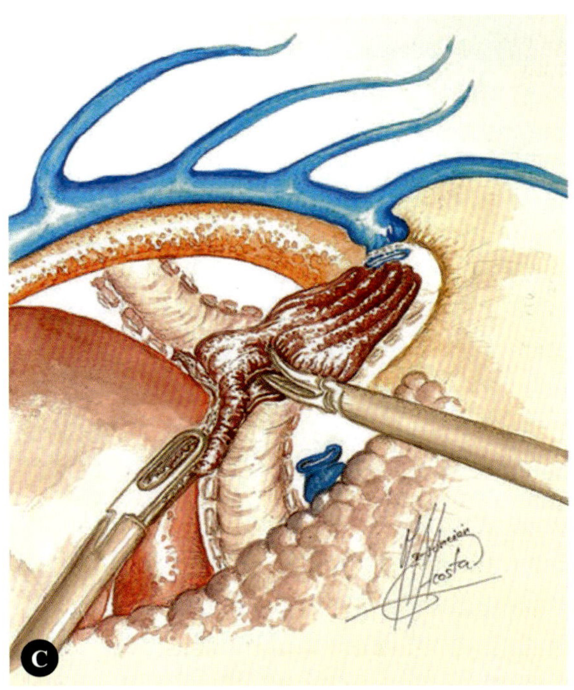

▲ 图 22–1（续）　奇静脉水平切断食管，部分切开吻合钉处组织：近景（A 和 B）及示意（C）

环形吻合器（图 22–6）。

8. 抵钉座和吻合器嵌合并完成吻合（图 22–7）。

9. 详细检查环状切缘完整性（图 22–8）。

10. 对管状胃残端进行切割吻合（图 22–9）并缝合加固（图 22–10）。

11. 用大网膜包裹吻合口后将其固定于胸膜（图 22–11）。

12. 将 Jackson Pratt 引流管留置在吻合口旁进行引流（图 22–12）。

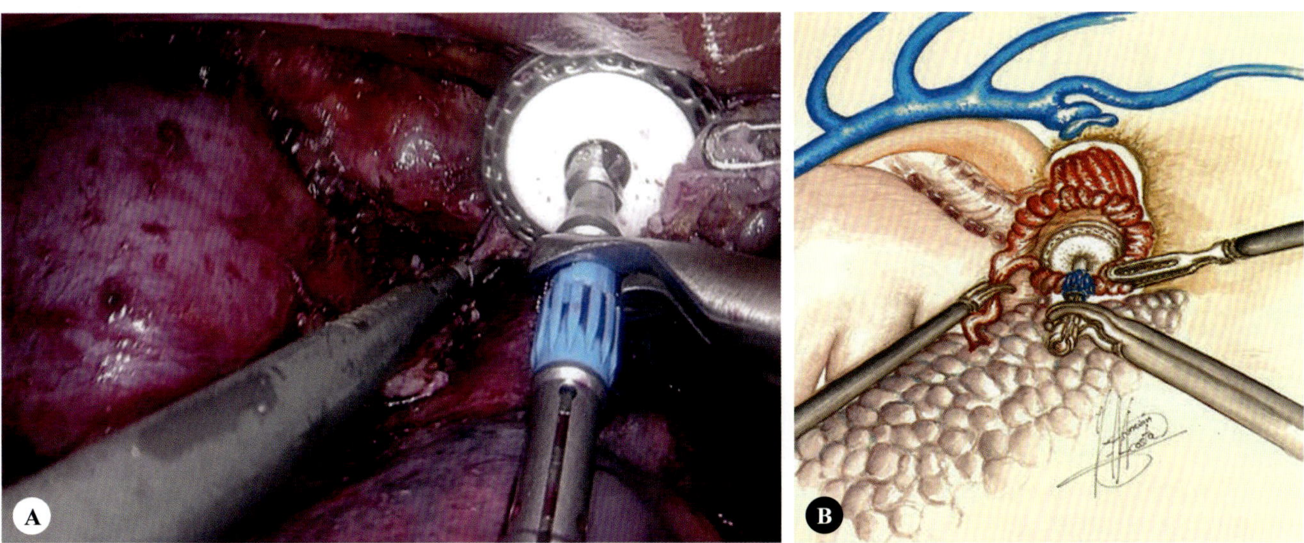

▲ 图 22–2　将 28mm 常规抵钉座放入胸腔，并置入食管：近景（A）及示意（B）

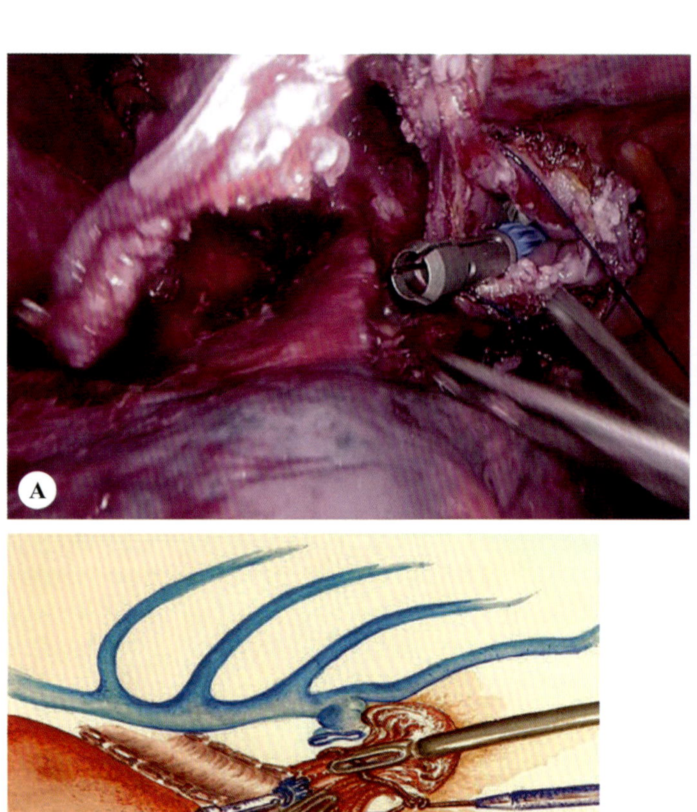

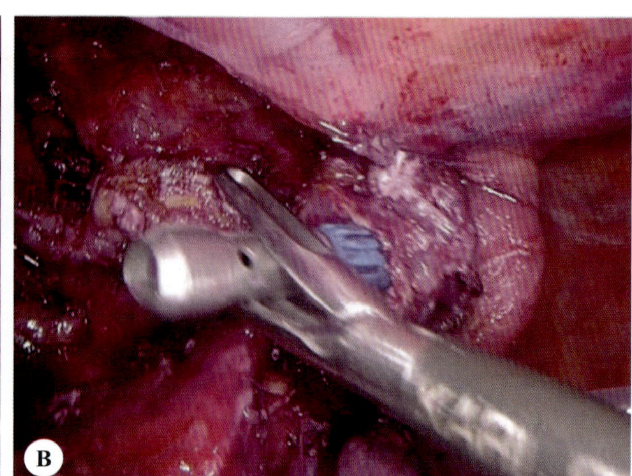

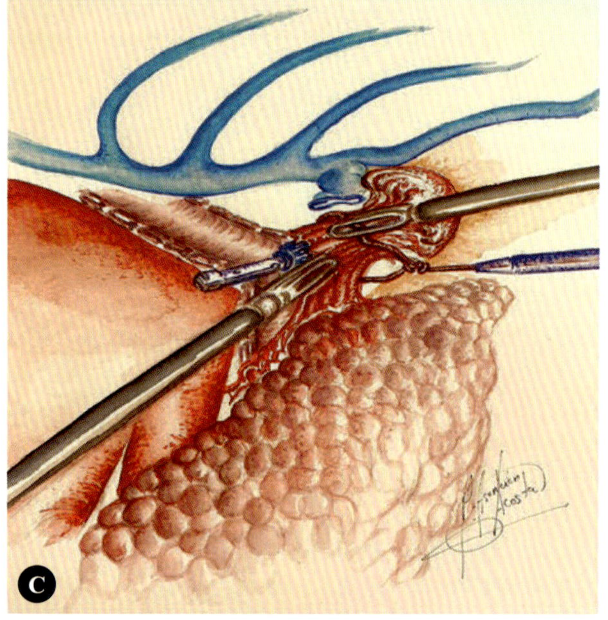

▲ 图 22-3 将第一个圈套器在食管贴近抵钉座处进行结扎：近景（A 和 B）及示意（C）

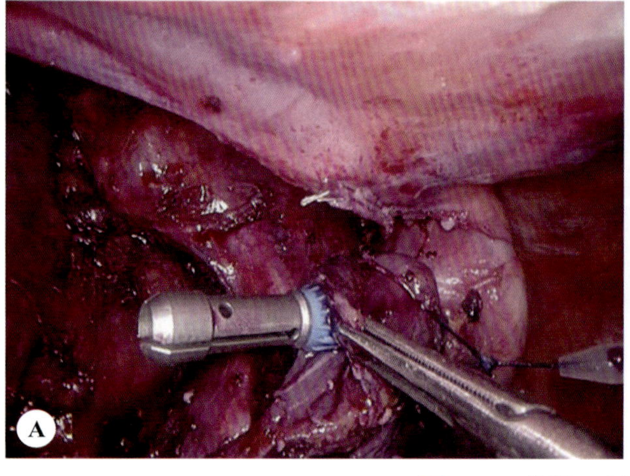

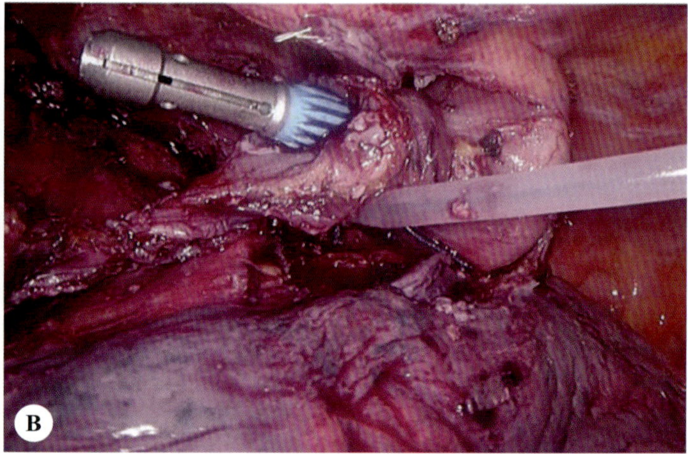

▲ 图 22-4 将第二个圈套器在食管更远处进行结扎

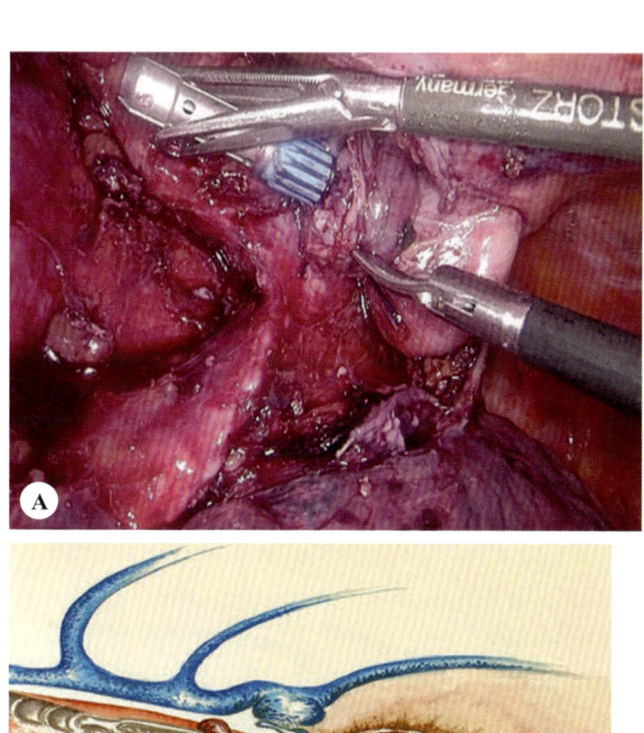

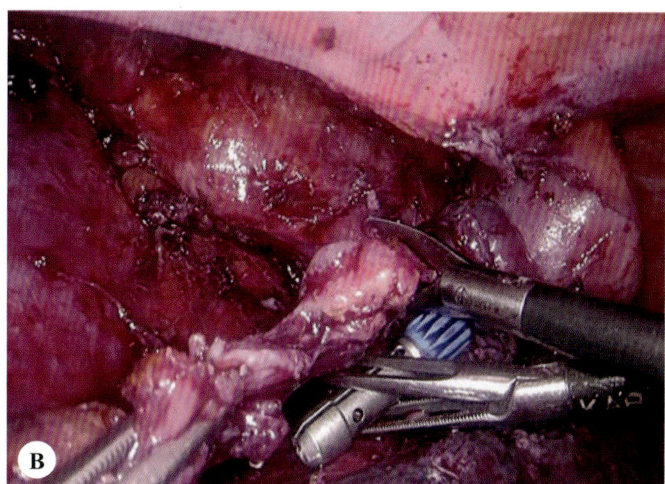

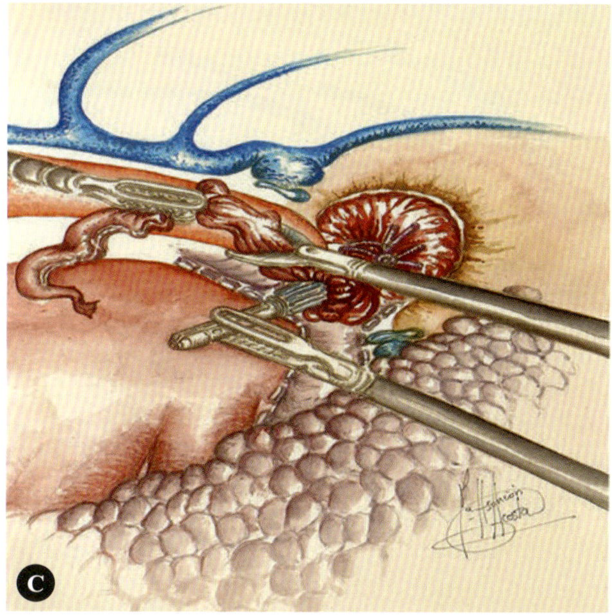

▲ 图 22–5　切除吻合钉组织并修剪多余组织：近景（**A** 和 **B**）及示意（**C**）

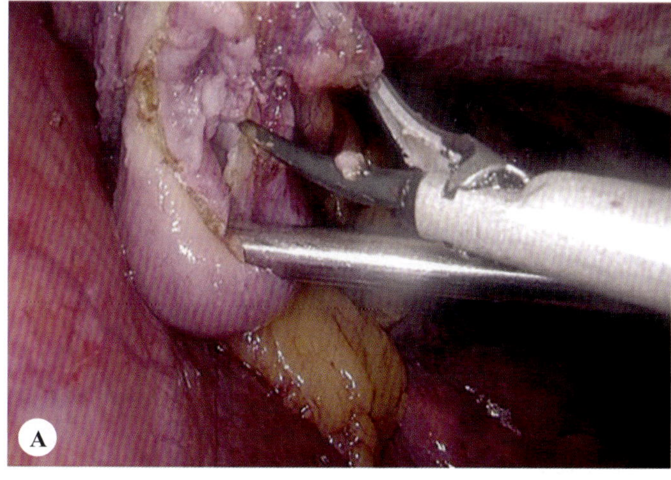

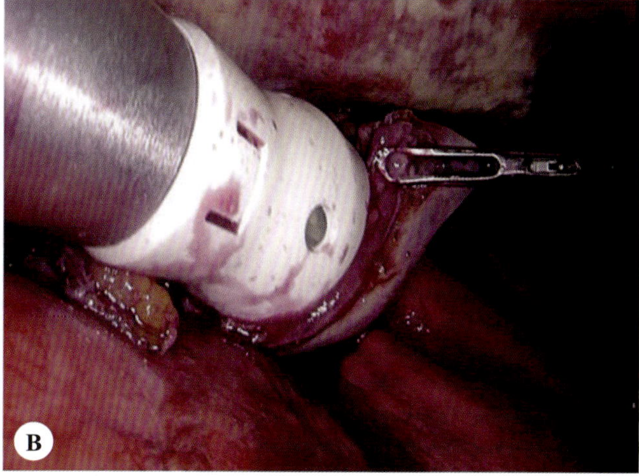

▲ 图 22–6　将吻合器置入管状胃：近景（**A** 和 **B**）及示意（**C**）

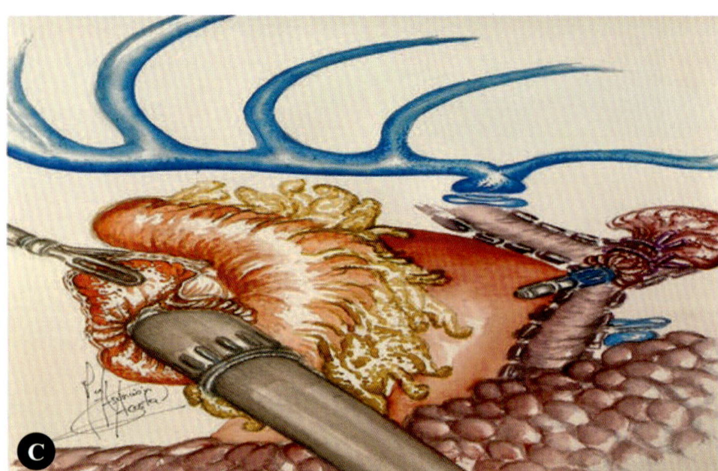

◀ 图 22-6（续） 将吻合器置入管状胃：近景（A 和 B）及示意（C）

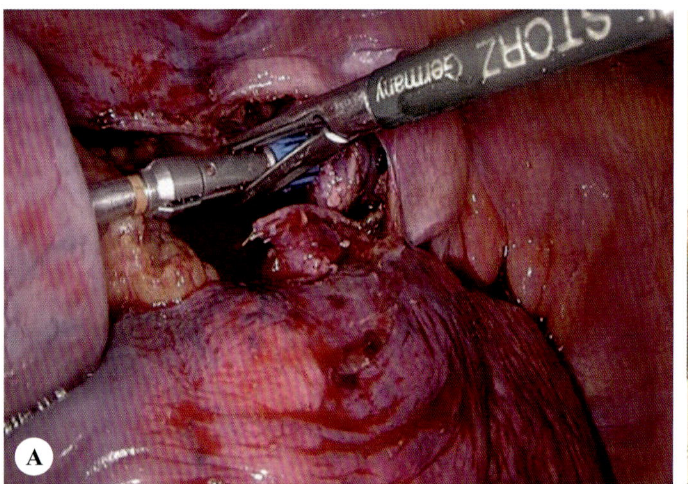

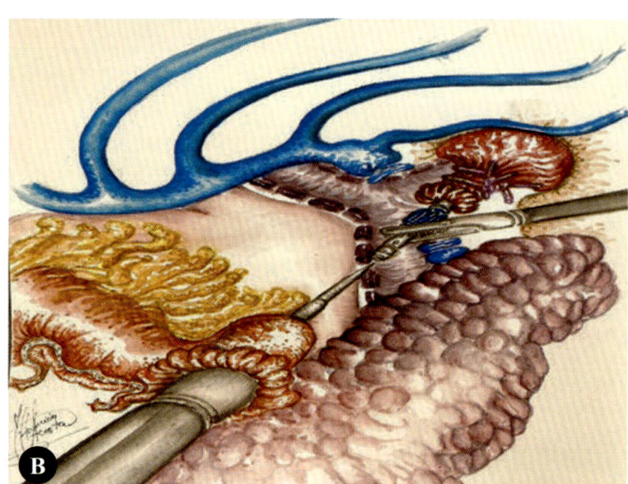

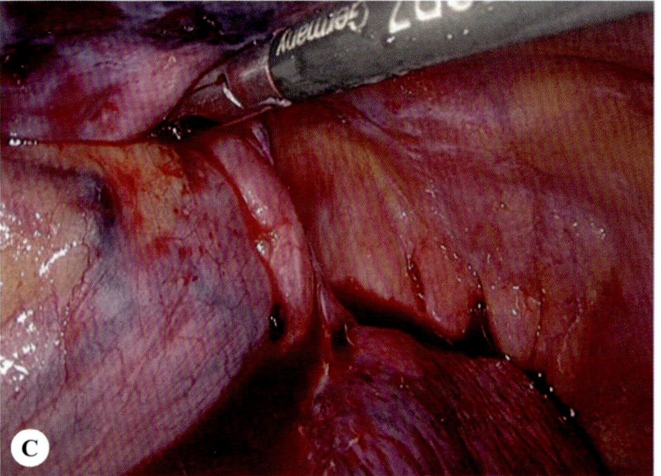

▲ 图 22-7 将抵钉座和吻合器进行嵌合（A 和 B）并完成吻合（C）

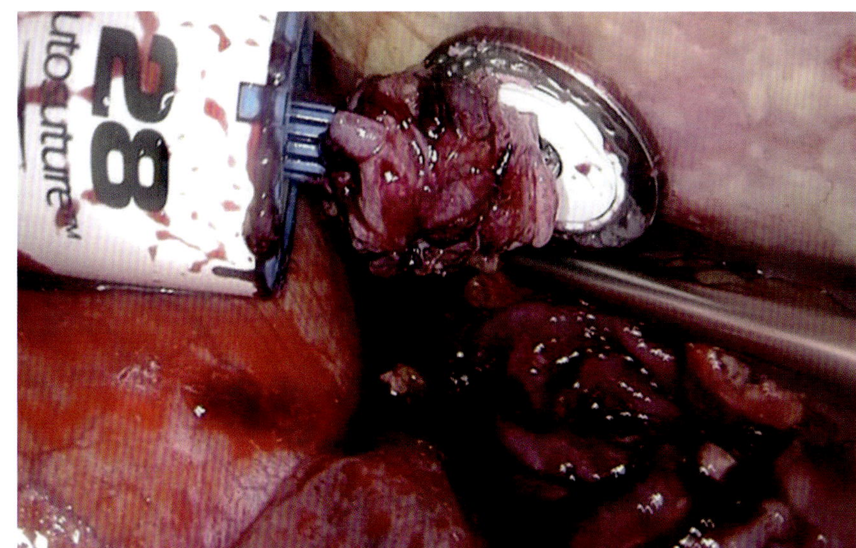

◀ 图 22–8　检查环状切缘的情况

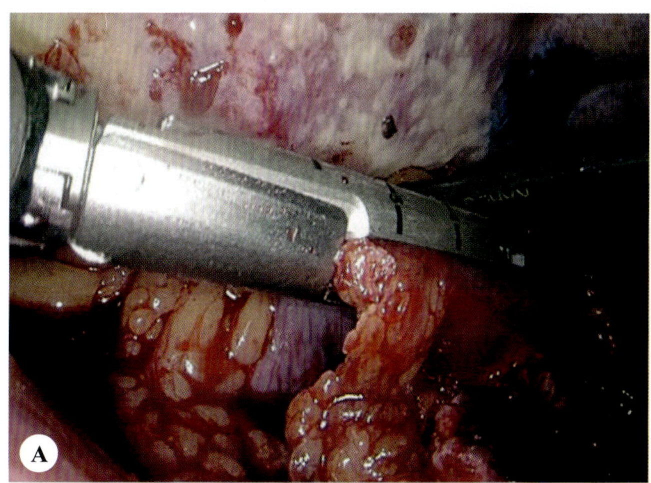

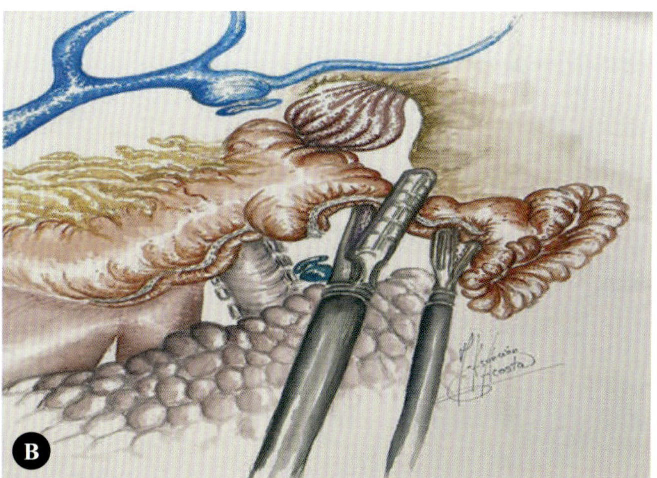

▲ 图 22–9　切割吻合胃残端：近景（A）及示意（B）

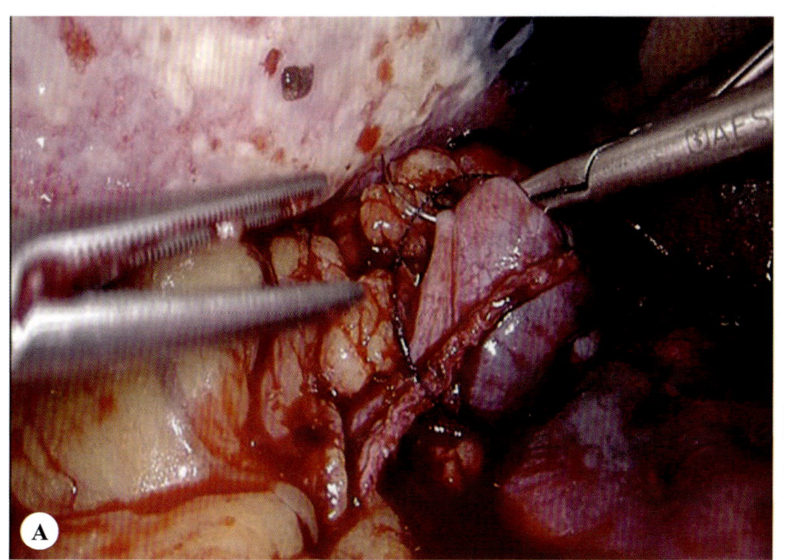

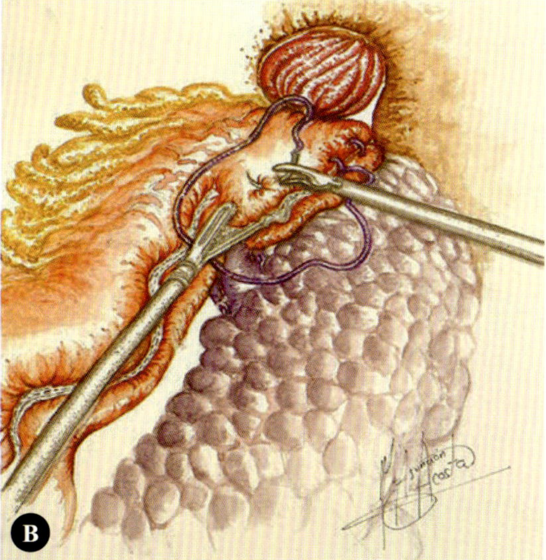

▲ 图 22–10　加固关闭的残端：近景（A）及示意（B）

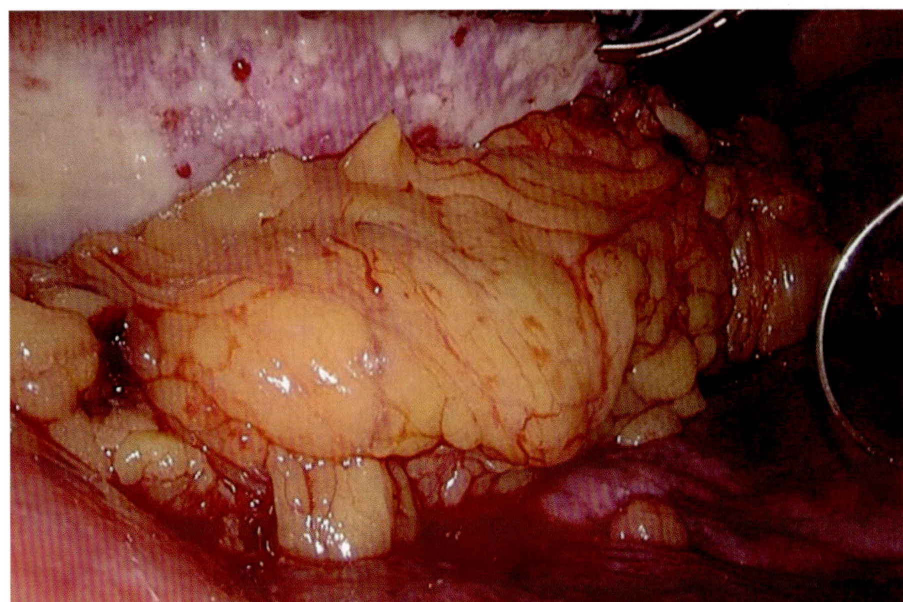

◀ 图 22-11 用大网膜包裹吻合口后将其固定于胸膜

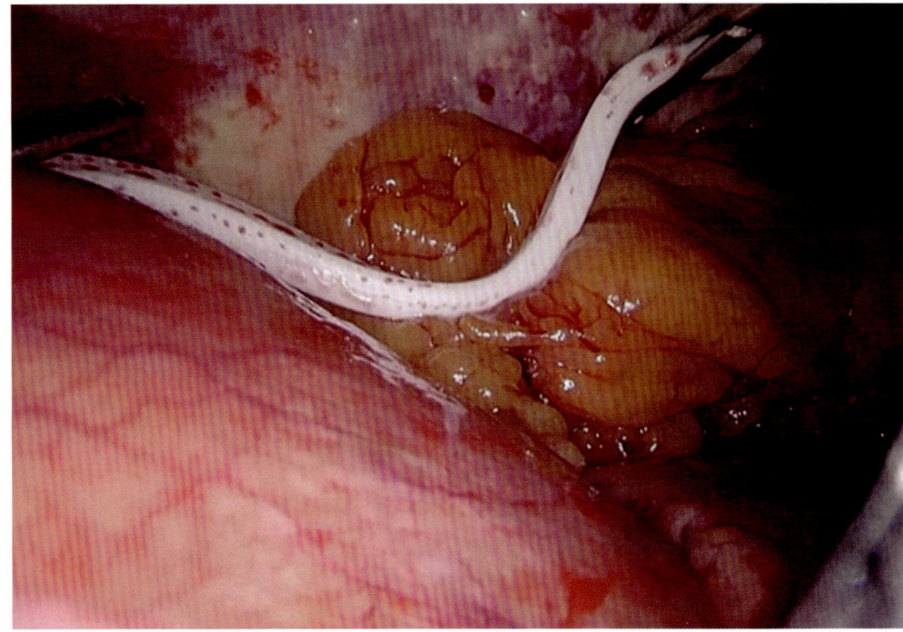

◀ 图 22-12 将 **Jackson Pratt** 引流管留置在吻合口旁进行引流

参考文献

[1] Oesophago-Gastric Anastomosis Study Group on behalf of the West Midlands Research Collaborative. International variation in surgical practices in units performing oesophagectomy for oesophageal cancer: a unit survey from the oesophago-gastric anastomosis audit (OGAA). World J Surg. 2019;43(11):2874–84.

第 23 章　微创 Ivor Lewis 手术的胸内食管胃吻合：端 – 侧手工吻合术 *

Intrathoracic Esophago-Gastrostomy After MIE Ivor Lewis Resection: End-To-Side Hand-Sewn Anastomosis

Guy-Bernard Cadiere　Benjamin Cadiere　著

诸　炎　张召潮　译　　蔡明琰　校

胸内手工缝合的关键步骤如下（视频 23-1）。

1. 患者体位与套管针放置位置

患者以俯卧位进行右侧胸腔镜手术。将三个套管针沿肩胛骨内侧缘，分别置于第 5、7、9 肋间隙。将气腹机压力设置为 7～8mmHg（图 23-1）。

2. 后壁外侧浆肌层

在奇静脉水平离断食管。管状胃上提进入胸腔。在无张力的情况下，沿食管近端开口放置（图 23-2）。在不打开管状胃的情况下，浆肌层后壁自内向外作连续缝合（图 23-3）。

3. 后壁内侧黏膜层

在距离管状胃浆膜肌层第一层缝线 0.5～1cm 处作一开口，由中间向两侧进行含有黏膜的第二层连续缝合（图 23-4）。

4. 前壁内层和外层

前壁开口处由中间向两侧开口用连续的内陷缝线关闭。首先是内层的连续缝合（图 23-5）。该内层通过连续缝合的浆肌外层加固（图 23-6）。

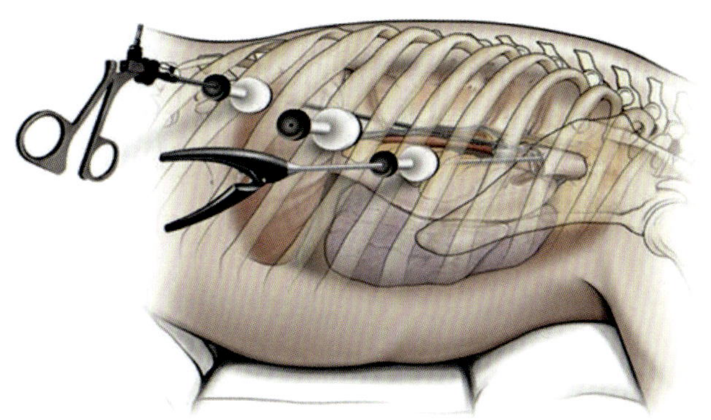

▲ 图 23-1　患者处于俯卧位；将 3 个套管针置于肩胛骨和脊柱之间

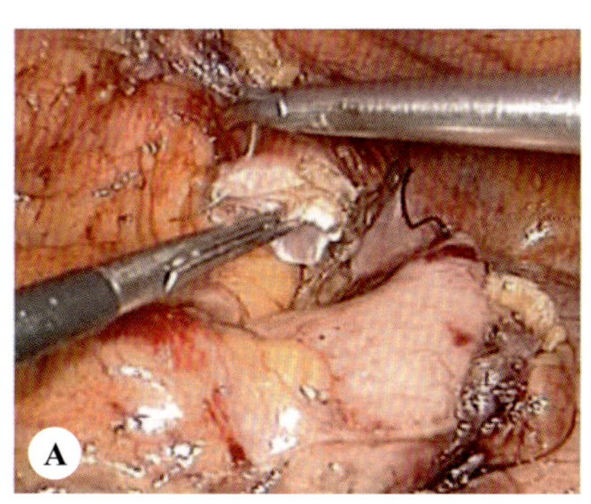

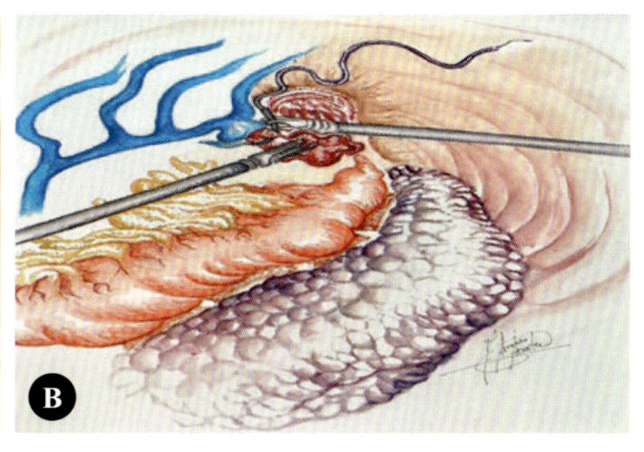

◀ 图 23-2　中间第一针将食管固定到管状胃：近景（A）及示意（B）

*. 本章配有视频，可登录网址 https://doi.org/10.1007/978-3-030-55176-6_23 观看。

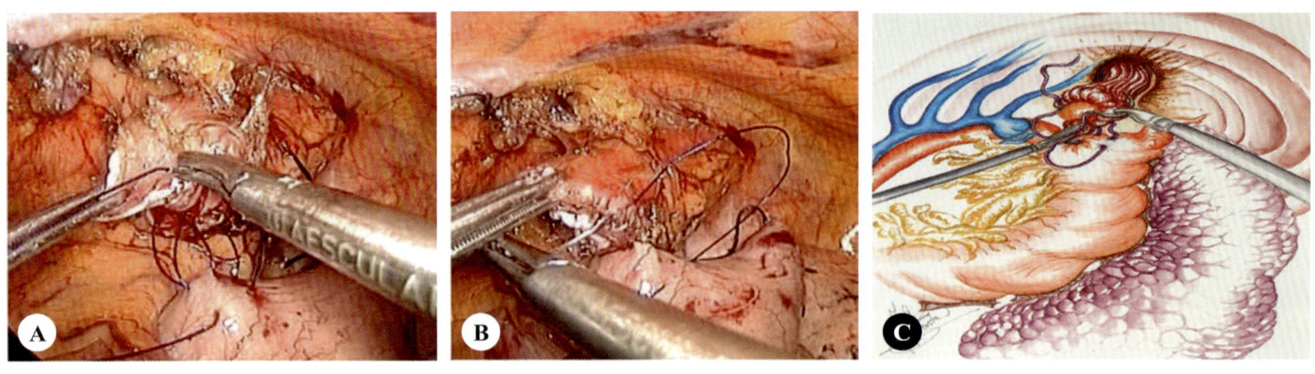

▲ 图 23-3　后壁外侧浆肌层的连续缝合：近景（A 和 B）及示意（C）

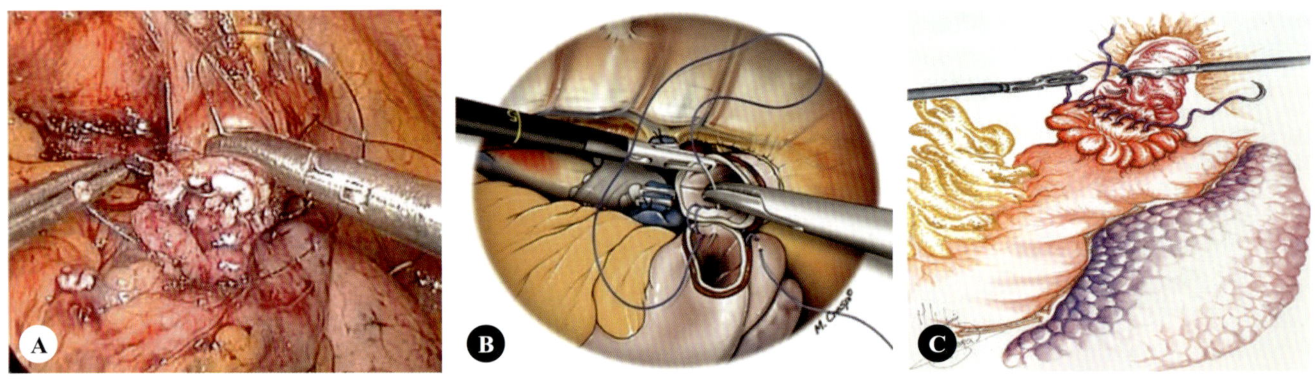

▲ 图 23-4　内壁黏膜层的连续缝合：近景（A）及示意（B 和 C）

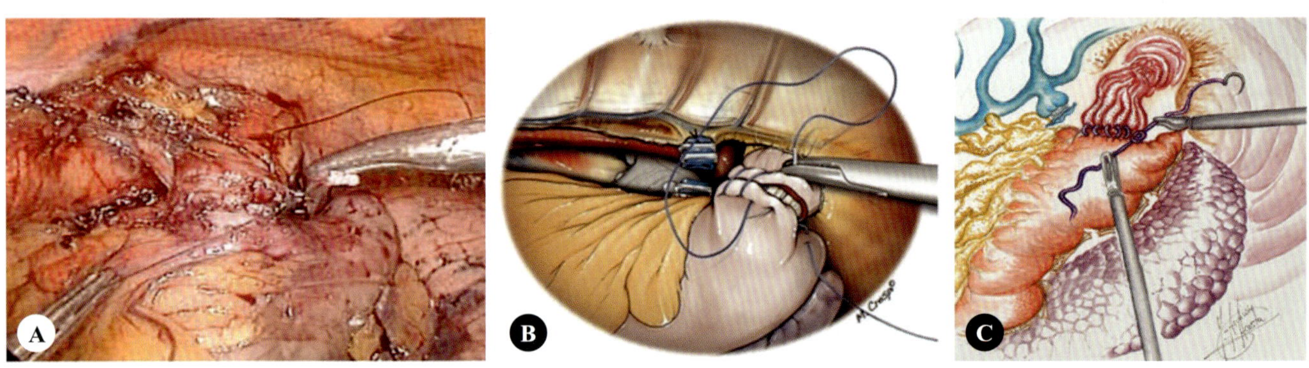

▲ 图 23-5　前内侧缝合：近景（A）及示意（B 和 C ）

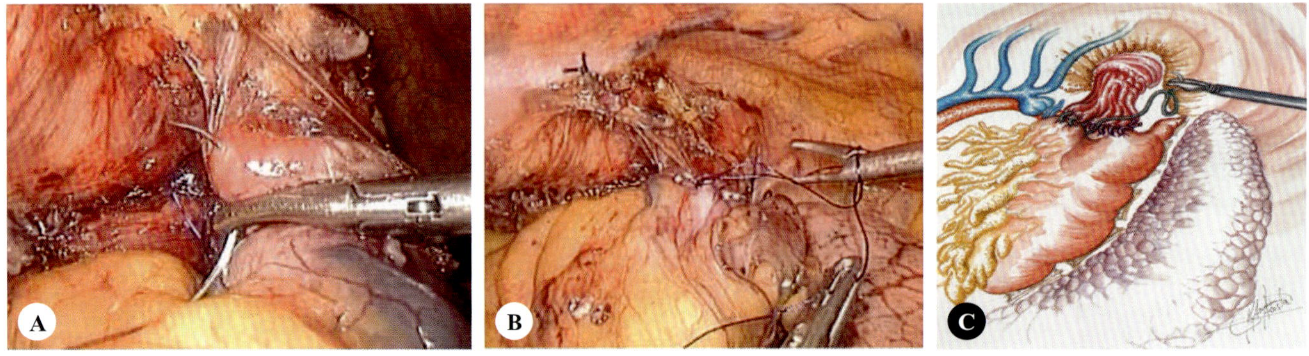

▲ 图 23-6　外层的缝合从中间开始，在缝合线的末端与前次内层缝合线的末端打结：近景（A 和 B）及示意（C）

5. 完成吻合，放置胸腔引流管

在胃导管和食管胃吻合口的侧面之间进行加固缝合（图 23–7）。

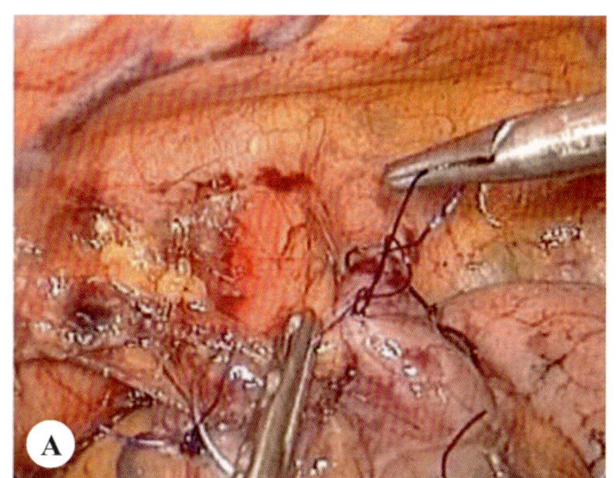

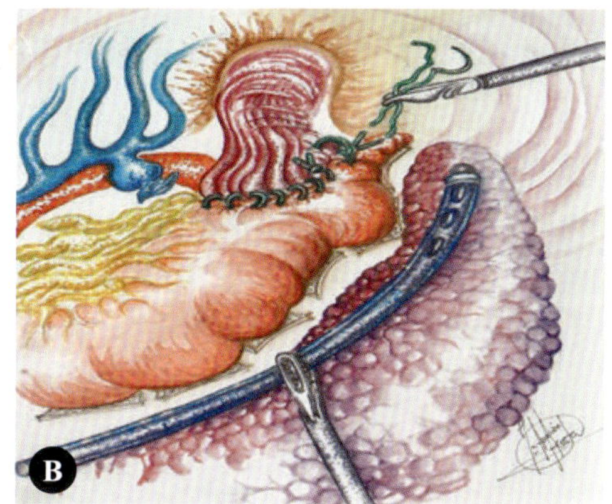

▲ 图 23–7 在管状胃和食管胃吻合口的侧面进行加固缝合（A），吻合完成并放置胸腔引流管（B）

6. 吻合口用网膜包裹

吻合口用网膜包裹见图 23–8 所示。

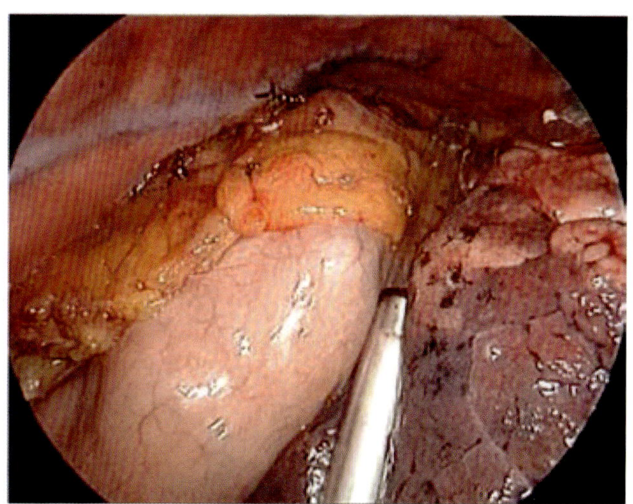

▲ 图 23–8 网膜包裹覆盖吻合口

参考文献

[1] Cadiere GB, Dapri G, Himpens J, et al. Ivor Lewis esophagectomy with manual esogastric anastomosis by thoracoscopy in prone position and laparoscopy. Surg Endosc. 2010;24:1482–5.

第 24 章　机器人辅助微创食管切除术 Ivor Lewis 胸内端 – 侧吻合 *

Intrathoracic Robot-Assisted Minimally Invasive Esophagectomy (RAMIE) Ivor Lewis End-To-Side Anastomosis

Ismael Diez del Val　Carlos Loureiro González　著

诸　炎　张召潮　译　　蔡明琰　校

一、手术技巧描述

进行微创食管切除术［机器人辅助微创食管切除术（RAMIE）］的步骤如下（视频 24–1）。

1. 腹部阶段

手术的腹部阶段通过常规腹腔镜进行。完成淋巴结清扫和胃成形术后，打开右侧胸膜，将标本及管状胃拉进胸腔，用不可吸收缝线将食管裂孔缺损自后方闭合。

2. 胸腔镜阶段

完成腹部阶段后，患者转为俯卧位，将两个枕头分别置于胸骨和耻骨联合下方以允许右肺塌陷期间的腹部呼吸运动。

选择性插管，使右肺塌陷，胸内压在 4～8mmHg 时，操作更为简便。

三个 8mm 套管针放置如下。

(1) 紧邻肩胛骨尖端的套管针用于引入 30° 镜。

(2) 下方 2～3 个肋间隙（术者左手）、上方 2 个肋间隙（术者右手），以及稍微向后一点形成一个小三角区域。

(3) 第四个 12mm 辅助套管针放置在前方，即手术结束时放置胸腔引流管的位置（图 24–1）。该通路允许助手置入吻合、止血夹以及闭合缝合器。

胸部阶段通过常规胸腔镜或 RAMIE 进行[1]。其包括食管及其周围淋巴组织的完整分离，这使我们能够剥离主动脉、心包和气管支气管膜直至左侧胸膜，并结扎胸导管。淋巴结清扫术常规（扩大）清扫右侧气管旁间隙淋巴结，是否清扫左侧气管旁间隙淋巴结取决于术前检查，尤其是在鳞状细胞癌的治疗中。必须充分显露和保护两侧喉返神经：右侧勾绕右锁骨下动脉周围较高位置；左侧在主动脉弓周围，与气管左侧边缘平行。

二、机器人辅助微创胸内食管胃吻合术关键步骤（视频 24–1）[2]

1. 切除完成后，在奇静脉上方离断食管（图 24–2），将手术标本放在一边，将管状胃缝合线朝向镜头放置。

外科医生可以选择：通过胸腔镜进行常规端 – 侧或端 – 端食管胃吻合术。

2. 采用机器人辅助微创食管切除术（RAMIE）进行吻合。对接达芬奇手术系统后，左手放置一个抓钳，右手放置一个持针器（图 24–3）。

3. 对于食管端的吻合，使用 20 或 30 倒刺 V-lock® 连续缝合线固定食管近端和管状胃（图 24–4）。

4. 打开两个结构后，通过切除食管缝合线和

*. 本章配有视频，可登录网址 https://doi.org/10.1007/978-3-030-55176-6_24 观看。

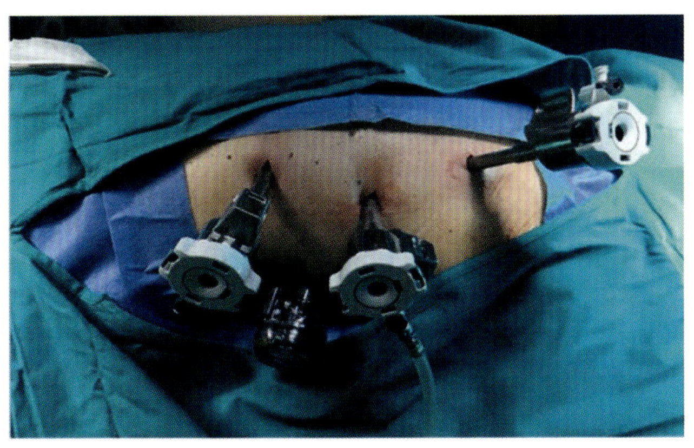

▲ 图 24–1　机器人辅助微创食管切除术胸腔内吻合的套管针的放置

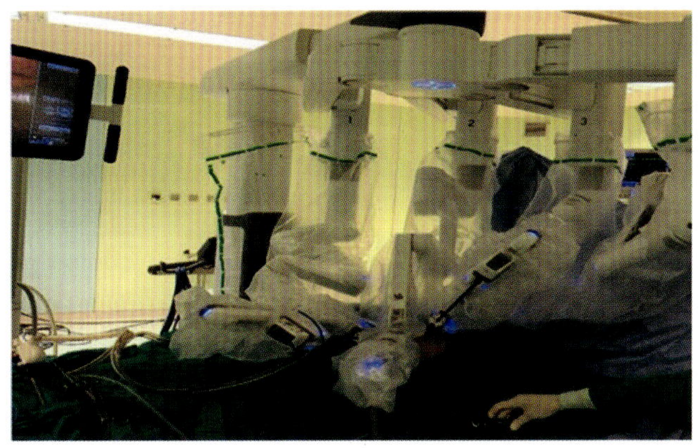

▲ 图 24–2　使用了 3 个手臂，分别握住摄像头、抓钳和持针器。影像台车放置在床旁机械臂系统的左侧（其来自左侧胸部）

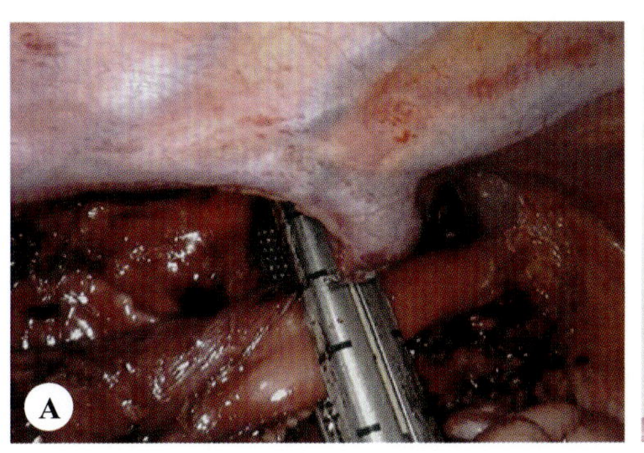

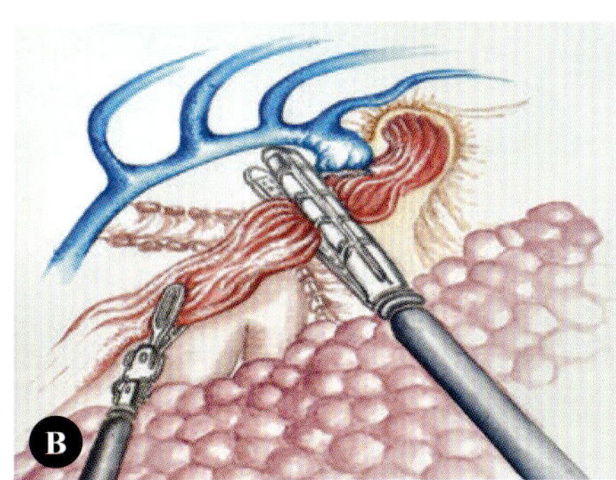

◀ 图 24–3　用线性吻合器离断近端食管部分：近景（A）及示意（B）

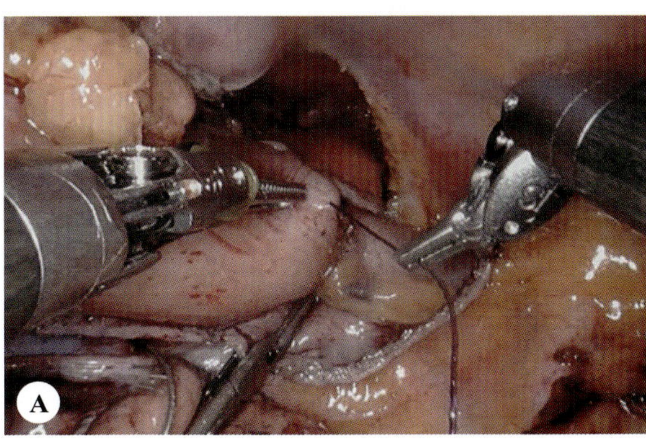

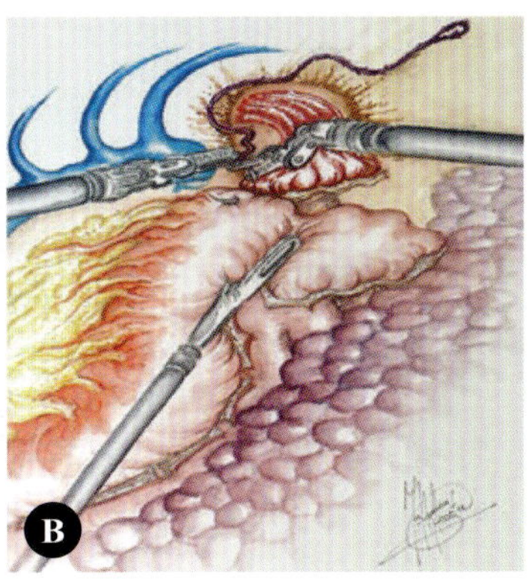

◀ 图 24–4　食管残端和管状胃使用连续缝合分两层吻合，先是后壁，然后是前壁：近景（A）及示意（B）

管状胃，进行后壁和前壁连续缝合以形成吻合（图 24–5 和图 24–6）。

5. 如果食管残端已经打开（保留黏膜层比肌层长 1cm），直接使用两条倒刺缝合线进行缝合，并夹上夹子，使其在平片中可见。

6. 管状胃的外侧部分用切割吻合器切除（图 24–7）。鼻胃管放置在吻合口远端。图 24–8 为吻合后。

7. 使用网膜包裹吻合口以降低术后吻合口瘘风险[3, 4]。

8. 通过小切口切除标本和多余的管状胃。

9. 胸腔引流。

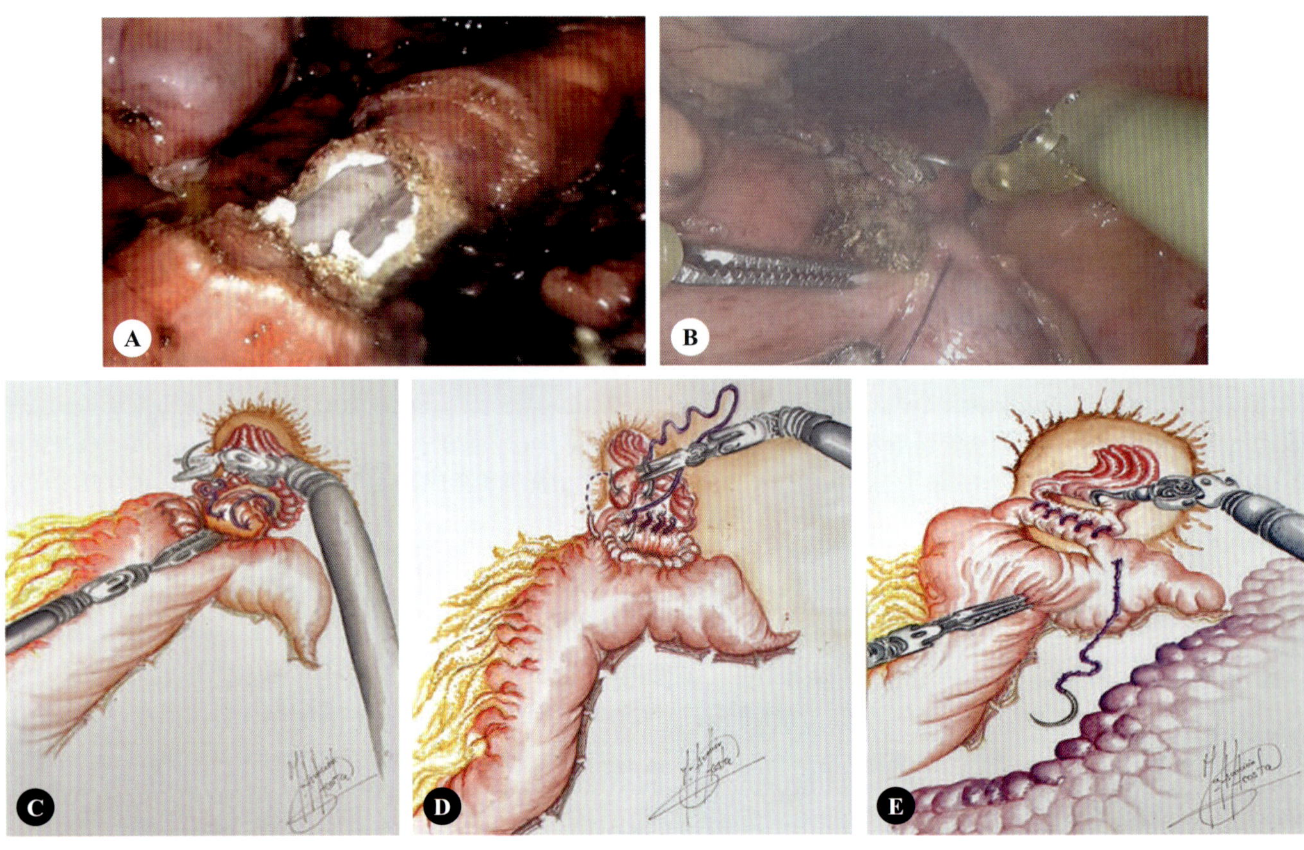

▲ 图 24-5　食管残端被打开后（保留黏膜层比肌层长 1cm）（A 至 C），使用两条连续的倒刺缝合线，并夹上夹子，使其在 X 线片中可见（D 和 E）

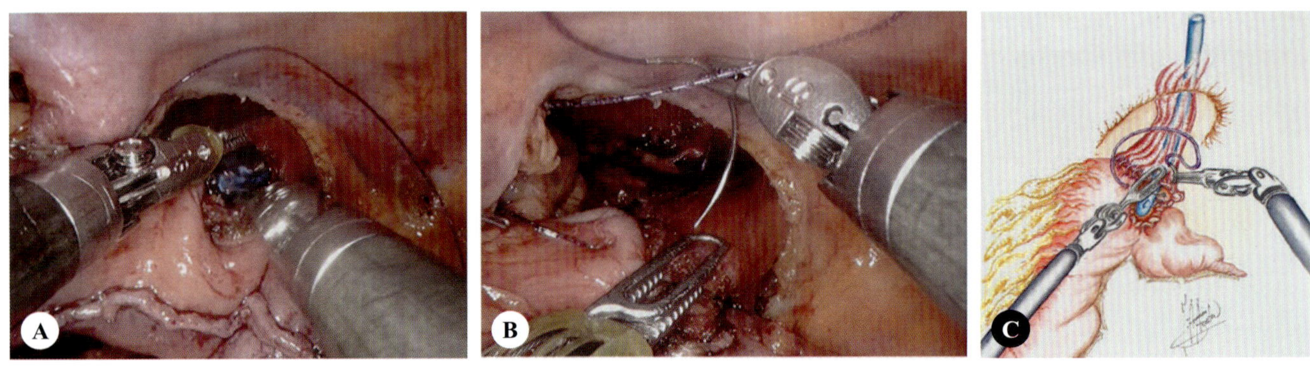

▲ 图 24-6　前壁缝合（A 和 B）。在前壁缝合之前，将鼻胃管穿过吻合口（C）

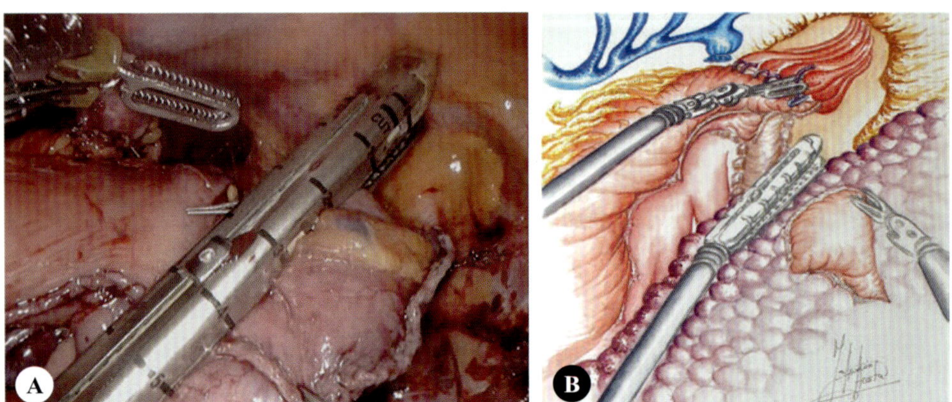

◀ 图 24-7　用线性吻合器切除侧环：近景（A）及示意（B）

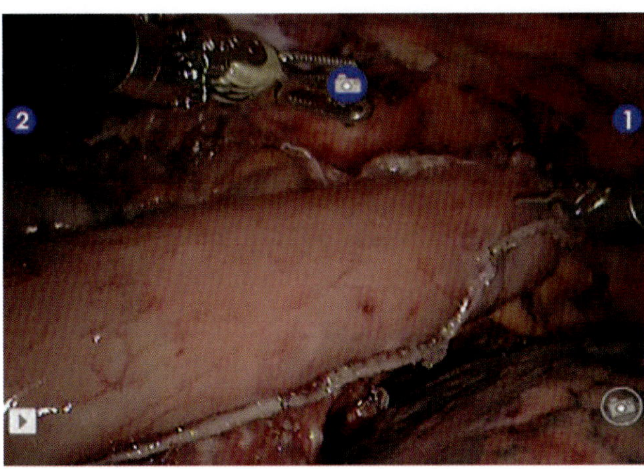

▲ 图 24-8 食管胃吻合术后

参考文献

[1] Pennathur A. The, "best operation" for esophageal cancer? Ann Thorac Surg. 2010;89:S2163–7.

[2] Díez del Val I, Loureiro González C, Larburu Etxaniz S. Contribution of robotics to minimally invasive esophagectomy. J Rob Surg. 2013;7:325–32.

[3] Bhat MA, Dar MA, Lone GN, Dar AM. Use of pedicled omentum in esophagogastric anastomosis for prevention of anastomotic leak. Ann Thorac Surg. 2006;82:1857–62.

[4] Dai JG, Zhang ZY, Min JX, et al. Wrapping of the omental pedicle flap around esophagogastric anastomosis after esophageectomy for esophageal cancer. Surgery. 2011;149:404–10.

第25章　胃和网膜囊的外科解剖

Surgical Anatomy of the Stomach and the Omental Bursa

Ronald L. A. W. Bleys　Teus J. Weijs　著

朱　亮　胡　皓　译　　蔡明琰　校

胃在消化系统中的作用是食物的搅拌器和储存器。食物在胃内发生机械和化学分解，从而转化成为半固体物质，即食糜。食物颗粒在进入十二指肠之前，其直径将小至1～2mm。空腹胃腔容积约有100ml而充盈的胃容积可达2L，甚至可延伸到骨盆边缘，这反映了胃的存储功能。防止胃内容物反流的结构有食管下端括约肌，并通过幽门括约肌调节食物排空到十二指肠。这些功能使胃成为一个活动性和膨胀性俱佳的囊样器官。

一、解剖特点

胃的几个解剖特征有利于胃的活动和扩张。首先，胃的真正固定点是在胃的近端和远端。近端即食管通过膈肌的地方，它被右膈角包围。在远端是十二指肠的上半部分进入腹膜后的位置，约在十二指肠的前2.5cm。小网膜和腹膜韧带的附着允许胃的移动，而并不真正固定胃。其次，胃表面被腹膜覆盖，腹膜可产生液体，从而有助于胃在腹膜腔内滑动。最后，胃后方的网膜囊（小网膜囊）提供了胃后壁的活动度。

胃可被分为四个部分，即贲门、胃底、胃体和幽门。幽门由幽门前壁、幽门管和幽门组成（图25–1）。幽门一词是为过渡到十二指肠而保留的。胃的形状像字母J，因此胃大弯和胃小弯可以很容易地识别。

二、结构

胃壁由四层构成，从向内到向外依次是黏膜层、黏膜下层、肌层和浆膜层。黏膜是由柱状细胞上皮组成。食管的鳞状细胞上皮过渡到胃的柱状上皮，在胃食管交界处形成齿状线。在肌肉收缩的影响下，沿着小弯的黏膜，形成纵向的褶皱，称为胃管或胃径[1]。在空的胃中，这为液体从食管到幽门创造了一条高速通道。这里的肌层由三层结构组成，即内层是斜行纤维，中层是环形纤维，外层是纵行纤维。斜行的肌纤维是胃独有的，在胃肠道的其他部位不存在。由于其方向性，这些肌纤维有助于形成贲门开口和Hill瓣阀[2]，这是胃食管关闭机制的组成部分，也有助于沿胃小弯形成胃管。环行肌层在胃的出口处（幽门）加厚，形成幽门括约肌（图25–2）。幽门控制着食糜进入十二指肠。这里是肌层发育最好的地方，食糜推进到十二指肠的过程在这里进行。最后，浆膜或称为脏腹膜是一层薄薄的结缔组织，由间皮细胞覆盖。

三、毗邻关系

胃位于腹部左上象限高处，这使得它很难被触及。它完全被腹膜所覆盖，双层腹膜将胃与周围结构相连。沿着胃大弯附着物依次为头侧通过胃膈韧带与膈肌相连，左侧通过胃脾韧带与脾脏相连，尾侧通过胃结肠韧带与结肠相连，这些韧带相互之间是连续的。沿着胃小弯，肝胃韧带将胃和肝脏连接起来，该韧带是小网膜的一部分。小网膜由肝十二指肠韧带组成，其中包含胆总管、肝动脉和门静脉（图25–3）。在前上方，胃与肝

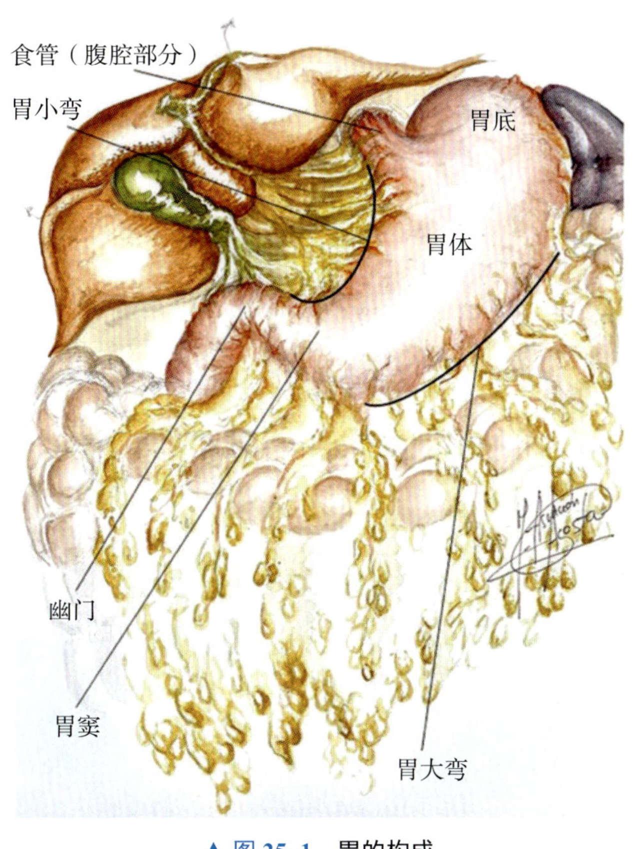

▲ 图 25-1　胃的构成

脏左叶相接。网膜囊位于胃的后面。在其后有下腔静脉、腹主动脉、左肾上腺、左肾上极和胰腺。胃床是指在胃后方的所有结构。这些结构包括膈肌、脾脏、左肾上腺和肾脏、脾动脉、胰腺和横结肠（图 25-4）。

四、血管供应

胃有丰富的动脉供应。动脉弧沿着小弯和大弯形成，黏膜下存在许多血管交通支，也与食管动脉相通。因此，结扎胃部供应动脉之一通常不会造成问题。

所有的胃动脉都来自腹腔干，而腹腔干发自腹主动脉，就在胰腺的前部。腹腔干的三个分支经后腹膜穿行，最后通过其腹膜连接处到达胃部（图 25-5）。胃左动脉和肝总动脉在网膜囊的前壁形成皱襞，分别为胃胰皱襞和肝胰皱襞。胃左动脉到达小网膜以供应胃，同时也发出小的上升支到食管。偶尔会与左膈肌下动脉汇合，这种汇合

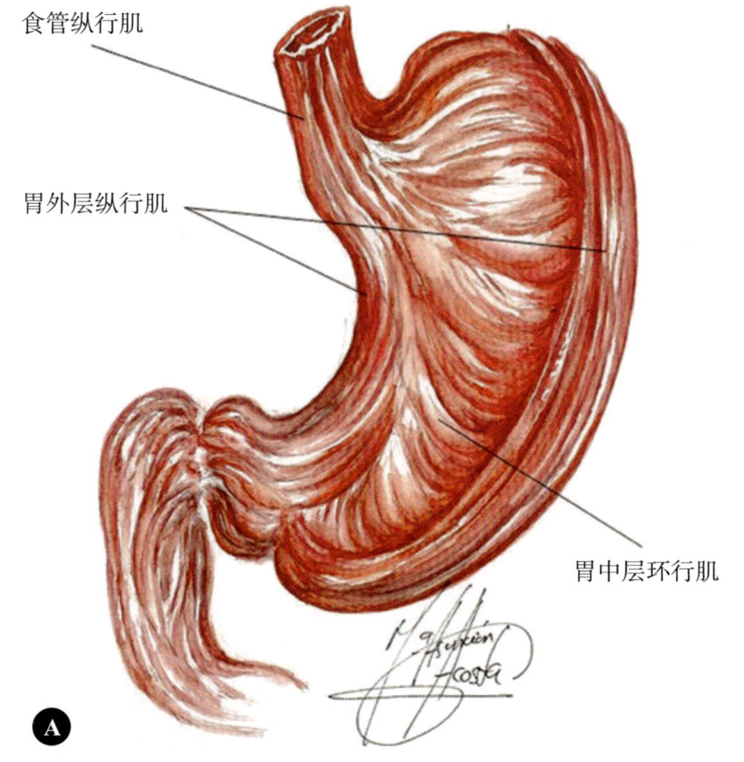

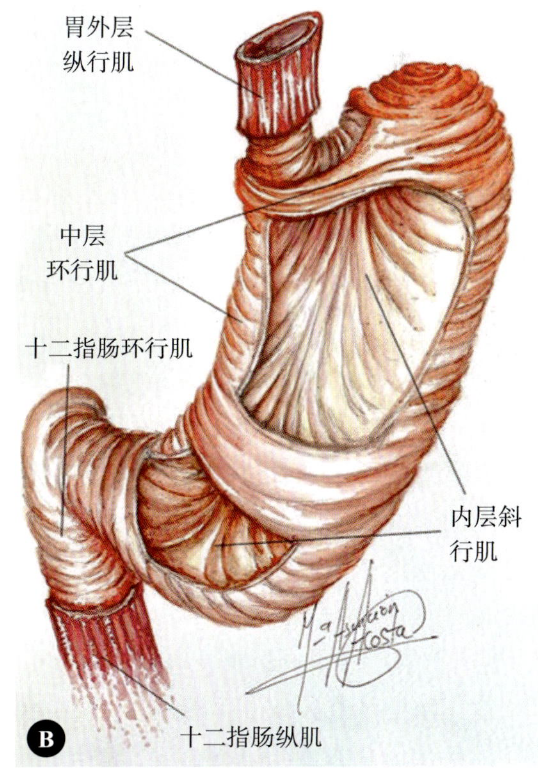

▲ 图 25-2　胃的肌肉

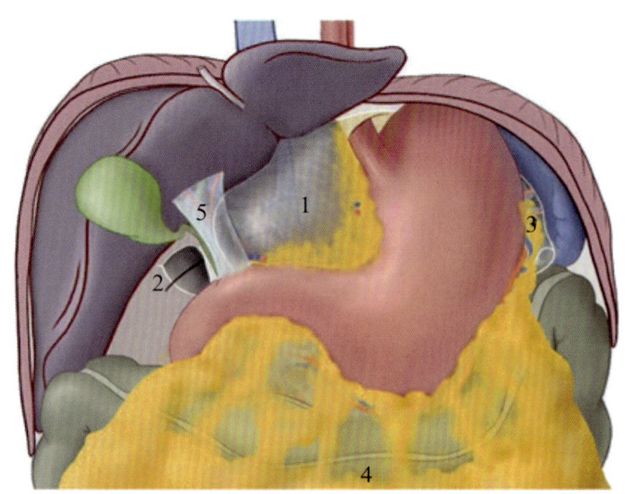

▲ 图 25-3 胃与其他结构和附着韧带的关系示意[3]

1. 肝胃韧带；2. 网膜孔（Winslow）；3. 胃脾韧带；4. 大网膜孔；5. 肝十二指肠韧带

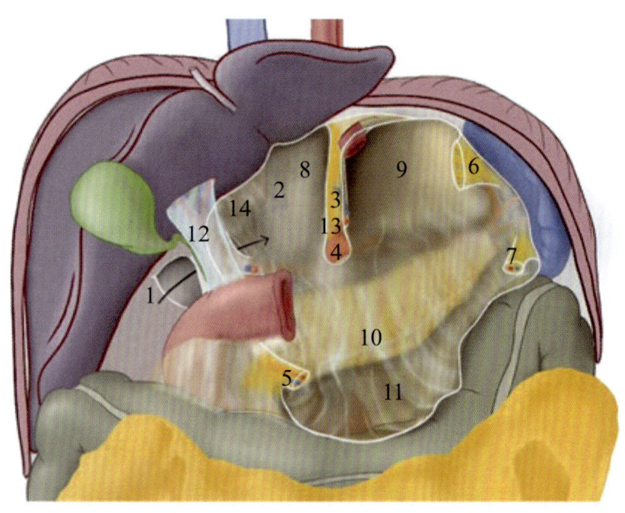

▲ 图 25-4 胃床、网膜囊后壁[3]

1. 网膜孔（Winslow）；2. 下腔静脉；3. 胃胰襞；4. 腹腔干；5. 右胃网膜襞；6. 短血管襞；7. 左胃网膜襞；8. 上隐窝；9. 脾隐窝；10. 下隐窝；11. 横结肠系膜；12. 肝十二指肠韧带；13. 主动脉；14. 网膜囊前庭

血管被称为 Belsey 动脉。另一个重要的变异是来自胃左动脉的肝左动脉分支（10%～27%），有时这个分支取代了原来的肝左动脉。胃左动脉在小网膜的过程中分为前部和后部分支，其中后部分支通常与胃右动脉形成汇合关系。

胃右动脉和胃网膜右动脉来自于肝总动脉。胃右动脉通常由肝动脉本体发出，流向小网膜。胃网膜右动脉是胃十二指肠动脉的一个分支，到达胃结肠韧带，沿胃大弯走行。55%～65% 的病例存在胃网膜左右动脉之间的真正吻合。吻合的位置或分水岭区域，被称为 Demel 点（图 25-5B）[5]。胃左动脉的供应区域大于胃右动脉的供应区域，而沿大弯的情况则相反，胃网膜右动脉的供应区域大于胃网膜左动脉的供应区域（图 25-5）。

胃网膜左动脉来自于脾动脉，它沿着胰腺的上缘到脾肾韧带迂回。在 62% 的病例中，从脾动脉的中间 1/3 有一条分支通往胃体上部的后壁，这就是胃后动脉[6]。从脾动脉的末端部分及其脾分支血管中，会产生 3～10 根胃短动脉，穿过胃脾韧带和胃膈韧带进入胃底和胃体部位（图 25-5）。

胃静脉与动脉相伴随，将血液汇入门静脉。胃左静脉与食管静脉相连，形成了肝门体静脉分流的解剖基础。由于胸腔内压力较低，正常情况下胃左静脉会流入胸腔。

五、淋巴引流

胃淋巴分布在黏膜和密集的黏膜下淋巴管网中，通过腹膜下淋巴管丛进入胃周淋巴系统。淋巴管伴随所有的胃动脉走行，因此，淋巴结位于大小弯处、脾脏附近、胰腺附近、食管附近和肝十二指肠韧带中（图 25-6A 和 B）。腹腔淋巴结汇集了周围的淋巴液，大多数淋巴液通过此汇入肠淋巴干。然而，由于胸腔内压力低，食管 - 胃交界处周围的淋巴流向头侧。胃周围的淋巴结位置是按照日本胃癌协会的系统进行分类的（图 25-6C）[7]。这些站内的淋巴结数量，即可以切除的数量，在个体间有很大的差异。例如，1～11 组的淋巴结数量（对应 R2 淋巴结清扫）从 17 到 44 个不等[8]。

六、神经支配

胃的运动和分泌活动受到自主神经系统的影响。交感神经纤维在内脏大小神经、腹腔丛和动脉周围神经丛中走行。这些纤维有一部分作用是血管舒缩。迷走神经前后干为副交感神经纤维。

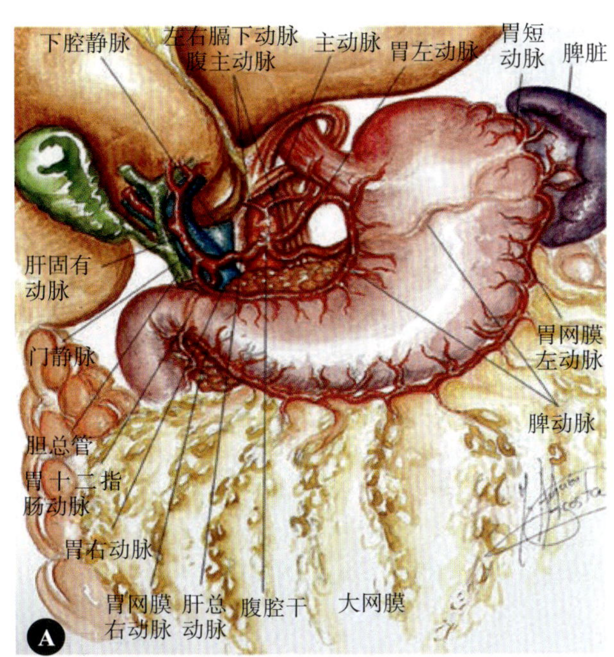

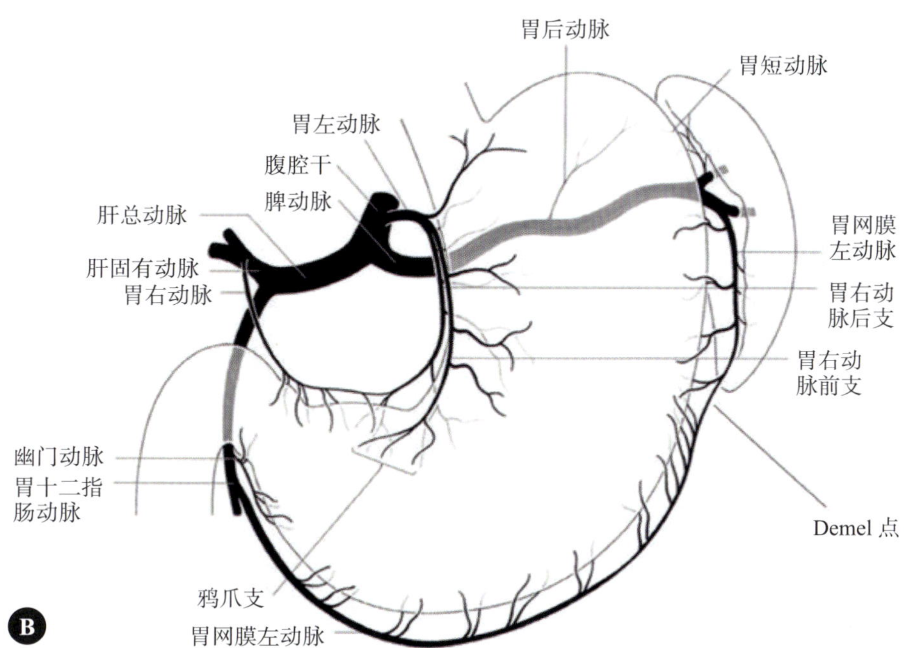

◀ 图 25-5　胃的动脉（A），胃网膜左右动脉交汇处的 **Demel** 点（B）[4]

关于迷走神经干的形成和分支的水平有相当大的变化，所以在食管裂孔处可能有 3 个或 4 个独立的迷走神经分支[9]。

在进入腹部后，迷走神经前干发出一个肝支，在小网膜层之间走向肝脏和胆囊。它还为幽门提供一个分支。迷走神经前干延续为胃前支，沿着小弯的前侧一直到幽门[10]。沿着它的行进路线发出小分支供应胃。该神经末端有几个小分支支配胃窦和幽门区，即所谓的鸦爪支（图 25–7）。

进入腹部后，后迷走神经干发出腹腔支，沿胃左动脉到腹腔神经丛，供应消化道的更远端部分，直至横结肠。第二条分支是胃后支，在食管后方弯曲至贲门，也被称为右后迷走神经干[11]。迷走神经后干延续为 Latarjet 神经后支，向胃部发出许多分支，与前支一样，以鸦爪支的形式终止于胃窦（图 25–7）。

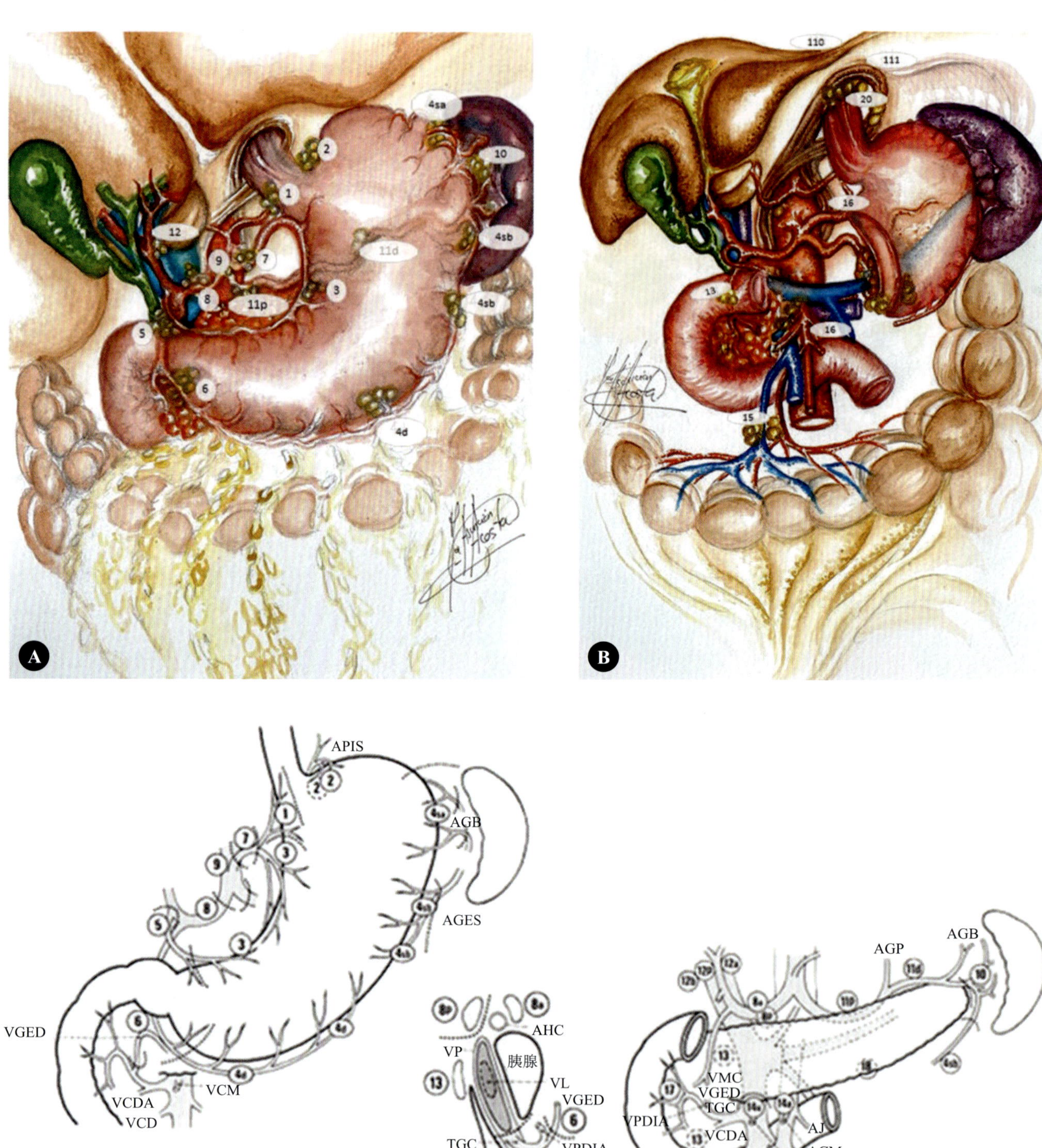

▲ 图 25-6 胃淋巴结示意（A 和 B）与根据日本胃癌协会的系统淋巴结站（C）

APIS. 左膈下动脉；AGB. 胃短动脉；AGES. 胃网膜动脉；VGED. 胃网膜右静脉；VCDA. 副结肠右静脉；VCM. 结肠中静脉；VCD. 结肠右静脉；VJ. 空肠静脉；AGP. 胃后动脉；AHC. 肝总动脉；VP. 门静脉；VL. 脾静脉；VMS. 肠系膜上静脉；VPDIA. 胰十二指肠下前静脉；TGC. 胃结肠干；ACM. 结肠中动脉；AJ. 空肠动脉

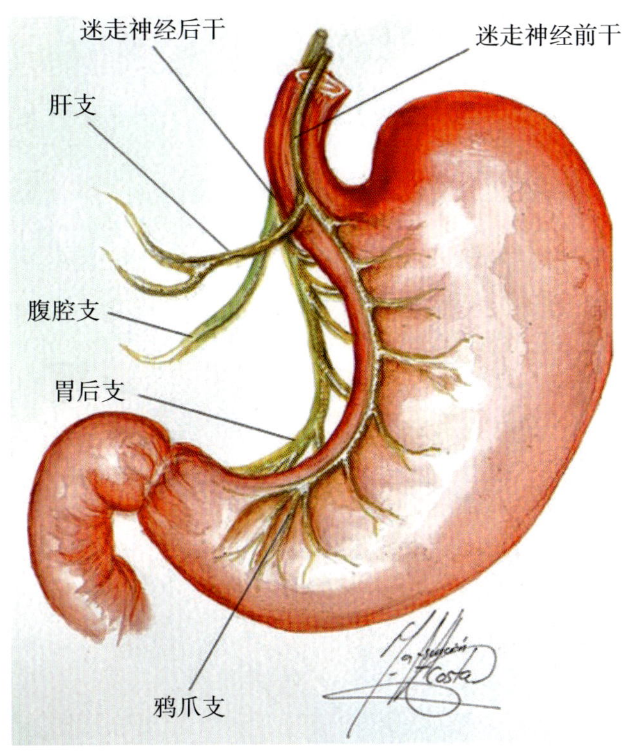

▲ 图 25–7　胃的神经支配

七、网膜囊

网膜囊（小囊）是腹膜腔的一部分，延伸到胃和小网膜的后面。最初，它是腹膜腔右半部的一部分，随着胃发育过程中改变位置（“旋转”）和背侧系膜向左延伸时形成。大而主要的腹膜腔被称为大囊。连接大囊和网膜囊的天然通道称为网膜孔（Epiploic 孔，Winslow 孔），是在肝十二指肠韧带后面的一个缝隙状结构，高约 3cm（图 25–3）。网膜孔的其他毗邻结构有肝尾叶（上）、下腔静脉（后）和十二指肠的第一部分（下），表面都有腹膜覆盖。

网膜囊本身很窄，有前壁和后壁。表面包附的腹膜允许胃在后腹壁上自由运动。前壁由小网膜、胃的后壁和胃结肠韧带形成（图 25–3）。后壁上部的腹膜从右到左覆盖下腔静脉、腹主动脉、左肾上腺和左肾的上端。在下方，它覆盖胰腺并形成横结肠系膜的前层（图 25–4）。网膜囊后壁的许多结构是胃床的一部分，详见“毗邻关系”。

腹主动脉在后壁的部分发出腹腔干。它的两个分支，即胃左动脉和肝总动脉的走向，在网膜囊的后壁造成腹膜褶皱和突出，即胃胰皱襞和肝胰皱襞。这些褶皱将网膜囊分为两部分（图 25–4）。右边是较小的部分，称上隐窝，在下腔静脉和食管之间向上方延伸，位于肝尾状叶的后面。网膜孔左侧的狭窄通道被称为前庭，位于肝脏尾状叶和十二指肠第一部分之间，这也属于网膜囊的右侧部分。

网膜囊的大部分在动脉褶皱的左侧和下方，包含两个隐窝：脾隐窝和下隐窝。脾隐窝延伸至网膜囊的左边界，由脾脏、胃脾和脾脏韧带的附着物形成。在左边界的上半部分，胃短血管突出到脾脏凹陷处，形成短血管襞（图 25–4）[3]。下隐窝在胰腺和横结肠系膜的前方延伸，在大网膜处融合结束，从左边的胃脾韧带到右边的十二指肠的第一部分。胃网膜血管在此处进入胃结肠韧带所引起的腹膜皱襞，延伸入网膜囊，被称为左、右胃网膜襞（图 25–4）[3]。

参考文献

[1] Waldeyer W. Die Magenstrasse. Sitzungsberichte Der Königlich Preussischen Akademie Der Wissenschaften. 1908;391:595–606.
[2] Thor KB, Hill LD, Mercer DD, Kozarek RD. Reappraisal of the flap valve mechanism in the gastroesophageal junction. A study of a new valvuloplasty procedure in cadavers. Acta Chir Scand. 1987;153:25–8.
[3] Brenkman HJF, van der Wielen NI, Ruurda JP, et al. Surgical anatomy of the omental bursa and the stomach based on a minimally invasive approach: different approaches and technical steps to resection and lymphadenectomy. J Thorac Dis. 2017;9:S809–16.
[4] Lanz T von,Wachsmuth W. Praktische Anatomie. Zweiter Band, Teil 6, Bauch. Berlin, Springer Verlag; 1993. p.188.
[5] Buunen M, Rooijens PP, Smaal HJ, et al. Vascular anatomy of the stomach related to gastric tube construction. Dis Esophagus. 2008;21:272–4.
[6] Suzuki K, Prates JC, Didio LJA. Incidence and Surgical Importance of the Posterior Gastric Artery. Ann Surg. 1978;187:134–6.
[7] Kajitani T. The general rules for the gastric cancer study in surgery and pathology. Part I Clinical classification. Jpn J Surg. 1981;11:127–39.
[8] Wagner PK1, Ramaswamy A, Rüschoff J, et al. Lymph node counts in the upper abdomen: anatomical basis for lymphadenectomy in gastric cancer. Br J Surg. 1991;78:825–7.
[9] Skandalakis LJ, Gray SW, Skandalakis JE. The history and surgical anatomy of the vagus nerve. Surg Gynecol Obstet. 1986;162:75–85.
[10] Latarjet A. Preliminarre sur I'innervation et I'enervation de I'estomac. Lyon Med. 1921;130:166.
[11] Skandalakis JE, Gray SW, Soria RE, et al. Distribution of the vagus nerve to the stomach. Am Surg. 1980;46:130–9.

第 26 章　胃间质瘤的微创治疗 *

Minimally Invasive Treatment of Gastric GIST

Carlos Moreno-Sanz　Miguel A. Cuesta　著

朱　亮　胡　皓　译　　蔡明琰　校

胃肠道间质瘤（gastrointestinal stromal tumour, GIST）占所有胃肠道肿瘤的 5%，其中 40%～60% 位于胃部。GIST 来源于 Cajal 间质细胞，与平滑肌瘤和平滑肌肉瘤是不同的实体肿瘤[1]。良性和恶性胃 GIST 的区分标准已经争论了好多年。小于 5cm 且每高倍视野（HPF）内有丝分裂数少于 5 个的胃 GIST 被认为是低风险；5～10cm 或每高倍视野有 5～10 个有丝分裂的 GIST 被认为是中风险，而大于 10cm 或每高倍视野有 10 个以上分裂细胞的 GIST 则被认为是高风险。除了活检，还需要通过内镜检查（详细了解肿瘤的确切位置和大小）、超声内镜和 CT 检查相结合的方式进行定位和分期。

对于非转移性胃 GIST 的首选治疗方法是采取 R0 根治性切除，实现肿瘤和周围组织的整块切除。腹腔镜手术在违背肿瘤学原则的情况下，已成为切除 10cm 以下肿瘤的首选技术。根据肿瘤的大小和位置，可以采用不同微创技术来处理 GIST[2]，如内镜切除、胃楔形切除、标准胃切除，以及各种技术的组合，例如内镜监视下的腹腔镜切除术或腹腔镜监视下的内镜切除术[3, 4]。

对于 GIST 的胃部位置，需要考虑到胃的前、后壁及大小弯，我们能够对其进行区分并将其分为 3 个区域[5]。

在 A 区（小弯和贲门），我们倾向于在内镜辅助下采用腹腔镜切除。如果未累及胃贲门，可以进行楔形切除。在特殊情况下，为了保证较大肿瘤的完整切除，近端胃切除术或经食管裂孔食管胃切除术也可采用。

对于定位在 B 区（大弯）的肿瘤，在内镜定位和大弯活动度可的情况下，在内镜辅助下行吻合器切除是一种安全和有效的技术。

对于位于 C 区（胃窦和幽门区）的肿瘤，由于存在胃出口狭窄的风险，通常难以实现吻合器楔形切除。当治疗小的 GIST 时，一些专家建议使用经胃的方法进行黏膜下切除，如果肿瘤位于大弯，也可行楔形切除。对于较大的肿瘤，我们更倾向于采用远端胃切除术，以减少胃出口梗阻的可能性。

手术技术的描述

本章将介绍两种切除胃 GIST 的技术：腹腔镜经胃切除术和腹腔镜下胃楔形切除术（视频 26-1 和视频 26-2）。

（一）腹腔镜经胃切除术

1. 患者体位和套管针位置

如图 26-1 所示，患者取仰卧位，双腿分开（French 体位），并放置 5 个 5/12mm 的套管针。

2. 肿瘤的定位和触诊

首先，有必要对胃内 GIST 的大小和确切位置

*. 本章配有视频，可登录网址 https://doi.org/10.1007/978-3-030-55176-6_26 观看。

进行定位和评估。据此制订计划，以便采取最佳方法（图 26–2）。

3. 在胃壁留置浆膜肌吊线

在胃壁上做 2–0 的浅层吊线，用于牵引和后续胃切开的参照（GIST 对侧）（图 26–3）。

4. 第二针位置

在距离第一针较短距离留置第二针，并留出较长缝线用于牵引和参考（图 26–4）。

5. 胃切开

之后，在两根预缝线之间采用电刀或最好切割吻合器打开胃壁（图 26–5）。

6. 定位瘤体，并在 GIST 的顶部进行缝线牵引

通过胃切开，方便对胃内肿瘤进行定位和切除，在肿瘤的顶部留置缝线，以便牵引。下一步是将 GIST 完全移出胃部，检查肿瘤的起源以及与胃部入口的可能关系（图 26–6）。

7. 在瘤体根部使用吻合器切除 GIST

沿着肿瘤的根部进行胃切除，完成切除整个 GIST（图 26–7）。

8. 取回标本

切除后，将标本放入一个袋子中，以便通过套管针的切口，或者必要时（由于肿瘤的较大）通过设置一个新的辅助切口（如 Pfannenstiel 切口，即下腹横切口），将袋子和标本一起取出来（图 26–8）。

9. 关闭胃部切口

采用手工连续缝合（图 26–9）或使用吻合器（图 26–10）关闭胃切口。

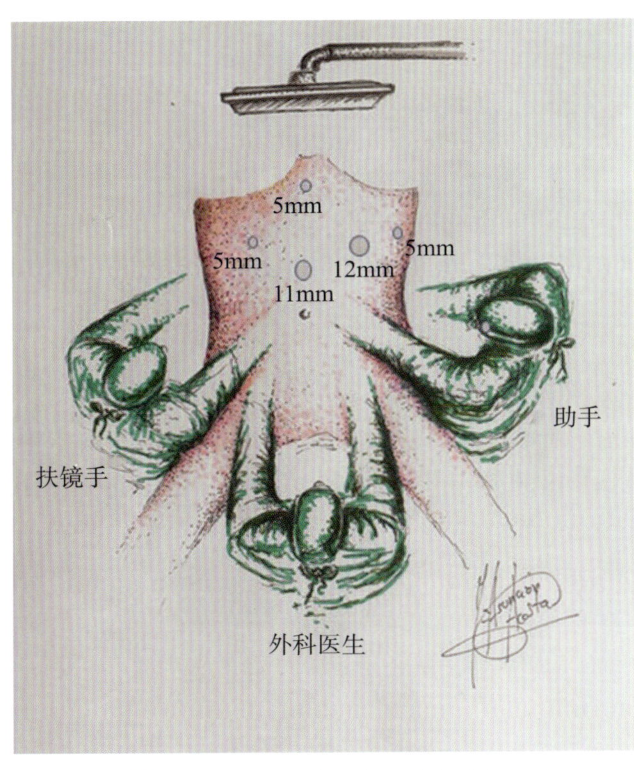

▲ 图 26–1　患者体位、术者及套管针位置

（二）腹腔镜下胃楔形切除术

1. 患者体位和套管针的位置（图 26–1）。
2. 对 GIST 的评估和触诊。

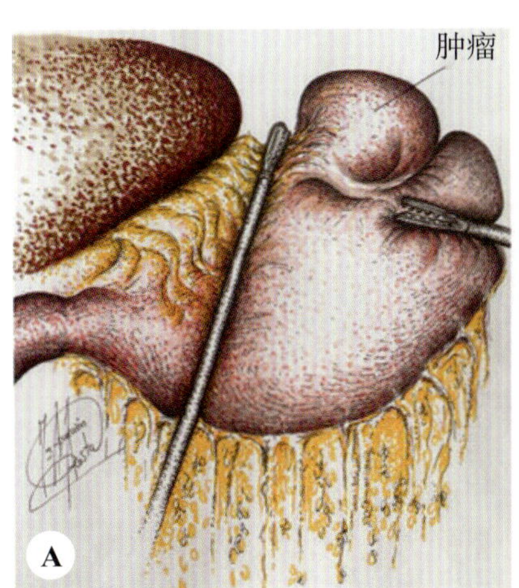

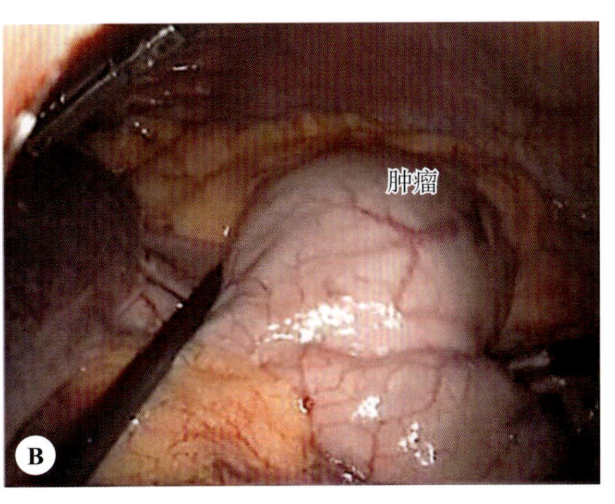

◀ 图 26–2　肿瘤定位和触诊：示意（A）及近景（B）

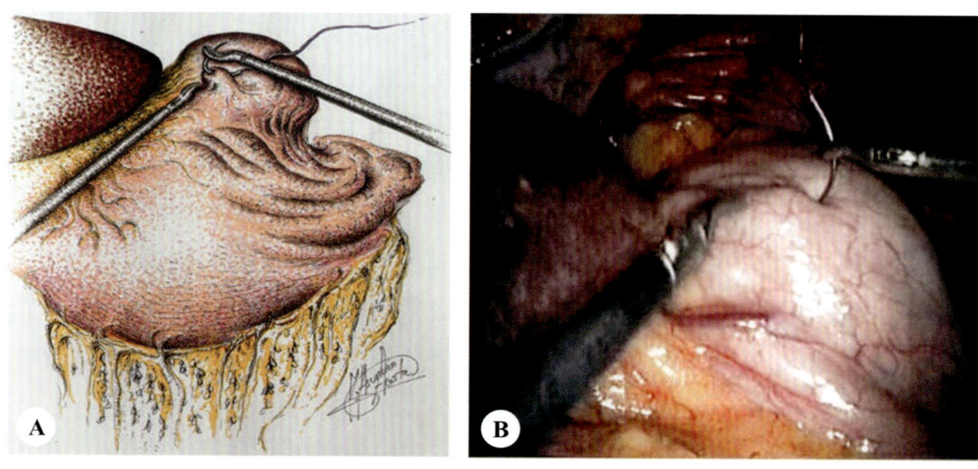

▲ 图 26-3 胃壁吊线位置：示意（A）及近景（B）

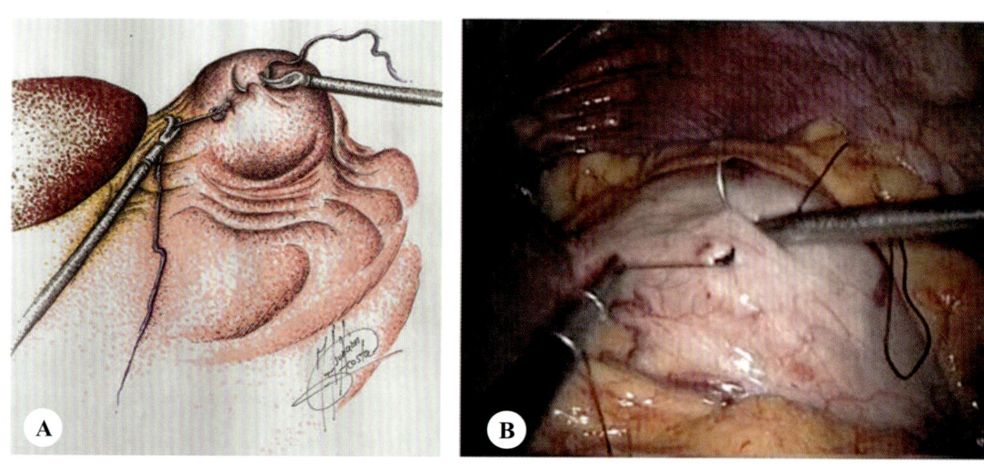

▲ 图 26-4 第二针位置：示意（A）及近景（B）

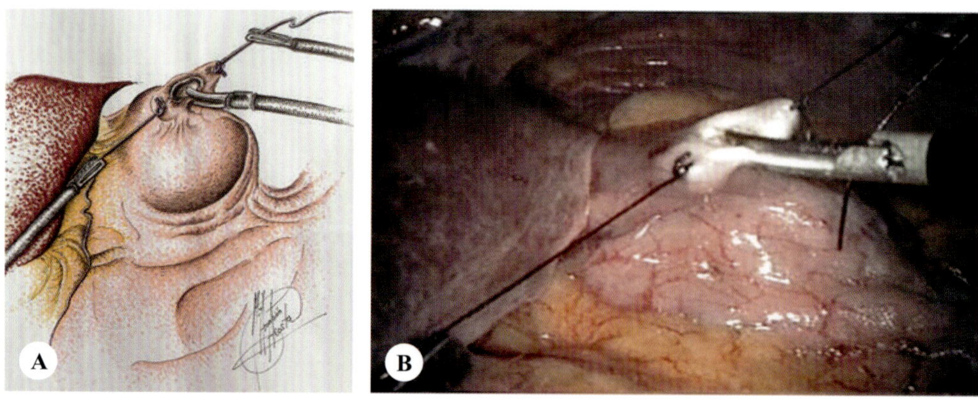

▲ 图 26-5 胃切开：示意（A）及近景（B）

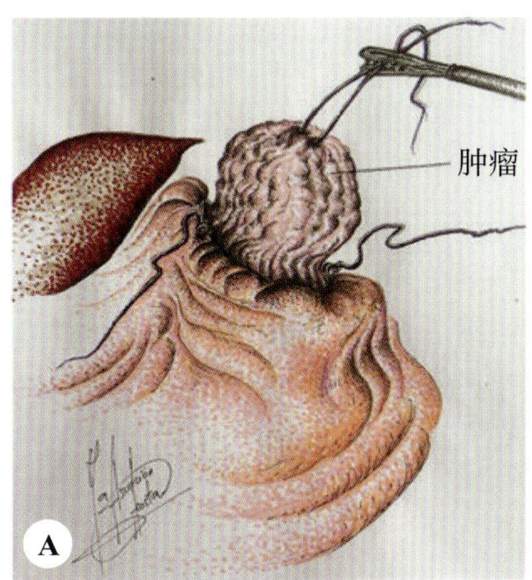

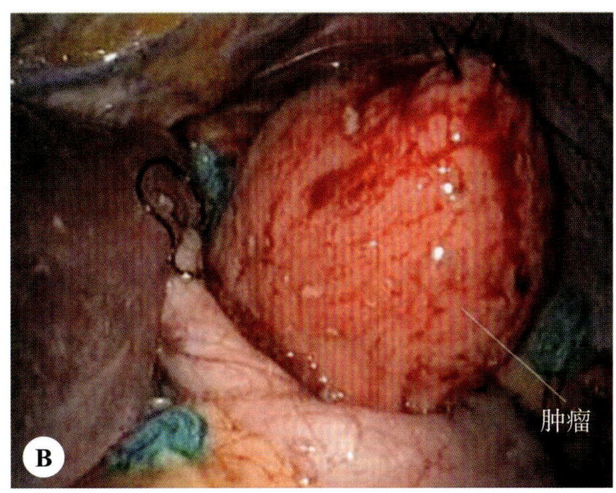

◀ 图 26-6　胃内肿瘤定位和顶部缝线牵引：示意（A）及近景（B）

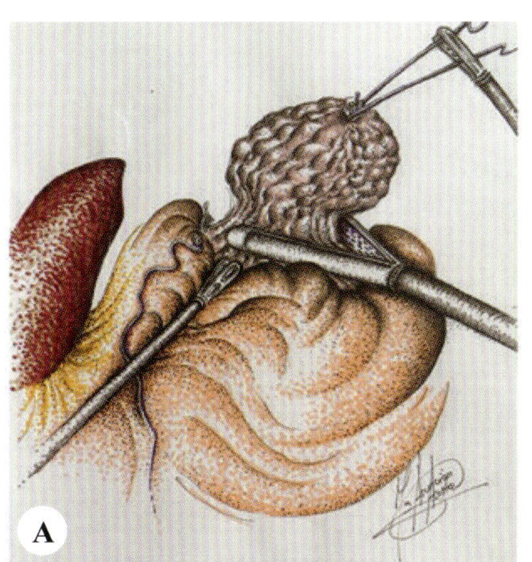

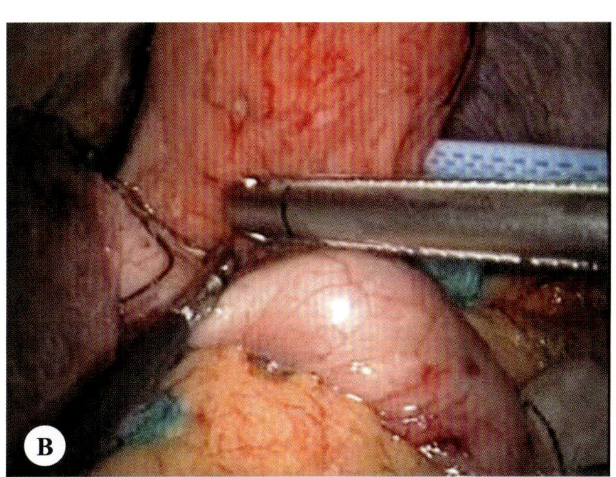

◀ 图 26-7　在瘤体根部使用吻合器切除：示意（A）及近景（B）

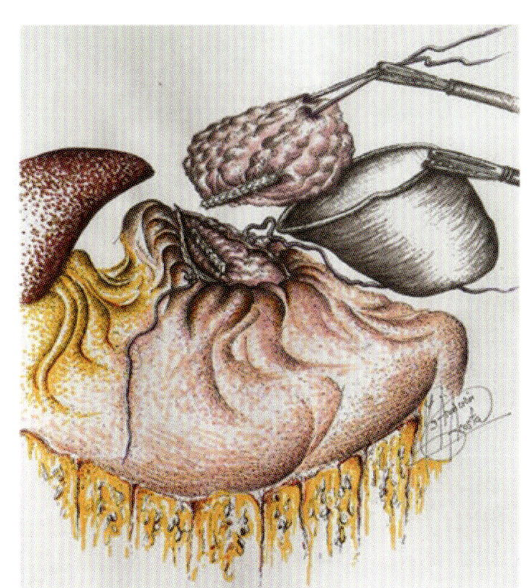

▲ 图 26-8　标本取出

首先必须探查腹腔，通过触诊和观察评估 GIST 的确切位置和范围，以便设计最适当的方法来切除肿瘤。在这个病例中，由于 GIST 的位置，需要对胃中部进行切除（图 26-11）。

3. 打开网膜囊：下一步是沿大弯打开网膜囊，并沿胃结肠韧带分离胃大弯（图 26-12）。

4. 游离大弯的远端部分：需要完成大弯到远端的完整游离（图 26-13）。

5. 打开肝胃韧带疏松结缔组织：之后，为了更好游离远端胃部，打开疏松结缔组织（图 26-14）。

6. 在肿瘤远端断胃：用线性吻合器在肿瘤远端切断胃部（图 26-15）。

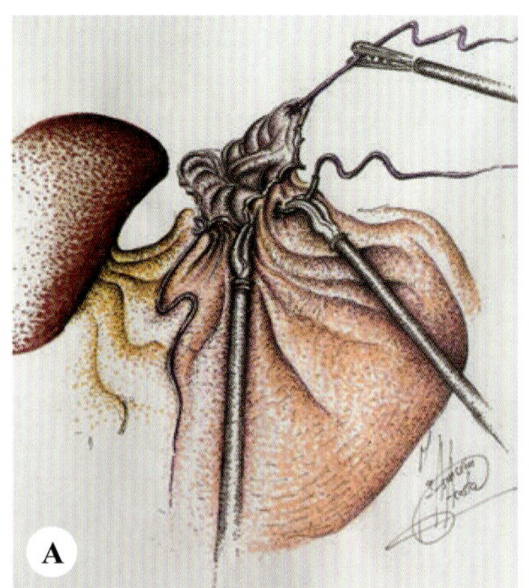

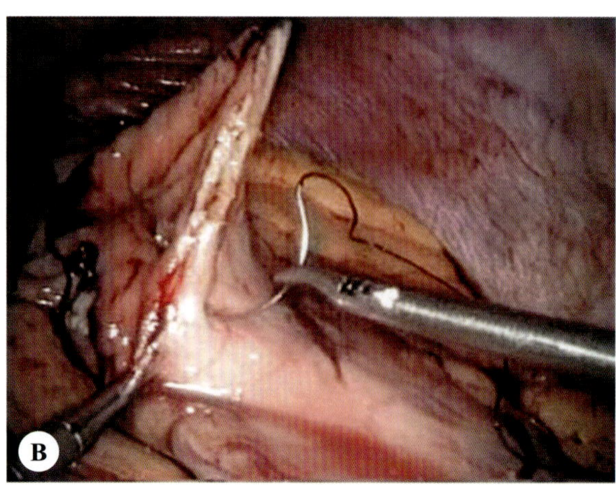

◀ 图 26–9　连续缝合胃切口：示意（A）及近景（B）

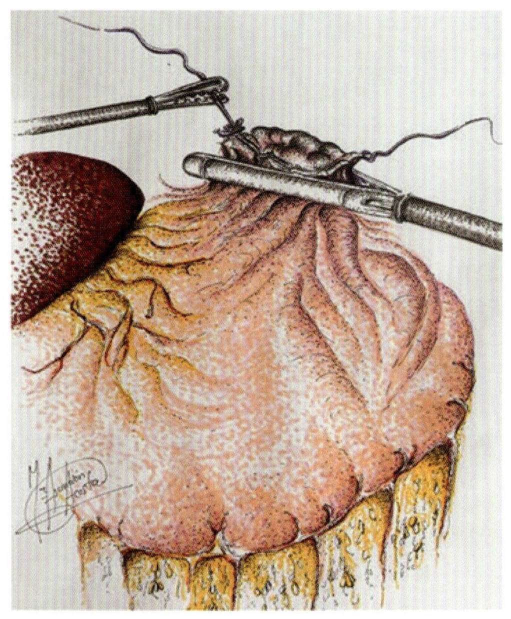

▲ 图 26–10　吻合器关闭胃切口

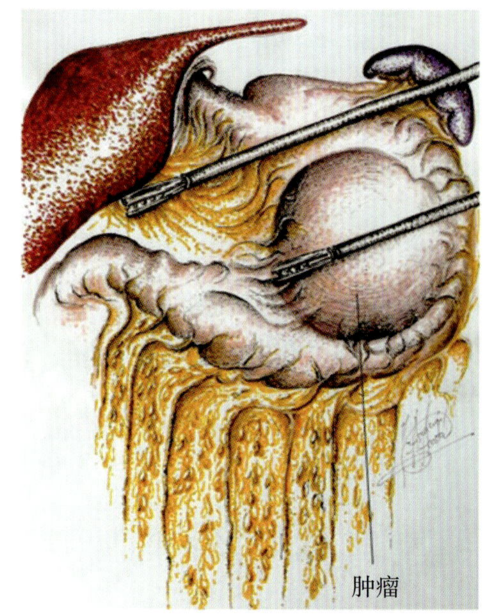

▲ 图 26–11　胃间质瘤的评估和触诊以精确判断部位

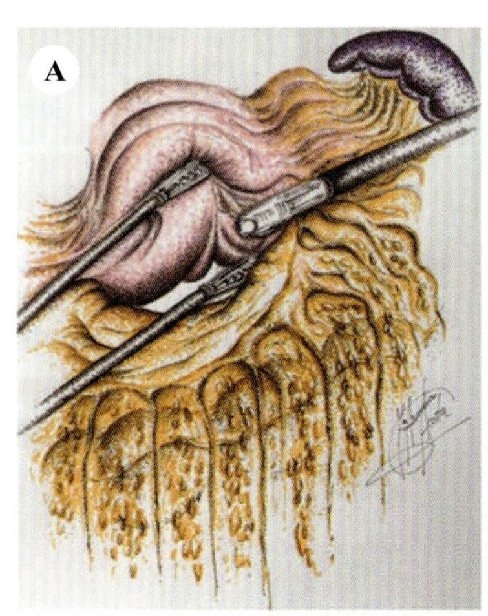

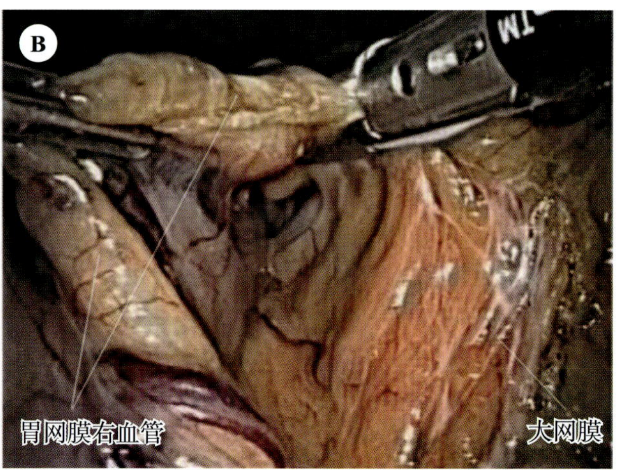

◀ 图 26–12　打开网膜囊：示意（A）及近景（B）

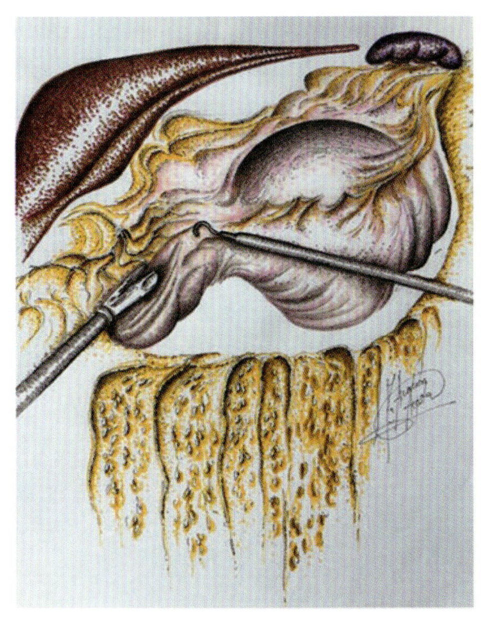

▲ 图 26–13　游离远端胃

7. 在肿瘤近端断胃：然后用线性吻合器在肿瘤的近端切断胃部（图 26–16）。

8. 取出标本：将切除的标本装在一个袋子里，通过其中一个套管针口取回，可将其延长，以便标本取出，或必要时（肿瘤较大时）通过一个新的辅助切口（类似于 Pfannenstiel 切口）取出袋子和标本（图 26–17）。

9. 通过胃肠吻合术进行重建：胃残端之间可采用线性吻合器行侧 – 侧吻合，然后连续缝合腹部切口。有时，如果远端切除部位已经在十二指肠近端水平，则行胃空肠 Roux-Y 吻合术（图 26–18）。

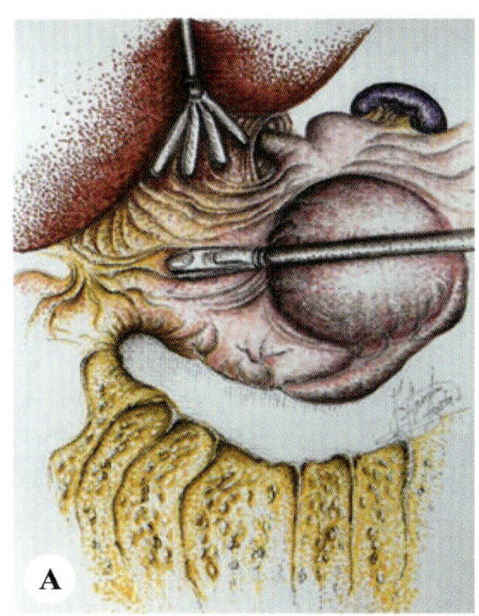

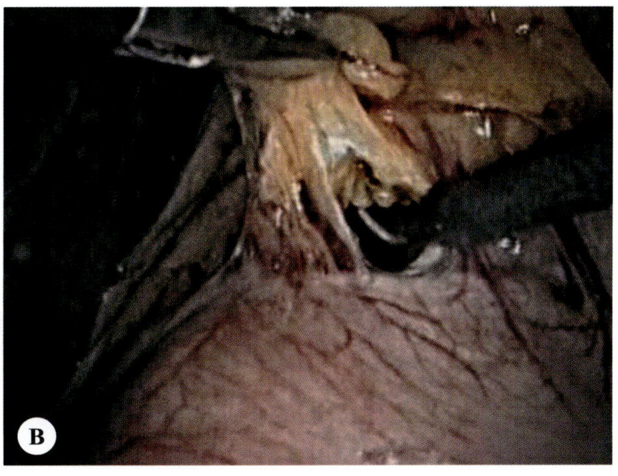

◀ 图 26–14　打开肝胃韧带疏松部：示意（A）及近景（B）

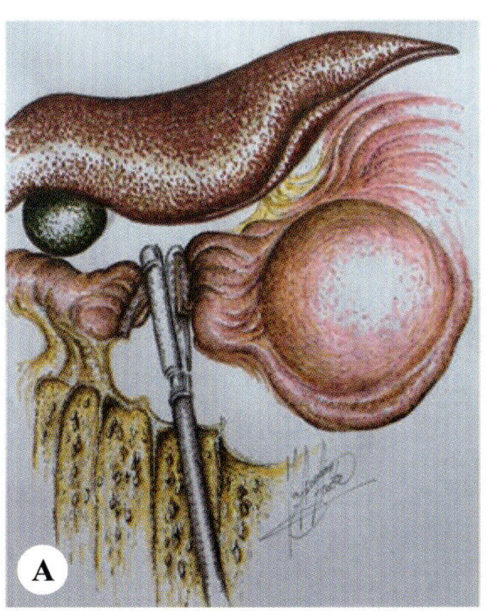

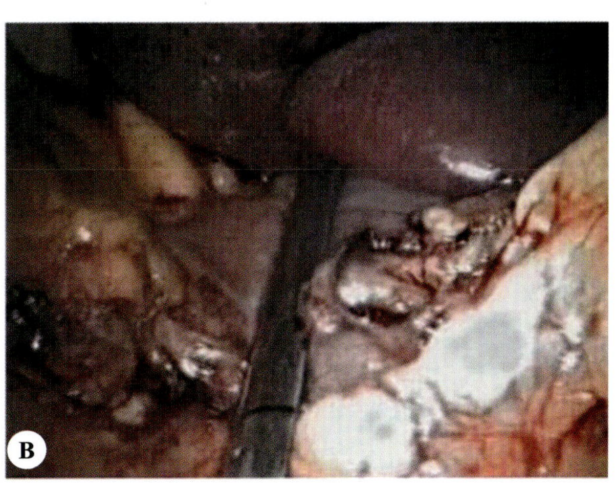

◀ 图 26–15　使用线性吻合器离断远端胃：示意（A）及近景（B）

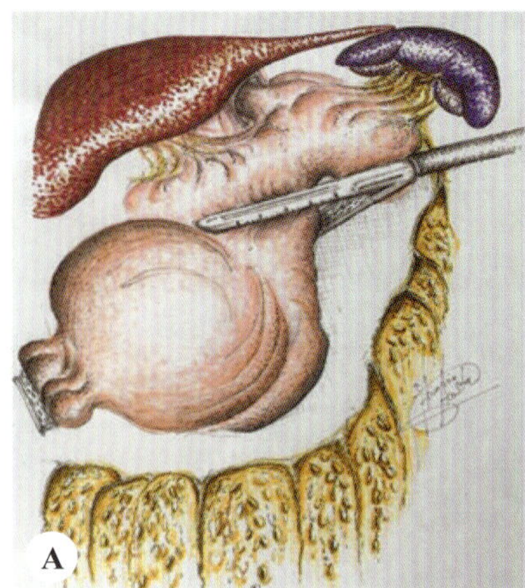
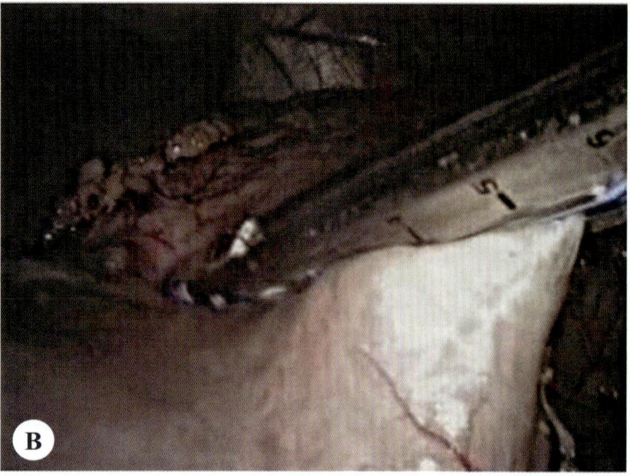

◀ 图 26–16　切断近端胃：示意（A）及近景（B）

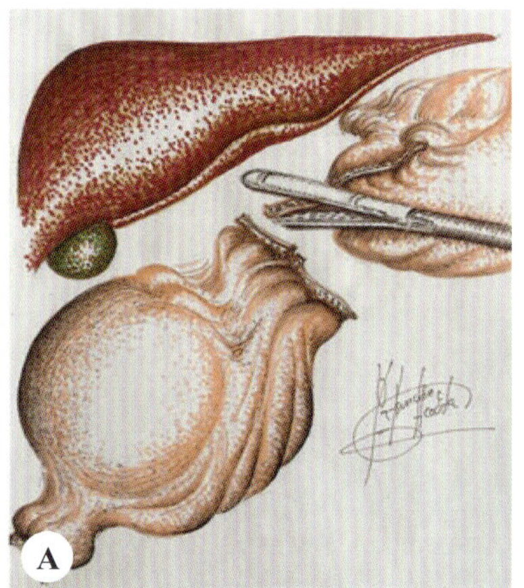
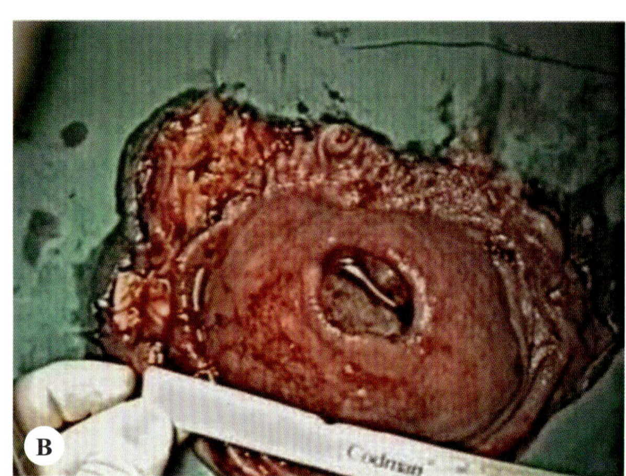

◀ 图 26–17　标本取出（A）和测量（B）

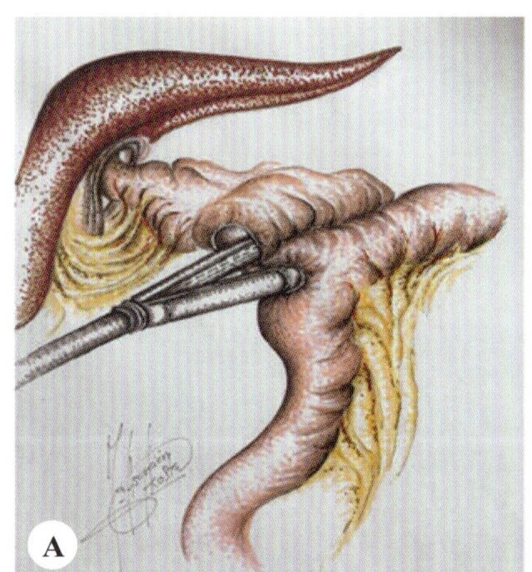
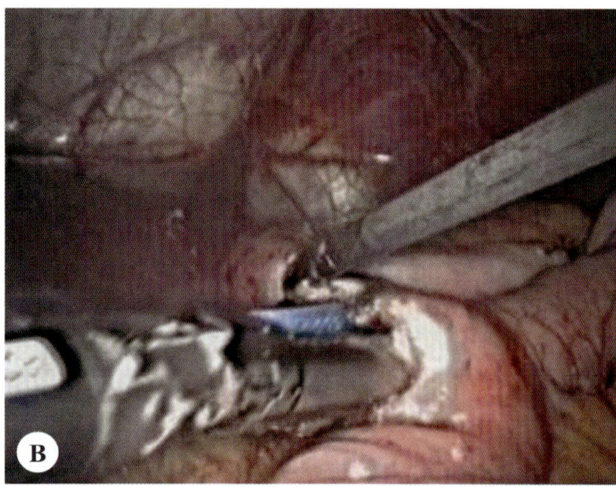

◀ 图 26–18　胃空肠 Roux-Y 吻合重建：示意（A）及近景（B）

参考文献

[1] Min KW. Gastrointestinal stromal tumour: and ultrastructural investigation on regional differences with considerations on their histogenesis. Ultrastruct Pathol. 2010;34:174–88.

[2] Takahasi T, nakajima K, Miyazaki Y. Surgical strategy for the gastric gastrointestinal stromal tumors (GISTs) larger than 5 cm: laparoscopic surgery is feasible, safe and oncologically acceptable. Surg Laparosc Endosc Percutan Tech. 2015;25:114–8.

[3] Wilhelm D, von Delius V, Burian M. Simultaneous use of laparoscopy and endoscopy for minimally invasive resection of gastric subepithelial masses-analysis of 93 interventions. World J Surg. 2008;32:1021–8.

[4] Gayer CP, Edelman D, Curtis B. Combined endoscopic and laparoscopic approach to Gastroesophageal tumour. JSLS. 2011;15:228–31.

[5] Moreno-Sanz C, Cuesta MA. Minimally Invasive Treatment of Gastric GIST. In Minimally Invasive Surgery for Upper Abdominal Cancer. MA Cuesta, editor. Springer Nature. Pages 189–193.2017.

第 27 章　胃十二指肠溃疡并发症的微创外科治疗 *

Minimally Invasive Surgery for Treatment of Complications of Gastroduodenal Ulcer

José A. Ramírez　M. Asunción Acosta　Marcos Bruna　著

刘歆阳　李小青　译　　蔡明琰　校

由于幽门螺杆菌的及时诊断和药物治疗，与胃十二指肠溃疡相关的并发症事实上并不常见。与幽门螺杆菌相关的主要并发症是出血、穿孔和狭窄，有时需要急诊治疗，而手术是唯一可能的治疗手段。

出血是胃十二指肠溃疡最常见的并发症。只有不到 5% 的出血患者需要手术治疗，这些患者很多都是高危患者，死亡率可能最高达 30%。在这种情况下，腹腔镜手术很困难，需要一些复杂的技术操作。而且，根据患者的血流动力学稳定性和一般情况，腹腔镜手术很可能是禁忌。

10%～15% 的胃十二指肠溃疡会出现穿孔，其发生率为每年每 10 万人口 7～10 例。胃穿孔的相关死亡率（10%～40%）高于十二指肠穿孔（5%～15%）。1990 年，Mouret 等首次采用腹腔镜手术治疗胃十二指肠溃疡穿孔[1]。

腹腔镜手术对于需要手术治疗的胃十二指肠溃疡是确切和可行的[2]。一些研究表明，对于穿孔性溃疡，腹腔镜手术与减少医疗资源使用有关[3]。2010 年发表的一篇综述认为，腹腔镜手术应该是这些患者的首选治疗方法，但在高危患者中可能是禁忌[4]。

狭窄是胃十二指肠溃疡的一种罕见并发症，很少有需要手术治疗。幽门成形术或幽门切开术、迷走神经切断术、选择性迷走神经切断术和胃肠吻合术是对于该并发症择期手术的可选治疗手段[5, 6]。

尽管当前对于十二指肠溃疡的择期手术并不常见，但仍有一小部分患者应考虑进行手术治疗。Taylor 术（后迷走神经干切断伴胃前壁浆肌层切开）和 Hill-Barker 术（后迷走神经干切断术伴高选择性前迷走神经切断术）因其有效、安全和简单，已成为腹腔镜下迷走神经切断术最流行的方法。腹泻和胃排空延迟是最常见的并发症。全球范围内溃疡复发率约为 10%。长期的低死亡率、低复发率和低功能紊乱发生率，再加上微创手术的优势，使腹腔镜迷走神经切断术成为有手术治疗指征的十二指肠溃疡的理想治疗方式。本章将介绍腹腔镜治疗溃疡穿孔、出血和狭窄的技术。

外科技术见视频 27-1 和视频 27-2。

一、溃疡穿孔

1. 患者体位和套管针位置

患者取截石位，外科医生站立在法式位，4 个 5/12mm 的套管针放置位置如图 27-1 所示。本章中涉及的所有并发症的治疗均采取这一体位。

2. 腹腔镜探查、冲洗和活检

首先，必须完全探查腹腔，以找到穿孔位置（图 27-2）。然后进行大量冲洗，并对穿孔部位周围的炎性组织进行钝性分离。

*. 本章配有视频，可登录网址 https://doi.org/10.1007/978-3-030-55176-6_27 观看。

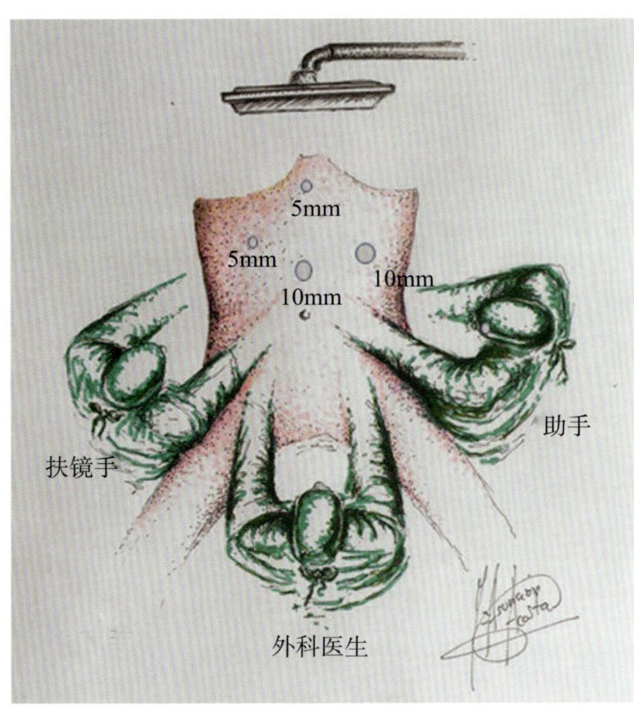

▲ 图 27-1　患者体位和套管针位置

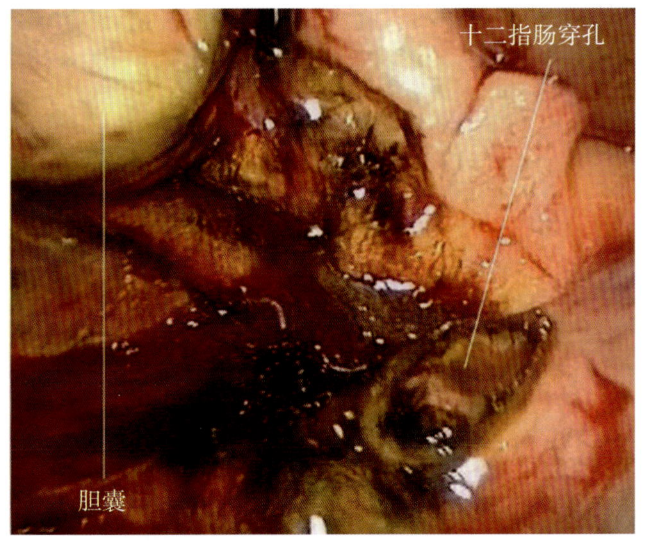

▲ 图 27-2　十二指肠穿孔

在选定的病例中（胃溃疡或诊断怀疑胃溃疡），必须考虑进行活检。

3. 穿孔闭合

进行单次缝合以关闭穿孔（图 27-3）。在许多情况下，垂直缝合穿孔需要 2～3 针（图 27-4）。在选定的病例中，可通过鼻胃管使用空气或亚甲蓝进行测漏。

4. 网膜成形术（Graham 补片）

选择大网膜的一部分覆盖缝合和穿孔区域（图 27-5）。

二、出血

1. 幽门十二指肠切开术或胃切开术

在靠近出血区域的浆膜中缝两针用于参考定位，在两针之间进行大的幽门切开术、十二指肠切开术或胃切开术（图 27-6）。

2. 缝合止血（胃十二指肠动脉结扎）

通常内镜下观察到的无法控制的出血是由胃十二指肠损伤引起的，出血区域位于十二指肠后壁。定位出血位置后，进行缝合止血（图 27-7）。

在某些情况下，可能需要在近端和远端结扎胃十二指肠动脉来进行止血。

三、狭窄

1. 狭窄长度和形态的评估

在某些情况下，需要对狭窄周围的组织进行宏观和微观评估。为了选择最佳的手术方法，必须考虑每个局部和全身情况。有多种术式选择，下面将介绍其中一些术式。

2. Heineke-Mikulicz 幽门成形术（图 27-8）

在幽门管上缘和下缘的浆膜上缝两针用于解剖定位。

然后在这两针之间进行全幽门肌切开术。沿近端十二指肠和远端胃窦的前壁做一个水平切口，将幽门完全切开，该切口在幽门管两侧各延伸约 2cm。之后，有必要用单针垂直缝合完成幽门成形术。

3. Finney U 形幽门成形术（图 27-9）

在这项技术中，在幽门的上缘缝一条牵引线，在幽门近端和远端 5cm 处等距离地各缝两条线。然后从远端胃窦的 5cm 处到近端十二指肠的 5cm 处在胃十二指肠前壁做一个倒 U 形切口。将切口下缘的两半和切口上缘的两半分别缝合，完成胃十二指肠吻合术。

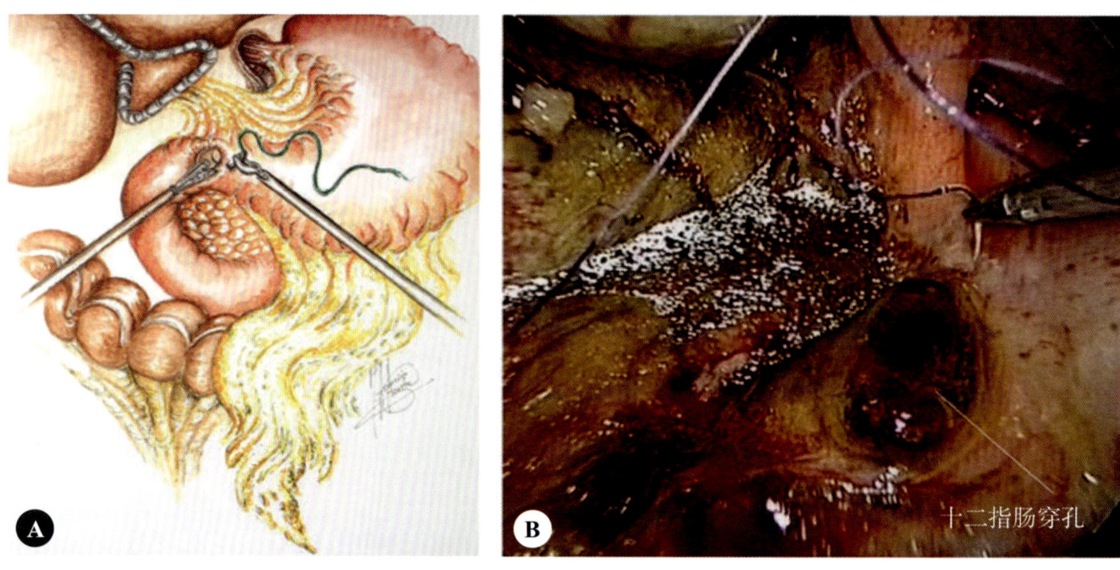

▲ 图 27-3　缝合穿孔第一针的位置：示意（A）及近景（B）

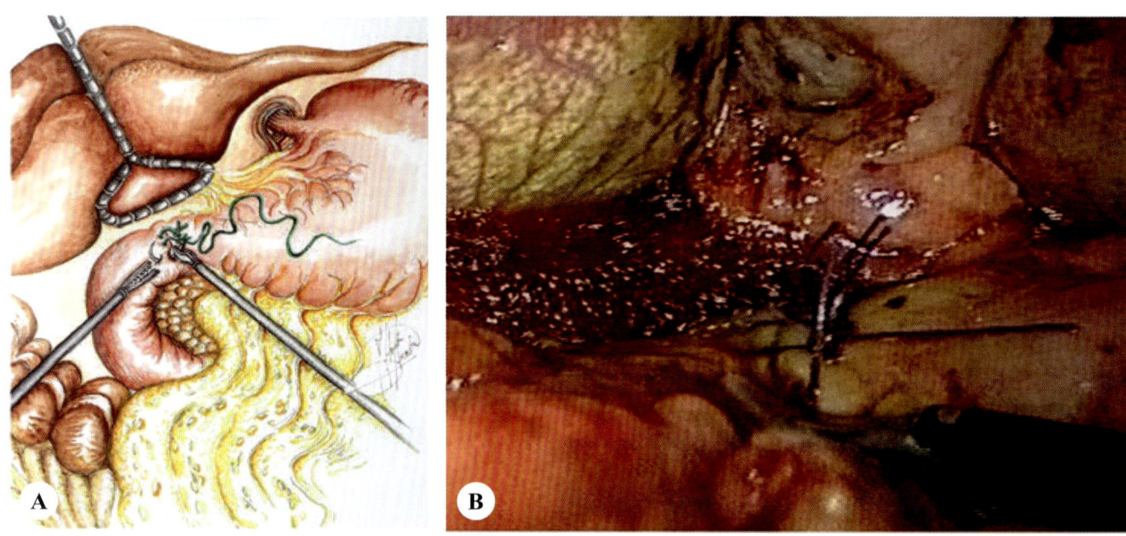

▲ 图 27-4　垂直缝合穿孔：示意（A）及近景（B）

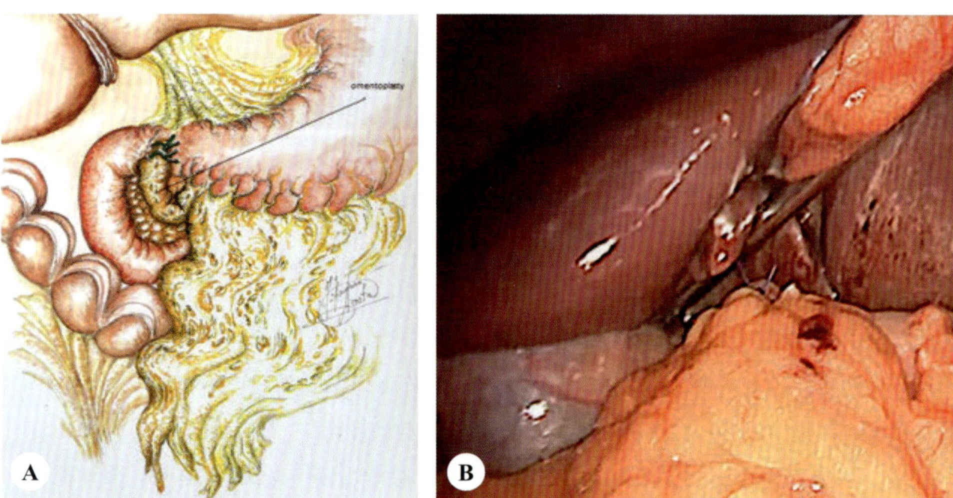

▲ 图 27-5　网膜成形术：示意（A）及近景（B）

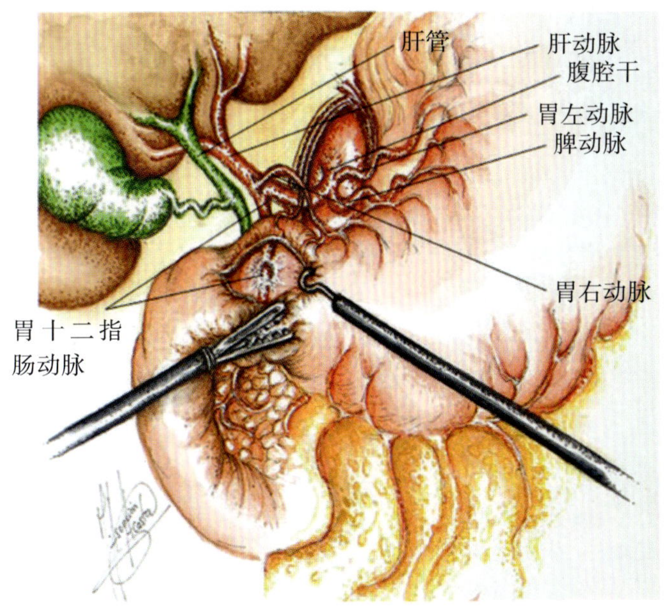

▲ 图 27-6 幽门十二指肠切开术

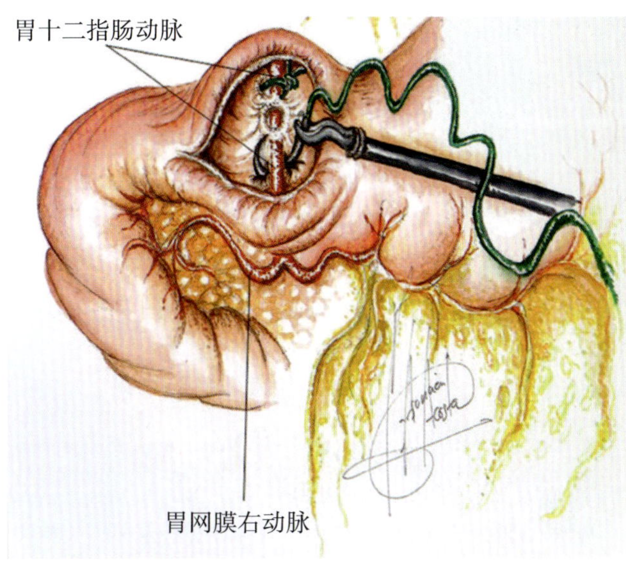

▲ 图 27-7 十二指肠后壁缝合止血

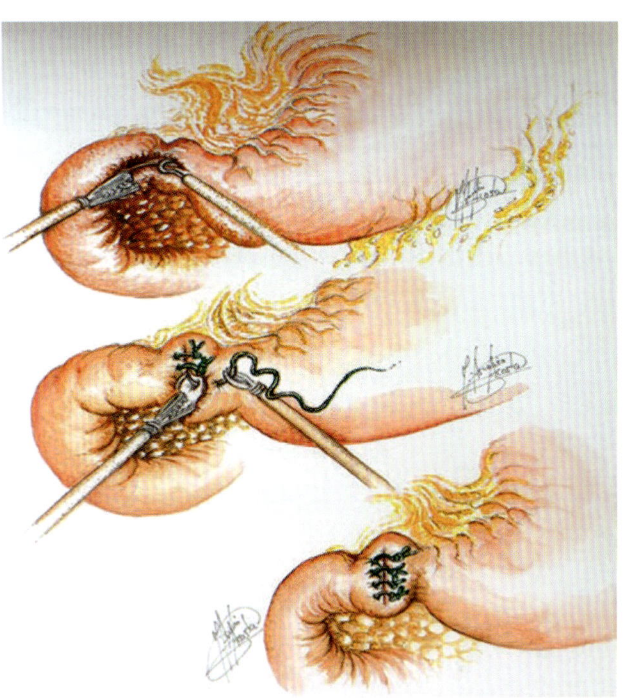

▲ 图 27-8 Heineke-Mikulicz 幽门成形术

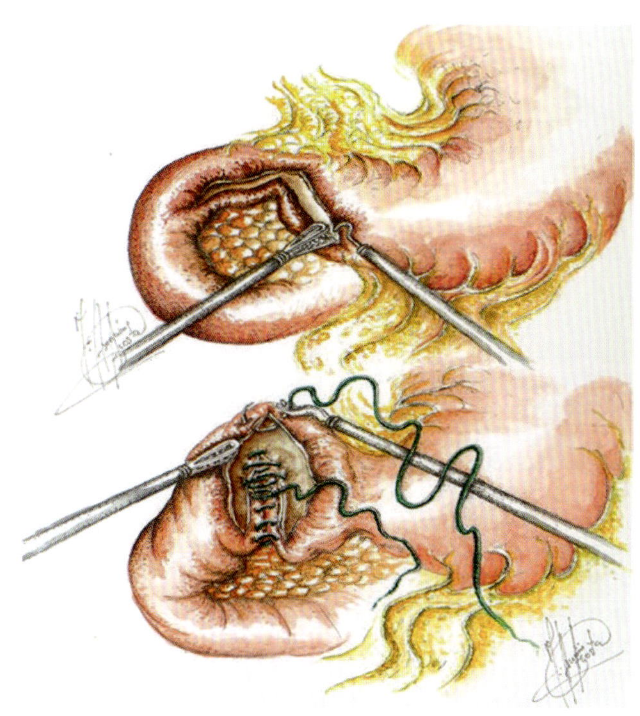

▲ 图 27-9 Finney U 形幽门成形术

4. Jaboulay 胃十二指肠造口术（图 27-10）

在这种情况下，在十二指肠近端做一个纵向切口，在远端胃窦做一个独立切口，保留幽门完整，然后进行胃十二指肠吻合术。

5. 迷走神经切断术

建议采用三种迷走神经切断术。

(1) 迷走神经干切断术：在腹部食管壁上解剖前迷走神经和后迷走神经，夹闭并切除两条迷走神经。

(2) 超选择性迷走神经切断术：夹闭并切断小弯侧迷走神经的所有分支。

(3) Hill-Barker 术（图 27-11）：迷走神经后干切断术伴高选择性迷走神经前干切断术。

6. 胃肠吻合术

本章介绍了两种可能的胃肠吻合术。

(1) 结肠前胃肠吻合术：大网膜切开后，选择空肠肠段用手工缝合或器械进行侧 – 侧胃肠吻合术。

(2) 结肠后胃肠吻合术：打开横结肠系膜后，空肠肠段通过结肠系膜孔上拉，然后用手工缝合或器械进行侧 – 侧胃空肠吻合术。

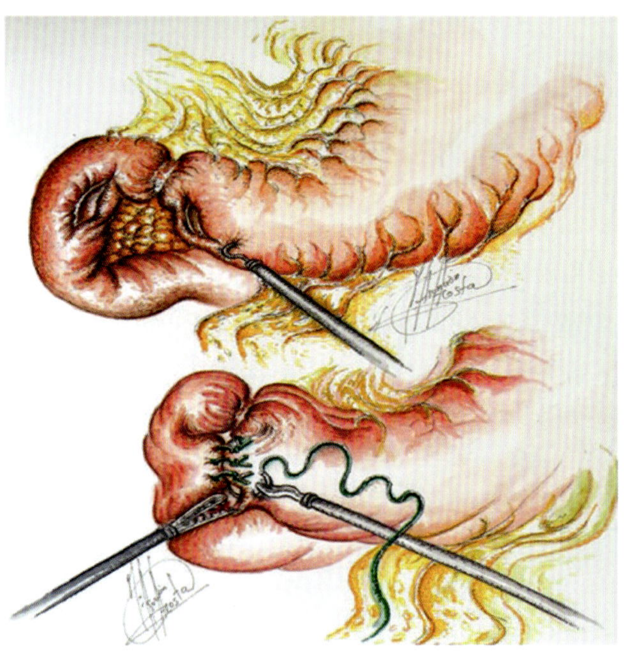

▲ 图 27–10 Jaboulay 胃十二指肠造口术

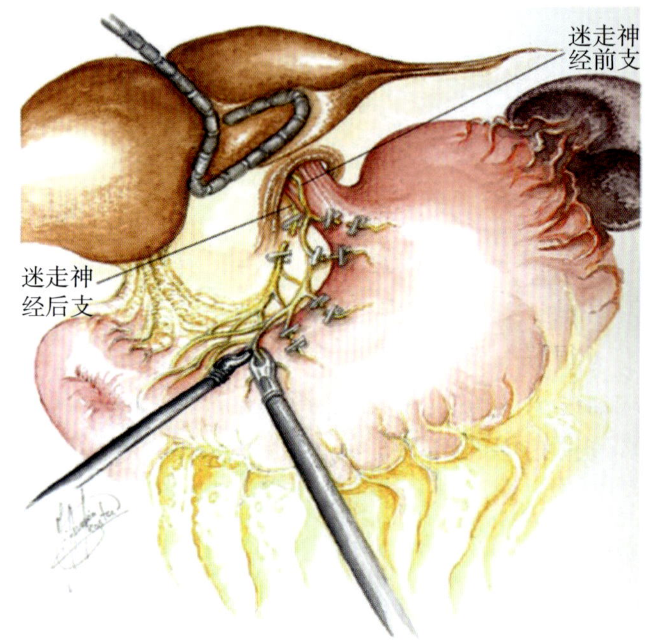

▲ 图 27–11 迷走神经切断术：Hill-Barker 术式

参考文献

[1] Mouret P, Francois Y, Vignal J, et al. Laparoscopic treatment of perforated peptic ulcer. Br J Surg. 1990;77(9):1006.

[2] Søreide K, Thorsen K, Harrison EM, et al. Perforated peptic ulcer. Lancet. 2015;386:1288–98. https://doi.org/10.1016/ S0140-6736(15)00276-7.

[3] Byrge N, Barton RG, Enniss TM, et al. Laparoscopic versus open repair of perforated gastroduodenal ulcer: a National Surgical Quality Improvement Program analysis. Am J Surg. 2013;206:957–62. https://doi.org/10.1016/j.amjsurg.2013.08.014 (Epub 2013 Oct 8).

[4] Bertleff MJ, Lange JF. Laparoscopic correction of perforated peptic ulcer: first choice? A Review of Literature Surg Endosc. 2010;24:1231–9. https://doi.org/10.1007/s00464-009-0765-z (Epub 2009 Dec 24).

[5] Konaté I, Diao ML, Cissé M, et al. The surgical treatment results of ulcerous pyloro-duodenal stenosis: about 160 cases. Mali Med. 2010;25:18–21.

[6] Fadil A, Moumen M, Bellakhdar A et al. Pyloroduodenal stenosis of ulcer origin. Apropos of 260 cases. J Chir (Paris). 1992;129:27–30.

第 28 章　腹腔镜可调节胃束带术 *

Laparoscopic Adjustable Gastric Band

Jaime Ponce　著

刘歆阳　李小青　译　　蔡明琰　校

腹腔镜可调节胃束带术（laparoscopic adjustable gastric banding，LAGB）是世界上最常用的减重手术方法之一，在体重减轻和缓解并发症方面取得了很好的效果。1985 年，Hallberg 和 Forsell 首次描述了该术式。1 年后，Kuzmak 植入了一个带有可充气的小直径内球囊的硅胶带。20 世纪 90 年代，澳大利亚的 Catona 和 Broadbent 在腹腔镜下植入了非调节式的胃束带。Belachew 在 1993 年第一次描述了使用胃周技术在腹腔镜下置入可调节胃束带。1996 年 Forsell 使用疏松组织分离法来避免一些不可调节束带的并发症，如胃脱垂。Weiner 在 2000 年描述了综合这些技术的第三种新方法。

胃束带术后的患者在第 1 年需要每个月随访一次，以评估是否需要调整胃束带，避免束带上方的食管下端收缩段过度扩张。随访的检查常规包括透视和对比剂造影，以评估解剖结构和束带位置[1]。

这项技术的效果很好，减肥的过程是缓慢而渐进的。中期和长期结果的报道显示，体重减轻结果差异巨大，达 25%～70%[2]。在美国，已经有两项由 FDA 监督的前瞻性多中心临床试验。Lap-Band 试验 A[3] 从 1995 年到 1998 年招募了 259 名在腹腔镜下通过胃周剥离术植入束带的患者。术后第 1 年的平均额外体重减轻率（%EWL）为 34.5%，第 2 年为 37.8%，术后第 3 年为 36.2%。瑞典 Band 临床研究[4] 在 2003 年招募了 276 例患者，采用腹腔镜疏松组织分离技术，其 3 年的平均超重减重率为 41.1%。

对比其他技术，Angrisani 等[5] 随机分配了 51 例患者分别进行束带术（*n*=27）或胃旁路术（*n*=24）。术后 5 年，接受束带术患者的平均 %EWL 为 47.5%，而胃旁路术组为 66.6%。Nguyen 等[6] 随机分配 86 例患者进行胃束带术和 111 例患者进行胃旁路术，并进行了随访，也得到了相似的结果。Buchwald 等[7] 发表了一项荟萃分析和系统综述，包括 136 项研究和 3873 例 LAGB 患者。平均 %EWL 为 47.5%，随访时间最长为 2 年。O'Brien 等[8] 分析了 4456 例束带术患者的结果也较好：%EWL 在第 1 年、3 年、5 年和 8 年分别为 42.6%、57.5%、54% 和 59.3%。总之，随访时间≥10 年的 LAGB 研究的中位 %EWL 为 48%（范围 33%～60%）[9]，且可逆性[9] 的变异性很大（8%～60%）。

LAGB 因其安全性、有效性、长期的减肥效果和可逆性而被证实是一种可行的减肥手术。3～5 年的额外体重减轻率变化范围在 36%～56%，超过 10 年的长期随访中平均额外体重减轻率为 48%。然而近期也发现了一些诸如患者对束带不耐受、体重反弹和其他不适需要束带移除，甚至在某些情况下需转换为其他术式的问题。

外科技术见视频 28–1。

*. 本章配有视频，可登录网址 https://doi.org/10.1007/978-3-030-55176-6_28 观看。

1. 患者体位和套管针位置

患者取截石位，双臂伸展，主刀医生站立于患者两腿之间，扶镜手和助手在主刀医生左右两侧（图 28–1）。使用 5 个套管针（4 个 5mm 和 1 个 15mm）。

2. His 角解剖（图 28–2）

在放置肝拉钩后，在胃膈韧带内的胃食管交界处左侧做一个小切口。然后，需要通过“金手指”剥离器（Goldfinger）对 His 角进行最小的钝性分离，以保留胃膈韧带。

3. 疏松组织分离（图 28–3）

在这一步中，需要打开疏松结缔组织，以显露右膈脚。

4. 食管裂孔解剖（图 28–4）

必须从右侧膈脚前缘最低的部分（右侧膈脚左右柱形韧带的汇合处）进行正确的解剖。

5. 食管裂孔和膈脚修复（图 28–5）

如果右膈脚术后松弛，左右两个柱形韧带都可以通过 EndoStich® 或标准缝合来修复。通过修复，所有滑动性食管裂孔疝在食管远端充分游离并修复后会减轻。

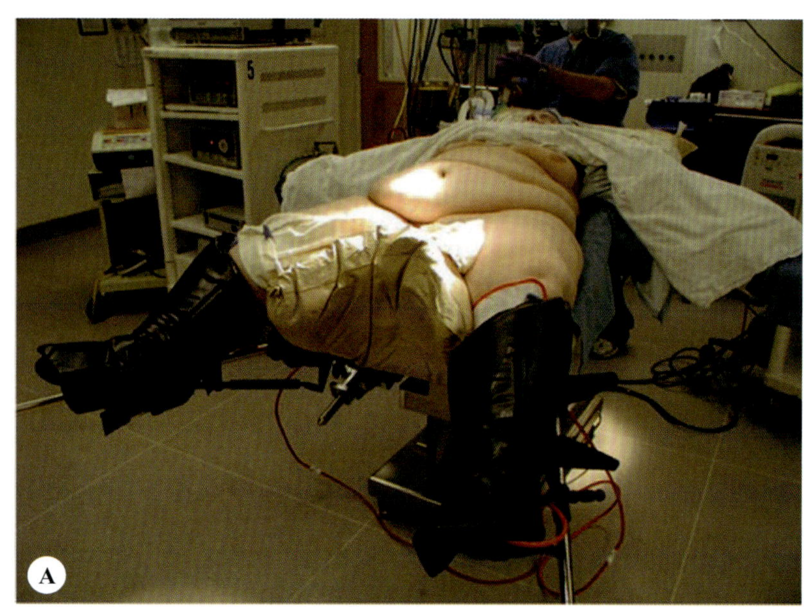
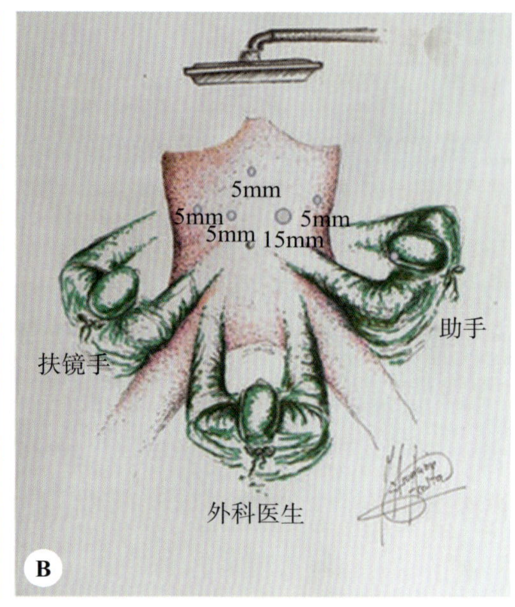

▲ 图 28–1 患者体位及套管针位置：近景（A）及示意（B）

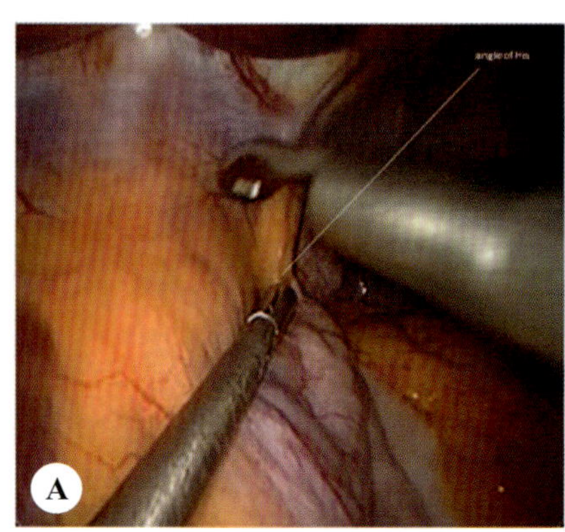
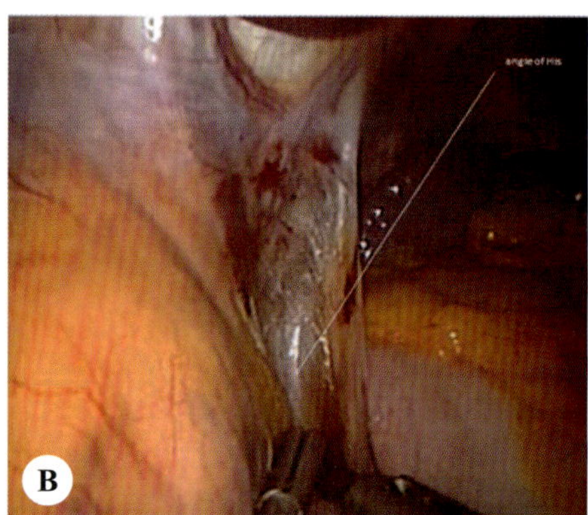
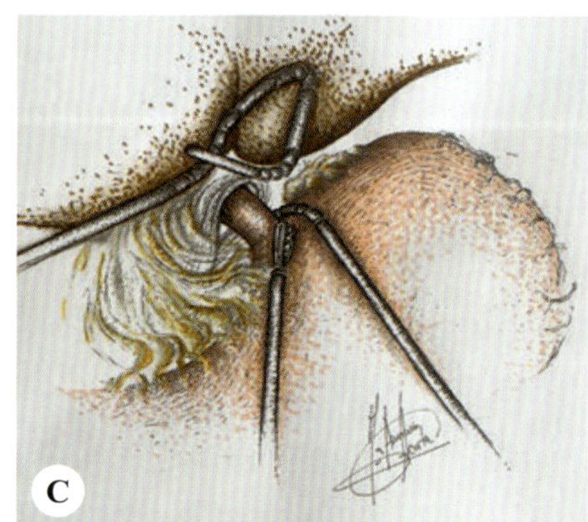

▲ 图 28–2 His 角解剖：近景（A 和 B）及示意（C）

6. 食管后窗的建立（图 28–6）

通过“金手指”剥离器进行钝性分离，可建立一个指向 His 角的食管后窗。

7. 束带装置的引入

使用 15mm 的套管针将束带引入腹部（图 28–7）。导管的末端通过食管后隧道从 His 角拉向右侧（图 28–8）。整个导管必须通过才能正确地放置束带。

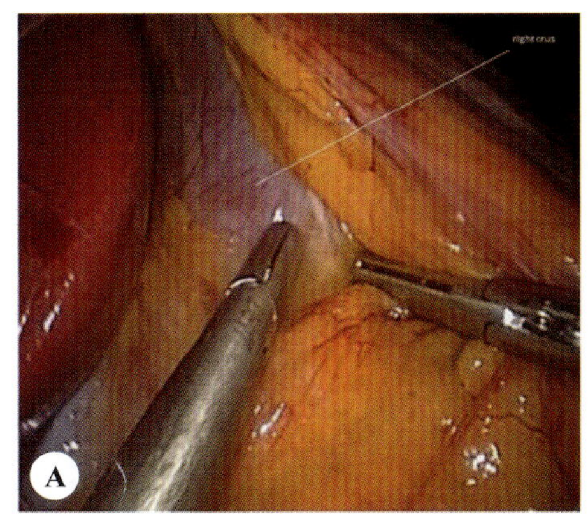

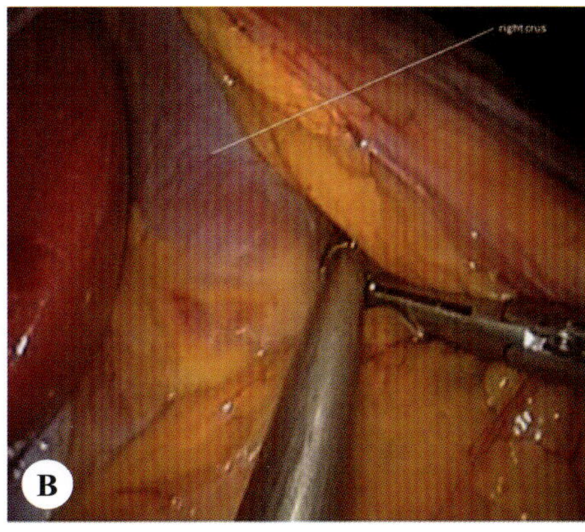

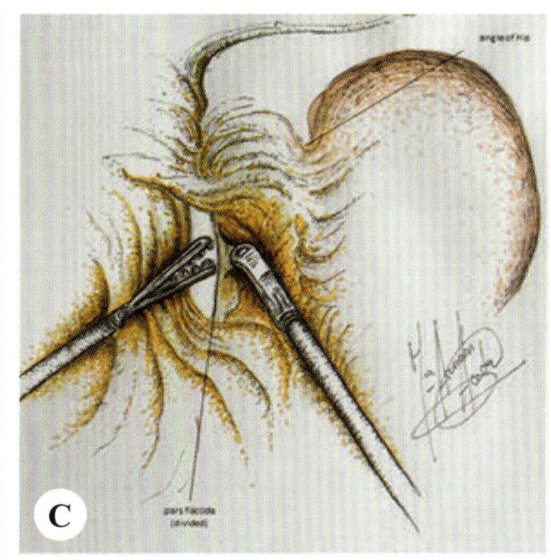

▲ 图 28–3　疏松组织分离和右膈脚的解剖：近景（**A** 和 **B**）及示意（**C**）

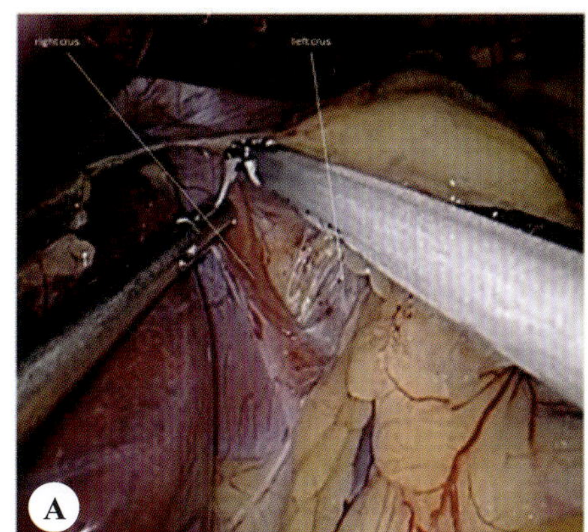

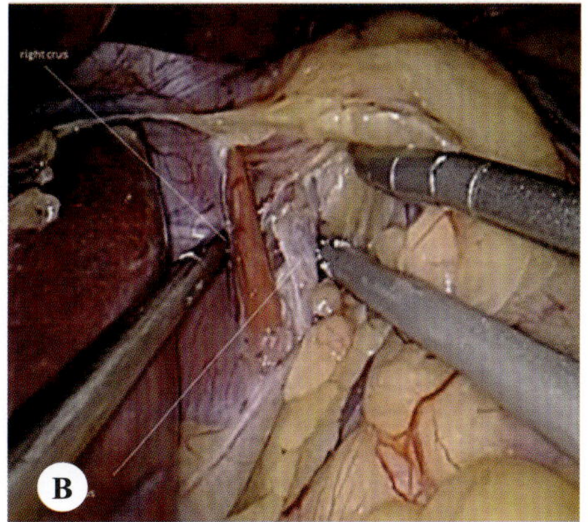

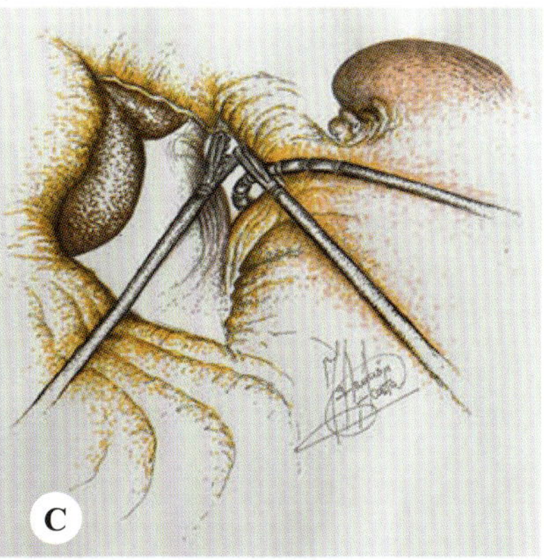

▲ 图 28–4　食管裂孔解剖：近景（**A** 和 **B**）及示意（**C**）

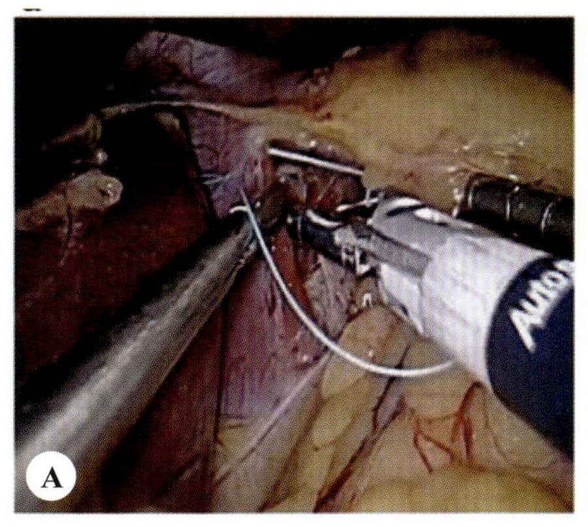

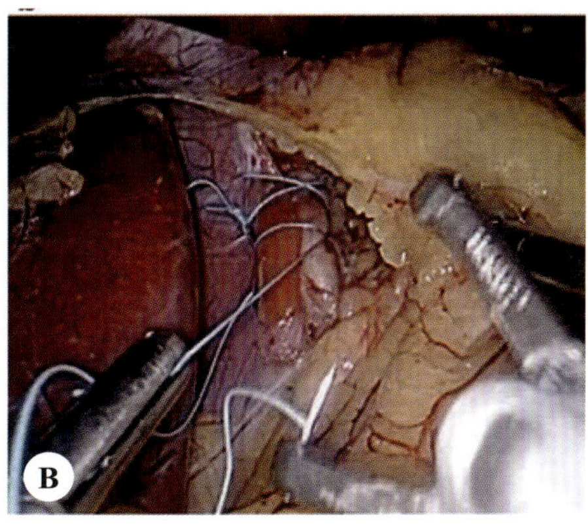

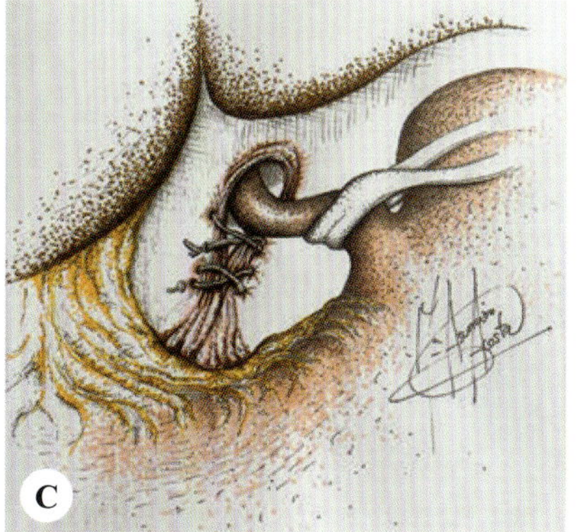

▲ 图 28–5　食管裂孔和膈脚修复：近景（**A** 和 **B**）及示意（**C**）

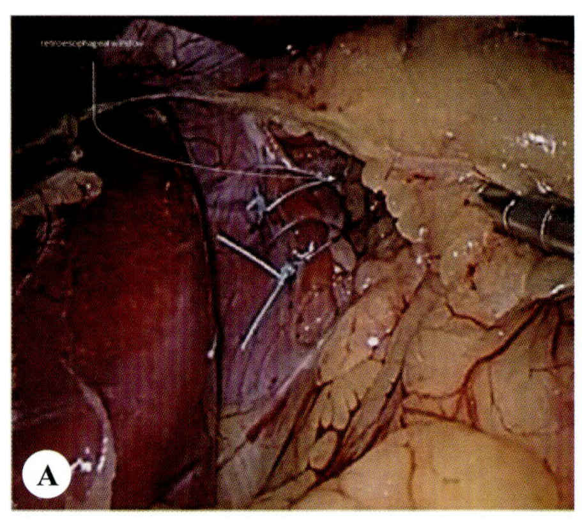
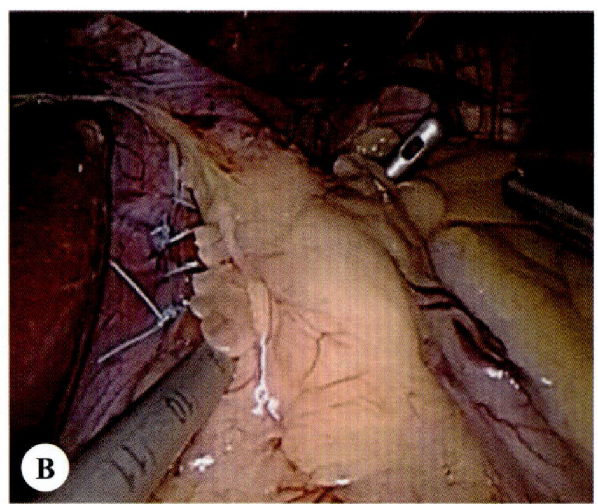
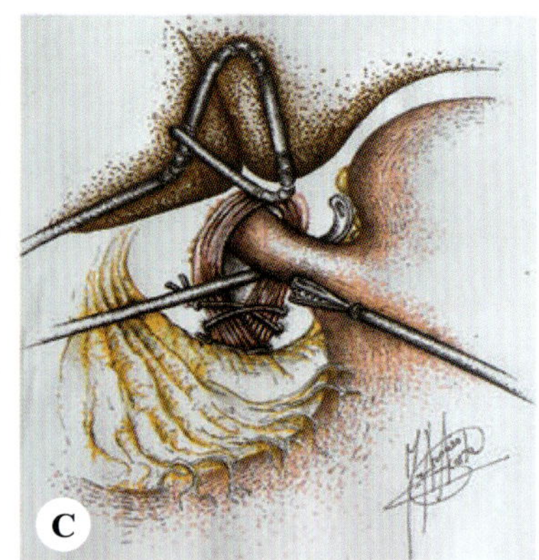

▲ 图 28–6　食管后窗的建立：近景（A 和 B）及示意（C）

8. 锁定束带

锁定的束带不能在贲门上收紧（图 28–9）。一旦束带被正确地放置在贲门周围，束带就被锁定（图 28–10）。束带应该能够围绕贲门自由旋转，否则，就需要解开束带，并切除更多的胃周脂肪。

9. 束带的前（上）胃 – 胃固定（图 28–11）

在前方，进行束带下方胃底到上胃袋的折叠（2 针）。

10. 束带下方固定（图 28–12）

从胃底到胃小弯高处缝合一针，束带的下方固定完成。

11. 放置皮下注射座（图 28–13）

远端管道通过腹部向外，将该侧和调节端注射通路组装起来。用四针缝合将其固定在腹直肌的前侧筋膜。注射座被放置在皮下，而不是体表。用四根针将注射座固定在前直肌筋膜上。

12. 使用注射座和调整束带（图 28–14）

通过束带的注射座注射生理盐水会使其在胃上部周围收紧。这样，食物从食管到胃的通道就减少了。

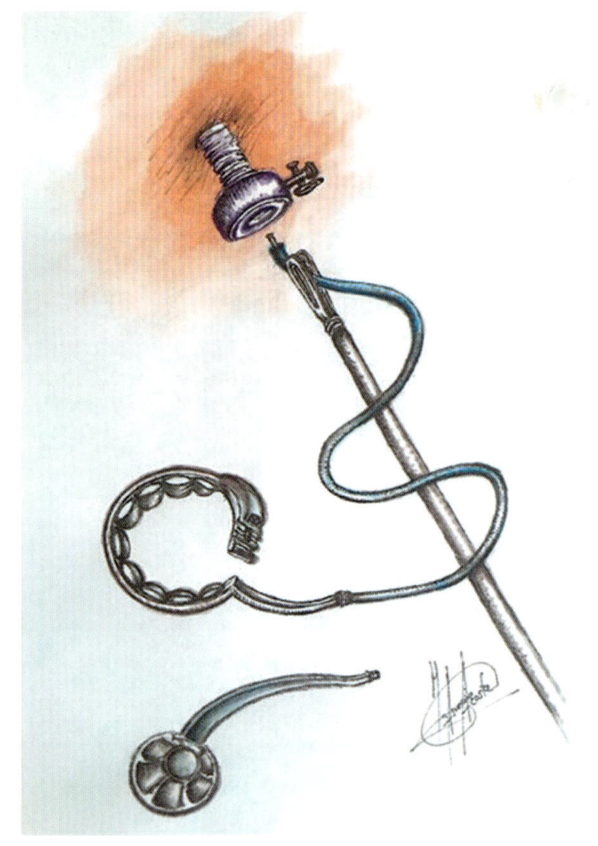

▲ 图 28–7　将束带装置引入腹部

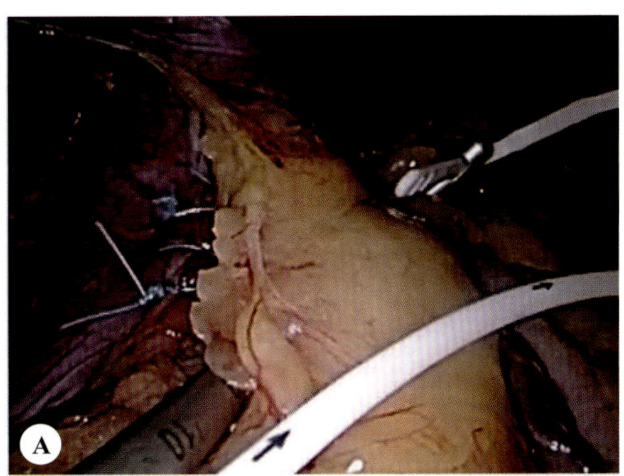

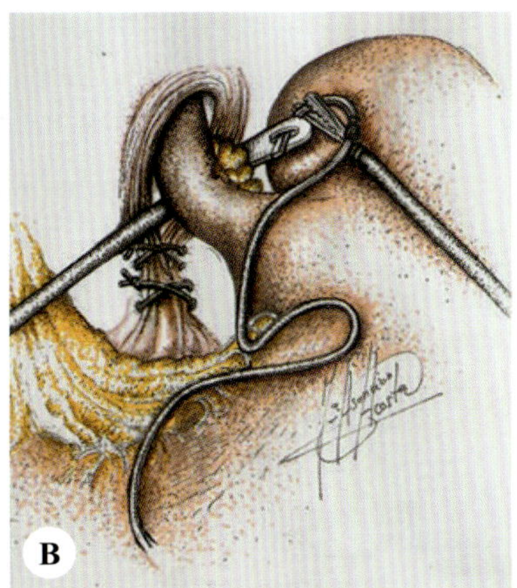

◀ 图 28-8　束带导管通过：近景（**A**）及示意（**B**）

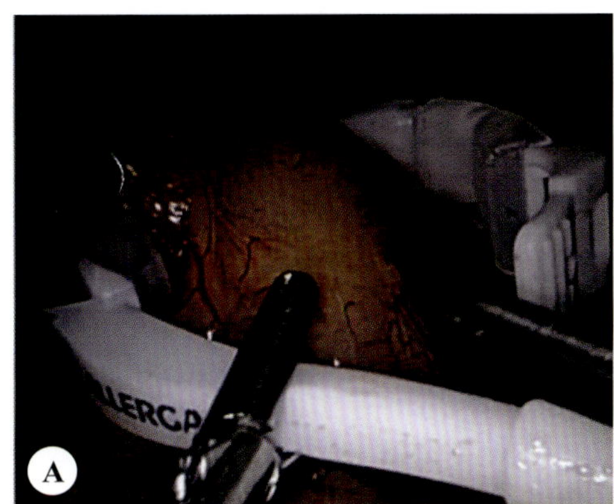

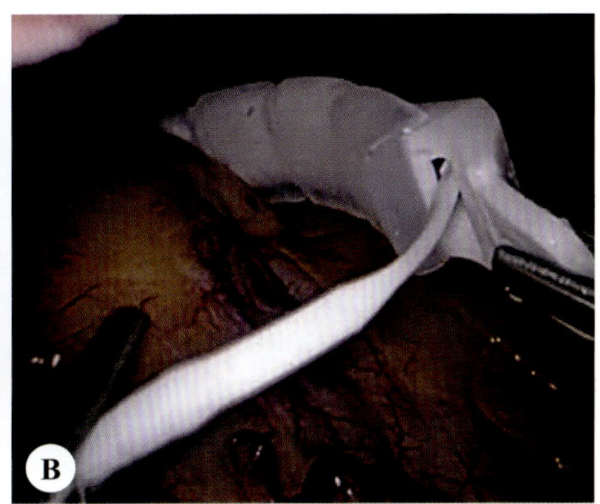

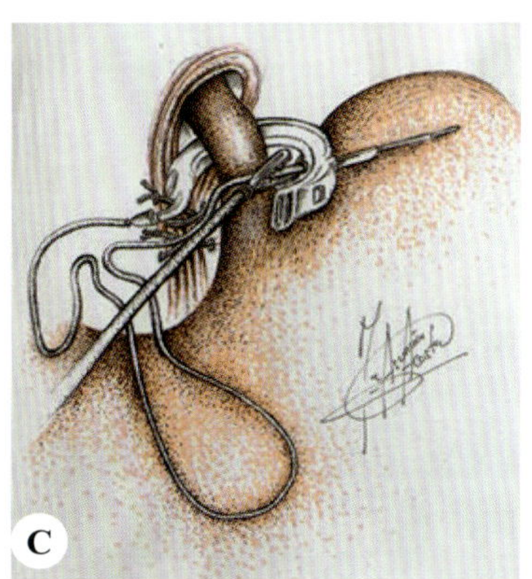

▲ 图 28-9　锁定束带：近景（**A** 和 **B**）及示意（**C**）

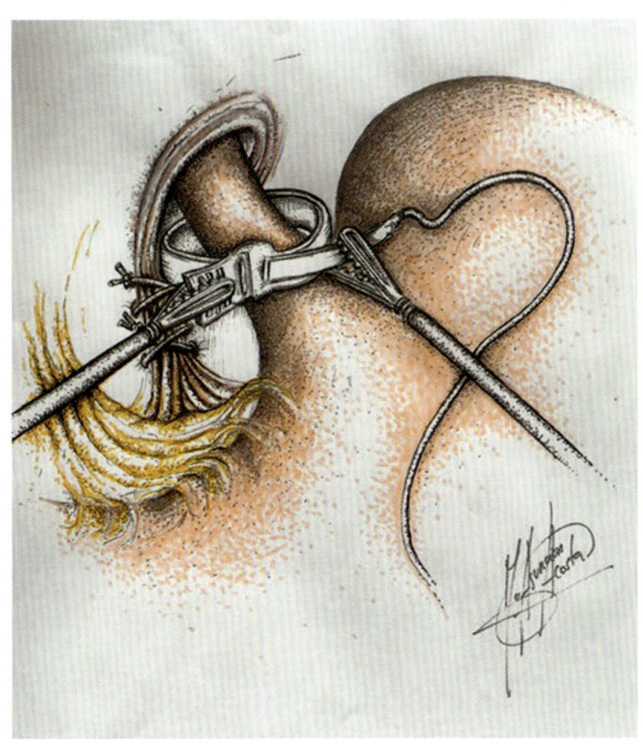

◀ 图 28-10　束带被锁定

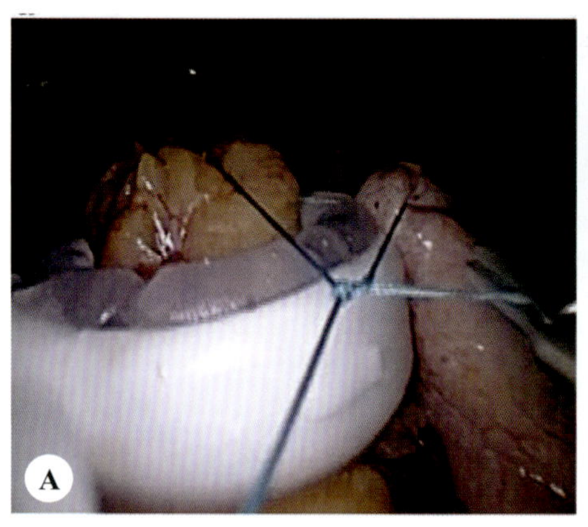
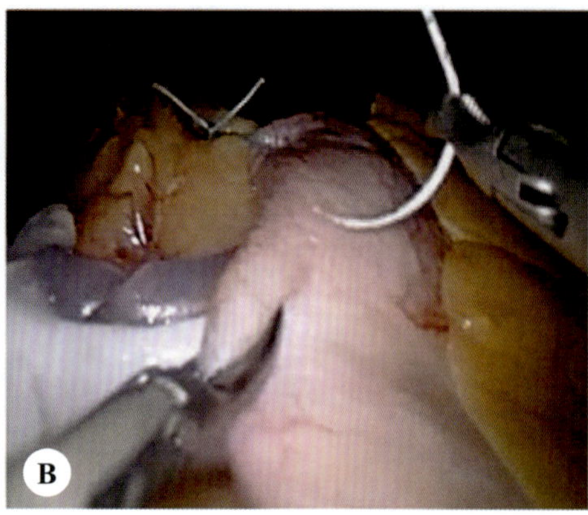
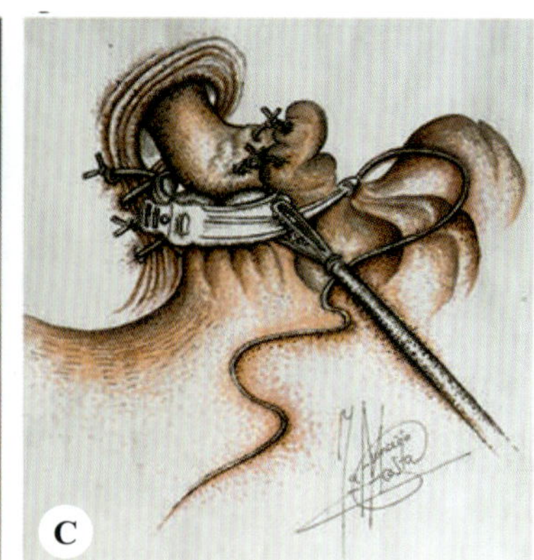

▲ 图 28-11　束带的前（上）胃 - 胃固定：近景（A 和 B）及示意（C）

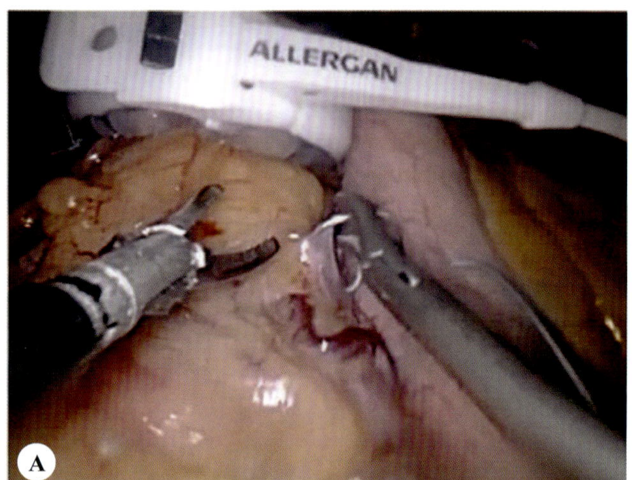

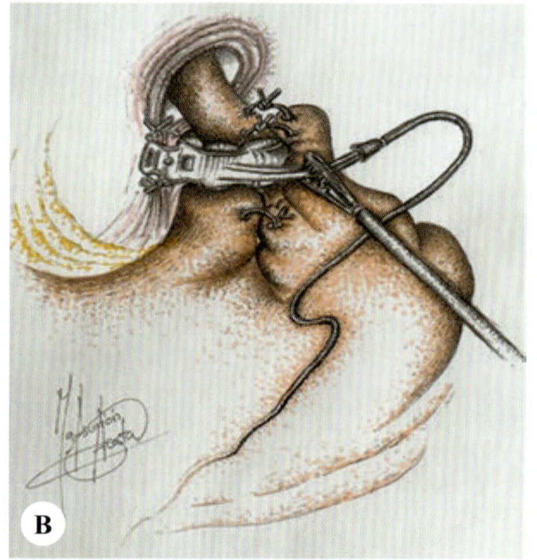

▲ 图 28-12　束带下方固定：近景（A）及示意（B）

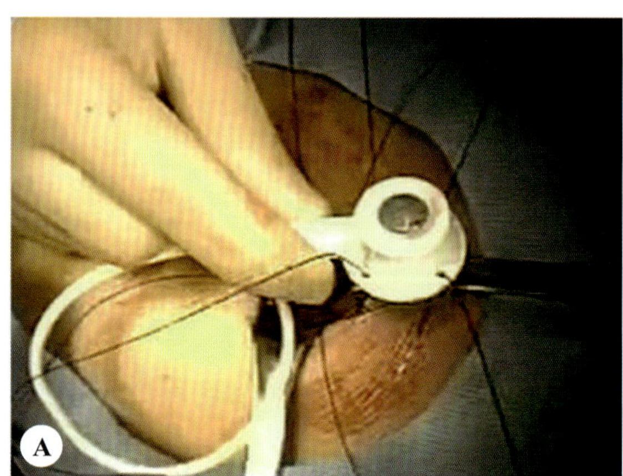
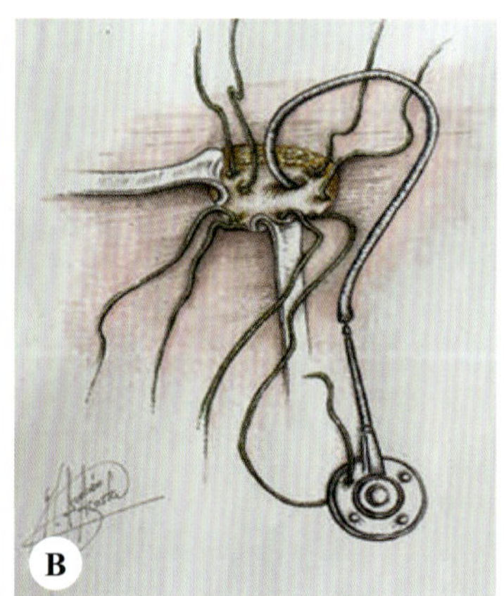
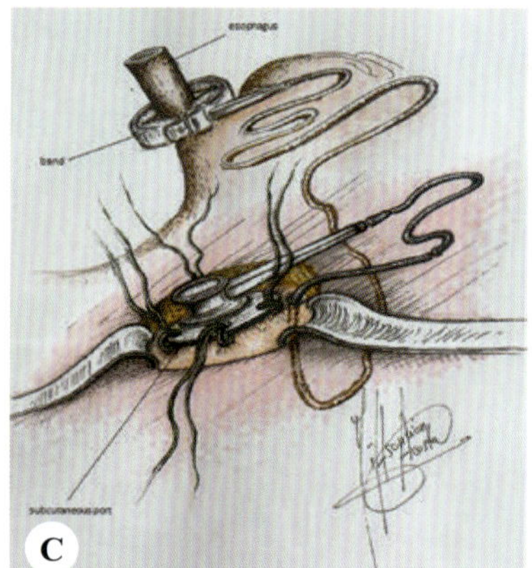

▲ 图 28-13　放置皮下注射座：近景（A）及示意（B 和 C）

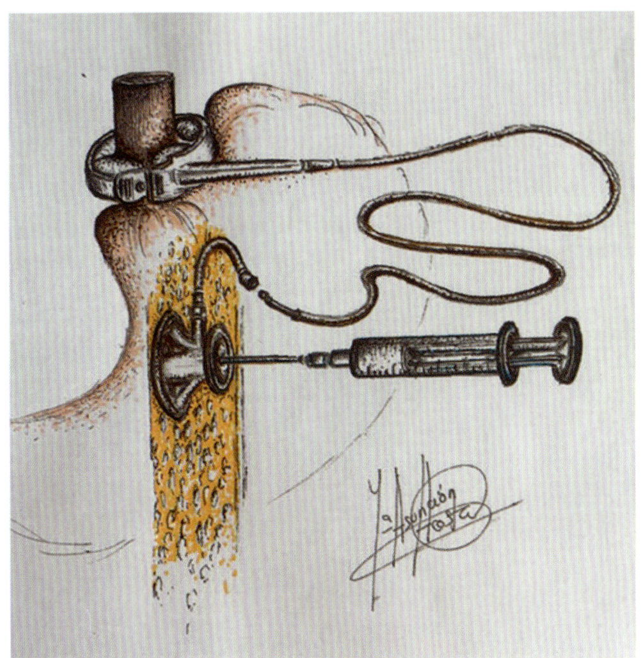

◀ 图 28–14 使用注射座和调整束带的示意

参考文献

[1] Ponce J. Laparoscopic adjustable gastric banding: technique and outcomes. In: Nguyen NT, Blackstone RP, Morton JM, Ponce J, Rosenthal RJ, editors. The ASMBS Textbook of Bariatric Surgery. New York: Springer; 2015. p. 193–204.

[2] Ponce J, Dixon JB. 2004 ASBS consensus conference. Laparoscopic adjustable gastric banding. Surg Obes Relat Dis. 2005;1:310–6.

[3] Ren CJ, Horgan S, Ponce J. U.S. experience with the lap-band system. Am J Surg. 2002;184:46S–50.

[4] Phillips E, Ponce J, Cunneen SA, Bhoyrul S, Gomez E, Ikramuddin S, et al. Safety and effectiveness of realize adjustable gastric band: 3–year prospective study in the United States. Surg Obes Relat Dis. 2009;5:588–97.

[5] Angrisani L, Lorenzo M, Borelli V. Laparoscopic adjustable gastric banding versus roux-en-y gastric bypass: 5–year results of a prospective randomized trial. Surg Obes Relat Dis. 2007;3:127–33.

[6] Nguyen NT, Slone JA, Nguyen XM, Hartman JS, Hoyt DB. A prospective randomized trial of laparoscopic gastric bypass versus laparoscopic adjustable gastric banding for the treatment of morbid obesity. Outcomes, quality of life, and costs. Ann Surg. 2009;250: 631–41.

[7] Buchwald H, Avidor Y, Braunwald E, Jensen MD, Pories W, Fahrbach K, et al. Bariatric surgery. A systematic review and meta-analysis. JAMA. 2004;292(14):1724–37.

[8] O'Brien PE, McPhail T, Chaston TB, Dixon JB. Systematic review of medium-term weight loss after bariatric operations. Obes Surg. 2006;16:1032–40.

[9] O'Brien PE, McDonald L, Anderson M, Brown WA. Long term outcomes after bariatric surgery: fifteen year follow up of adjustable gastric banding and a systematic review of the bariatric surgical literature. Ann Surg. 2013;257(1):87–94.

第 29 章 腹腔镜 Roux-En-Y 胃旁路手术 *

Laparoscopic Roux-En-Y Gastric Bypass

J. Caetano Marchesini Natan Zundel 著

郜娉婷 耿子寒 译 蔡明琰 校

腹腔镜胃旁路手术是世界上最常见的减重手术之一，仅次于袖状胃切除术。Wittgrove 和 Clark [1] 在 1994 年发表了他们关于腹腔镜胃旁路手术的初步研究结果，许多中心已将此术式作为减重患者治疗的金标准 [2]，但实施腹腔镜胃旁路手术方法并没有统一，不同的手术团队有各自的手术步骤。包括不同的胃空肠吻合方式 [3]、营养支长度、结肠前或结肠后 Roux 袢及不同的入路 [4]。

经验丰富的主刀医生进行这些手术都能有很好的疗效，术后患者的体重指数随着时间的推移明显改善，并且 10 年随访中肥胖相关并发症的发生率也显著降低 [5]。术式介绍见视频 29–1。

1. 患者、手术团队和套管针位置

监测患者生命体征，患者取仰卧位，双腿并拢，并在全身麻醉下进行皮肤消毒准备 [6]。放置洞巾以划定手术区域。使患者处于半坐位（约 45°）。该位置可减少套管针与食管胃连接处之间的距离，食管胃连接处是手术区域中较深的部位，取该体位可减少对长柄器械的需求。行肠道手术时患者的体位保持水平，行胃空肠吻合时恢复为半坐位，最后再次变为水平体位以关闭 Petersen 孔。

主刀与第一助手（扶镜）站于患者右侧，第二助手和洗手护士则位于左侧（图 29–1）。套管针的放置方式如下（图 29–1）。

(1) 脐部放置一个 10mm 套管针作为观察孔。

(2) 将两个 5mm 套管针置于上腹部，即在距中线 4cm 剑突附近的肋下位置。主刀左手使用右侧套管针，左侧套管针固定在食管裂孔附近的膈肌处，用于使用抓钳固定肝脏。

(3) 在靠近腋前线的左侧肋下缘插入另一个 10mm 套管针。第二助手通过该套管操纵器械以协助手术，必要时在术毕可用于放置腹腔引流管。

(4) 另外两个 13mm 套管针置于双侧锁骨中线，其到肋缘的距离取决于患者的腹部形状。

2. 分离胃小弯（图 29–2）

手术第一步使用抓钳挑起肝脏。在食管胃连接处第三远端血管旁“鸦爪”支上方开始分离胃小弯。

3. 胃横向切断（图 29–3）

由患者右侧的 13mm 套管针，在神经血管束和胃壁之间的空间置入第一个线性吻合器（45mm 紫色 / 金色钉仓）完成切割闭合。

4. 胃垂直离断

向 His 角方向分离为第二枪垂直切割闭合做准备。置入 32Fr 胃管，指引垂直切割闭合（图 29–4），此时不能通过胃管造成太大胃张力。从左侧的 13mm 套管针置入吻合器（45mm 或 60mm 紫色钉仓），需距离食管约 2cm 进行切割闭合（图 29–5）。

5. 加固缝合（图 29–6）

复查止血后，根据有无局部出血和吻合情况决定是否进行缝合。

---

*. 本章配有视频，可登录网址 https://doi.org/10.1007/978–3–030–55176–6_29 观看。

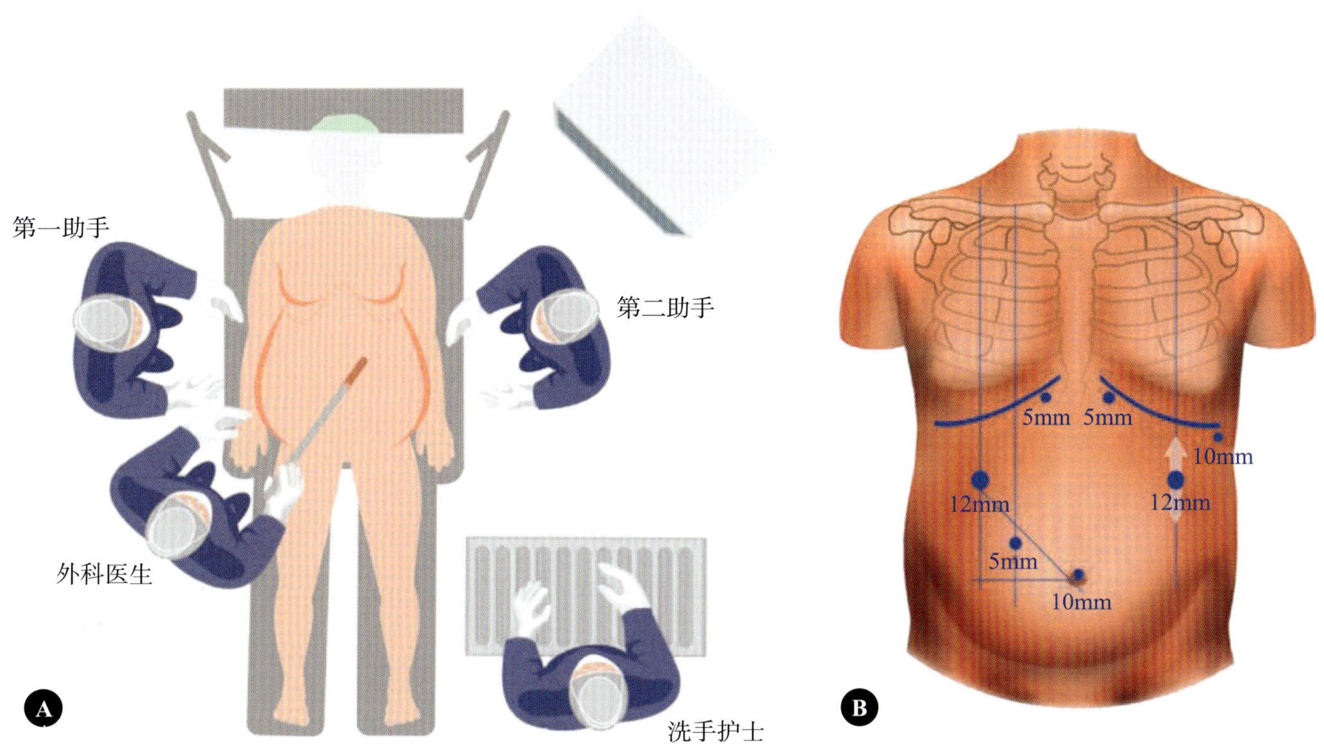

▲ 图 29–1　手术团队及患者（A）、套管针（B）的位置

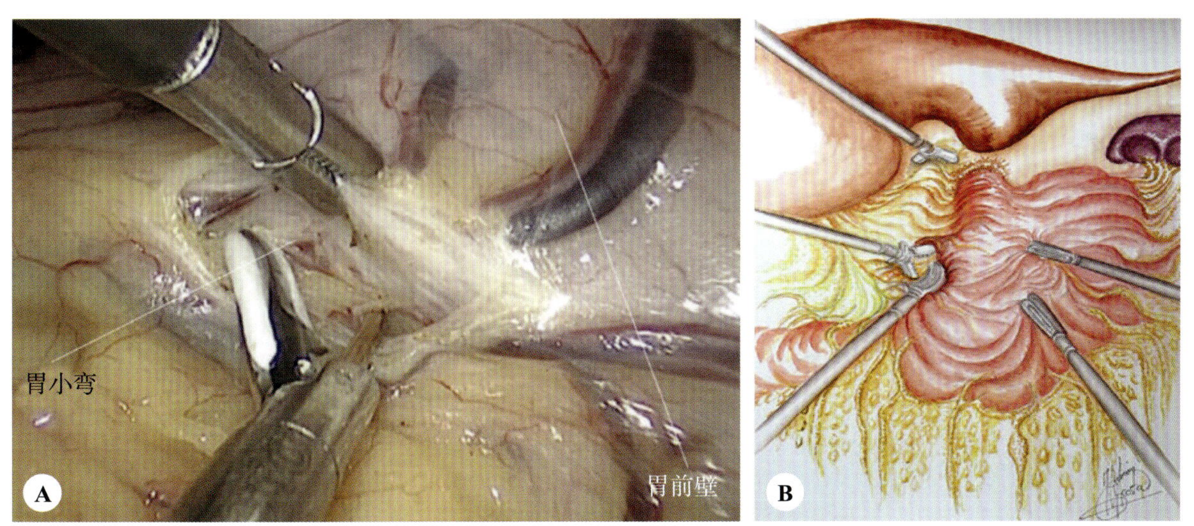

▲ 图 29–2　分离胃小弯：近景（A）及示意（B）

6. 肠道手术操作体位

肠道手术过程中，可以选择性地在患者右侧 13mm 套管针和脐部套管针之间插入一个 5mm 套管针，形成一个三角形图像（图 29–1）。这个额外的套管针使得主刀手臂姿势更符合人体工程学，显著减少了长时间手术操作产生的疲劳。

7. 小肠横断

主刀通过右侧的 13mm 套管针和 5mm 套管针持抓钳，助手通过左侧 13mm 套管针进行操作，显露结肠系膜下区以识别 Treitz 韧带。

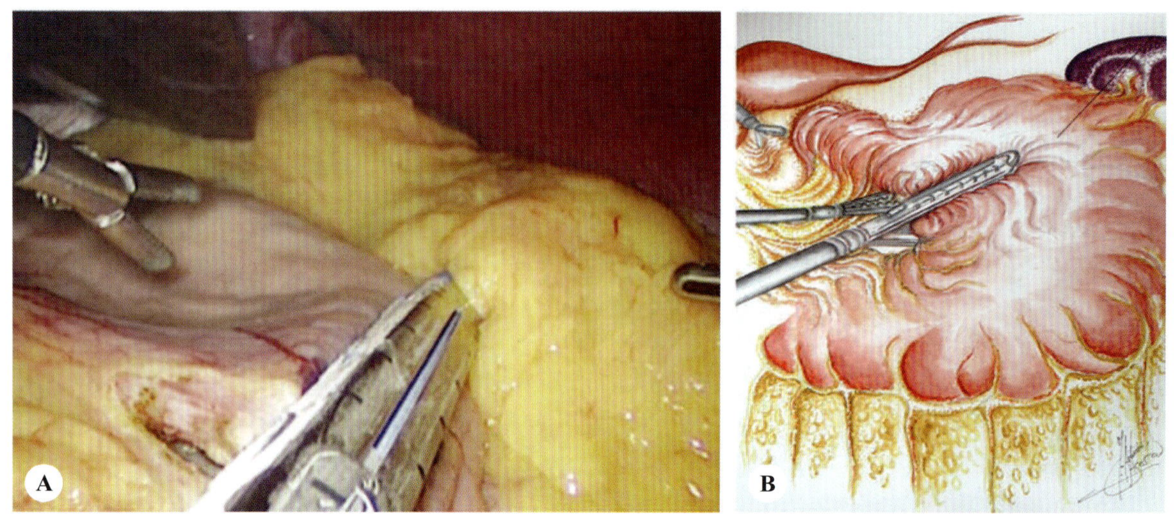

▲ 图 29-3 胃横向离断：近景（A）及示意（B）

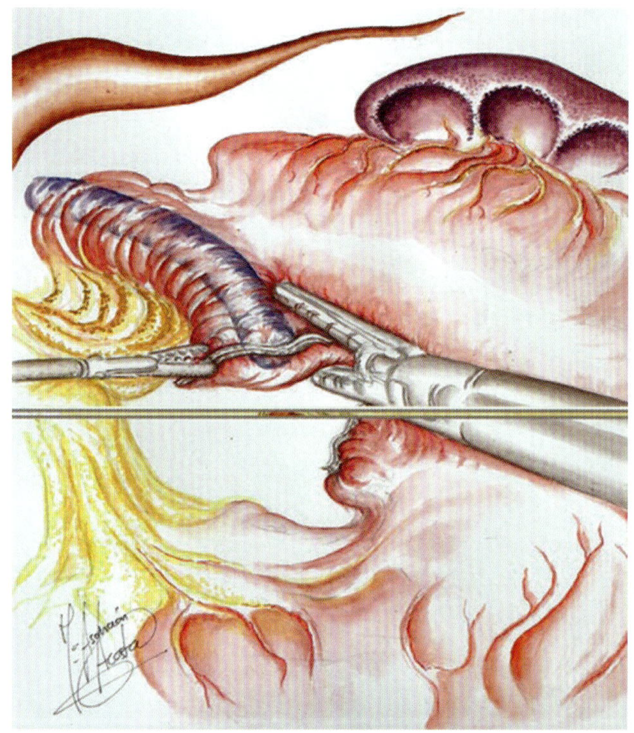

◀ 图 29-4 一根 32Fr 胃管置于胃中

距 Treitz 韧带起始处 120cm 处，用白色钉仓横断小肠。吻合器从右侧 13mm 套管针置入（图 29-7）。

8. 空肠 – 空肠吻合

小肠远断端 100cm 处准备营养支，建立 Roux-en-Y 肠吻合的位置。

为避免混淆，胆胰支朝向 Treitz 韧带放置，而营养支置于患者右侧，打开系膜。这有利于在肠吻合结束时将营养支抬高至胃空肠吻合处。在这个位置，肠系膜间隙很容易显露。

将胆胰支和营养支并排放置，呈现同向蠕动。做两个口以插入吻合器，使用 45mm 白色钉仓进行吻合（图 29-8）。用 3-0 PDStm 线连续缝合关闭开口（图 29-9）。

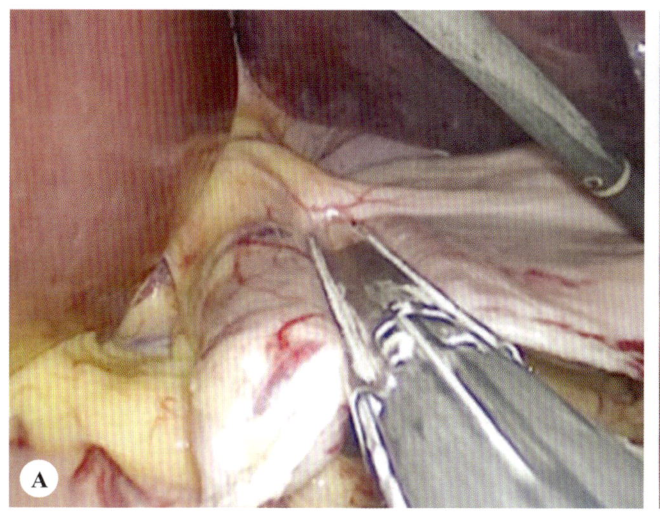

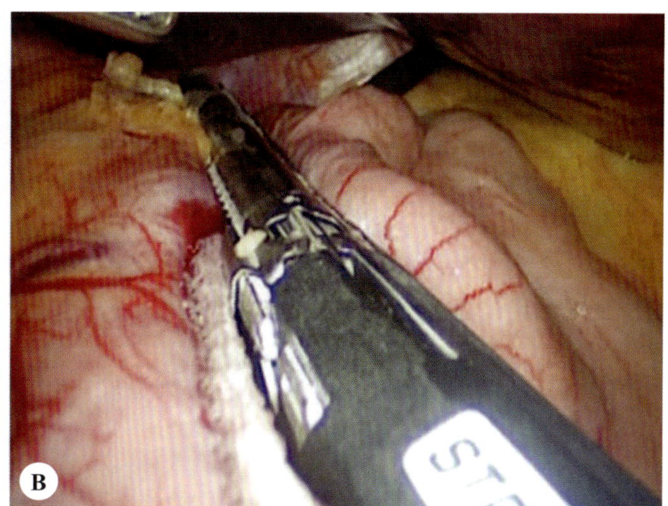

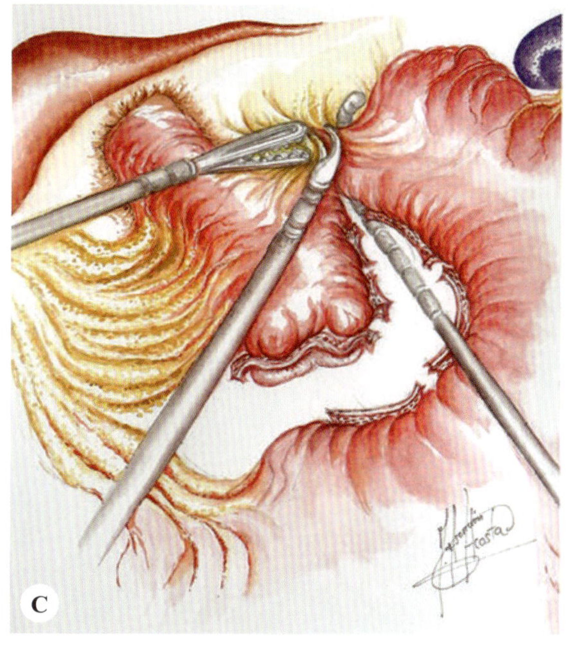

▲ 图 29-5　胃垂直离断：近景（A 和 B）及示意（C）

9. 将营养支缝合固定在胃囊上（图 29-10）

为进行胃空肠吻合术，平行于胃囊提起营养支，在胃囊远端上方约 5cm 处使用 3-0 Ethibondtm 缝线将其固定。

10. 胃空肠吻合术

将带有 45mm 紫色或金色钉仓的吻合器置入胃囊和消化支开口中（图 29-11）。

在胃囊的切线前方进行切割闭合。开口同样使用 3-0 PDStm 线进行双层缝合（图 29-11）。

尽管存在争议，但基于目前的证据，吻合方式的选择在很大程度上取决于主刀的偏好和专业知识[7, 8]。

选择结肠前胃肠吻合是为了预防术后内疝的发生。有两项关于腹腔镜胃旁路手术后内疝发生的研究表明，结肠后裂孔有症状疝最常见的部位[9, 10]，Roux 袢经结肠前路放置避免了结肠后缺损的发生。只有在极少数情况下，如当 Roux 袢活动性差并在胃空肠吻合口处产生张力时，我们更倾向于采用结肠后胃肠吻合。

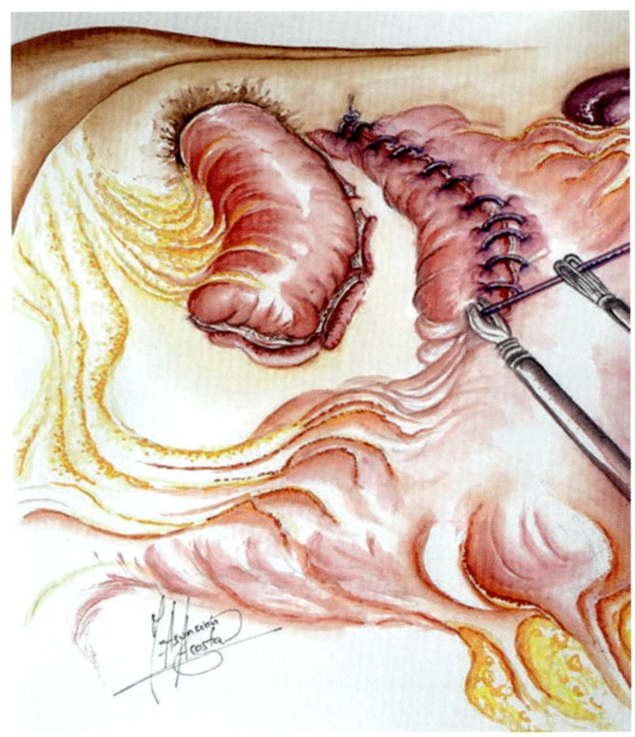

◀ 图 29-6　加固缝合

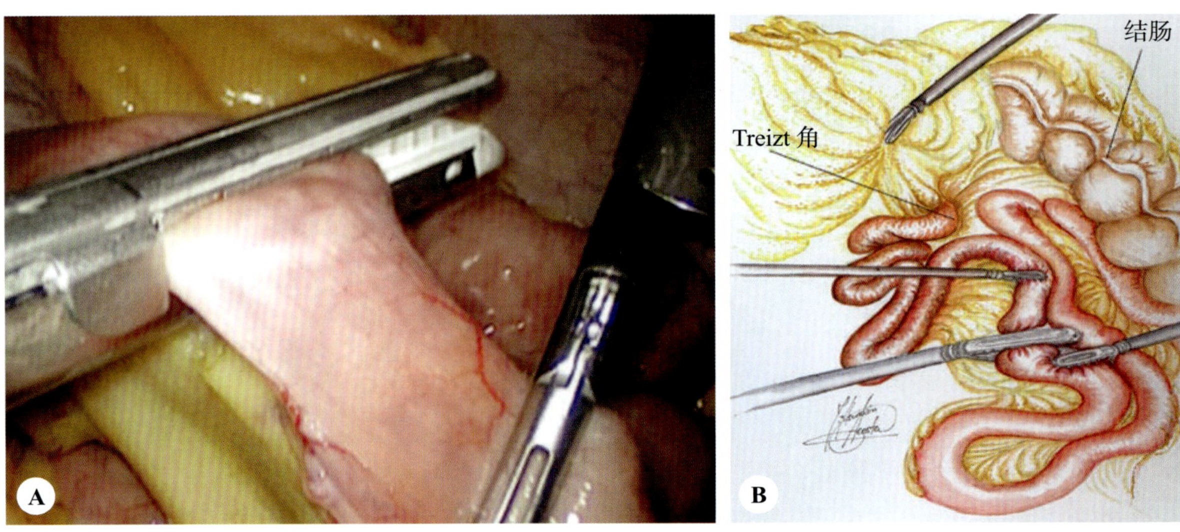

▲ 图 29-7　小肠横断：近景（A）及示意（B）

11. 关闭裂孔（图 29-12）

肠系膜裂孔用 2-0 Ethibond™ 缝合关闭，Roux-en-Y 肠吻合裂口如果先前未闭合的话在手术结束前闭合。这一步可留到最后，以降低胃空肠吻合时的张力。用 2-0 Ethibond™ 关闭 Petersen 孔。

上述操作后进行止血，并通过亚甲蓝进行测漏试验。可选择使用烟卷引流，但并非强制要求。

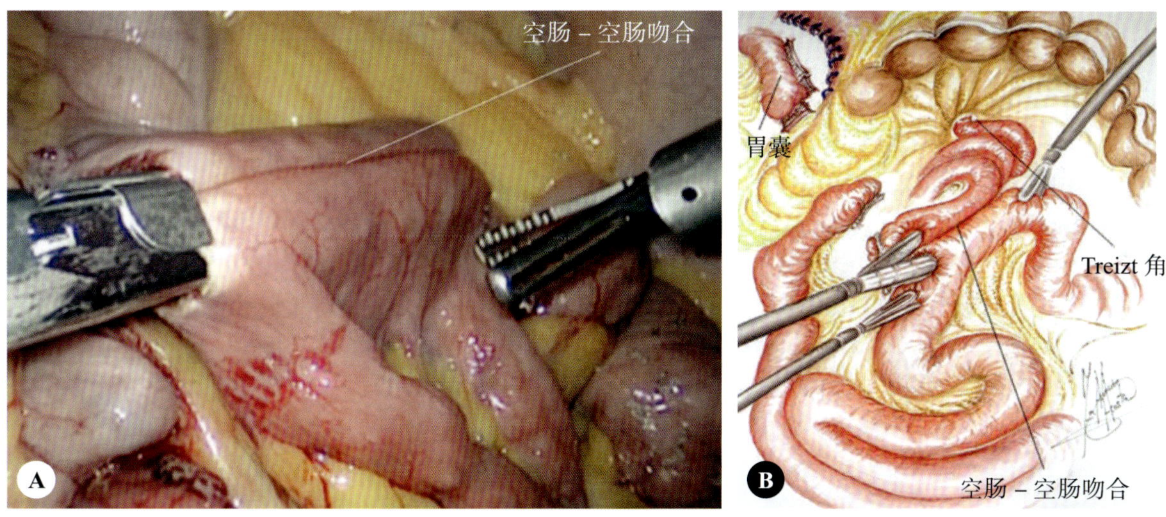

▲ 图 29-8　空肠 – 空肠吻合：近景（A）及示意（B）

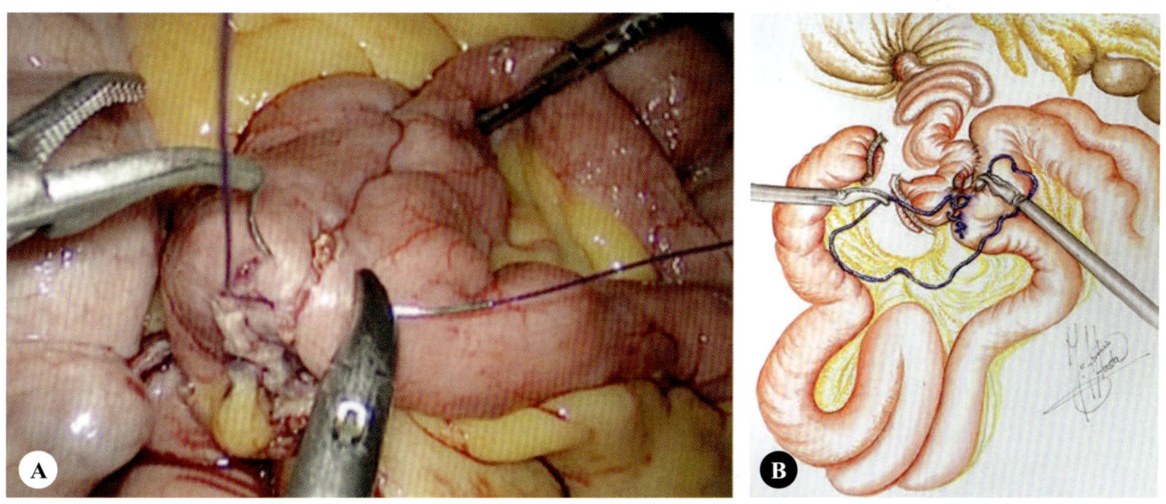

▲ 图 29-9　关闭开口：近景（A）及示意（B）

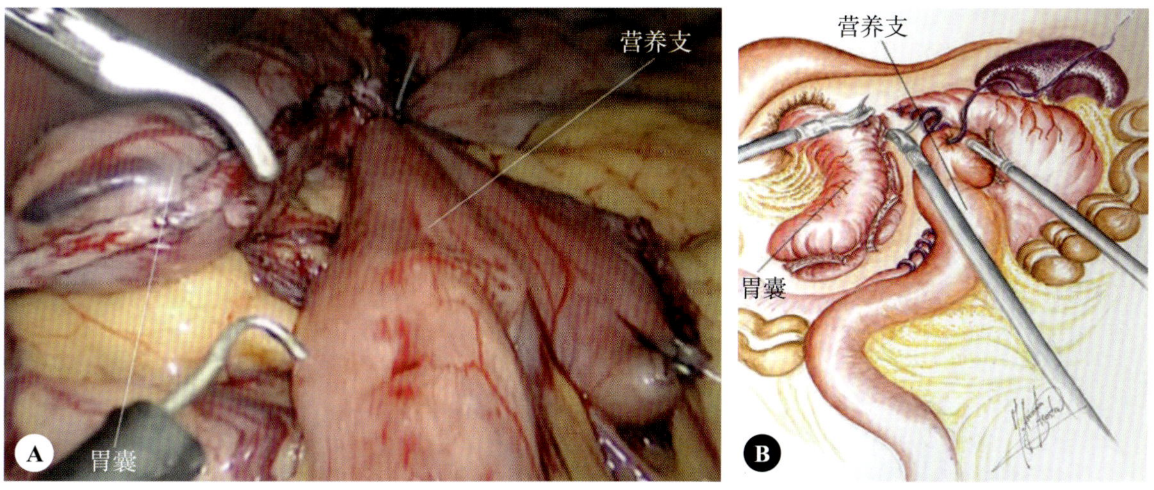

▲ 图 29-10　将营养支缝合固定在胃囊上：近景（A）及示意（B）

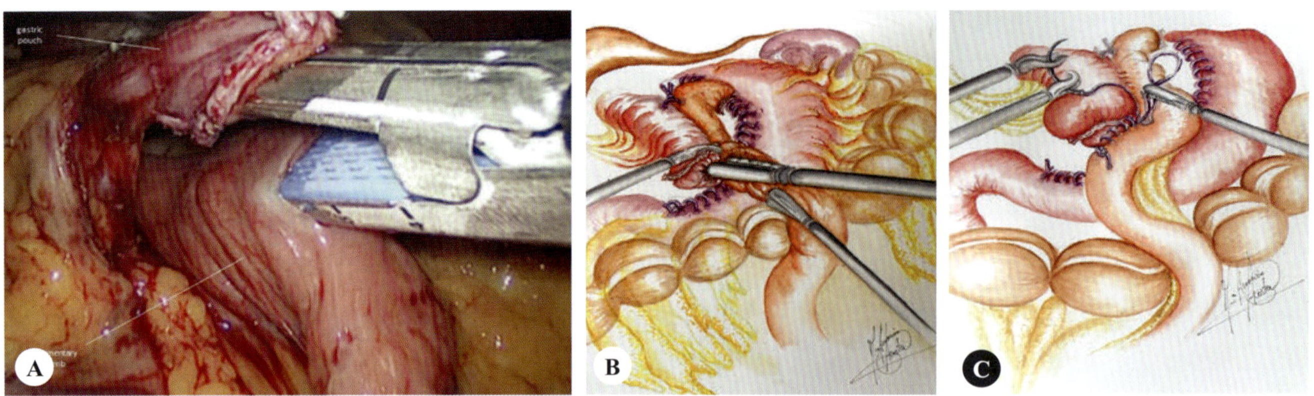

▲ 图 29-11　胃空肠吻合：近景（A）及示意（B 和 C）

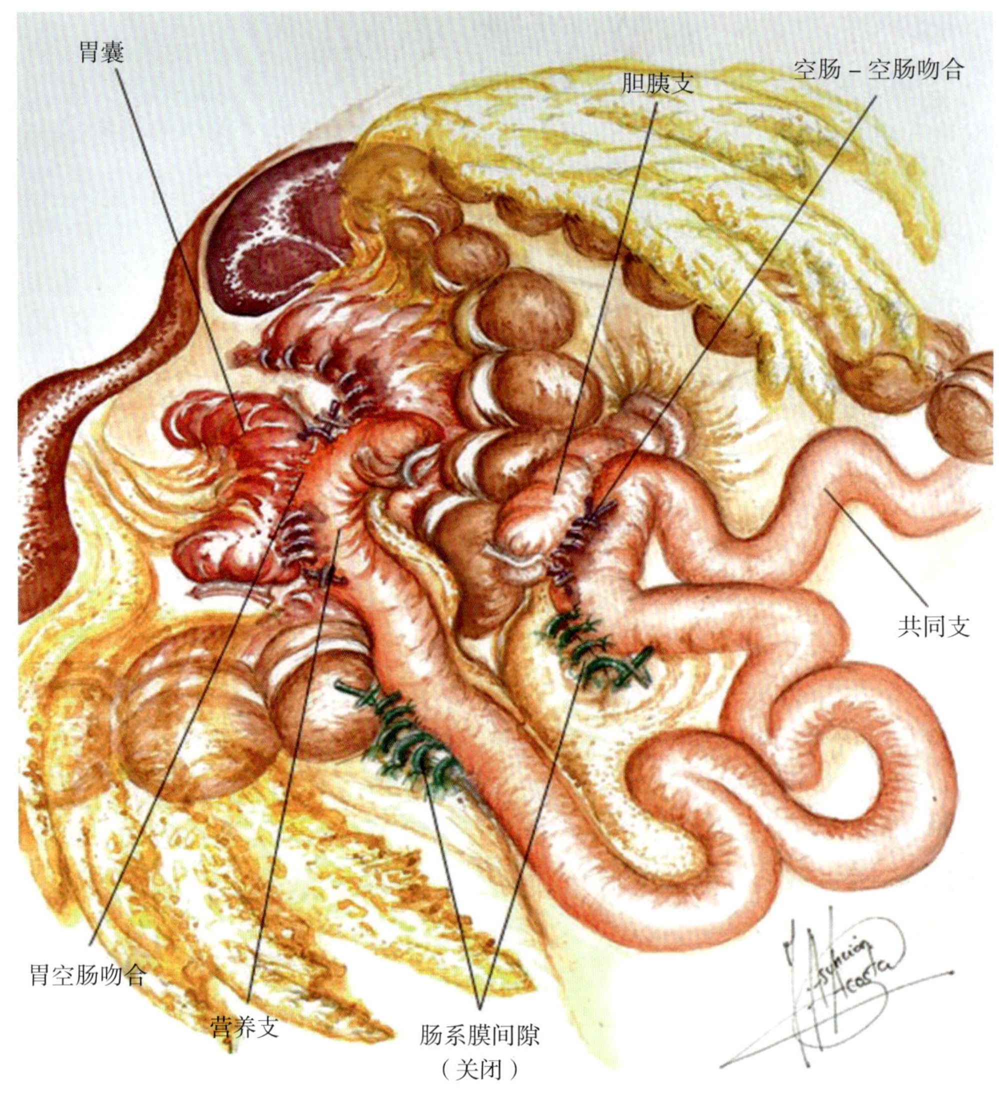

▲ 图 29-12　关闭裂孔，最终术野

参考文献

[1] Wittgrove AC, Clark GW, Tremblay LJ. Laparoscopic gastric bypass, Roux-en-Y: preliminary report of five cases. Obes Surg. 1994;4(4): 353–7.

[2] Buchwald H, Oien DM. Metabolic/bariatric surgery worldwide 2011. Obes Surg. 2013;23(4):427–36.

[3] Higa KD, Boone KB, Ho T, Davies OG. Laparoscopic Roux-en-Y gastric bypass for morbid obesity: technique and preliminary results of our first 400 patients. Arch Surg 2000;135:1029–33; discussion 1033–1034.

[4] Marchesini JC, Marchesini JB, Baretta GA, Castro GR, Sadowski JA, Sobottka WH, Feistler R. Laparoscopic Roux-en-Y gastric bypass with single transumbilical incision–GelPoint?. Arq Bras Cir Dig. 2013;26(1):83–4.

[5] Mehaffey JH, LaPar DJ, Clement KC, Turrentine FE, Miller MS, Hallowell PT, Schirmer BD. 10–Year outcomes after Roux-en-Y gastric bypass. Ann Surg. 2016;264(1):121–6.

[6] Higa KD, Ho T, Boone KB. LaparoscopicRoux-en-Ygastric bypass: technique and 3–year follow-up. J Laparoendosc Adv Surg Tech A. 2001;11:377–82.

[7] Champion JK, Williams MD. Prospective randomized comparison of linear staplers during laparoscopic Roux-en-Y gastric bypass. Obes Surg. 2003;13:855–9; discussion 860.

[8] Korenkov M, Goh P, Yucel N, Troidl H. Laparoscopic gastric bypass for morbid obesity with linear gastroenterostomy. Obes Surg. 2003;13:360–3.

[9] Higa KD, Ho T, Boone KB. Internal hernias after laparoscopic Roux-en-Y gastric bypass: Incidence, treatment and prevention. Obes Surg. 2003;13:350–4.

[10] Champion JK, Williams M. Small bowel obstruction and internal hernias after laparoscopic Roux-en-Y gastric bypass. Obes Surg. 2003;13:596–600.

第 30 章　腹腔镜袖状胃切除术 *

Laparoscopic Sleeve Gastrectomy

Michel Gagner　著

郜娉婷　耿子寒　译　　蔡明琰　校

袖状胃切除术是一种限制性内分泌相关手术，胃被缩小为小于 2100ml 的垂直管状。胃大弯和胃底的切除改变了胃的内分泌环境从而导致代谢的改变，尤其是减少对饥饿和饱腹感产生影响的生长激素释放肽的产生[1-3]。

袖状胃切除术一开始被描述为高危患者十二指肠转位术的第一步[4-6]。在单独评估该手术疗效后，许多外科团队决定将此术式作为明确的减重手术。

如今，袖状胃切除术是世界上最常见的减重手术。正确掌握手术适应证并根据专家建议进行安全的操作是非常重要的[7]。

袖状胃切除术的长期疗效非常好，主要体现在体重减轻及并发症治愈。手术并发症并不常见，其中狭窄、反流、出血和瘘是相对常见的并发症，此时需要多学科团队进行治疗。术式介绍见视频 30–1。

1. 患者、手术团队和套管针位置

患者取仰卧位，双腿分开，双臂外展。主刀站在患者双腿之间，扶镜的助手站在患者右侧，第一助手站在患者左侧（法式位置）。套管针的放置方式如下。

(1) 脐部放置一个 10mm 套管针作为观察孔（30°）。

(2) 将一个 5mm 套管针置于上腹部，位于剑突附近，用于牵拉肝脏。

(3) 将一个 5mm 套管针置于右上腹，用于后续主刀的左手操作。

(4) 将一个 12mm 套管针置于左上腹，用于后续主刀的右手操作。

(5) 将一个 5mm 套管针置于左腹部外侧，用于后续助手操作。

2. 术野显露

首先，放置肝脏拉钩并评估胃和食管裂孔的位置（图 30–1）。

3. 分离胃大弯（图 30–2）

从胃窦开始分离大弯侧，至胃角，直至幽门附近。

4. 离断胃短血管（图 30–3）

小心分离胃短血管。有时扩张的胃底会使分离过程变得困难。为获得正确的视野并避免该区域出血，主刀和助手都必须小心地将胃底牵引到左侧。

5. 分离 His 角（图 30–4）

继续向 His 角解剖。彻底分离胃后壁对以便正确分离左膈脚和 His 角。

6. 胃的离断（图 30–5）

待胃大弯完全游离后，将 Fouche 管（36Fr）放入胃腔，置于胃小弯处，然后沿着 Fouche 管插入吻合器（60mm/4.8mm 钉仓）以进行袖状胃切除。吻合钉表面覆有生物可吸收材料以预防出血，降低瘘的发生率。

*. 本章配有视频，可登录网址 https://doi.org/10.1007/978-3-030-55176-6_30 观看。

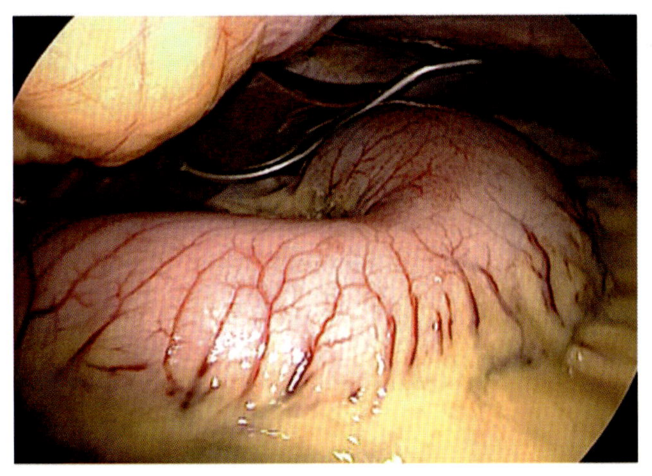

▲ 图 30–1　术野显露

7. 第一个切缘末端缝合（图 30–6）

待第一次切割闭合激发后，在其末端（近幽门处）进行 X 形缝合。

8. 胃部分切除（图 30–7）

沿着胃管向 His 角进行胃的部分切除。

9. 对靠近 His 角的末端进行缝合（图 30–8）

待最后一次激发后，在靠近 His 角的末端进行 X 形缝合。

10. 分离松弛部（预防食管裂孔疝）（图 30–9）

为了预防食管裂孔疝的发生，胃切除后需要进行食管裂孔缺损修补。先分离松弛部以正确分离膈脚。

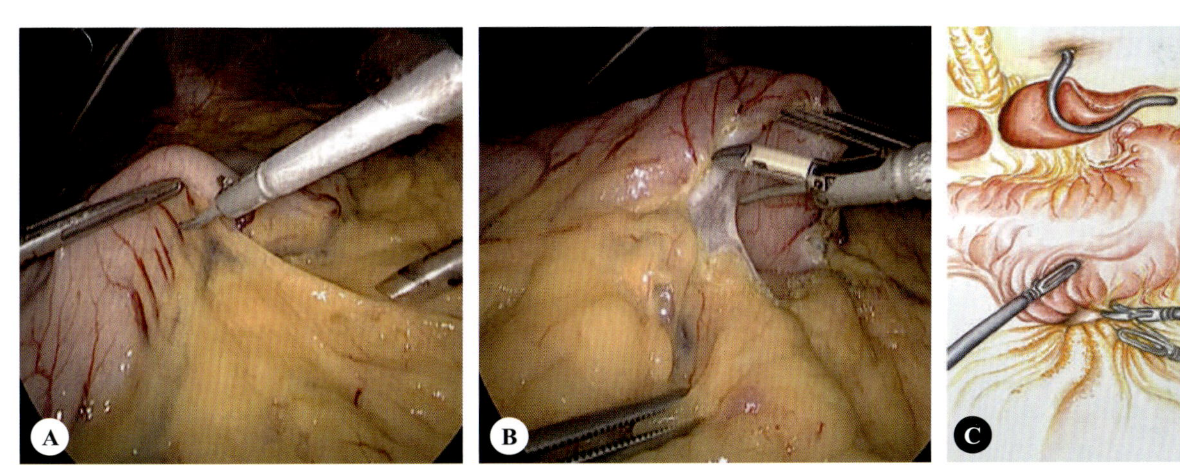

▲ 图 30–2　分离胃大弯：近景（A 和 B）及示意（C）

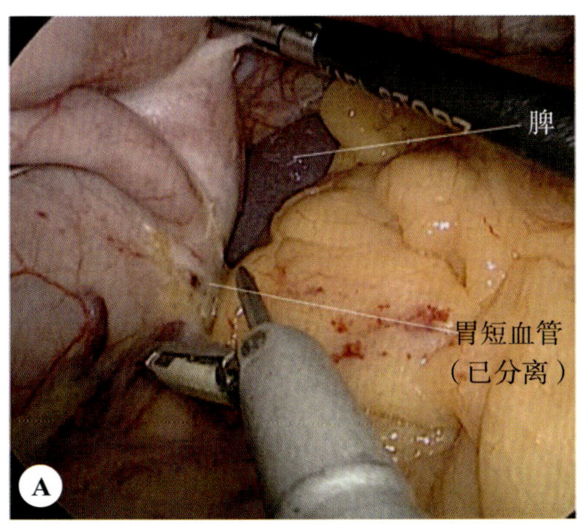

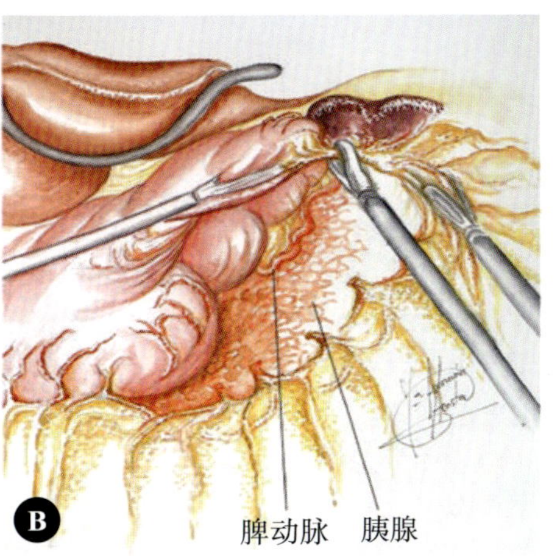

◀ 图 30–3　离断胃短血管：近景（A）及示意（B）

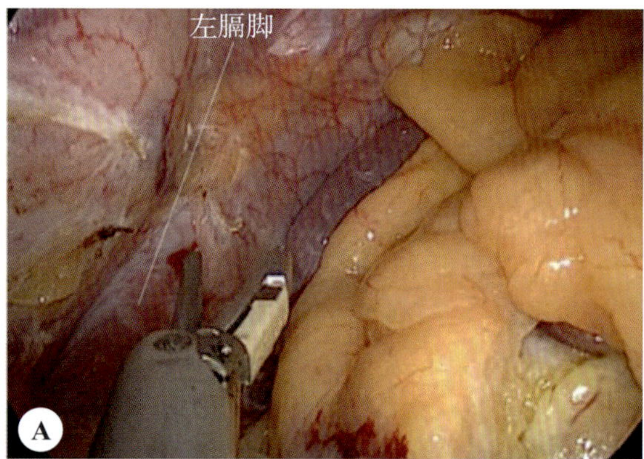

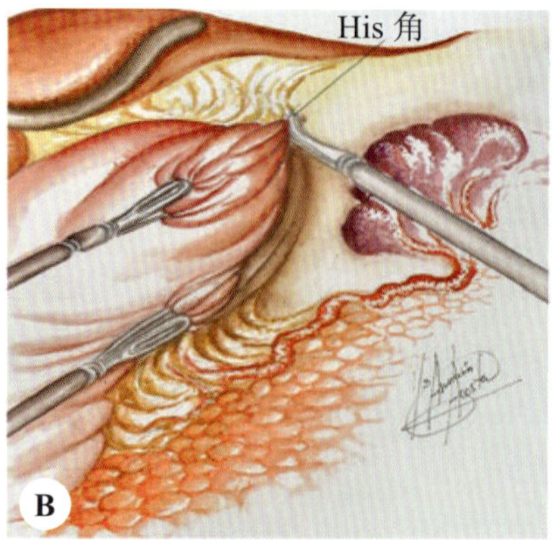

◀ 图 30-4 分离 His 角和左膈脚：近景（A）及示意（B）

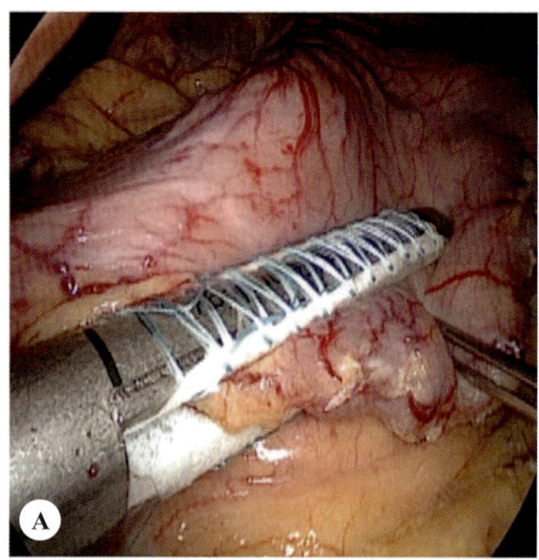

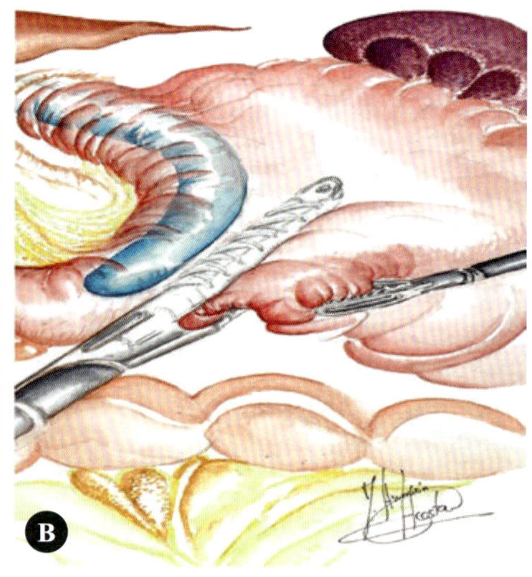

◀ 图 30-5 胃的离断：近景（A）及示意（B）

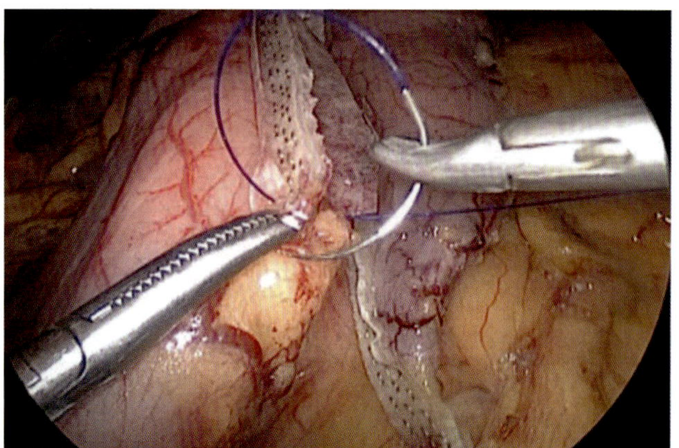

▲ 图 30-6 第一个切缘末端缝合

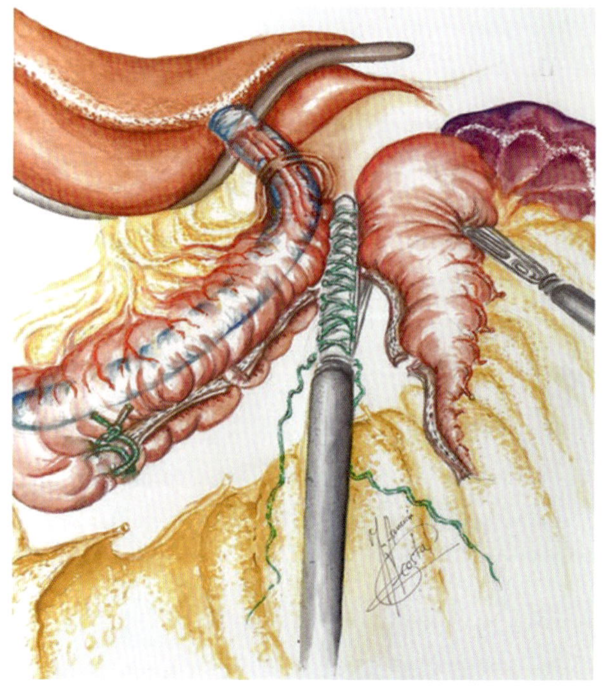

▲ 图 30-7 胃部分切除

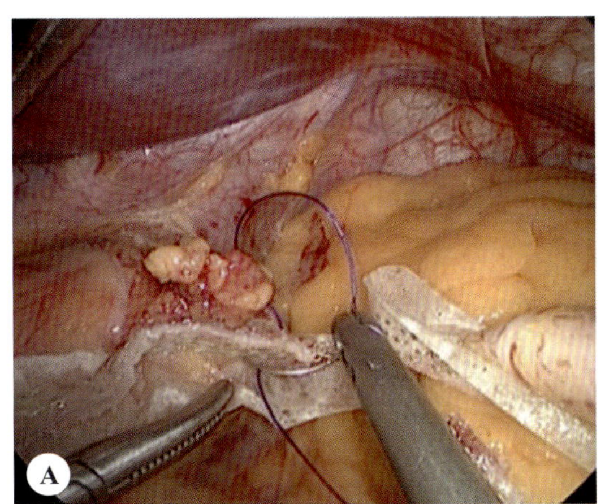
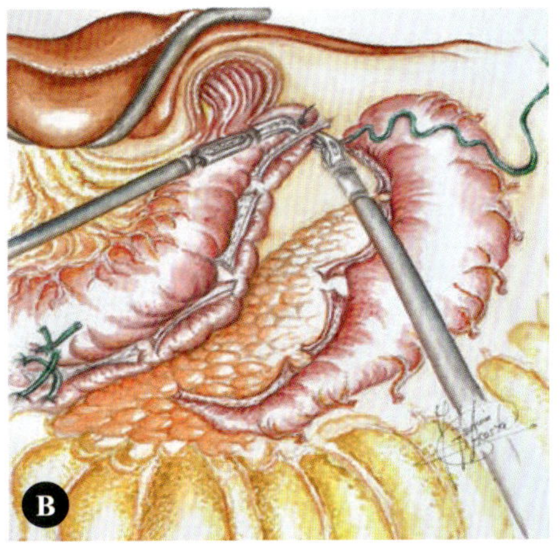

◀ 图 30-8　胃部分切除的末端缝合：近景（A）及示意（B）

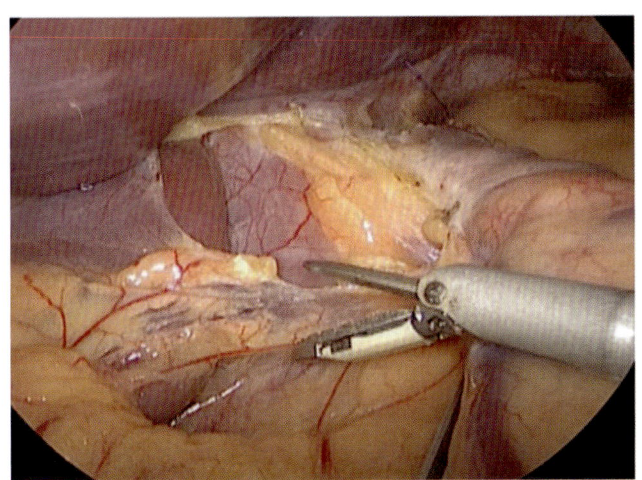

▲ 图 30-9　分离松弛部

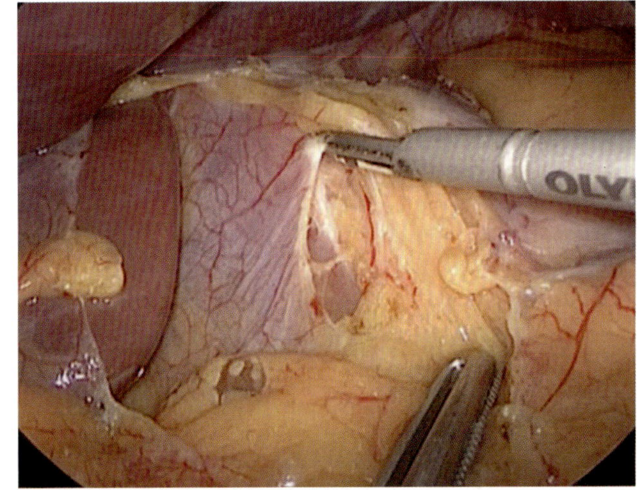

▲ 图 30-10　分离右膈脚

11. 分离右膈脚（预防食管裂孔疝）（图 30-10）

下一步是由食管裂孔后向前进行右膈脚的分离。

12. 食管后孔（图 30-11）

在正确识别食管裂孔并分离左右膈脚后，通过钝性分离形成食管后孔。

13. 食管牵引（图 30-12）

为正确观察食管裂孔，需牵引腹段食管。通过食管后孔放置烟卷引流管。

14. 关闭食管裂孔（图 30-13）

膈脚的后部用不可吸收线进行全肌层关闭，通常需要缝合 1～2 针以闭合食管裂孔。

15. 最终术野（图 30-14）

全面检查术野后结束手术。

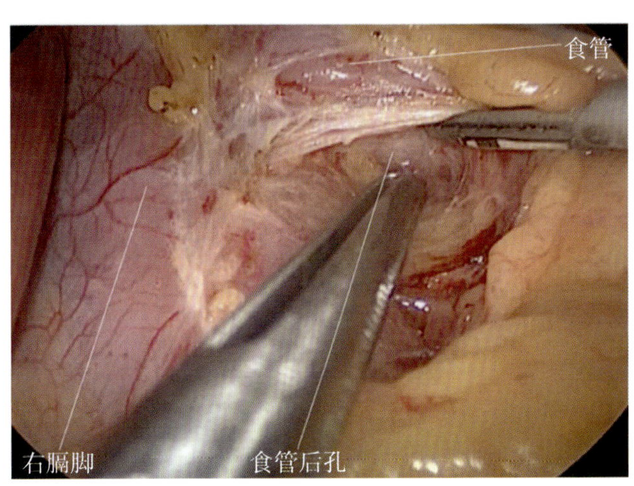

▲ 图 30-11　食管后孔

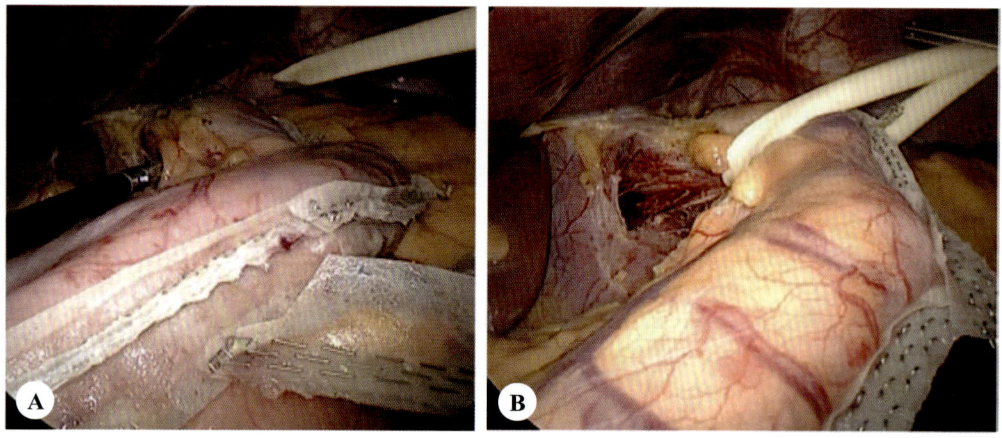

▲ 图 30–12 食管牵引

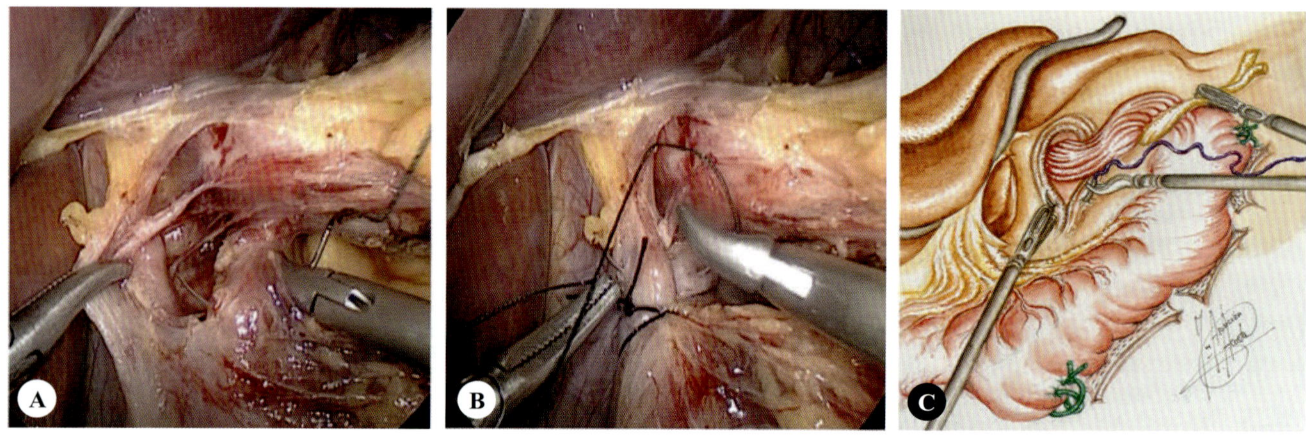

▲ 图 30–13 关闭食管裂孔：近景（A 和 B）及示意（C）

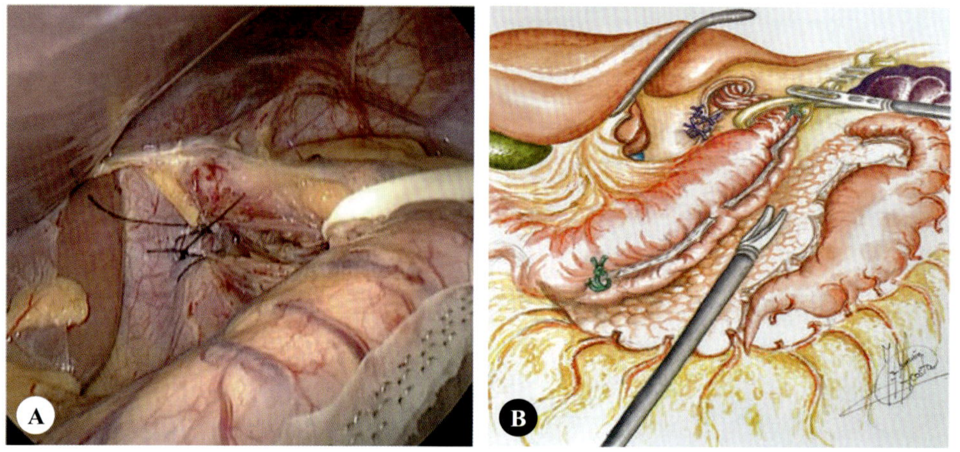

▲ 图 30–14 最终术野：近景（A）及示意（B）

参考文献

[1] Camilleri M, Papathanasopoulos A, Odusi ST. Actions and therapeutic pathways of ghrelin for gastrointestinal disorders. Nat Rev Gastroent Hepat. 2009;6:343–52.
[2] Neary MT, Batterham RL. Gut hormones: implications for the treatment of obesity. Pharmacol Ther. 2009;124:44–56.
[3] Vincent RP, le Roux CW. Changes in gut hormones after bariatric surgery. Clin Endocrinol (Oxf). 2008;69:17317–9.
[4] Hess DW, Hess DS. Biliopancreatic diversion with a duodenal switch. Obes Surg. 1998;8:267–82.
[5] Marceau P, Biron S, Bourque RA, et al. Biliopancreatic diversion with a new type of gastrectomy. Obes Surg. 1993;3:29–35.
[6] Hamoui H, Anthone GJ, Kaufman HS, et al: Sleeve gastrectomy in the high-risk patient, Obes Surg. 2006;16:14451–9.
[7] Gagner M, Hutchinson C, Rosenthal R. Fifth International Consensus Conference: current status of sleeve gastrectomy. Surg Obes Relat Dis. 2016;12:750–6. Figure 30.1. Exposure of the surgical field.

第31章　腹腔镜下十二指肠转位术*

Laparoscopic Duodenal Switch

Jacques Himpens　Roel Bolckmans　著

陈巍峰　王　蕴　译　　蔡明琰　校

十二指肠转位术是一种结合袖状胃切除术和胆胰分流术的减重手术。该术式主要通过袖状胃切除术以限制胃容量和缩短小肠有效吸收长度来降低营养素的吸收从而实现减重的目的。营养支和胆胰支连接的共同通道长度通常为75～150cm。十二指肠转位术能有效达到减重目的，并能降低并发症发生率，具有良好的长期疗效。本章主要阐述十二指肠转位术的详细步骤。手术技术描述如下（视频31-1）[1]。

1. 患者、手术团队、套管针位置

患者采取分腿“剪刀位”，术者站于患者两腿之间（图31-1）。需使用6个穿刺套管针（图31-1）。

2. 袖状胃切除术（图31-2）

从胃窦近幽门处开始向头侧游离胃大弯至His角后，置入36Fr胃管至胃小弯形成支撑并纵向断胃[2-5]。

3. 胆囊切除术和分离十二指肠后壁（图31-3）

完成袖状胃切除术后，行胆囊切除术，并游离十二指肠后壁，显露出十二指肠和胰腺之间的间隙。游离十二指肠后壁可选择以下两种路径。

(1) 前入路：沿十二指肠上缘切开腹膜，显露十二指肠第一段和胰头之间的间隙，用棉带牵引十二指肠。

(2) 后入路：牵引胃窦并游离胃后壁，显露出胰头前间隙，用棉带牵引十二指肠以备进一步分离。

4. 离断十二指肠（图31-4）

显露十二指肠后间隙，置入吻合器离断十二指肠。

5. 更换体位布局（图31-5）

患者改换头低脚高位，术者和助手均站于患者左侧。

6. 测量营养支、胆胰支和共同支长度（图31-6）

从回盲瓣开始向近端测量75～100cm小肠，并在此处缝线标记，此段小肠为共同支。从缝线处再向近端测量150～175cm，作为营养支。从Treitz韧带向远端测量150～175cm，作为胆胰支。

7. 离断小肠（图31-6）

准确测量共同支、营养支和胆胰支后，从胆胰支和营养支之间离断小肠。

8. 空肠回肠吻合

将距回盲瓣75～100cm处的回肠（缝线标记处）和胆胰支远端做吻合。吻合可通过以下三种方式完成。

(1) 手工侧-侧吻合（图31-7）。

(2) 半器械吻合（图31-8）。

(3) 完全器械吻合（图31-9）。

空肠回肠吻合后，连续缝合肠系膜断端。

*. 本章配有视频，可登录网址 https://doi.org/10.1007/978-3-030-55176-6_31 观看。

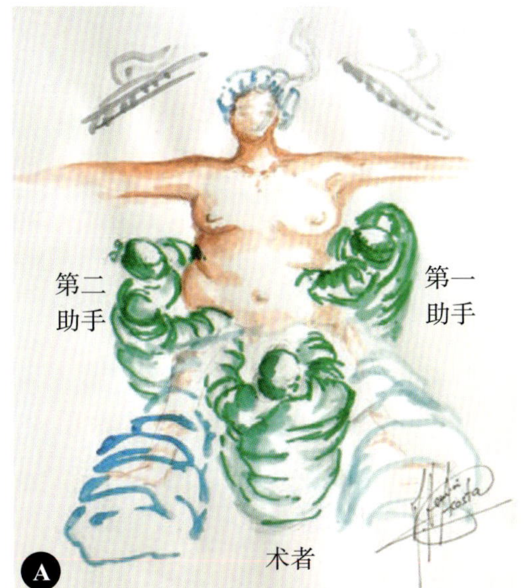

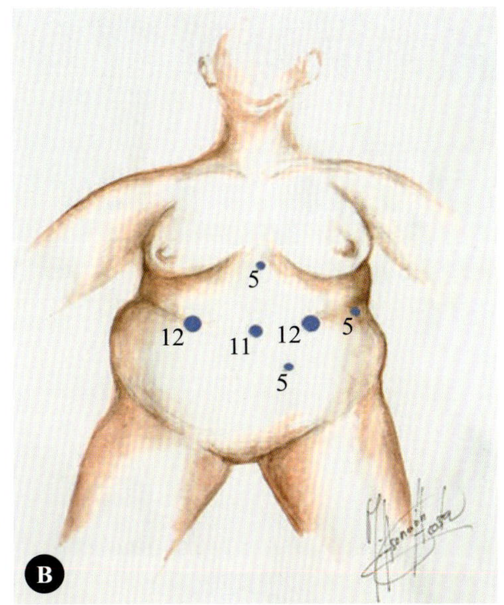

◀ 图 31-1 手术团队（A）和套管针穿刺（B）位置

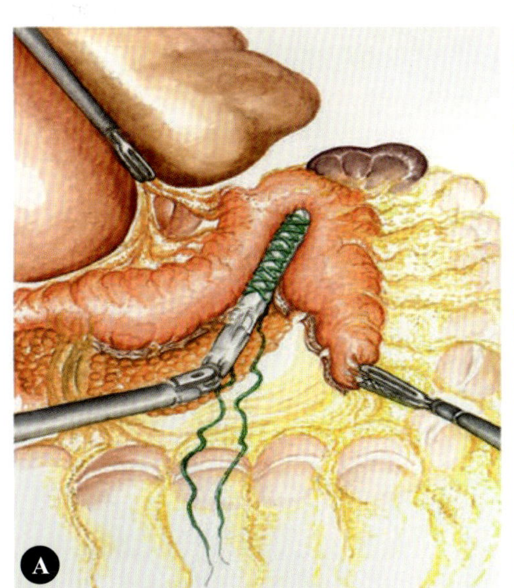

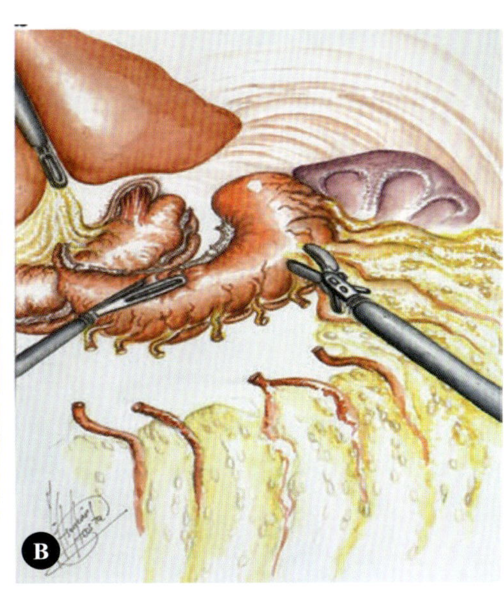

◀ 图 31-2 袖状胃切除术

A. 吻合器切割胃；B. 完成袖状胃切除术

9. 十二指肠空肠吻合

术者可站在患者左侧或患者两腿之间操作。该吻合可通过以下两种方式完成。

(1) 半器械吻合（图 31-10）。

(2) 手工吻合（图 31-11）。

10. 渗漏测试、关闭 Petersen 孔、引流、关腹

经胃管注射亚甲蓝观察十二指肠空肠吻合处是否渗漏，用 2-0 缝线连续缝合关闭 Petersen 孔，术者依经验判断是否需要放置引流。

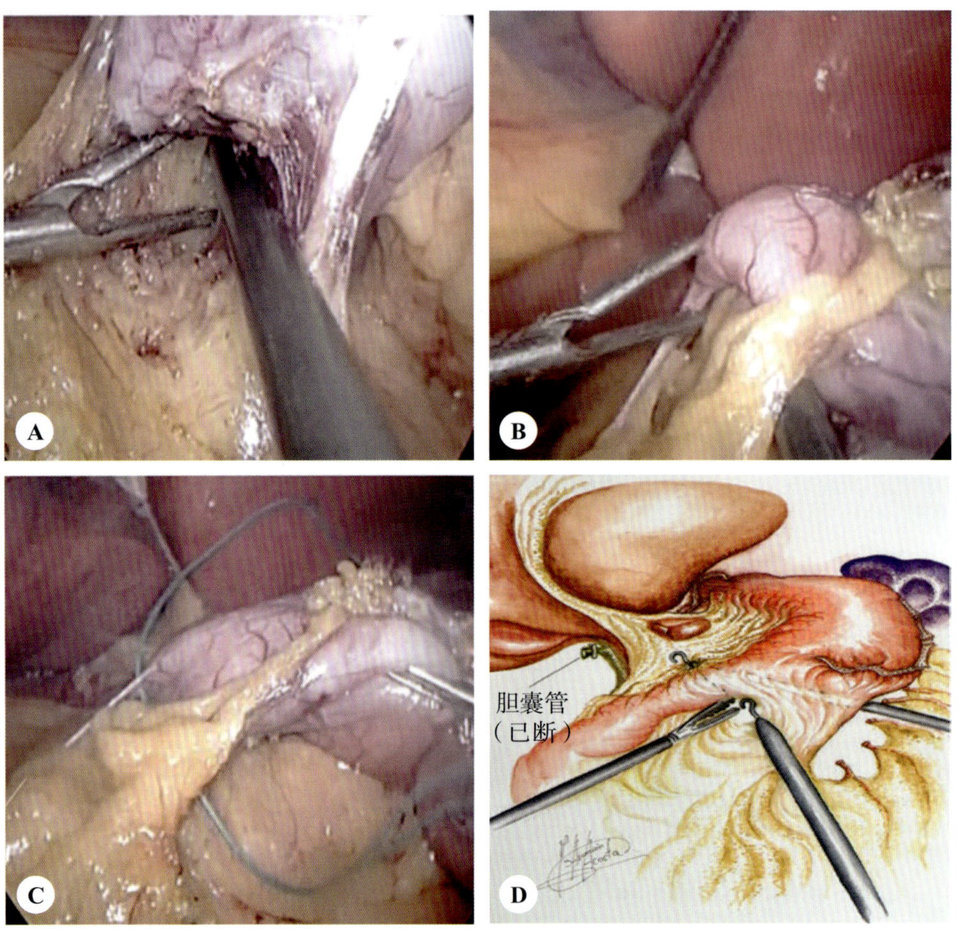

▲ 图 31-3　分离十二指肠后壁：近景（A 至 C）及示意（D）

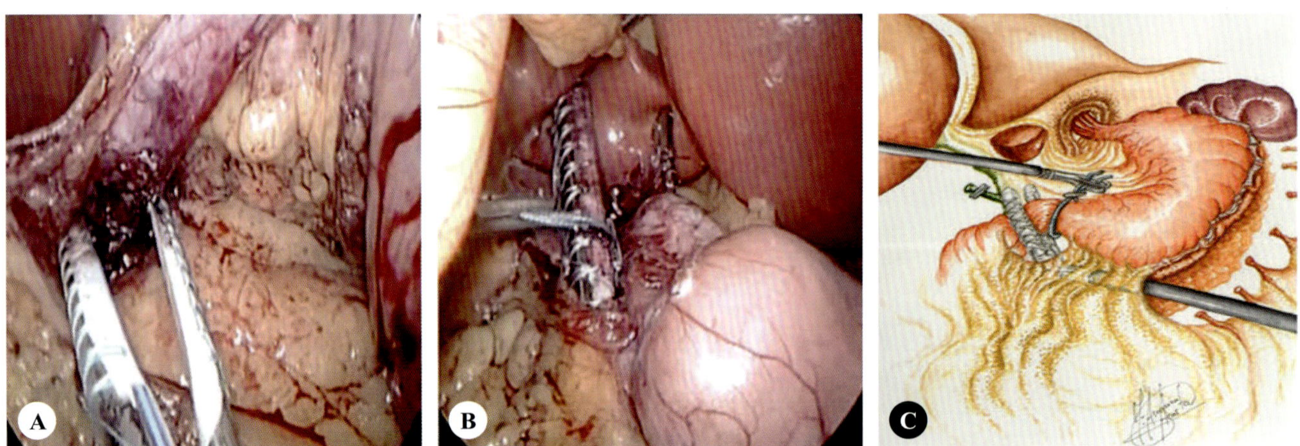

▲ 图 31-4　离断十二指肠：近景（A 和 B）及示意（C）

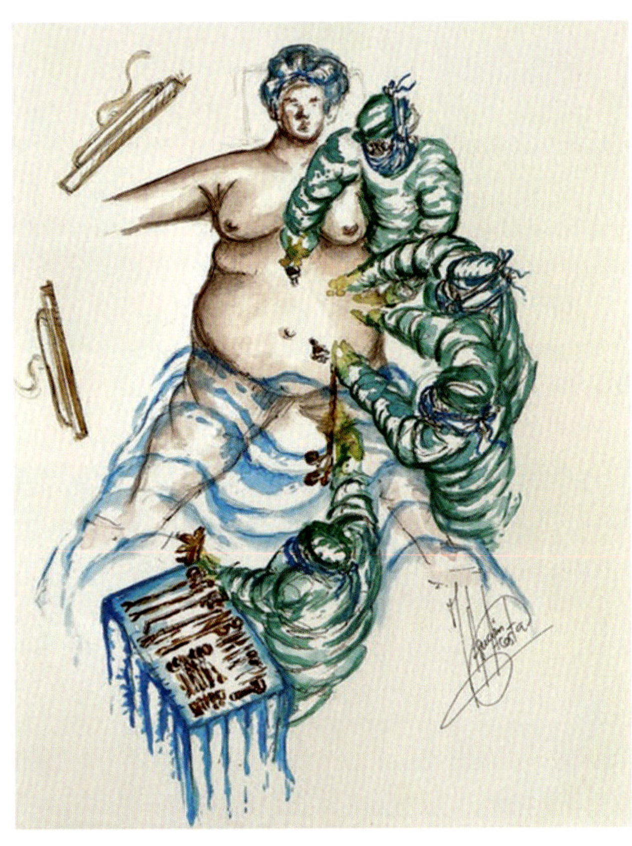

◀ 图 31-5 更换体位布局

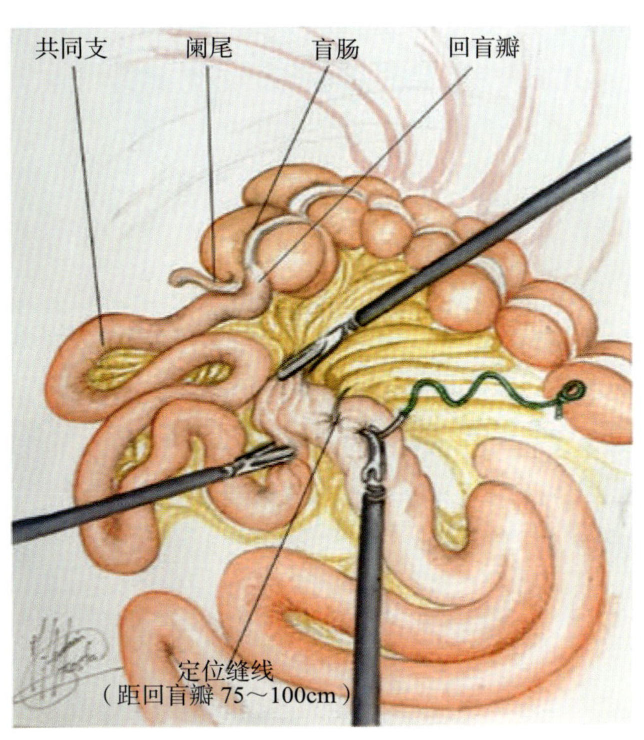

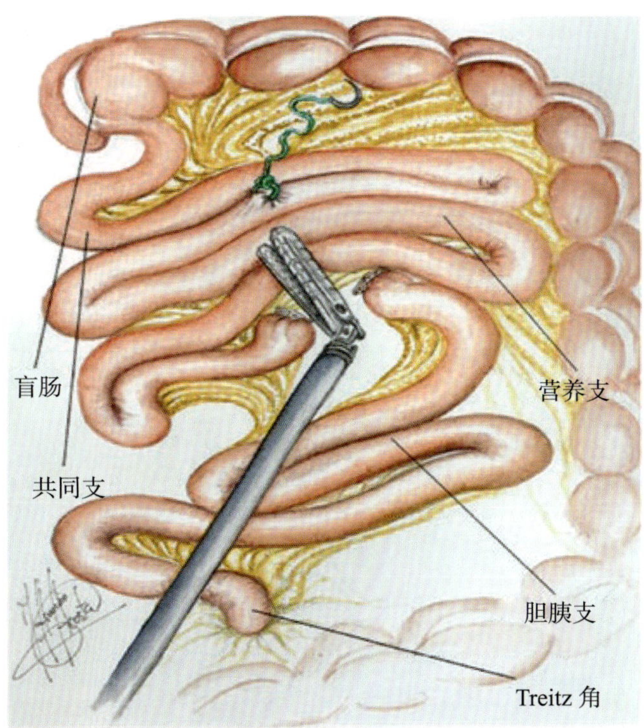

▲ 图 31-6 测量共同支（A）和营养支（B）长度并离断小肠

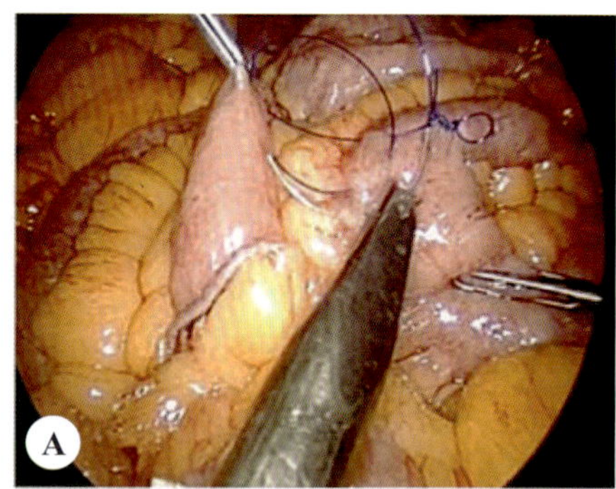
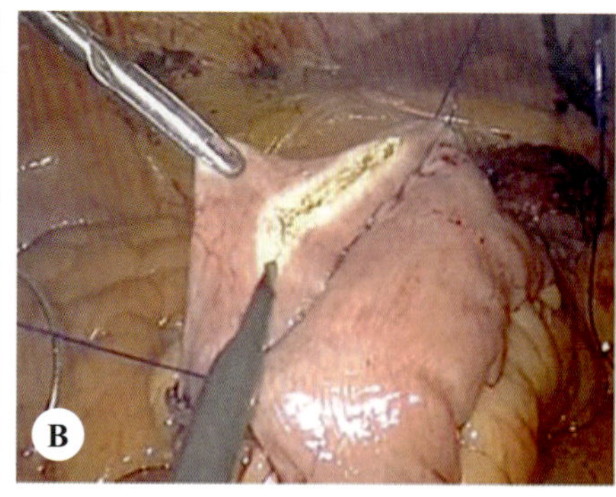
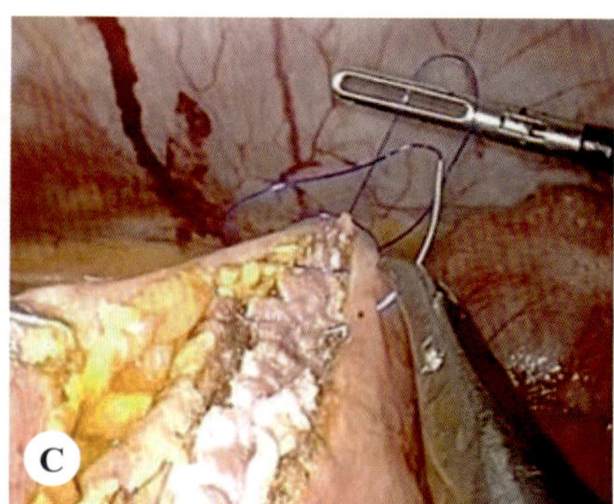

▲ 图 31–7　空肠回肠手工侧 – 侧吻合

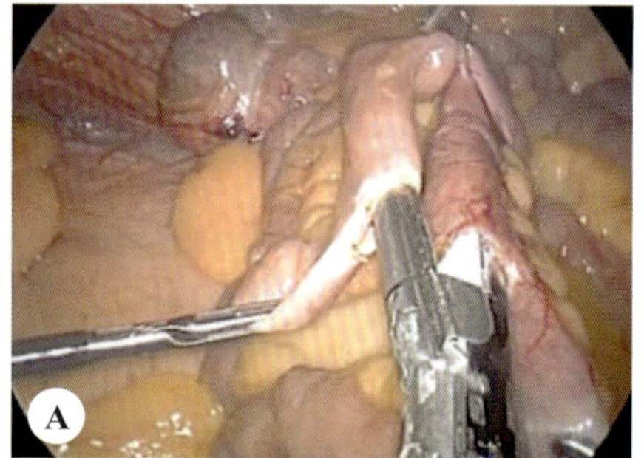
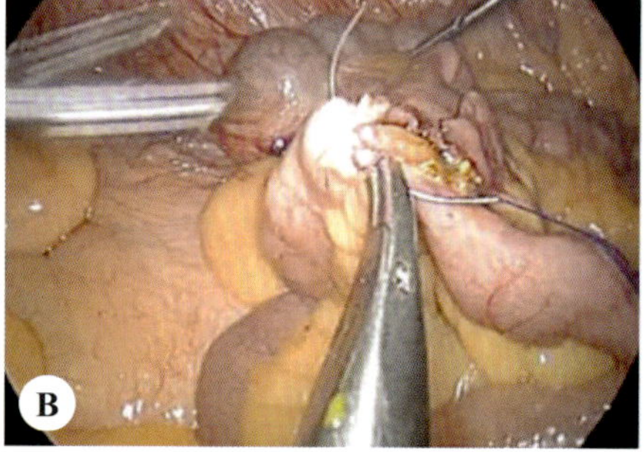
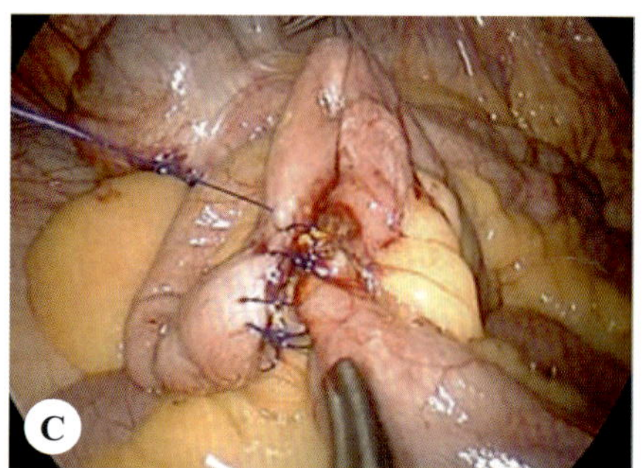

▲ 图 31–8　半器械空肠回肠吻合

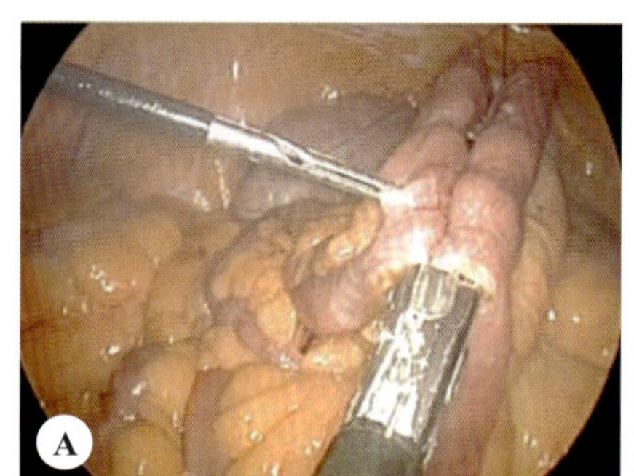
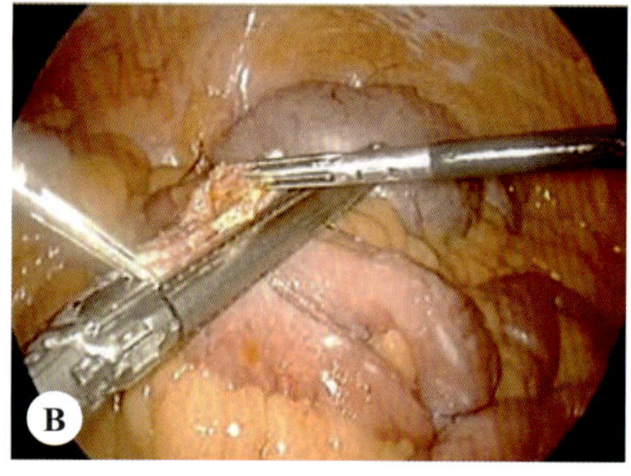
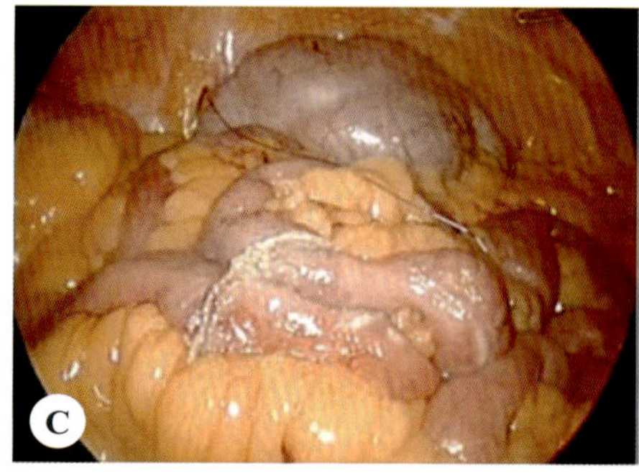

▲ 图 31–9　完全器械空肠回肠吻合

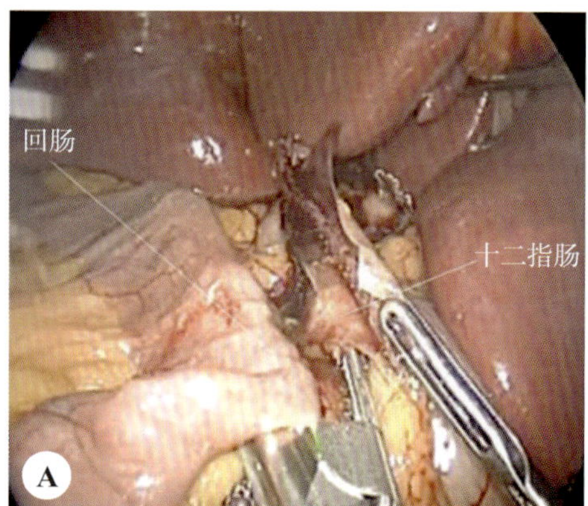

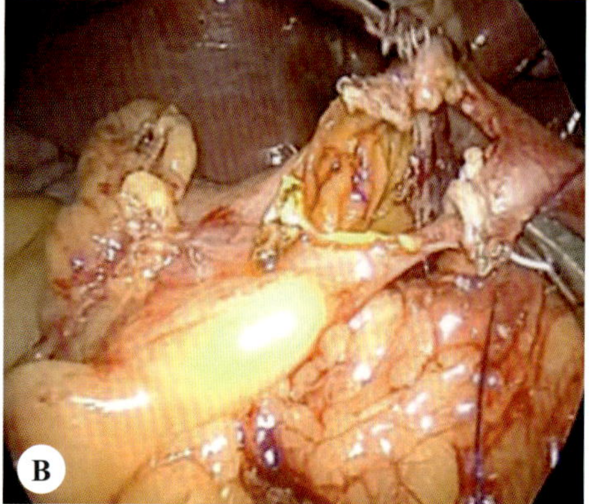
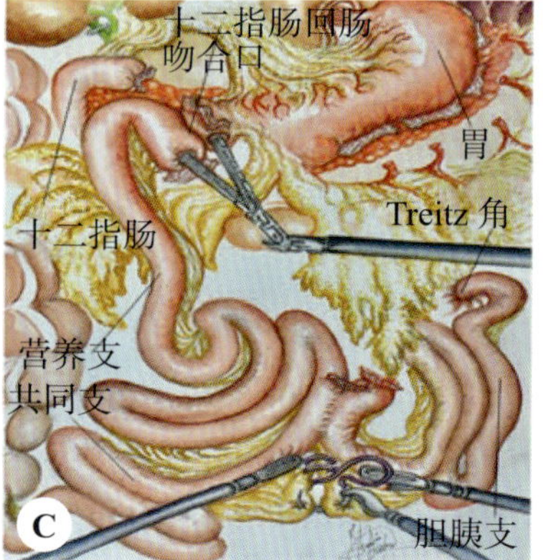

▲ 图 31–10　十二指肠回肠吻合：近景（A 和 B）及示意（C）

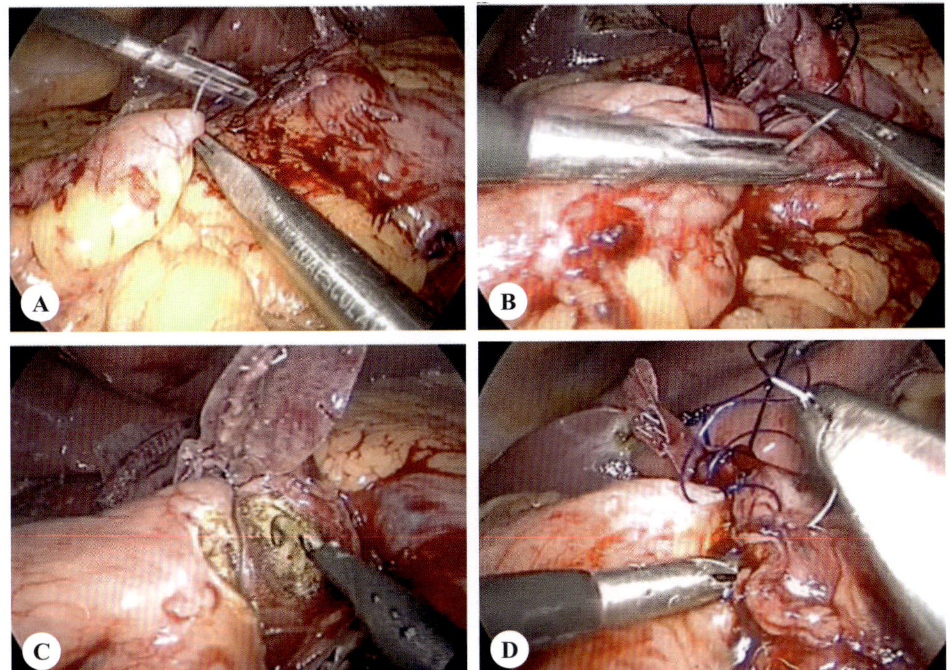

◀ 图 31-11　十二指肠回肠手工吻合

参考文献

[1] Dapri G, Cadière GB, Himpens J. 32 laparoscopic malabsorptive procedures: technique of duodenal switch. In: Brethauer S, Schauer P, Schirmer B, editors. Minimally invasive bariatric surgery. Springer, New York, NY; 2015.
[2] Hess DS, Hess DW. Biliopancreatic diversion with a duodenal switch. Obes Surg. 1998;8:267–82.
[3] Marceau P, Hould FS, Simard S, et al. Biliopancreatic diversion with duodenal switch. World J Surg. 1998;22:947–54.
[4] Ren CJ, Patterson E, Gagner M. Early results of laparoscopic biliopancreatic diversion with duodenal switch: a case series of 40 consecutive patients. Obes Surg. 2000;10:514–23.
[5] Skogar ML, Sundbom M. Weight loss and effect on co-morbidities in the long-term after duodenal switch and gastric bypass: a population-based cohort study. Surg Obes Relat Dis. 2020;16:17–23.

第 32 章　单吻合口十二指肠 – 回肠旁路联合袖状胃切除术*

Single Anastomosis Duodenoileal Bypass with Sleeve Gastrectomy

Andrés Sánchez-Pernaute　María Elia Pérez Aguirre　Aida Pérez Jiménez　著

陈巍峰　王　蕴　译　　蔡明琰　校

单吻合口十二指肠 – 回肠旁路联合袖状胃切除术（single anastomosis duodenoileal bypass with sleeve gastrectomy，SADI-S）是传统胆胰分流 – 十二指肠转位术的改良和简化术式，于 2007 年在西班牙首先开展[1]。SADI-S 是一种单通道十二指肠转位术，置入粗胃管（54Fr）形成支撑后，距幽门 5～6cm 开始做袖状胃切除，胃窦被部分保留；十二指肠直接与近端回肠吻合，共同通路长度为 250～300cm。该术式横断十二指肠时，保留了胃右动脉，增加了吻合口的血供，降低了吻合口瘘的发生率。十二指肠 – 回肠吻合口通常宽 2～3cm，可行手工吻合或器械吻合。SADI-S 术相较 Roux-en-Y 胃旁路术的优势如下：其一，保留了幽门，从而提高了治疗糖尿病的疗效，减少了倾倒综合征的发生；其二，减重效果更佳，较标准胃旁路术提高 15%[2, 3]。相比于 Roux-en-Y 十二指肠转位术，本术式采取单吻合口，大大节约了手术时间，减少了术后吻合口相关并发症，并杜绝了术后内疝的发生。此外，共同通路的延长降低了排便次数，可提高患者的生活质量[4]。

SADI-S 术的关键点如下。

(1) 制作宽袖状胃并且完全切除胃底。通过插入粗胃管可避免胃角处狭窄，部分保留幽门有利于术后胃排空，减少胃食管反流。

(2) 尽可能多地游离十二指肠。在直视下尽可能多地将从胰头处游离近端十二指肠。在胃网膜右动脉发出处和胃右动脉发出处之间辨认胃十二指肠动脉可指导十二指肠的游离。

(3) 十二指肠与近端回肠吻合，保留 250～300cm 的共同通道。

(4) 吻合时需避免吻合口张力过高。

严格把握手术适应证、术后密切随访和充足的营养补充是 SADI-S 成功的关键。手术步骤如下（视频 32–1）。

1. 体位布局、套管针穿刺

患者采取仰卧分腿位，右臂外展，术者站于患者两腿之间。穿刺套管针布置如下（图 32–1）。

(1) 左上腹置入 10mm 穿刺套管针用于置入腹腔镜镜头（30°）。

(2) 上腹部剑突下置入 5mm 穿刺套管针，用于术者左手操作及挡肝。

(3) 右上腹置入 10mm 穿刺套管针，用于挡肝和术者左手置入吻合器。

(4) 左上腹肋弓下置入 10mm 穿刺套管针，用于术者右手操作。

2. 游离胃大弯（图 32–2）

从胃底大弯侧开始游离胃大弯至 His 角，远端游离至近幽门处（图 32–3）。操作时，需要游离胃短血管，并清晰显露左膈脚。

*. 本章配有视频，可登录网址 https://doi.org/10.1007/978-3-030-55176-6_32 观看。

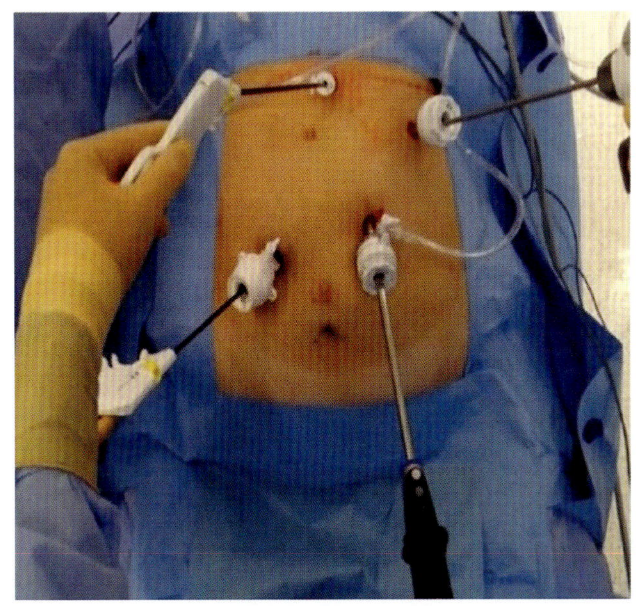

◀ 图 32–1　套管针穿刺的位置

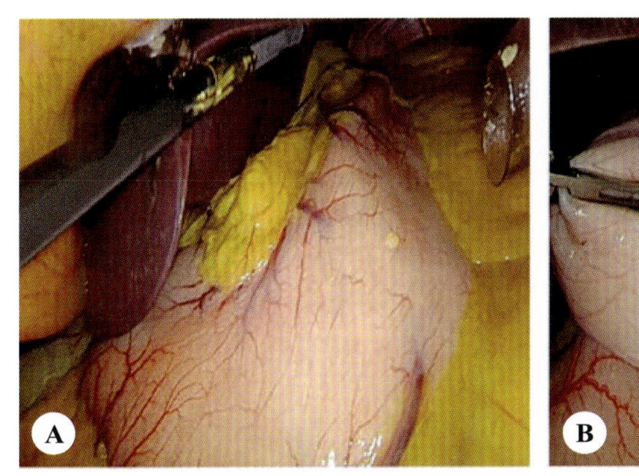
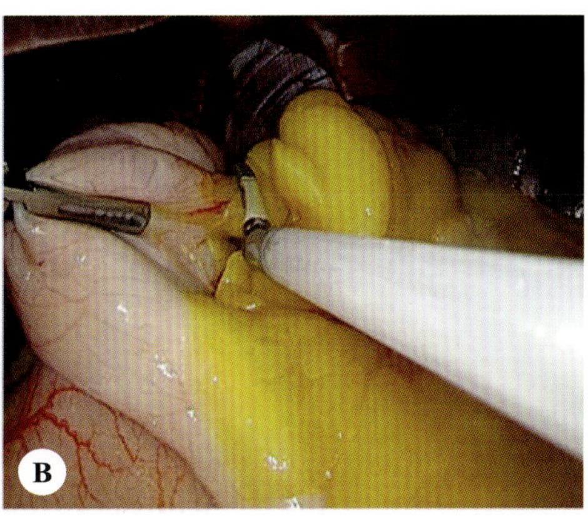
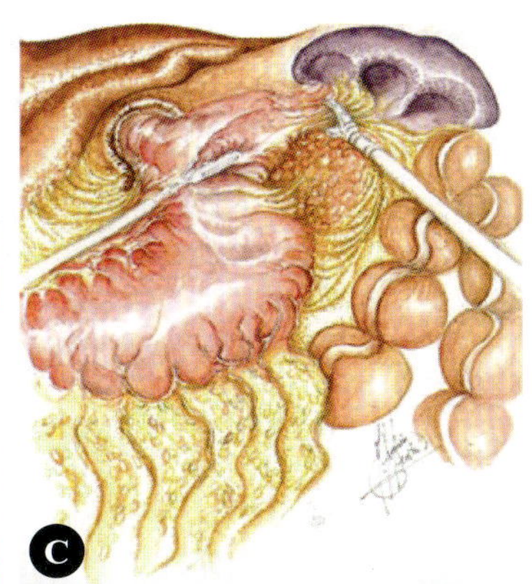

▲ 图 32–2　游离胃大弯：近景（A 和 B）及示意（C）

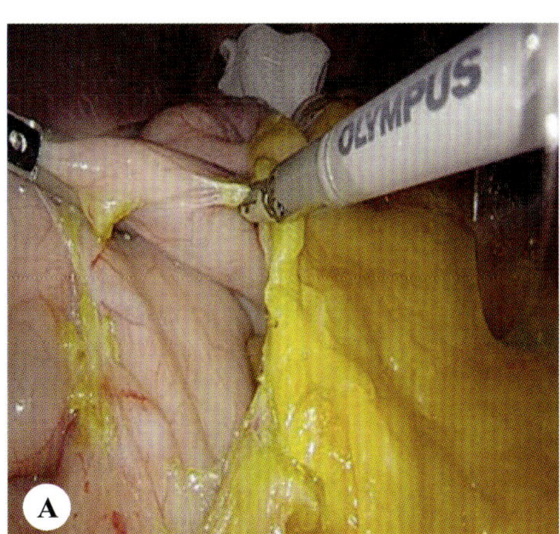

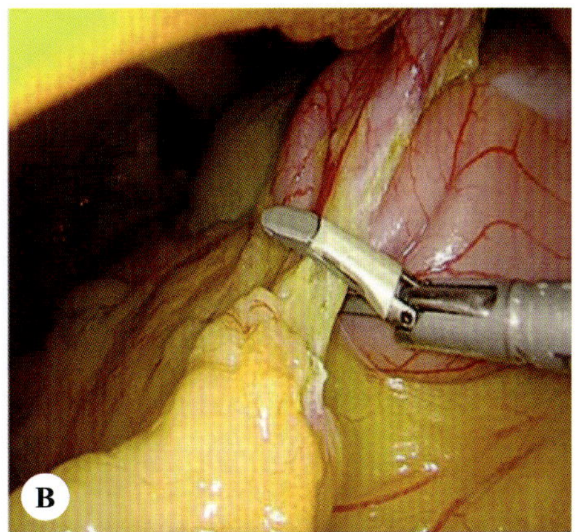
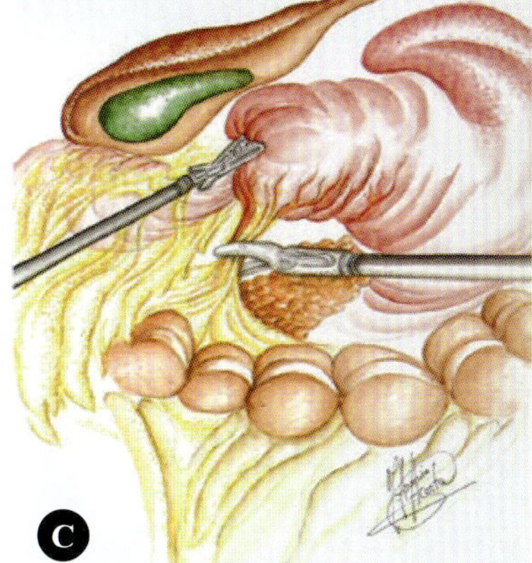

▲ 图 32–3　游离胃大弯和十二指肠：近景（A 和 B）及示意（C）

3. 游离幽门和十二指肠后壁（图 32–4）

从十二指肠后壁开始游离十二指肠，显露十二指肠后间隙。

4. 从幽门上区游离十二指肠（图 32–5）

从幽门上区游离十二指肠，并连通十二指肠后间隙。

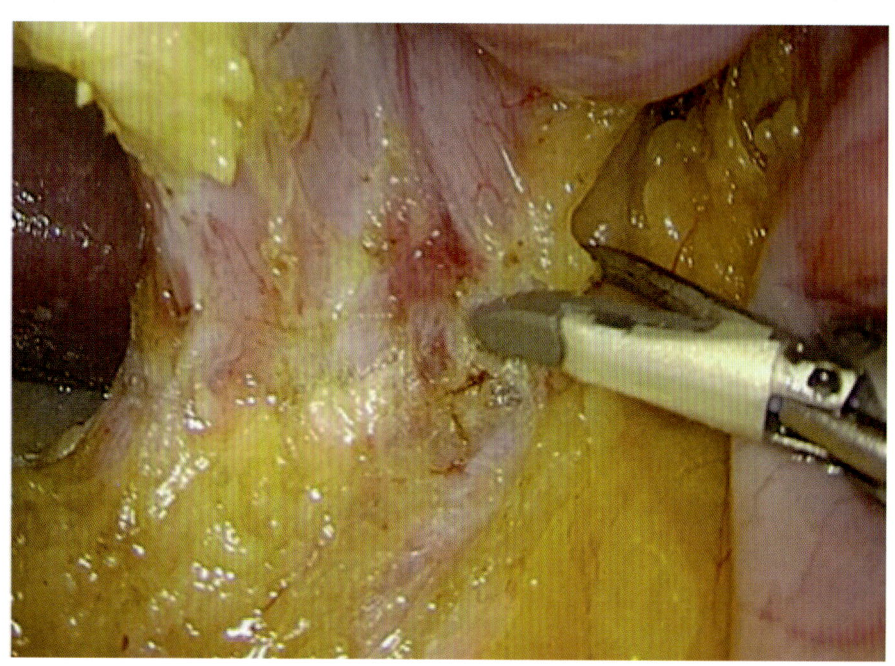

▲ 图 32–4　游离幽门和十二指肠后壁

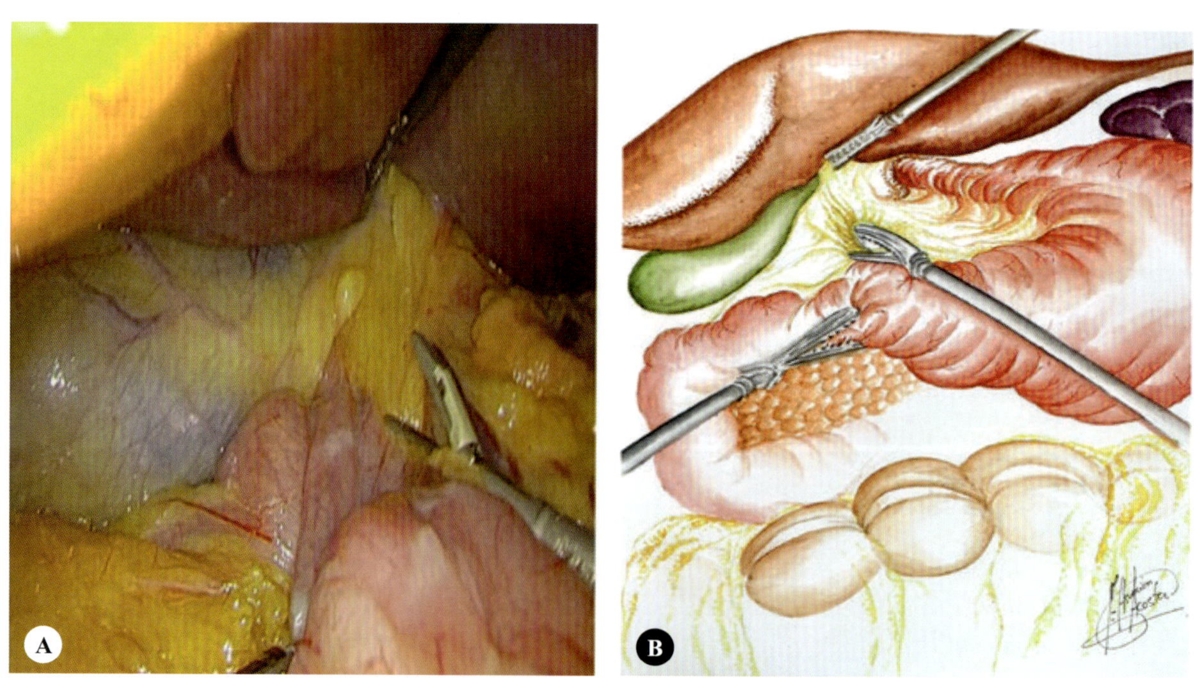

▲ 图 32–5　从幽门上区游离十二指肠：近景（A）及示意（B）

5. 游离十二指肠（图 32–6）

对十二指肠进行完全的游离，并用血管带标记。

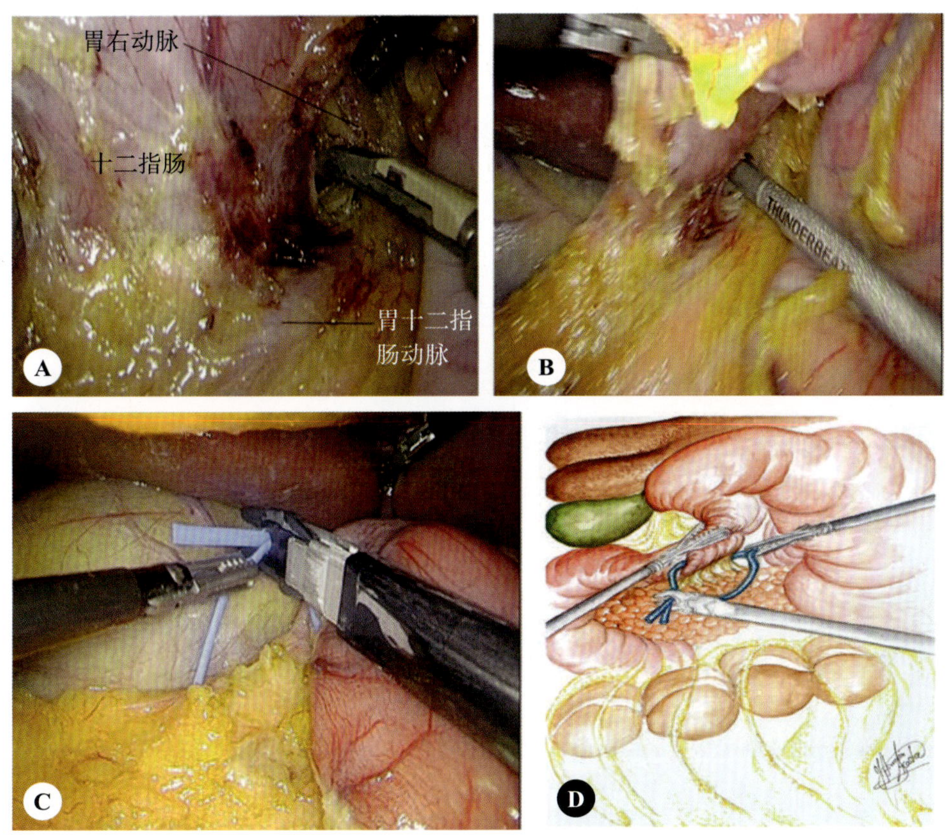

▲ 图 32–6　游离十二指肠：近景（A 至 C）及示意（D）

6. 袖状胃切除术（图 32–7）

袖状胃切除术是在一根导管被引入胃后进行的。从距幽门 4cm 处开始，并一直延伸至 His 角。

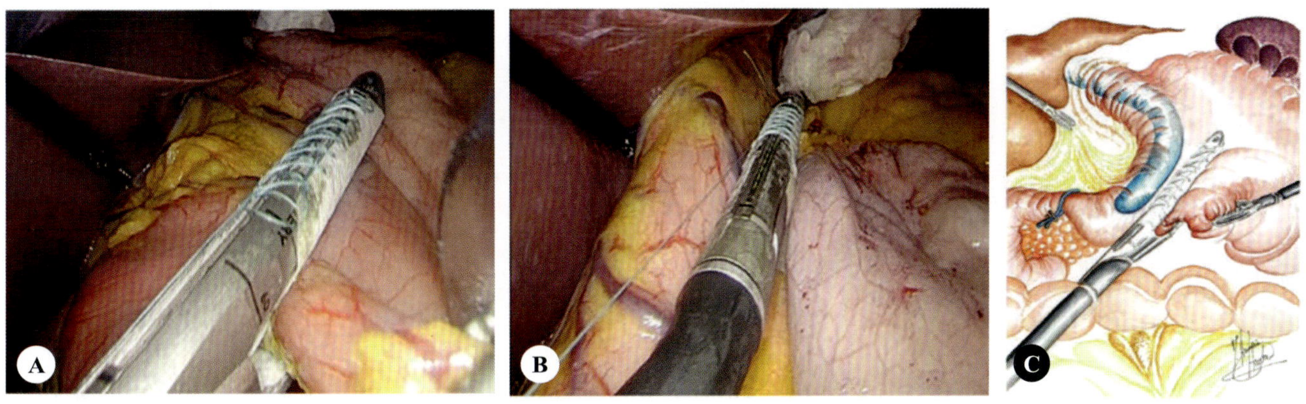

▲ 图 32–7　袖状胃切除术：近景（A 和 B）及示意（C）

7. 横断十二指肠，缝定位线

用吻合器横断十二指肠（图 32-8），于十二指肠近侧断端缝一针定位线（图 32-9），该缝线将用于十二指肠 - 回肠吻合时固定回肠。

8. 测量小肠（图 32-10）

下一步是测量小肠，从而选择吻合位置。术者站于患者左侧，从回盲瓣开始测量至 300cm 回肠。

9. 十二指肠回肠端 - 侧手工吻合

用之前穿入的缝线固定十二指肠和吻合处回肠的对侧系膜缘（图 32-11）。

首先采用连续缝合的方式行十二指肠回肠后壁吻合，后打开十二指肠和回肠管腔（图 32-12）。继续采取连续缝合的方式完成后壁的吻合。

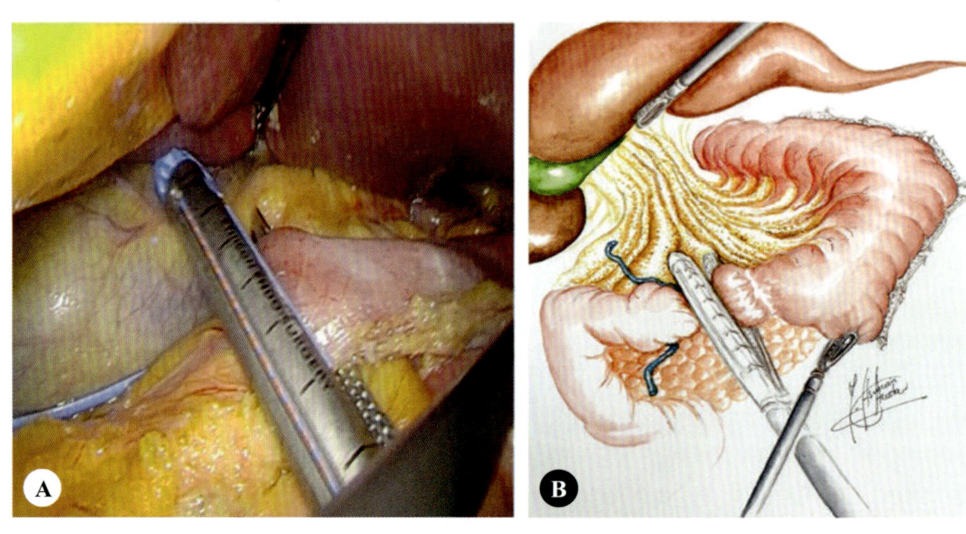

▲ 图 32-8　横断十二指肠：近景（A）及示意（B）

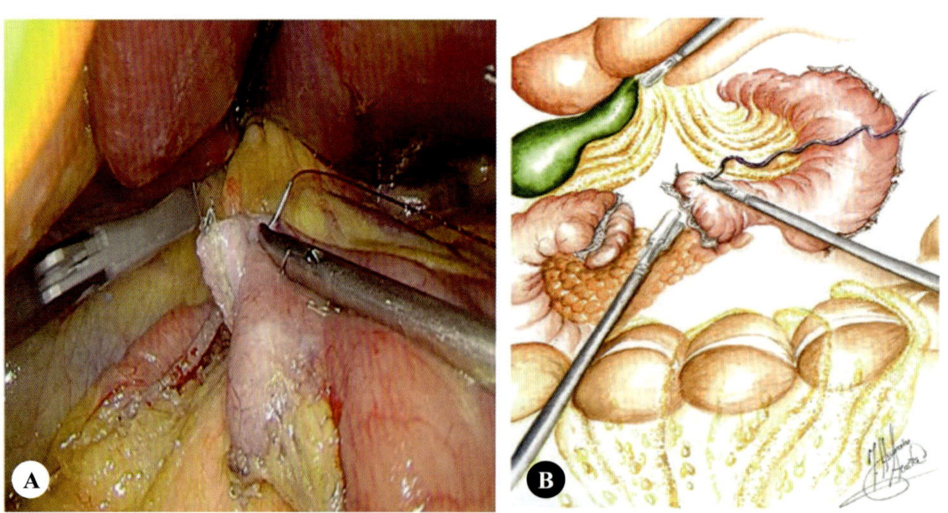

▲ 图 32-9　十二指肠处缝一针定位线：近景（A）及示意（B）

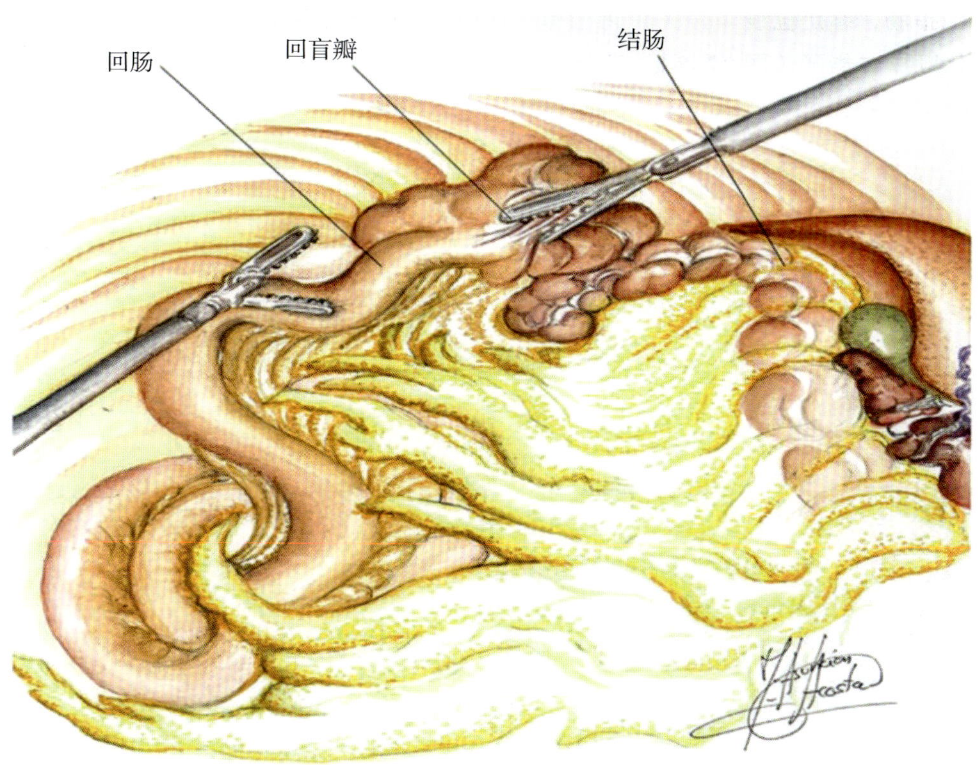

▲ 图 32–10　测量小肠

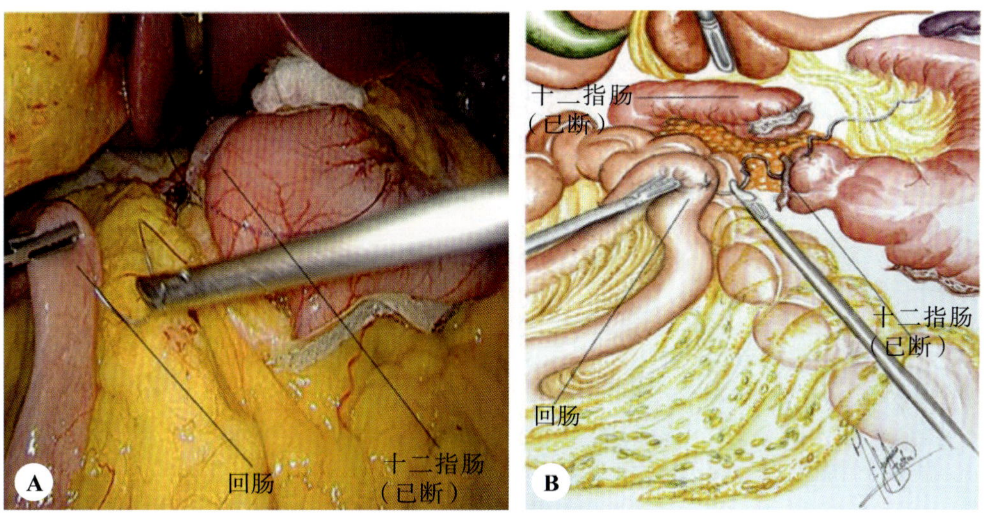

▲ 图 32–11　十二指肠和回肠定位缝合：近景（A）及示意（B）

采取连续缝合以吻合十二指肠–回肠前壁，浆肌层间断缝合以加固吻合口（图 32–13）。

10. 完成手术（图 32–14）

检查整个术野，完成手术。

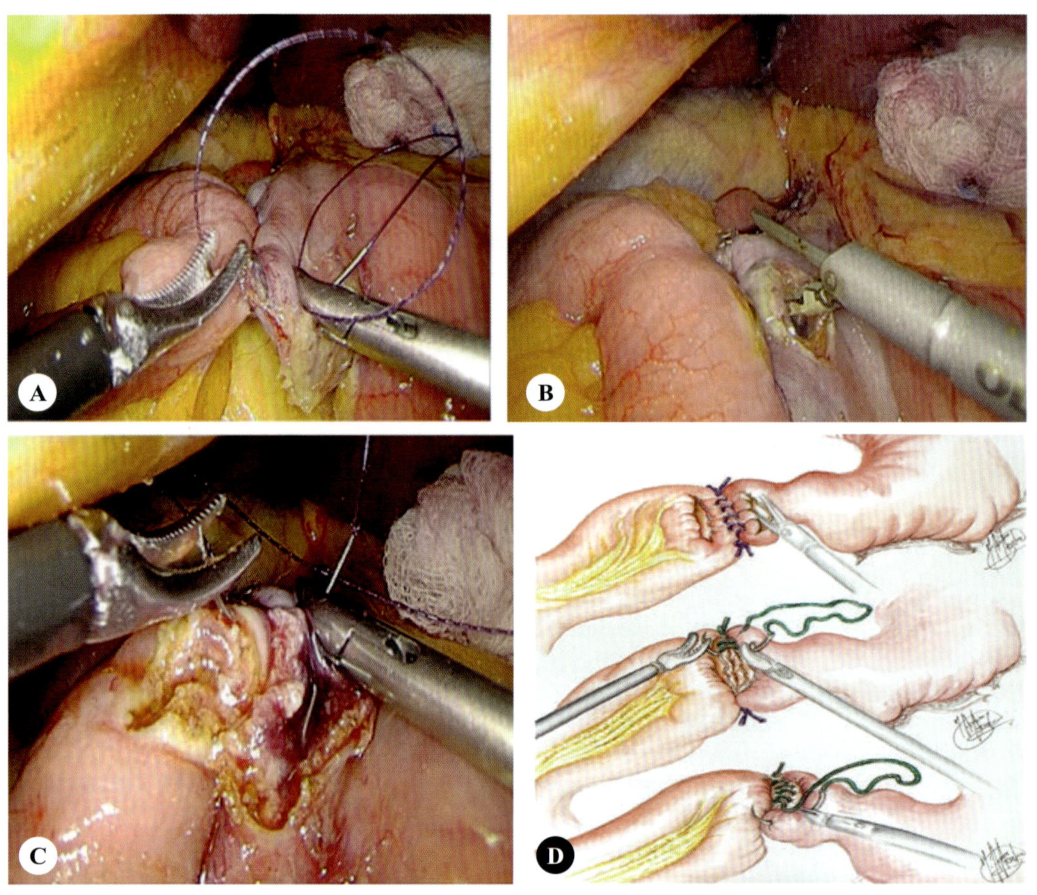

▲ 图 32–12　十二指肠–回肠端–侧手工吻合（后壁）：近景（A 至 C）及示意（D）

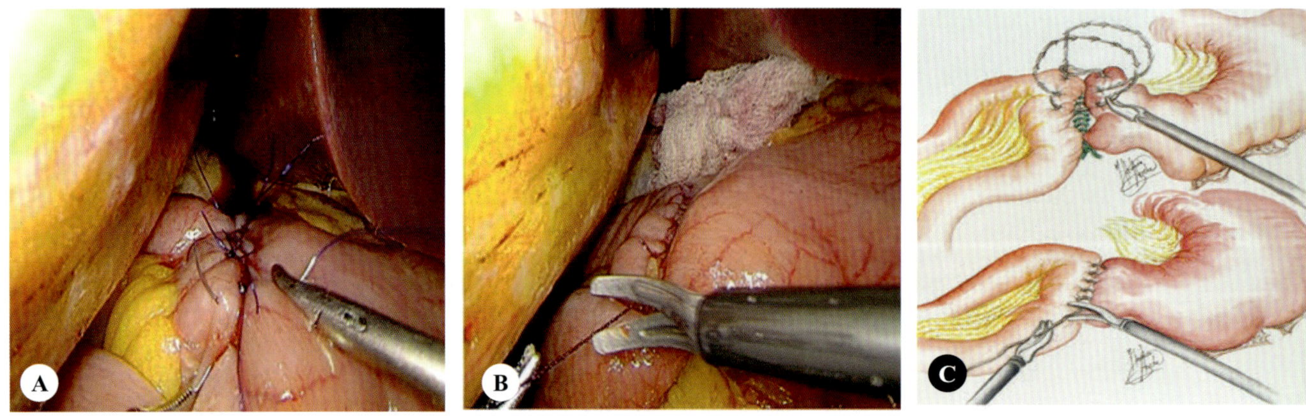

▲ 图 32–13　十二指肠–回肠端–侧手工吻合（前壁）：近景（A 和 B）及示意（C）

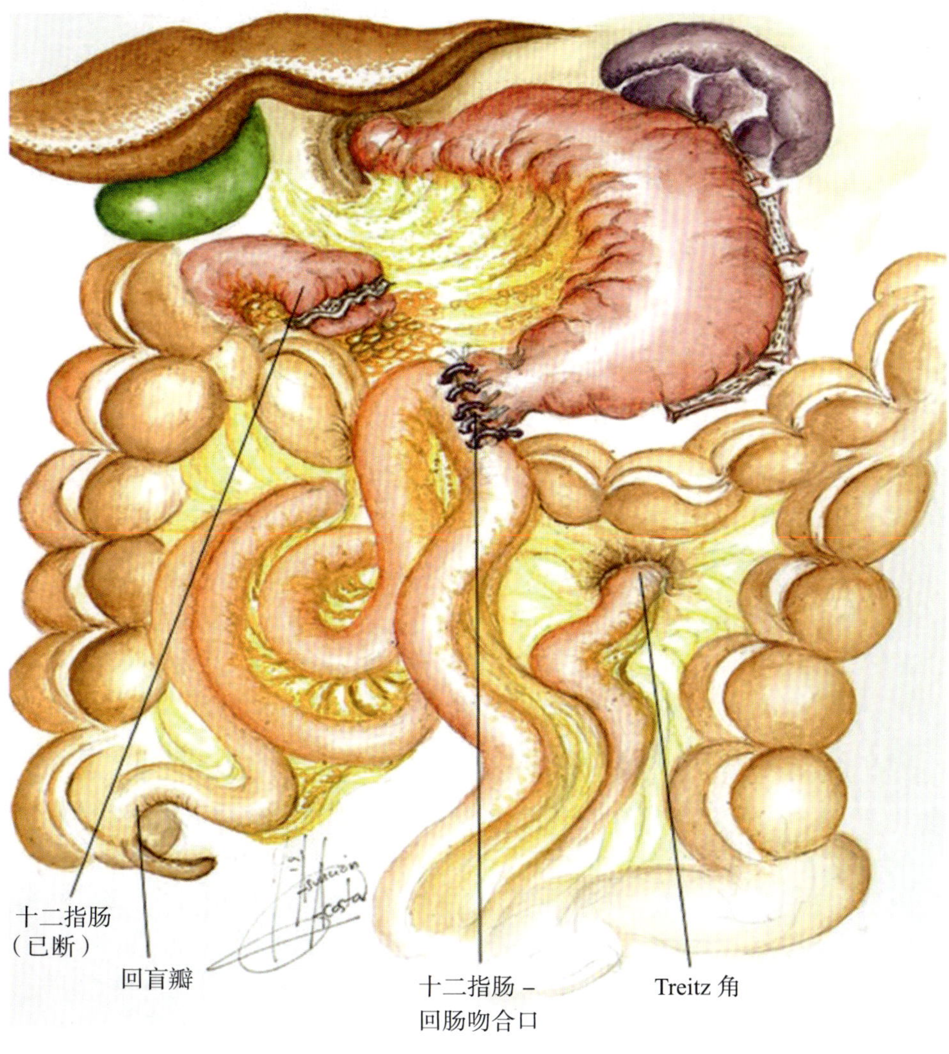

▲ 图 32–14　手术完成示意

参考文献

[1] Sánchez-Pernaute A, Rubio Herrera MA, Pérez-Aguirre E, García Pérez JC, Cabrerizo L, Díez Valladares L, Fernández C, Talavera P, Torres A. Proximal duodenal-ileal end-to-side bypass with sleeve gastrectomy: proposed technique. Obes Surg. 2007;17(12):1614–8. Epub 2007 Nov 27. PubMed PMID: 18040751.

[2] Sánchez-Pernaute A, Herrera MA, Pérez-Aguirre ME, Talavera P, Cabrerizo L, Matía P, Díez-Valladares L, Barabash A, Martín- Antona E, García-Botella A, Garcia-Almenta EM, Torres A. Single anastomosis duodeno-ileal bypass with sleeve gastrectomy (SADI-S). One to three-year follow-up. Obes Surg. 2010;20(12):1720–6. https://doi.org/10.1007/s11695–010–0247–3. PubMed PMID: 20798995.

[3] Sánchez-Pernaute A, Rubio MÁ, Pérez Aguirre E, Barabash A, Cabrerizo L, Torres A. Single-anastomosis duodenoileal bypass with sleeve gastrectomy: metabolic improvement and weight loss in first 100 patients. Surg Obes Relat Dis. 2013;9(5):731–5. https:// doi.org/10.1016/j.soard.2012.07.018. Epub 2012 Aug 7. PubMed PMID: 22963820.

[4] Surve A, Cottam D, Sanchez-Pernaute A, Torres A, Roller J, Kwon Y, Mourot J, Schniederjan B, Neichoy B, Enochs P, Tyner M, Bruce J, Bovard S, Roslin M, Jawad M, Teixeira A, Srikanth M, Free J, Zaveri H, Pilati D, Bull J, Belnap L, Richards C, Medlin W, Moon R, Cottam A, Sabrudin S, Cottam S, Dhorepatil A. The incidence of complications associated with loop duodeno-ileostomy after single-anastomosis duodenal switch procedures among 1328 patients: a multicenter experience. Surg Obes Relat Dis. 2018;14(5):594–601. https://doi.org/10.1016/j.soard.2018.01.020. Epub 2018 Feb 2. PubMed PMID: 29530597.

第 33 章　早期胃癌内镜和微创手术治疗 *

Endoscopic and Minimally Invasive Surgical Treatment of Early Gastric Cancer

Noriyuki Inaki　著

秦文政　王科皓　译　　蔡明琰　校

早期胃癌（early gastric cancer，EGC）的定义是指浸润深度不超过黏膜下层，无论有无淋巴结转移（$T_1N_{任何}$）的胃癌。根据不同分期，早期胃癌的治疗方式包括内镜下切除术、腹腔镜下胃切除术、根除幽门螺杆菌的抗生素治疗，以及其他辅助治疗。

在本章中，将讨论两种最重要的治疗方式，即腹腔镜远端胃切除术（laparoscopic distal gastrectomy，LDG）和腹腔镜内镜联合前哨淋巴结活检术（laparoscopy and endoscopy cooperative surgery，LECS）。

一、腹腔镜远端胃切除术

腹腔镜远端胃切除术已普及，胃切除术作为早期胃癌的治疗方法也已获得共识[1]。目前关于晚期胃癌腹腔镜切除术、全腹腔镜胃切除术以及上部胃癌近端胃切除术的疗效正在研究中[2]。本章将阐述并总结早期胃癌腹腔镜远端胃切除术及 D1+ 淋巴结清扫术。

二、手术描述（视频 33-1 和视频 33-2）

早期胃癌腹腔镜远端胃切除术的关键步骤如下。

1. 适应证、体位和套管针位置设置

腹腔镜远端胃切除术及 D1+ 淋巴结清扫术常适用于术前诊断为临床 I 期的患者。患者术前体位取仰卧位，双腿分开。显示器通常置于患者的头部（图 33-1）。设置 5 个套管针，即肚脐处 12mm 镜头套管针、左季肋区下方 12mm 套管针、腹部左侧 5mm 套管针、腹部右上侧 5mm 套管针和腹部右侧 12mm 套管针（图 33-2）。

2. 提起肝左叶

手术开始时，使用 一个硅胶圆盘（Silicon Disc™，Hakko Co. ltd.，Nagano），用 2-0 尼龙线将肝左叶提起（图 33-3）。

3. 远端胃切除及 D1+ 淋巴结清扫

(1) 左侧大网膜分离：助手右手抓持胃大弯，左手抓持大网膜。分离大网膜时，需确保与动静脉边缘至少有 3cm 的距离（图 33-4）。

(2) 胃网膜左动静脉的处理（第 4sb 组）：胃网膜分支从胃左侧大网膜静脉和动脉分支处进行夹闭切断（图 33-5）。

(3) 修整：将大网膜修剪至胃体需切除的位置（图 33-6）。

(4) 右侧大网膜分离：术者改变站位至患者左侧。助手行“斗牛士”样牵引，术者用左手牵拉待分离的大网膜表面，然后进行逐步分离（图 33-7）。

(5) 胰头淋巴结清扫（第 6 组）：将结肠推开后，显露胰十二指肠前上静脉（第 6 组淋巴结足侧边缘）（图 33-8）。

*. 本章配有视频，可登录网址 https://doi.org/10.1007/978-3-030-55176-6_33 观看。

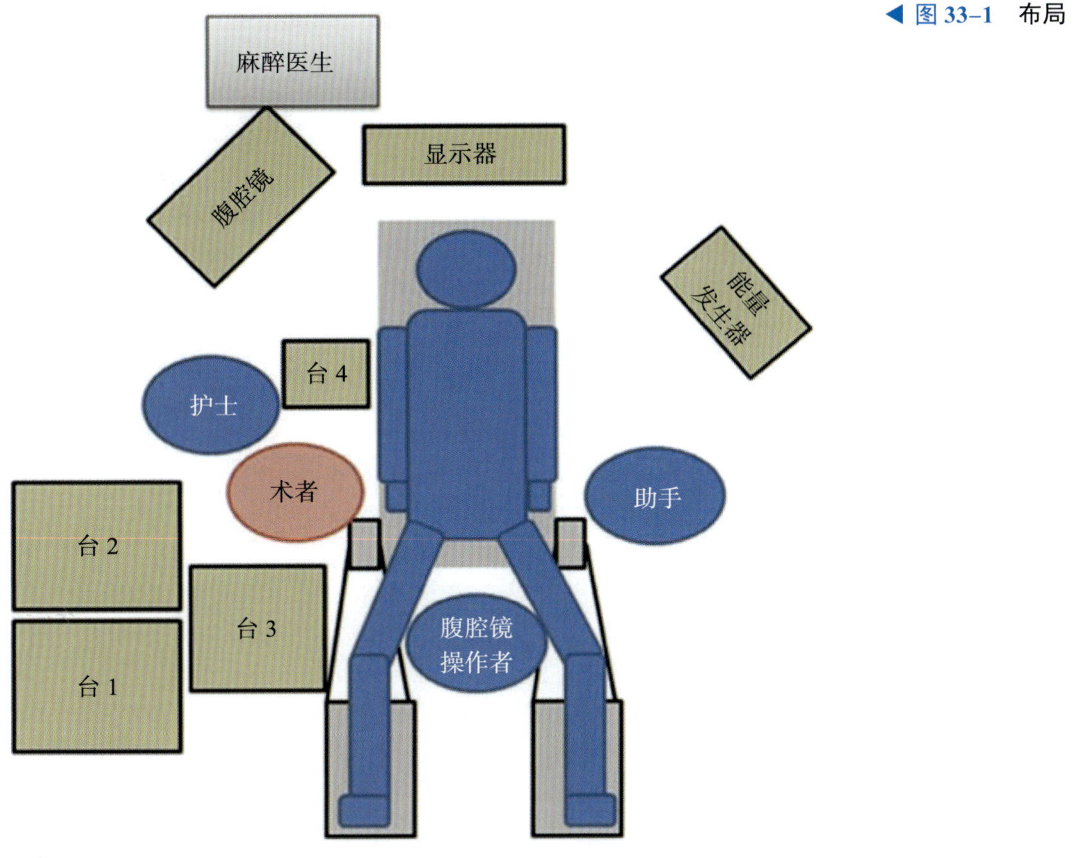

◀ 图 33-1 布局

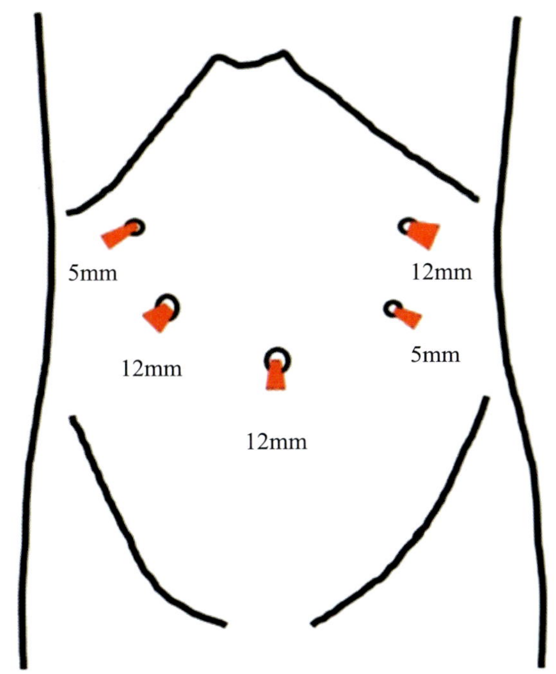

▲ 图 33-2 套管针位置

镜头，肚脐，12mm；右腹部，5mm × 1 和 12mm × 1；左腹部，5mm × 1 和 12mm × 1

助手左手提起胃网膜右动静脉，右手提起胃窦后壁，扩开幽门环的背面（图 33-9）。

固定胃网膜右动脉周围神经外层的同时，扩开胃网膜右动静脉之间的疏松层（图 33-10）。

离断胃网膜右动脉后，切除包括第 6 组淋巴结在内的脂肪组织，保留胰头前表面的疏松层（图 33-11）。

(6) 十二指肠离断：将纱布填入十二指肠小弯侧背面；从腹侧突出的纱布作为指引，分离十二指肠上静脉和动脉，直至可以确认胃十二指肠动脉位置（图 33-12）。用线性吻合器离断十二指肠（图 33-13）。

(7) 小网膜松解：术者站至患者右侧。在胃右动脉根部附近游离小网膜并向上分离至胃小弯（图 33-14）。电刀切开膈脚前表面的浆膜层（图 33-15），在不损伤筋膜层表面的同时逐步扩开该层。腹腔镜下使用纱布填塞融合筋膜层，为分离胰腺上缘建立背面和侧面的空间（图 33-16）。

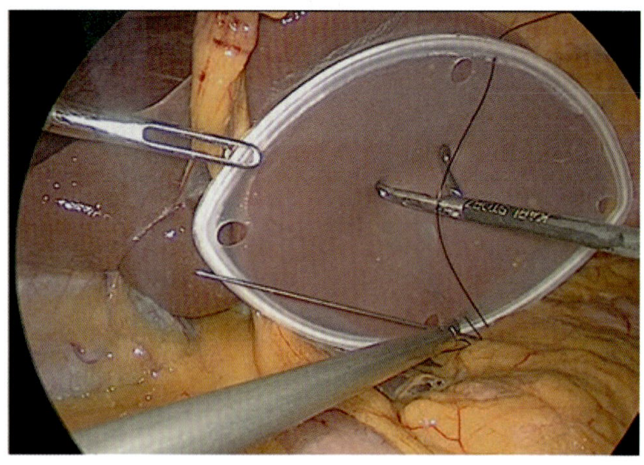

▲ 图 33-3　肝左叶上提：使用 **Silicon Disk™** 缝合法将肝左叶上提

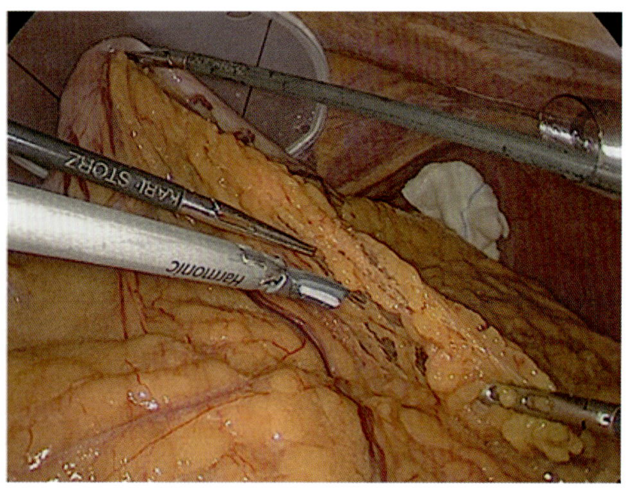

▲ 图 33-4　左侧大网膜分离，分离大网膜，并且确保与动静脉边缘有 **4cm** 距离

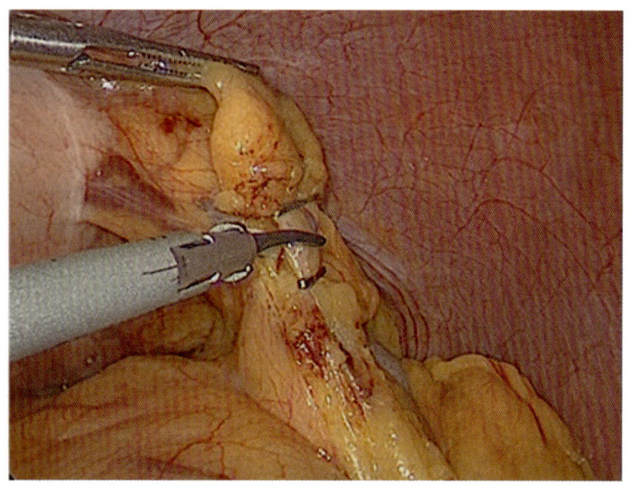

▲ 图 33-5　第 **4sb** 组淋巴结解剖，切断胃网膜左动脉，保留网膜左侧的血管分支

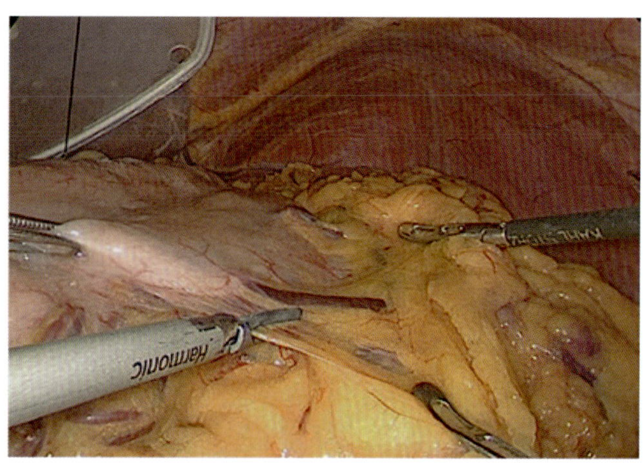

▲ 图 33-6　修整：修剪大网膜

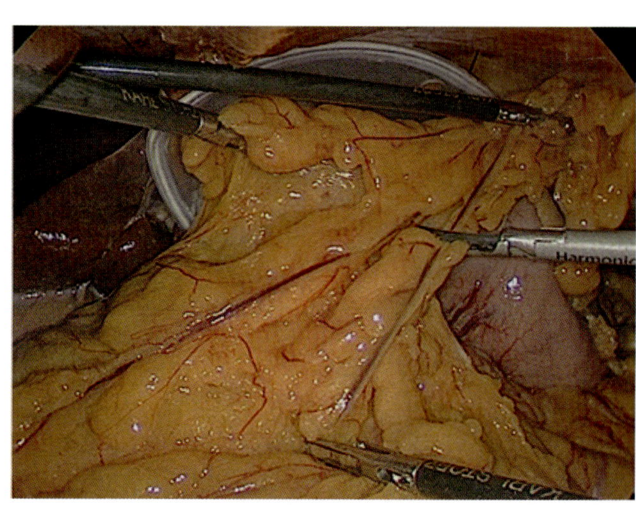

▲ 图 33-7　右侧大网膜分离：助手行“斗牛士”样牵引

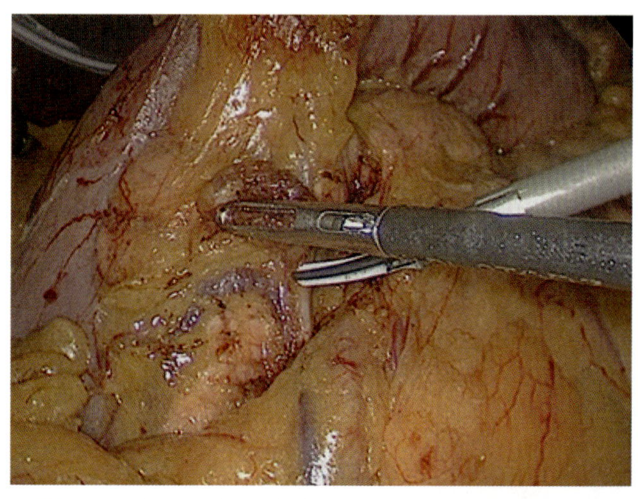

▲ 图 33-8　第 **6** 组淋巴结清扫：显露胰十二指肠前上静脉

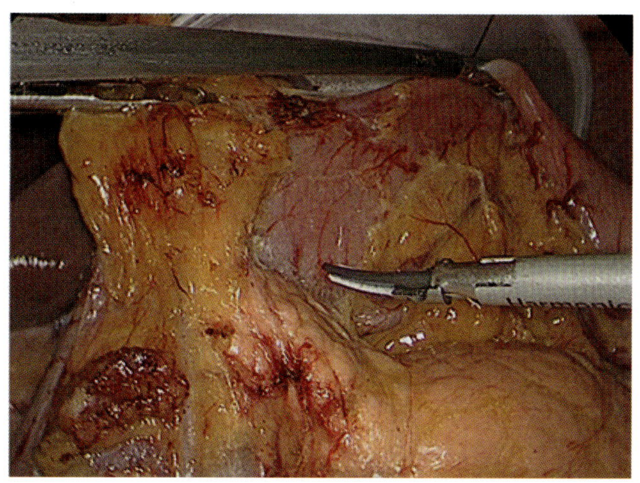

▲ 图 33-9　胃背面解剖：助手用左手提起胃网膜右静脉和动脉

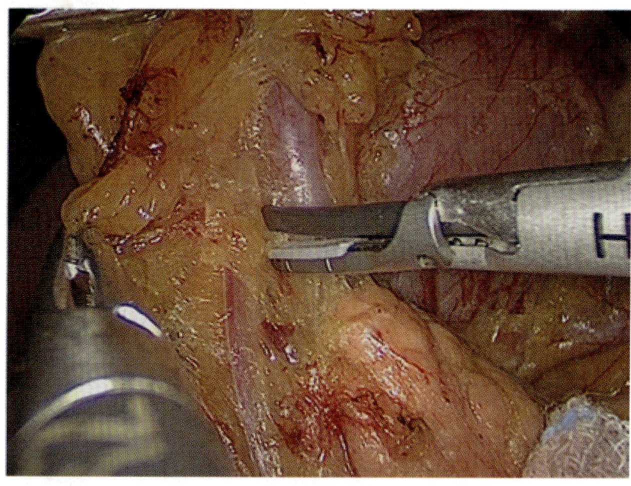

▲ 图 33-10　胃网膜右动脉最外层，固定胃网膜右动脉周围神经外层（最外层）

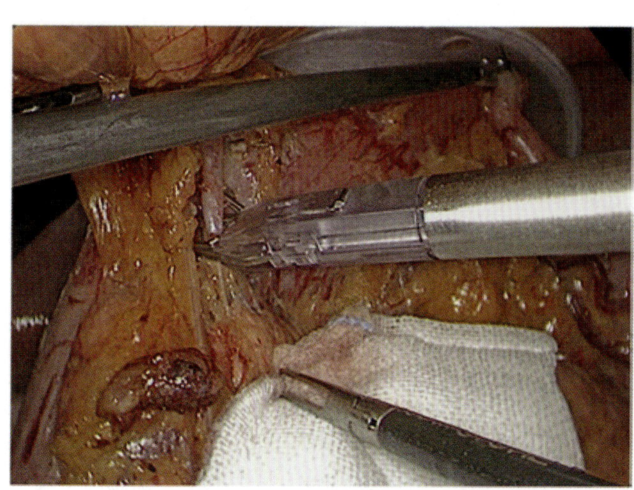

▲ 图 33-11　胃网膜右动脉离断（胃网膜右动脉结扎离断）

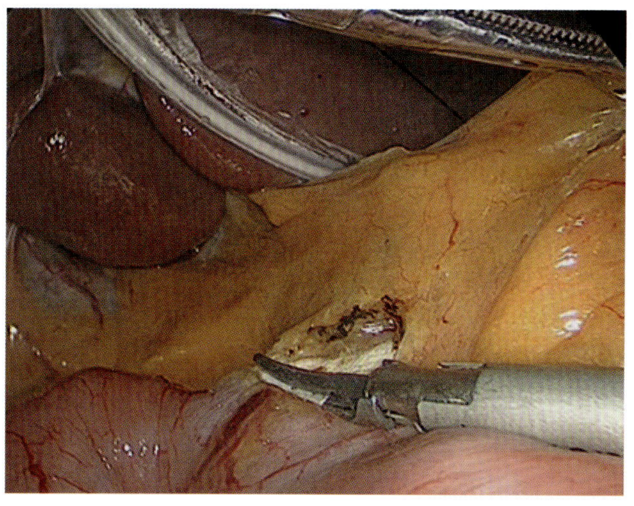

▲ 图 33-12　十二指肠小弯侧

将纱布填入十二指肠小弯侧背面；从腹侧突出的纱布作为指引，分离十二指肠上静脉和动脉，直至可以确认胃十二指肠动脉位置

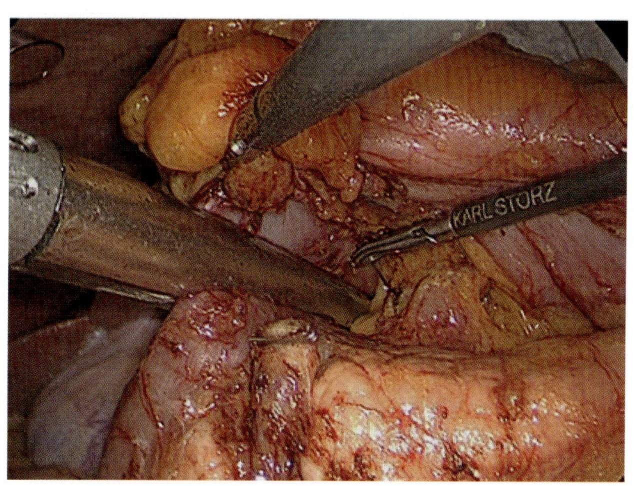

▲ 图 33-13　十二指肠离断，用线性吻合器离断十二指肠

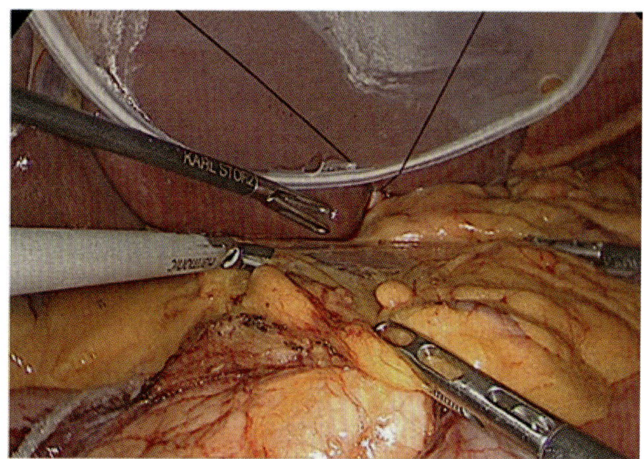

▲ 图 33-14　游离小网膜，小网膜在胃右动脉根部附近开始游离

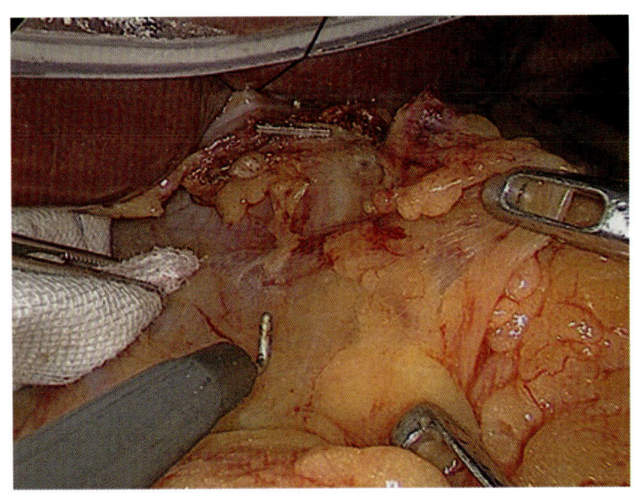

▲ 图 33–15 前表面浆膜层切口，用电刀切开横膈前表面的浆膜层

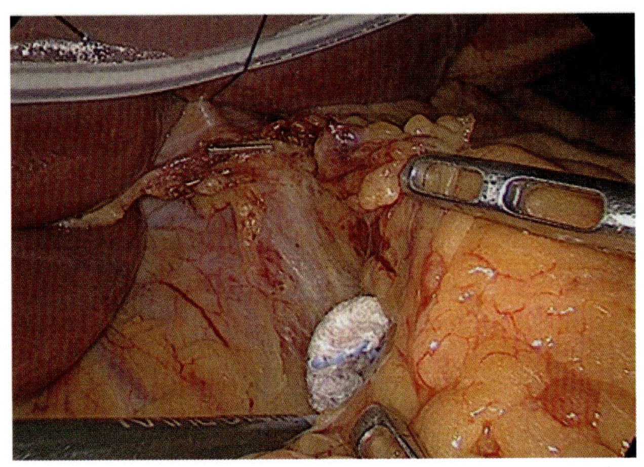

▲ 图 33–16 探查联合筋膜，腹腔镜专用纱布填塞融合筋膜层

(8) 胃右动脉处理：助手右手抓持胃右动脉蒂，左手抓持外科海绵 Securea™ (Hogy Medical, Tokyo, Japan)，推开胰腺下缘并翻转胰腺 (图 33–17)。胃右动脉根部剥离，扩大剥离表面，在根部予以夹闭 (图 33–18)。

(9) 胰上淋巴结清扫：助手右手抓牢可活动性持钳，提起胃胰襞 (胃左动脉蒂)，左手用外科海绵 Securea™ (Hogy Medical, Tokyo, Japan) 推开胰腺下缘，将胰腺翻转 (图 33–19)。

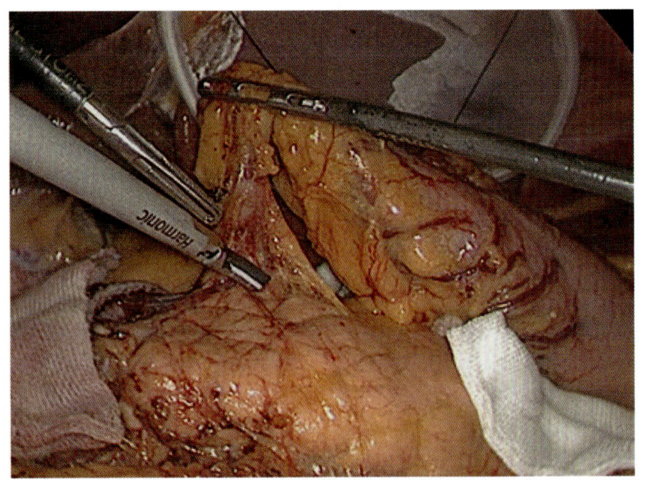

▲ 图 33–17 处理胃右动脉

助手抓持胃右动脉蒂，推开胰腺下缘并翻转胰腺

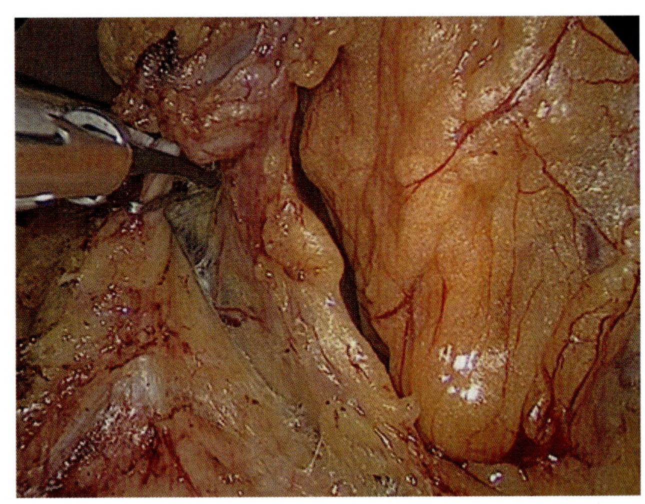

▲ 图 33–18 胃右动脉离断：胃右动脉根部夹闭离断

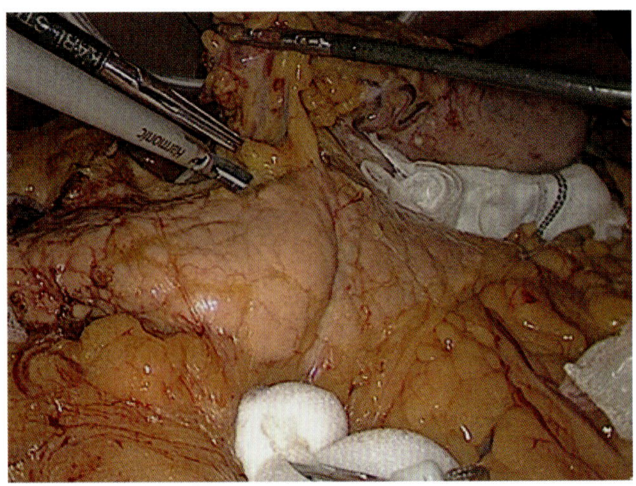

▲ 图 33–19 胰上淋巴结清扫

助理提起胃胰襞 (胃左动脉蒂)，用外科海绵推开胰腺下缘，将胰腺翻转

从肝总动脉至脾动脉表面连续分离，确保所谓的 ω 线。分离胃左动脉左侧神经外侧的可剥离层面（图 33–20），胃左动脉的两侧尽可能向背面分离。为了防止损伤胰腺实质和胰腺动脉，需要确定好它们的位置（图 33–21）。将胃左动脉的外周夹闭合后分离（图 33–22）。

右侧淋巴结位于胰腺上缘（靠近第 8a 组、第 9 组和第 8p 组之间的边界），使用腹腔镜凝血剪分离（第 8a 组、第 9 组、第 8p 组分界附近）并清扫（图 33–23）。分离胃小弯后壁。如迷走神经依然完好，应将其切断（图 33–24）。

(10) 胃小弯修剪（第 1 组和第 3 组淋巴结清扫）：助手两只手以“斗牛士”方式提起小网膜，从胃小弯背面将小网膜与胃体分开（图 33–25）。然后将胃归于原位，从腹侧将小网膜与胃体分离（图 33–26）。

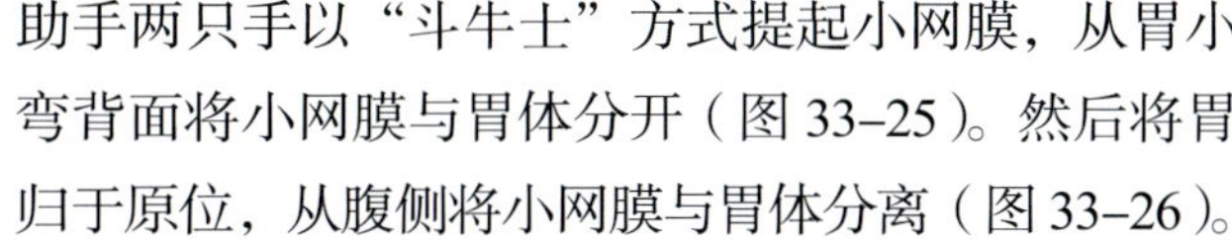

(11) 胃体离断：胃体离断需经 2 次线性吻合器切断（图 33–27）。

(12) 移除标本重新建立气腹：在脐部开口，其大小只需满足取出组织标本即可。在腹腔中将切除的胃标本放入塑料袋中从切口拖出（防止肿瘤播散和切口种植）。取出后，放置切口保护套，使用硅胶帽作为盖子，插入摄像头端口，重新建立气腹（图 33–28）。当所有淋巴结清扫术完成后，检查解剖区域（图 33–29）。

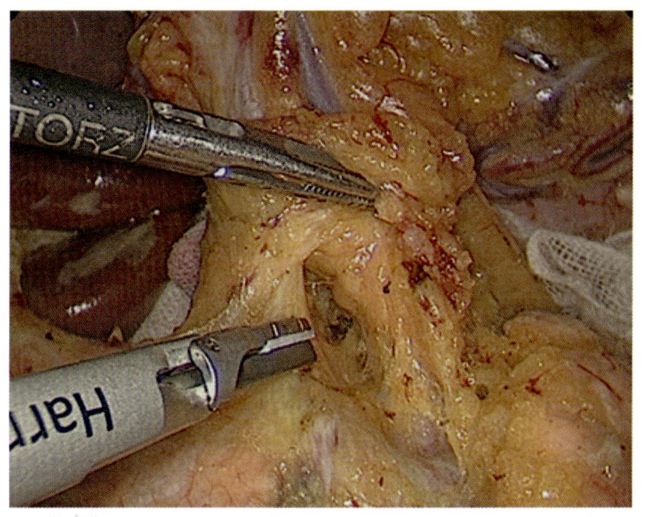

▲ 图 33–20　胃左动脉最外层离断

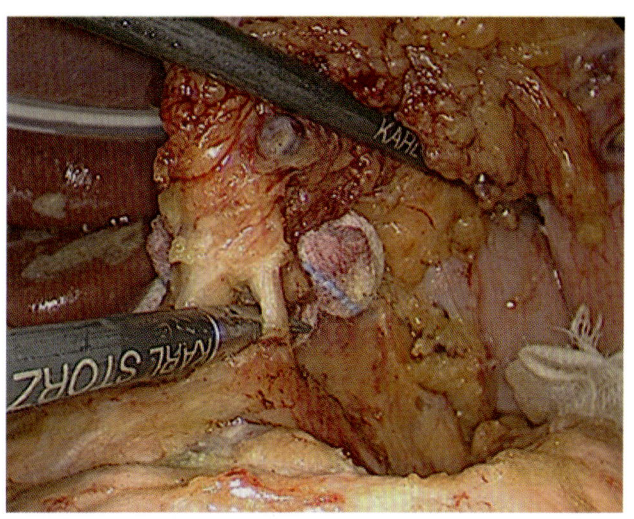

▲ 图 33–22　胃左动脉离断，胃左动脉外围结扎切断

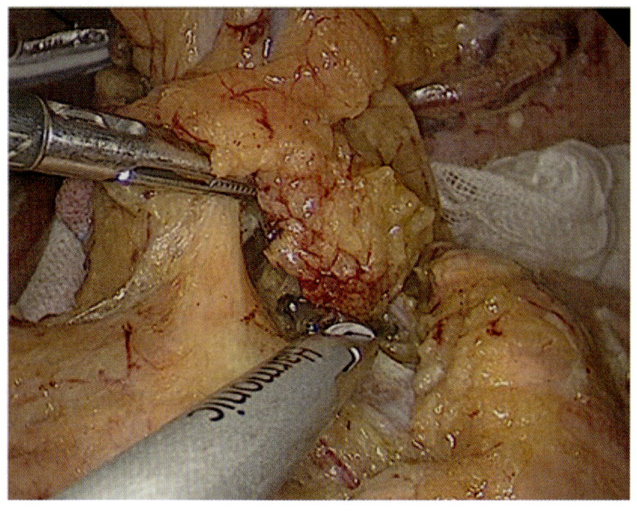

▲ 图 33–21　腹腔干左侧淋巴结，对胰腺上缘的左侧淋巴结进行清扫

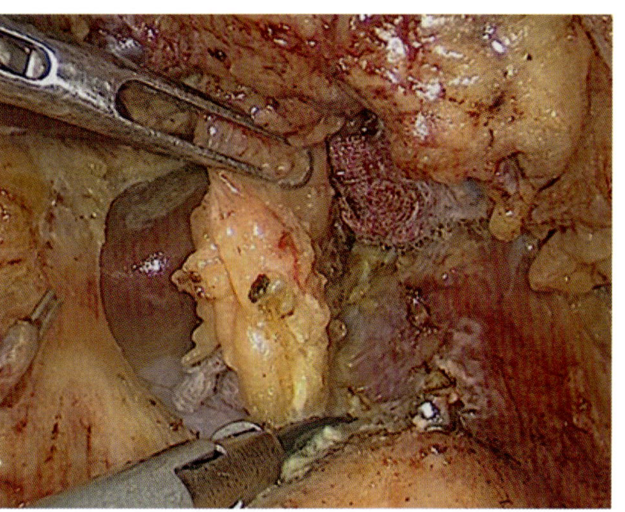

▲ 图 33–23　腹腔干右侧淋巴结结扎分离

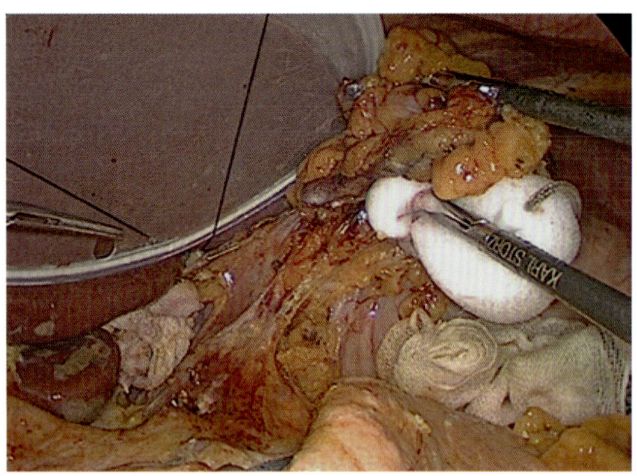

▲ 图 33-24　分离胃小弯后壁

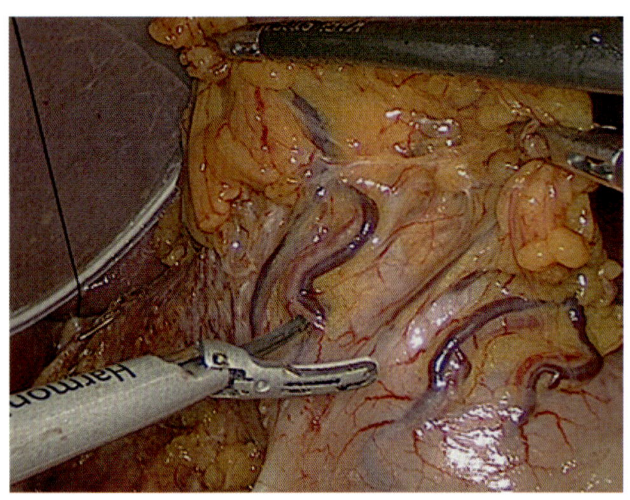

▲ 图 33-25　修剪胃小弯，从胃小弯背面将小网膜与胃体分开

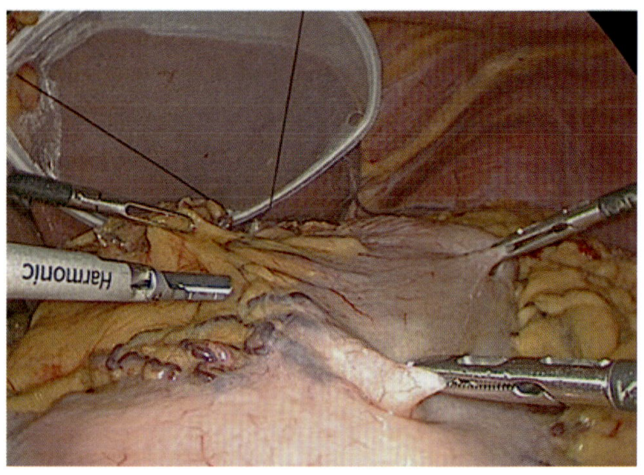

▲ 图 33-26　修剪胃小弯，将小网膜与腹侧胃体分离

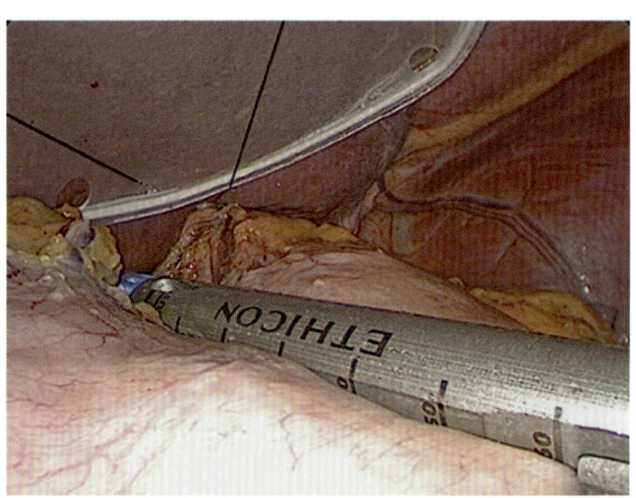

▲ 图 33-27　胃体离断，经两次线性吻合器离断胃体

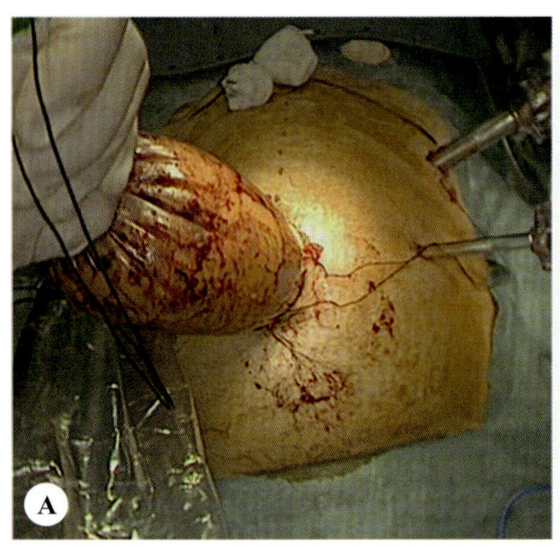

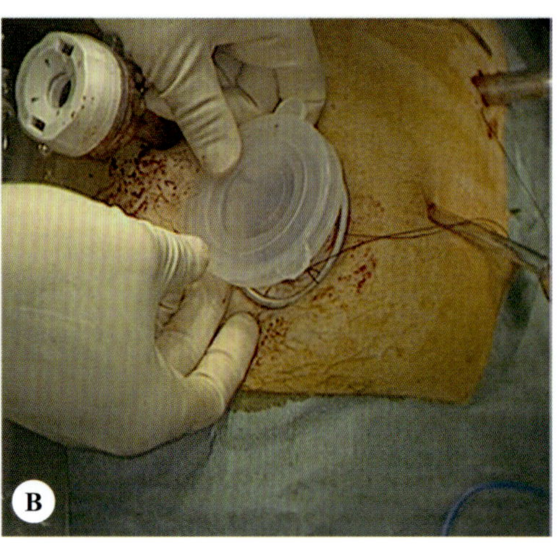

◀ 图 33-28　移除标本和重新建立气腹

切除的标本放在塑料袋中从切口取出（A），切口保护套和硅胶帽盖上后，重新建立气腹（B）

4. Roux-en-Y 重建

在距离 Treitz 韧带 25cm 处的空肠肠系膜上开了一个小洞，用线性吻合器离断空肠，肠系膜轻微分离（边缘的动脉和静脉分离）（图 33-30）。

在距被提起空肠顶端约 25cm 处和输入袢空肠端切开一个小口（图 33-31），采用线性吻合器进行侧 – 侧吻合（图 33-32）。吻合器的插入孔用 3-0 可吸收线由远到近行连续单层缝合。缝合技巧为紧密缝合浆肌层，膜表面可做非紧密缝合（图 33-33）。

在 Roux 分支的空肠上切开小口（图 33-34）。

残胃与空肠吻合时保持残胃与空肠蠕动方向一致。在距被提起的空肠上方肛侧约 60mm 处和残胃缝合线小弯曲侧末端各切开一个小口，用线性吻合器进行吻合（图 33-35）。吻合器的插入孔采用与 Y 分支大致相同的缝合方法（图 33-36）。

Petersen 间隙闭合：使用 3-0 不可吸收缝线连续缝合 Petersen 间隙。操作时，由前往后（从腿侧到头侧）将间隙缝合至结肠附近。如保留大网膜，大网膜将被聚拢缝合，然后切割下缘。

Y 分支肠系膜闭合：Y 分支肠系膜的间隙用不可吸收缝线连续缝合闭合。空肠切除残端的缝合线尽可能包埋在肠系膜下，这可以防止吻合钉显露在表面导致粘连。重建完成后，检查重建的结构（图 33-37）。根据情况将 19Fr 闭式引流管从右上腹 5mm 切口处放置到肝脏下，但在我们治疗过程中，D1+ 远端胃根治术不放置引流管。

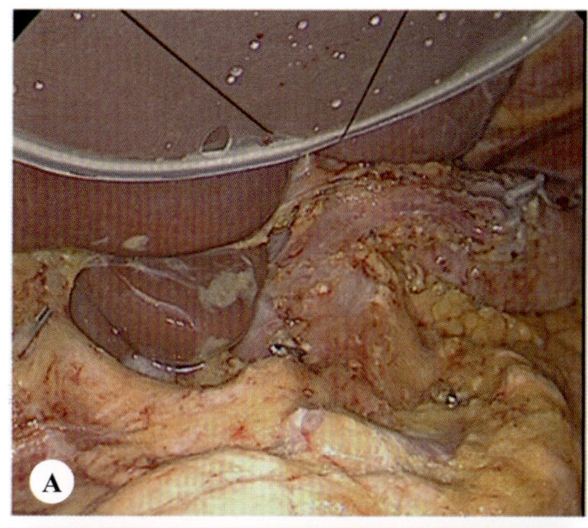

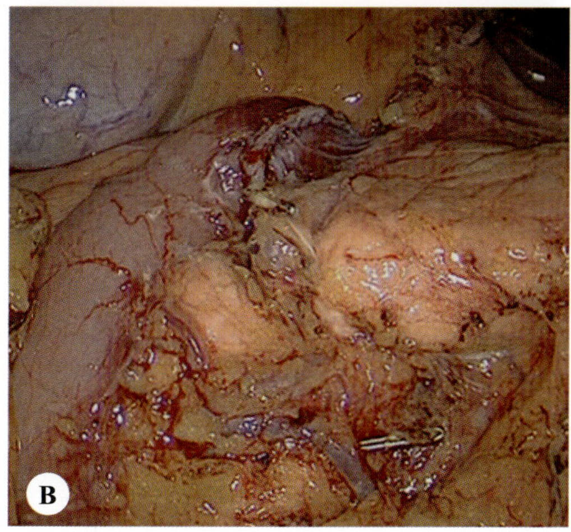

▲ 图 33-29　完成淋巴结清扫术：胰上区（A）和胰头区（B）

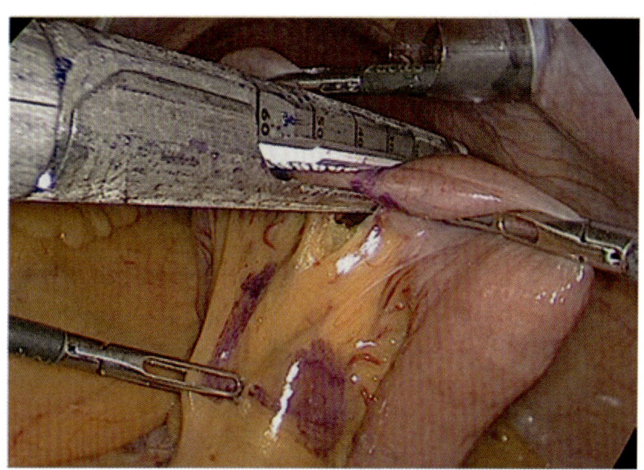

▲ 图 33-30　空肠横断面，在距离 Treitz 韧带 25cm 处的空肠肠系膜上切开小口

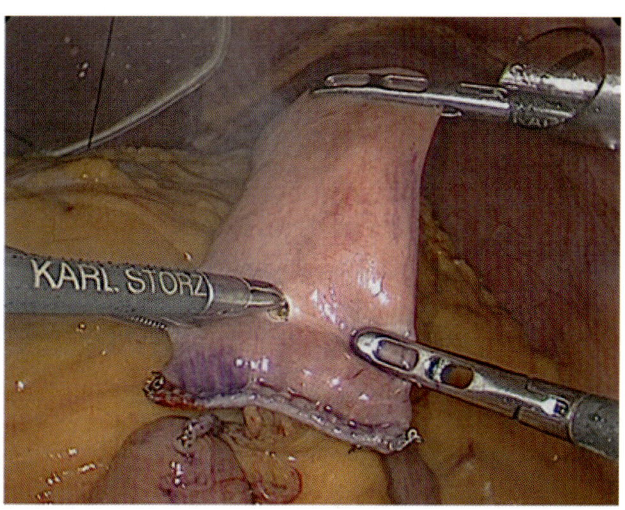

▲ 图 33-31　Y 分支准备，在距提起空肠尖端约 25cm 处和输入袢空肠尖端切开小口

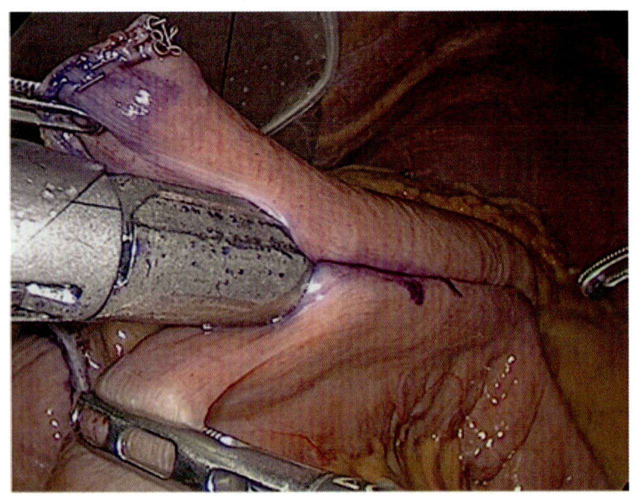

▲ 图 33–32　侧 – 侧吻合，通过线性吻合器进行侧 – 侧吻合

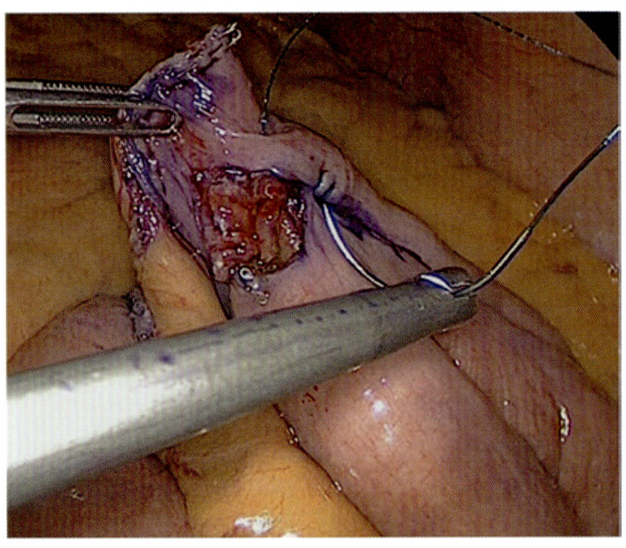

▲ 图 33–33　闭合吻合器入口，吻合器的插入孔采用 3–0 可吸收线连续单层缝合

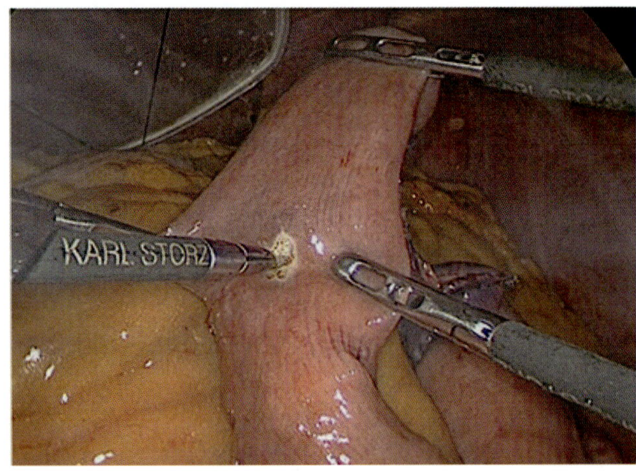

▲ 图 33–34　**Roux** 分支的准备，在离提起空肠顶端约 **60mm** 处的肛侧切开一个小口

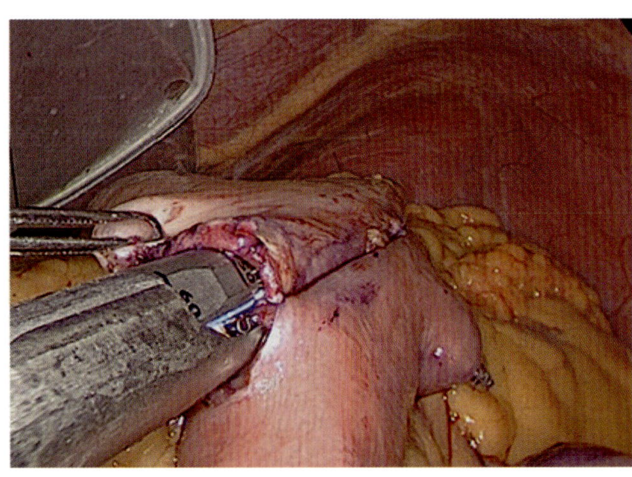

▲ 图 33–35　胃空肠吻合术，用线性吻合器进行胃空肠吻合术

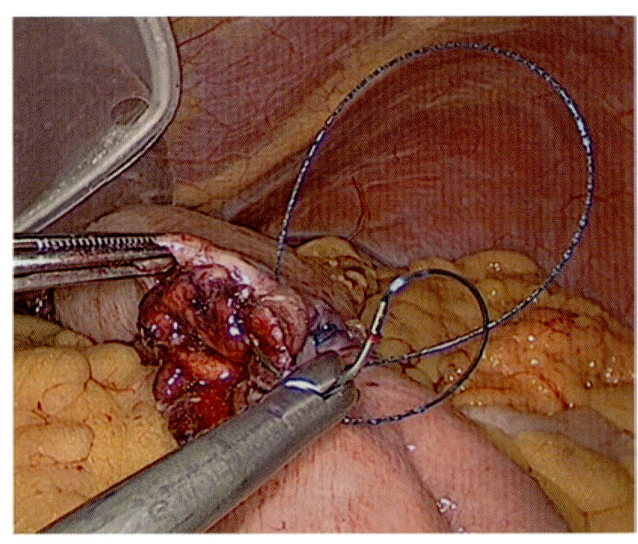

▲ 图 33–36　吻合器的插入孔采用与 **Y** 分支大致相同的缝合方法

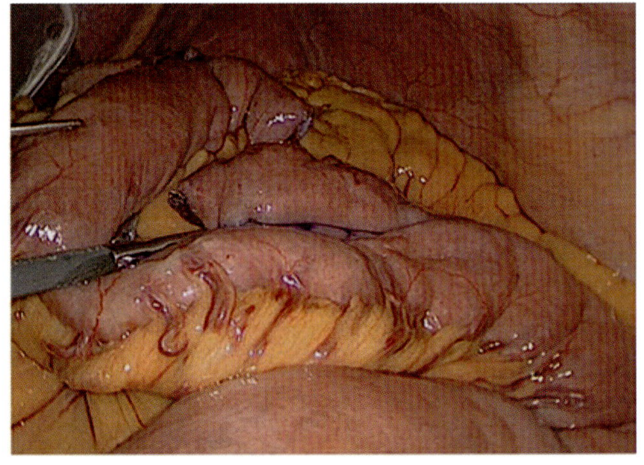

▲ 图 33–37　重建完成后，检查重建结构

三、术后管理

患者可以在术后 2 天开始喝水，3 天后喝汤。每两天依次添加粥和软食，患者可于术后 8 天出院。

四、建议、技巧和注意事项

手术时，应注意保持术野扩大和手术区域的干燥。除了常规术野放大外，常用的手术设备包括是腹腔镜凝血剪、双极马里兰镊以及带有纽扣电极的抽吸供水设备。关于 Roux-en-Y 重建，通常可以从脐入路，行小切口开腹手术建立 Y 分支。根据主刀医生的能力、团队的能力和熟悉程度，如果可以从腹部小切口进行操作，可在直视下进行手术。

五、早期胃癌腹腔镜和内镜联合手术结合前哨淋巴结活检

腹腔镜胃切除术是一种治疗胃黏膜下肿瘤（submucosal tumor，SMT）的微创手术，现也用于治疗早期胃癌。但明确肿瘤边界的确切范围，对胃癌进行根治性切除至关重要。为了实现这一点，双镜联合手术（laparoscopic and endoscopic cooperative surgery，LECS）已被提出，该手术在行腹腔镜胃切除时需要内镜行黏膜下剥离辅助。

手术适用于包括胃食管交界处在内的所有胃部位的 SMT。当内镜切除困难时，可转为开放手术。该手术对于切除胃 SMT 是安全可行的。

LECS 手术的主要步骤如下（视频 33-1）。

1. 体位和套管针位置

除了准备腹腔镜远端胃切除术外，内镜手术设备也应准备完善。套管针孔设置与腹腔镜远端胃切除术一致（上腹部放置 5 个套管针）。外科医生站于患者两腿之间操作（图 33-38）。

2. 标记病灶和吲哚菁绿局部注射

在肿瘤周围进行点标记并在浆膜下进行吲哚菁绿的局部注射（图 33-39）。

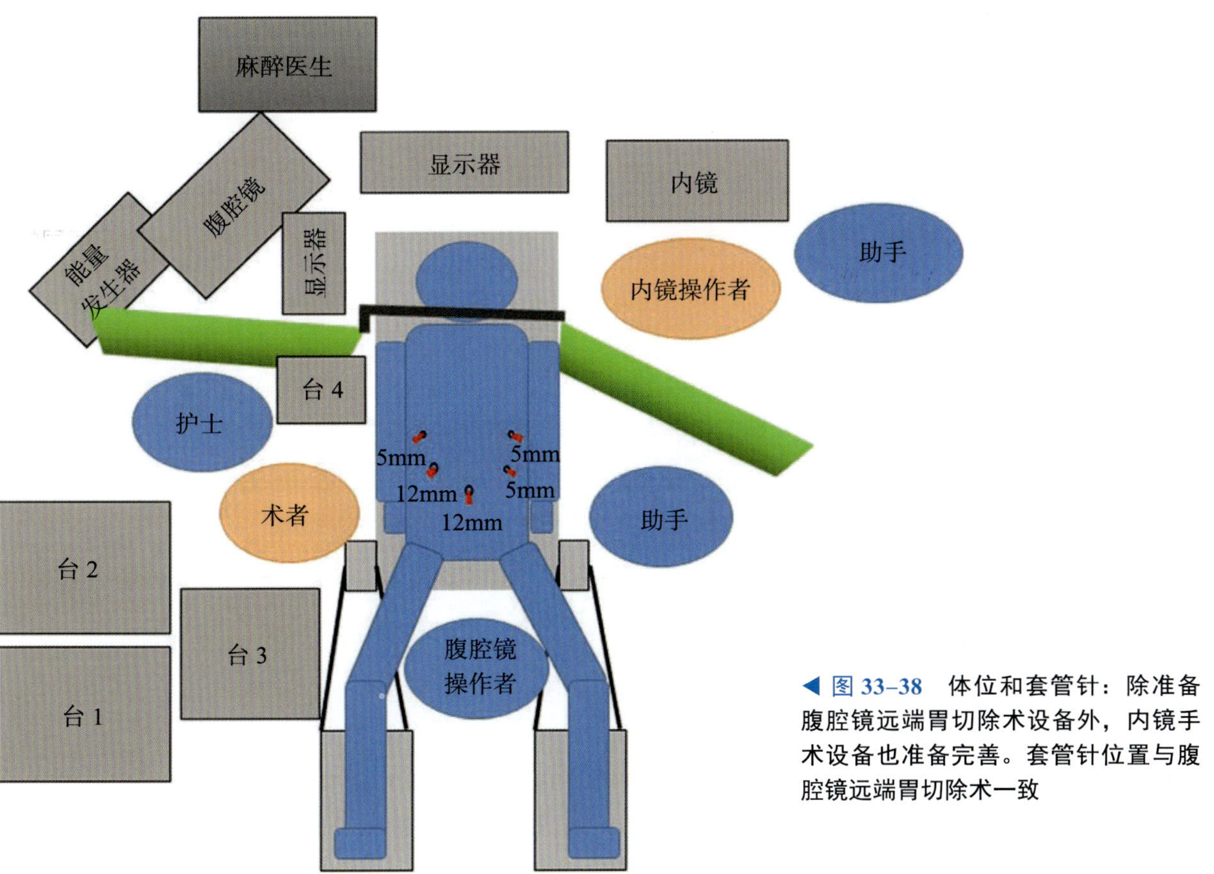

◀ 图 33-38　体位和套管针：除准备腹腔镜远端胃切除术设备外，内镜手术设备也准备完善。套管针位置与腹腔镜远端胃切除术一致

3. 吲哚菁绿标记淋巴引流

通过吲哚菁绿标记淋巴，将包括前哨淋巴结在内的淋巴池一并清扫（图 33–40）。

4. 黏膜和黏膜下层的环周剥离

在内镜手术过程中，黏膜和黏膜下层行环周剥离（图 33–41）。

5. 浆膜表面标记

在腹腔镜操作过程中，浆膜表面用绿脓菌素标记（图 33–42）。

6. 使用 SECUREA 缝合浆膜层

使用 SECUREA 海绵缝合浆膜层，使它包埋在肿瘤的浆膜表面（图 33–43）。

7. 完成浆膜缝合

浆膜缝合完毕（图 33–44）。

8. 全层切开

SECUREA 使切口表面张力变大，可以在内镜下行全层切开（图 33–45）。

9. 标本切除和 SECUREA

在经口内镜下切除标本并回收标本的 SECUREA（图 33–46）。

10. 内镜检查（3 个月后）

术后 3 个月内镜检查，在没有食物残渣和残胃炎的情况下，可观察到胃部分切除后前庭区域的手术瘢痕（图 33–47）。

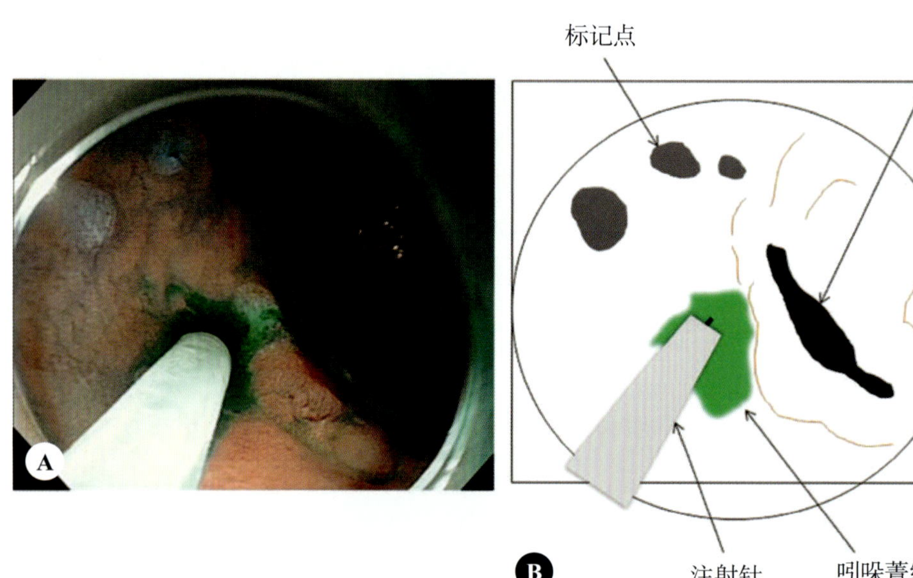

◀ 图 33–39 标记病灶和吲哚菁绿局部注射，在肿瘤周围进行标记并在浆膜下区域进行吲哚菁绿的局部注射：近景（A）及示意（B）

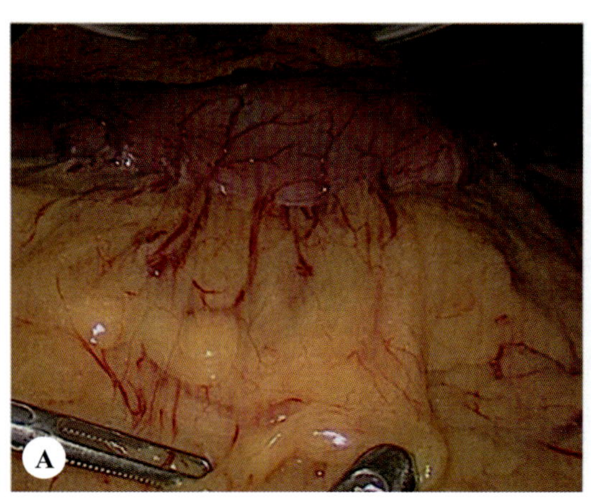

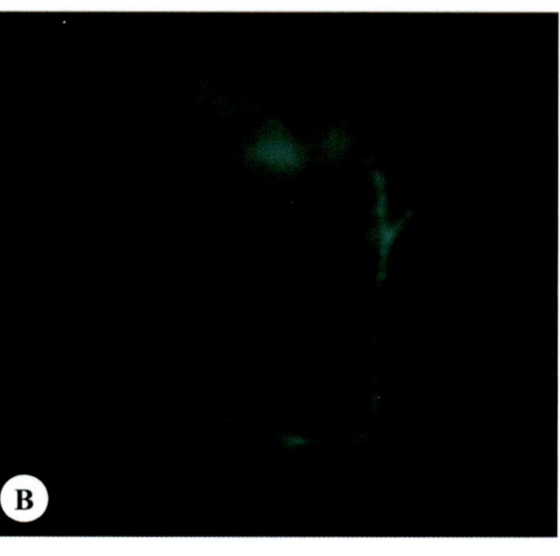

◀ 图 33–40 常规视野

A. 吲哚菁绿标记淋巴引流；B. 通过吲哚菁绿观察到的淋巴池，包括前哨淋巴结一并切除

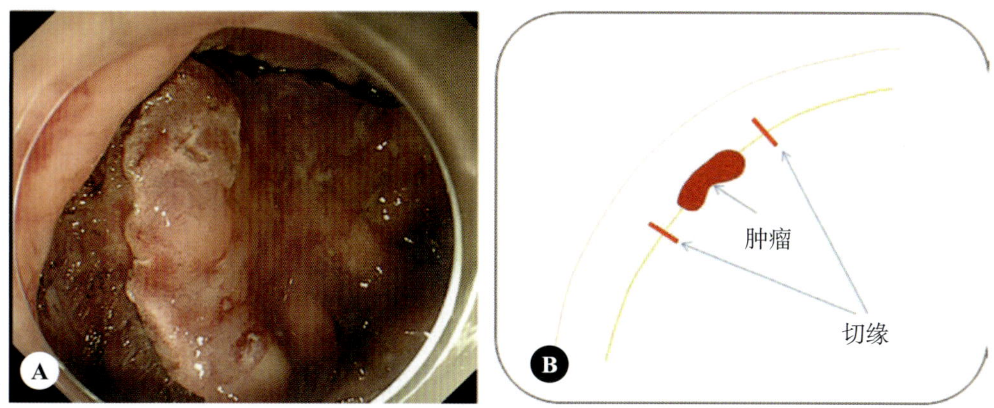

▲ 图 33-41 黏膜和黏膜下层的环周剥离，在内镜手术中，黏膜和黏膜下层行环形剥离：近景（**A**）及示意（**B**）

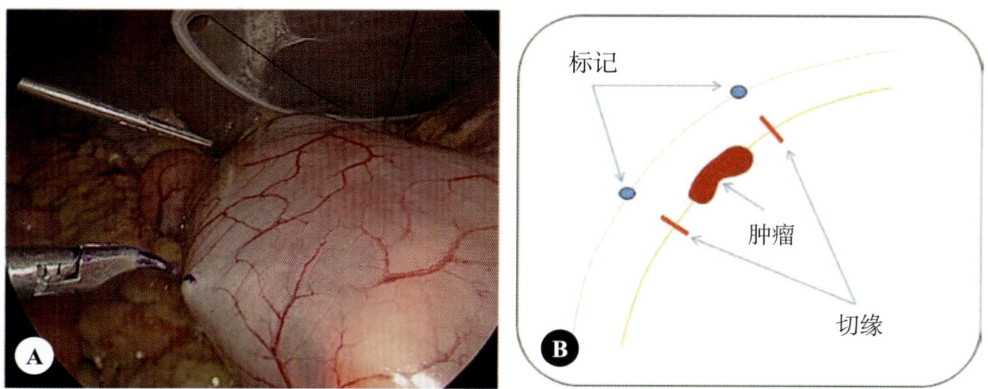

▲ 图 33-42 浆膜表面标记，在腹腔镜操作过程中，浆膜表面用绿脓菌素（**pyocyanine**）标记：近景（**A**）及示意（**B**）

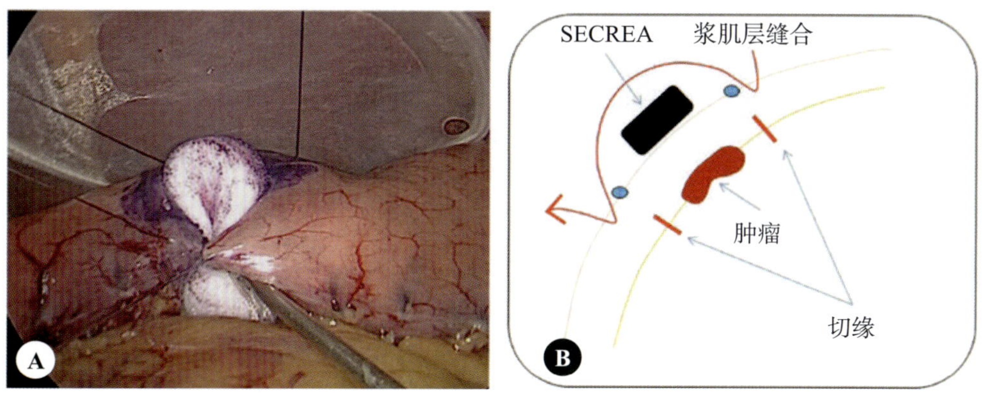

▲ 图 33-43 使用 **SECUREA** 缝合浆膜层，浆膜层表面缝合，**SECUREA** 包埋在肿瘤的浆膜表面：近景（**A**）及示意（**B**）

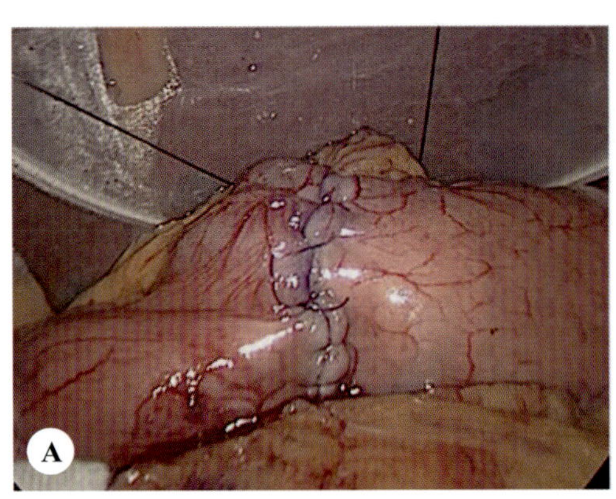

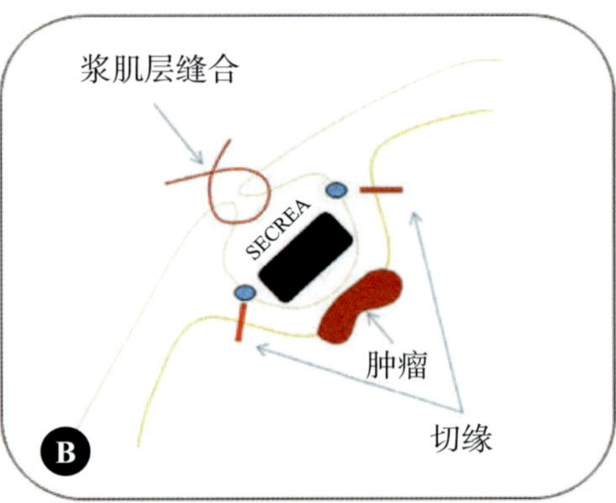

▲ 图 33-44　完成浆膜缝合：近景（A）及示意（B）

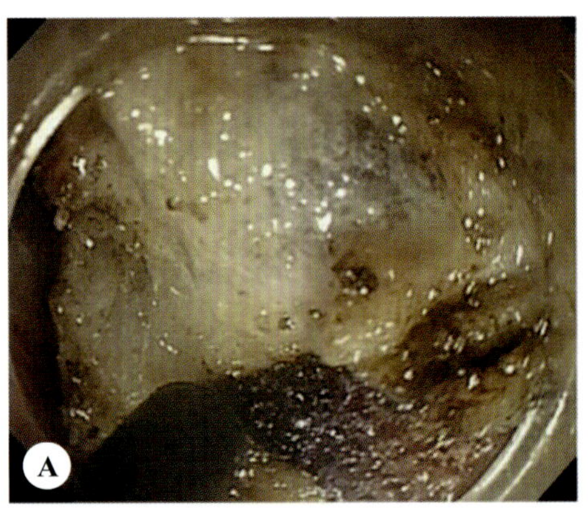

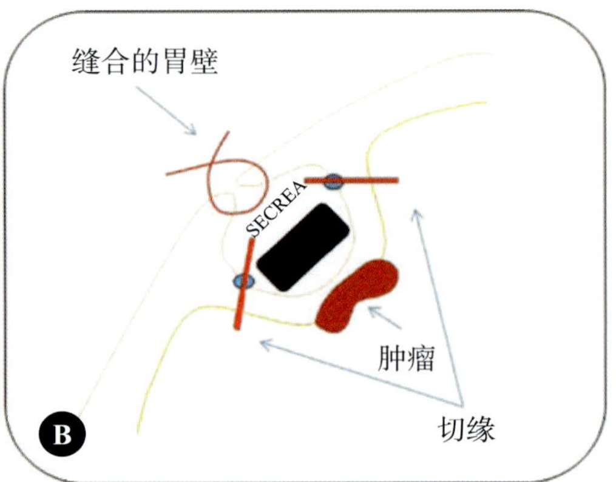

▲ 图 33-45　全层切开，**SECUREA** 使切口表面张力变大，可全层切开：近景（A）及示意（B）

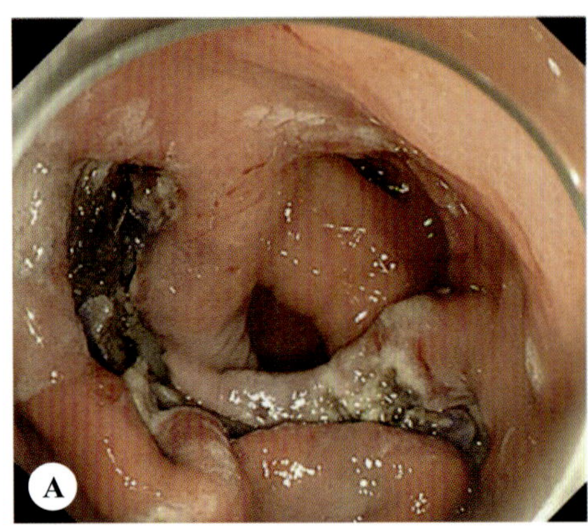

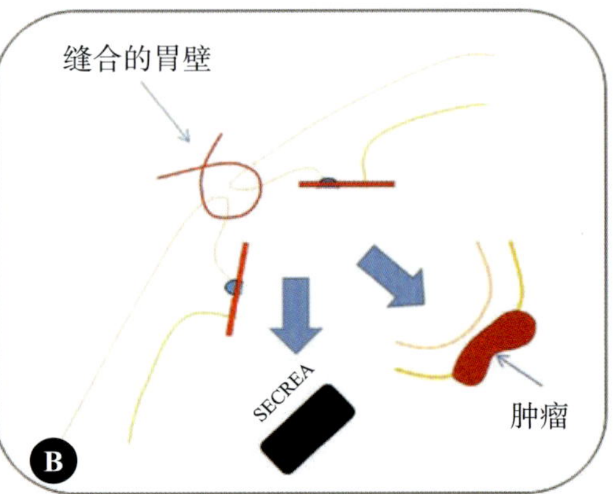

▲ 图 33-46　标本切除和 **SECUREA**，通过经口内镜收集切除标本和 **SECUREA**：近景（A）及示意（B）

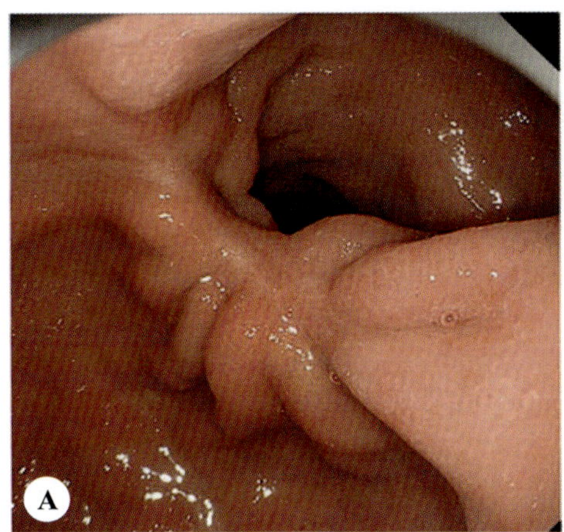
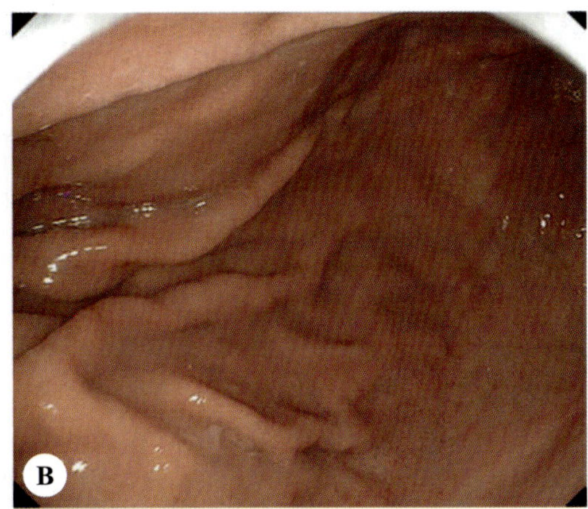

▲ 图 33-47　内镜检查（术后 **3** 个月）：术后 **3** 个月内镜检查，手术瘢痕（**A**）在没有食物残渣和残胃炎的情况下，可在部分胃切除后的前庭区域观察到（**B**）

参考文献

[1] Katai H, Sasako M, Fukuda H, et al., JCOG Gastric Cancer Surgical Study Group. Safety and feasibility of laparoscopy-assisted distal gastrectomy with suprapancreatic nodal dissection for clinical stage I gastric cancer: a multicenter phase II trial (JCOG 0703). Gastric Cancer. 2010;13(4):238–44.

[2] Inaki N, Etoh T, Ohyama T, et al. A Multi-institutional, prospective, phase II feasibility study of laparoscopy-assisted distal gastrectomy with D2 lymph node dissection for locally advanced gastric cancer (JLSSG0901). World J Surg. 2015;39(11):2734–41.

推荐阅读

[1] Matsuda T, Hiki N, Nunobe S, et al. Feasibility of laparoscopic and endoscopic cooperative surgery for gastric submucosal tumors (with video). Gastrointest Endosc. 2016;84:47–52.

[2] Matsuda T, Nunobe S, Kosuga T, et al., Society for the Study of Laparoscopy and Endoscopy Cooperative Surgery. Laparoscopic and luminal endoscopic cooperative surgery can be a standard treatment for submucosal tumors of the stomach: a retrospective multicenter study. Endoscopy. 2017;49:476–83.

第 34 章　胃癌腹腔镜胃部分切除术 *

Laparoscopic Partial Gastrectomy for Gastric Cancer

Antonio Talvane Torres de Oliveira　Croider Franco Lacerda　Paulo A. Bertulucci　Miguel A. Cuesta　著

秦文政　王科皓　译　　周平红　校

在新辅助化疗后，如果有手术指征，胃全切除或次全切结合淋巴结清扫是胃癌的主要治疗方法。许多研究表明，在胃肠道恶性肿瘤 [1, 2]（如结直肠癌和食管癌）方面，微创手术（minimally invasive surgery，MIS）相比与传统的开腹手术不仅安全，且具有一些短期优势，如术中失血少，术后康复周期快、术后并发症少等。关于 MIS 胃切除术治疗肿瘤，主要研究进展包括在晚期胃癌患者使用新辅助治疗 [3]，根据日本指南中包括淋巴结清扫在内的肿瘤切除术原则 [4]。胃癌 MIS 的证据支持主要是基于欧洲的 Hulscher 研究，STOMACH 和 LOGICA 研究 、韩国 KLASS 研究及一些 Meta 分析 [5–11]。他们表明，相对于全胃切除，胃部分切除术有一些短期优势，在肿瘤学结果上具有相似的短期结局。

一、临床分期和手术方案

一旦通过胃镜活检诊断为胃癌，还应通过超声内镜、CT 和 PET-CT 评估临床分期。如肿瘤有切除可能，则应根据肿瘤的临床分期和位置，制订手术方案，具体如下。

- 是否使用新辅助治疗（Ⅱ期或更高分期）。
- 手术类型：局部、近端、远端或全胃切除术。在进展期胃癌中，切缘距离肿瘤至少为 5 cm。
- 淋巴结清扫术类型：D1、D1+或 D2。
- 根据日本胃癌治疗指南（2014）[4]，并将手术区域中的淋巴结站进行分类（图 34–1）。

二、手术描述（视频 34–1）

腹腔镜胃部分切除或次全切除术步骤。

1. 体位和套管针放置：患者取截石位。外科医生站在患者双腿之间（图 34–2）。将 5 个 5 或 12mm 的套管针放置在上腹部。使用的辅助切口位于左侧（套管针部位）或使用腹横切口（图 34–3）。

2. 网膜切除术：从中间开始向左切除大网膜。打开网膜囊（图 34–4）。在部分胃切除术中，网膜切除将在胃切缘的水平上结束。

3. 第 6 组（胃网膜右血管）淋巴结清扫术。在胰头水平分离并用夹子结扎胃网膜右血管（图 34–5）。

4. 建立十二指肠上窗（图 34–6）。沿肝缘分离松弛部打开肝十二指肠韧带至右膈脚（图 34–7A

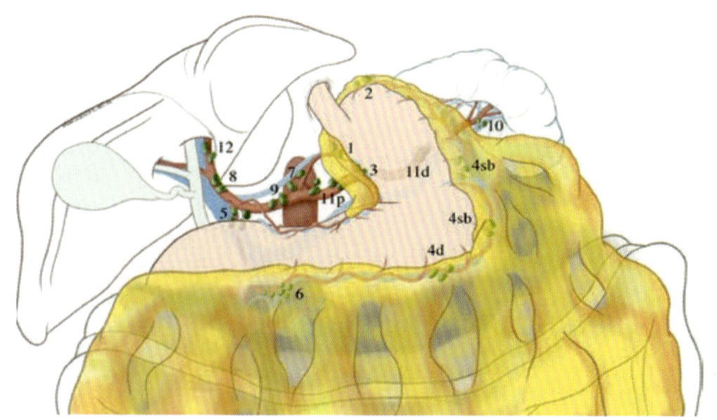

▲ 图 34–1　淋巴结站手术视野

*. 本章配有视频，可登录网址 https://doi.org/10.1007/978-3-030-55176-6_34 观看。

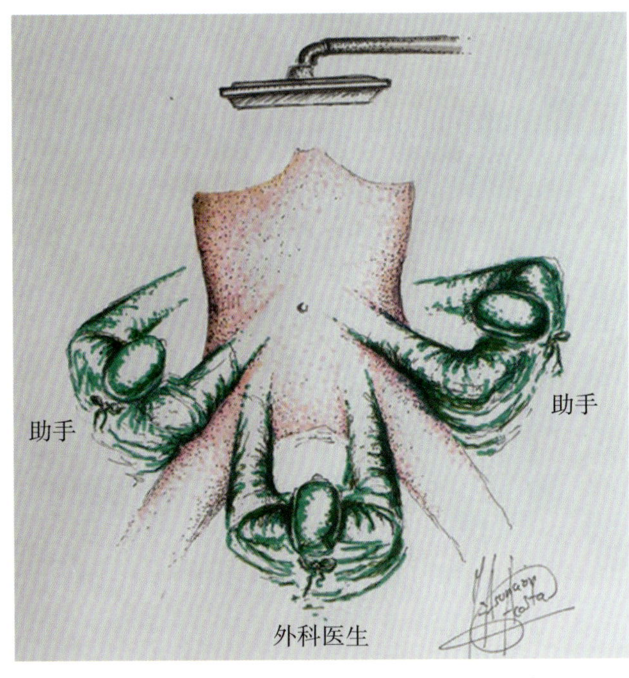

▲ 图 34-2　腹腔镜胃切除术患者体位和外科医生的位置

至 D）。胃右动脉分离结扎（图 34-7E 和 F）。第 8a 组和第 12a 组的淋巴结清扫术（图 34-7G 至 I）。

5. 用吻合器离断十二指肠上部（十二指肠上窗）和近端十二指肠后部（图 34-8）。

6. 腹腔干解剖和淋巴结清扫（第 7 组、第 9 组和第 11p 组）（图 34-9A 至 C）。在夹子之间分离结扎胃左血管（图 34-9D 至 F）。

胃部分切除后，可以通过 Roux-Y 胃空肠吻合或毕 I 式三角吻合进行重建。在本章中，我们介绍第一种吻合方式。Kinoshita 博士的三角吻合术将在第 35 章介绍。

三、胃空肠 Roux-Y 吻合术描述

胃部分切除术后胃空肠 Roux-Y 吻合术步骤如下所示。

1. 在离断胃之前，沿着小弯清除第 1 组和第 3 组淋巴结（在胃食管交界处和小弯切除水平之间）。淋巴结组织应包括在切除标本中（图 34-10）。

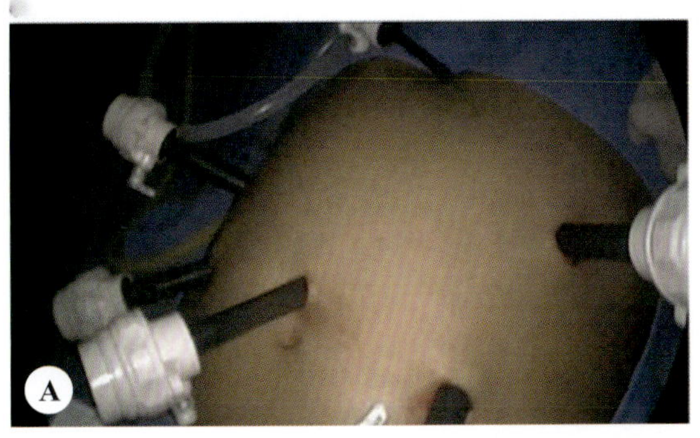

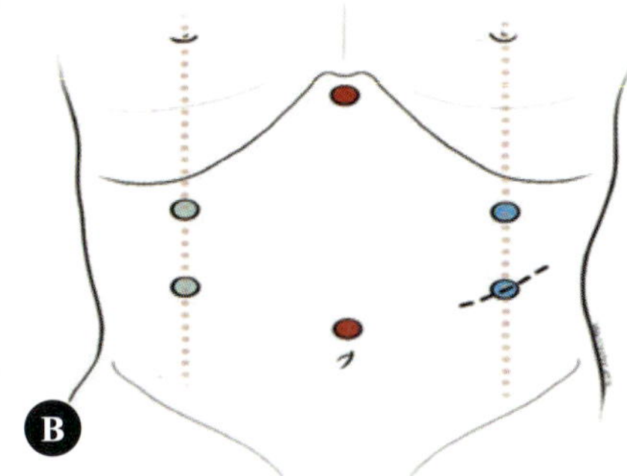

▲ 图 34-3　**A.** 放置套管针；**B.** 辅助切口

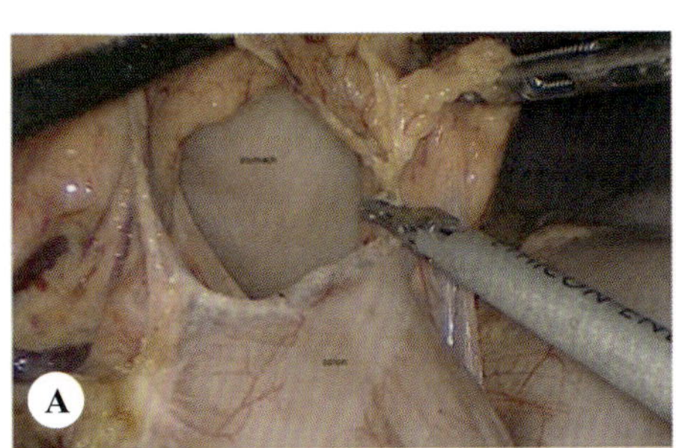

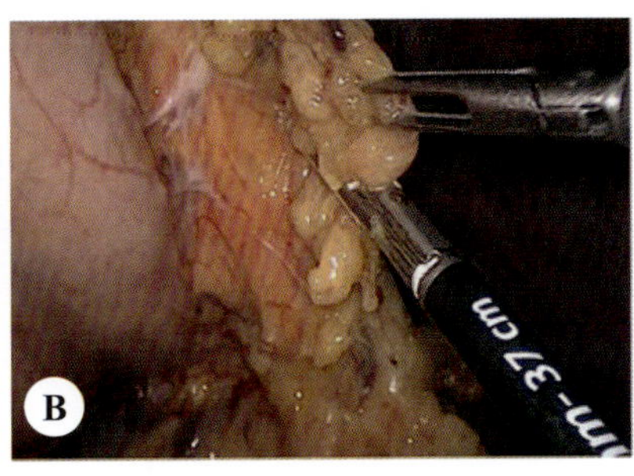

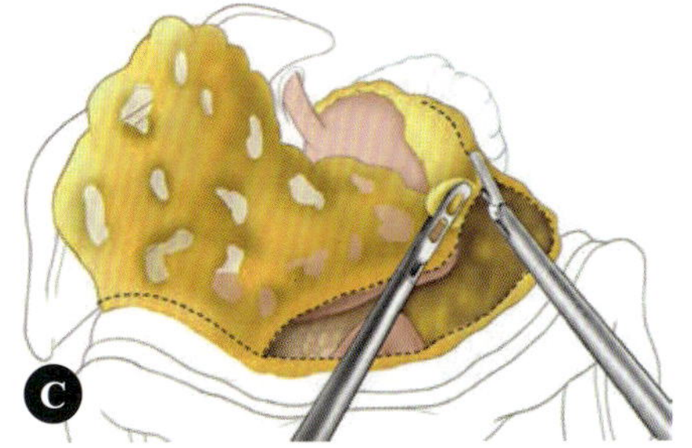

▲ 图 34-4　开始大网膜切除至胃切除位置：近景（**A** 和 **B**）及示意（**C**）

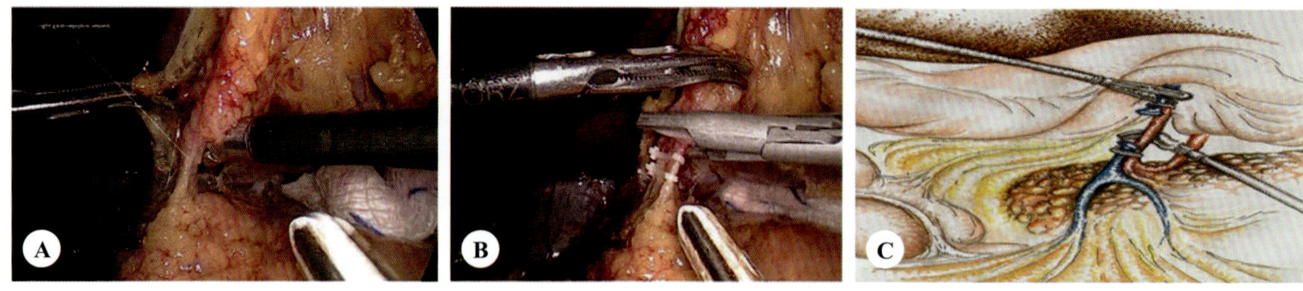

▲ 图 34-5　胃网膜血管的解剖和切断，淋巴结清扫（第 **6** 组）：近景（**A** 和 **B**）及示意（**C**）

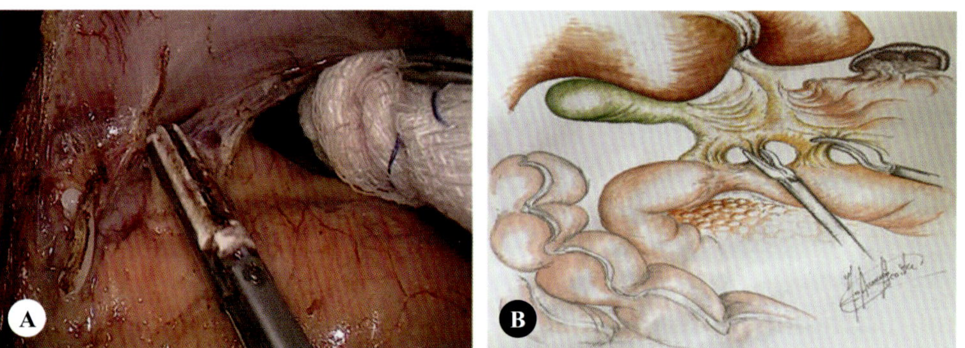

◀ 图 34-6　十二指肠上窗解剖：近景（**A**）及示意（**B**）

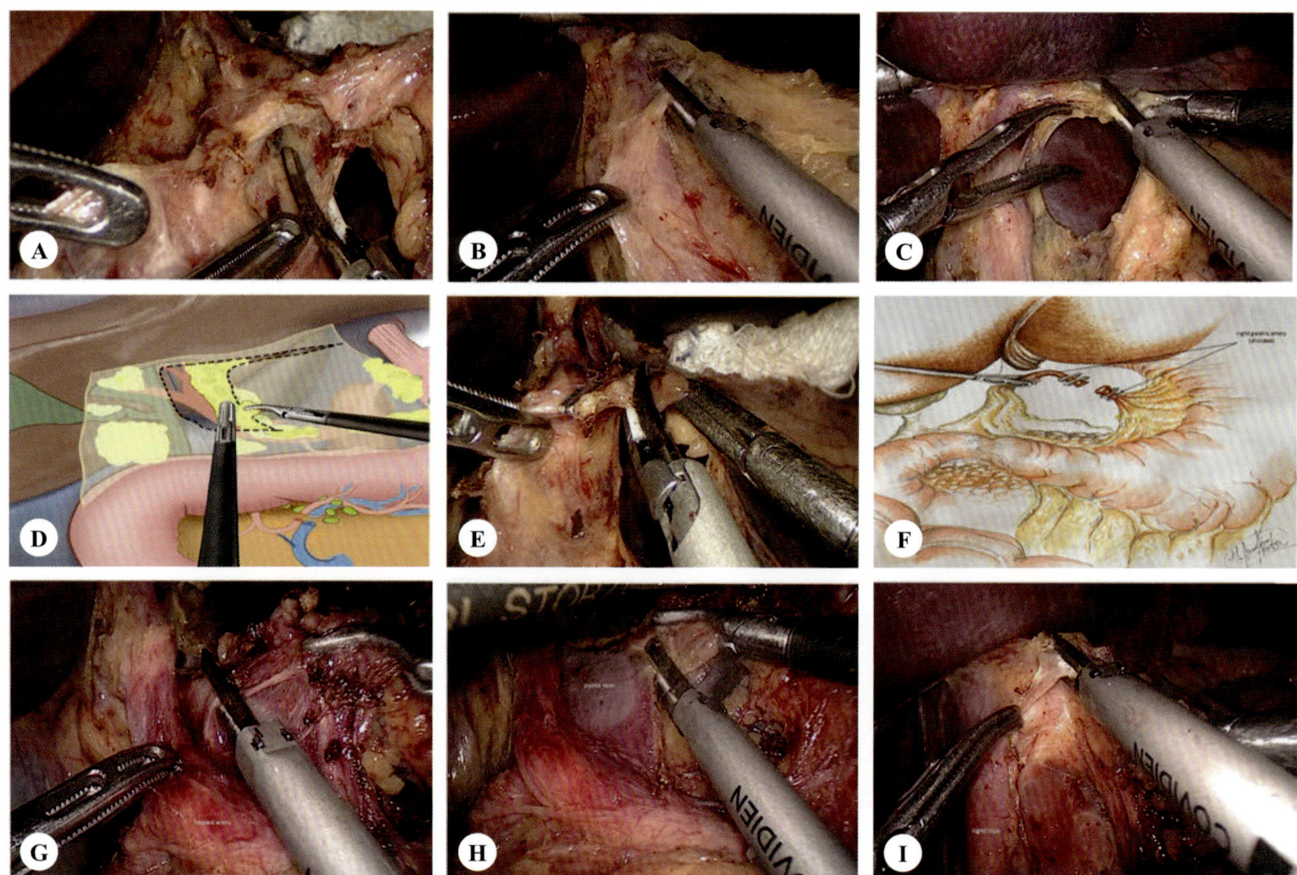

▲ 图 34-7　**A** 至 **D.** 打开肝十二指肠和肝胃韧带：近景（**A** 至 **C**）及示意（**D**）；**E** 和 **F.** 胃右动脉结扎：近景（**E**）及示意（**F**）；**G** 至 **I.** 沿门静脉的肝十二指肠淋巴结（第 **8a** 组和第 **12a** 组）清扫术

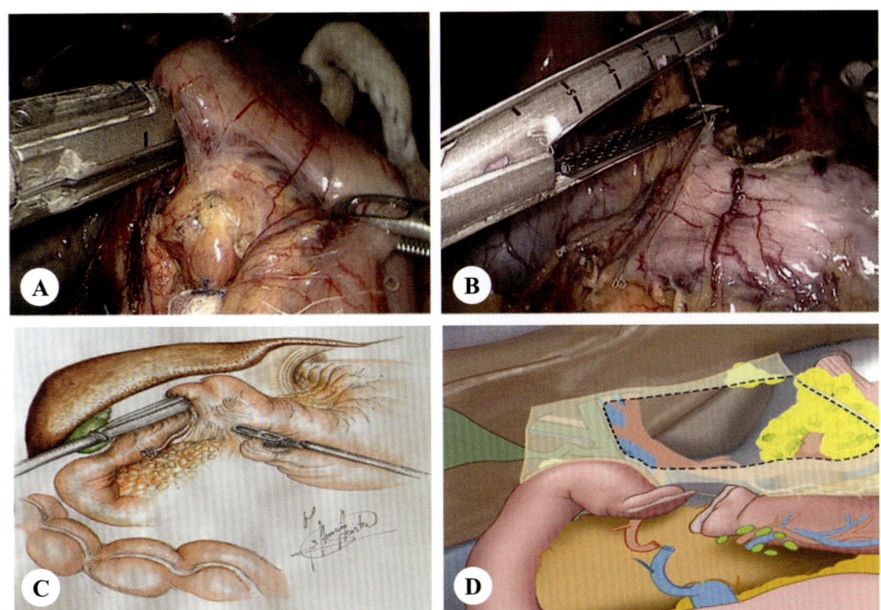

◀ 图 34-8　线性吻合器进行十二指肠切割：近景（**A** 和 **B**）及示意（**C** 和 **D**）

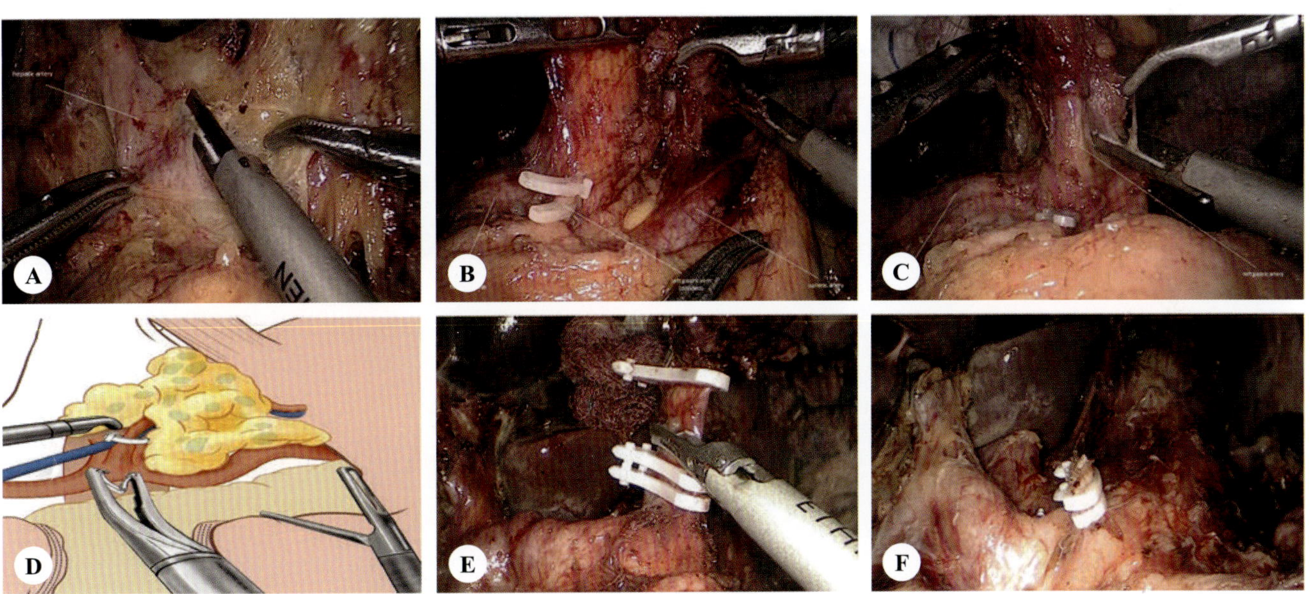

▲ 图 34-9　**A** 至 **E.** 第 **9** 组、第 **7** 组、第 **11p** 组淋巴结清扫：近景（**A** 至 **C**）及示意（**D**），用夹子结扎胃左动脉（**E**）；**F.** 淋巴结（第 **8a** 组、第 **12a** 组、第 **7** 组、第 **9** 组 和第 **11p** 组）清扫

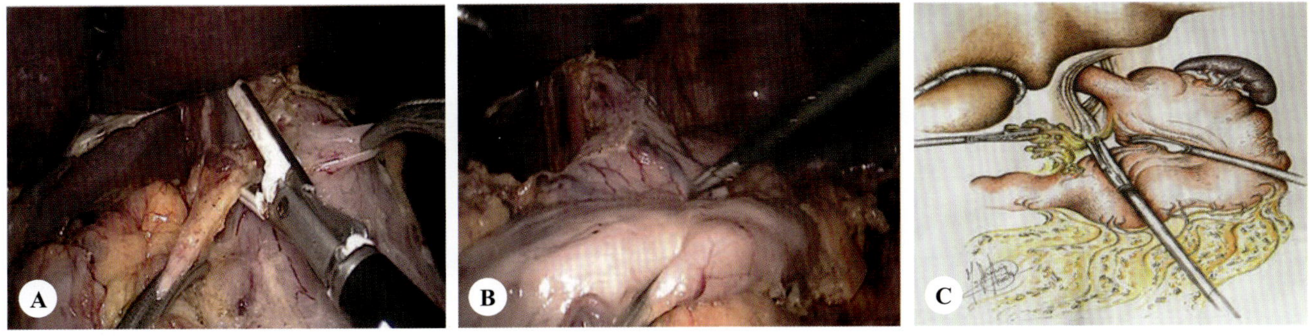

▲ 图 34-10　第 **1** 组和第 **3** 组淋巴结清扫：近景（**A** 和 **B**）及示意（**C**）

2. 通过线性吻合器在选定水平上进行近端胃离断，包括第 1 组和第 3 组淋巴结（图 34–11）。

3. 在横结肠系膜上开一个孔，备好可以吻合的空肠袢，并用吻合器将其分开（图 34–12）。

4. 远端空肠袢通过结肠系膜开口提至结肠系膜上间隙的胃残端（图 34–13）。

5. 使用线性吻合器进行胃空肠侧 – 侧吻合术。吻合口位于残胃后壁距离缝合线几厘米（图 34–14A

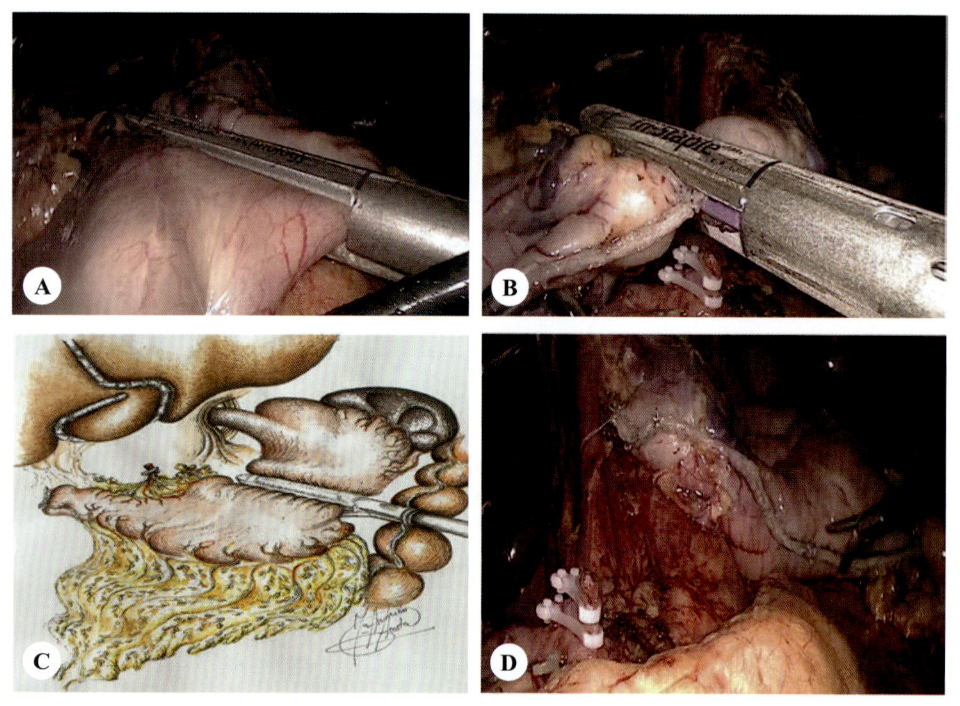

◀ 图 34–11　线性吻合器进行近端胃离断：近景（A 和 B）及示意（C），近端胃残端近景（D）

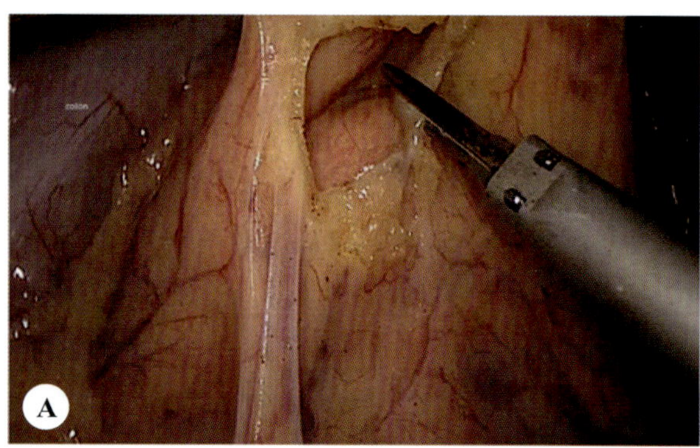

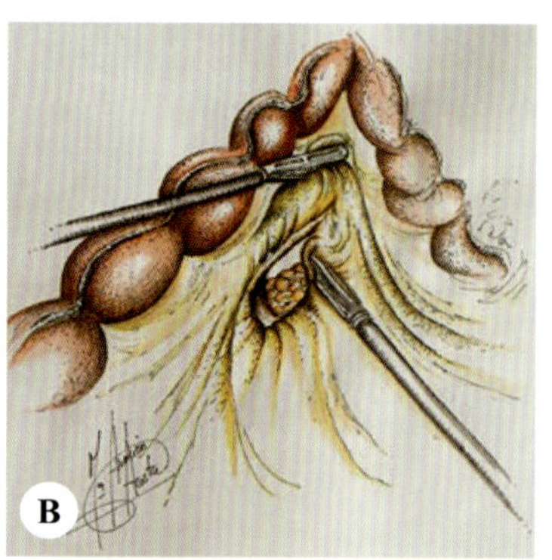

◀ 图 34–12　横结肠系膜开孔：近景（A）及示意（B）

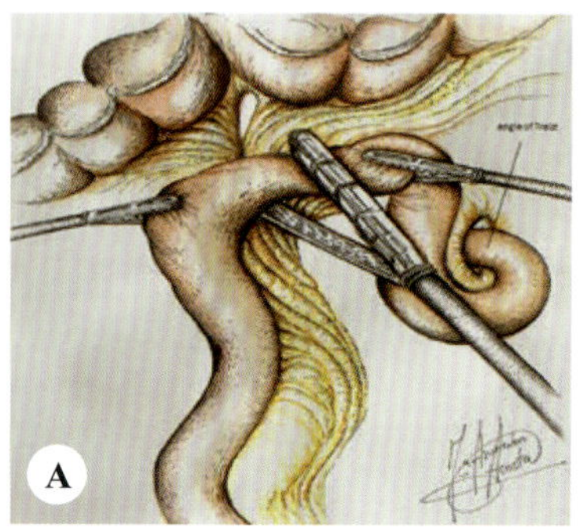

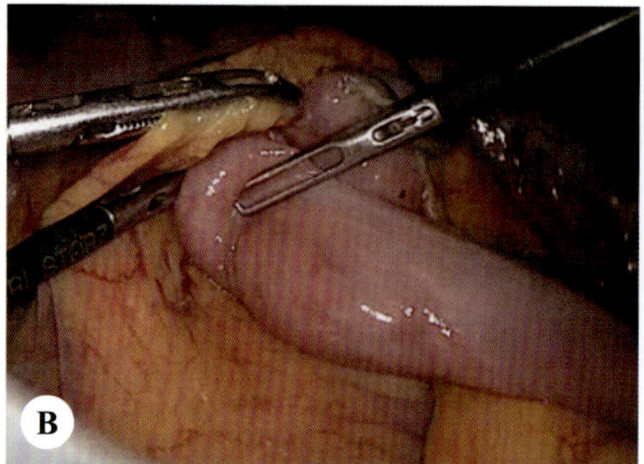

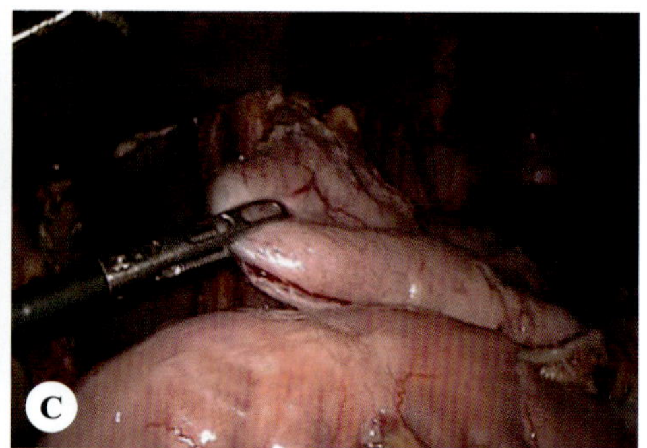

▲ 图 34–13　空肠袢离断（A），通过结肠系膜将空肠袢上提（B），胃残端和空肠袢并排（C）

和 B）。胃空肠缺损用缝线闭合（图 34–14C 和 D）。

6. 利用线性吻合器行胃空肠侧 – 侧吻合术（图 34–15），关闭肠系膜缺损。吻合口的最终视图见图 34–16。

7. 使用 Alexis device®（切开保护器），保护好切口，取出样本。

8. 取出套管针，缝合腹壁切口。

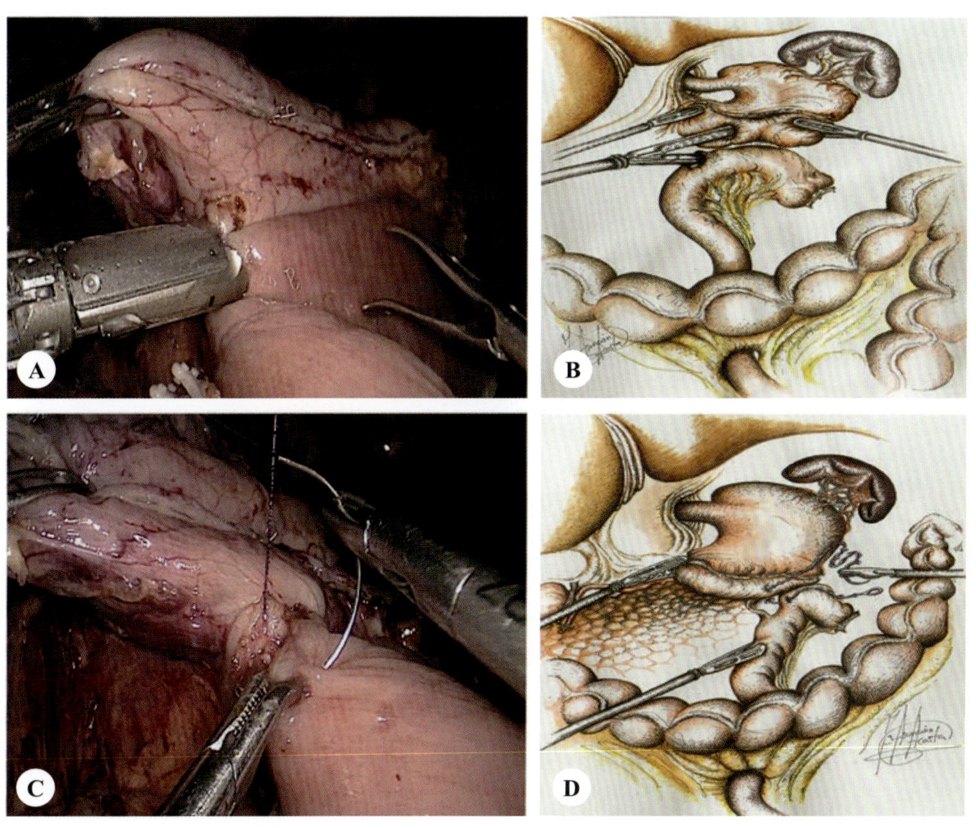

▲ 图 34–14　**A 和 B.** 胃回肠侧 – 侧吻合术：近景（**A**）及示意（**B**）；**C 和 D.** 闭合缺口：近景（**C**）及示意（**D**）

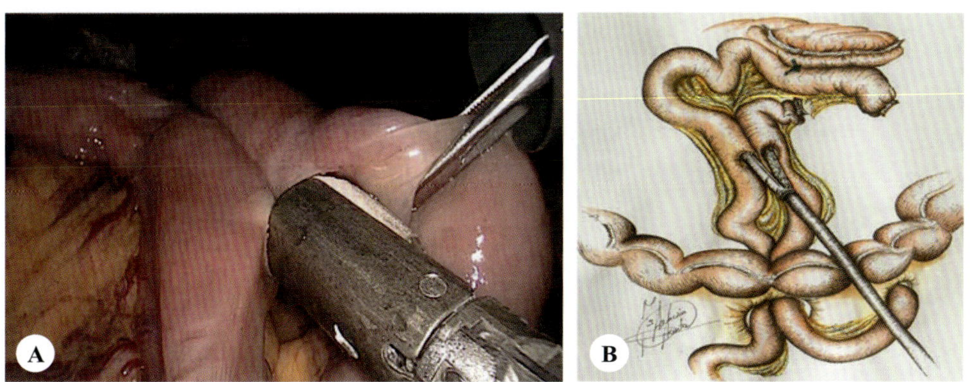

▲ 图 34–15　胃回肠侧 – 侧吻合术：近景（**A**）及示意（**B**）

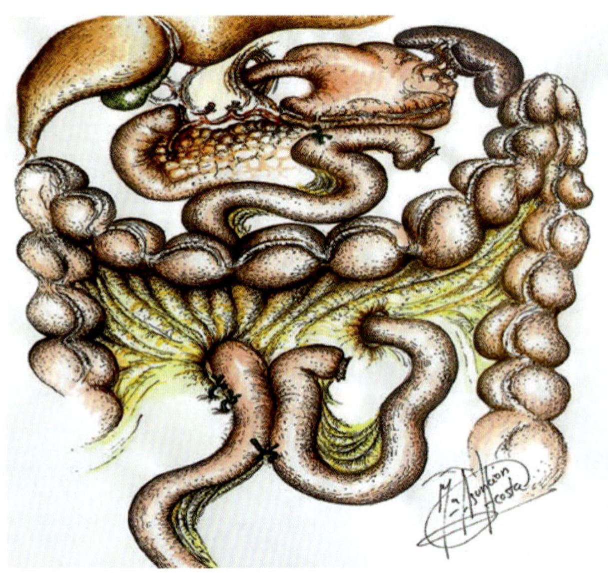

◀ 图 34-16 重建的最终示意

参考文献

[1] Bonjer HJ, Deijen CL, Haglind E, et al. A randomized trial of laparoscopic versus open surgery for rectal cancer. N Engl J Med. 2015;373(2):194.

[2] Straatman J, van der Wielen N, Cuesta MA, et al. Minimally invasive versus open esophageal resection: three-year follow-up of the previously reported randomized controlled trial: the TIME trial. Ann Surg. 2017;266(2):232–6.

[3] Al Batran SE, Homann N, Pauligk C et al. Perioperative chemotherapy with fluouracil plus leucovorin, oxaliplatin, and docetaxel versus fluouracil or capecitabine plus cisplatin and epirubicin for locally advanced, resectable gastric cancer or gastro-oesophageal junction adenocarcinoma (FLOT 4): a randomized, phase 2/3 trial. Lancet 2019; 393: 1948–1957.

[4] Japanese Gastric Cancer Association. Japanese gastric cancer treatment guidelines 2014 (ver. 4). Gastric Cancer 2017;20(1):1–19.

[5] Beyer K, Baukloh AK, Kamphues C, et al. Laparoscopic versus open gastrectomy for locally advanced gastric cancer: a systematic review and meta-analysis of randomized controlled studies. World J Surg Oncol. 2019;17(1):68.

[6] van der Wielen N, Straatman J, Cuesta MA, et al. Short-term outcomes in minimally invasive versus open gastrectomy: the differences between East and West. A systematic review of the literature. Gastric Cancer 2018;21(1):19–30.

[7] Haverkamp L, Weijs TJ, van der Sluis PC, et al. Laparoscopic total gastrectomy versus open total gastrectomy for cancer: a systematic review and meta-analysis. Surg Endosc. 2013;27:1509–20.

[8] Kim W, Kim HH, Han SU, et al. Decreased morbidity of laparoscopic distal gastrectomy compared with open distal gastrectomy for stage I gastric cancer: short-term outcomes from a multicenter randomized controlled trial (KLASS-01). Ann Surg. 2016;263(1):28–35.

[9] Lee HJ, Hyung WJ, Yang HK, et al. Short-term outcomes of a multicenter randomized controlled trial comparing laparoscopic distal gastrectomy with D2 lymphadenectomy to open distal gastrectomy for locally advanced gastric cancer (KLASS-02–RCT). Ann Surg. 2019;270(6):983–91.

[10] Straatman J, van der Wielen N, Cuesta MA, et al. Surgical techniques, open versus minimally invasive total gastrectomy after chemotherapy (STOMACH trial): study protocol for a randomized controlled trial. Trials. 2015;16:123.

[11] Haverkamp L, Brenkman HJF, Seesing MFJ, et al. Laparoscopic versus open gastrectomy for gastric cancer, a multicenter prospectively randomized controlled trial (LOGICA-trial). BMC Cancer. 2015;15:556.

第35章　远端胃大部切除术后的改良毕Ⅰ式三角吻合术*

Modified Billroth-I Delta-Shaped Anastomosis After Distal Gastrectomy

Takahiro Kinoshita　著

陈天音　刘婧依　译　　蔡明琰　校

基于腹腔镜远端胃癌根治术在一些随机对照临床研究中的获益结局，腹腔镜远端胃癌根治术在世界范围内正被越来越广泛地应用。在消化道重建方面，人们也尝试了多种吻合方式，例如毕Ⅰ式吻合，毕Ⅱ式吻合及胃空肠 Roux-en-Y 吻合。不同的吻合方法各有其优缺点，而术中决定患者吻合方式的因素可能包括患者个体情况，外科医生的习惯及地域性因素。毕Ⅰ式的优点在于操作简单，节省时间及重建后消化道结构更接近于生理状态。本中心认为满足以下条件时可采用毕Ⅰ式吻合：①残胃容积较大；②无十二指肠侵犯；③不伴有反流性食管炎或食管裂孔疝。因此，局限于胃窦部或胃体下部的肿瘤总体更合适应用毕Ⅰ式吻合。在毕Ⅰ式体内消化道重建中，三角吻合术仅需要一个线性吻合器即可完成，被广为接受。该吻合方式的概念起源于保留功能性的端－端吻合理念[1]。

手术操作描述见视频35–1。毕Ⅰ式三角吻合的关键手术步骤如下。

一、操作孔位置及患者体位

患者取仰卧位，两腿分开，头部稍高。常规建立5个操作孔，术者应站立于患者右侧（图35–1）。一助应站立于患者左侧，扶镜手应位于患者两腿中间位置（图35–2）。牵拉肝外叶获得足够的操作空间（图35–3）。

二、操作步骤

1. 切断十二指肠

完成幽门下淋巴结清扫后，依据《日本胃癌分型》进行第6组淋巴结清扫，游离十二指肠球部以备后续离断[2]。因此，应自左下方操作孔伸入60mm线性吻合器，并在紧邻幽门环下方由前向后尽可能多地离断十二指肠。

2. 切除胃部

完成胰上淋巴结和胃小弯淋巴结清扫后（第1组，译者注：此处原著译为第1组，实际上胰上淋巴结应为第17组和第3组），进行胃部切除。若在浆膜面未见肿瘤，则使用术中经口内镜对肿瘤进行定位。近年来采用注射吲哚菁绿的方法同样可以达到定位目的，对手术切除线进行胃壁上染色（图35–4），通常需要60mm吻合器击发2次（图35–5）。切除后的手术标本应置入标本袋中。

3. 检查张力情况

在进行部分胃切除后，应检查十二指肠与残胃间张力是否合适。将残胃与十二指肠残端向中间牵拉至部分重合（图35–6）。若张力过高，应进一步分解周围粘连组织或考虑使用其他吻合方式。

4. 做吻合器胃部插入孔

首先，用抓钳夹持残胃大弯侧边缘并做一个长度为1cm的切口，切口长度根据吻合器口径进行适当调整（图35–7）。通过此切口向残胃中插入

*. 本章配有视频，可登录网址 https://doi.org/10.1007/978-3-030-55176-6_35 观看。

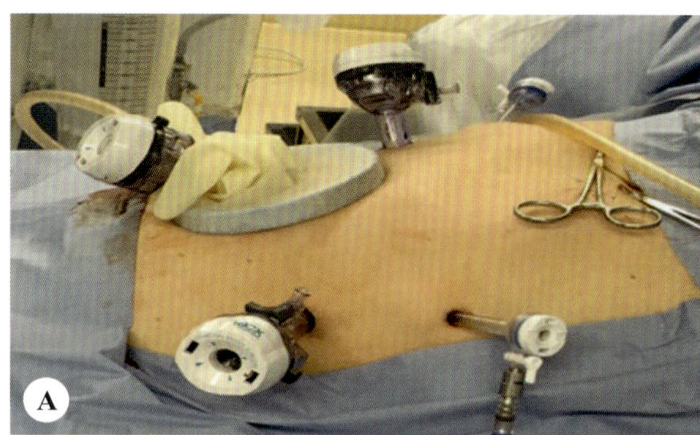

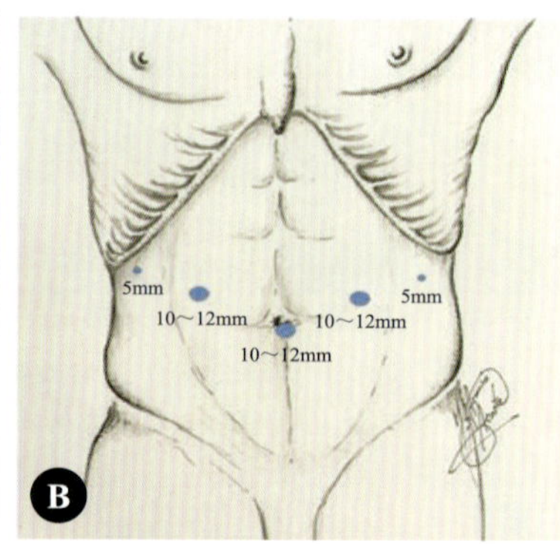

◀ 图 35-1 操作孔位置：近景（A）及示意（B）

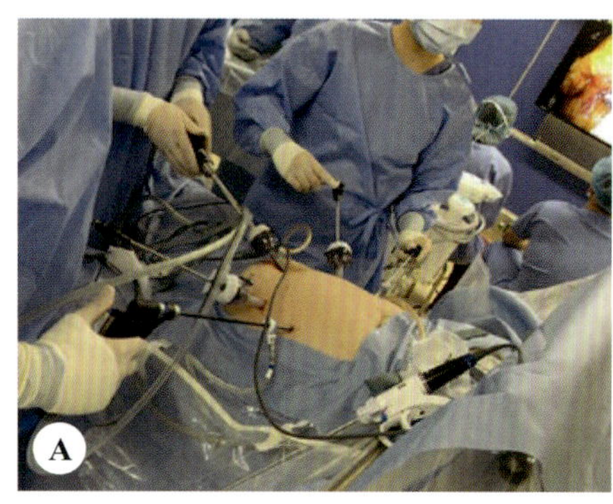

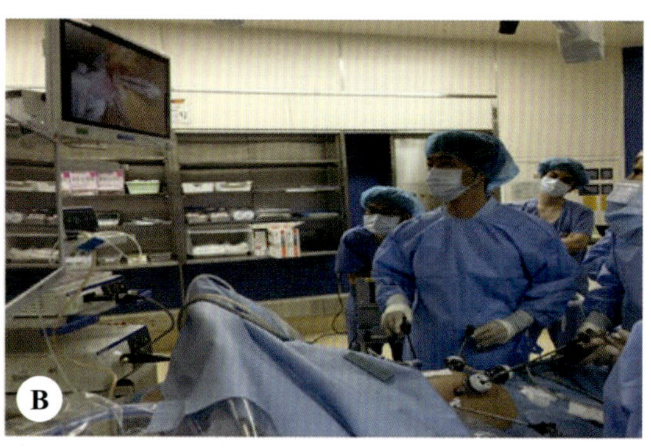

◀ 图 35-2 患者体位及手术人员站位

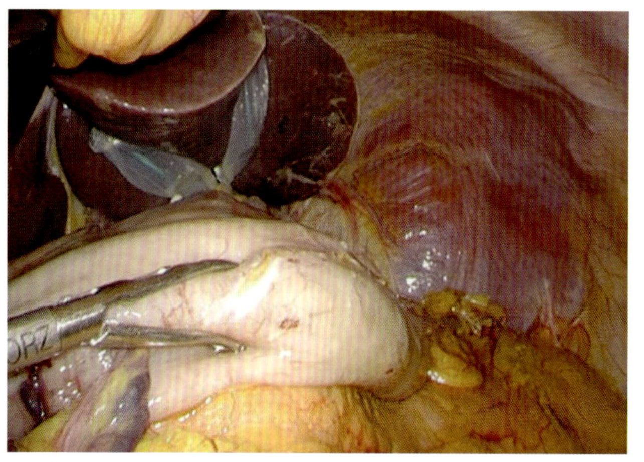

◀ 图 35-3 肝脏牵拉

吸引器吸净胃内容物。随后，夹持十二指肠残端后侧边缘以同法做一切口（图 35-8）。

5. 使用线性吻合器进行胃十二指肠吻合

通过左下方操作孔插入 45mm 吻合器，并将钉仓部伸入胃中（图 35-9）。使用吻合器临时夹持胃后壁，并向十二指肠残端靠拢。用抓钳抓持并提起十二指肠残端，使其稍向中间移动。松开夹持胃部的吻合器，将钉砧臂轻柔地插入十二指肠中（图 35-10）。轻轻地旋转残胃，使胃残端与吻合线保持一定距离，以避免缺血区。吻合器将胃与十二指肠共同开口闭合时，会同时切除十二指肠残端，因此对十二指肠不需要进行旋转。在确认两侧肠壁固定贴合长度均为 40～45mm 且无缝隙时，可击发吻合器（图 35-11）。移除吻合器后，应用吸引器检查闭合线处的出血情况。

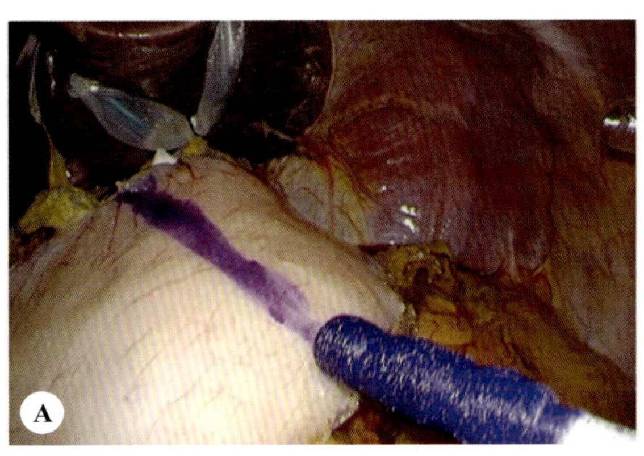
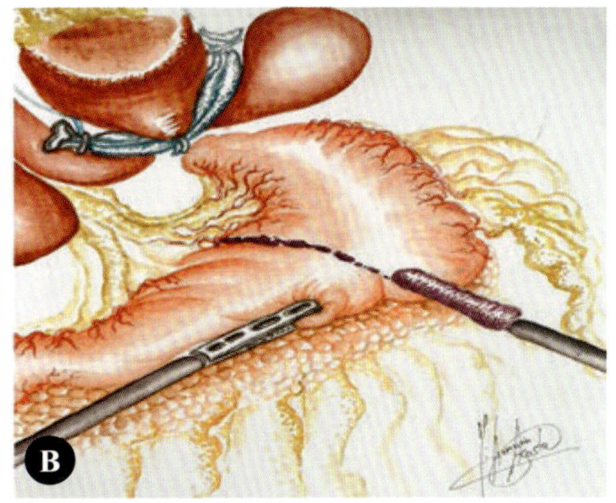

▲ 图 35-4　胃手术切除线染色：近景（A）及示意（B）

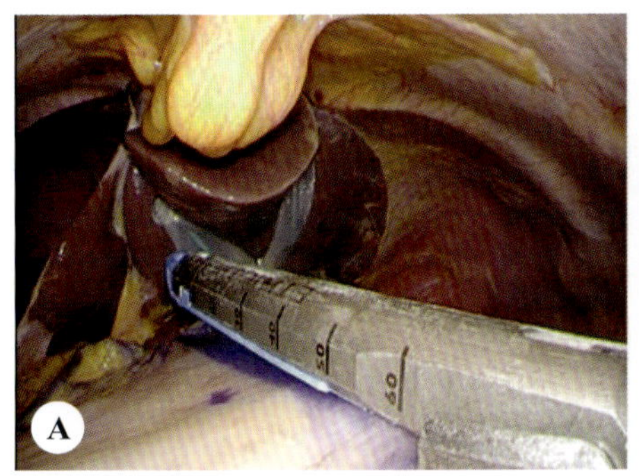
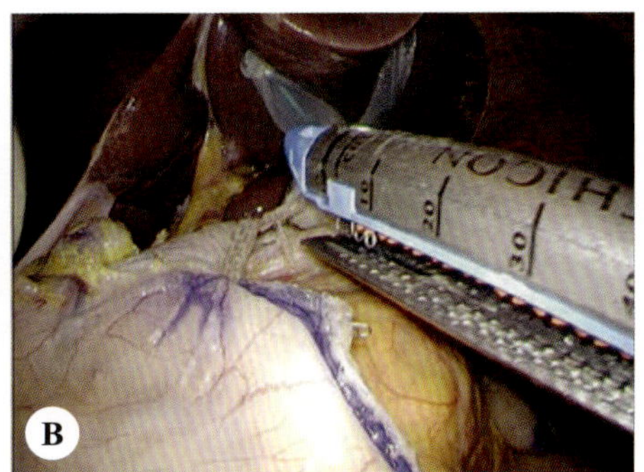
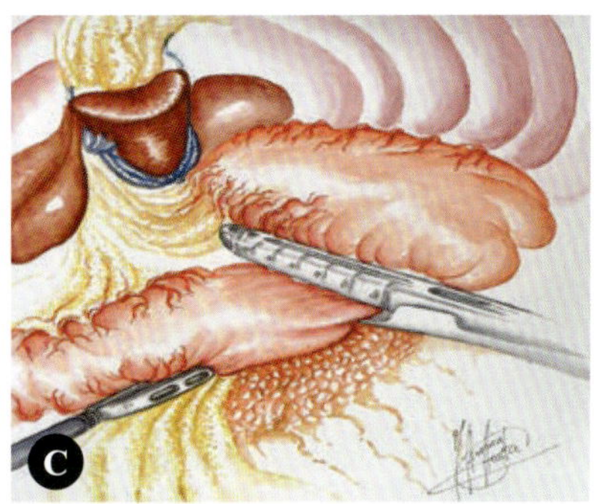

▲ 图 35-5　线性吻合器切割胃部：近景（A 和 B）及示意（C）

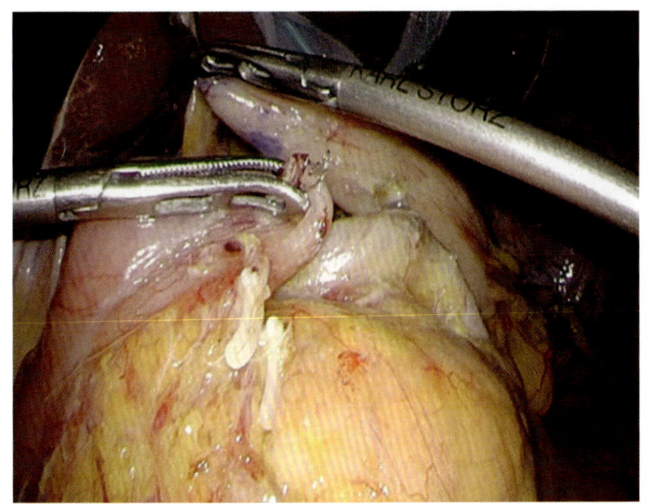

▲ 图 35-6　部分胃切除后，检查十二指肠与残胃间张力是否合适

6. 关闭共同入口

在胃壁及十二指肠壁上预置 3～4 根 3-0 缝线。牵引这些缝线使吻合口处形成 V 形（图 35-12）。通过击发两次线性吻合器关闭开口。其中第一次使用 45mm 吻合器，且应紧贴开口边缘进行 30mm 长的吻合，防止吻合口狭窄。切记须利用预置的缝线将开口牵拉成一直线。第二次吻合应用 60mm 吻合器，此次击发同时切除十二指肠残端，因此术者需控制吻合器的位置和角度，必要时应通过多次调整吻合器位置来寻找最佳的关闭点（图 35-13）。

7. 完成后处理

完成吻合后，留置鼻胃管至胃内，并进行气密试验以确认吻合是否牢靠（图 35-14）。

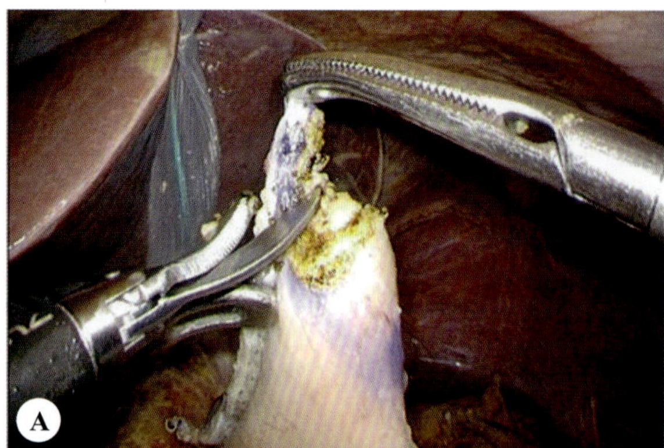
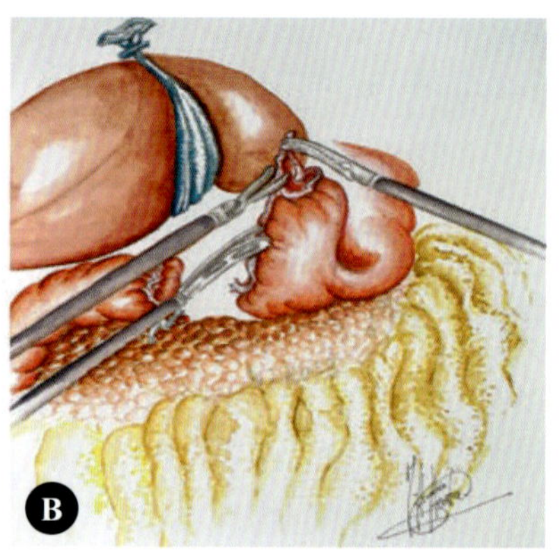

◀ 图 35-7 在残胃上制作切口：近景（A）及示意（B）

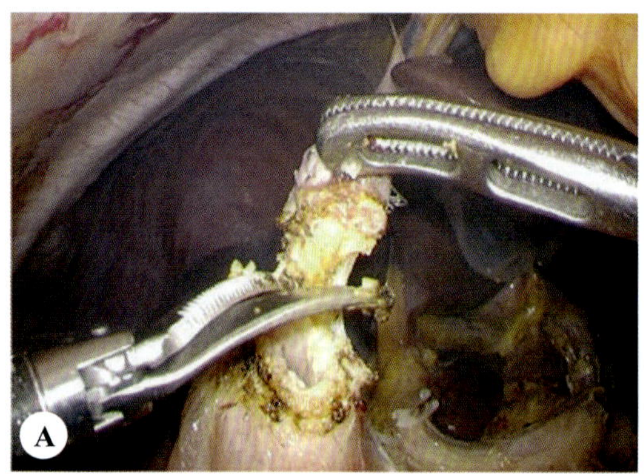
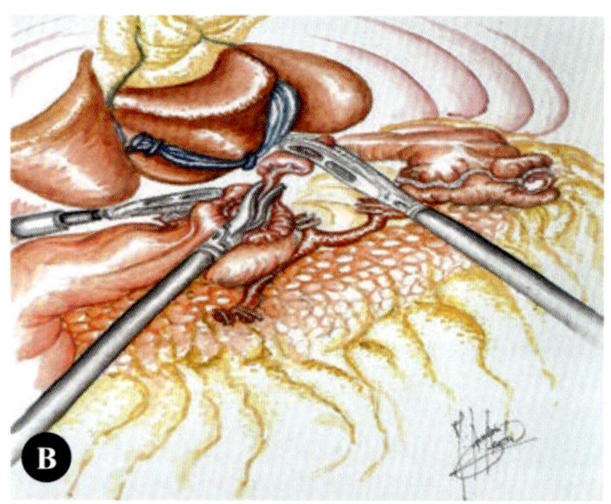

◀ 图 35-8 在十二指肠残端制作切口：近景（A）及示意（B）

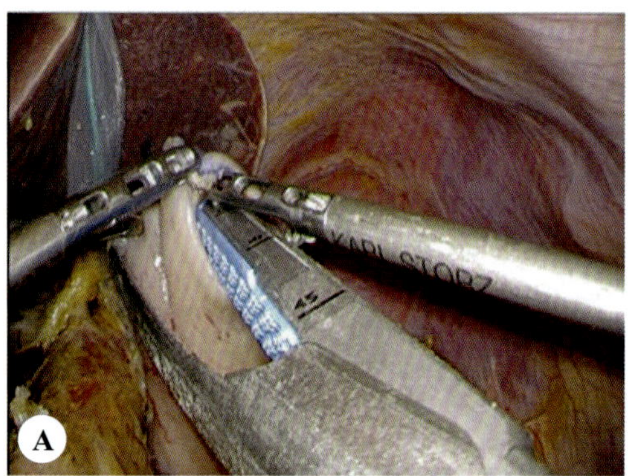

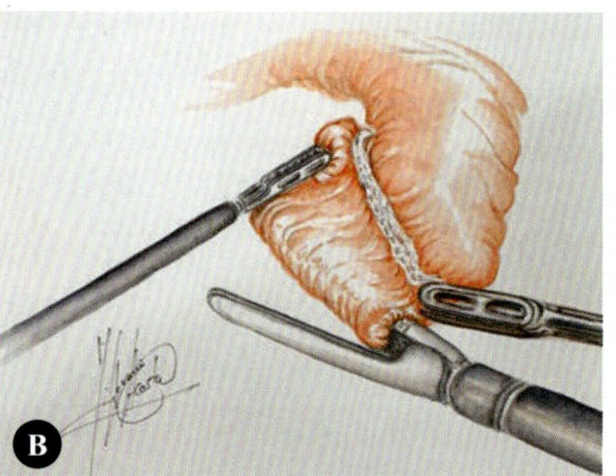

◀ 图 35-9 左下方操作孔插入 45mm 吻合器，并将钉仓部伸入胃中：近景（A）及示意（B）

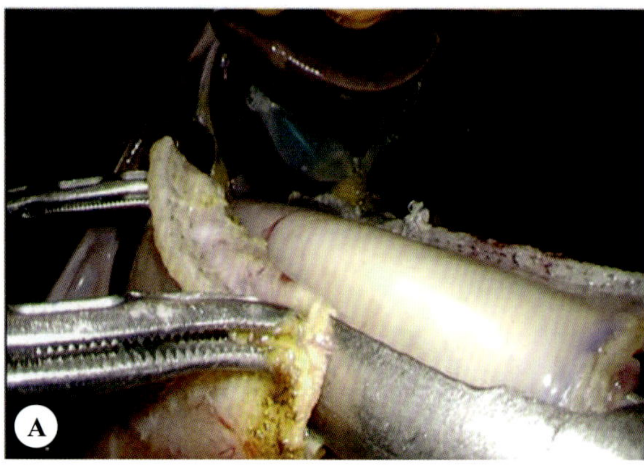
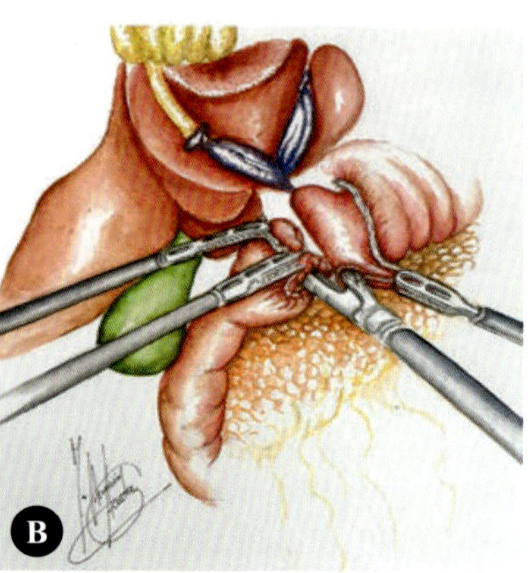

◀ 图 35-10 将钉砧臂插入十二指肠中：近景（A）及示意（B）

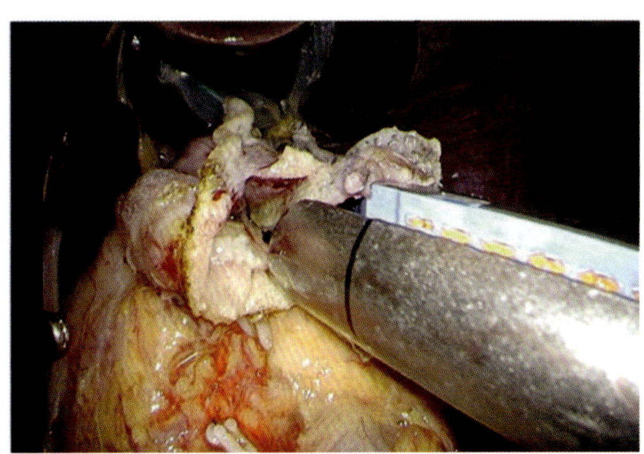

▲ 图 35-11　击发吻合器

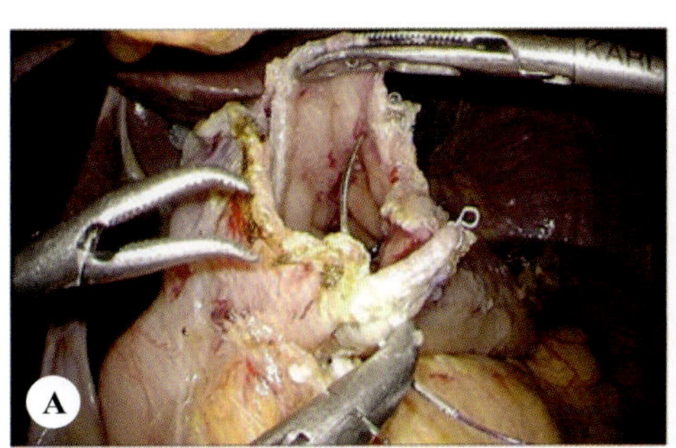

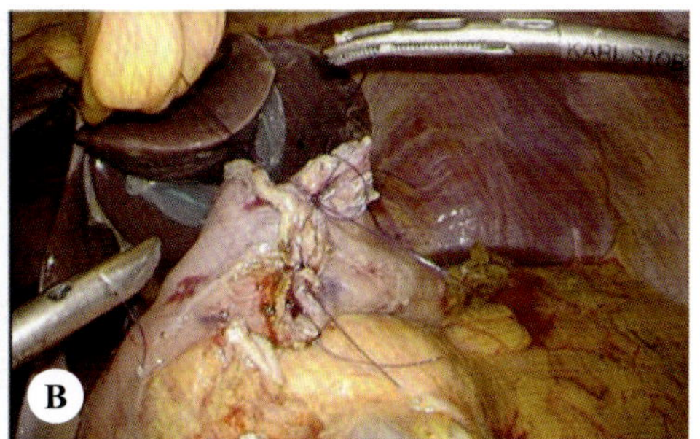

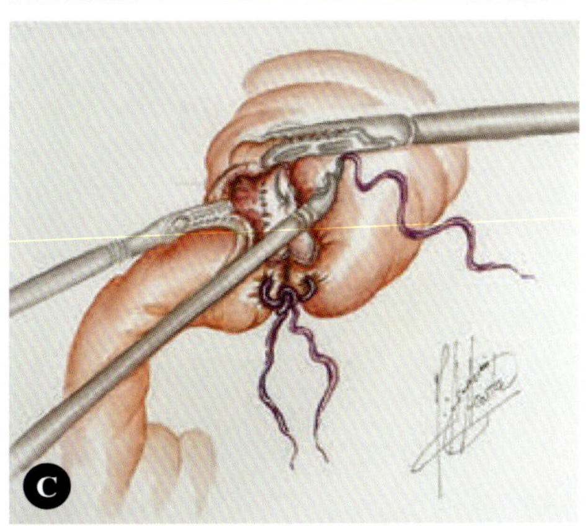

◀ 图 35-12　在胃壁及十二指肠壁上预置 3～4 根 3-0 缝线，牵引这些缝线使吻合口处形成 V 形：近景（**A** 和 **B**）及示意（**C**）

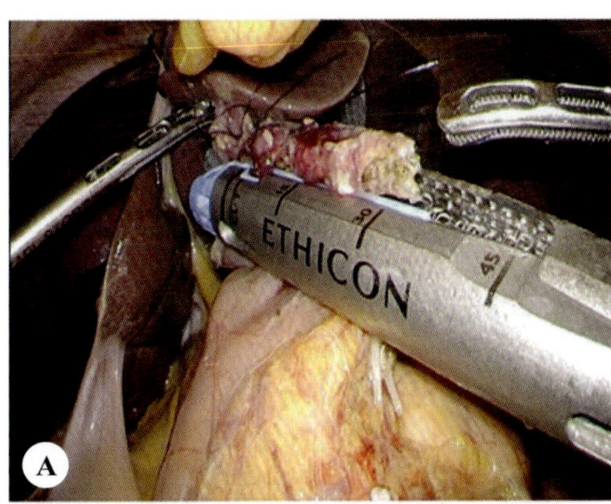

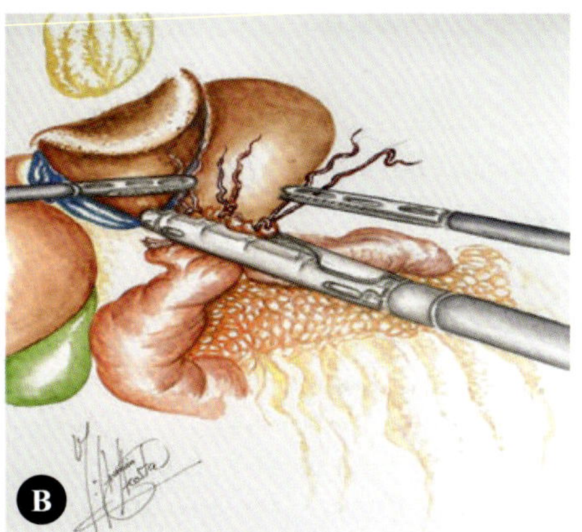

▲ 图 35-13　通过击发 **2** 次线性吻合器关闭开口。第一次吻合使用 **45mm** 吻合器，且应紧贴开口边缘进行 **30mm** 长的吻合，防止吻合口狭窄：近景（**A**）及示意（**B**）

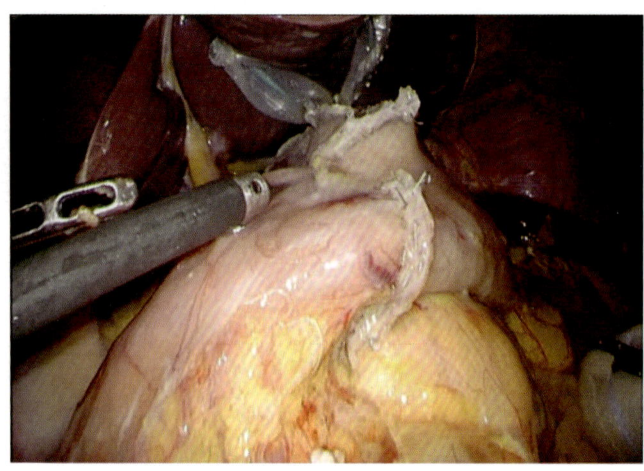

▲ 图 35-14　完成吻合后

参考文献

[1] Kanaya S, Gomi T, Momoi H, et al. Delta-shaped anastomosis in totally laparoscopic Billroth I gastrectomy: new technique of intraabdominal gastroduodenostomy. J Am Coll Surg. 2002;195:284–7.

[2] Japanese Gastric Cancer Association. Japanese classification of gastric carcinoma: 3rd English edition. Gastric Cancer. 2011;14(2):101–12.

第 36 章　机器人远端胃癌根治术 *

Robotic Distal Gastrectomy for Gastric Cancer

Young-Woo Kim　Won Ho Han　著

陈天音　刘婧依　译　　蔡明琰　校

胃切除联合扩大淋巴结清扫术是局部进展期胃癌唯一的根治方式。近几十年来，腹腔镜外科的发展极大地改变了胃癌的外科治疗，而机器人技术则尝试克服腹腔镜手术的局限性[1, 2]。但归根结底，机器人胃切除术的基本原则与开放性胃切除术相同。那么什么是标准的胃切除术呢？由于标准 D2 胃癌根治术已经经过了 60 年的发展和演变，这个问题的答案已不那么简单。目前普遍认为保证"基于胚胎学起源的手术平面"以达到胃全系膜切除十分关键。事实上这一操作存在一定的困难，因为胰腺位于胃系膜之中，且需要保留肝总动脉、脾动脉及脾静脉等大血管。由于技术局限性，胰腺上区域淋巴结清扫是腹腔镜手术中最具有挑战性的部分。对这部分腹腔镜胃手术操作中的技术挑战，机器人手术可能会有一席之地[3]。

相对于腹腔镜胃切除术，机器人胃切除术具有多方优势，如手术器械灵活度高、三维视野、消除手部颤抖、更符合人体工学。以上优势均有利于淋巴结清扫，同时能避免血管损伤并尽可能减少对邻近器官的伤害[4-6]。但机器人胃切除术也存在一定的局限性，如触觉反馈的缺失，另外相比于腹腔镜胃切除术，机器人手术需额外的操作臂准备时间，因此手术时间也会更长。

一、适应证

机器人胃大部切除术用于恶性肿瘤的治疗。尽管其作为早期胃癌的治疗手段已被广为接受，但和腹腔镜胃大部切除术一样，机器人胃大部切除术对进展期胃癌的治疗仍存在争议。

二、手术步骤

机器人远端胃癌根治术的关键步骤如下（视频 36–1）。

1. 患者、手术团队、操作孔常规准备

完成全身麻醉后患者取仰卧位。对下胸部及上腹部常规消毒铺巾。

脐上建立 12mm 操作孔，并设定 12mmHg 的气腹压力。直视下建立 3 个 8mm 机器人操作孔，在上腹部左锁骨中线处（机器人 1 号操作臂）和右侧锁骨中线处（机器人 2 号操作臂）各置一操作孔，于上腹部右侧腋前线处（机器人 3 号操作臂）建立一操作孔。另置一个 12mm 辅助操作孔于左侧机器人操作孔和镜头观察孔之间。为保证各操作臂的活动范围，各操作孔之间需保证至少 7～8cm 的距离（图 36–1）。

2. 肝脏悬吊

经左肋下缘插入带 2–0 单丝线的直针，并经由右肋下缘穿出。移除直针，单丝线应穿过并吊起食管膈韧带（图 36–2）。牵拉单丝线并打结固定。

3. 左侧网膜切除

在距胃网膜血管弓 3～4cm 处行左侧网膜切

*. 本章配有视频，可登录网址 https://doi.org/10.1007/978-3-030-55176-6_36 观看。

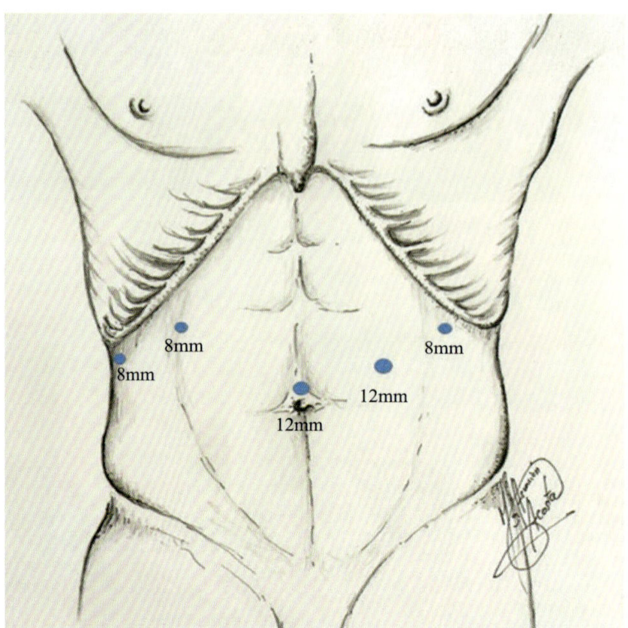

◀ 图 36-1 操作孔的位置

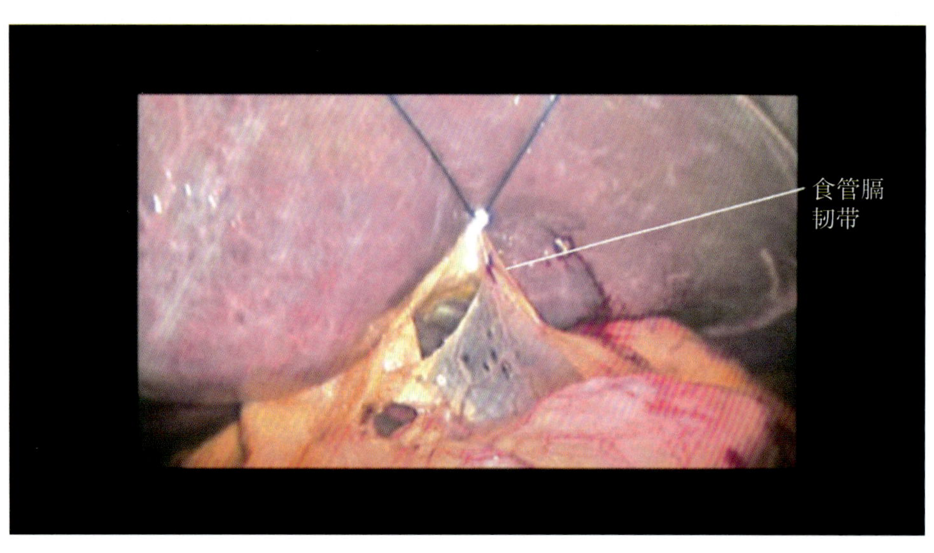

◀ 图 36-2 单丝线穿过并吊起食管膈韧带

除。术者提起胃前壁，这样更容易观察大网膜的血管走行。注意应在大网膜与横结肠系膜间的生理平面进行剥离，以防损伤横结肠系膜（图 36-3）。

4. 胃网膜左血管结扎及第 4sb 组淋巴结清扫

向脾下极方向行网膜部分切除，显露脾下极和远端胰腺。提起游离的大网膜，可见从脾动静脉分出的胃网膜左血管。胃网膜左血管起自脾血管，分支至大网膜。在胃网膜左血管近端进行结扎（图 36-4）。

提起含第 4sb 组和第 4d 组淋巴结的大网膜，可见胃大弯和大网膜之间分界线，便于使用超声刀进行分离。与传统腹腔镜胃切除术不同，机器人操作臂的关节活动不需要调整手术平面的角度即可轻松进行剥离操作（图 36-5）。

5. 右侧网膜切除术、胃网膜右血管结扎及第 6 组和第 14v 组淋巴结清扫

从左侧网膜切除处为起始点，继续向右行右侧网膜切除。沿大网膜和横结肠系膜间的平面分离后，可辨认胰头位置。提起胃网膜右血管，偶尔可通过垂直竖立或倾斜血管来识别显露周围的主要结构。首先，分离胃后壁和胰腺体部的生理性粘连，辨认胃十二指肠动脉（图 36-6）。随后，

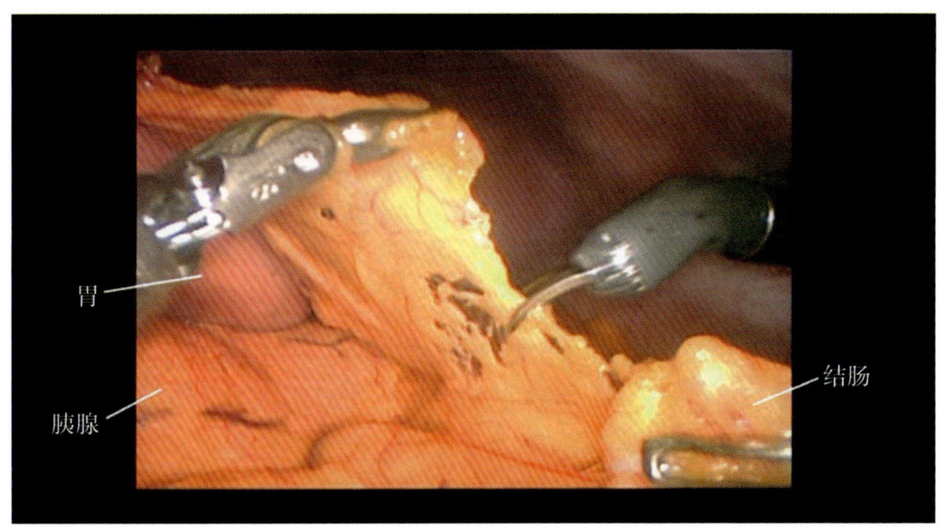

◀ 图 36-3 在大网膜与横结肠系膜间的生理平面进行剥离，以防损伤横结肠系膜

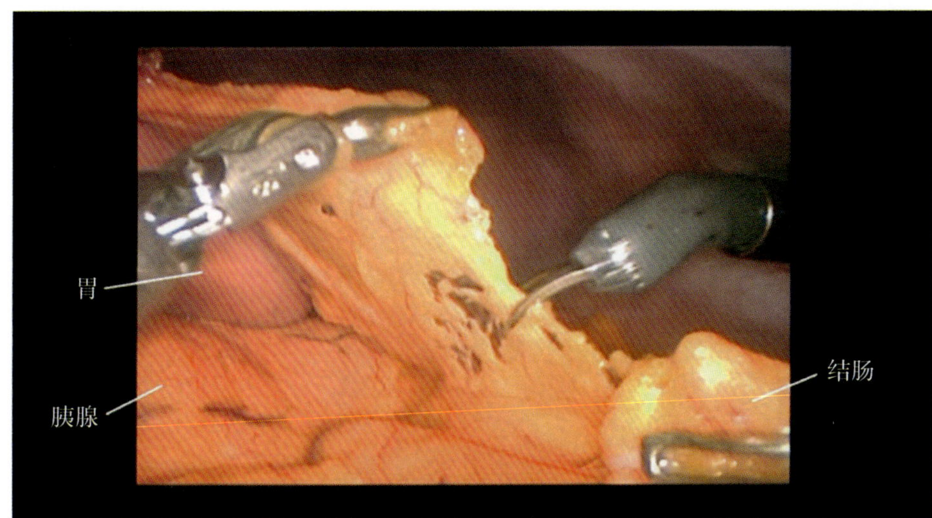

◀ 图 36-4 胃网膜左血管起自脾血管，分支至大网膜。在胃网膜左血管近端进行结扎

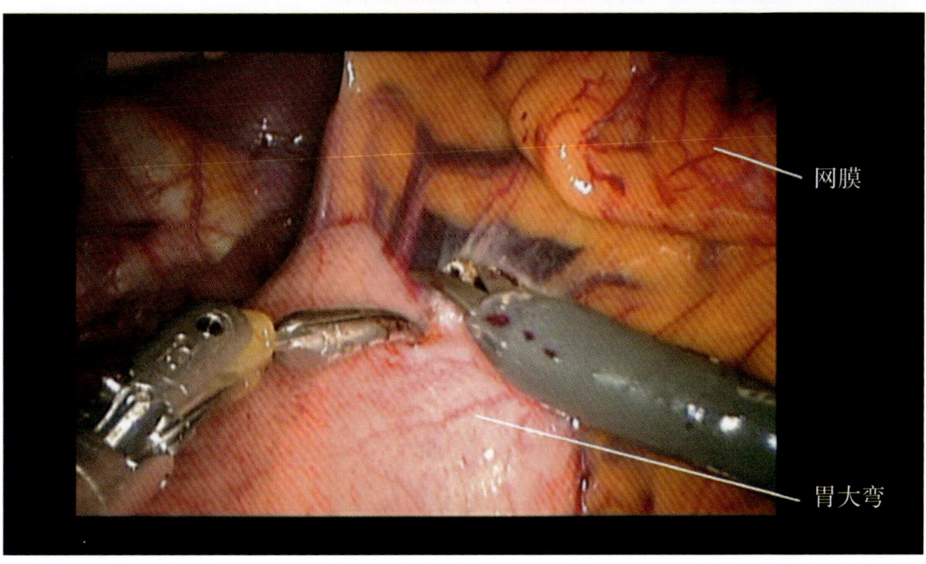

◀ 图 36-5 与传统腹腔镜胃切除术不同，机器人操作臂的关节活动不需要调整手术平面的角度即可轻松进行剥离操作

沿着生理平面可轻松分离横结肠系膜，找到十二指肠和胰头部（图 36–7）。

自胰十二指肠上前静脉（ASPDV，anterior superior pancreaticoduodenal vein）上缘分离第 6 组淋巴结（图 36–8）。找到并结扎 ASPDV 近端发出的胃网膜右静脉分支和副右结肠静脉后，然后从胃网膜右静脉后方结扎胃网膜右动脉（图 36–9 和图 36–10）。单纯使用超声刀设备止血不牢靠，应结扎幽门下血管（图 36–11）。

6. 胃右血管结扎、第 5 组淋巴结清扫和十二指肠切除

第 6 组淋巴结清扫完成后，将纱布置于十二指肠和胰腺之间，助手将十二指肠向下牵拉，显露十二指肠上血管（图 36–12）。

辨认肝总动脉、肝固有动脉和胃右动脉，结扎胃右动脉起始部同时清扫第 5 组淋巴结清扫（图 36–13）。吻合器经辅助操作孔伸入行十二指肠切除（图 36–14）。

7. 胰上淋巴结清扫

垂直提起胃左血管显露胰腺上缘及胰上淋巴结间的手术平面。机器人操作臂灵活的关节活动可防止助手挤压损伤胰腺（图 36–15）。分离肝总动脉后，结扎胃左静脉（图 36–16 和图 36–17）。

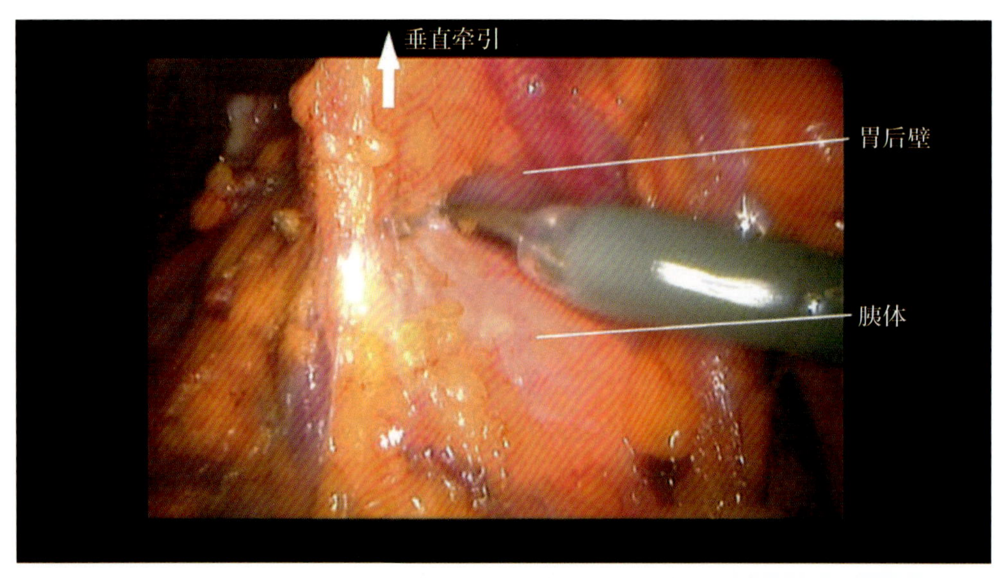

◀ 图 36–6　分离胃后壁和胰腺体部的生理性粘连，辨认胃十二指肠动脉

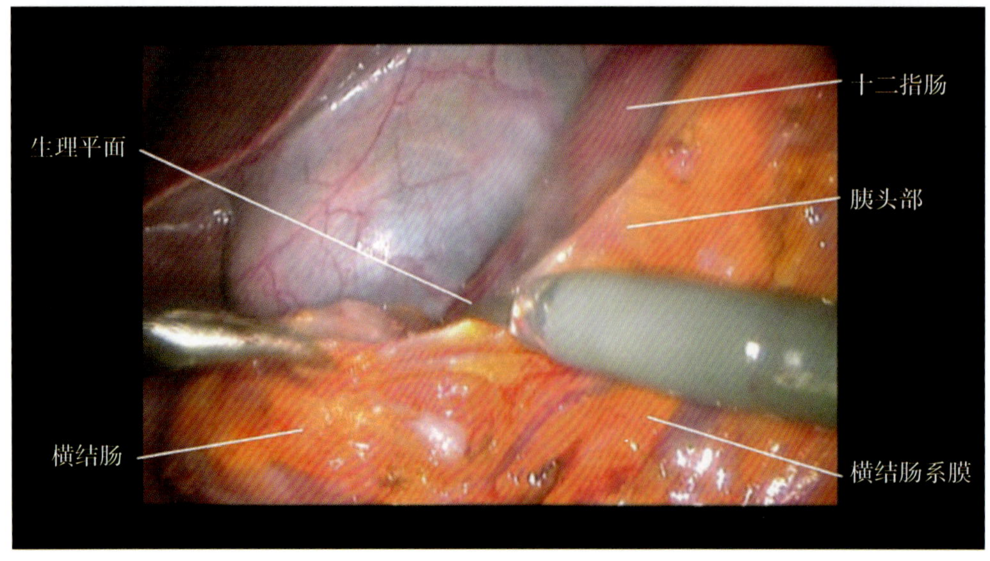

◀ 图 36–7　沿着生理平面可轻松分离横结肠系膜，找到十二指肠和胰头部

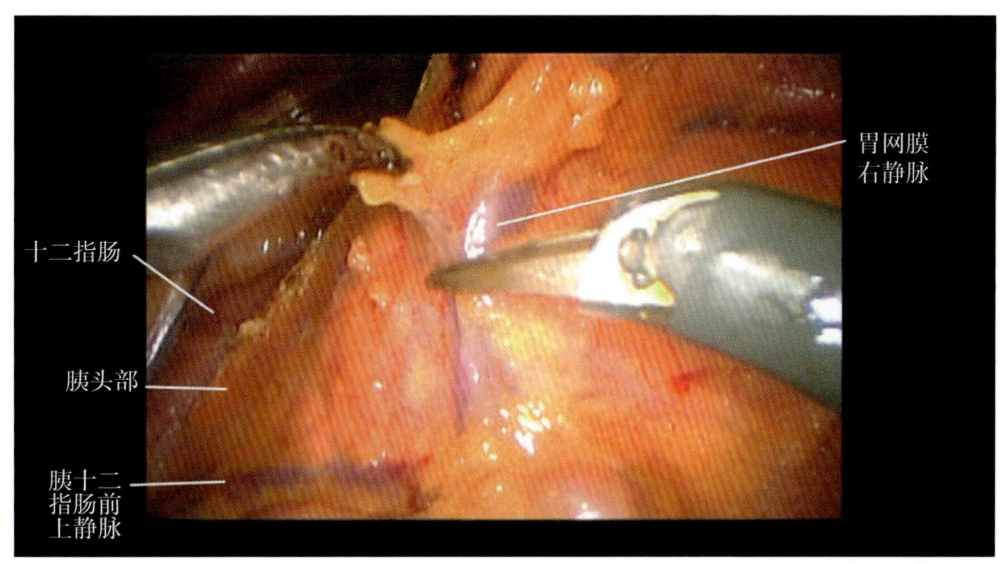

◀ 图 36-8 自胰十二指肠上前静脉（**ASPDV**）上缘分离第 **6** 组淋巴结

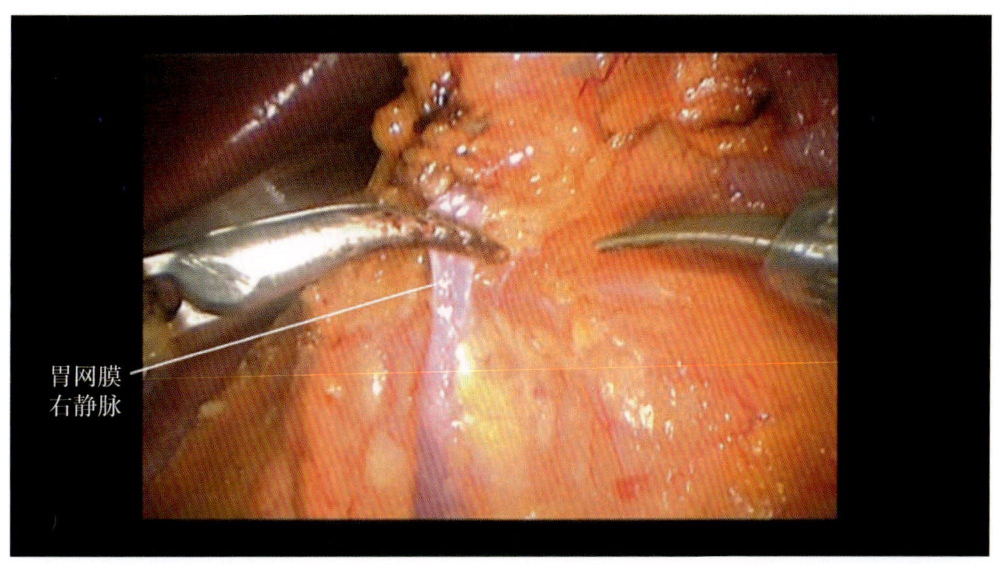

◀ 图 36-9 找到并结扎胰十二指肠上前静脉近端发出的胃网膜右静脉分支和副右结肠静脉

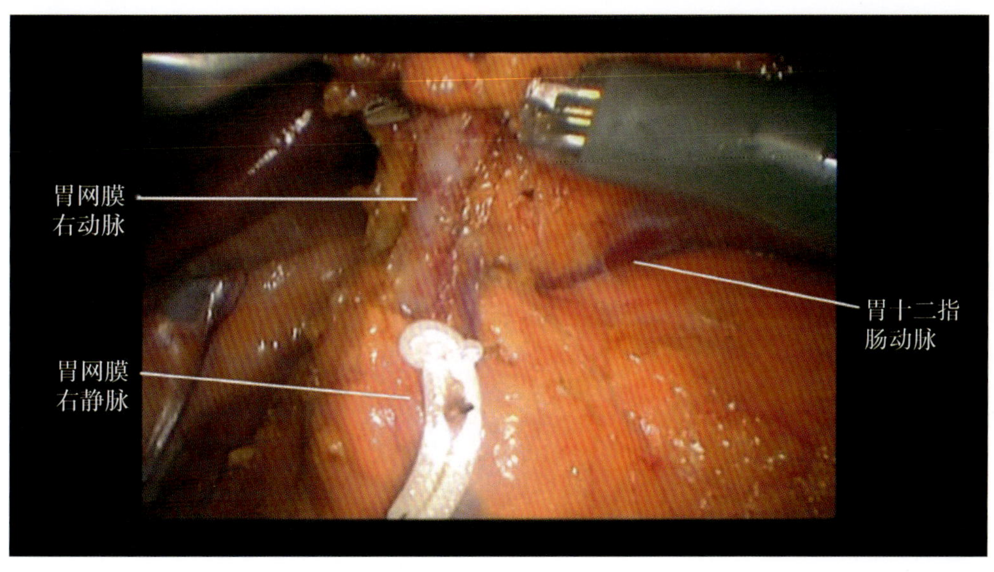

◀ 图 36-10 从胃网膜右静脉后方结扎胃网膜右动脉

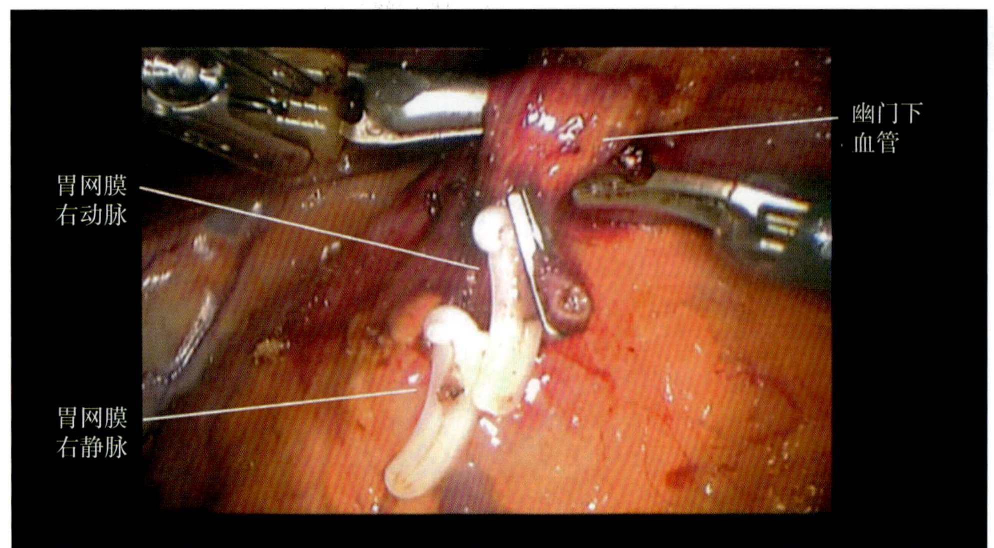

◀ 图 36–11　单纯使用超声刀设备止血不牢靠，应结扎幽门下血管

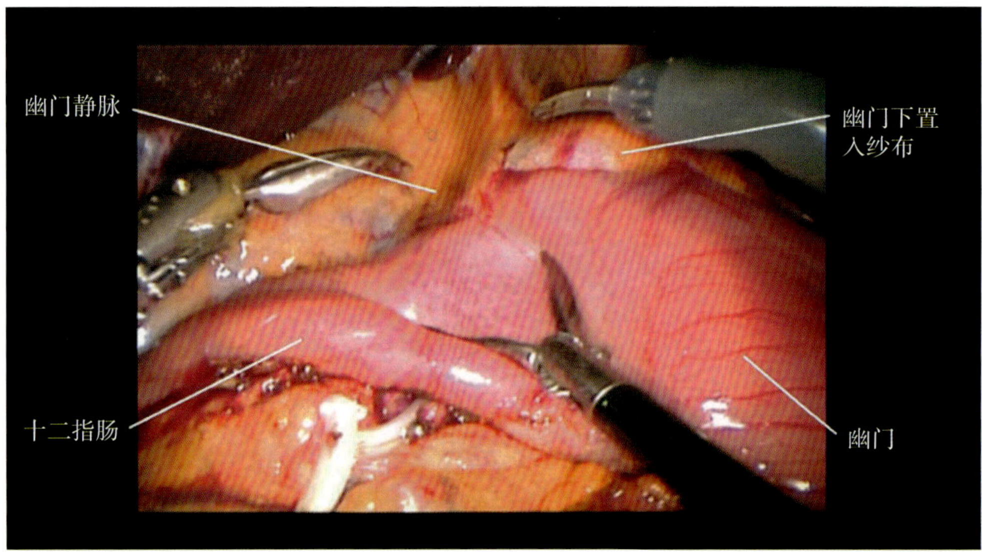

◀ 图 36–12　显露十二指肠上血管

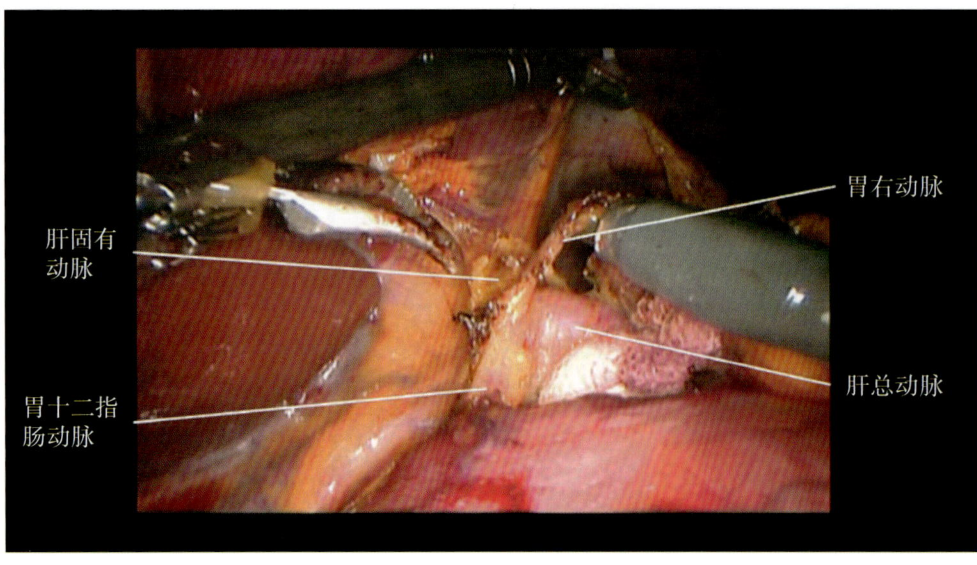

◀ 图 36–13　辨认肝总动脉、肝固有动脉和胃右动脉，结扎胃右动脉起始部同时清扫第 5 组淋巴结

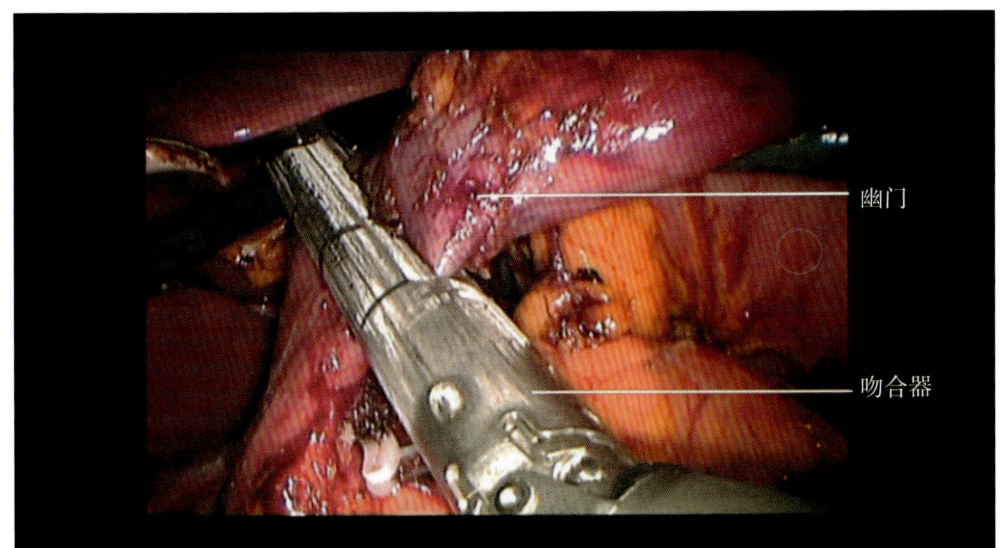

◀ **图 36-14**　吻合器经辅助操作孔伸入行十二指肠切除

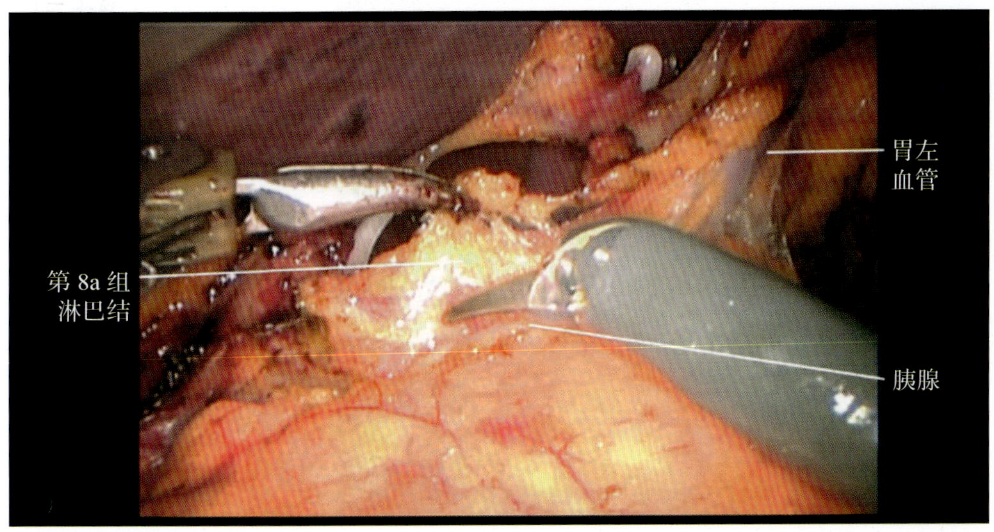

◀ **图 36-15**　机器人操作臂灵活的关节活动可防止助手挤压损伤胰腺

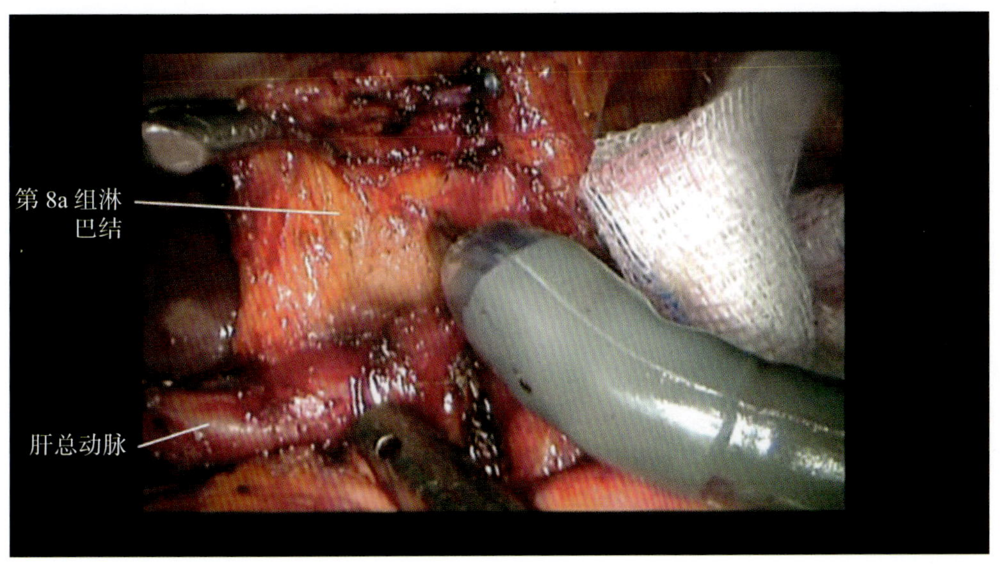

◀ **图 36-16**　沿着肝总动脉进行分离

分别在腹腔干左右两侧探查肝总动脉和脾动脉的起始部，随后分离胃左动脉并结扎（图 36–18）。

清扫第 12a 组淋巴结需要显露肝固有动脉和门静脉的前侧。通过牵拉肝总动脉的毗邻组织可更易于显露门静脉（图 36–19）。

垂直提起第 11p 组淋巴结并稍左侧倾斜，进行淋巴结清扫。助手将胰腺向尾侧牵拉，显露脾静脉（图 36–20）。

8. 腹段食管和第 1 组、第 3 组淋巴结清扫

解剖腹段食管前后壁，分离周围组织。分别结扎左右迷走神经后，游离胃部并清扫第 1 组和第 3 组淋巴结（图 36–21）。助手牵拉包括第 1 组和第 3 组淋巴结在内的结缔组织，将胃小弯固定拉直（图 36–22）。

9. 毕 I 式吻合

将十二指肠残端和胃残端的开口相对（图 36–23）。

在十二指肠残端开口（图 36–24）。

在胃残端开口（图 36–25）。

在胃的开口处进行牵引缝合，并通过操作孔向外牵拉（图 36–26）。

线性吻合器钉砧部置于胃侧（远离吻合线）（图 36–27）。

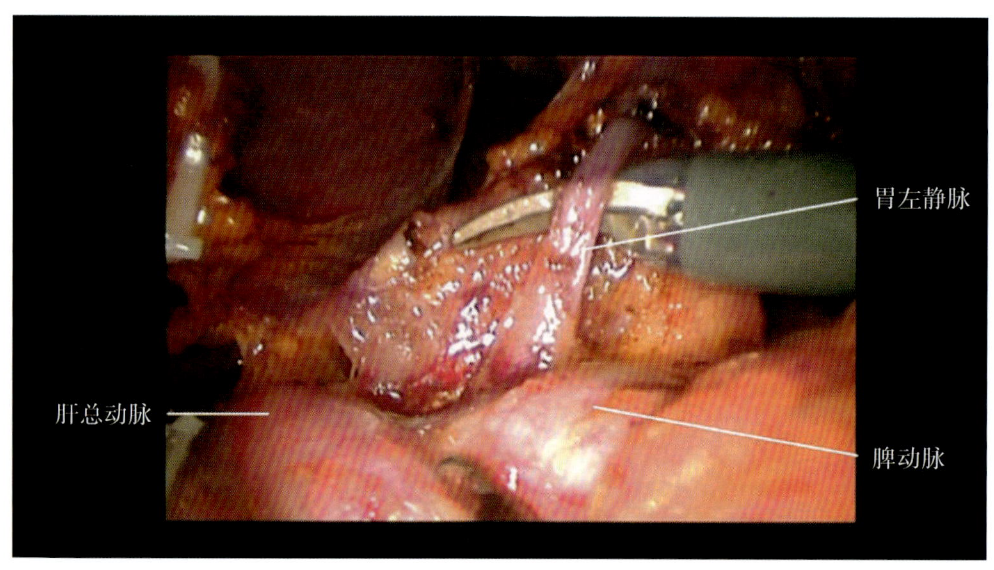

◀ 图 36–17 结扎胃左静脉

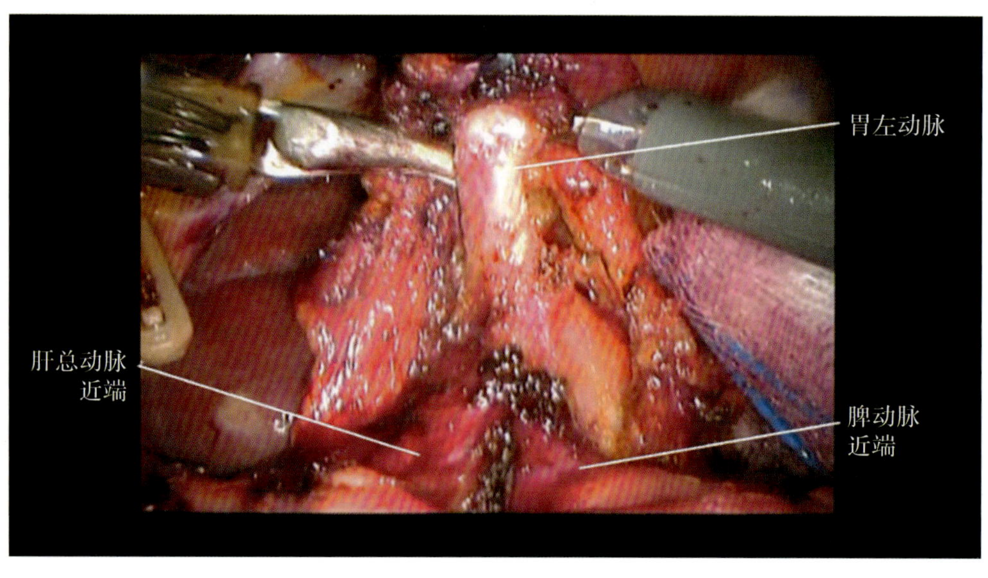

◀ 图 36–18 分离胃左动脉并结扎

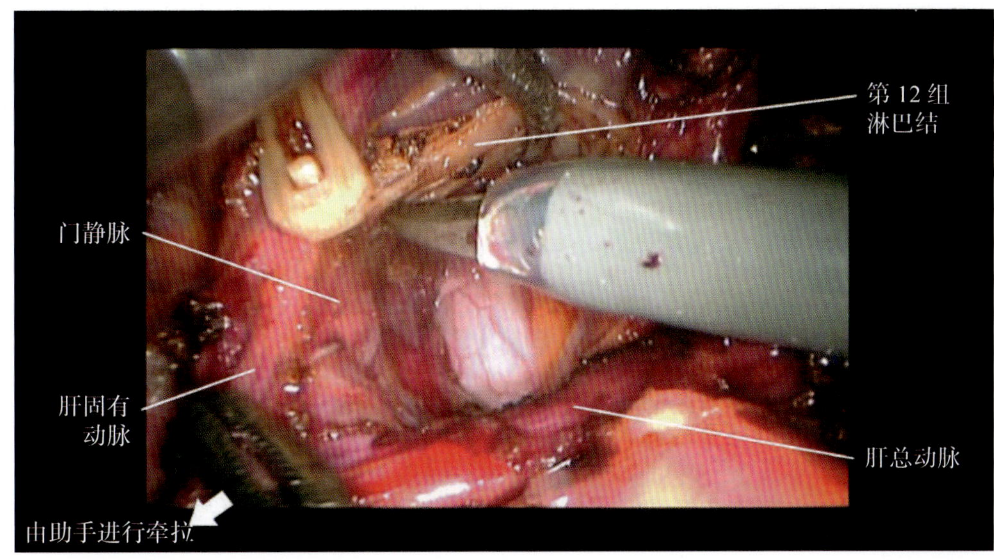

◀ **图 36-19** 牵拉肝总动脉的毗邻组织更易于显露门静脉

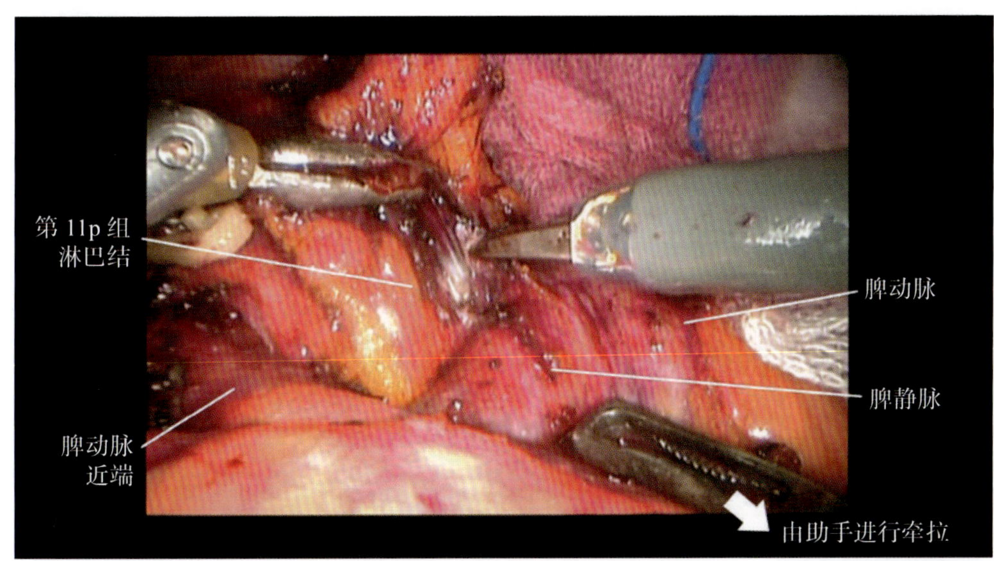

◀ **图 36-20** 助手将胰腺向尾侧牵拉，显露脾静脉

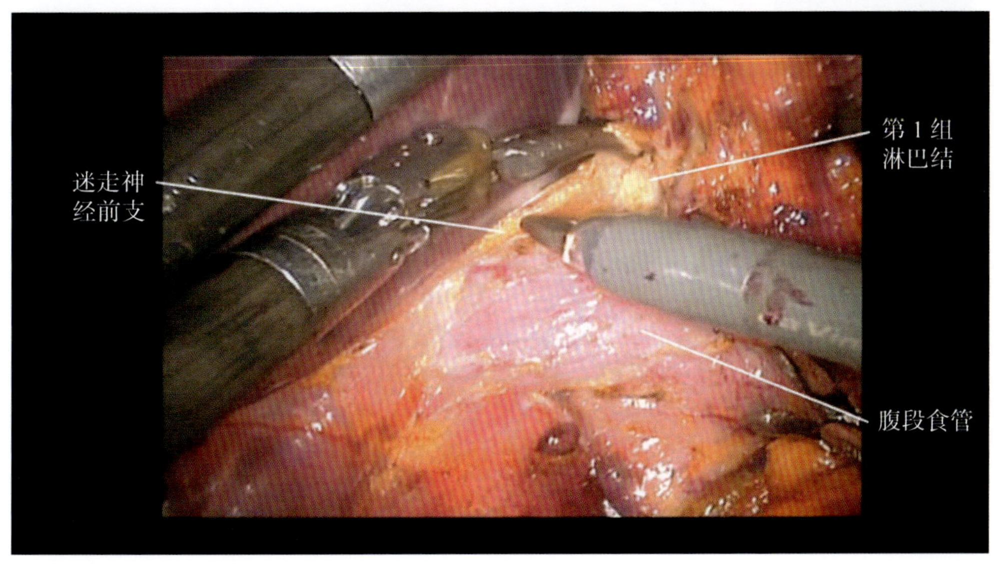

◀ **图 36-21** 分别结扎左右迷走神经后，游离胃部并清扫第 **1** 组和第 **3** 组淋巴结

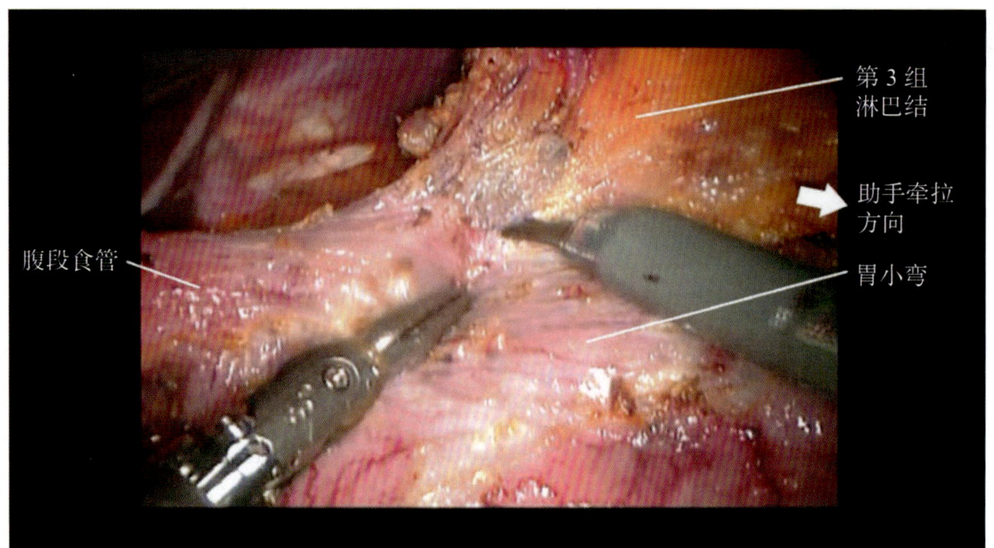

◀ 图 36-22 助手牵拉包括第 **1** 组和第 **3** 组淋巴结在内的结缔组织，将胃小弯固定拉直

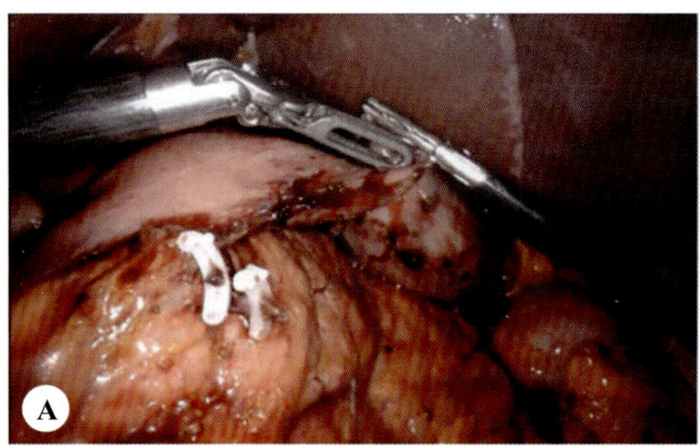

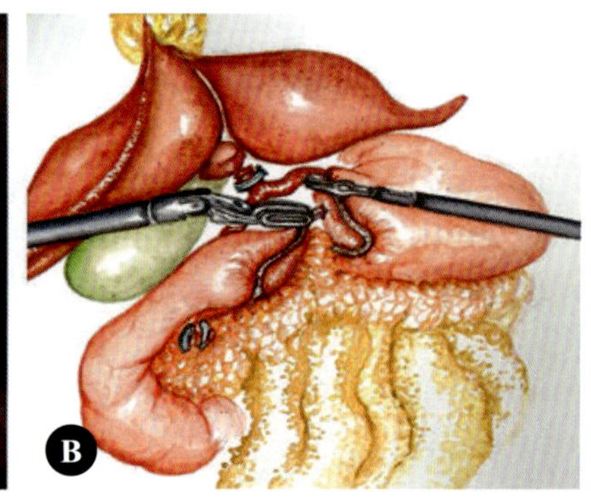

◀ 图 36-23 将十二指肠残端和胃残端的开口相对：近景（**A**）及示意（**B**）

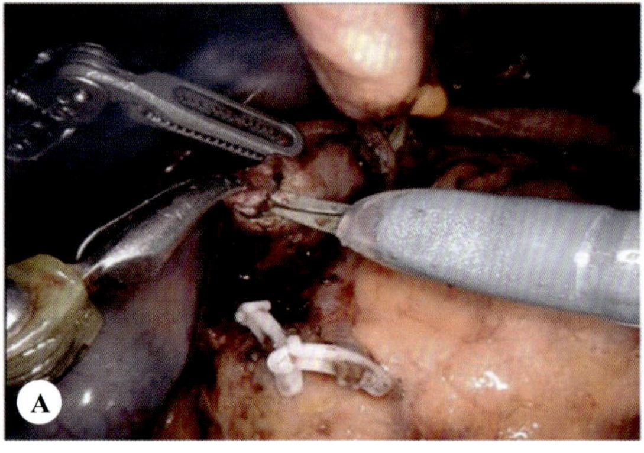

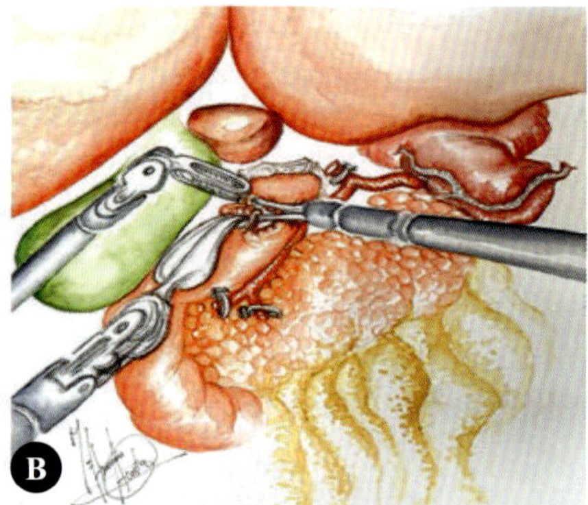

◀ 图 36-24 在十二指肠残端开口：近景（**A**）及示意（**B**）

吻合器钉仓部置于十二指肠侧（图 36-28）。

完成胃十二指肠毕 I 式吻合（图 36-29）。

使用吻合器将两侧开口关闭（图 36-30）。

吻合完成后状态（图 36-31）。

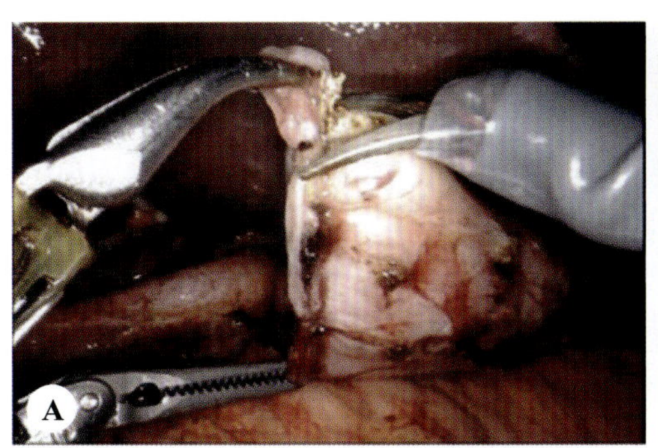
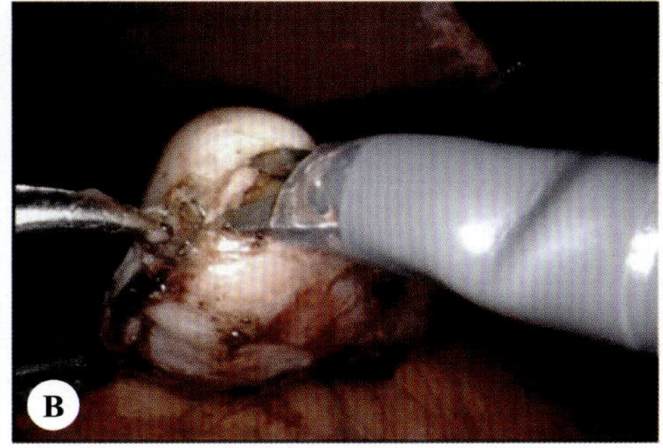
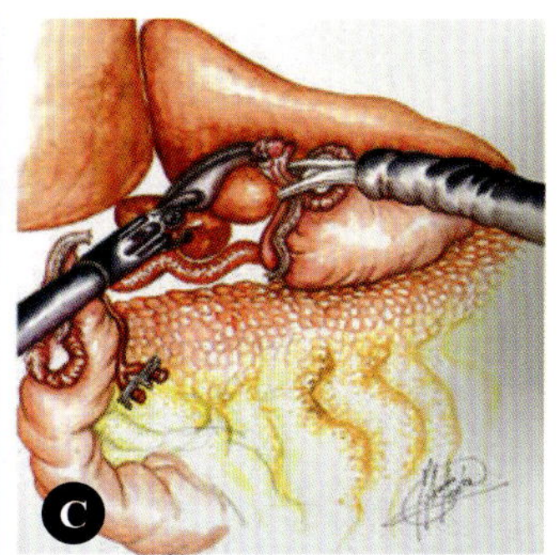

▲ 图 36-25 在胃残端开口：近景（A 和 B）及示意（C）

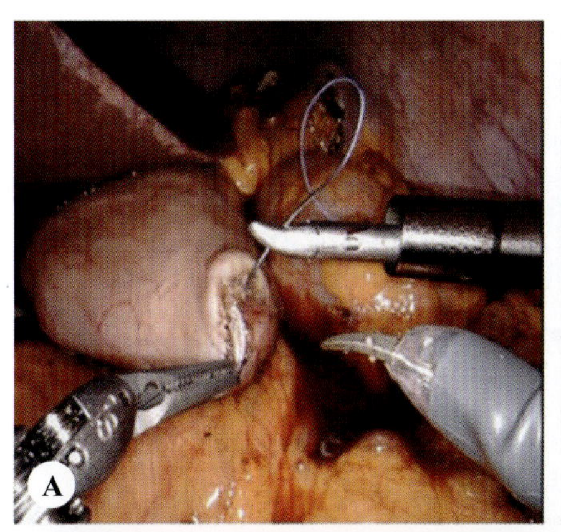
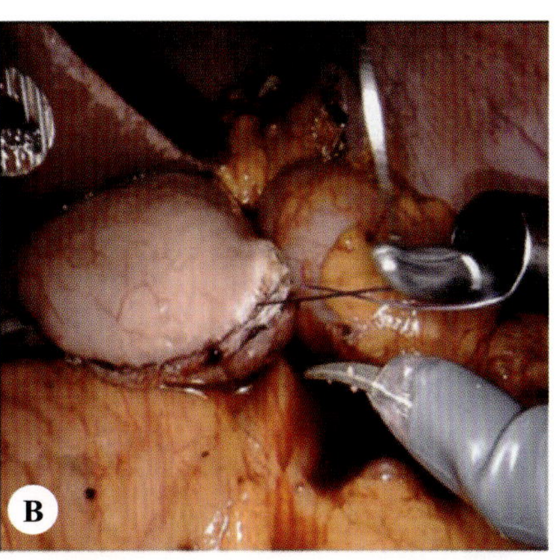
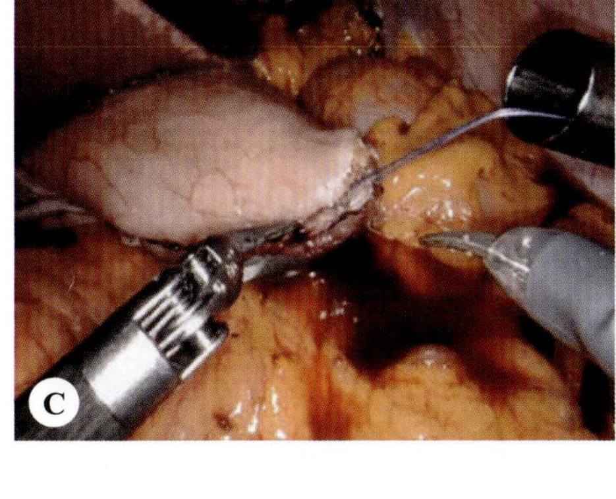
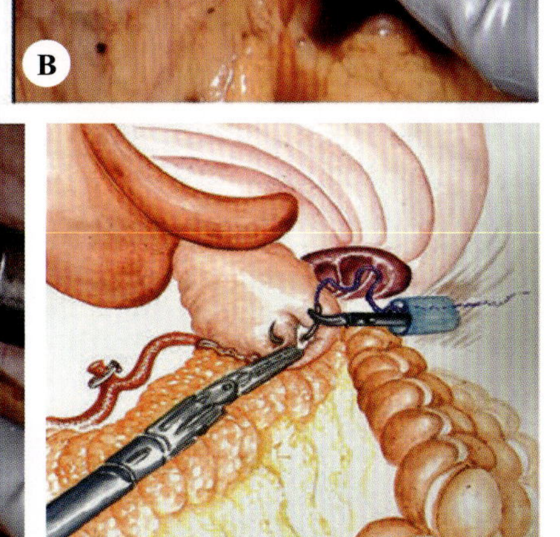

◀ 图 36-26 在胃的开口处进行牵引缝合，并通过操作孔向外牵拉：近景（A 至 C）及示意（D）

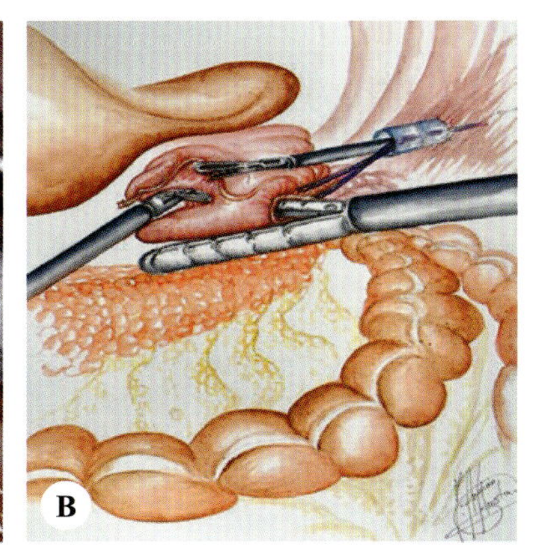

◀ 图 36-27 线性吻合器钉砧部置于胃侧：近景（A）及示意（B）

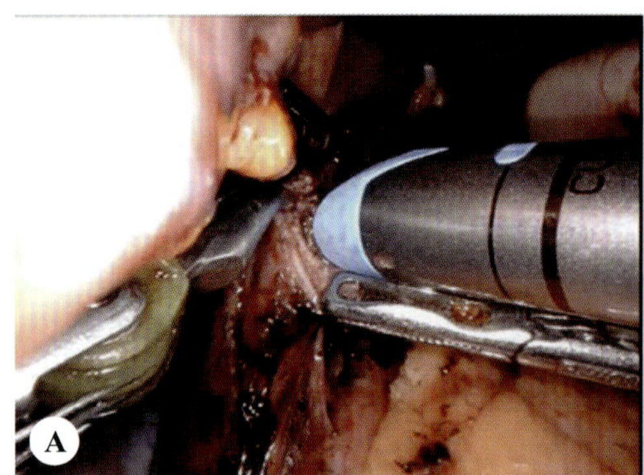

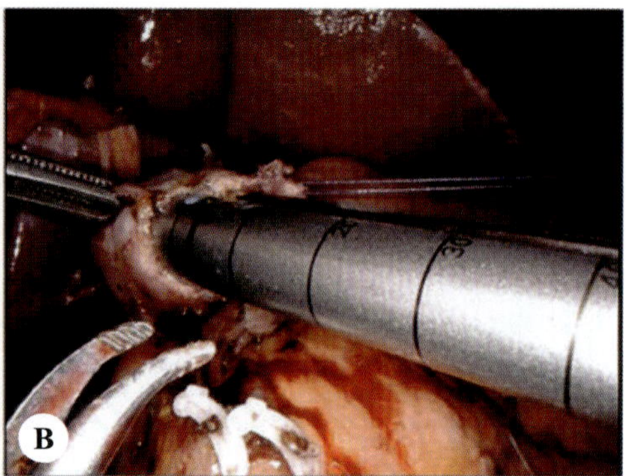

◀ 图 36-28 吻合器钉仓部置于十二指肠侧

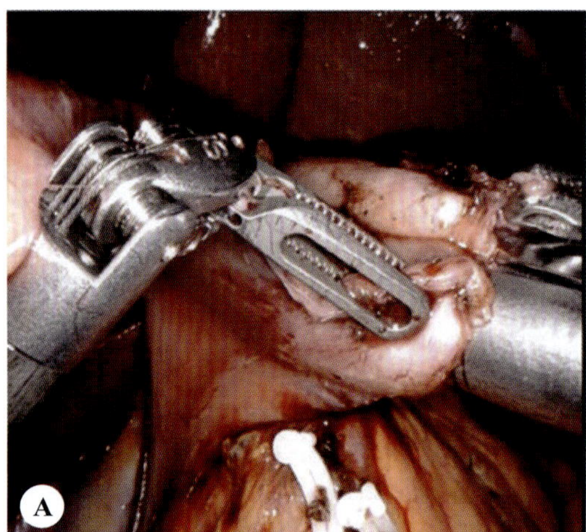

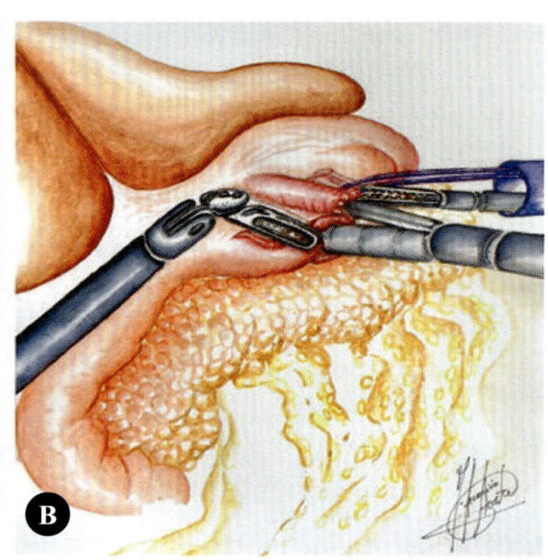

◀ 图 36-29 胃十二指肠毕Ⅰ式吻合：近景（A）及示意（B）

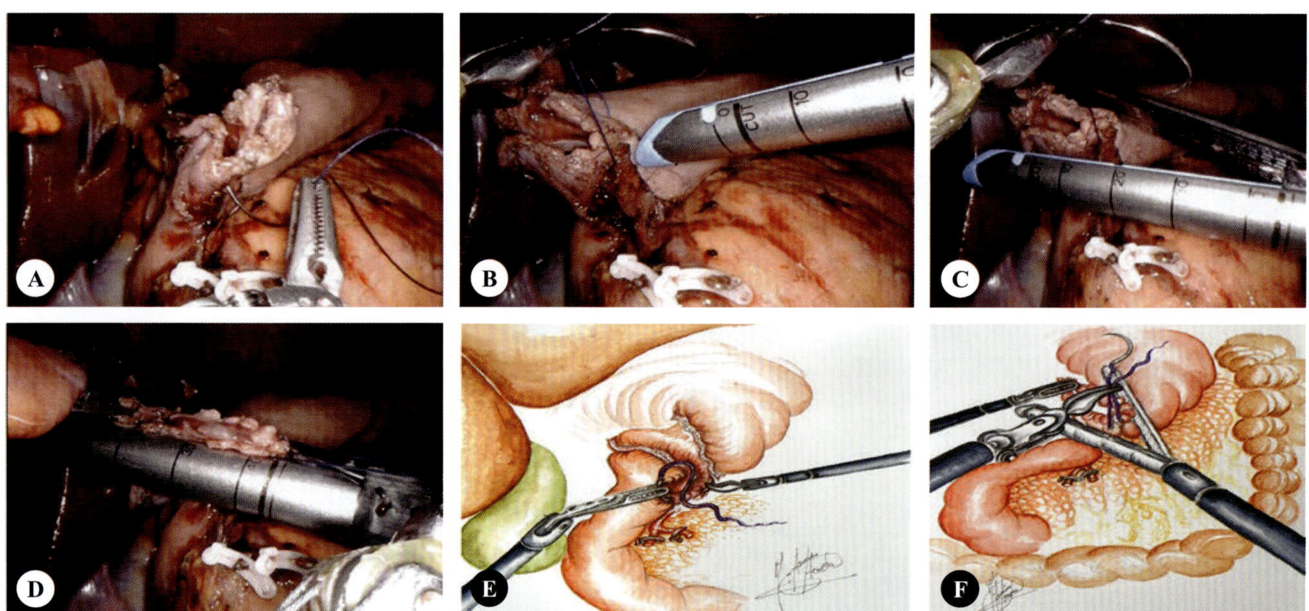

▲ 图 36-30 使用吻合器将两侧开口关闭：近景（A 至 D）及示意（E 和 F）

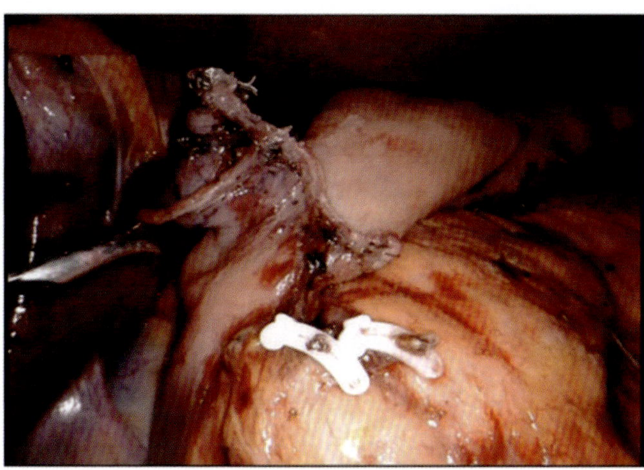

▲ 图 36-31 吻合完成后状态

参考文献

[1] Kim HI, Han SU, Yang HK, et al. Multicenter prospective comparative study of robotic versus laparoscopic gastrectomy for gastric adenocarcinoma. Ann Surg. 2016;263(1):103–9.

[2] Kim MC, Heo GU, Jung GJ. Robotic gastrectomy for gastric cancer: surgical techniques and clinical merits. Surg Endosc. 2010;24(3):610–5.

[3] D'Annibale A, Pende V, Pernazza G, et al. Full robotic gastrectomy with extended (D2) lymphadenectomy for gastric cancer: surgical technique and preliminary results. J Surg Res. 2011;166(2):e113–20.

[4] Eom BW, Yoon HM, Ryu KW, et al. Comparison of surgical performance and short-term clinical outcomes between laparoscopic and robotic surgery in distal gastric cancer. Eur J Surg Oncol: J Eur Soc Surg Oncol Br Assoc Surg Oncol. 2012;38(1):57–63.

[5] Park JY, Jo MJ, Nam BH, et al. Surgical stress after robot-assisted distal gastrectomy and its economic implications. Br J Surg. 2012;99(11):1554–61.

[6] Yoon HM, Kim YW, Lee JH, et al. Robot-assisted total gastrectomy is comparable with laparoscopically assisted total gastrectomy for early gastric cancer. Surg Endosc. 2012;26(5):1377–81.

第 37 章　腹腔镜下全胃切除术治疗胃癌 *

Laparoscopic Total Gastrectomy for Gastric Cancer

Antonio Talvane Torres de Oliveira　Croider Franco Lacerda　Paulo A. Bertulucci　Miguel A. Cuesta　著
张丹枫　王　力　吴林峰　译　　蔡明琰　校

可切除胃癌的主要治疗方法包括全胃切除术或次全胃切除术，对符合指征的患者可在新辅助治疗后进行适当的淋巴结清扫。许多研究证明，对于其他胃肠道恶性肿瘤 [1, 2]，如结直肠癌和食管癌，微创手术（Minimally Invasive Surgery，MIS）在肿瘤学上是安全的，并且与传统的开放手术相比，在几个方面表现出很好的短期优势，一些研究显示了 MIS 的喜人结果，例如失血量少、恢复快，并发症少，并且可获得相似的肿瘤学结果。关于胃癌的微创切除，有些重要的前提，包括在进展期胃癌中使用新辅助（和辅助）治疗 [3]，依据日本指南进行肿瘤切除并追加适当的淋巴结清扫 [4]。这类胃癌微创手术的证据是基于欧洲（Hulscher、STOMACH 和 LOGICA）和韩国（KLASS 研究）的一些研究以及荟萃分析 [5–11]，这些研究已经表明，部分胃切除术有短期优势，而全胃切除术则表现出类似的短期和肿瘤学结果。

一、临床分期和手术计划

确诊胃癌后，应通过超声内镜、CT 和 PET-CT 扫描进行临床分期（cTNM）。

如果评估肿瘤是可切除的，则应根据肿瘤的临床分期和位置制订手术计划，包括：①使用新辅助治疗（分期为Ⅱ期及以上）。②切除方法，如局部切除、远端胃切除或全胃切除术等。在进展期胃癌中，切缘至少距肿瘤 5cm。③淋巴结切除的类型，如 D1、D1+ 或 D2 淋巴结清扫。

我们依据 2014 年日本胃癌治疗指南 [4]，对手术区域的淋巴结进行分组。

图 37–1 描绘了带有淋巴结分组的手术区域。

二、手术技术

腹腔镜下全胃切除术的关键步骤如下（视频 37–1）。

1. 患者体位和套管针的放置。患者取截石位。术者站于患者双腿之间（图 37–2），将 5 个 5/12mm 的套管针置于上腹部。辅助切口选在左侧（套管针部位）切口或者腹横切口（图 37–3）。

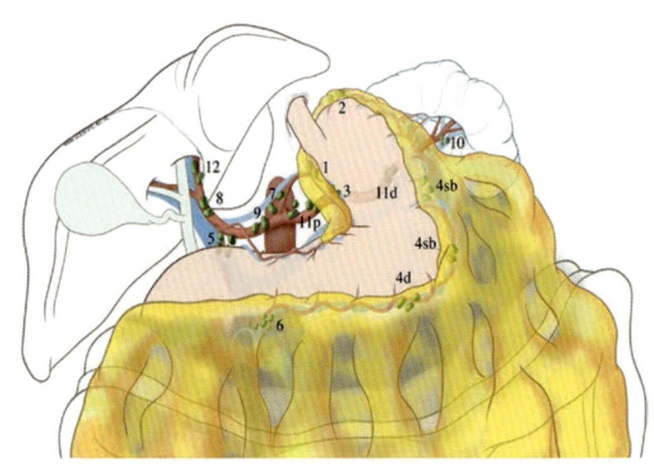

▲ 图 37–1　手术区域淋巴结分布

*. 本章配有视频，可登录网址 https://doi.org/10.1007/978-3-030-55176-6_37 观看。

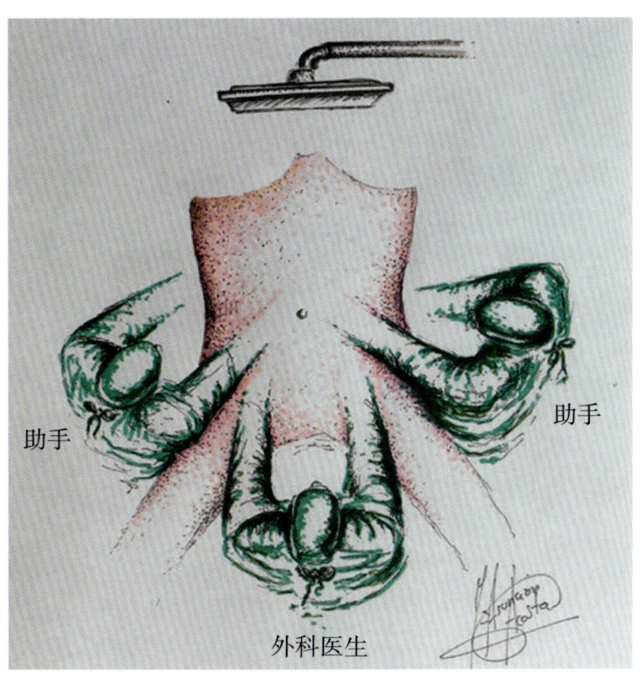

▲ 图 37-2 腹腔镜下胃切除术中患者和术者的位置

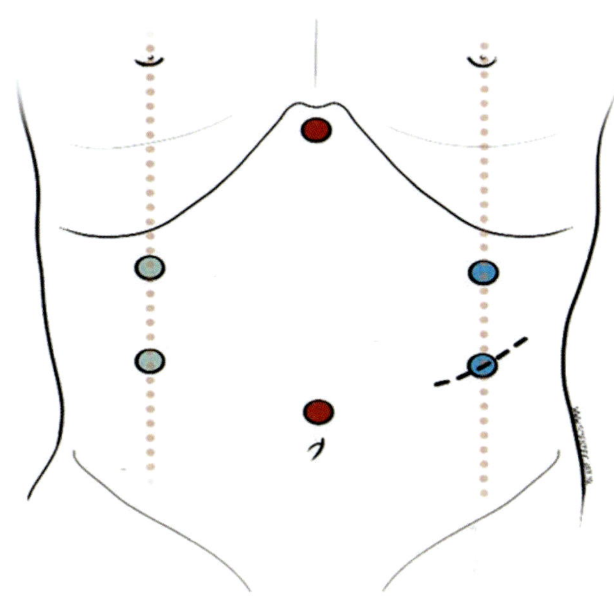

▲ 图 37-3 套管针的放置和辅助切口

2. 网膜切除。从中间开始向左切除大网膜。打开网膜囊之后，分离结扎胃网膜左血管和胃短血管（图 37-4），之后游离大弯侧至左膈脚，然后切除右侧网膜，直至肝曲和十二指肠（图 37-5）。

3. 第 6 组淋巴结切除（胃网膜右血管）。在胰头水平分离并夹闭胃网膜右血管（图 37-6）。

4. 沿肝缘松弛部位打开肝十二指肠韧带至右膈脚（图 37-7）。沿肝总动脉和肝固有动脉分离结扎胃右动脉，并清扫第 8 组和第 12 组的淋巴结(图 37-8）。

5. 用吻合器离断十二指肠上段（十二指肠窗）并游离近端十二指肠后部（图 37-9）。

6. 向左牵拉胃，进行腹腔干的解剖和淋巴结清扫（第 9 组、第 7 组和第 11p 组）。在夹子间离断胃左血管（图 37-10）。沿肝动脉和腹腔干逐步清扫第 12 组、第 8 组、第 9 组、第 7 组和第 11p 组淋巴结，胃左血管完成离断（图 37-11）。

7. 继续解剖至食管裂孔。游离远端食管并用吻合器离断，并根据食管空肠吻合方式进行修整（图 37-12）。

8. 完成脾动脉远端和脾门的淋巴结清扫（第 11d 组和第 10 组）（图 37-13）。在全胃切除术中 D2 淋巴结清扫的概览视图如下（图 37-14）。

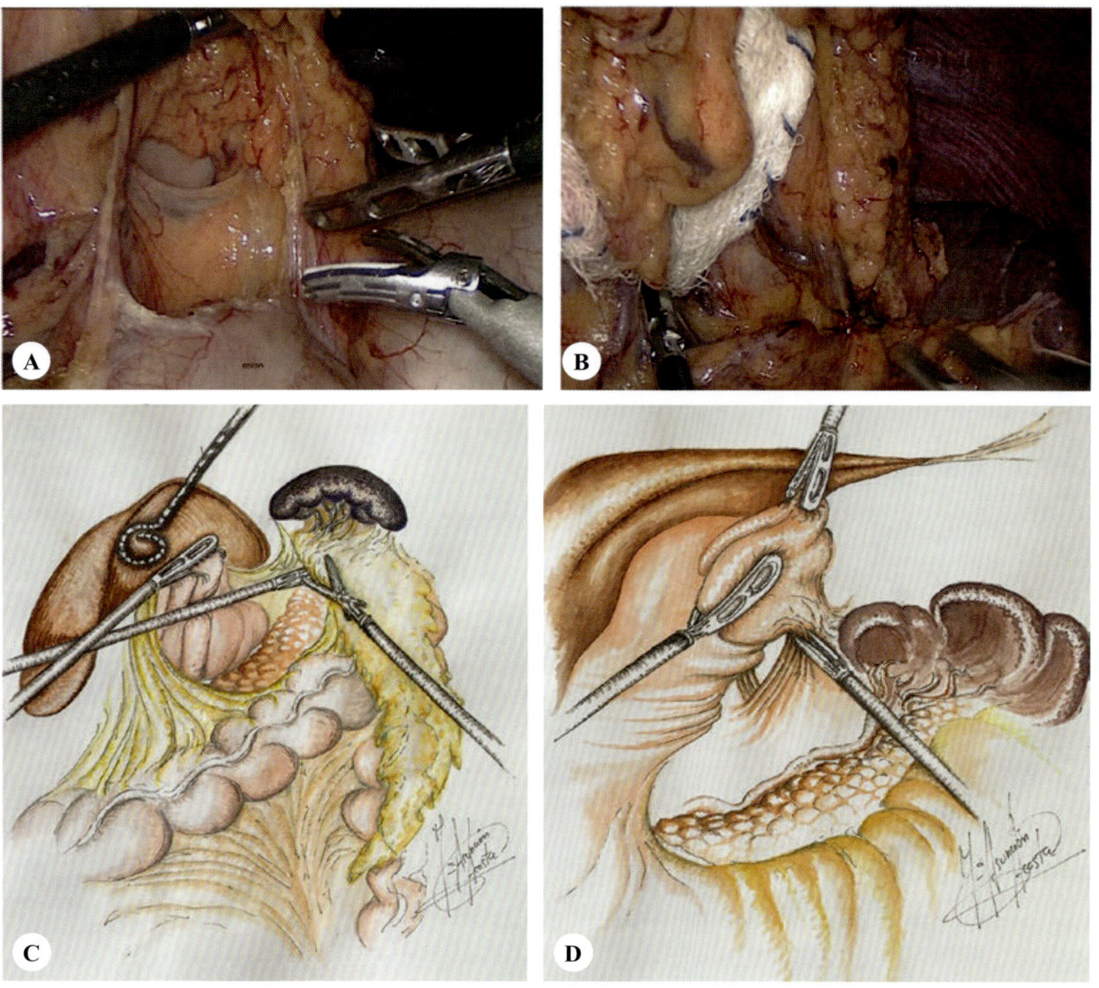

▲ 图 37-4 网膜切除至左膈脚（结扎胃网膜左和胃短血管）：近景（A 和 B）及示意（C 和 D）

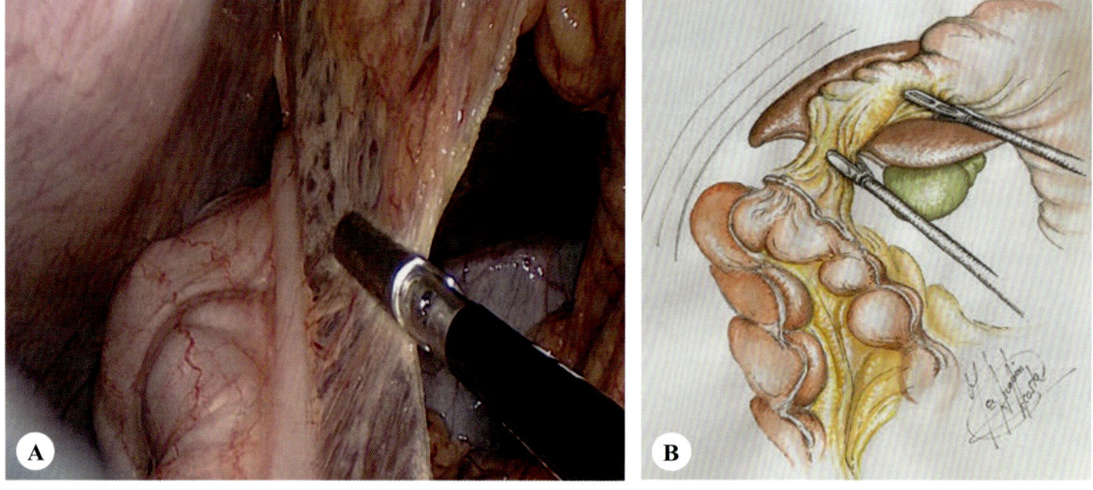

▲ 图 37-5 网膜切除至肝区：近景（A）及示意（B）

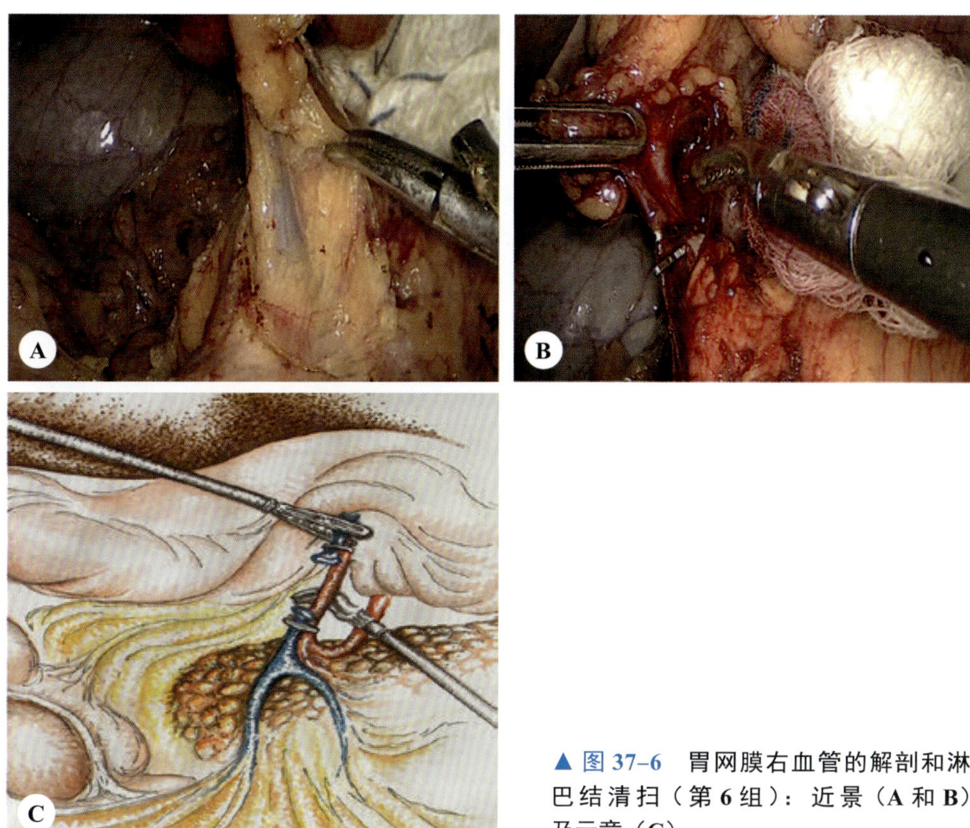

▲ 图 37-6　胃网膜右血管的解剖和淋巴结清扫（第 6 组）：近景（**A** 和 **B**）及示意（**C**）

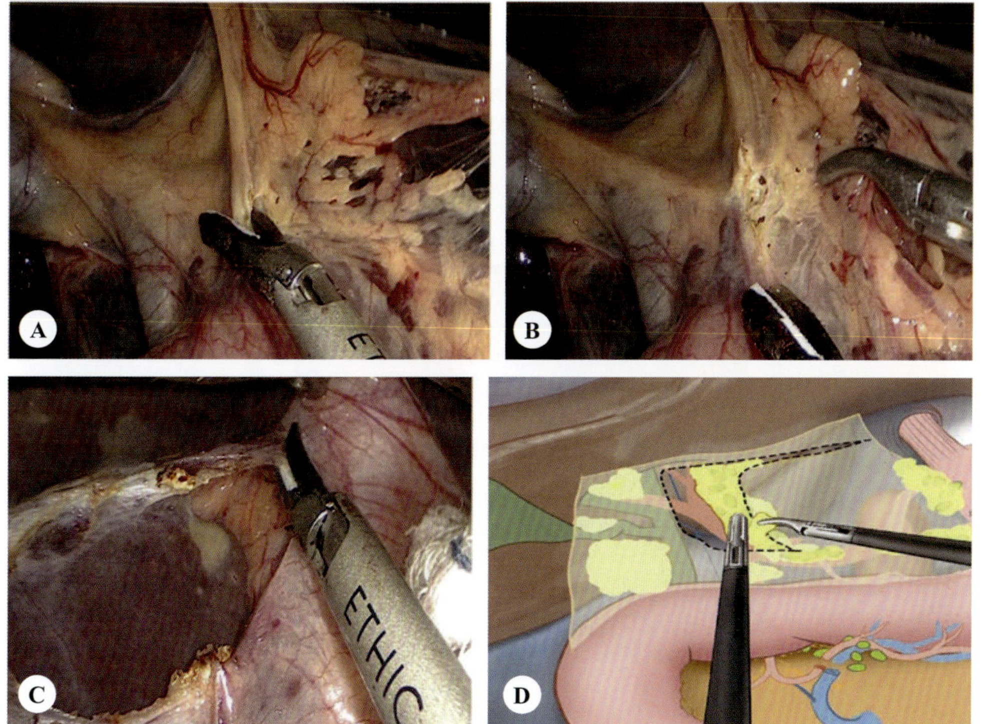

▲ 图 37-7　打开肝十二指肠韧带，离断肝胃韧带：近景（**A** 至 **C**）及示意（**D**）

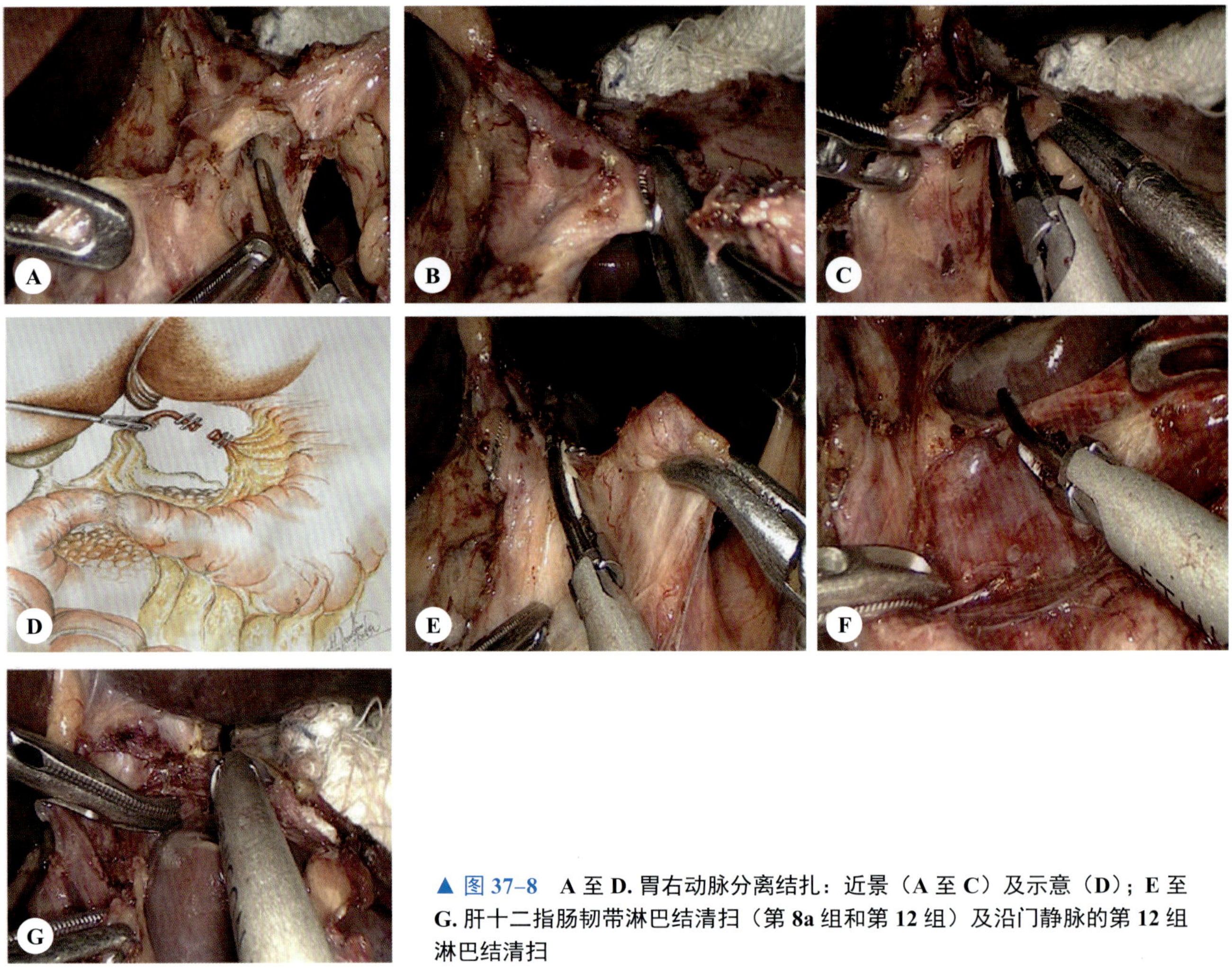

▲ 图 37-8　**A 至 D.** 胃右动脉分离结扎：近景（A 至 C）及示意（D）；**E 至 G.** 肝十二指肠韧带淋巴结清扫（第 8a 组和第 12 组）及沿门静脉的第 12 组淋巴结清扫

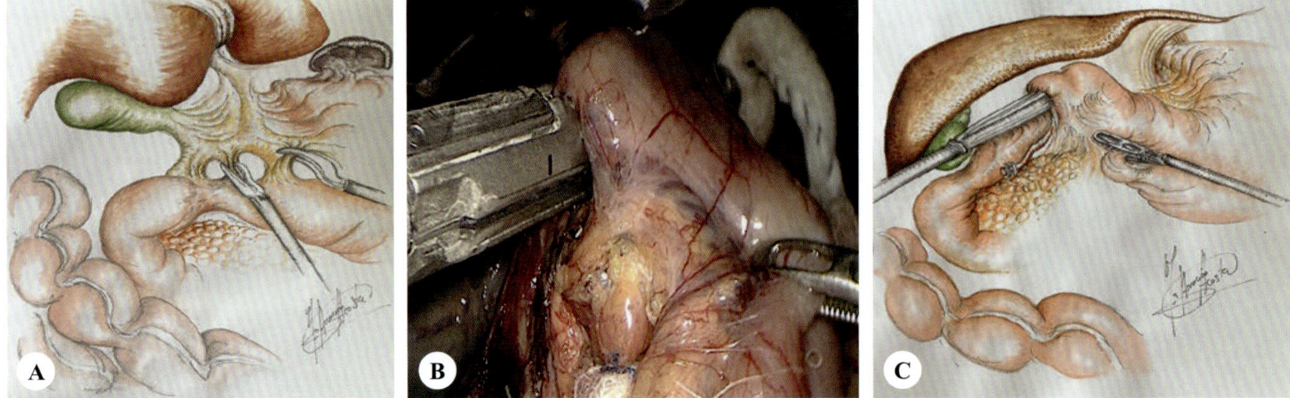

▲ 图 37-9　**A.** 十二指肠上间隙的解剖（A）；**B 和 C.** 用吻合器离断十二指肠：近景（B）及示意（C）

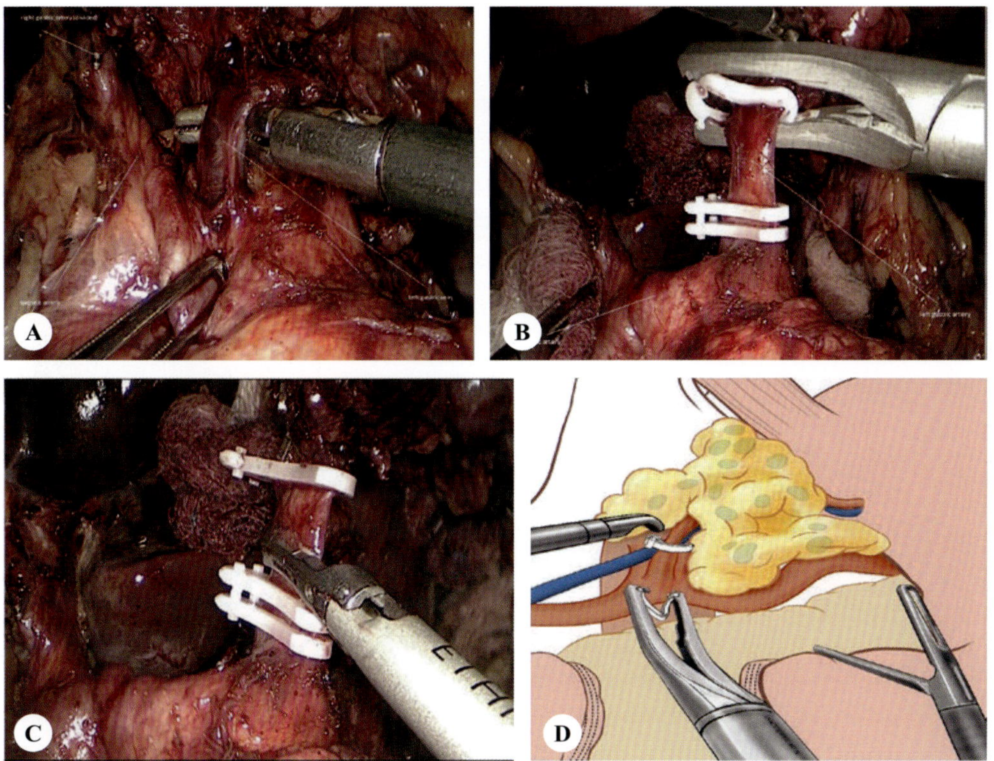

◀ 图 37-10　淋巴结清扫（第 **9** 组、第 **7** 组和第 **11p** 组）。用夹子分离结扎胃左血管：近景（**A** 至 **C**）及示意（**D**）

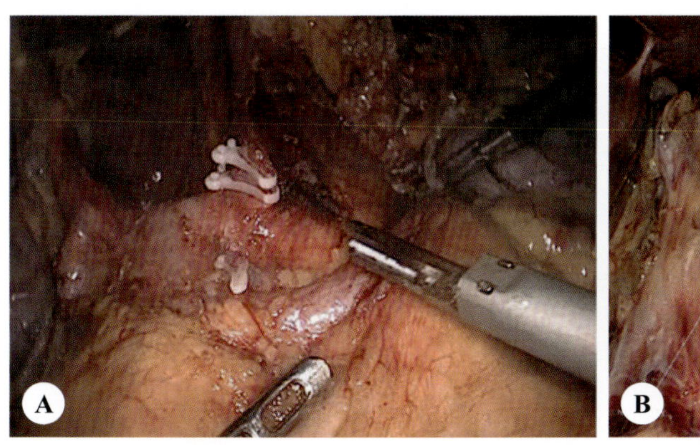

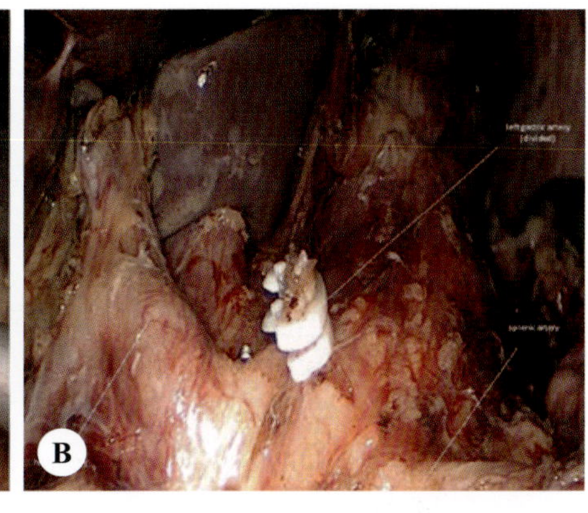

◀ 图 37-11　淋巴结清扫（第 **8a** 组、第 **12** 组、第 **7** 组、第 **9** 组和第 **11p** 组）

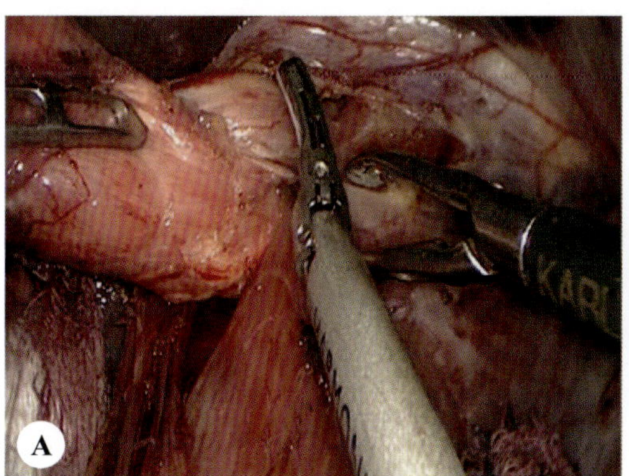

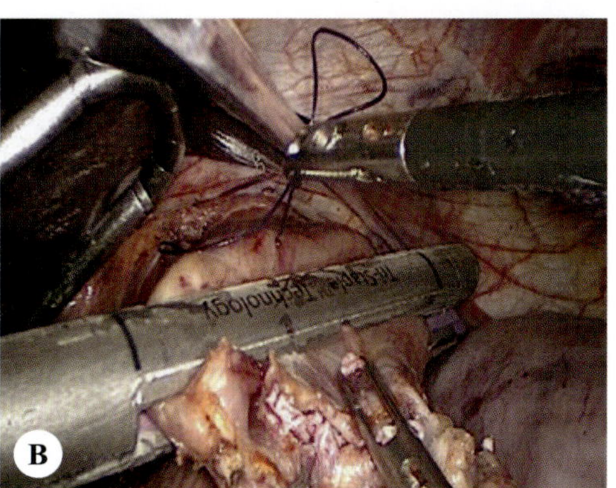

◀ 图 37-12　远端食管的解剖（**A**）和离断（**B**）

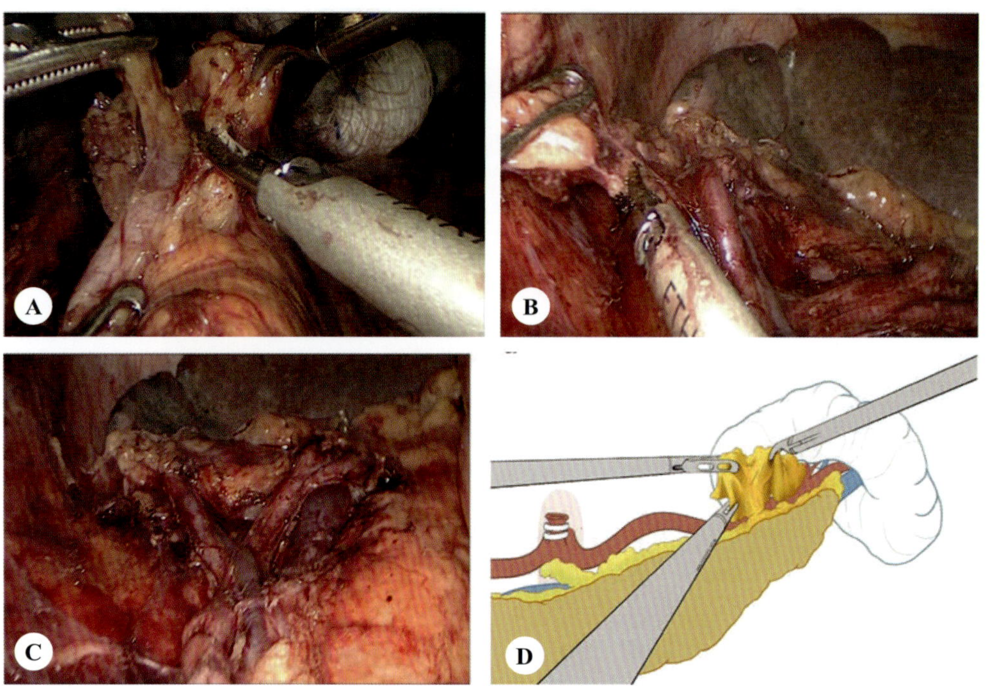

▲ 图 37–13　远端脾动脉淋巴结清扫（第 11p 组和第 10 组）：近景（A 至 C）及示意（D）

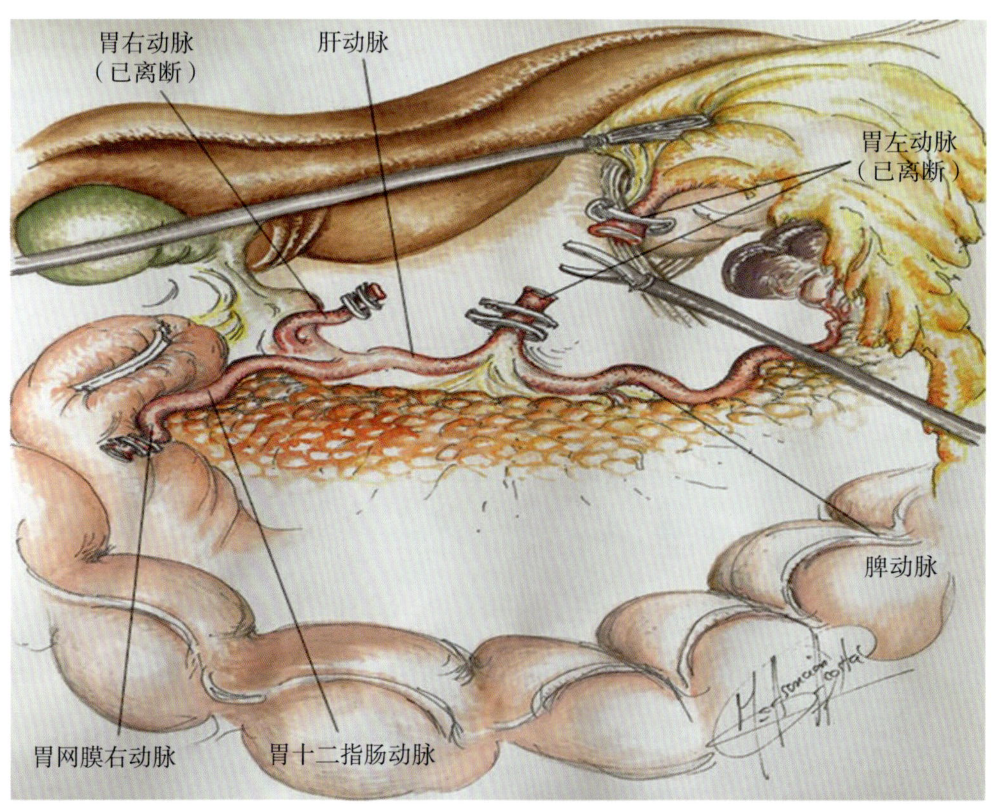

▲ 图 37–14　淋巴结清扫

三、全胃切除术后重建

食管空肠吻合术有四种方法：①常规环形吻合器；② Orvil® 吻合器（21mm 或 25mm）（第 39 章）；③线性吻合器侧 – 侧吻合（第 39 章）；④手工吻合（第 40 章）。

常规环形吻合器

(1) 置入钉砧并为环形吻合做准备。

(2) 环绕胃食管交界处牵引食管（图 37–15A）并打开食管前壁。

(3) 将钉砧（25mm）穿过左侧套管针的扩大

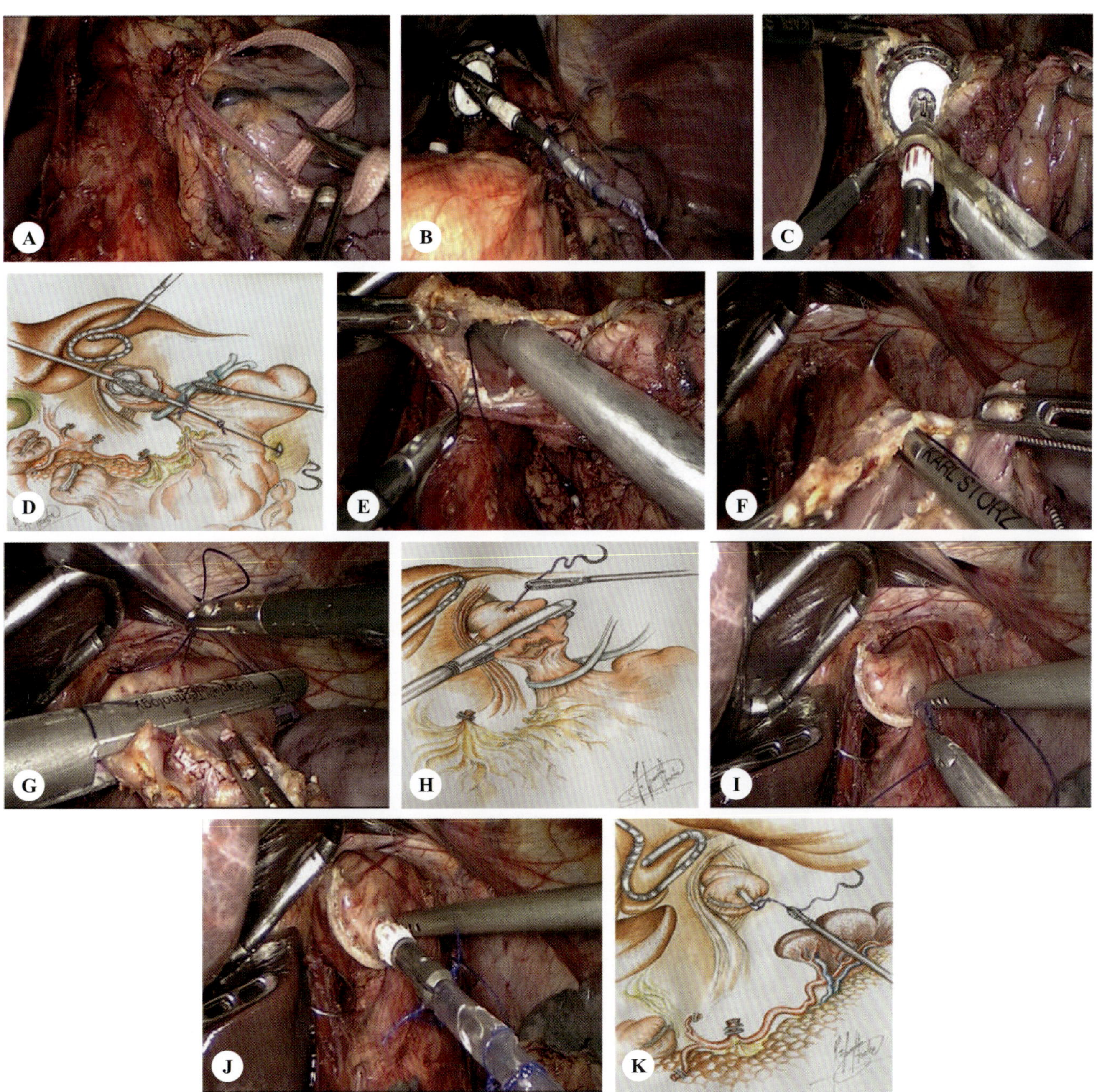

▲ 图 37–15　A. 在食管周围放置吊带。B 至 D. 带针线的钉砧（25mm）通过左侧套管针的扩大开口置入：近景（B 和 C）及示意（D）。E 和 F. 钉砧被推入食管，带针线穿过食管前壁。G 和 H. 用线性吻合器离断线远端的食管：近景（G）及示意（H）。I 至 K. 通过牵引附着在钉砧上的线来调整钉砧：近景（I 和 J）及示意（K）

开口（图 37–15B）。

(4) 钉砧末端以带有圆针的线牵引。

(5) 通过远端食管前壁的开口置入钉砧，将之推入食管近端（图 37–15C 至 E）并用针将针线从食管壁上穿出（图 37–15F）。

(6) 在线远端用线性吻合器离断食管。远端食管的开口应包括在整个胃的标本中（图 37–15G 和 H）。

(7) 通过牵引附着在钉砧上的线来调整钉砧，刺穿靠近缝合线的远端食管前壁（图 37–15I 至 K）。

(8) 将标本放入标本袋中。

(9) 空肠袢的准备：①打开横结肠系膜（图 37–16）；②用吻合器离断近端空肠；③袢远端通过打开的横结肠系膜向远端食管牵引（图 37–16B 和图 37–17）。

(10) 食管空肠吻合术：①通过腹壁扩大的套管针开口引入 EEA 设备；②使用 25mm 环形吻合器进行食管空肠端 – 侧吻合（图 37–18）；③通过线性吻合器进行空肠与空肠侧 – 侧吻合术，吻合口位于结肠下（图 37–19）；④关闭肠系膜间隙，肠系膜缺损和 Petersen 间隙通过连续缝合关闭；⑤左侧套管针水平行小的辅助切口取出标本（图 37–20），使用 Alexis 保护切口，也可选择腹横切口；⑥吻合口部位应用 Jackson Pratt 引流管引流；⑦重建的全景图如下（图 37–21）。

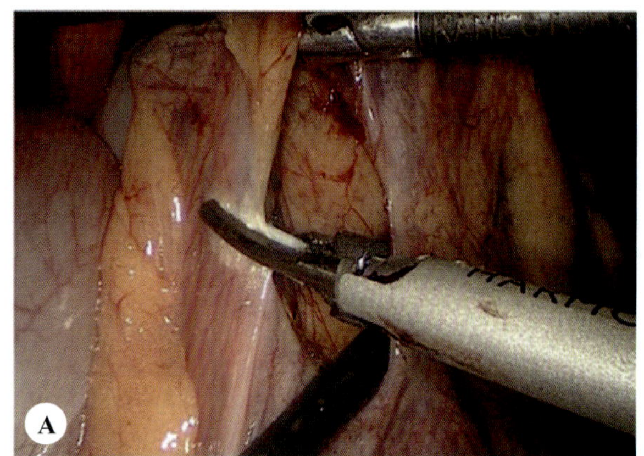

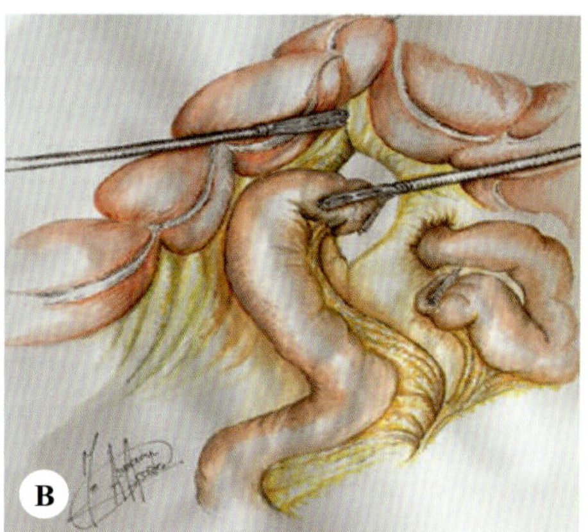

▲ 图 37–16　打开横结肠系膜：近景（A）及示意（B）

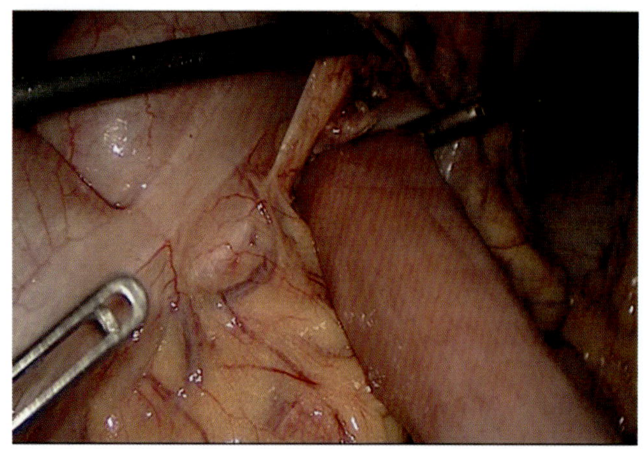

▲ 图 37–17　吻合器分离空肠袢，空肠袢远端通过打开的横结肠系膜向远端食管牵引

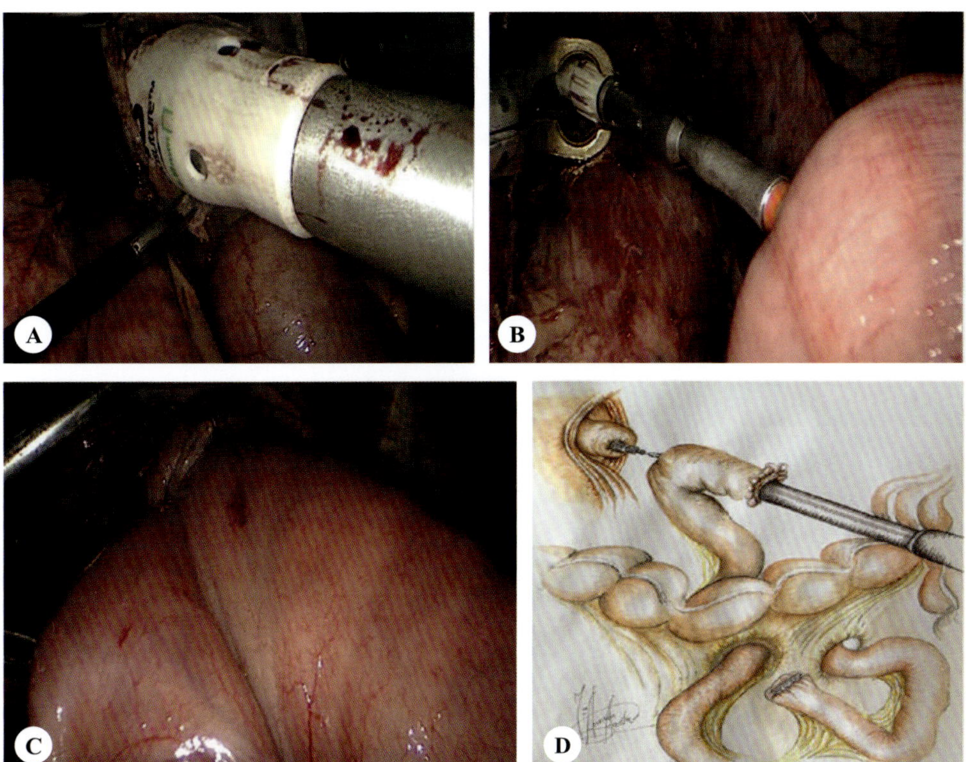

◀ 图 37-18　使用 **25mm** 环形吻合器进行食管空肠端 - 侧吻合：近景（**A** 至 **C**）及示意（**D**）

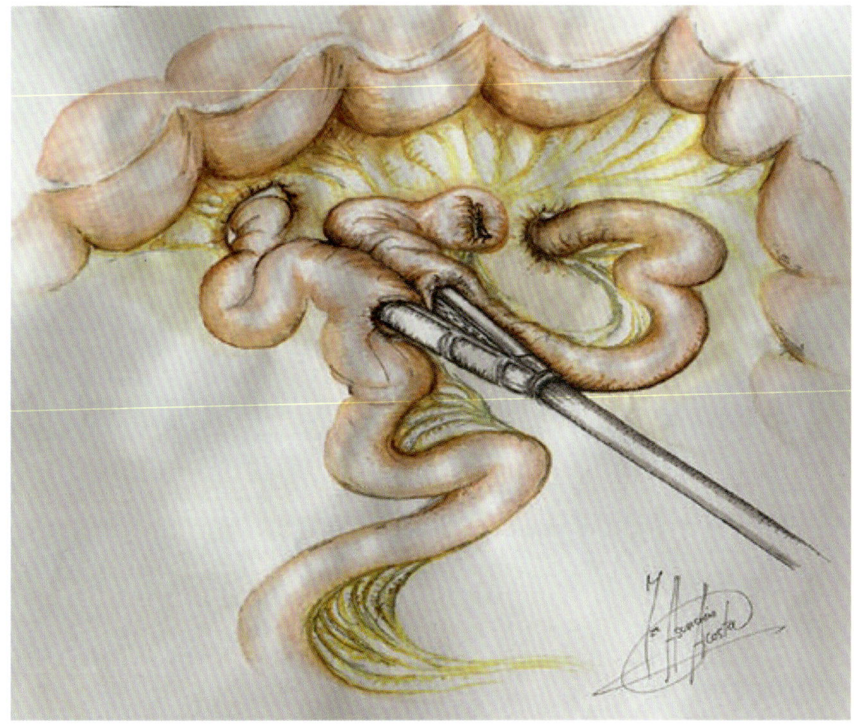

◀ 图 37-19　通过线性吻合器行空肠与空肠侧 - 侧吻合术，然后关闭开口

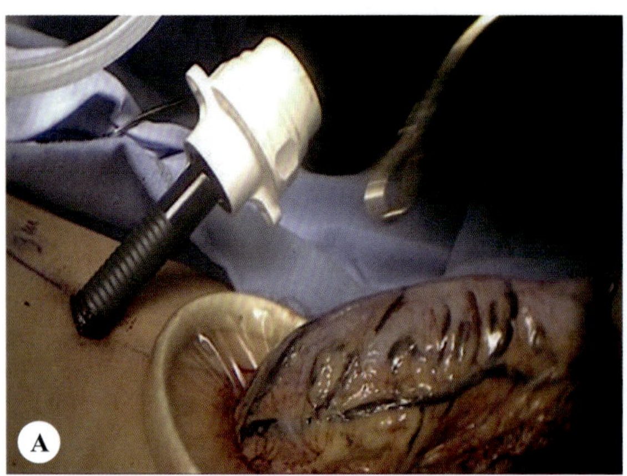
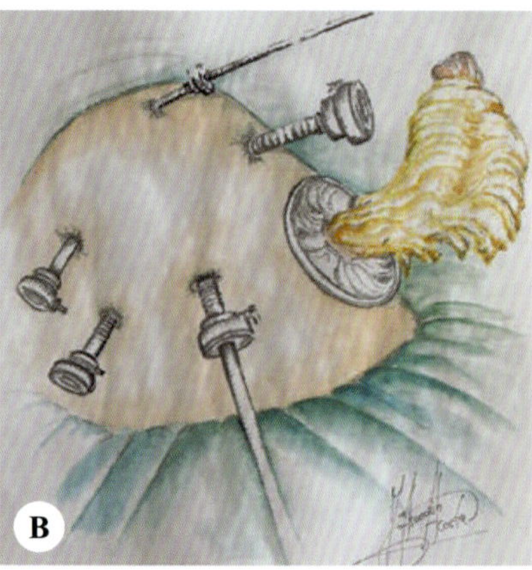

◀ 图 37-20 通过一个小的辅助切口取出袋中的标本：近景（A）及示意（B）

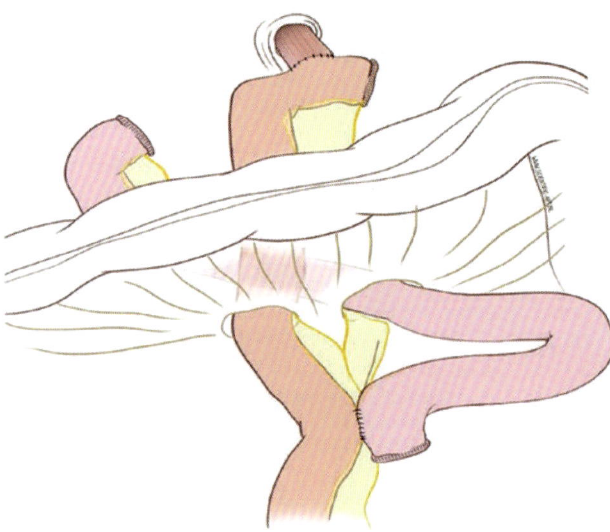

◀ 图 37-21 重建后示意

参考文献

[1] Bonjer HJ, Deijen CL, Haglind E, et al. A randomized trial of laparoscopic versus open surgery for rectal cancer. N Engl J Med. 2015;373(2):194.

[2] Straatman J, van der Wielen N, Cuesta MA, et al. Minimally invasive versus open esophageal resection: three-year follow-up of the previously reported randomized controlled trial: the TIME trial. Ann Surg. 2017;266(2):232–6.

[3] Ilson DH. Perioperative Chemotherapy for Resectable Gastric Cancer, reviewing Al-Batran SE et al. Lancet 2019; April 10. NEJM J Watch. April 19, 2019.

[4] Japanese Gastric Cancer A. Japanese gastric cancer treatment guidelines 2014 (ver. 4). Gastric Cancer. 2017;20(1):1–19.

[5] Beyer K, Baukloh AK, Kamphues C, et al. Laparoscopic versus open gastrectomy for locally advanced gastric cancer: a systematic review and meta-analysis of randomized controlled studies. World J Surg Oncol. 2019;17(1):68.

[6] van der Wielen N, Straatman J, Cuesta MA, et al. Short-term outcomes in minimally invasive versus open gastrectomy: the differences between East and West. A systematic review of the literature. Gastric Cancer. 2018;21(1):19–30.

[7] Haverkamp L, Weijs TJ, van der Sluis PC, et al. Laparoscopic total gastrectomy versus open total gastrectomy for cancer: a systematic review and meta-analysis. Surg Endosc. 2013;27:1509–20.

[8] Kim W, Kim HH, Han SU, et al. Decreased morbidity of laparoscopic distal gastrectomy compared with open distal gastrectomy for stage i gastric cancer: short-term outcomes from a multicenter randomized controlled trial (KLASS-01). Ann Surg. 2016;263(1):28–35.

[9] Lee HJ, Hyung WJ, Yang HK, et al. Short-term outcomes of a multicenter randomized controlled trial comparing laparoscopic distal gastrectomy with D2 lymphadenectomy to open distal gastrectomy for locally advanced gastric cancer (KLASS-02-RCT). Ann Surg. 2019;270(6):983–91.

[10] Straatman J, van der Wielen N, Cuesta MA, et al. Surgical techniques, open versus minimally invasive gastrectomy after chemotherapy (STOMACH trial): study protocol for a randomized controlled trial. Trials. 2015;16:123.

[11] Haverkamp L, Brenkman HJF, Seesing MFJ, et al. Laparoscopic versus open gastrectomy for gastric cancer, a multicenter prospectively randomized controlled trial (LOGICA-trial). BMC Cancer. 2015;15:556.

第 38 章 近端胃癌保留脾脏的脾门淋巴结清扫术 *

Spleen-Preserving Splenic Hilar Dissection for Proximal Gastric Cancer

Takahiro Kinoshita 著

张丹枫 王 力 吴林峰 译 蔡明琰 校

日本胃癌协会将脾门淋巴结归为第 10 组淋巴结[1]。在进展期近端胃癌中有时会观察到第 10 组淋巴结转移。为了完全切除第 10 组淋巴结，日本曾进行过脾切除术。然而，一项比较脾切除术和非脾切除术的随机临床试验（JCOG0110）表明，如果肿瘤没有侵犯胃大弯[2]，则不需要进行脾切除术或对第 10 组淋巴结进行彻底的清扫。但相应的，如果肿瘤扩散到了胃大弯，大约 15% 的患者会出现第 10 组淋巴结转移[3]。尽管脾切除术的必要性或脾脏保留的有效性仍有待商榷，但脾脏保留的潜在获益似乎是毋庸置疑的。在此前提下，我中心保留脾脏的脾门淋巴结清扫的适应证为进展期近端胃癌累及近端大弯侧，无直接侵犯脾结肠韧带和无明显第 10 组淋巴结转移。脾血管显著的解剖变异是公认的。术前利用三维 CT 图像进行解剖重建有助于提前了解个体化的解剖结构[4]。手术技术见视频 38–1。

近端胃癌保留脾脏的脾门淋巴结清扫关键步骤如下。

1. 套管针和患者体位

患者仰卧，双腿分开，倾斜旋转抬高头部及左侧，以获得脾门区域的最佳显露。布置 5 个套管针后，操作者站在患者的右侧。一助站于患者左侧，扶镜手站在患者双腿之间。

2. 手术步骤

(1) 脾门淋巴结清扫的时机：该术通常与全胃切除术结合应用。在腹腔探查（必要时进行脱落细胞学检查）后，牵拉开肝外叶（图 38–1），然后即开始淋巴结清扫。手术后期由于左膈下隐窝的积液过多（淋巴液或血），再进行操作非常困难，脾门淋巴结清扫又是一个非常复杂的过程，因此最好在手术初期完成。

(2) 大网膜的分离。将大网膜在其与横结肠的连接处离断至脾脏面下方（图 38–2），但是不需要将胰脾从后腹膜腔中游离。当大网膜解剖到脾下极时，在胃大弯处用一个预先系好的圈套器（可通过腹壁拉出）将包括胃网膜血管在内的脂肪组织结扎并牵拉（图 38–3）。通过这种牵拉，脾胃韧带被拉伸，并可以充分显露脾门周围视野。

(3) 显露起源于脾血管下支的胃网膜左血管（图 38–4）。从尾视图辨认出脾门，解剖并显露出脾血管的下支（图 38–5），这样就可以辨认出通常起源于下支的胃网膜左血管。在大多数病例中，离断胃网膜左血管后，在靠近它的残端处往往会发现一条胃短血管，此时也可将其离断（图 38–6）。

(4) 沿脾血管主干解剖。接下来，从在远端胰腺上缘看到的脾血管主干开始解剖，逐渐向脾门进行，并依次在胰尾处发现脾血管的分支（图 38–7）。在上述这些过程中，术前使用三维 CT 图像进行重建将很有帮助。在 35% 的患者中可以发现一条小的分支血管进入脾脏上极，该分支可以保留，但临床上认为将其离断也不会出现问题（图 38–8）。

*. 本章配有视频，可登录网址 https://doi.org/10.1007/978-3-030-55176-6_38 观看。

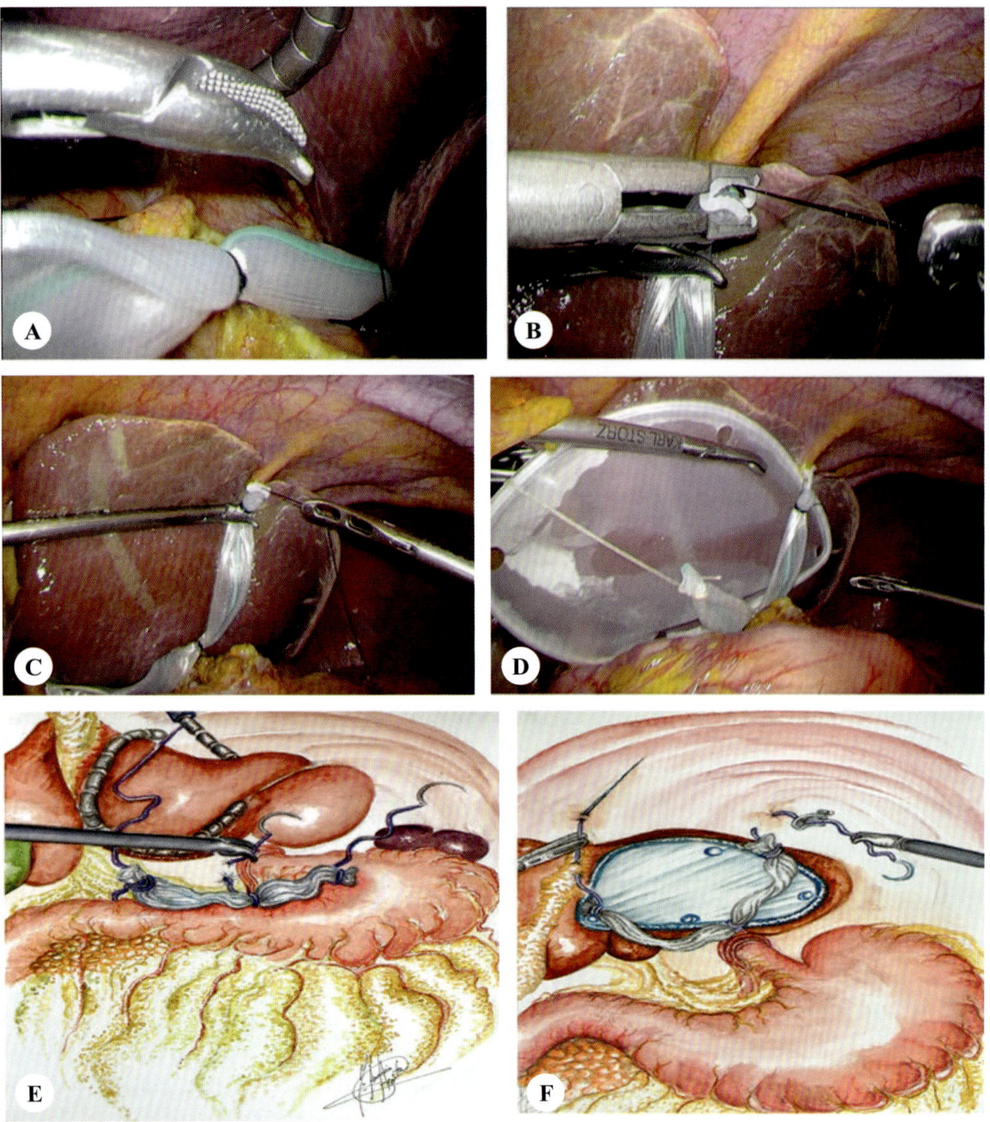

◀ 图 38-1　肝被特制的牵开器牵拉开：近景（**A** 至 **D**）及示意（**E** 和 **F**）

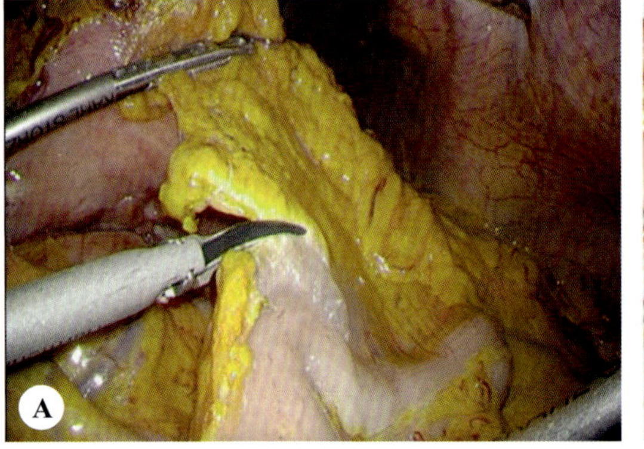

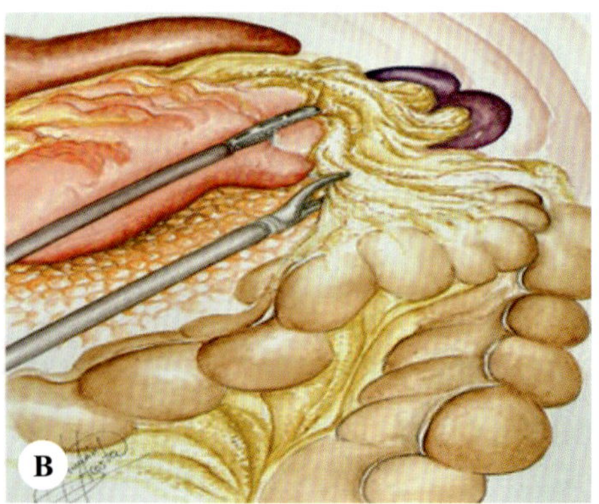

◀ 图 38-2　脾脏侧的网膜切除术：近景（**A**）及示意（**B**）

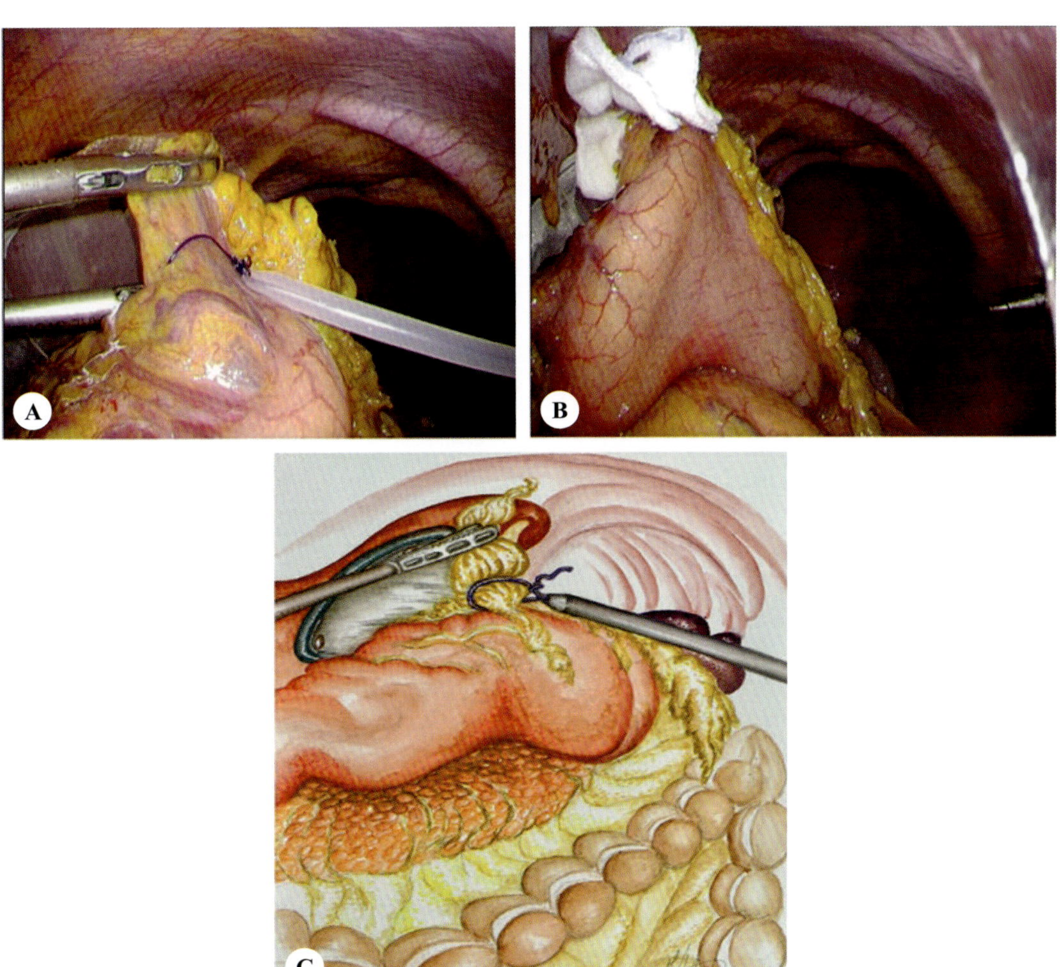

▲ 图 38-3　用圈套器牵引胃部：近景（A 和 B）及示意（C）

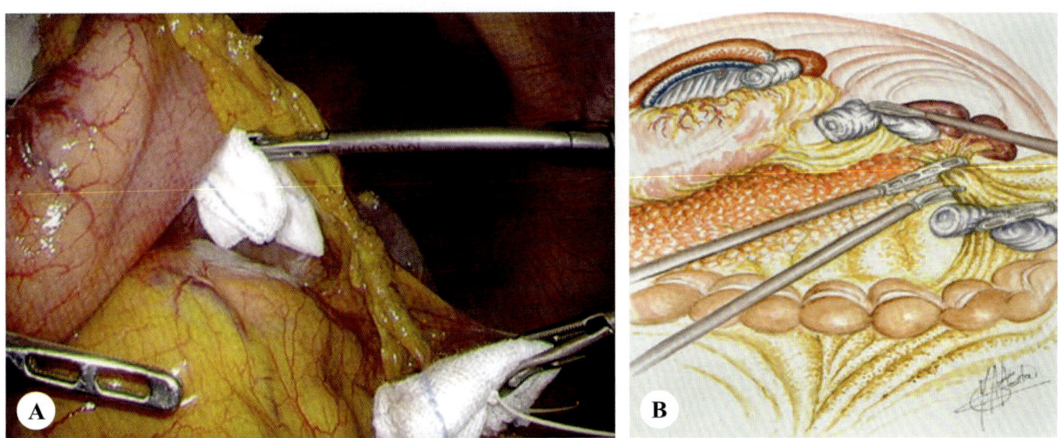

▲ 图 38-4　用卷好的纱布辅助牵引近端胃：近景（A）及示意（B）

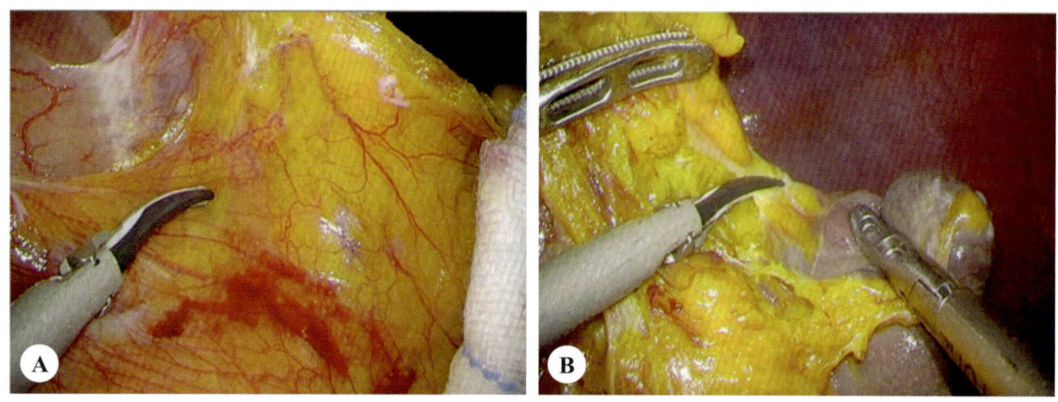

▲ 图 38-5 从尾视图辨认出脾门，解剖并显露出脾血管的下支

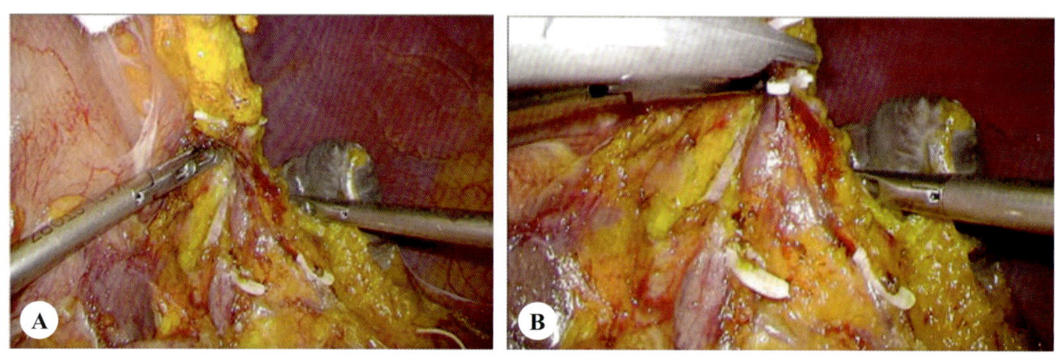

▲ 图 38-6 离断胃网膜左血管后，多数情况下可在其残端附近发现胃短血管，此时也可将其离断

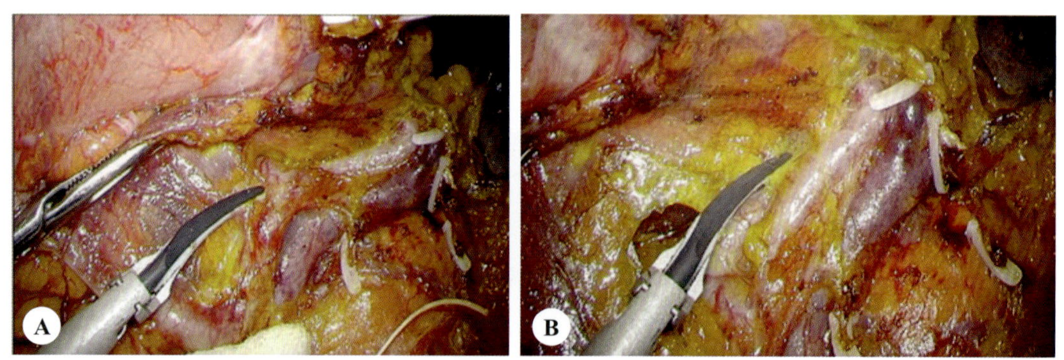

▲ 图 38-7 向脾门进行解剖，并依次在胰尾处发现分支

(5) 上支周围的解剖。最后，沿上支周围解剖脂肪组织。在该区域，胃壁往往趋近脾脏，且胃短血管很短。因此，在离断这些血管时应尤为小心，避免引起出血。如果提前解剖肾筋膜前的平面，可以延长上极的脾胃韧带，这有利于随后胃短血管的离断（图 38-9）。

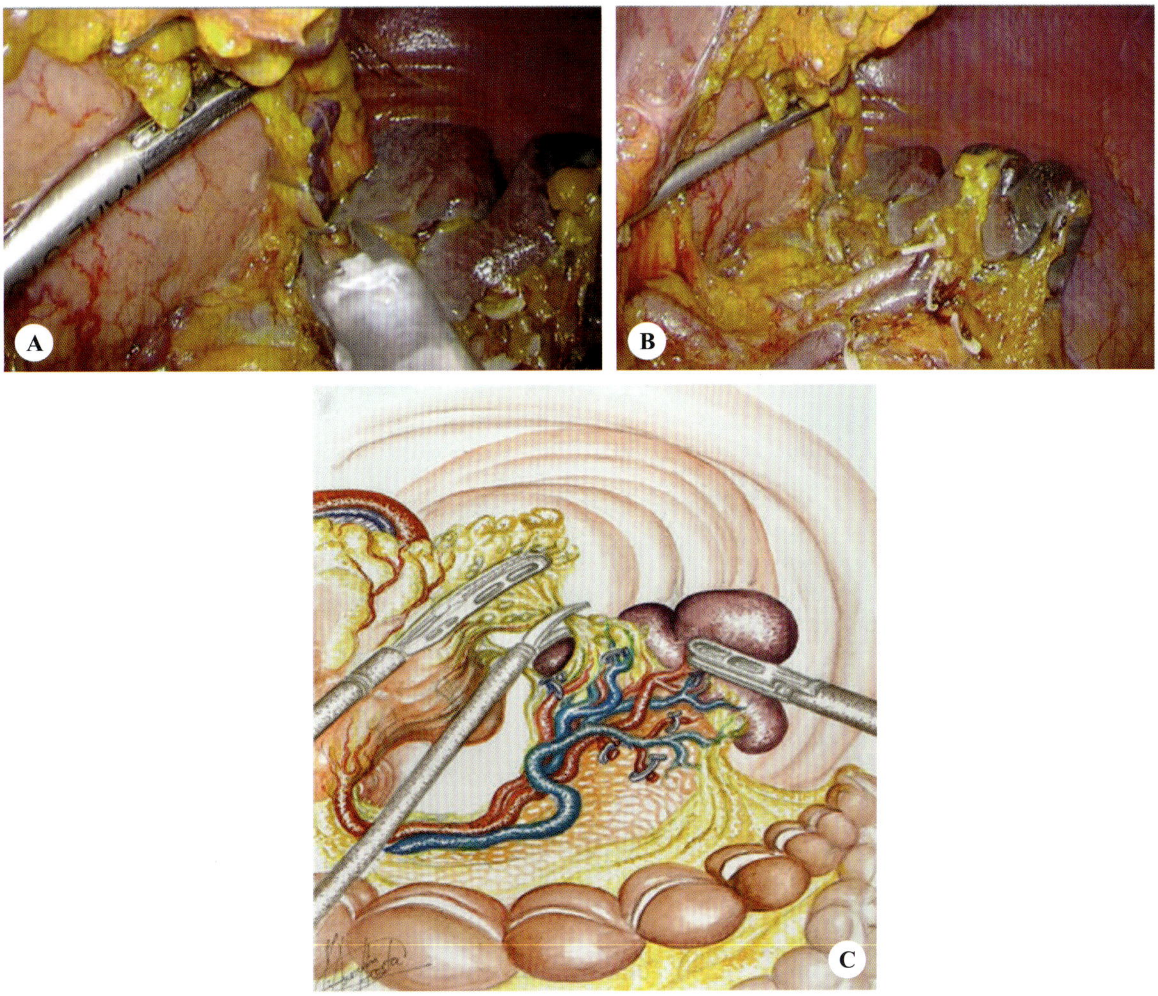

▲ 图 38-8　约 35% 的患者可发现一条小的分支血管进入脾脏上极：近景（A 和 B）及示意（C）

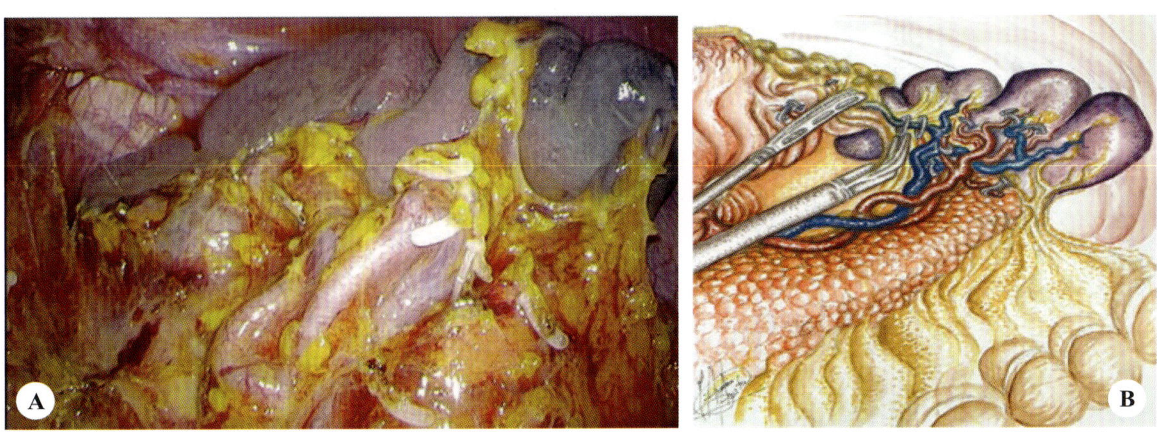

▲ 图 38-9　淋巴结清扫的最后视图：近景（A）及示意（B）

参考文献

[1] Japanese Gastric Cancer Association. Japanese classification of gastric carcinoma: 3rd English edition. Gastric Cancer. 2011;14(2):101–12.

[2] Sano T, Sasako M, Mizusawa J, et al. Randomized controlled trial to evaluate splenectomy in total gastrectomy for proximal gastric carcinoma. Ann Surg. 2017;265(2):277–83.

[3] Watanabe M, Kinoshita T, Enomoto N, et al. Clinical significance of splenic hilar dissection with splenectomy in advanced proximal gastric cancer: an analysis at a single institution in Japan. World J Surg. 2016;40(5):1165–71.

[4] Kinoshita T, Shibasaki H, Enomoto N, et al. Laparoscopic splenic hilar lymph node dissection for proximal gastric cancer using integrated three-dimensional anatomic simulation software. Surg Endosc. 2016;30(6):2613–9.

第39章 使用环形 Orvil 吻合器进行食管空肠端 – 侧吻合术*

End-To-Side Esophagojejunal Anastomosis Using the Circular Orvil Device

Suzanne S. Gisbertz Mark I. van Berge Henegouwen 著

马丽黎 付佩尧 译 蔡明琰 校

一、使用 Orvil 吻合器进行食管空肠端 – 侧吻合术

全胃切除术后进行食管空肠吻合术的方法有四种：使用传统环形吻合器的吻合术（见第 36 章）、使用环形 Orvil® 吻合器的吻合术、使用线性吻合器的侧 – 侧吻合术和手工缝合吻合术（见第 39 章）。

本章首先介绍了使用环形 Orvil® 吻合器进行的端 – 侧吻合术，随后描述了线性侧侧吻合。

当食管远端与胃一同切除（如 Siewert Ⅱ型），且没有足够的空间进行使用线性吻合器的侧 – 侧吻合术时，端 – 侧吻合术尤其适用（图 39–1）。

二、手术过程

使用 Orvil® 吻合器行食管空肠端 – 侧吻合术的关键步骤如下（视频 39–1 和视频 39–2）。

1. 将已吻合的食管引入视野，请麻醉医生将 25mm Orvil® 吻合器经口置入（先置入胃管）。

2. 胃管抵至食管远端，使用电刀在吻合钉线中部开一小口，以取出胃管（图 39–2）。

3. 引出胃管，直至钉砧座在食管远端就位。

4. 截断固定线，分离胃管和钉砧座（图 39–2）。

5. 拉近提前准备好的空肠袢（内含环形吻合器）并将其与钉砧座相连。

6. 进行食管空肠端 – 侧吻合术（图 39–3）。

7. 用吻合器钉合侧 – 侧空肠袢（图 39–4）。

三、线性食管空肠侧 – 侧吻合术

这种侧 – 侧吻合术是由减重外科医生开发的，当全胃切除术后的食管远端长度足够时，则是理想的吻合术[1, 2]。

四、手术过程

行腹腔镜下线性食管空肠侧 – 侧吻合术的关键步骤如下（视频 39–2）。

1. 将远端食管和空肠袢解剖并游离，以备随后的吻合术。

2. 在食管远端残端和空肠袢处使用电刀各开一个小口（图 39–5）。

3. 将线性吻合器引入空肠袢（距吻合钉线 5～6cm 处）和食管（图 39–6）。

4. 进行侧 – 侧吻合术时，线性内用吻合器（中厚钉仓）闭合并击发（图 39–7）。

5. 完成侧 – 侧吻合后，用缝线缝合开口（图 39–8）。

6. 闭合前，将鼻胃管穿过吻合口至远端。

7. 闭合后，对吻合口进行水密测试。

---

*. 本章配有视频，可登录网址 https://doi.org/10.1007/978-3-030-55176-6_39 观看。

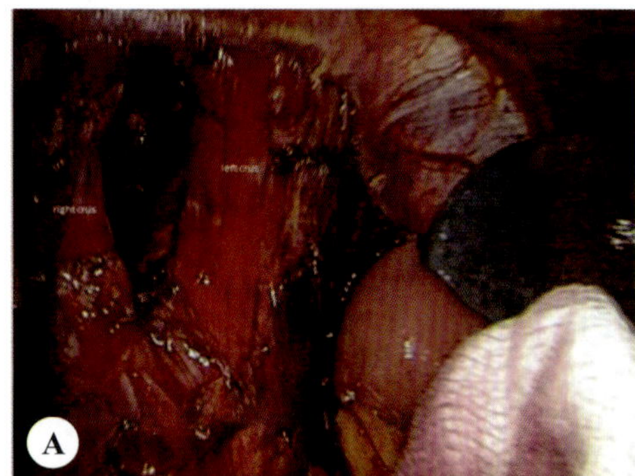
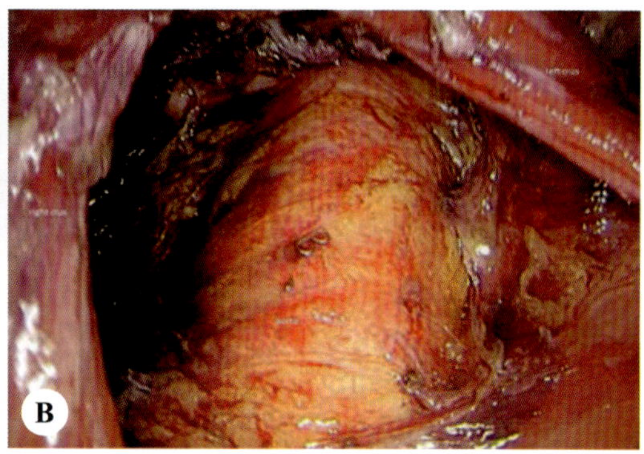

◀ 图 39-1　将食管残端引入视野

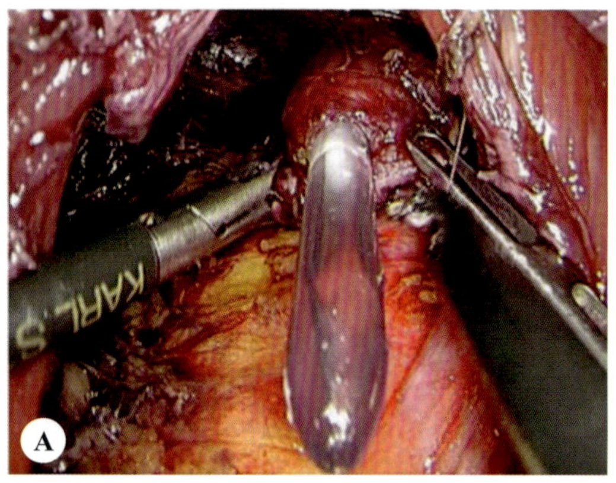
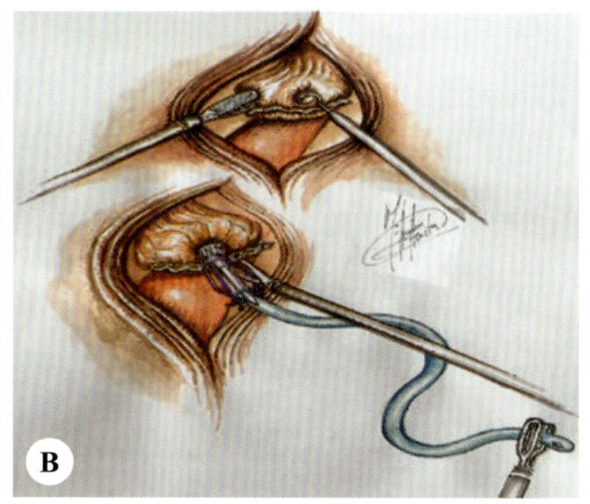

◀ 图 39-2　置入胃管后，麻醉医生将 **25mm Orvil**® 吻合器经口置入。经吻合钉线上的小口穿出胃管。引出胃管，钉砧座在食管远端就位。截断固定线，分离胃管和吻合器：近景（**A**）和示意（**B**）

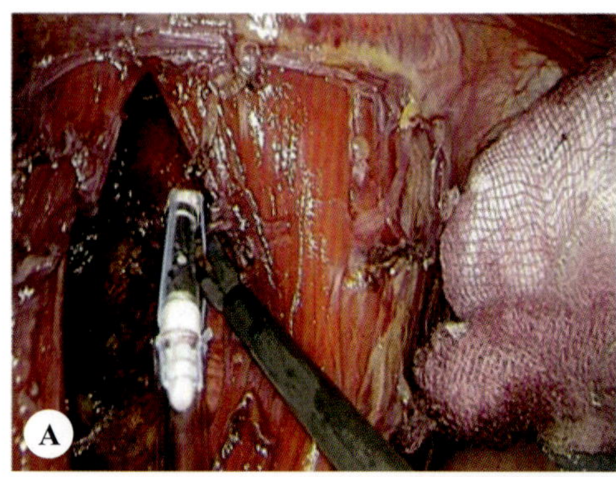
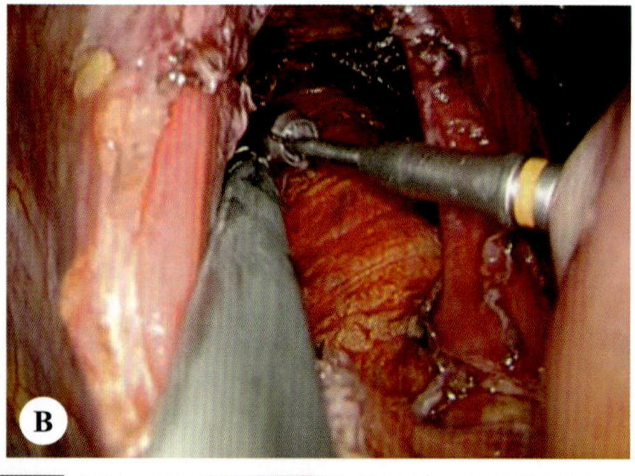
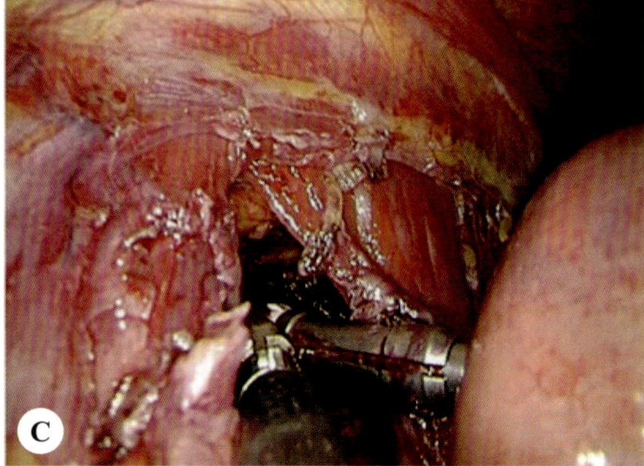
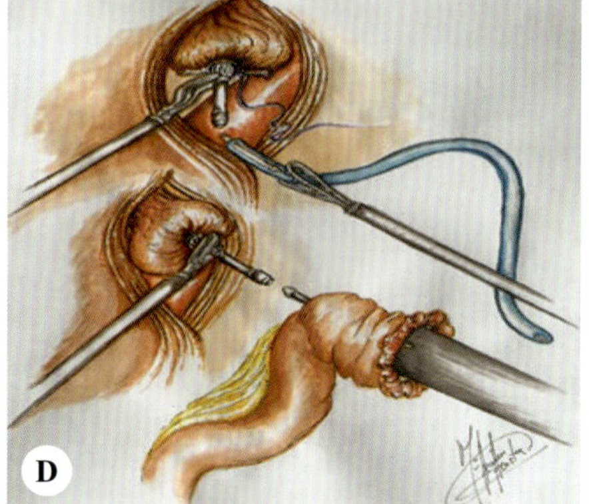

◀ 图 39-3　推近预先准备好的空肠袢（内含环形吻合器）并将其与钉砧座相连，进行环形食管空肠端－侧吻合术：近景（**A** 至 **C**）和示意（**D**）

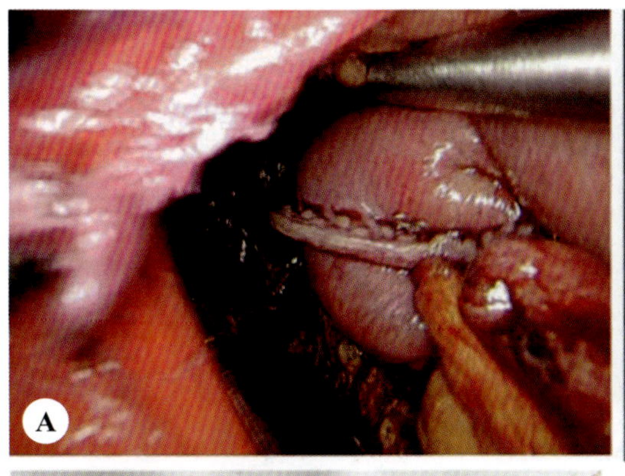

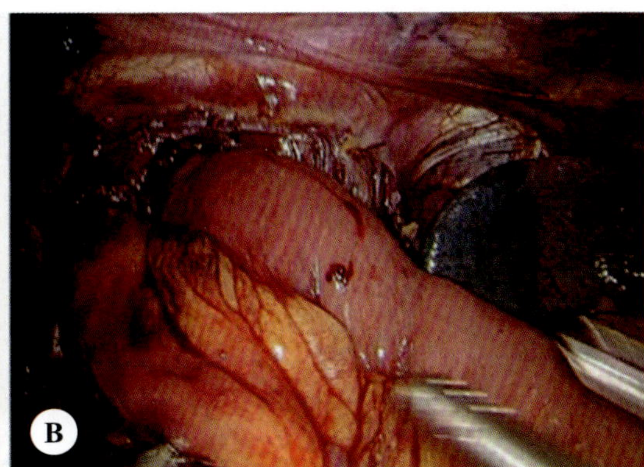

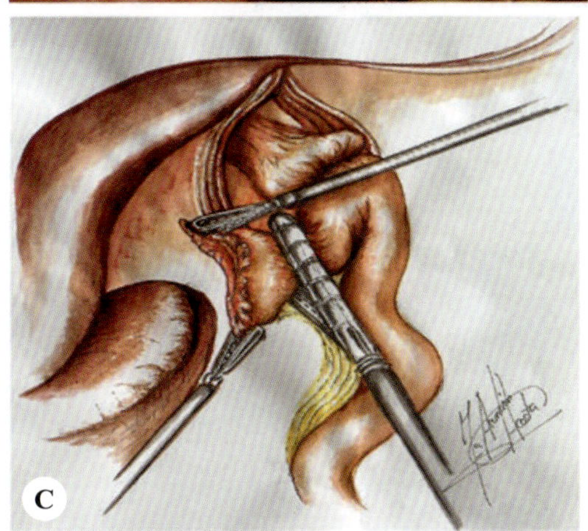

▲ 图 39–4　截短空肠袢并缝合：吻合口位于纵隔：近景（**A** 和 **B**）及示意（**C**）

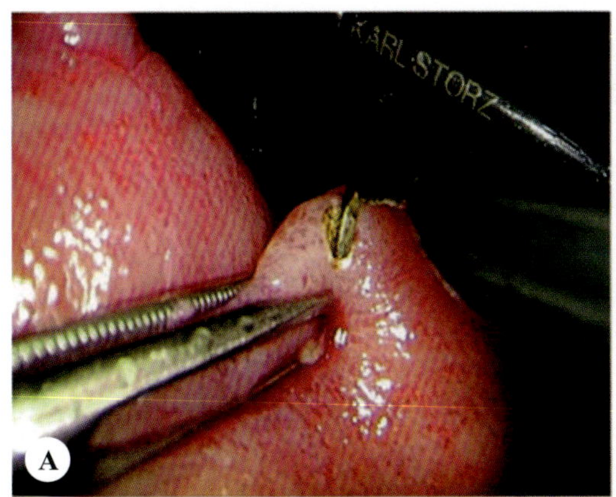

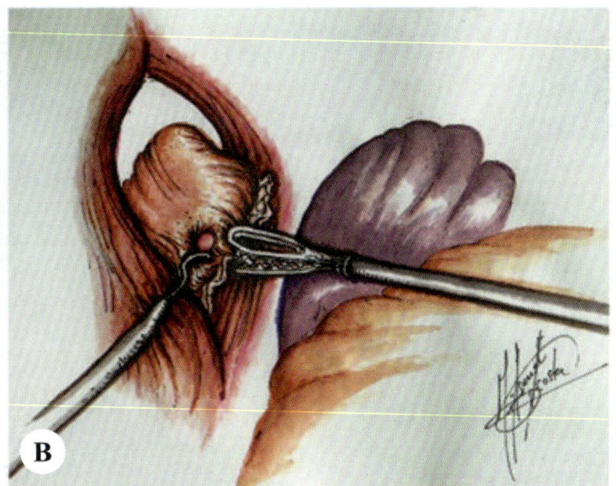

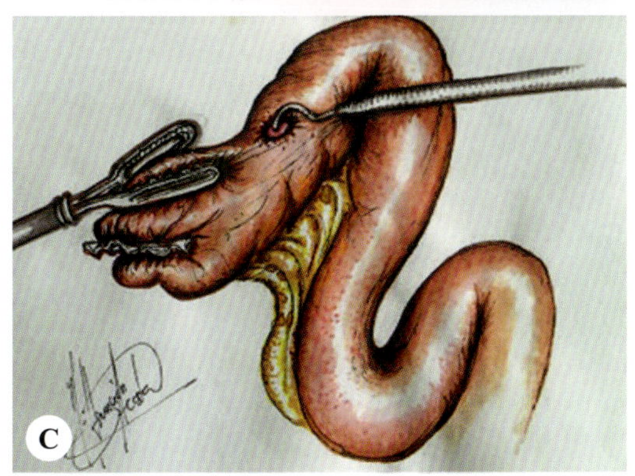

▲ 图 39–5　将食管残端和空肠袢进行开口处理：近景（**A**）及示意（**B** 和 **C**）

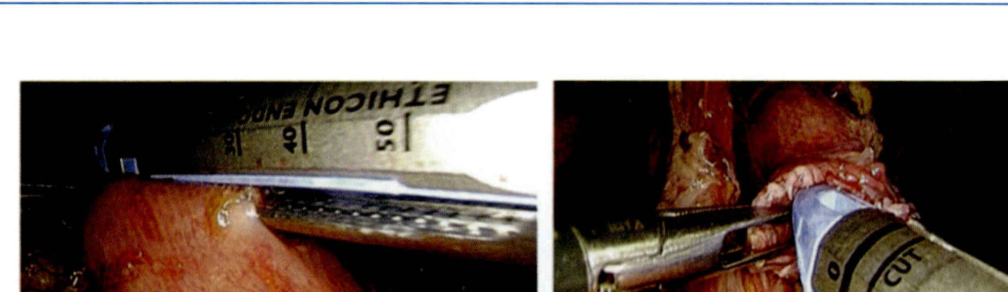
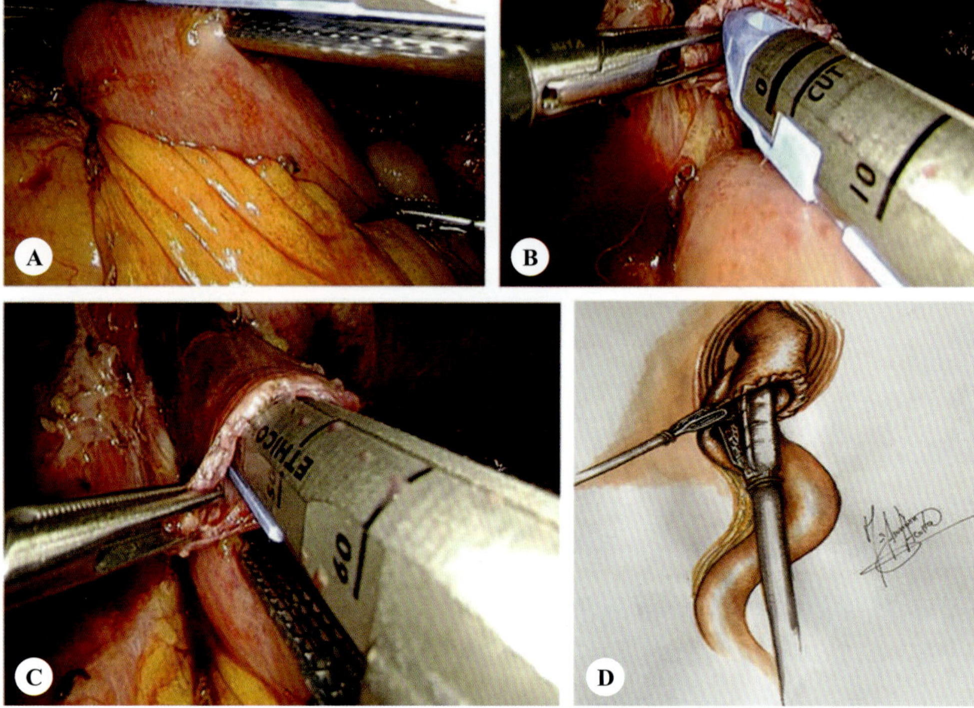

▲ 图 39–6　将线性吻合器引入空肠袢和食管：近景（A 至 C）及示意（D）

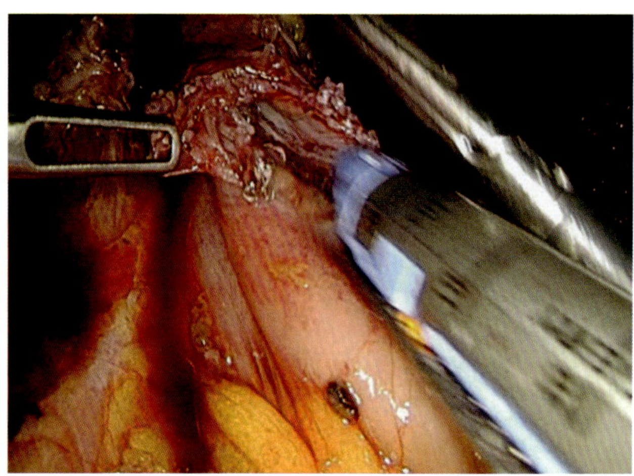

▲ 图 39–7　进行线性侧 – 侧吻合术

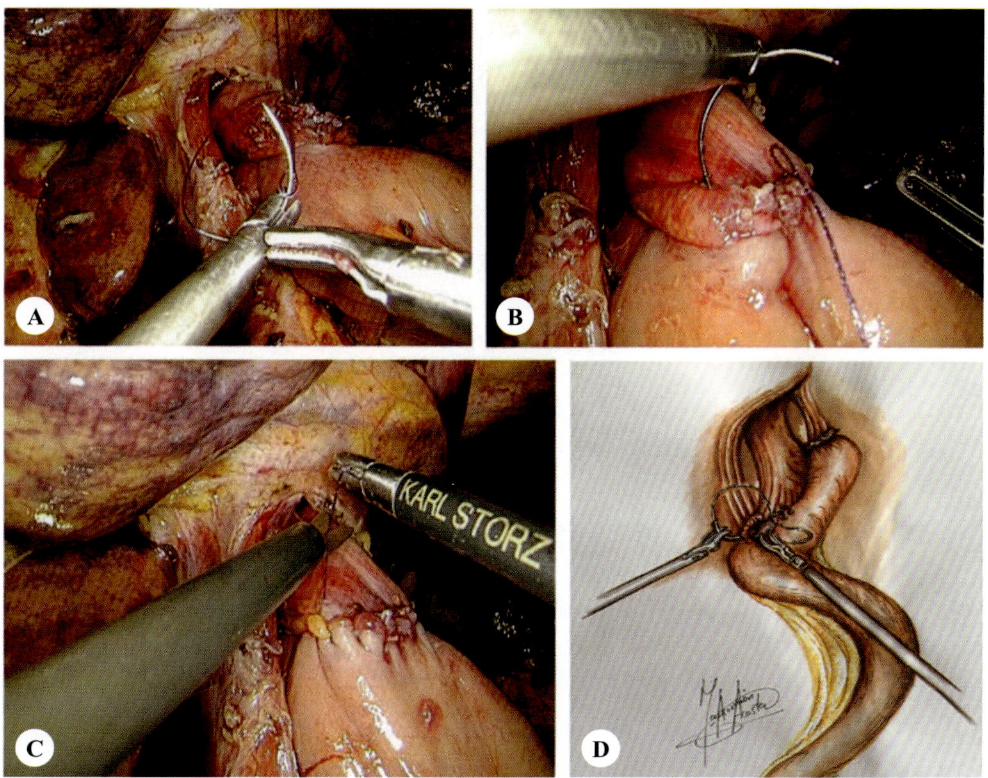

▲ 图 39-8　用 V-Lock® 缝线缝合共同开口：近景（A 至 C）及示意（D）

参考文献

[1] Chang KK, Patel MS, Yoon SS. Linear-stapled side-to-side esophagojejunostomy with hand-sewn closure of the common enterotomy after prophylactic and therapeutic total gastrectomy. J Gastrointest Surg. 2017;21:712–22.

[2] Kim JJ, Song KY, Chin HM, et al. Totally laparoscopic gastrectomy with various types of intracorporeal anastomosis using laparoscopic linear staplers: preliminary experience. Surg Endosc. 2008;22:436–42.

第 40 章　因胃癌行 95% 胃切除术、全胃切除术及延伸至食管远端的全胃切除术后手工缝合吻合术 *

Hand-Sewn Anastomosis After 95% Gastrectomy, Total Gastrectomy, and Total Gastrectomy Extended to the Distal Esophagus for Gastric Cancer

Juan Santiago Azagra　Beniamino Pascotto　Luca Arru　Francisco Javier Ibañez
Silviu T. Makkai-Popa　Martine Goergen　著
马丽黎　付佩尧　译　　蔡明琰　校

虽然全胃切除术被认为是近端胃癌的首选治疗方法，但是其围术期并发症的发病率和死亡率都很高。对该术式的描述首次见于 1980 年，笔者所在研究组于 2014 年报道了全腹腔镜下 95% 胃切除术并制订了手术标准 [1, 2]。该技术目的是在保证肿瘤根治性的同时尽量减少全胃切除术的并发症。我们对这些患者都进行了标准手工缝合吻合术。

2014—2017 年，我们对 67 名行腹腔镜下 95% 胃切除术的患者进行了一项前瞻性观察研究。其主要目标是发现各种并发症（Clavien Dindo 分级＞Ⅲa），并重点关注吻合口漏，而次要目标是评估肿瘤手术的质量。

该研究前后共纳入 67 例行全腹腔镜下 95% 胃切除术的患者，所有患者均实施 R0 根治性切除术并采用了标准手工缝合吻合术，无吻合口漏病例，两例患者（2.98%）伴一个或多个 Clavien Dindo 分级≥Ⅲa 的并发症。患者的总体中位住院时间为 6 天（3～13 天）。

95% 胃切除术可以使纳入的患者以安全而稳定的方式满足近端胃癌 R0 切除的肿瘤学标准，同时降低诸如吻合口漏等围术期风险。

对于高位的贲门恶性肿瘤，如 Siewert Ⅱ 型 AEG 患者，标准的全胃切除术应自远端食管起进行切除。这意味着需要通过较长的空肠袢并取俯卧位行经食管或胸腔镜下的食管空肠吻合术。

此外，机器人辅助胃切除术在临床实践中的应用越来越多 [3, 4]。在行机器人辅助的近全胃切除术和全胃切除术之后，也可按如上所述方式进行吻合。

手术过程见视频 40-1 至视频 40-4。

我们对同一吻合术在四种不同干预措施中的应用进行了描述，包括：① 95% 胃切除术后行腹腔镜下胃空肠 Roux-en-Y 端 - 侧吻合术；②全胃切除术后行腹腔镜下食管空肠 Roux-en-Y 侧 - 侧吻合术；③全胃切除术后行腹腔镜下或机器人辅助的食管空肠 Roux-en-Y 端 - 侧吻合术；④俯卧位右侧胸腔镜下食管空肠端 - 侧吻合术。

腹腔镜下 95% 胃切除术后，通过手工缝合进行的胃空肠 Roux-en-Y 端 - 侧重建的关键步骤如下。

1. 图中上腹部区域示出了患者、手术团队和套管针放置位置（图 40-1）。

2. 腹腔检查和局部检查后，根据标准手术流程（根据“日本胃癌协会”制订的淋巴结切除术的解剖与延伸）游离胃。

3. 留出足够的根治性界限（至少 5cm），近端胃用吻合器分离，留下 1 个 5% 的小袋（图 40-2）。

*. 本章配有视频，可登录网址 https://doi.org/10.1007/978-3-030-55176-6_40 观看。

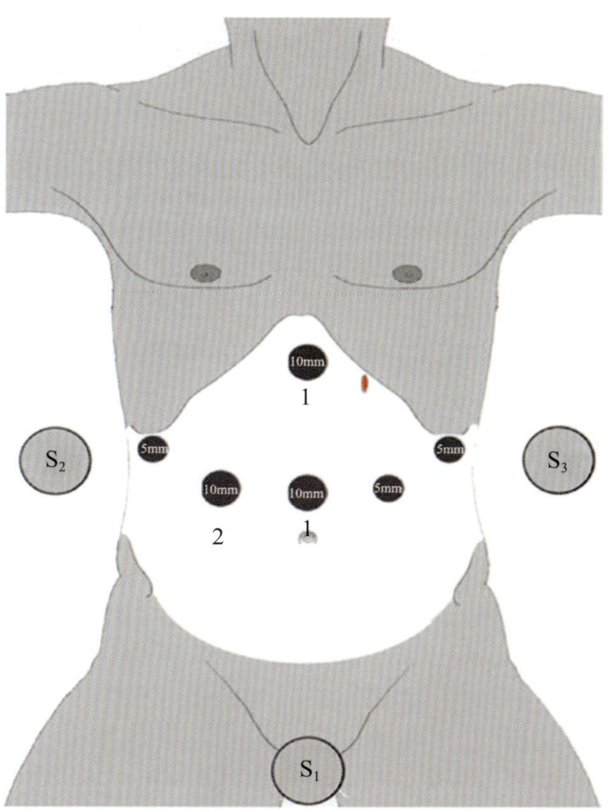

◀ **图 40–1 患者、手术团队和套管针放置位置（1～10mm：0° 镜头，2～10mm：吻合器，5mm：闭合装置、夹子等）**

S_1. 主刀医生；S_2. 第一助手；S_3. 护士

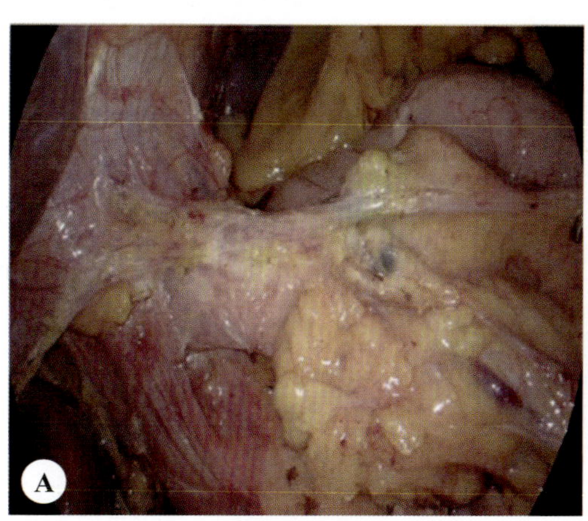

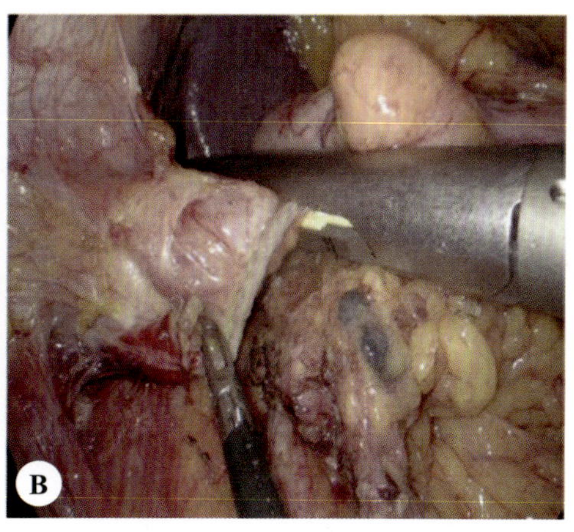

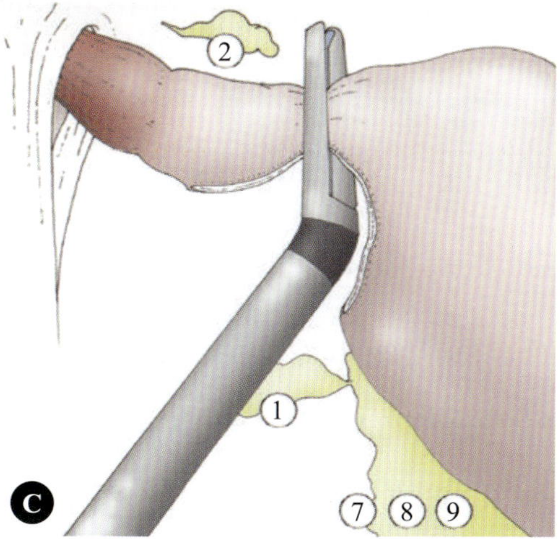

▲ **图 40–2 用吻合器行 95% 胃切除术：近景（A 和 B）及示意（C）**

4. 切除后，抬升结肠后空肠袢至剩余胃部（图 40–3A）。

5. 用 V-Loc™ 3.0 伤口闭合装置将空肠的浆肌层完全提至剩余胃部的吻合钉线（图 40–3B 至 D）。

6. 将另一 V-Loc™ 3.0 穿过拐角并放置在该处用于牵引。

7. 用电刀对胃和空肠袢进行开口（图 40–4）。

8. 将最后一个 V-Loc™ 置于拐角，连续缝合后壁（图 40–5）。

9. 用 V-Loc™ 连续缝合前壁（图 40–6）。

10. 用吻合器分开空肠袢（图 40–7）。

11. 用线性吻合器进行空肠空肠侧 – 侧吻合术（图 40–8）。

上述四种术式中，虽然各个方法的步骤不同，但是手工缝合吻合术的方式与前述相同。

以下是关于这些不同术式的一些细节。

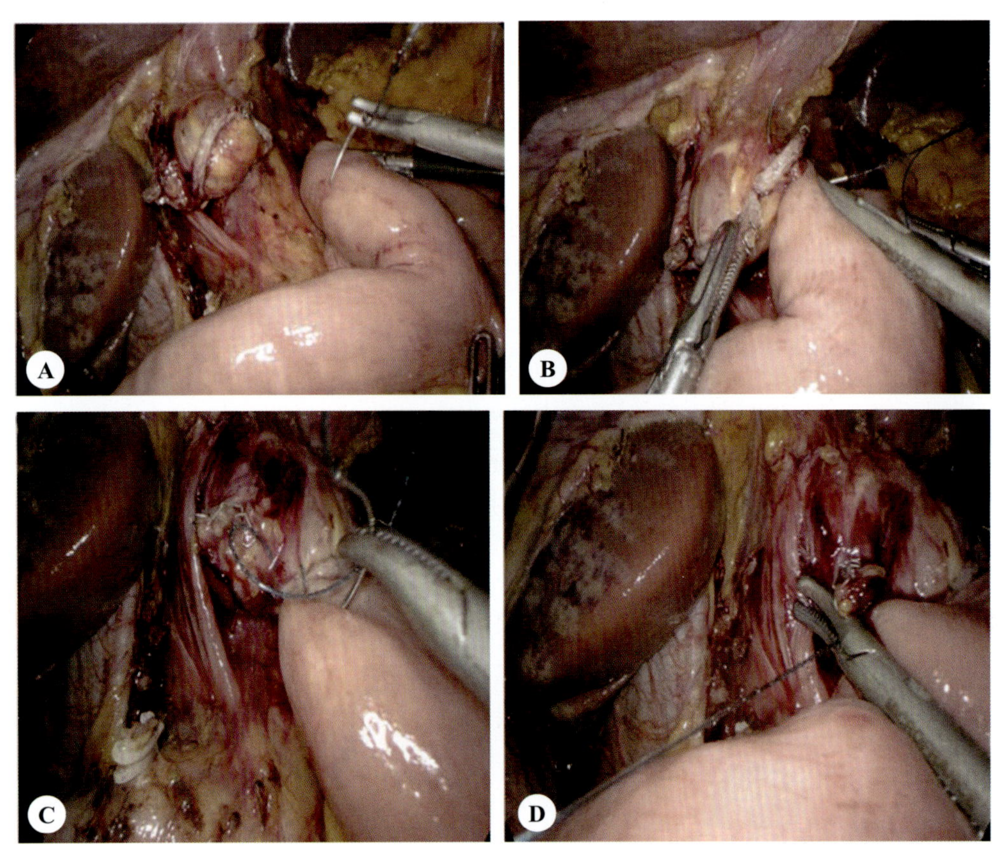

◀ **图 40–3** 用 **V-Loc™** 连续缝合后壁外层

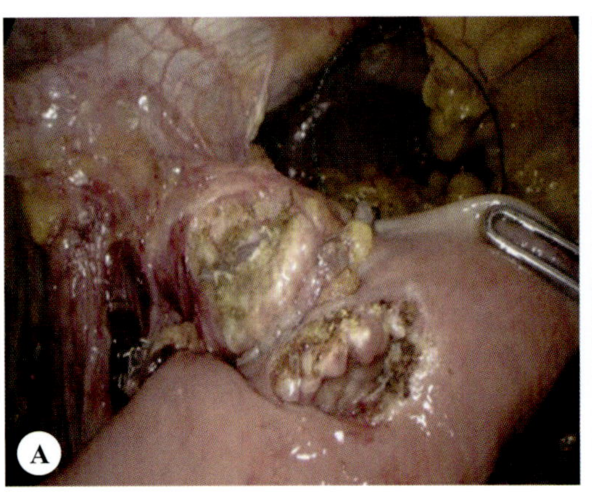

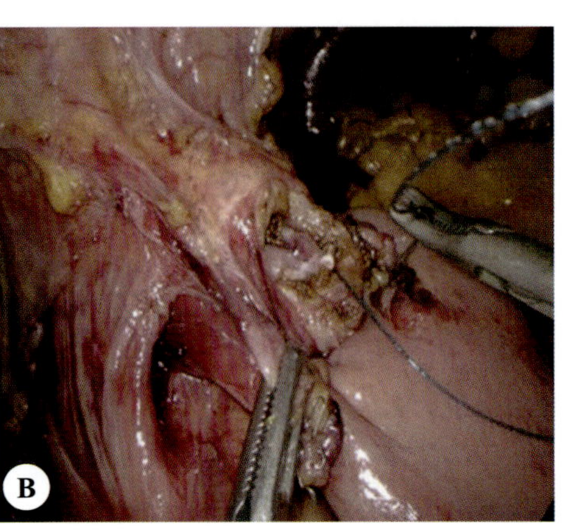

◀ **图 40–4** 用电刀对胃和空肠进行开口，**V-Loc**® 套件的缝线设于较远拐角

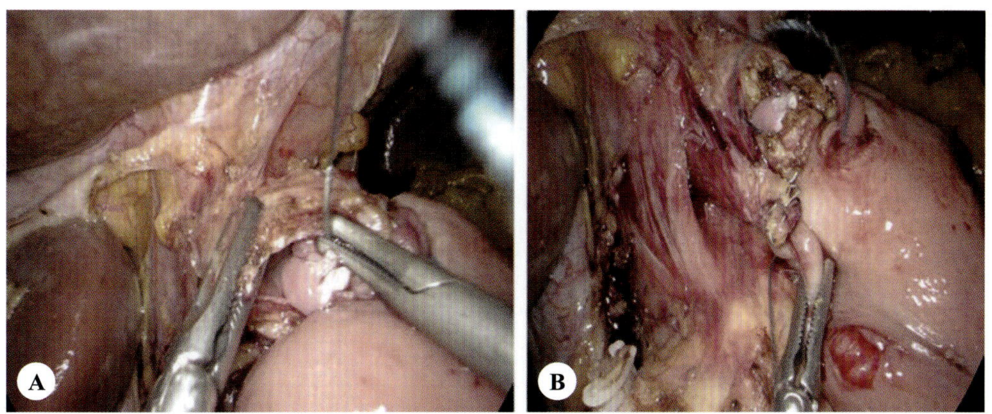

▲ 图 40-5　后壁内层完成缝合

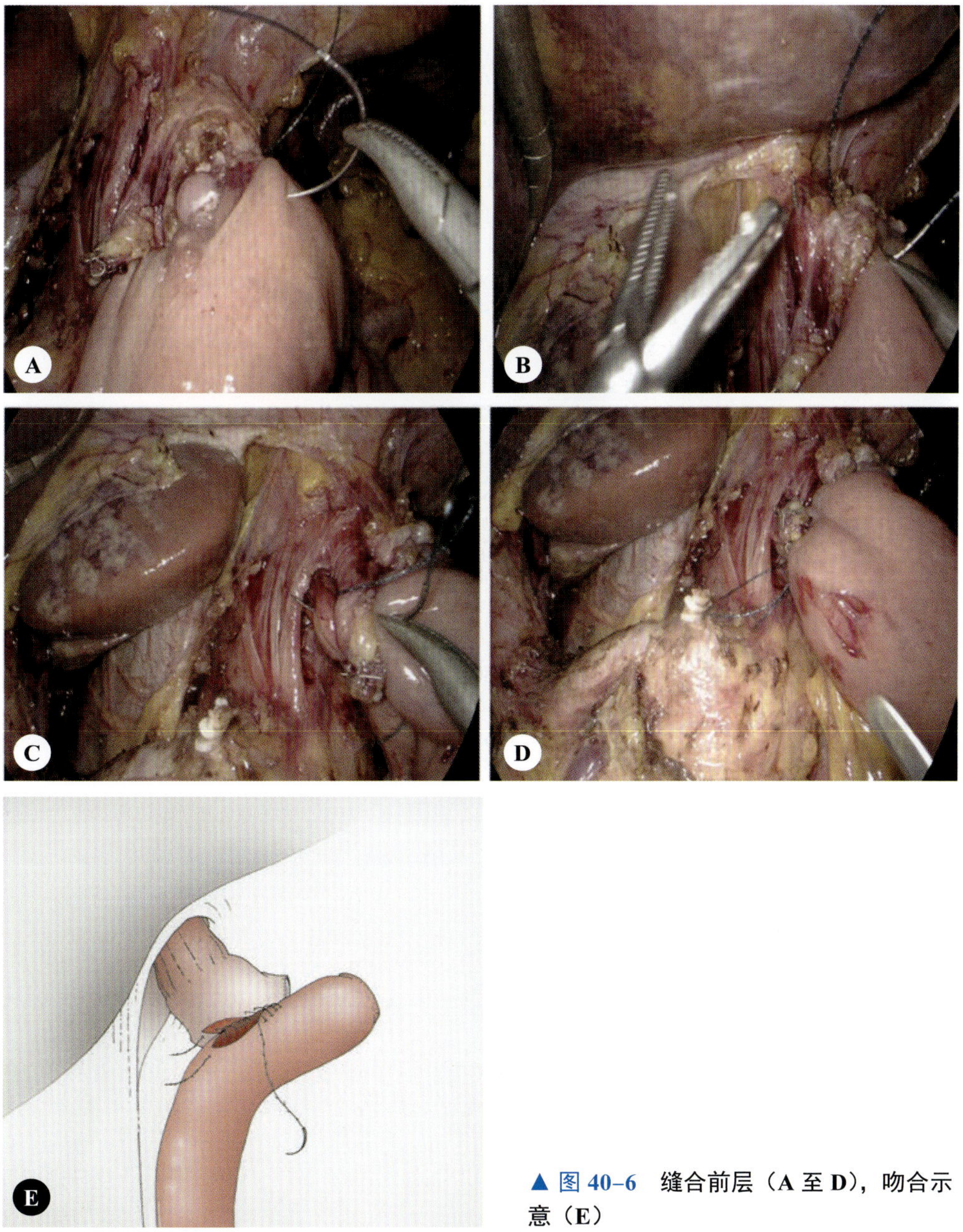

▲ 图 40-6　缝合前层（A 至 D），吻合示意（E）

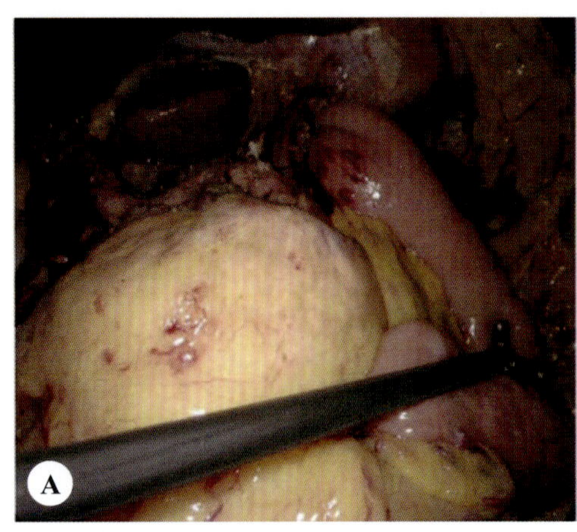
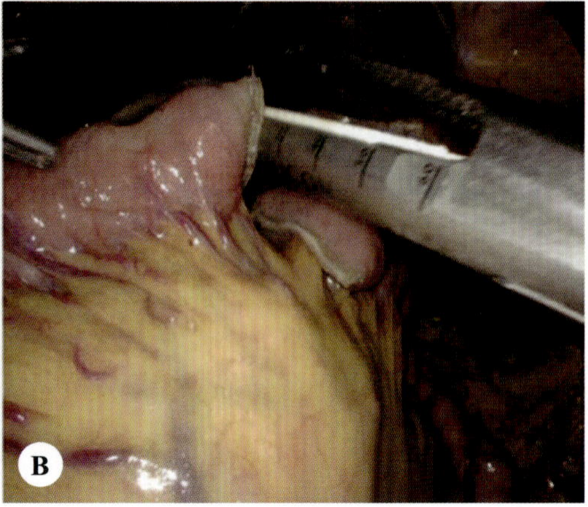

◀ 图 40–7 用吻合器分开空肠袢

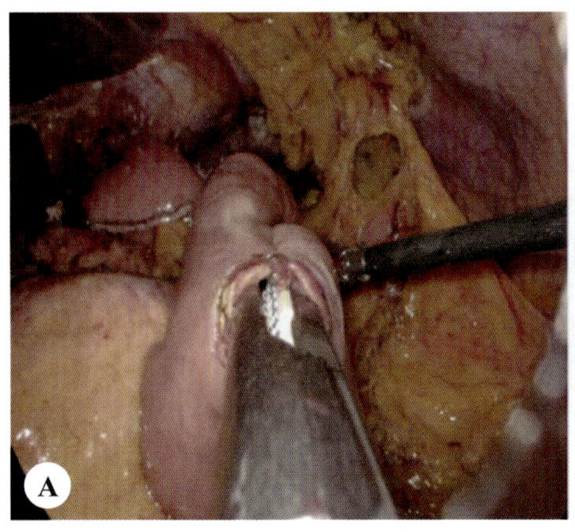
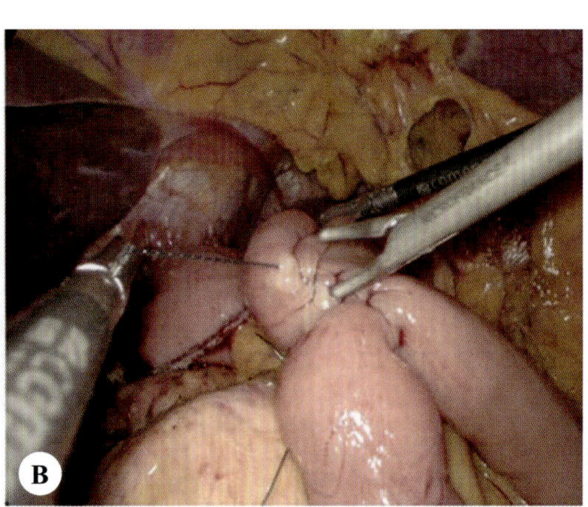

◀ 图 40–8 空肠空肠吻合术及缺损闭合

① 在全胃切除术中，患者、手术团队和套管针的位置与 95% 胃切除术相同。腹腔镜下食管空肠 Roux-en-Y 端 – 侧吻合术见图 40–1、图 40–9 至图 40–11。

② 在机器人辅助的 95% 或全胃切除术中，图 40–12 示患者、手术团队和套管针的位置。吻合术以与上述相同的手工缝合方式进行。

③ 具体到 Siewert Ⅱ 型患者，应将全胃切除术扩至远端食管进行 R0 根治性切除术。

进行吻合术的方式有两种。

① 使用线性吻合器进行的经食管裂孔吻合术，然后用倒刺 V-Loc™ 缝线闭合缺损（图 40–13）。

② 完成切除术后，如果技术上无法行经食管裂孔吻合术，则吻合食管，将空肠袢从食管裂孔引入纵隔并固定。患者处俯卧位以便于胸腔镜检查。图 40–14 示出了套管针的位置。用与上述相同的方式将空肠袢与食管吻合（图 40–15 至图 40–19）。

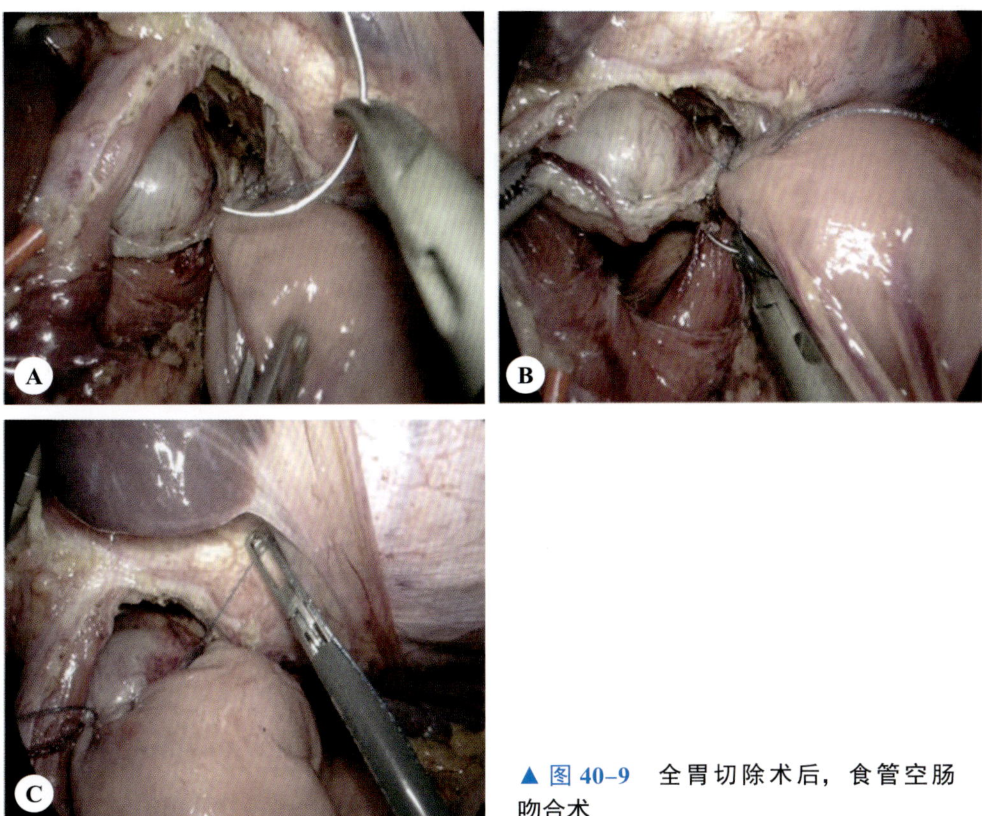

▲ 图 40-9　全胃切除术后，食管空肠吻合术

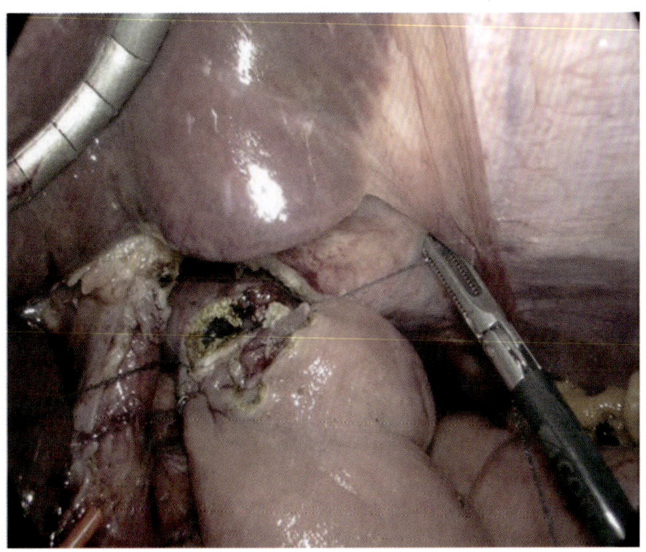

▲ 图 40-10　食管和空肠开放

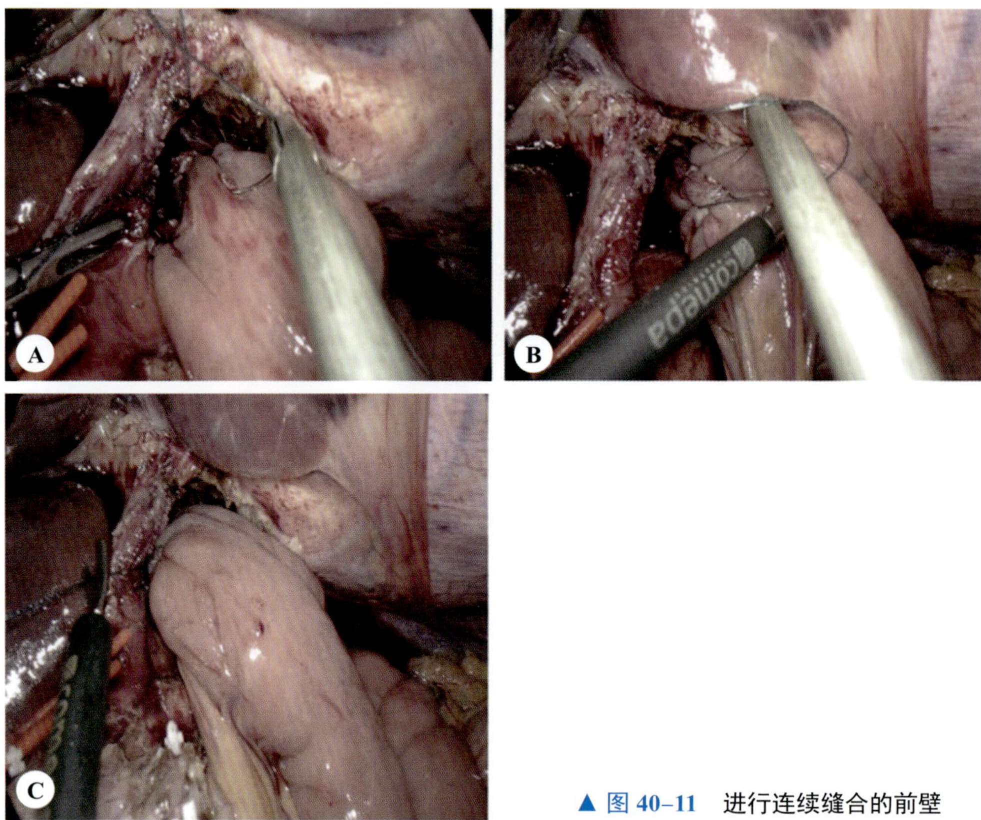

▲ 图 40-11　进行连续缝合的前壁

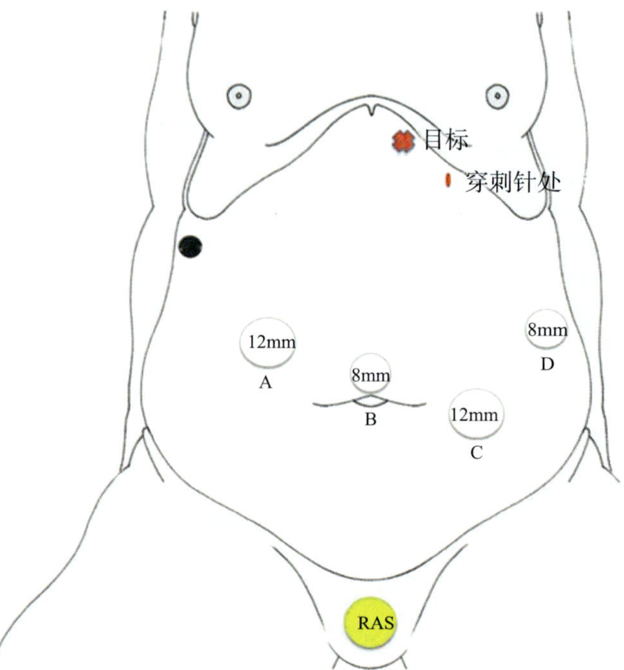

◀ 图 40-12　机器人辅助胃切除术的患者、手术团队和套管针放置位置

A. 双极机器人抓钳和机器人 4cm 或 6cm 缝合器；B. 30° 机器人光学装置；C. 单极剪刀和机器人 4cm 或 6cm 吻合器；D. Cadiere 抓钳）。机器人套管针之间的距离为 8cm，光学装置和目标之间的距离为 20cm。RAS. 机器人助理外科医生

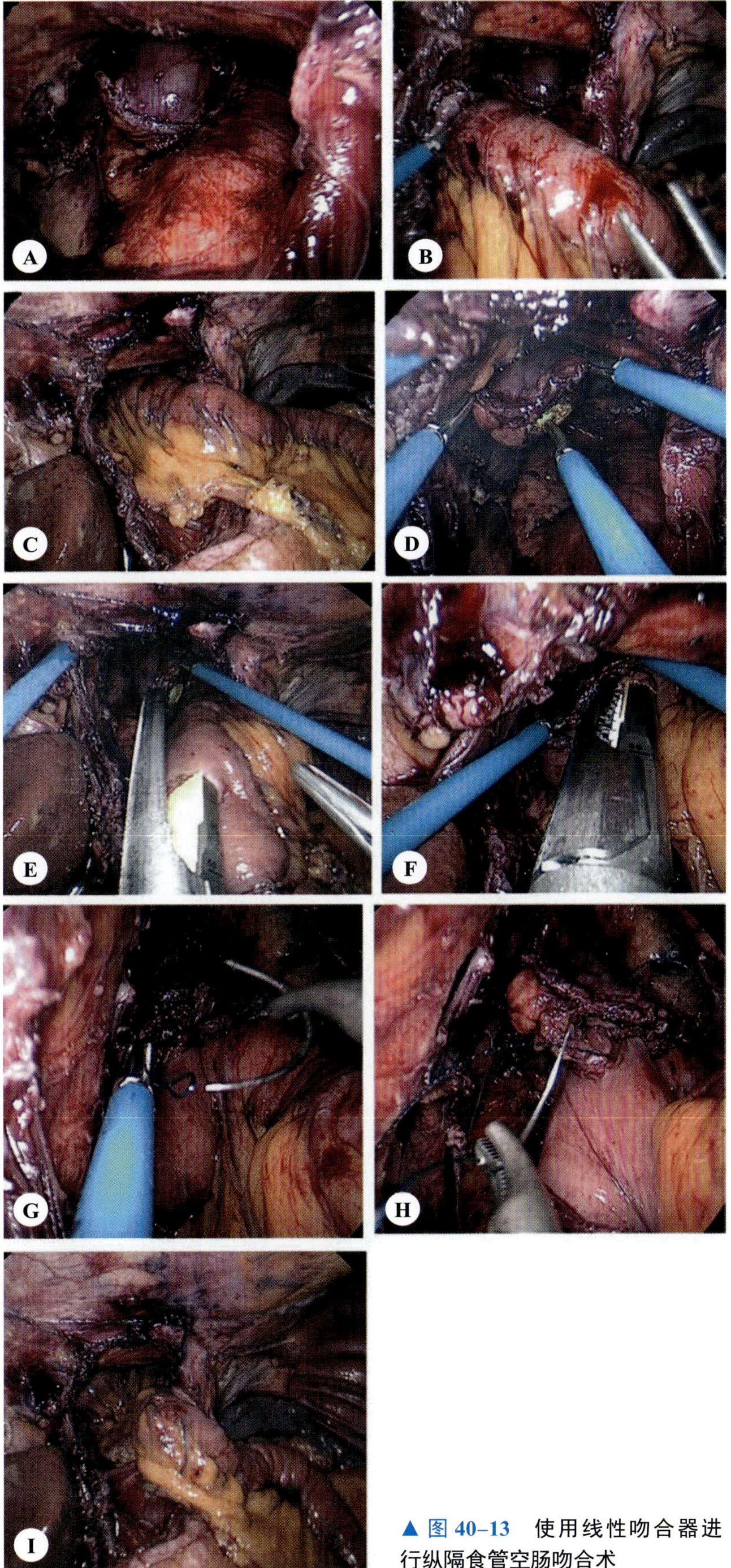

▲ 图 40-13　使用线性吻合器进行纵隔食管空肠吻合术

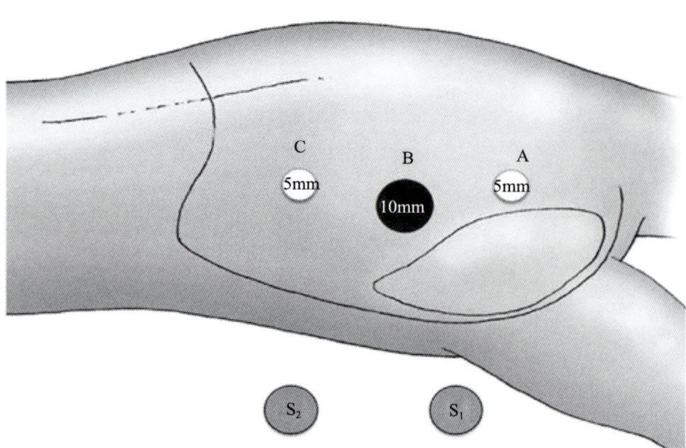

▲ 图 40-14　俯卧位胸腔镜检查，可见套管针放置位置

S_1. 主刀医生；S_2. 助手；A. 闭合装置、夹子、针头、持针器；B.30° 镜头；C. 抓钳

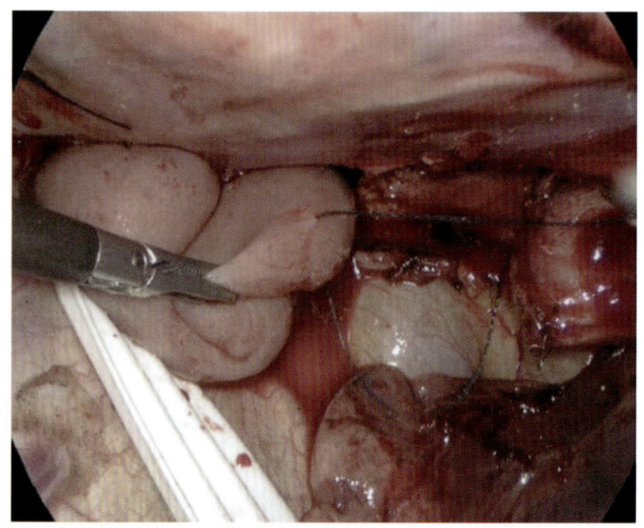

▲ 图 40-15　胸腔镜下，第一针缝合将两端拉近

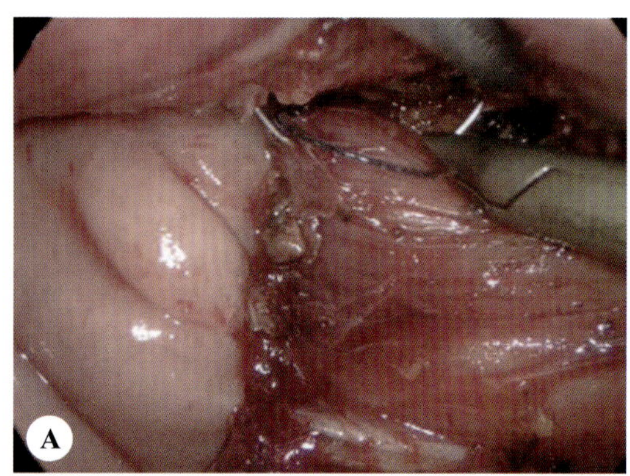

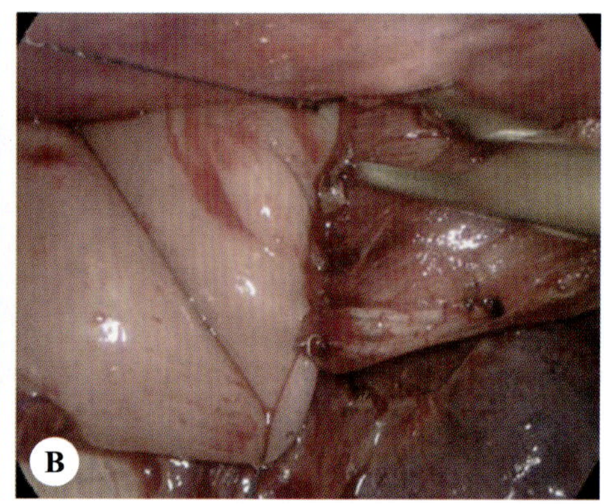

◀ 图 40-16　外部第一层用 V-Loc™ 缝合器缝合

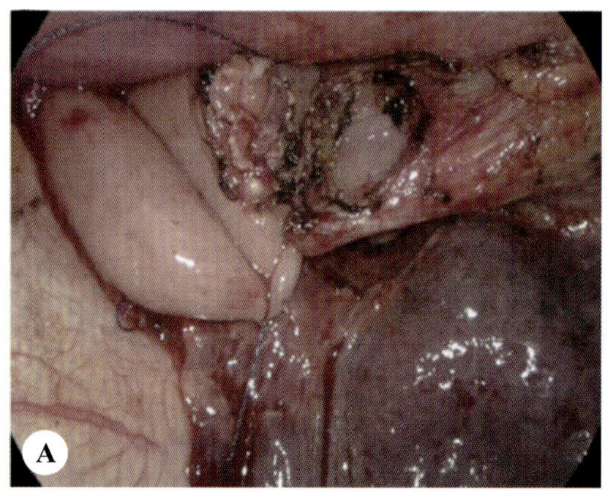

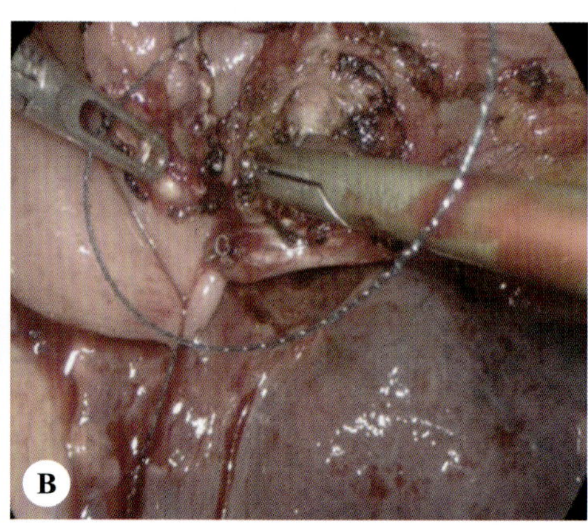

◀ 图 40-17　空肠和食管的开口，后壁的第一针

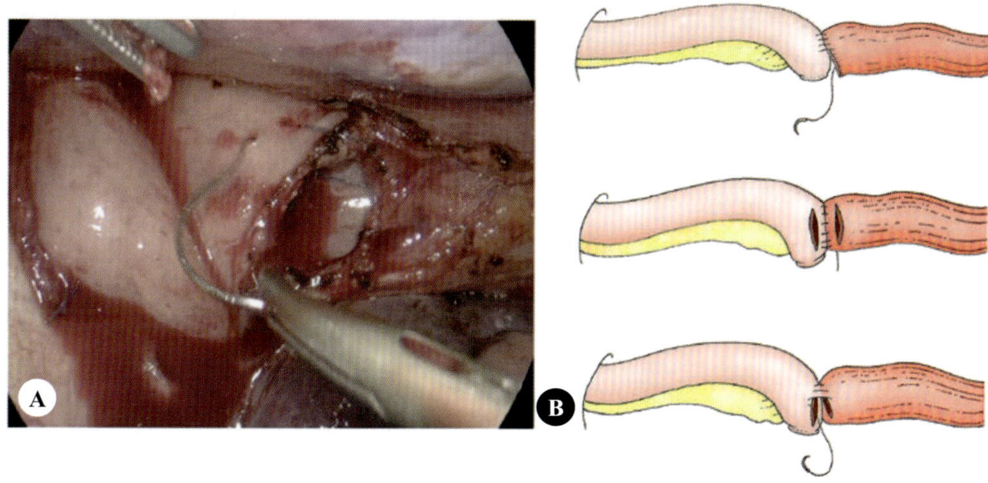

◀ 图 40-18　A. 缝合前层；B. 食管空肠吻合术示意

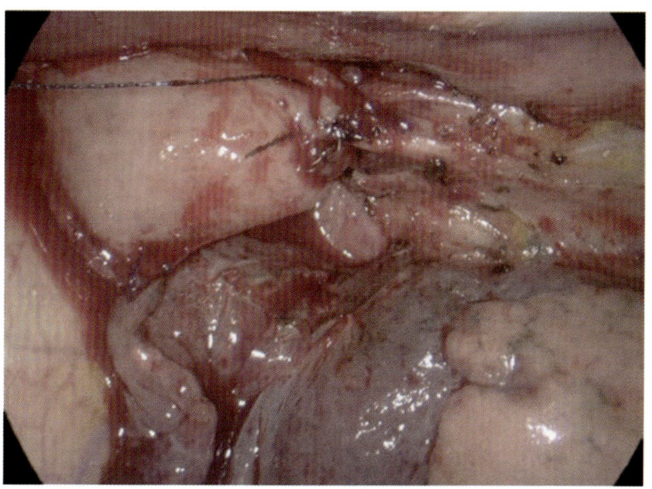

▲ 图 40-19　胸腔内吻合术的最终效果

参考文献

[1] Arru L, Azagra JS, Facy O, et al. Totally laparoscopic 95% gastrectomy for cancer: technical considerations. Langenbecks Arch Surg. 2015;400(3):387–93.

[2] Sarriugarte A, Arru L, Makai-Popa S, et al. Short-term results of near-total (95%) laparoscopic gastrectomy. Cir Esp. 2018;96(10):634–9.

[3] Parisi A, Nguyen NT, Reim D, et al. Current status of minimally invasive surgery for gastric cancer: A literature review to highlight studies limits. Int J Surg. 2015;17:34–40.

[4] Desiderio J, Jiang ZW, Nguyen NT, et al. Robotic, laparoscopic and open surgery for gastric cancer compared on surgical, clinical and oncological outcomes: a multi-institutional chart review. A study protocol of the International study group on Minimally Invasive surgery for GASTRIc Cancer-IMIGASTRIC. BMJ Open. 2015;19;5(10):e008198.

第41章　机器人辅助根治性全胃切除术 *

Robot-Assisted Total Gastrectomy for Gastric Cancer

Felix Berlth　Han-Kwang Yang　著

徐佳昕　林佳佳　译　　蔡明琰　校

手术过程

机器人辅助根治性全胃切除术的关键步骤如下（视频41-1）。

1. 准备：患者体位和套管针放置，腹腔镜探查

患者取水平仰卧位。对于所有不同切除范围的胃癌手术而言，套管针的放置都是相似的。观察孔置于脐上，再另置4个套管针，一个12mm的辅助孔置于患者右侧腹；一个8mm的机器人操作孔置于距离观察孔左侧至少8cm且偏上方数厘米处；另外两个8mm套管针放置在腹部两侧外上方，以便为器械提供最大的操作范围[1]。与腹腔镜胃切除术套管针的V形锐角放置相反，机器人辅助胃切除术中的套管针更多地布局成圆弧状，外侧套管针更靠近下方，以避免外部机械臂的碰撞。右侧12mm辅助孔是助手操作孔，用于置入和取出纱布、吸引或取出小块组织，并在需要时置入吻合器（图41-1）[2]。

用穿过中上腹壁系在纱布上的两条缝线吊起肝脏。第一条缝线上提肝圆韧带并显露幽门和肝十二指肠韧带区域。第二条缝线夹在食管裂孔弓上，以抬起左肝并显露胃食管交界处和胃小弯（图41-2）。

机器人系统成功装机后连接配套器械（图41-3和图41-4）。可选择在左侧8mm操作孔上连接能量装置，作为术者的右手；右侧8mm操作孔置入有孔双极抓钳，作为术者的左手；第三个器械（有孔的，例如无损伤心包抓钳）通过患者左侧另一操作孔插入，提供牵引。值得注意的是，目前机器人手术缺乏触觉反馈，这些器械须在可视范围内才能进行轻柔地操作（图41-5）。

2. 大网膜切除术和大弯侧裸化

全胃切除术从大网膜切除术开始。对于cT_3或cT_4的胃癌，进行全大网膜切除术；对于cT_1和cT_2的胃癌，可行部分大网膜切除术，切除距离大弯3cm以内的大网膜。为找到正确的操作层次，可以将胃提起，向小网膜囊充气，使网膜与深层结构分开。大网膜切除术沿着胃体下部开始，然后向脾脏方向逐渐游离，夹闭和离断胃网膜左动、静脉（图41-6）。

胃短血管也可以安全地离断。如果发生出血或显露困难，可先进一步游离和裸化胃。沿胃大弯游离至左膈脚及食管左侧。如果显露良好，可从胰腺左侧上缘沿脾血管开始行胰上淋巴结清扫（图41-7）。

然后向右游离至胆囊，完成大网膜切除术，显露出幽门下区域。

3. 幽门下淋巴结清扫

在游离幽门下区域时，使用第3机械臂轻柔提住胃窦后侧，向左上方牵拉。胃网膜右血管应处于垂直位置，良好显露幽门下组织和结肠系膜组成的无血管解剖平面（图41-8）。

*. 本章配有视频，可登录网址 https://doi.org/10.1007/978-3-030-55176-6_41 观看。

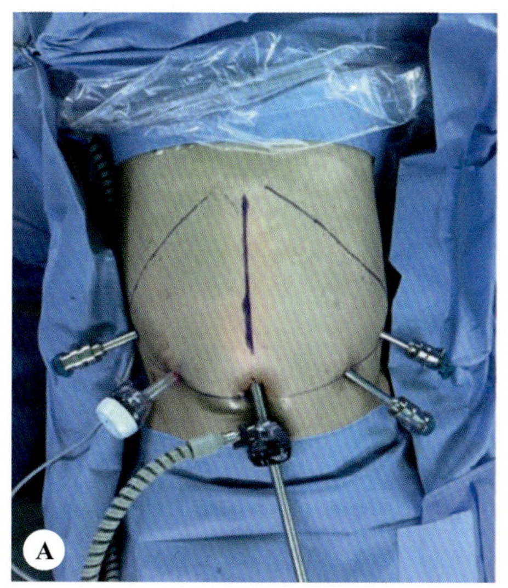

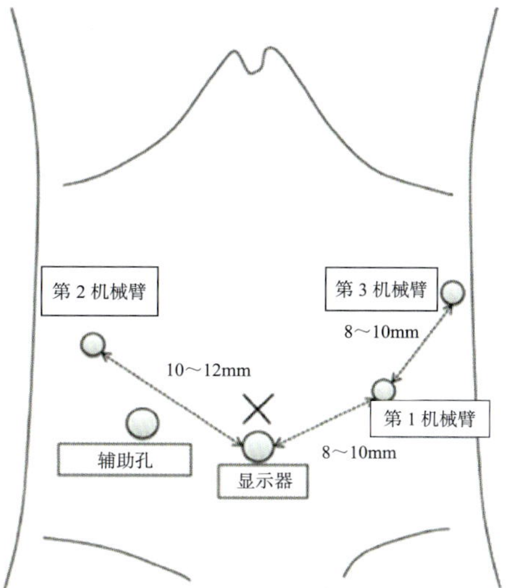

◀ 图 41–1　患者的仰卧体位和套管针的放置：近景（A）及示意（B）

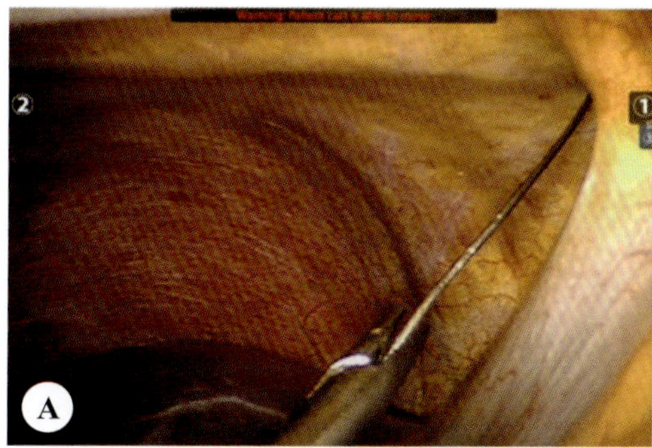

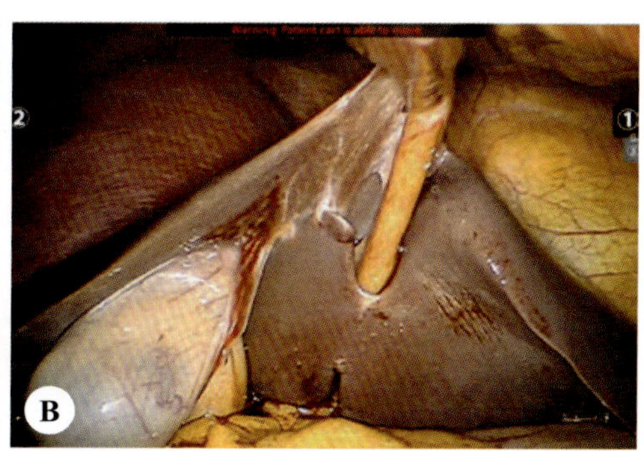

◀ 图 41–2　**A.** 通过缝线悬吊肝脏（右侧）；**B.** 在镰状韧带周围

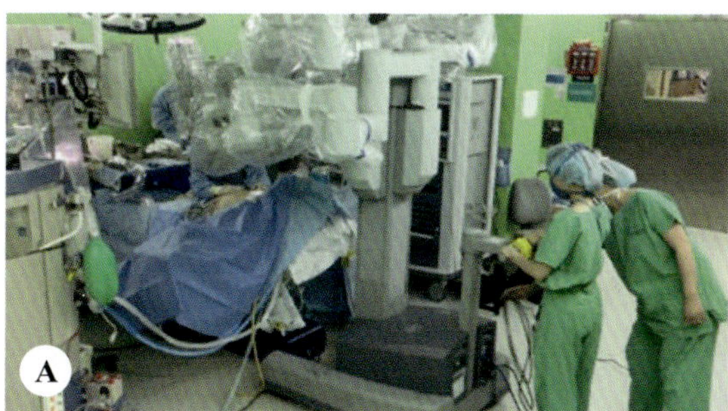

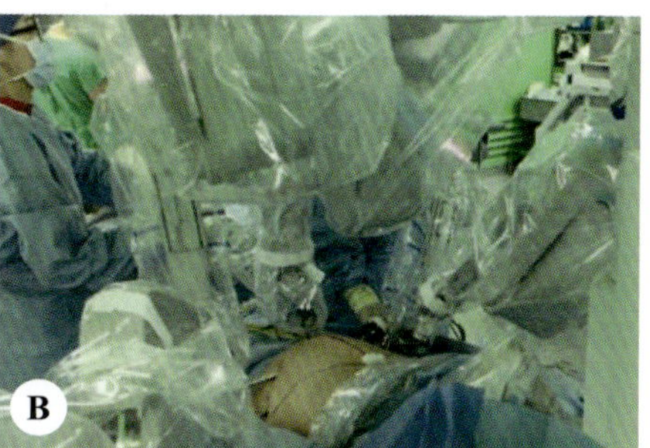

◀ 图 41–3　机器人系统装机

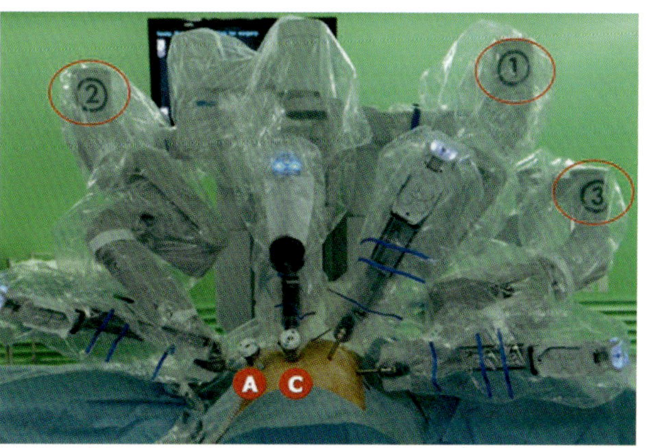

◀ 图 41–4　机器人端口放置

Ⓐ. 助理端口；Ⓒ. 镜头端口

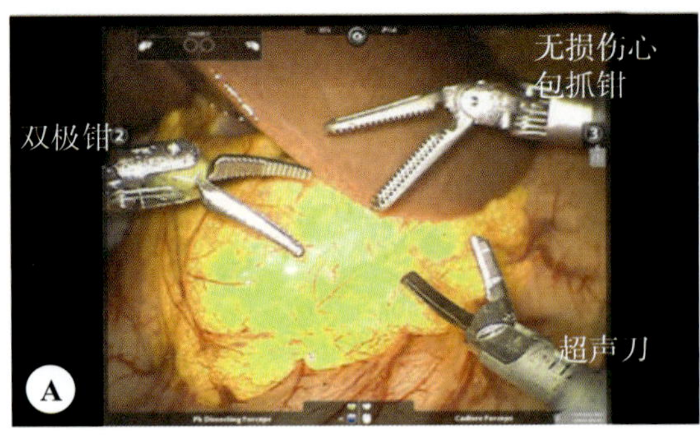

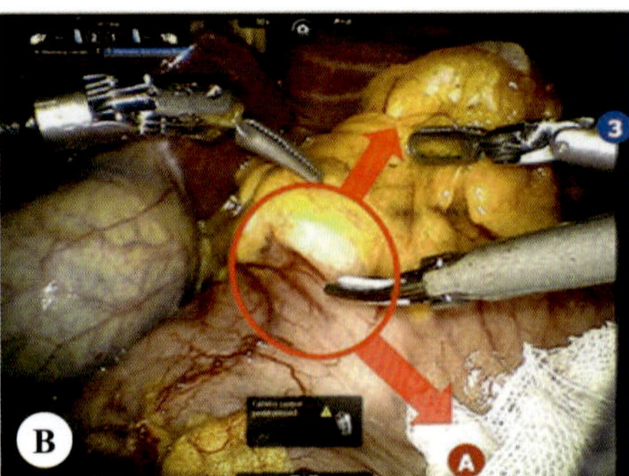

◀ 图 41–5　器械位置。器械呈三角形用于牵拉组织。助手的器械（A）反向牵拉，配合主牵引装置，第 3 机械臂使用无损伤心包抓钳

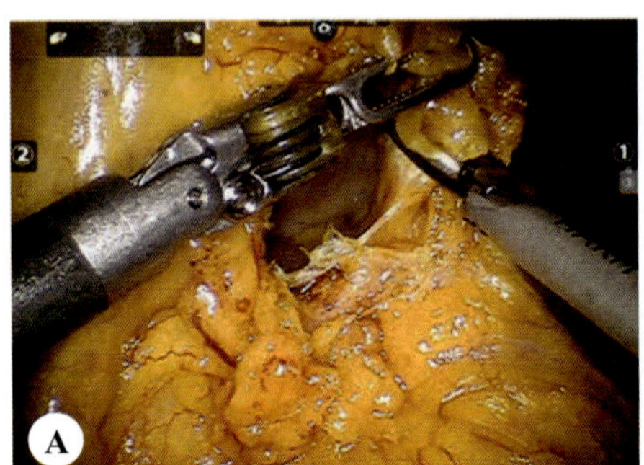

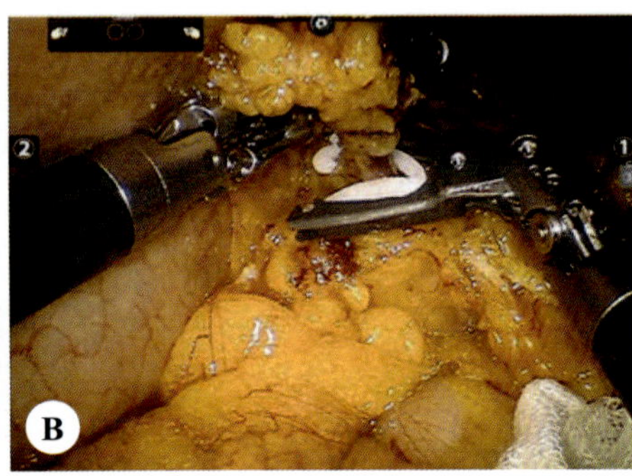

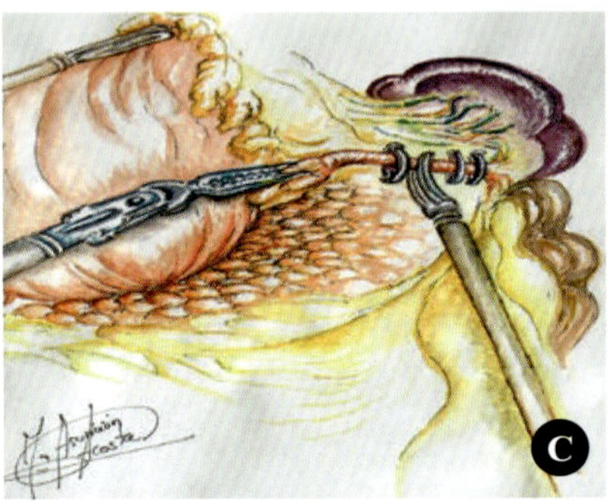

▲ 图 41–6　切除左侧大网膜（A），胃短血管和胃网膜左血管被夹闭并离断（B 和 C）

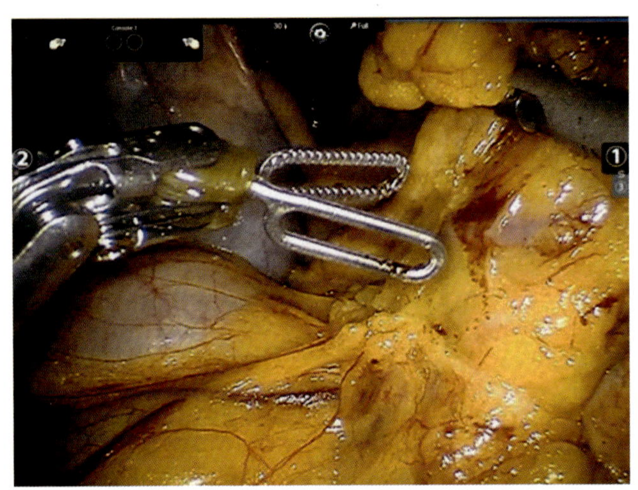

▲ 图 41–7　向右侧切除大网膜至结肠肝区

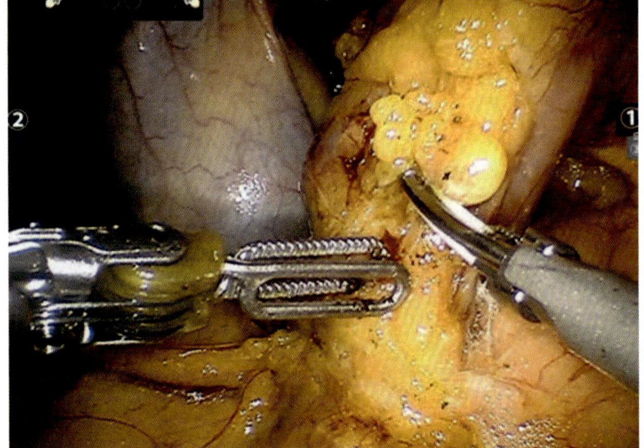

▲ 图 41–8　显露胃网膜右淋巴结

将幽门和十二指肠球部（后侧）从胰腺中游离出来后可获得更好的活动度，以进一步决定十二指肠的切除范围，且通常可以显露出胃十二指肠动脉（图 41–9）。

仔细地从前方打开幽门下组织和结肠系膜的融合解剖平面，再向胆囊方向游离，最后显露十二指肠的前侧（图 41–10）。

沿胰腺继续游离幽门下组织，夹闭并离断胃网膜动、静脉和幽门下动脉。此时胃大弯和后壁已游离完毕，可进行十二指肠离断（图 41–11）。

4. 胃右血管及肝十二指肠韧带

将一块纱布置于小网膜囊中胃右动脉后方。该纱布可作为缓冲层，保护肝总动脉等其下方组织，同时抬起胃右动脉，以便更好地游离。在胃右动脉和十二指肠球部之间游离并开窗（图 41–12）。

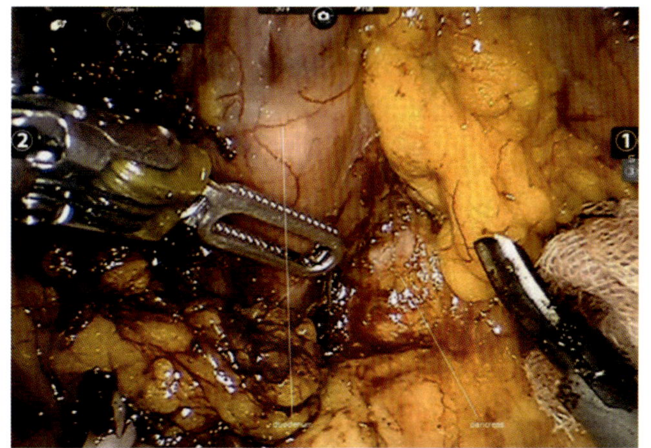

▲ 图 41–9　分离十二指肠和胰腺

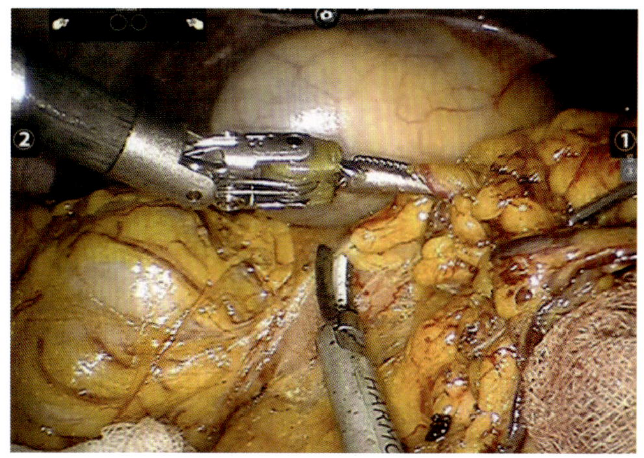

▲ 图 41–10　打开结肠系膜和幽门下组织的间隙

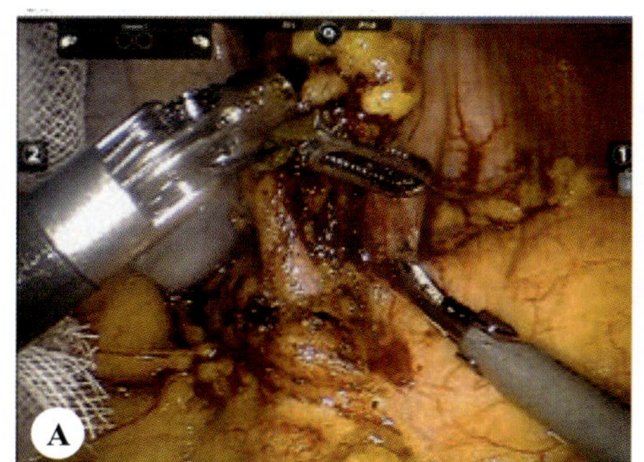

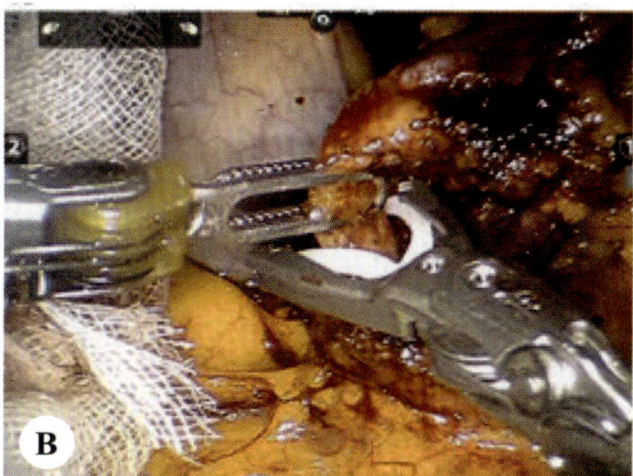

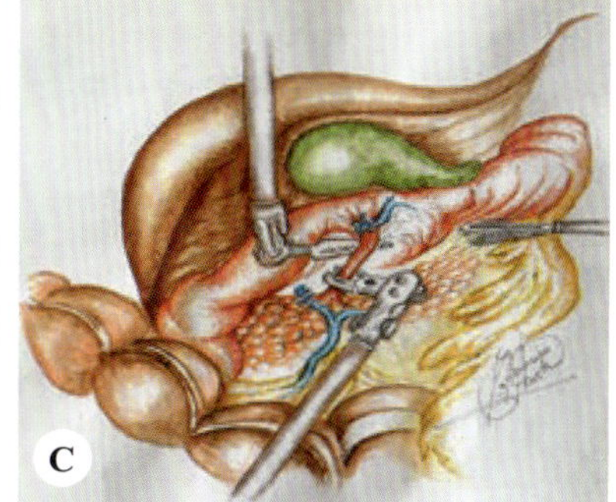

▲ 图 41–11　分离及夹闭胃网膜右血管：近景（A 和 B）及示意（C）

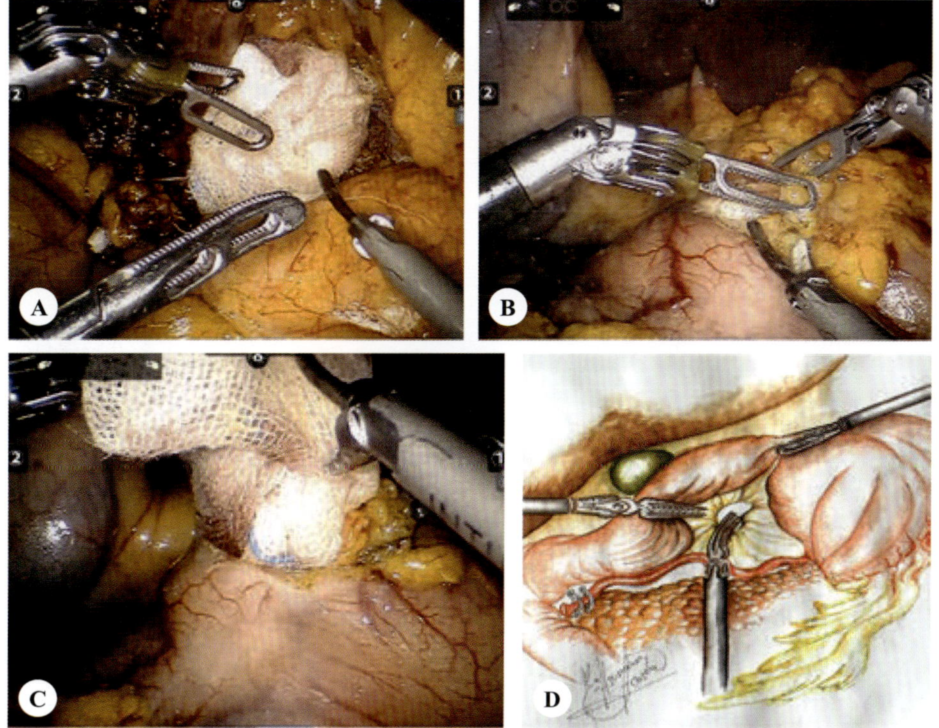

▲ 图 41–12　在十二指肠后方区域放置一块纱布，分离组织，从前方取出纱布（A 至 C），形成十二指肠后窗（D）

继续向肝十二指肠韧带游离，在肝固有动脉上方清扫第 12a 组淋巴结，裸化胃右血管根部，夹闭并离断（图 41–13）。

用线性吻合器离断十二指肠（图 41–14）。残端包埋加固（图 41–15）。

十二指肠离断更利于进行胰腺上方区域的淋巴结清扫。

5. 胰上淋巴结清扫

胰上淋巴结清扫可在提起胃窦进行幽门下清扫时开始，但十二指肠离断后可能更易于显露。

紧贴胰腺上缘沿肝总动脉仔细清扫第 8a 组淋巴结直至胃左动脉根部。正常情况下，胃左静脉可在此过程中显露，夹闭后离断。一个较好的牵拉方法是用第 3 机械臂将胃左动脉向腹侧提起。如有必要，可在第 3 机械臂关节和肝脏之间放置一块纱布辅助悬吊肝脏（图 41–16）。

显露胰腺上区域最好的方法是温柔地推压胰腺。因此，将纱布放置在胰腺上方，用打开的抓钳轻轻向下滚动，显露上缘的血管。这种操作由助手操作会比用机械臂操作更安全。第 3 机械臂的腹侧牵引和助手的反向操作可形成胰腺上区的最佳显露视野（图 41–17）。

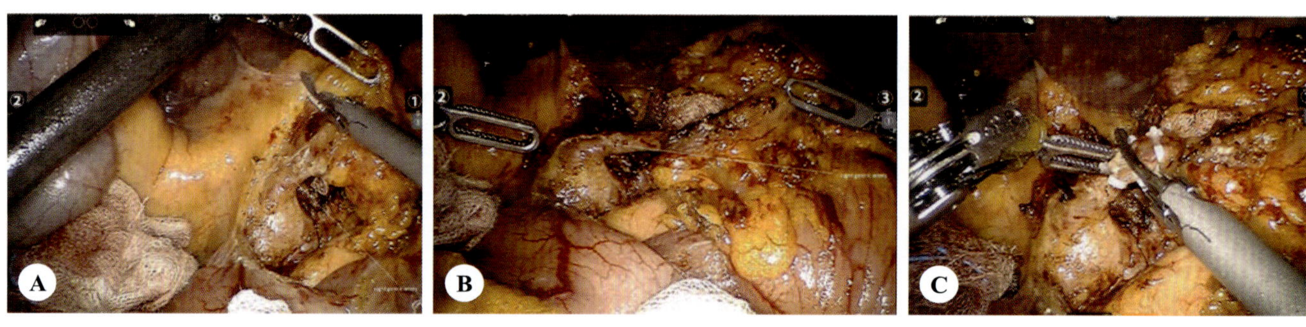

▲ 图 41–13　打开肝十二指肠韧带（A），分离胃右动脉（B），夹闭离断（C）

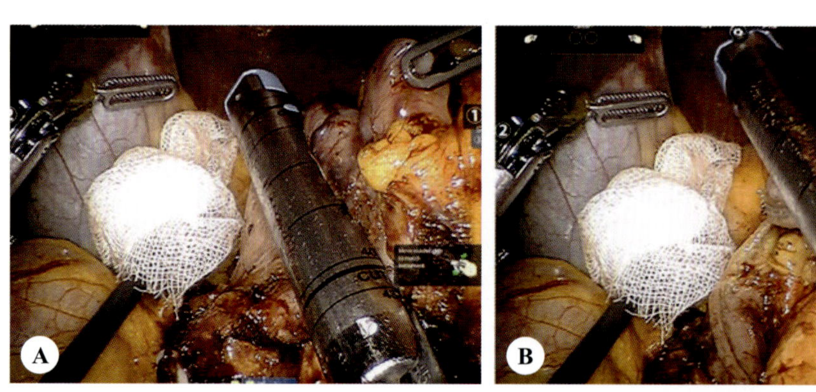

◀ 图 41–14　用线性吻合器离断十二指肠

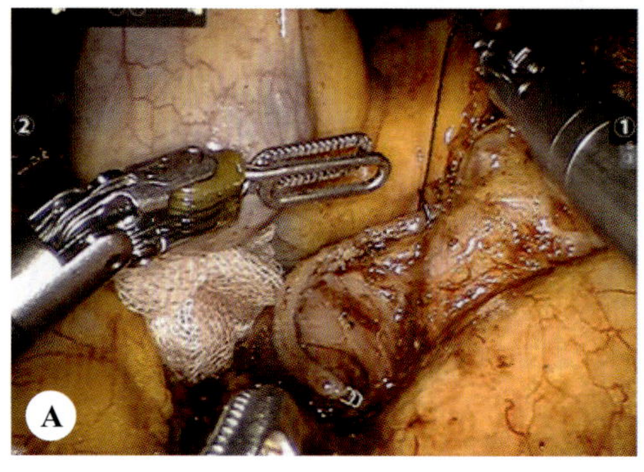

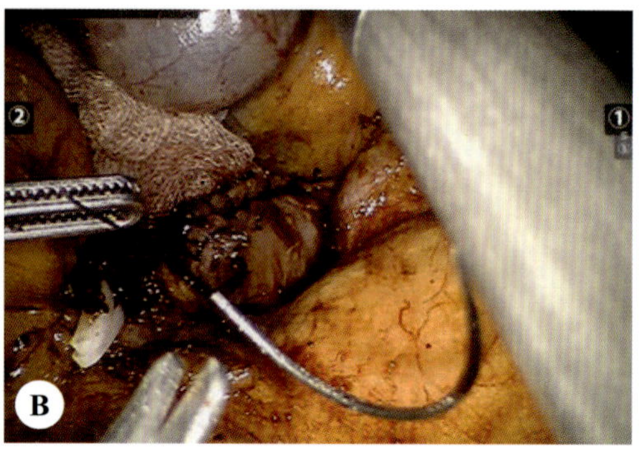

◀ 图 41–15　十二指肠残端包埋加固

清扫胃左动脉根部时，沿着胰腺上缘清扫至第 11p 组淋巴结。作为根治性切除，脾动静脉须实现骨骼化。沿脾血管剥离时，可能离断胃后血管。第 11d 组淋巴结既可以沿着脾血管分离清扫，也可以从脾门向胃左动脉方向进行清扫（图 41–18）。

6. 胃左动脉、腹腔干和右膈脚

解剖胃左动脉根部，夹闭并离断胃左动脉后，其后方区域充分显露，包括第 9 组淋巴结，下一步进行该区域的清扫（图 41–19）。

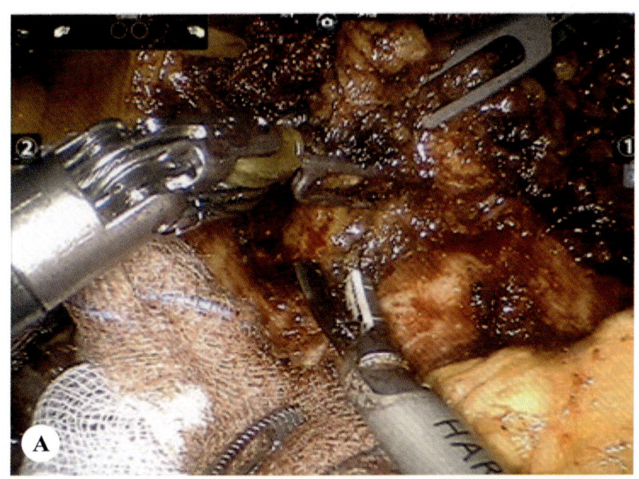

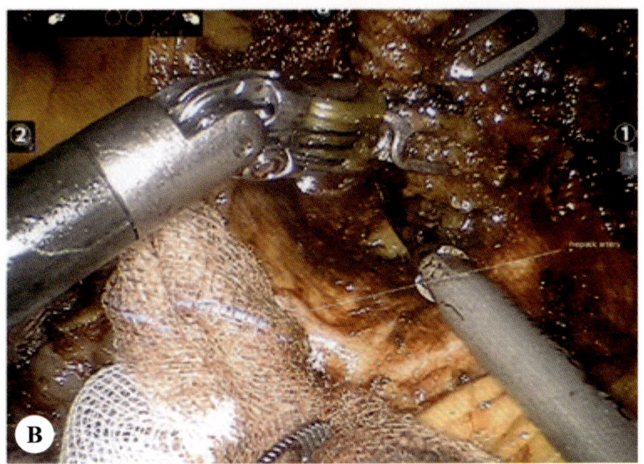

▲ 图 41–16　清扫第 8a 组淋巴结

第 1 组淋巴结清扫即将残余的纤维结缔组织向右膈脚处完全切除。食管应充分游离，以提供良好的离断和重建条件（图 41–20）。

7. 重建：Roux-en-Y（腹腔镜法）

食管用 U 形束带悬吊，方便助手向下牵拉，同时可以防止管腔内容物溢出。在离断前，在预期的横断食管处的下方前壁用单极电刀纵向切开。在直径 25mm 的圆形吻合器钉砧上用一根 2cm 的缝线与之相连，自脐上套管针置入。将钉砧通过纵向切口完全置入食管，但其尖端仍可及。然后将尖端从预期的横断食管处的上方后侧部分穿出，钉砧头端仍位于食管腔内。用线性吻合器将食管离断。横切应在纵向切口上方进行，助手可协助固定好纵向切口的边缘，以确保食管全周完整切除。然后，将钉砧完全穿出食管壁，并取下砧套（图 41–21 至图 41–24）。将标本放入标本袋中取出（图 41–25）。

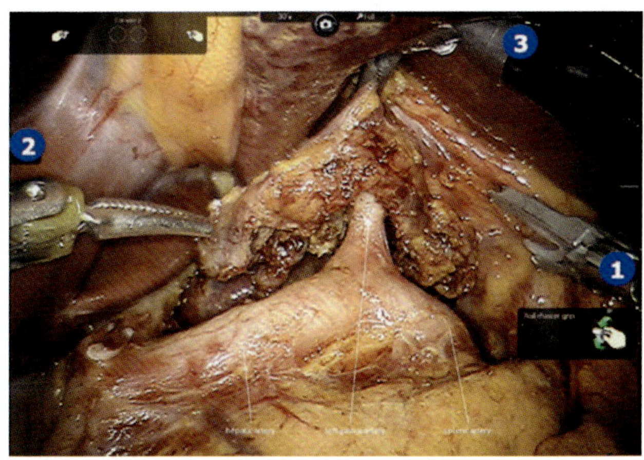

▲ 图 41–17　用第 2 机械臂和第 3 机械臂牵拉组织。第 3 机械臂的无损伤心包抓钳向腹侧牵拉胃左动脉蒂部，同时通过关节处抬起左肝，可见牵引和反牵引的器械位置

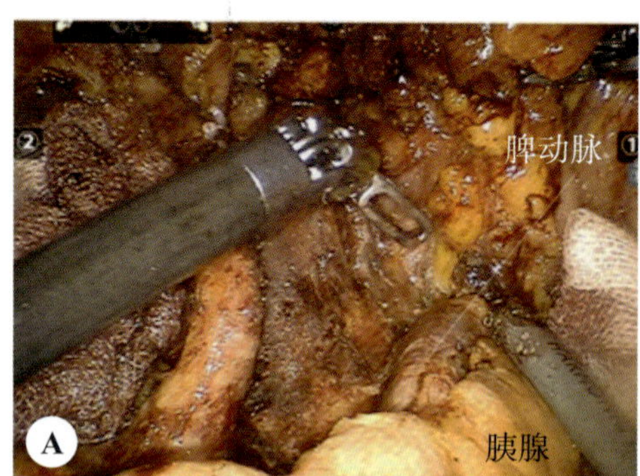

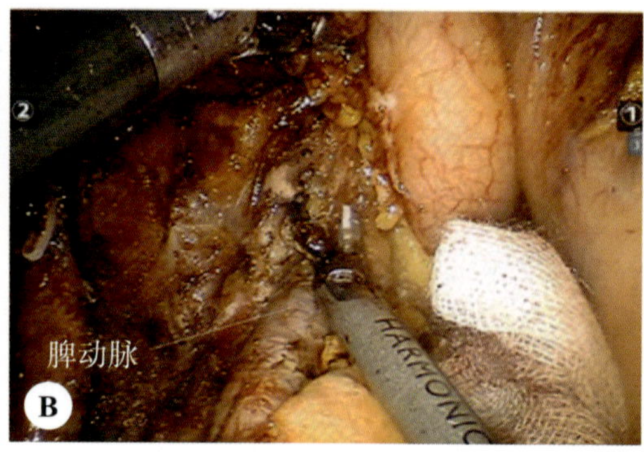

◀ 图 41-18 第 **11p** 组和第 **11d** 组淋巴结清扫

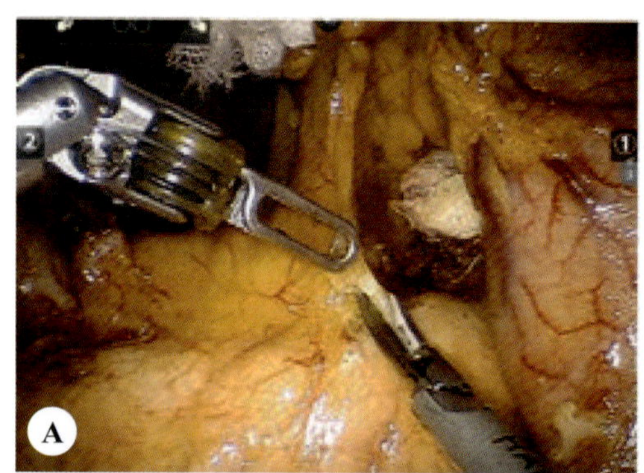

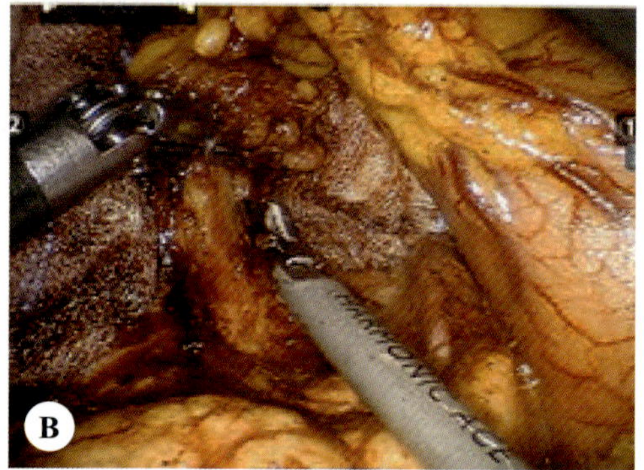

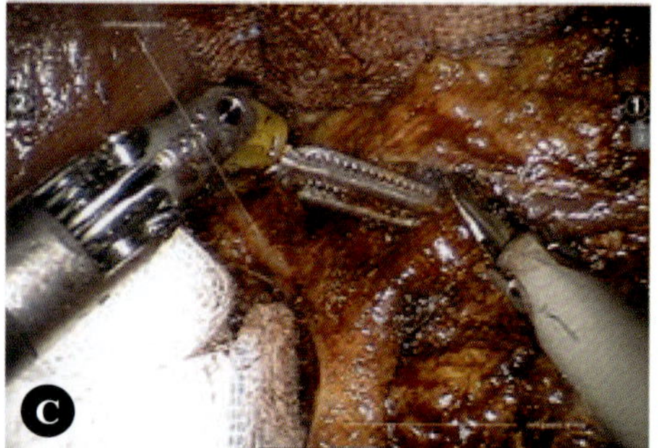

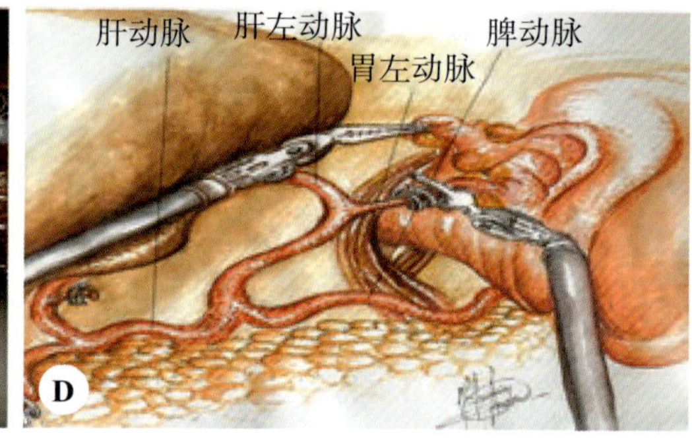

◀ 图 41-19 离断胃左动脉，清扫胃左动脉两侧，如果发现有肝左动脉发出，则在分支远端进行夹闭和离断：近景（**A** 至 **C**）及示意（**D**）

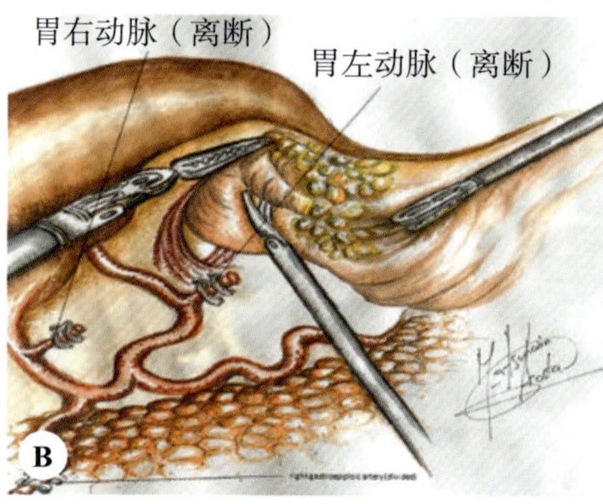

◀ 图 41-20 切除食管裂孔周围的残余结缔组织：近景（**A**）及示意（**B**）

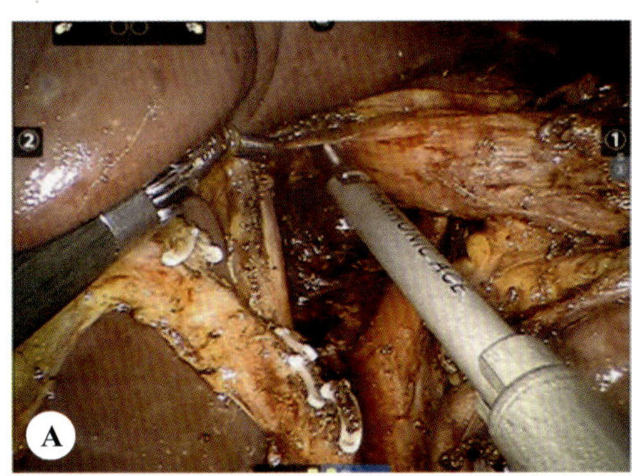

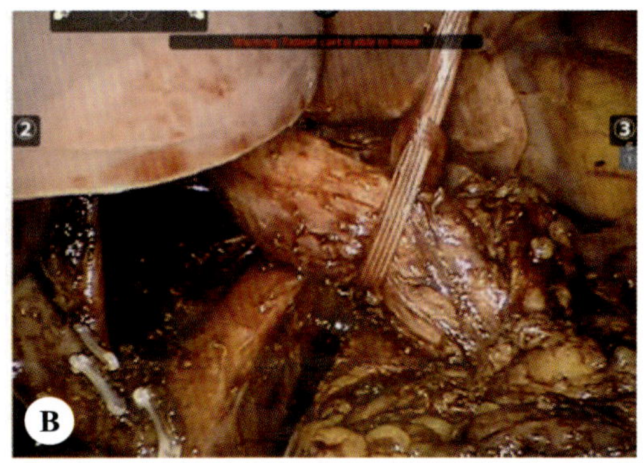

◀ 图 41-21 解剖游离食管（A），用束带置于周围并将其悬吊（B）

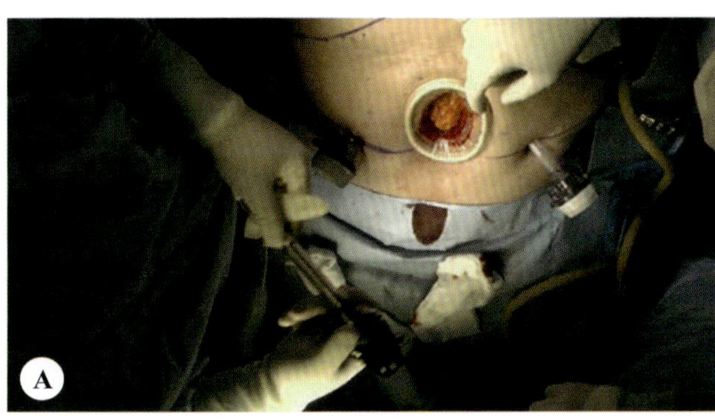

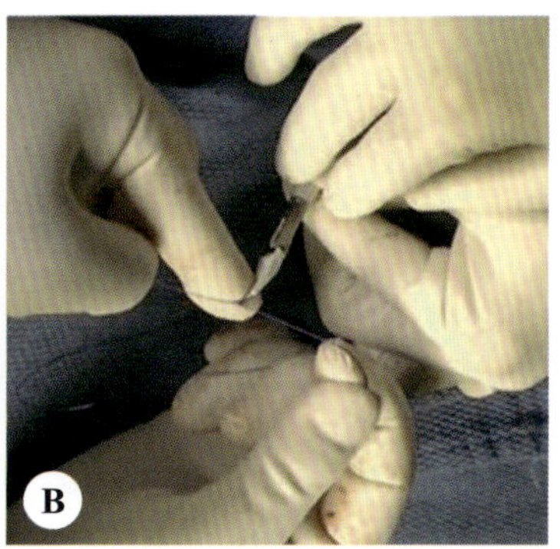

◀ 图 41-22 **A.** 脐上扩大为剖腹小切口，并放置切口保护圈（由 **Alexis**® 系统提供）；**B.** 周围使用手套填塞，就可以保持气腹状态，钉砧与缝线连接好后置于术区

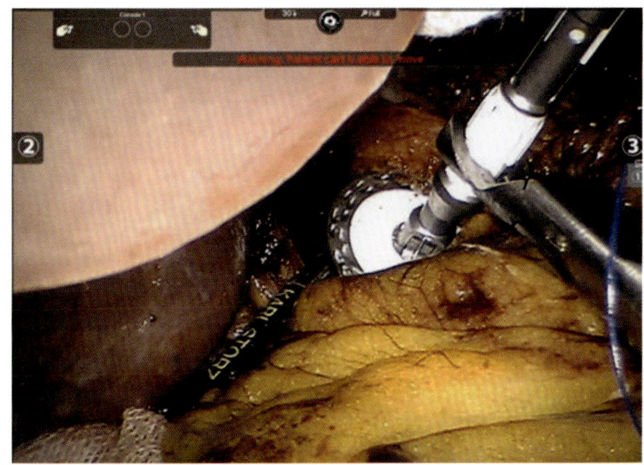

▲ 图 41-23 在前壁打开食管壁，并放置 25mm 钉砧（带线）。钉砧尖端穿过食管后壁

在距 Treitz 韧带远端 20cm 处离断空肠。通过标记空肠来确认正确的方向和距离。如果患者身体条件许可，空肠 – 空肠吻合术可拖出体外进行。脐上小切口最多可延伸至 5cm，标本通过这个小切口取出。在距食管空肠吻合口预期位置远端 35cm 处与近端空肠行侧 – 侧吻合。线性吻合器开口处用 3-0 可吸收缝线连续缝合闭合（图 41-26）。

食管空肠吻合的确切位置已标记在空肠上，将管状吻合器周围涂抹润滑剂，经空肠残端插入至标记点后，防止空肠从吻合器上滑落，可用橡皮筋将空肠固定在吻合器上，同时也可以防止在激发吻合器时形成意外闭合环（图 41-27）。吻合器从脐部切口进入，镜头从右侧的 12mm 套管针进入。将吻合器与砧座相连，进行食管空肠吻合术。空肠的残端用线性吻合器关闭（图 41-28）。

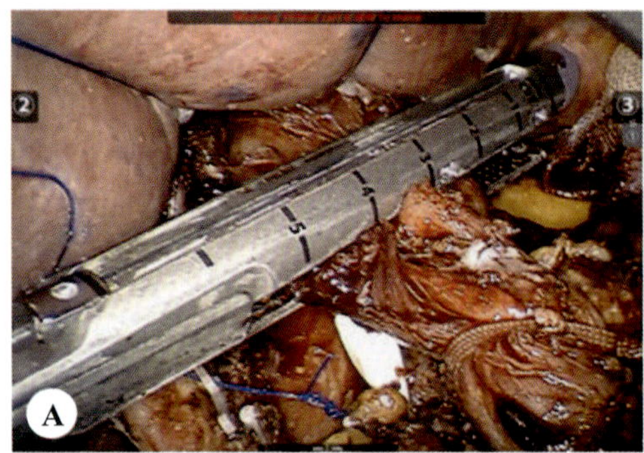
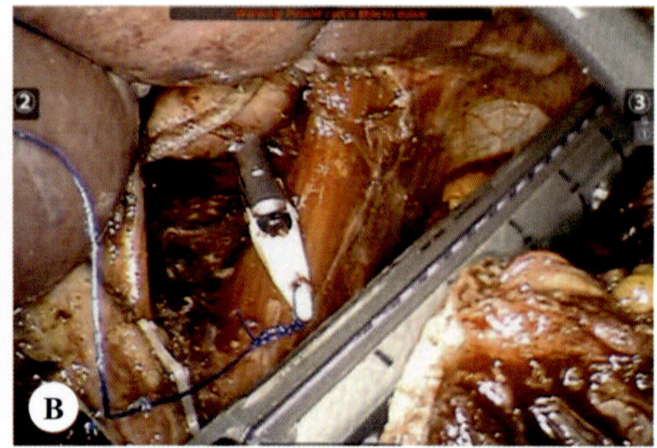

◀ 图 41-24 在钉砧远端离断食管（A），食管后壁可见穿出的钉砧尖端（B）

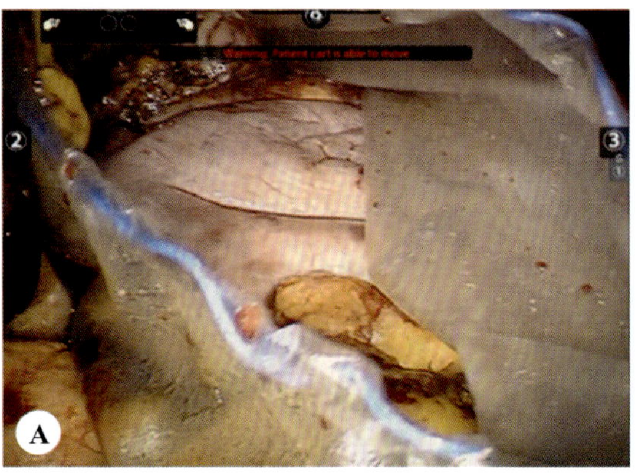
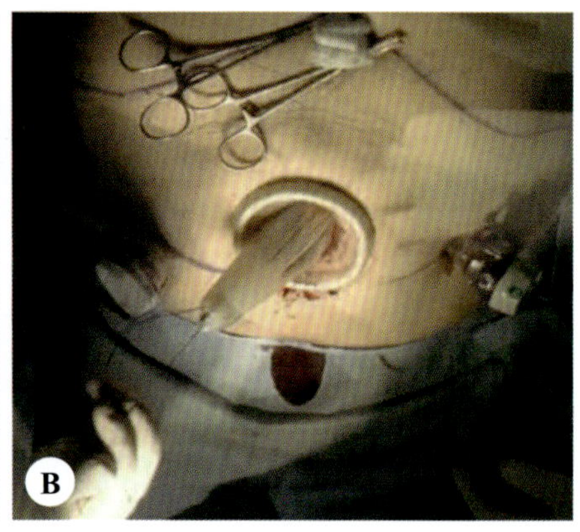

◀ 图 41-25 **A.** 标本放入标本袋中；**B.** 通过脐上小切口取出

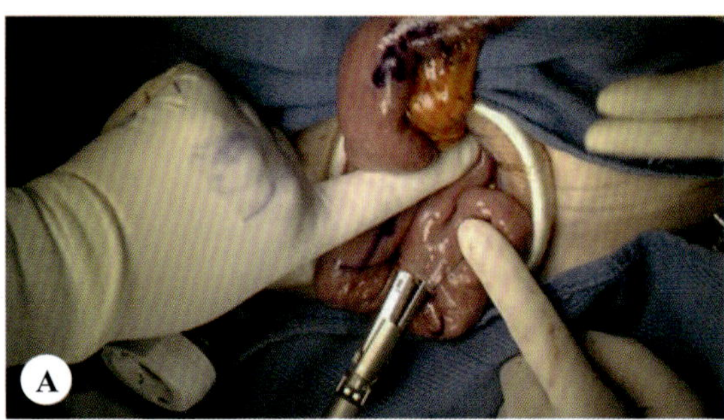
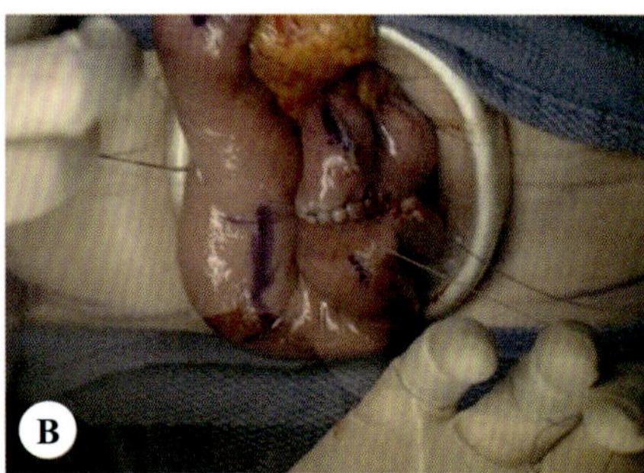

◀ 图 41-26 **A.** 将空肠袢拖出体外准备吻合；**B.** 行空肠空肠吻合术

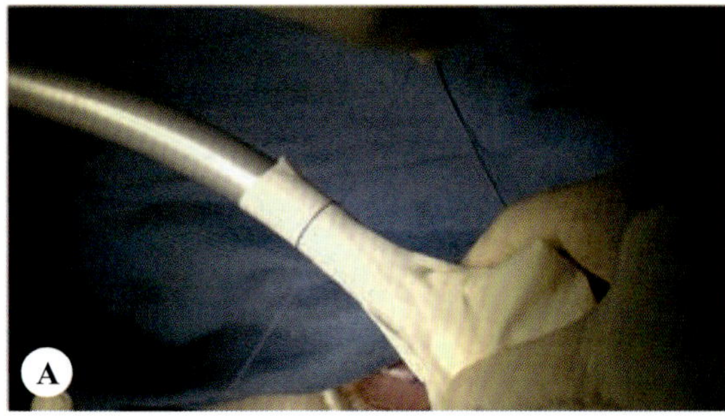
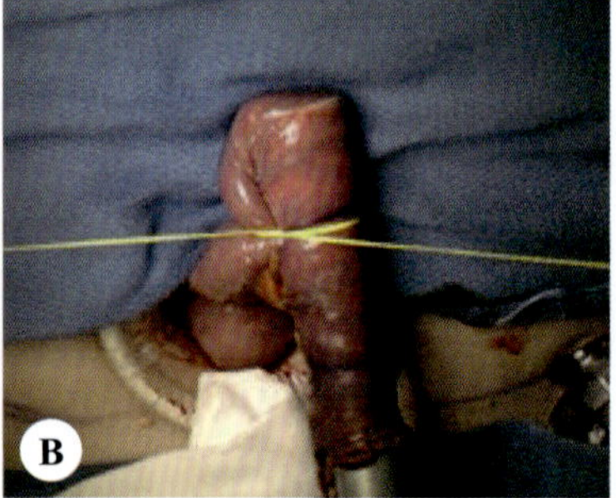
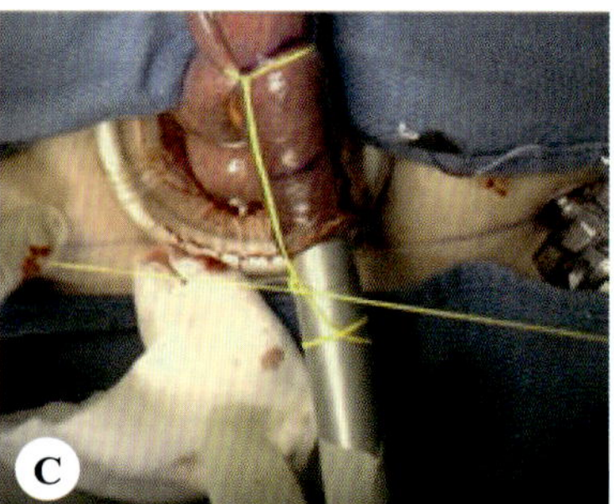

▲ 图 41-27 将管状吻合器插入空肠，固定后通过手套置入腹腔内

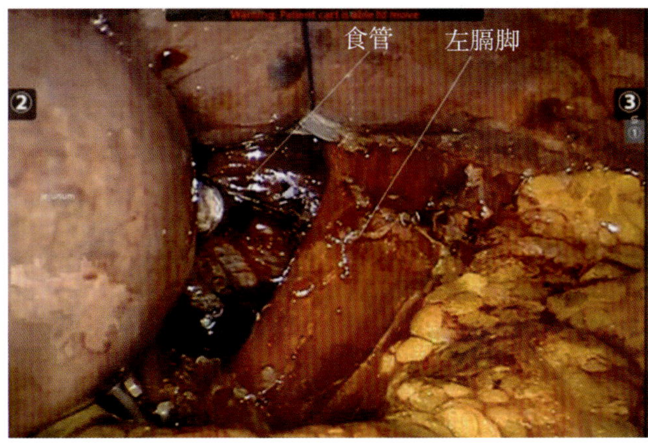

▲ 图 41-28 食管空肠吻合术（端 - 侧吻合）

参考文献

[1] Park JM, Kim HI, Han SU, et al. Who may benefit from robotic gastrectomy?: A subgroup analysis of multicenter prospective comparative study data on robotic versus laparoscopic gastrectomy. Eur J Surg Oncol. 2016. https://doi.org/10.1016/j.ejso.2016.07.012.

[2] Han D-S, Suh Y-S, Ahn HS, et al. Comparison of surgical outcomes of robot-assisted and laparoscopy-assisted pylorus-preserving gastrectomy for gastric cancer: a propensity score matching analysis. Ann Surg Oncol. 2015. https://doi.org/10.1245/s10434–014–4204–6.

第 42 章 腹腔镜免疫荧光引导下的胃癌手术淋巴结清扫 *

Laparoscopic Immunofluorescence-Guided Lymphadenectomy in Gastric Cancer Surgery

Woo Jin Hyung In Gyu Kwon 著

徐晓玥 成 婧 译 蔡明琰 校

近红外光（near-infrared，NIR）是一种电磁波，其波长范围为 700～900nm，接近可见光中的红外光。NIR 的波长比可见光长，可以穿透几毫米或厘米的组织。因此，我们可以探测到位于正常组织深层的目标。此外，NIR 肉眼不可见，不会干扰手术视野。

造影剂是 NIR 荧光成像的必要条件，亚甲蓝、吲哚菁绿（indocyanine green，ICG）、5- 氨基乙酰丙酸等均可用于 NIR 荧光成像。其中，ICG 是最常用的方法。

近年来，NIR 荧光成像技术逐步在临床上开展，可用于前哨淋巴结定位、直接肿瘤成像、重要结构成像、血管灌注等方面[1-3]。

一、近红外荧光成像在胃癌手术中的应用

在胃癌领域中，近红外荧光成像主要用于识别前哨淋巴结[4-6]。术中向黏膜下或浆膜下层注射 ICG 可通过近红外荧光图像显示引流淋巴结。虽然既往研究显示近红外荧光成像对前哨淋巴结的检出率较高，但由于胃周围的淋巴引流系统复杂，临床上将前哨淋巴结取样作为常规程序受到了限制。因此到目前为止，胃切除术加 D2 淋巴结清扫术仍是胃癌根治性手术的标准术式[7, 8]。

如果在淋巴结清扫前足够长的时间注射 ICG，它可以显示原发肿瘤区域的每一个引流淋巴结。ICG 溶液的浓度为 1.25mg/ml。术前一天，在原发肿瘤周围的 4 个点于黏膜下层各注射 0.6ml 已制备好的 ICG 溶液（图 42-1 和图 42-2），注射总量为 2.4ml（3mg）。淋巴结清扫前的 NIR 荧光图像可以区分淋巴管和正常组织，从而在解剖分离中可以避免损伤正常组织。淋巴结清扫术后的 NIR 图像可以帮助实时评估淋巴结清扫的完整性，以提高手术质量。此外，在 NIR 图像下从切除标本中提取淋巴结可以帮助找到极小的淋巴结，这样就可以更准确地诊断[9]。

NIR 荧光图像引导下的胃癌根治术与常规腹腔镜胃切除术加 D2 淋巴结清扫术是无差异的。微创胃癌根治术中淋巴结清扫的步骤已形成标准（图 42-3）。

二、外科手术过程（视频 42-1）

腹腔镜手术已被广泛应用于治疗胃癌。腹腔镜胃切除术伴淋巴结清扫已成为治疗早期胃癌或Ⅰ期病变的标准术式[7]。目前，一些关于腹腔镜手术治疗晚期胃癌的临床研究正在进行中，研究结果正在逐一发表[10-12]。

在这里，以下手术记录将描述腹腔镜下远端

*. 本章配有视频，可登录网址 https://doi.org/10.1007/978-3-030-55176-6_42 观看。

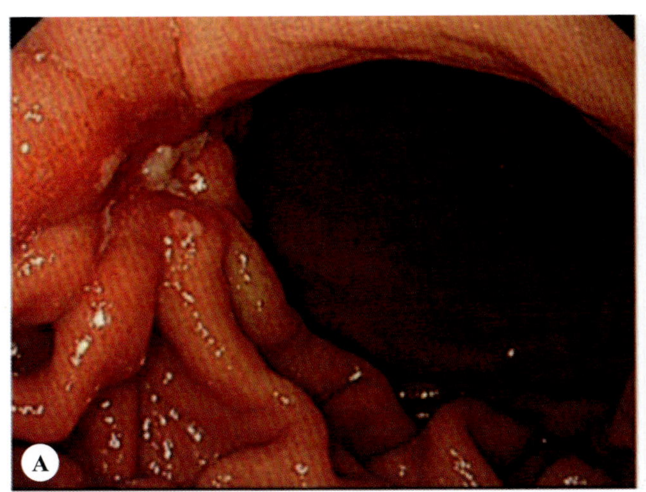

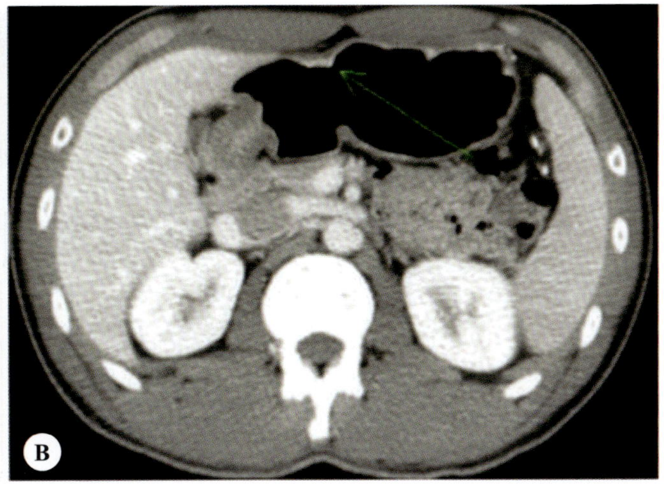

▲ 图 42-1　原发肿瘤

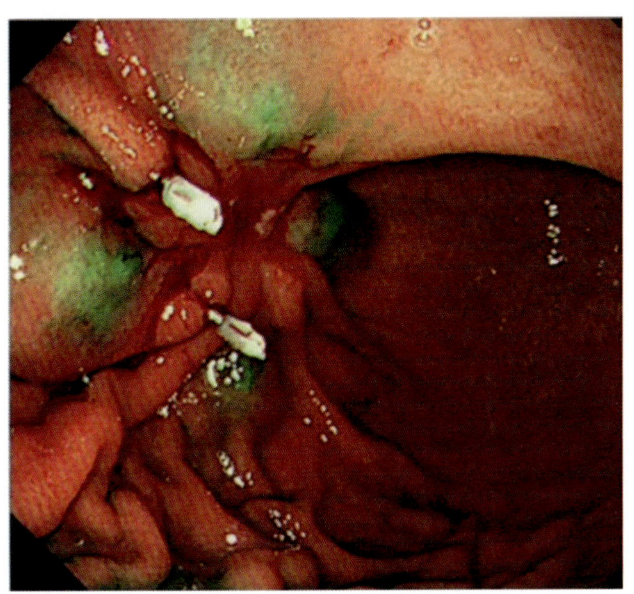

▲ 图 42-2　术前 1 天胃镜下于瘤周注射吲哚菁绿

胃切除术与 D2 淋巴结清扫术，这是淋巴结清扫的标准范围。随后还将介绍全胃切除术和机器人全胃切除术的不同点。

在红外荧光成像引导下进行腹腔镜远端胃切除术伴 D2 淋巴结清扫的关键步骤如下。

1. 腹腔镜套管针的放置及其位置

通常使用五个套管针。一个 12mm 的套管针放置在脐部下方的中线处。建立 CO_2 气腹达到 12mmHg 后，将手术台置于 15°～30° 反屈氏位（reverse-Trendelenburg position），通过重力作用下移横结肠和小肠。另外 4 个套管针可在直视下放置：2 个 12mm 和 2 个 5mm 的套管针。一个直径 5mm 的套管针放置在肋缘下方、镰状韧带的右侧，尽可能地靠近头侧；然后，在中腹部锁骨中线插入一个 12mm 的套管针，该套管针主要插入用于凝血和剥离的高级能量器械，因其上部位置有利于胰腺上缘区域的解剖，可完成淋巴结清扫的核心步骤。剩下用于辅助的 5mm 和 12mm 的套管针则放置在相应的左侧。微创胃切除术和机器人辅助胃切除术的打孔位置在我们科已形成标准化（图 42-4）。

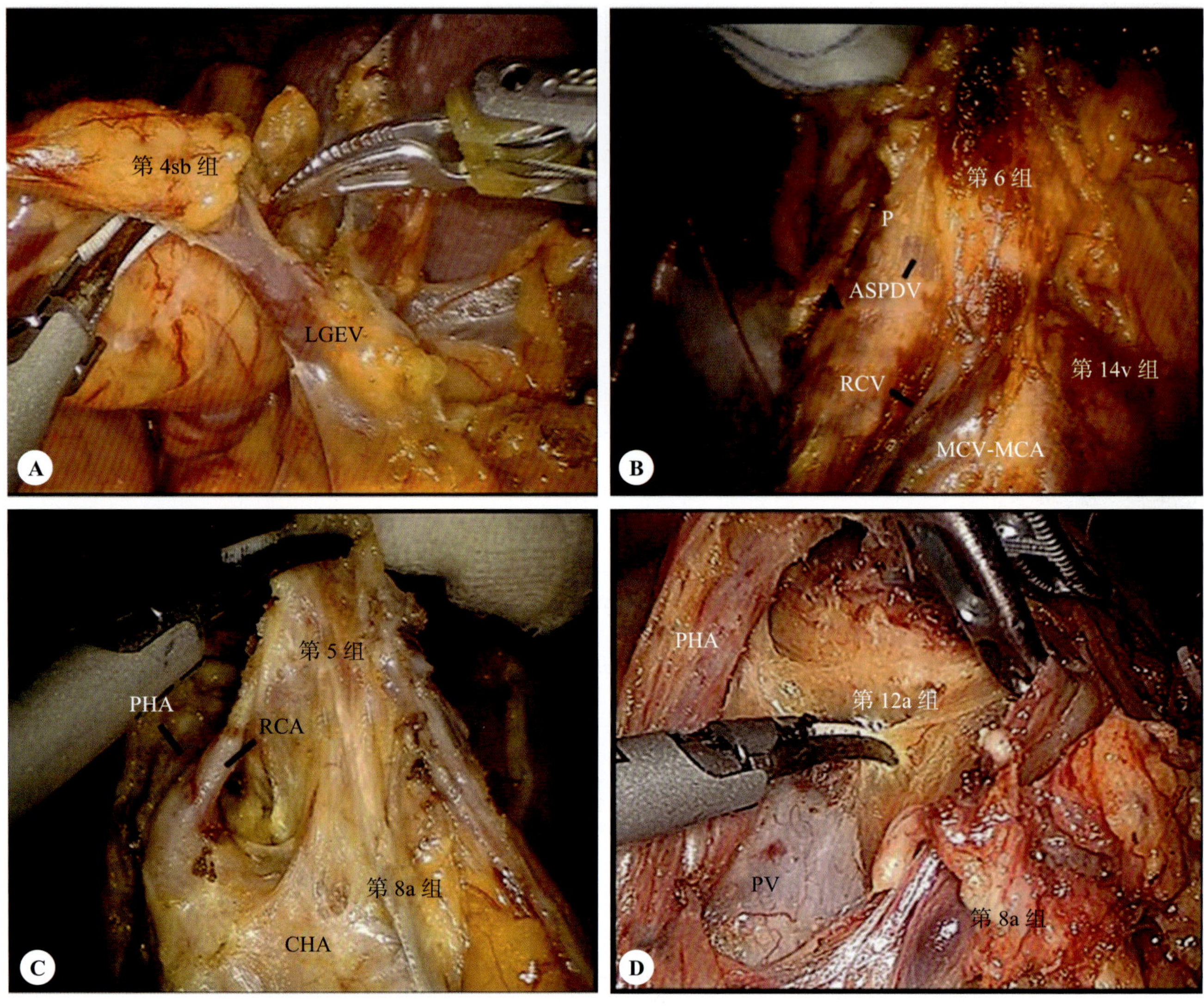

▲ 图 42–3　腹腔镜胃癌根治术中淋巴结清扫的步骤

A. 经左侧入路，清扫 LGEV 周围的第 4sb 组淋巴结；B. 经右侧入路，清扫胰腺上缘的第 6 组淋巴结；C. 显露 RGA，并解剖 CHA 周围的软组织，清扫第 5 组和第 8a 组淋巴结；D. D2 淋巴结清扫术中，解剖 PV 和 PHA 内侧的软组织可适当清扫第 12a 组淋巴结

2. 上提肝脏

显露肝胃韧带后，将肝脏向上提拉。用带线的直针穿刺镰状韧带和肋下缘两侧的腹壁，线的中部固定在食管右侧和小网膜结合部，这样形成的 V 形可有效地向上提拉肝脏[13]（图 42–5）。

3. 大网膜部分切除术（全大网膜切除术）

如果腹腔镜探查发现肿瘤尚未侵犯浆膜层（图 42–6），则可进行大网膜部分切除术。助手将胃向上向前推，通过牵拉使大网膜保持一定的张力，这样可以很容易地找到大网膜离断缘。经左侧入路，从远离大弯侧胃网膜血管 3cm 以上的无血管区开始分离大网膜，直至脾脏下极（图 42–7）。

4. 胃网膜左血管的结扎

解剖胃网膜左血管的根部，并结扎。当进行大网膜部分切除术时，应保留胃网膜左血管的大网膜分支，以防止残余大网膜缺血（图 42–8）。

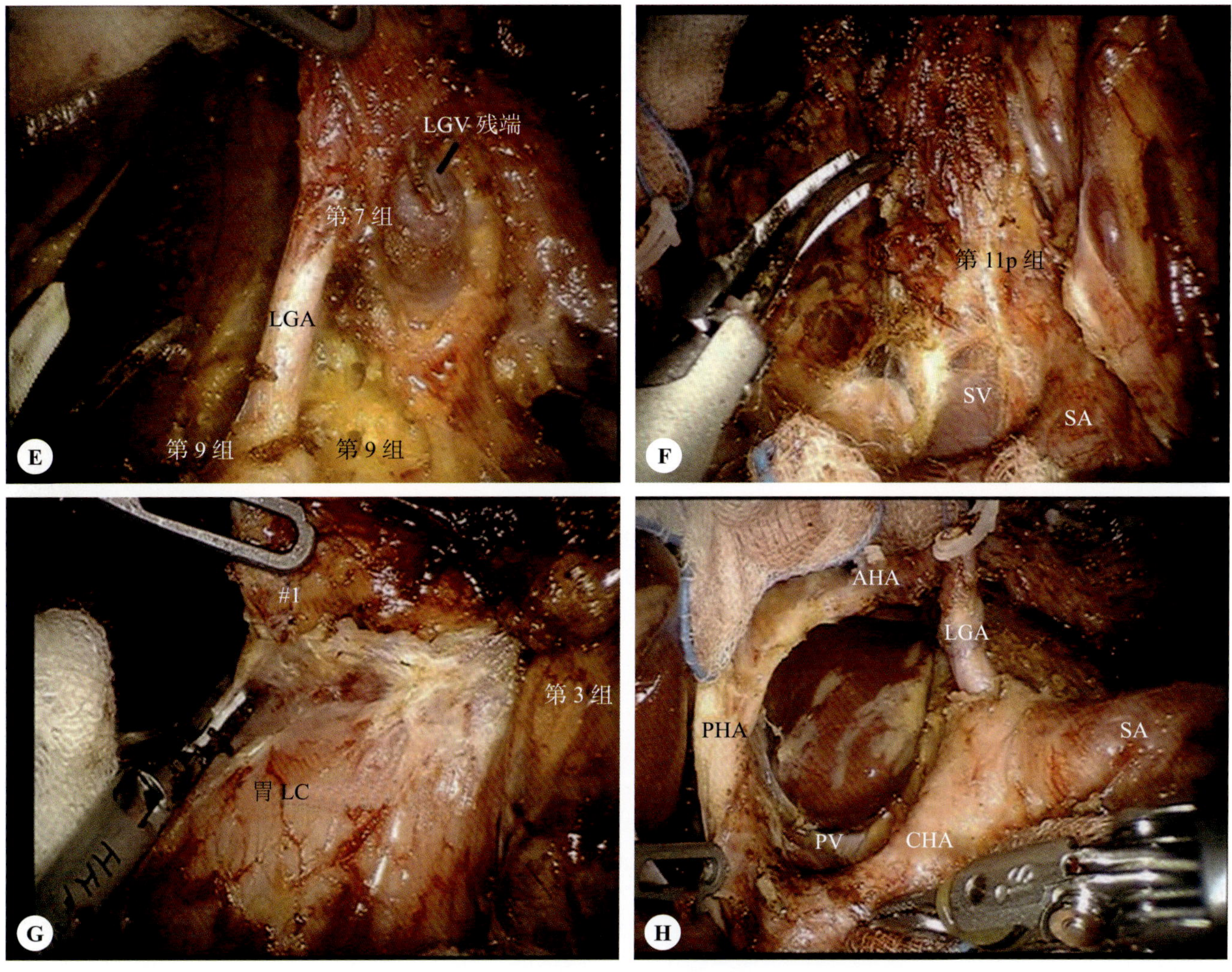

▲ 图 42-3（续）　腹腔镜胃癌根治术中淋巴结清扫的步骤

E. LGA 显露在腹腔干上方；F. 解剖 SV 和 SA，剥离血管周围的软组织，清扫第 11p 组淋巴结；G. 清扫小弯侧软组织，以清扫第 1 组淋巴结；H. 淋巴结清扫术完成

LGEV. 胃网膜左血管；ASPDV. 胰十二指肠前上静脉；RCV. 右结肠静脉；MCV. 中结肠静脉；MCA. 中结肠动脉；RGA. 胃右动脉；PHA. 肝固有动脉；CHA. 肝总动脉；PV. 门静脉；LGA. 胃左动脉；LGV. 胃左静脉；SV. 脾静脉；SA. 脾动脉；LC. 小弯；AHA. 起源于 LGA 的肝副动脉

5. 胃大弯侧软组织的清扫

远端胃切除术通常要保留胃短血管；然而，如果肿瘤位于胃体上部，为了达到合适的切缘，并为吻合创造足够的空间，可以切断一条或两条胃短动脉。解剖幽门区域软组织，切除大弯侧的所有软组织，以完成第 4sb 组和第 4d 组淋巴结的清扫（图 42-9）。

6. 胃网膜右静脉的结扎

经右侧入路，解剖幽门下区，切开结肠血管至肠系膜上血管根部之间的脂肪结缔组织，直至显露胰腺头部（图 42-10），此处为胃结肠系膜间隙，该间隙内可见胃结肠静脉干汇入肠系膜上静脉，打开该间隙清扫第 6 组淋巴结。裸化胃网膜右静脉，并离断，保留胰头（胰十二指肠上前静脉）和结肠的静脉引流。

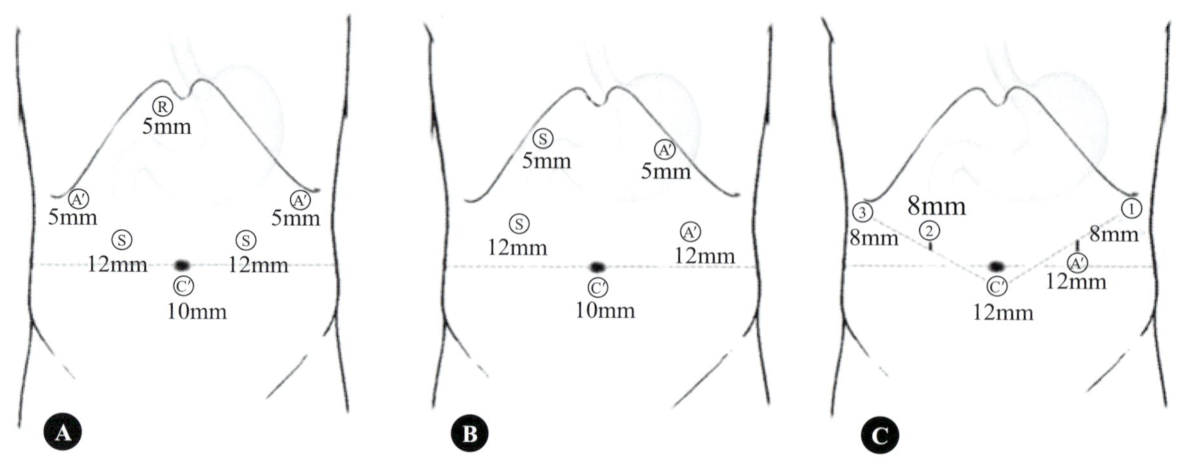

▲ 图 42-4 微创胃癌根治术打孔位置

6 孔法（A）或 5 孔法（B）均可用于腹腔镜胃癌根治术。机器人胃癌根治术的打孔位置（C）
C′. 镜头；S. 外科医生；A′. 助手；R. 牵开器

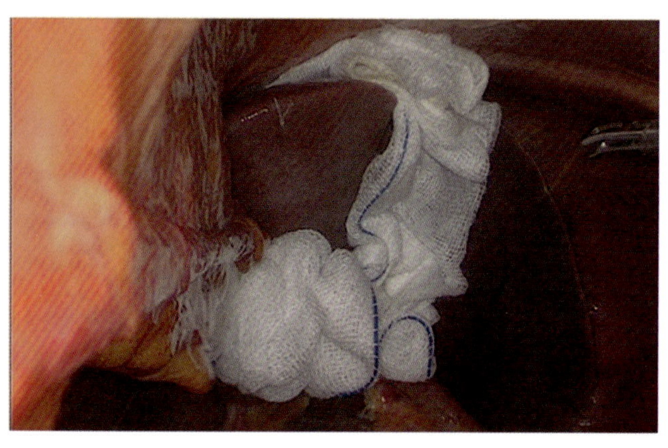

▲ 图 42-5 上提肝脏

7. 胃网膜右动脉的结扎

沿胰头表面进一步解剖，显露胃网膜右动脉，并在其根部离断（图 42-11）。

8. 创建一个用于离断十二指肠的窗口

沿胃十二指肠动脉游离十二指肠，继续剥离至肝固有动脉分叉处。在离断十二指肠前，需充分游离胰腺和十二指肠上方的区域。分离十二指肠及胰腺之间的筋膜间隙，在胰腺上方和十二指肠下方放置纱布，创建十二指肠上部解剖平面，避免损伤胰腺。解剖十二指肠上血管，沿胃十二指肠动脉继续游离，直到显露胃右动脉（图 42-12）。

9. 离断十二指肠

通过右下孔或辅助孔（左下孔）置入线性吻合器，离断十二指肠（图 42-13）。

10. 结扎胃右动脉

由助手将肝脏向上牵拉，可以更容易地分离肝十二指肠韧带的前部。然后找到胃右动脉并在其根部结扎（图 42-14）。

11. 打开小网膜直至食管裂孔的右侧

沿着肝胃韧带向食管裂孔的左侧分离软组织及其后方附着组织。

12. 清扫第 12a 组淋巴结

分离肝总动脉和肝固有动脉周围的软组织，以清扫第 8a 组和第 12a 组淋巴结。用抓钳横向牵拉肝总动脉周围的软组织，可显露门静脉（图 42-15）。

13. 清扫第 8 组、第 9 组淋巴结

沿着肝总动脉继续分离，清扫第 9 组淋巴结。由于胃左静脉的位置和引流静脉变异较多，因此需要进行精确地解剖（图 42-16 和图 42-17）。

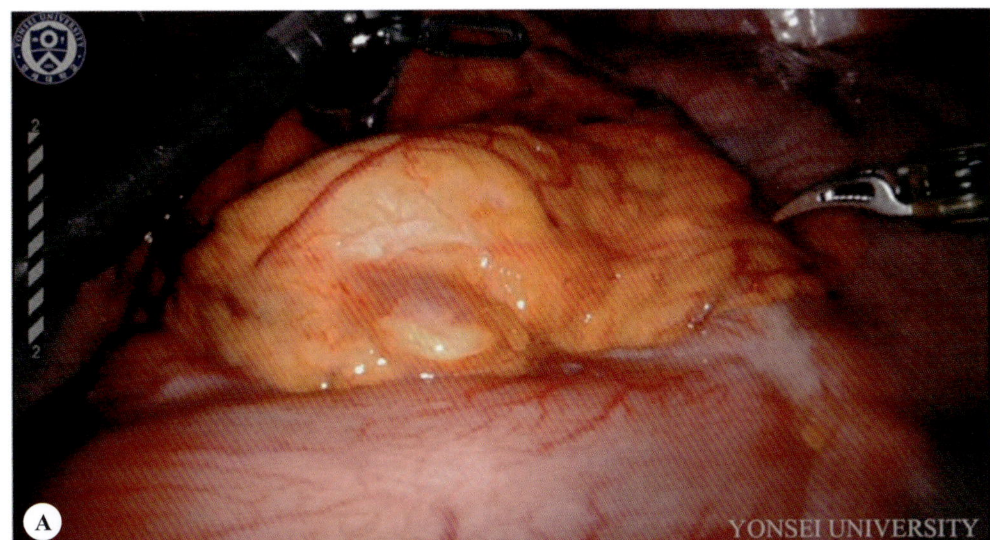

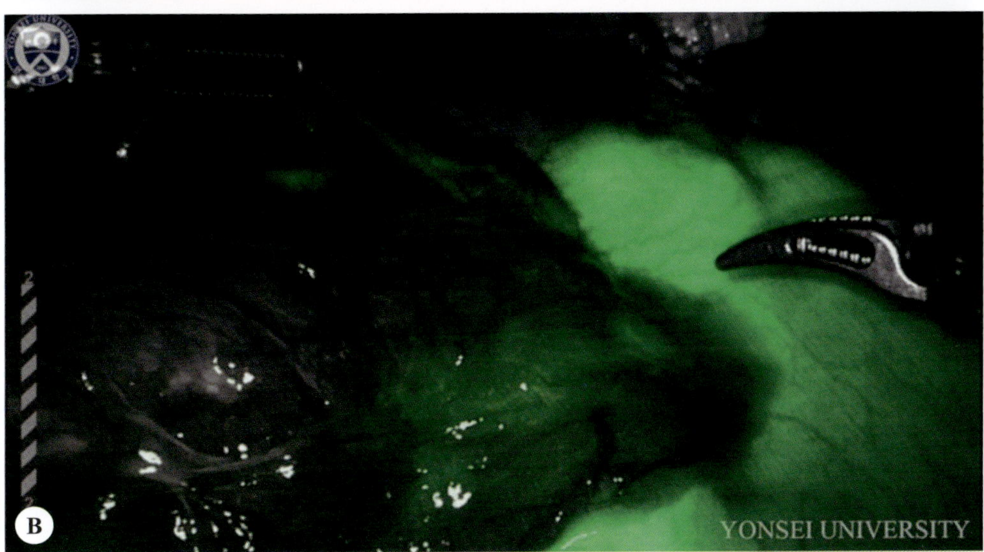

◀ 图 42-6　腹腔镜下腺癌累及浆膜面（胃体下部，前壁）（A）及其红外成像（B）

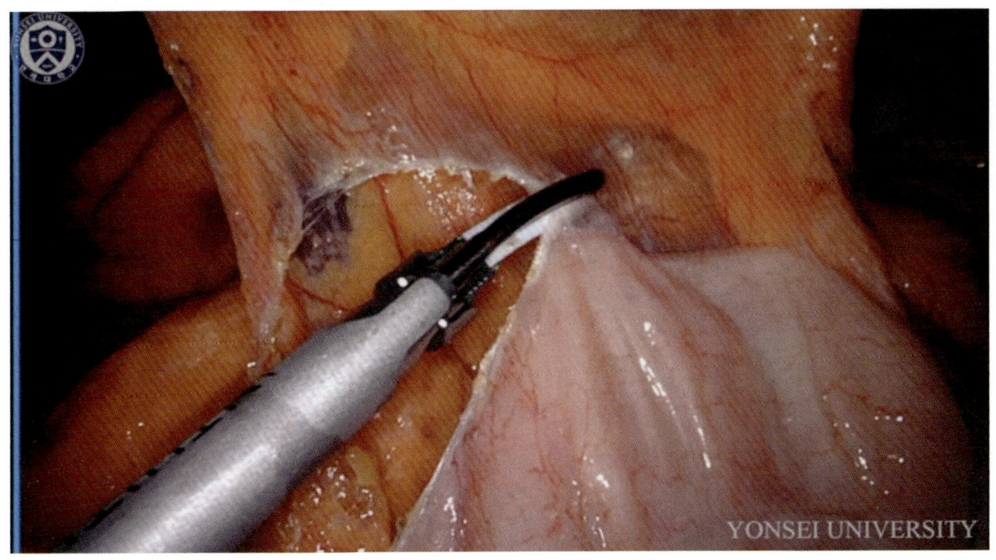

◀ 图 42-7　向左侧离断大网膜

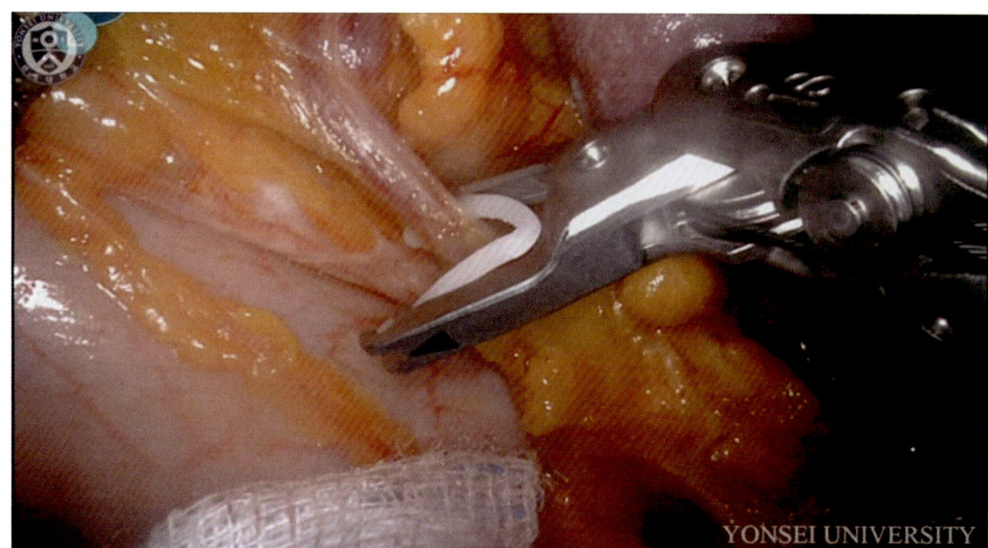

◀ 图 42-8 结扎胃网膜左血管

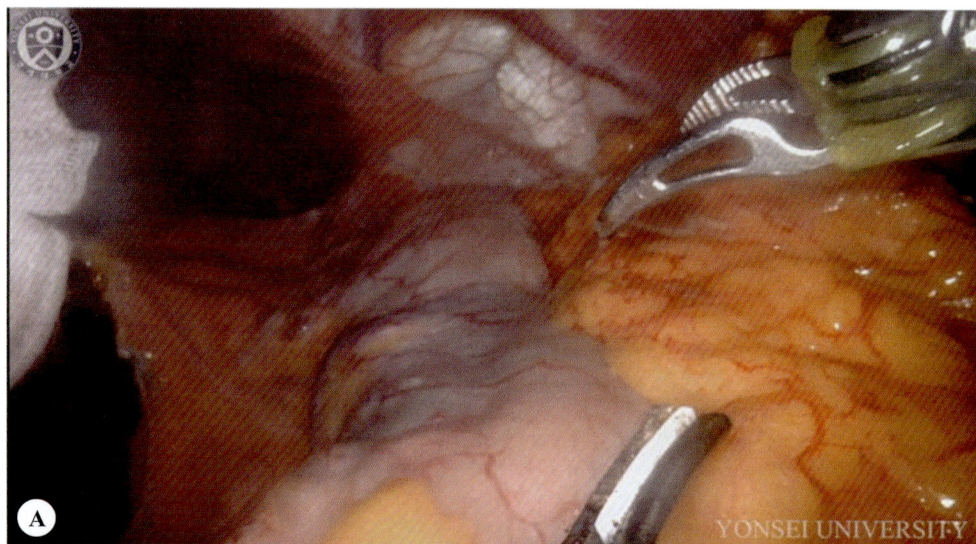

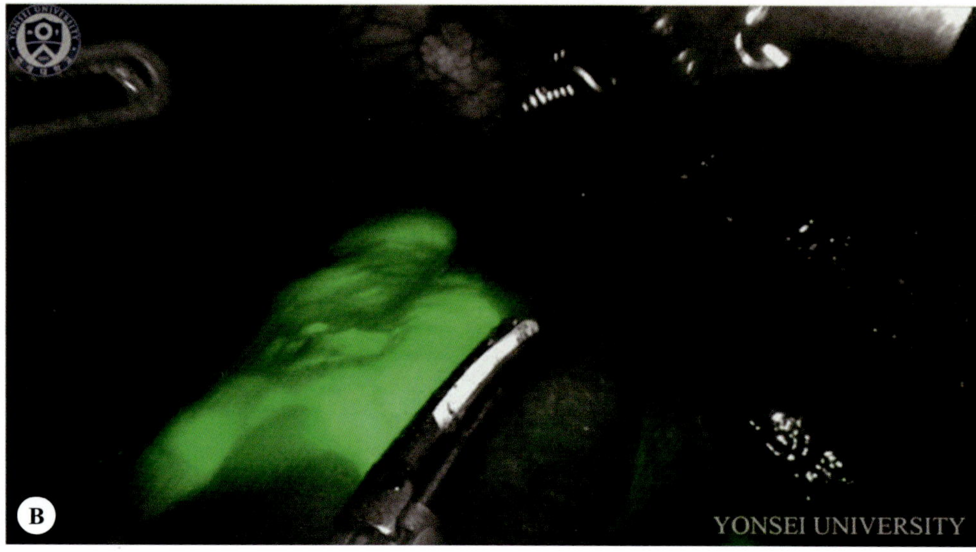

◀ 图 42-9 大网膜切除后术中所见（**A**）及其红外成像（**B**）

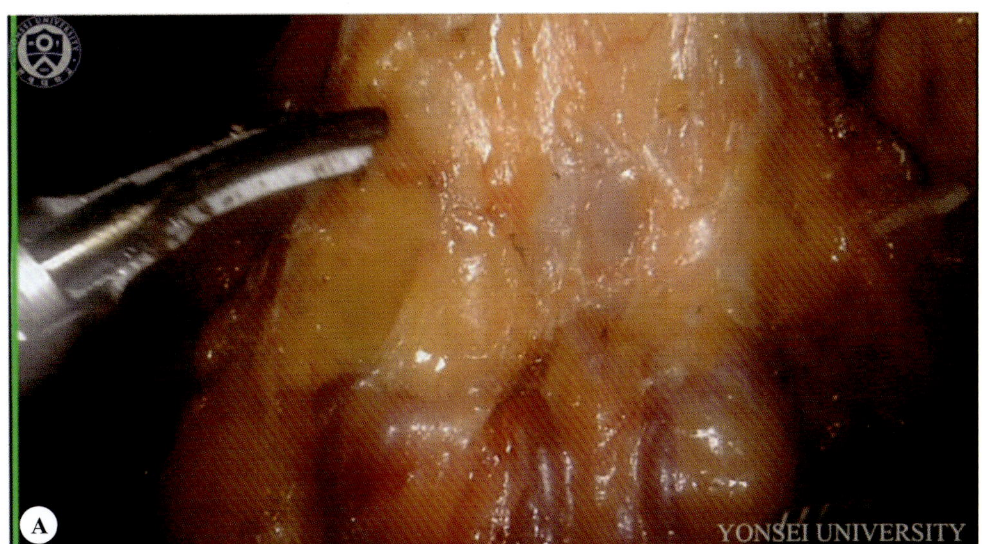

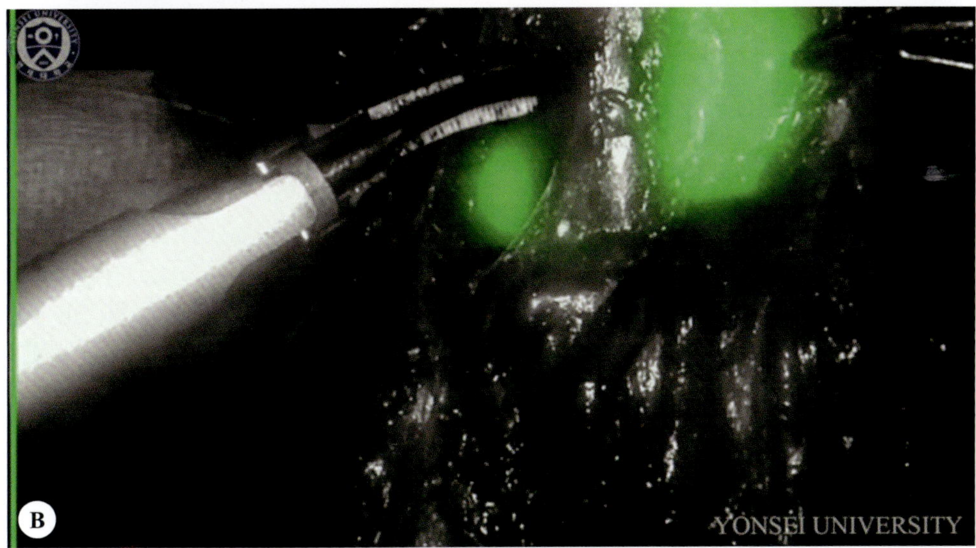

◀ 图 42-10　解剖结肠系膜和胃网膜右血管（A）及其红外成像（B）

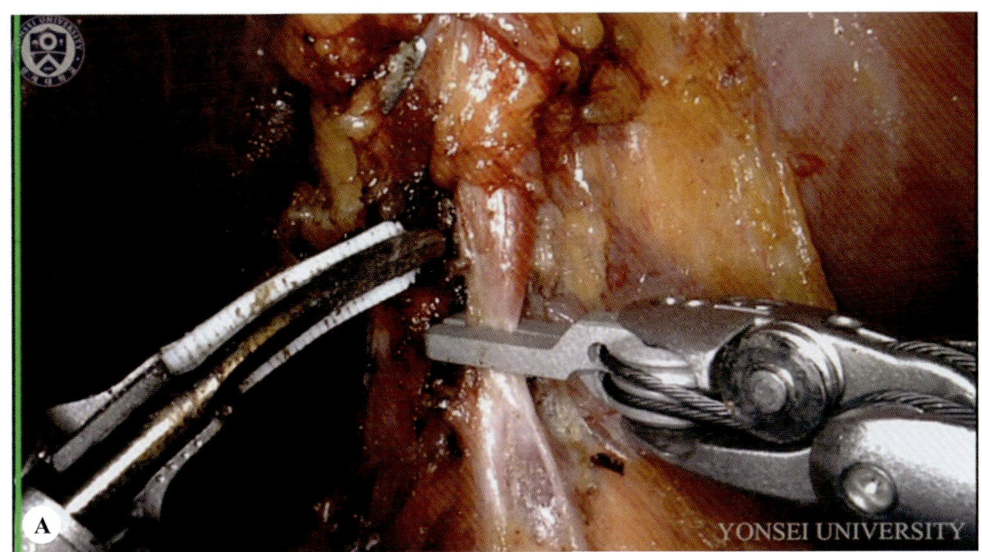

◀ 图 42-11　第 6 组淋巴结清扫后，离断胃网膜右血管

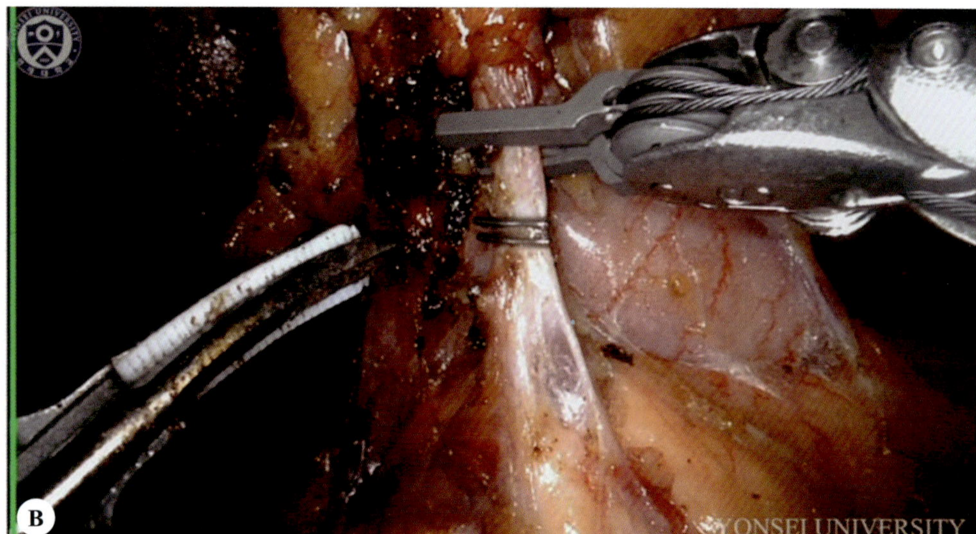

◀ 图 42-11（续） 第 6 组淋巴结清扫后，离断胃网膜右血管

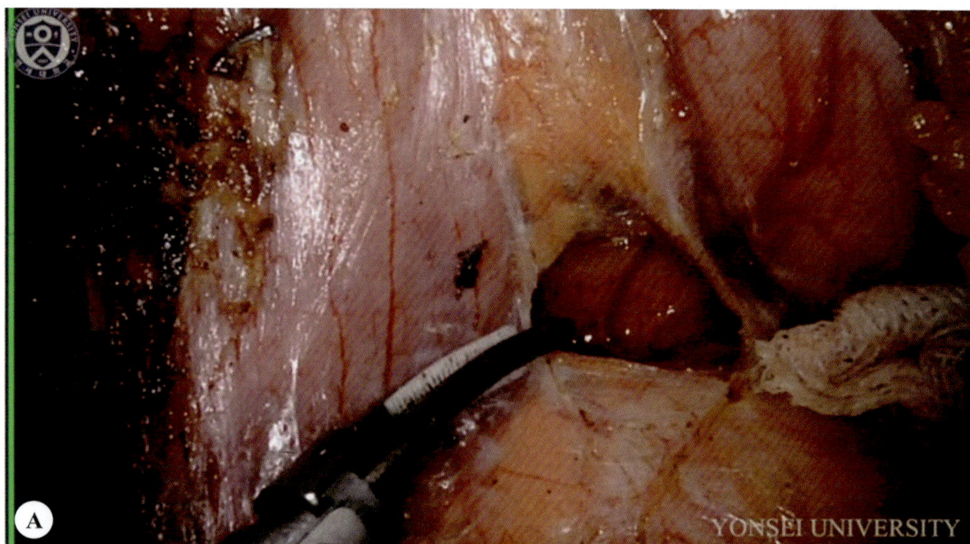

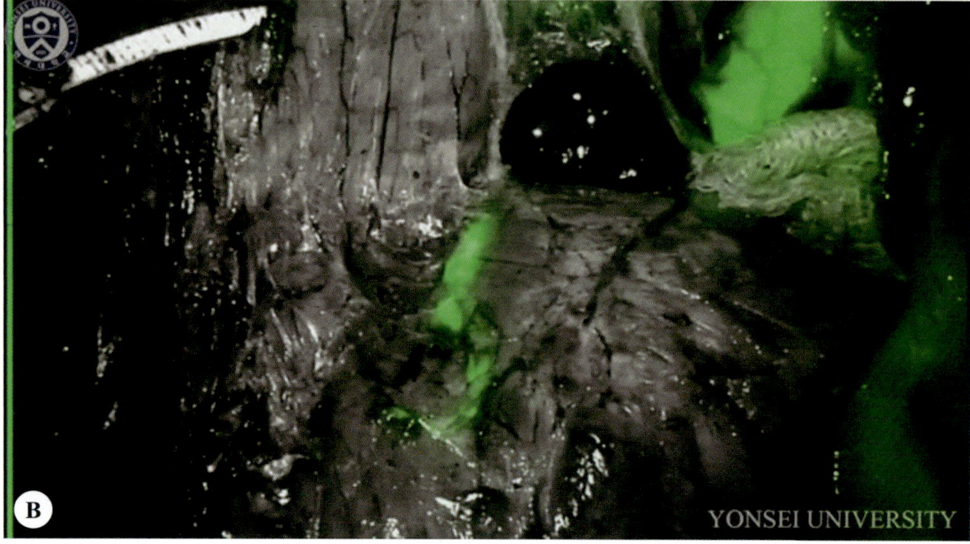

◀ 图 42-12 幽门后区的解剖（A）及其红外成像（B）显示胃十二指肠动脉

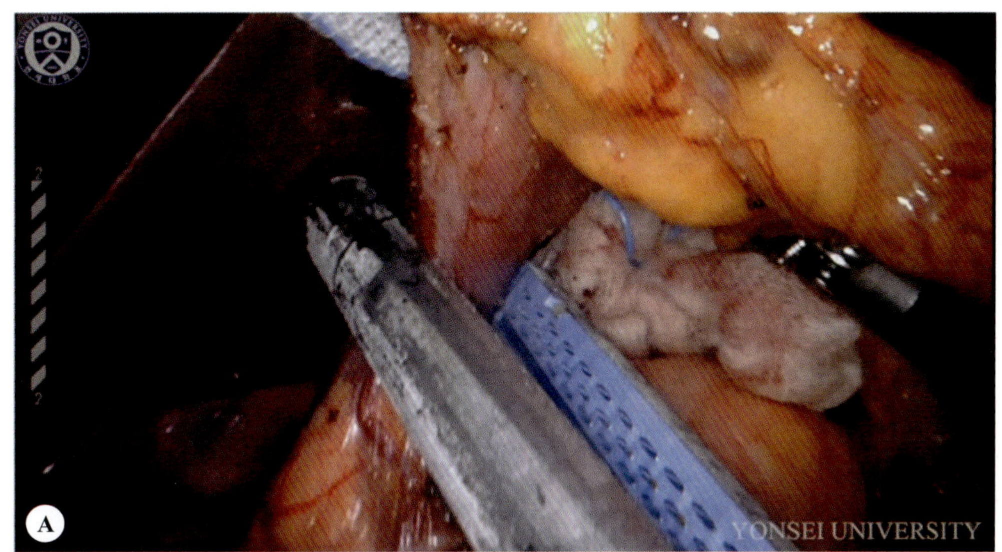

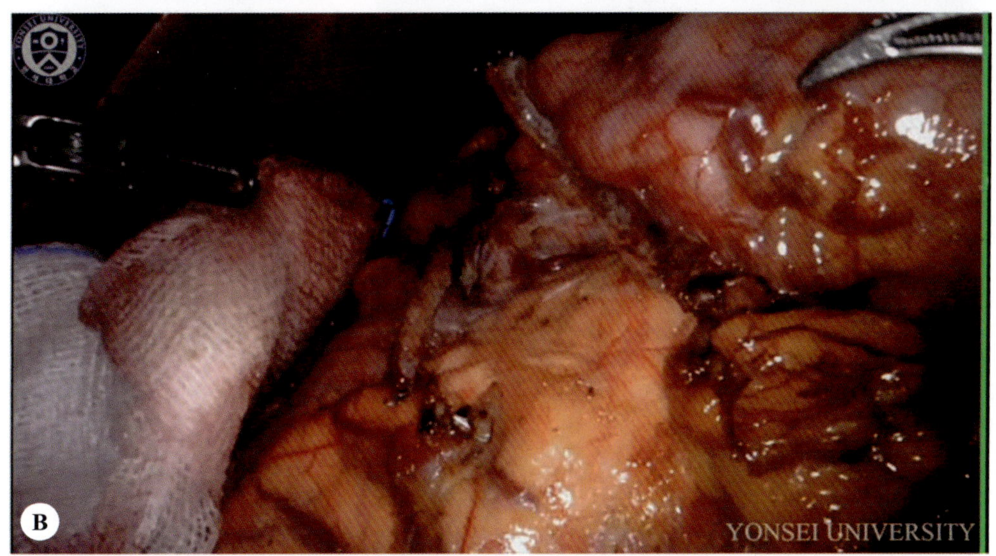

◀ 图 42-13　线性吻合器离断十二指肠

14. 清扫第 7 组淋巴结并结扎胃左动脉

找到胃左动脉并将其骨骼化，通过旋转镜头角度以显示胃左动脉的后侧（图 42-18）。裸化胃左动脉后上血管夹并将其离断，这有助于显露第 11p 组淋巴结。清扫第 11p 组淋巴结。

向足侧牵拉胰腺，显露脾动、静脉（图 42-19）。

15. 清扫胃小弯侧软组织

沿着胃小弯，自食管裂孔向下分离至胃角，清扫淋巴脂肪组织（图 42-20）。

16. 胃横断和不同类型的吻合术

见图 42-21 和图 42-22。

17. 本病例的病理结果（图 42-23）

腺癌，低分化，弥漫型（Lauren 分型），侵犯固有肌层（pT_2）。53 个淋巴结中有 5 个发生淋巴结转移（荧光淋巴结：5/33，非荧光淋巴结：0/20）。

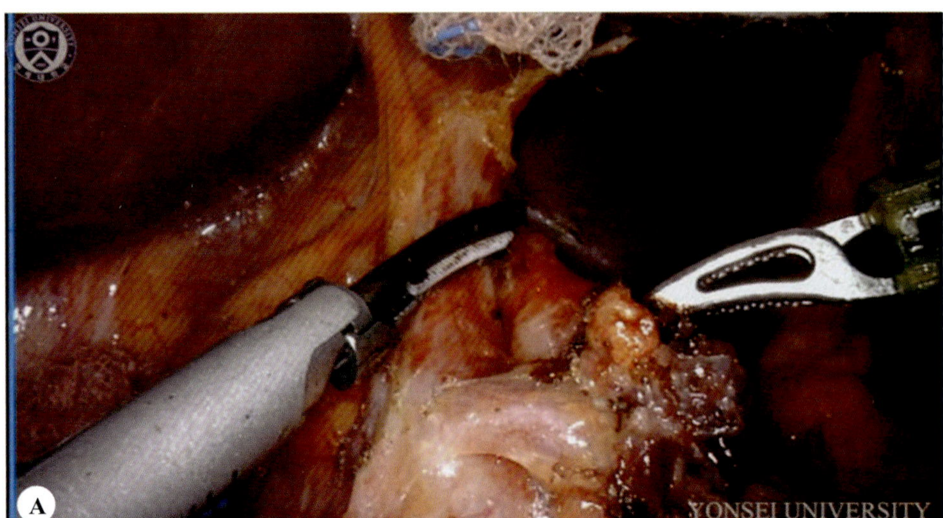

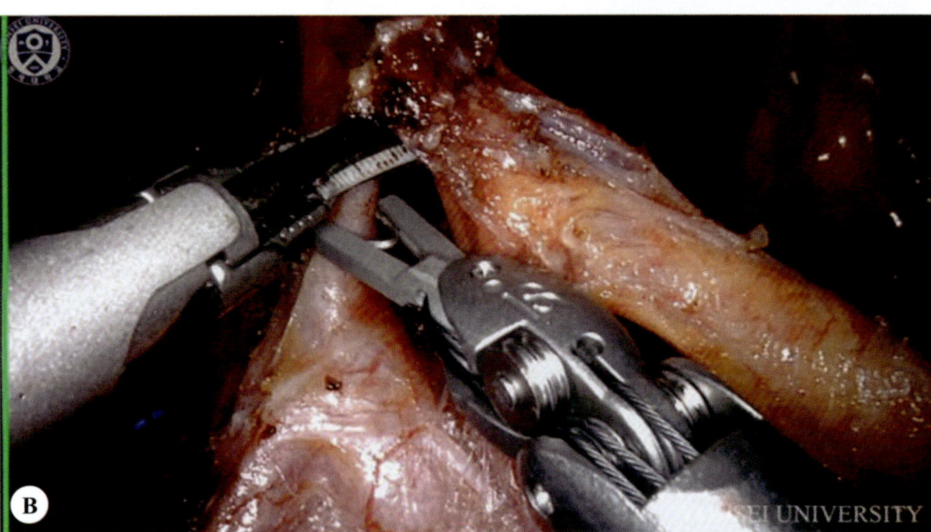

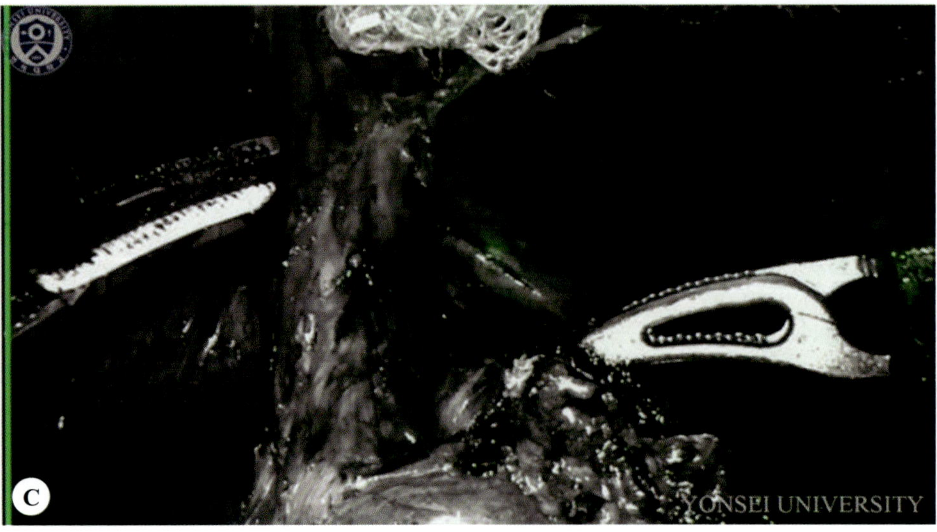

◀ 图 42-14　打开肝十二指肠韧带，显露肝动脉、胃右动脉及其周围淋巴结（A）。血管夹离断胃右动脉（B）及红外成像（C）

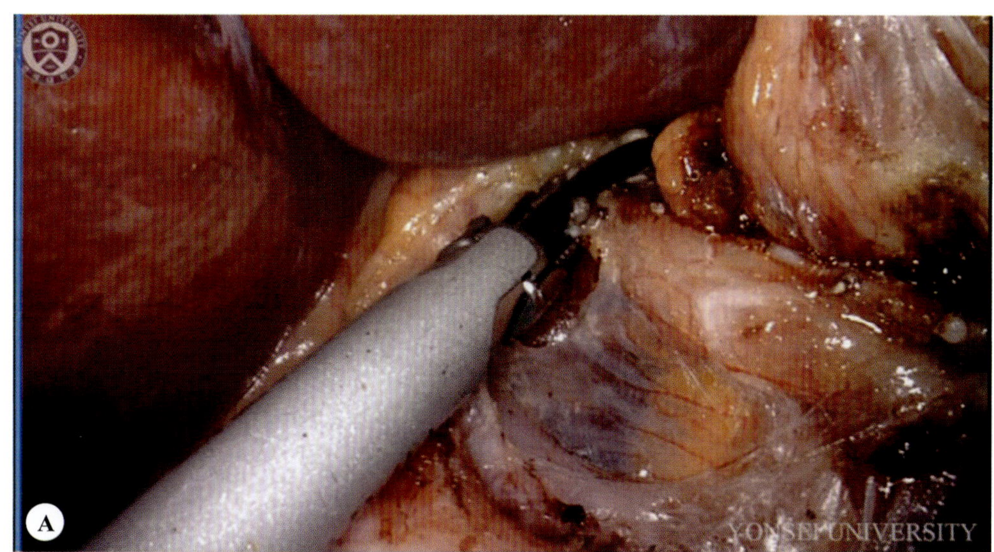

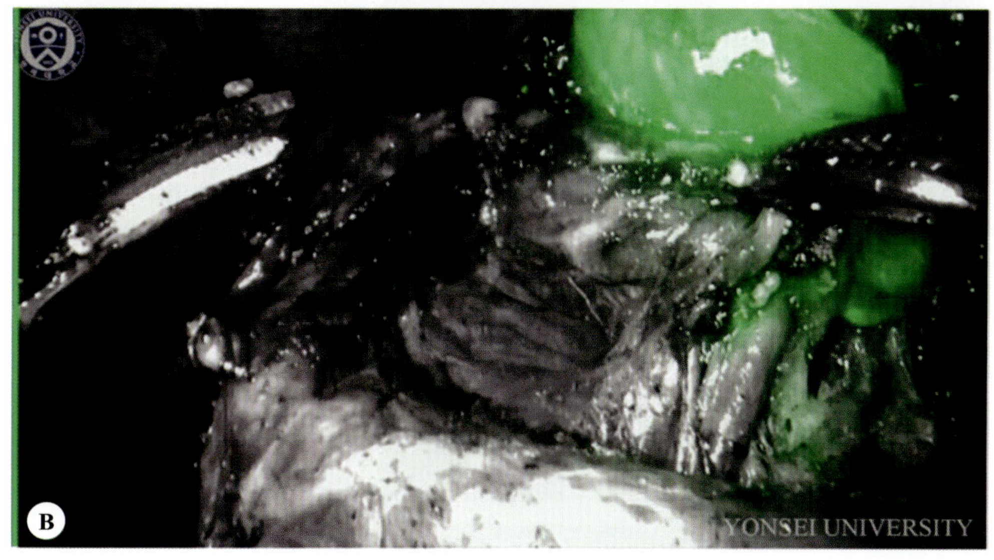

◀ 图 42-15 沿门静脉清扫第 8 组、第 12 组淋巴结（A）及红外成像（B）

三、腹腔镜全胃切除术加 D2 淋巴结清扫

胃网膜左血管离断后，继续向上清扫淋巴结，结扎胃短动脉（第 4sa 组），分离胃脾韧带至食管裂孔左侧。显露脾门区域后，向足侧牵拉胰尾，从脾血管远端向脾门处清扫第 11d 组、第 10 组淋巴结。

四、机器人胃切除术

除了观察孔的位置，机器人胃切除术套管针的放置与腹腔镜略有不同。机器人胃切除术也常采用 5 孔法的套管针布局；一个 12mm 的孔和三个 8mm 的孔。一个 8mm 的套管针放置在右腋前线肋缘下 1cm 处，作为第 3 机械臂的操作孔。一个 8mm 的套管针放置在观察孔与右腹肋下缘连线中点上 2～4cm 处，这是第 2 机械臂的操作孔，这个位置更容易到达胰头和十二指肠，超声刀可达到合适的角度。另一个 8mm 套管针放置在左腋前线肋缘下 1cm 处，作为第 1 机械臂的操作孔。在观察孔与 1 号操作孔连线中点下方 2cm 处放置一个 12mm 的套管针，作为助手操作孔（图 42-24）。Cadiere 双孔无损伤抓钳通过第 3 机械臂插入，其

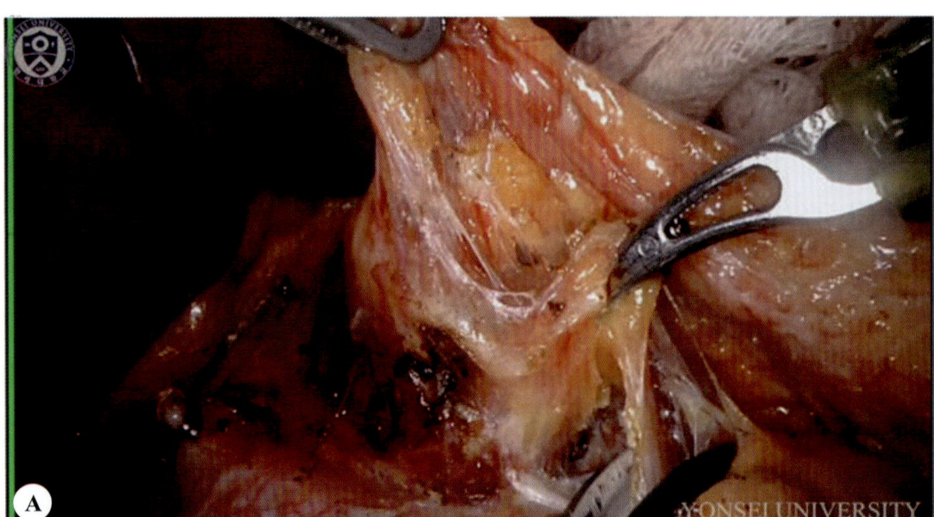

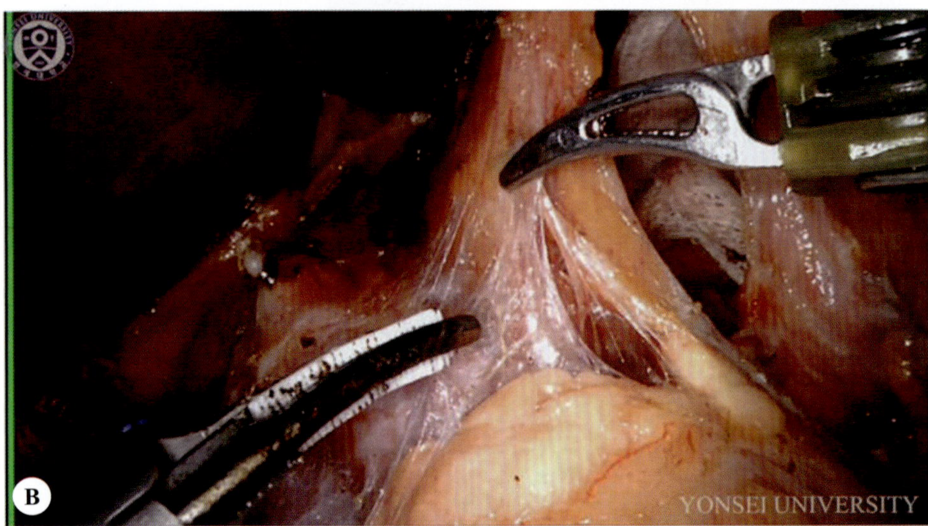

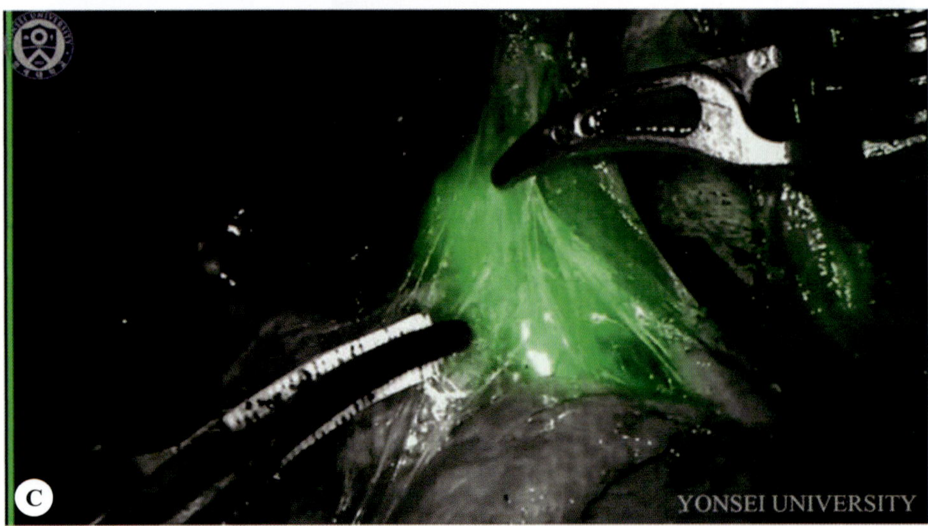

◀ 图 42-16 第 8 组、第 9 组淋巴结清扫（A 和 B）及红外成像（C）

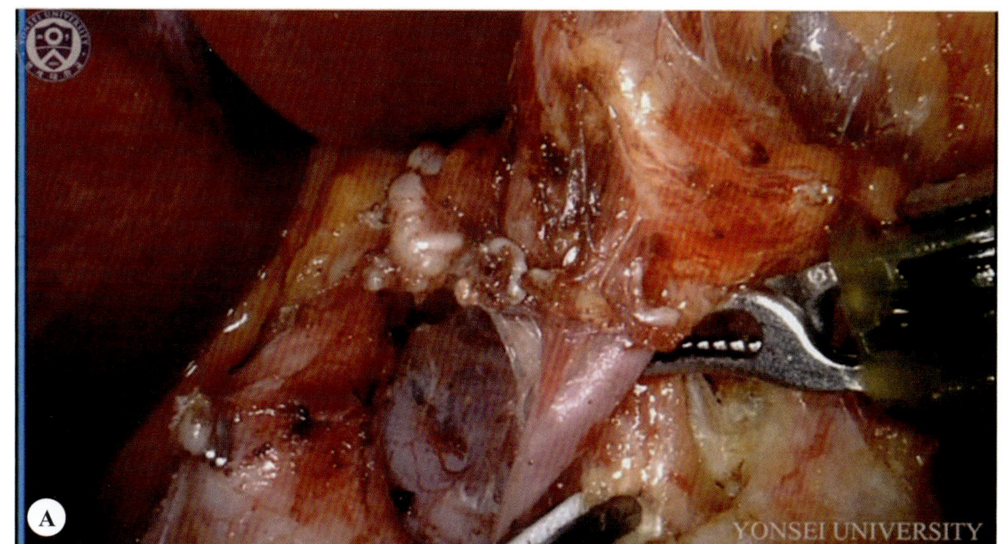

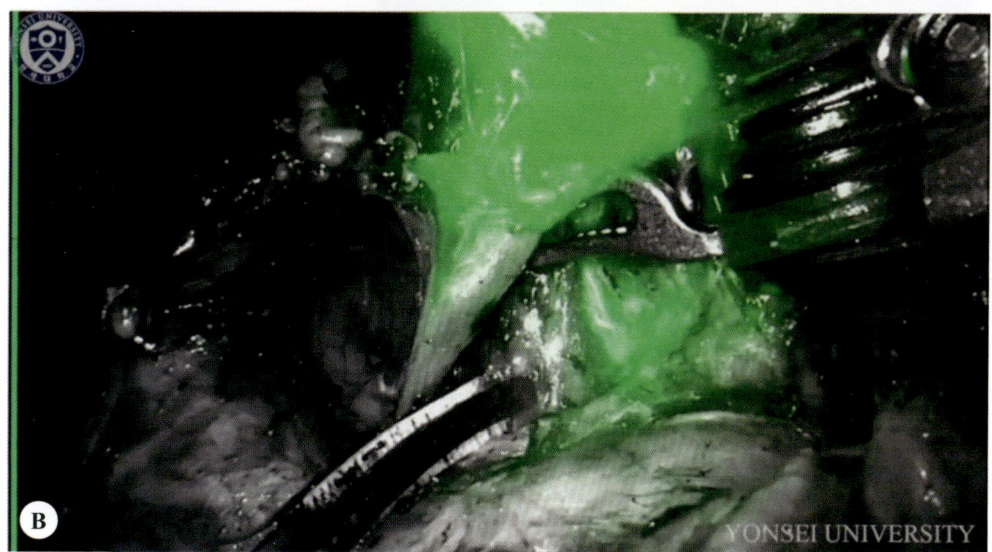

◀ 图 42-17　沿胃左静脉清扫淋巴结（A）及红外成像（B）

主要作用是牵引。马里兰分离钳和超声刀分别通过第 1 机械臂和第 2 机械臂插入[14, 15]。有时，通过助手的操作孔进行牵引可以获得更好的手术视野。

使用机器人系统进行淋巴结清扫的整体手术顺序和范围与腹腔镜胃癌根治术淋巴结清扫基本相似。

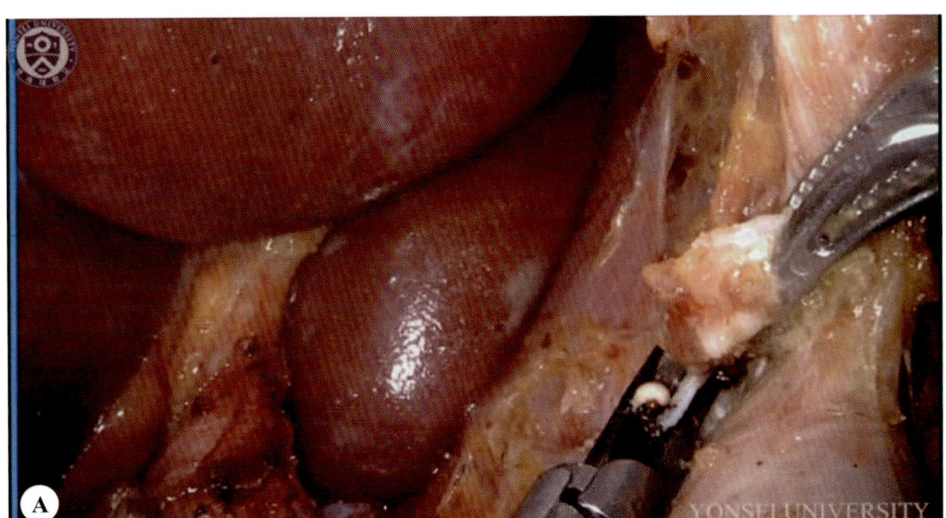

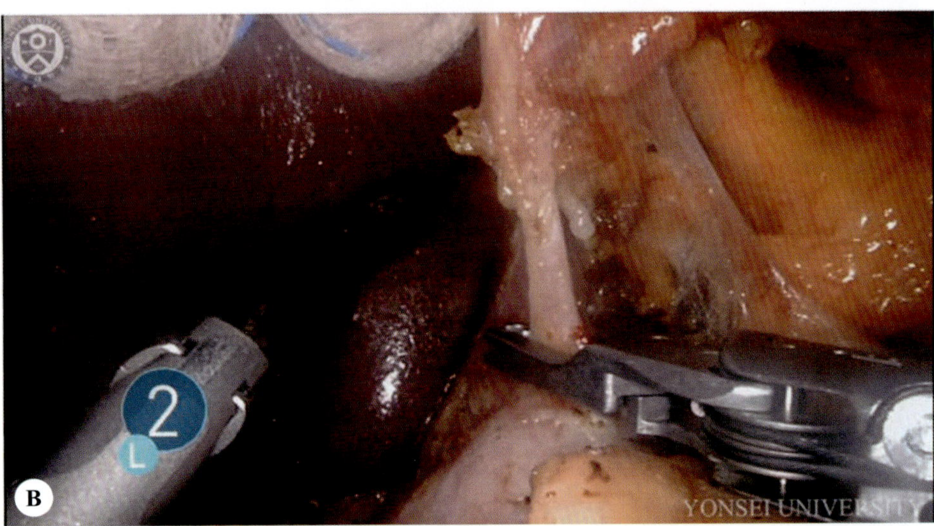

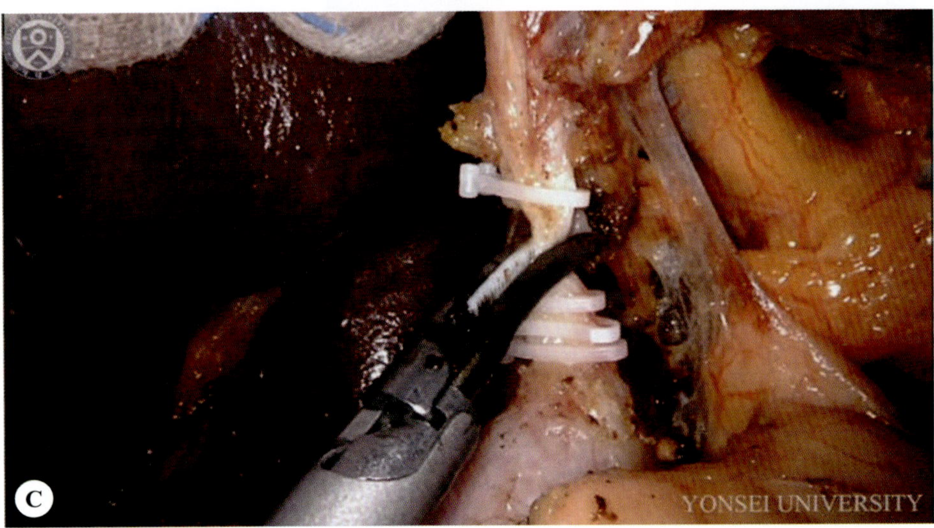

◀ **图 42-18** 沿胃左动脉清扫第 7 组淋巴结并离断胃左动脉

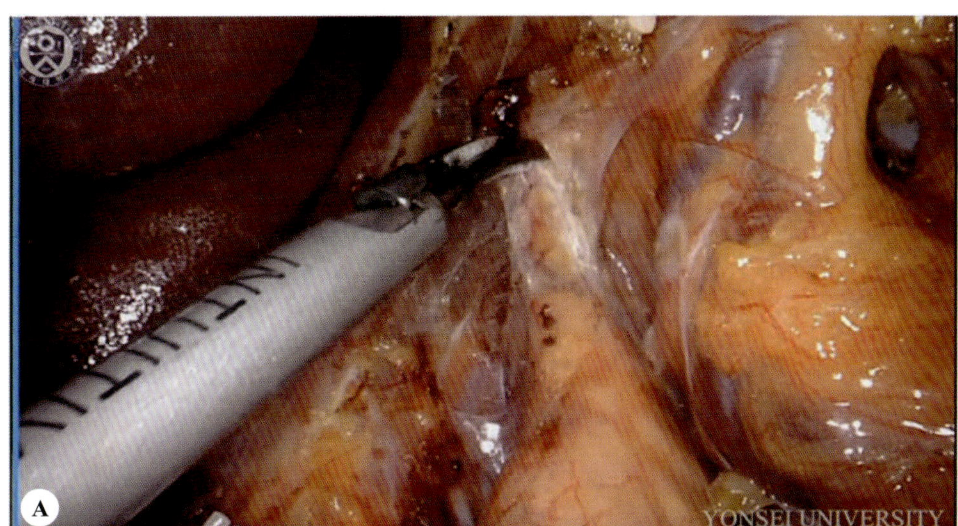

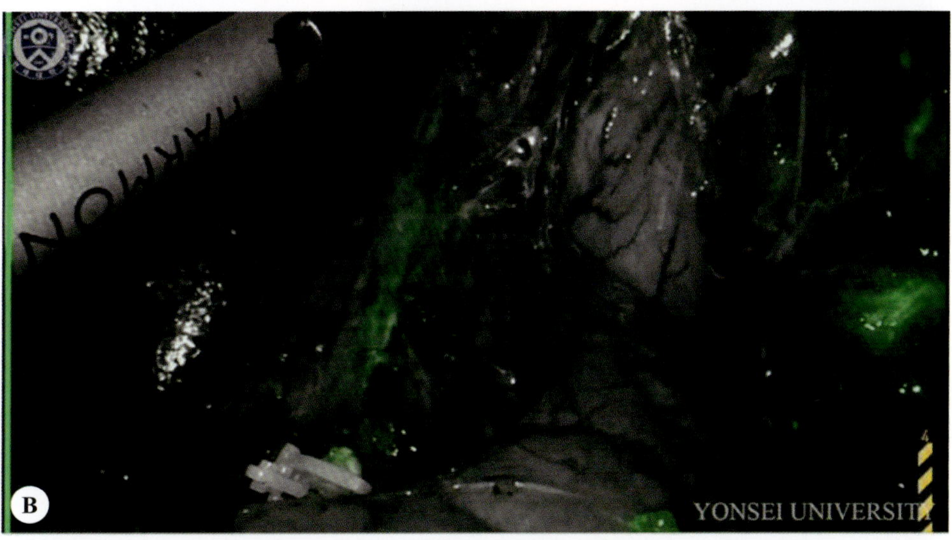

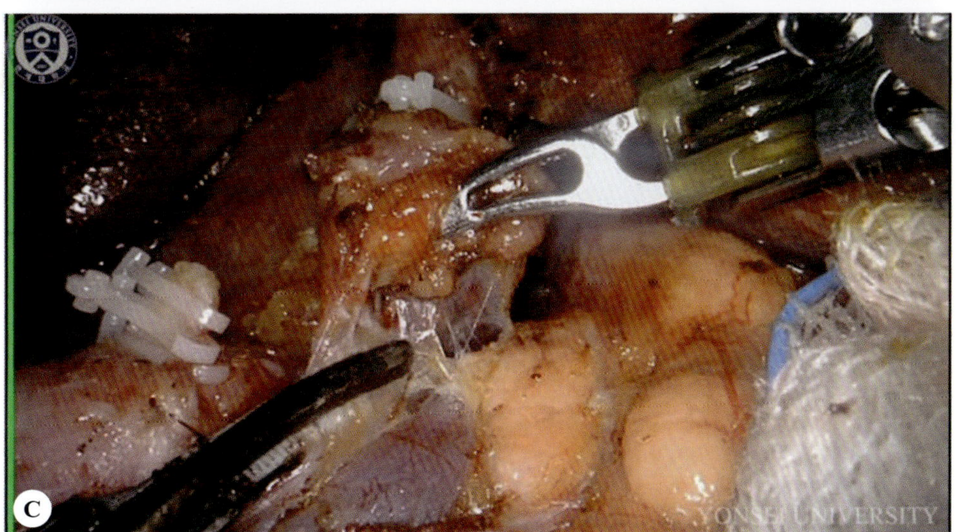

◀ **图 42-19**　沿脾动脉清扫第 **11p** 组淋巴结（**A** 和 **C**）及红外成像（**B**）

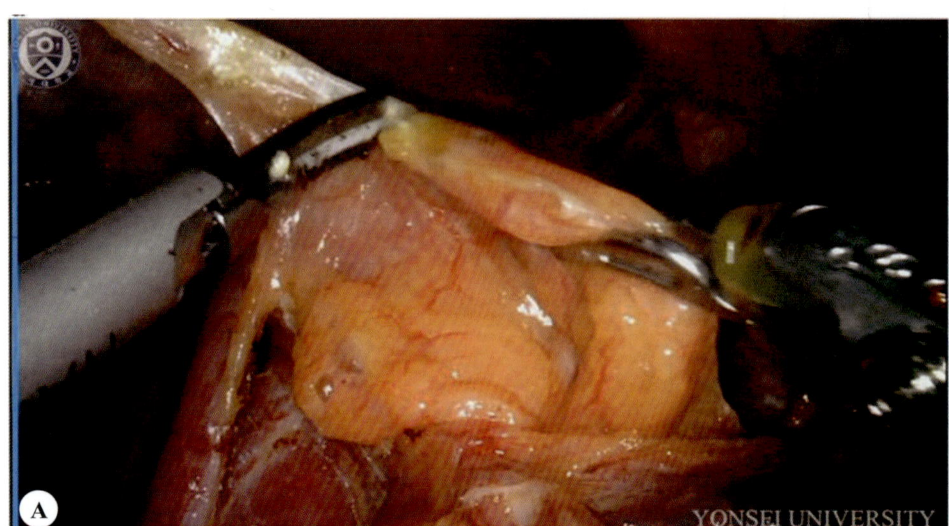

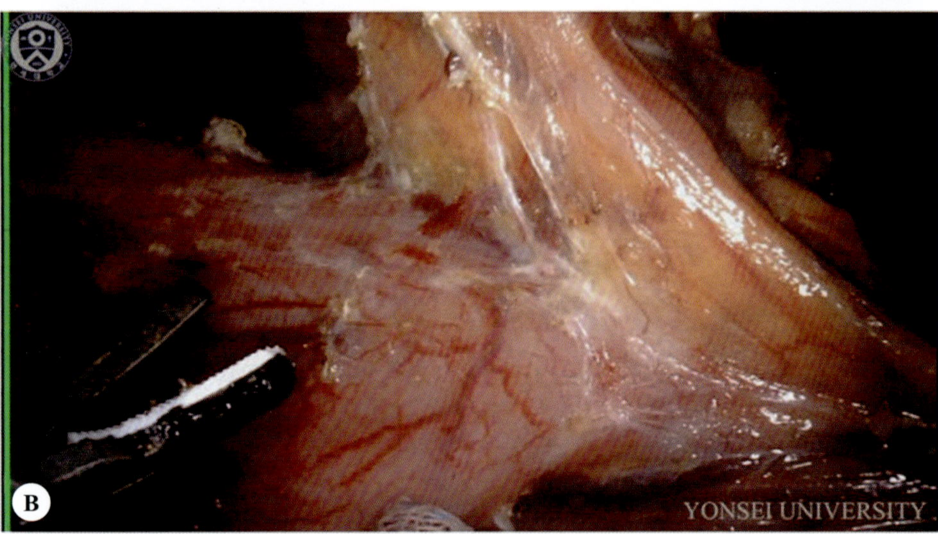

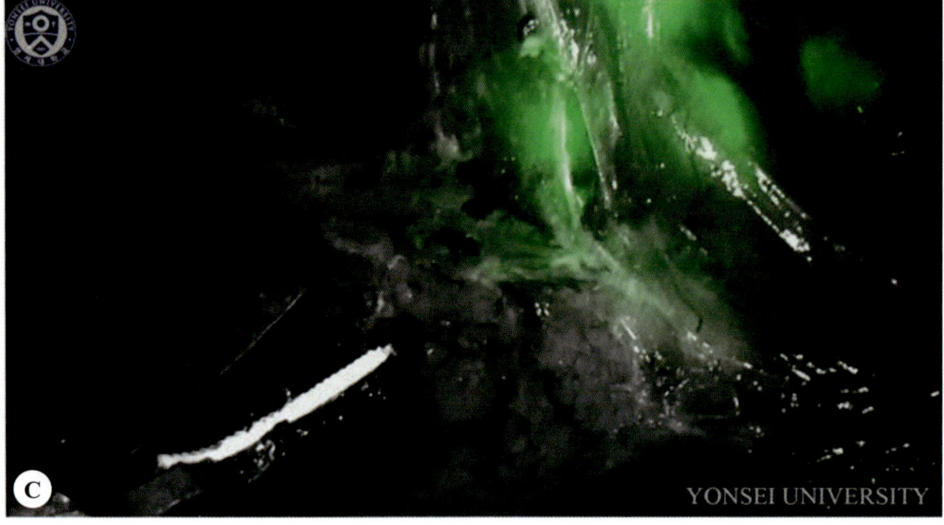

◀ 图 42-20 沿胃小弯清扫第1组、第3组淋巴结（A和B）及红外成像（C）

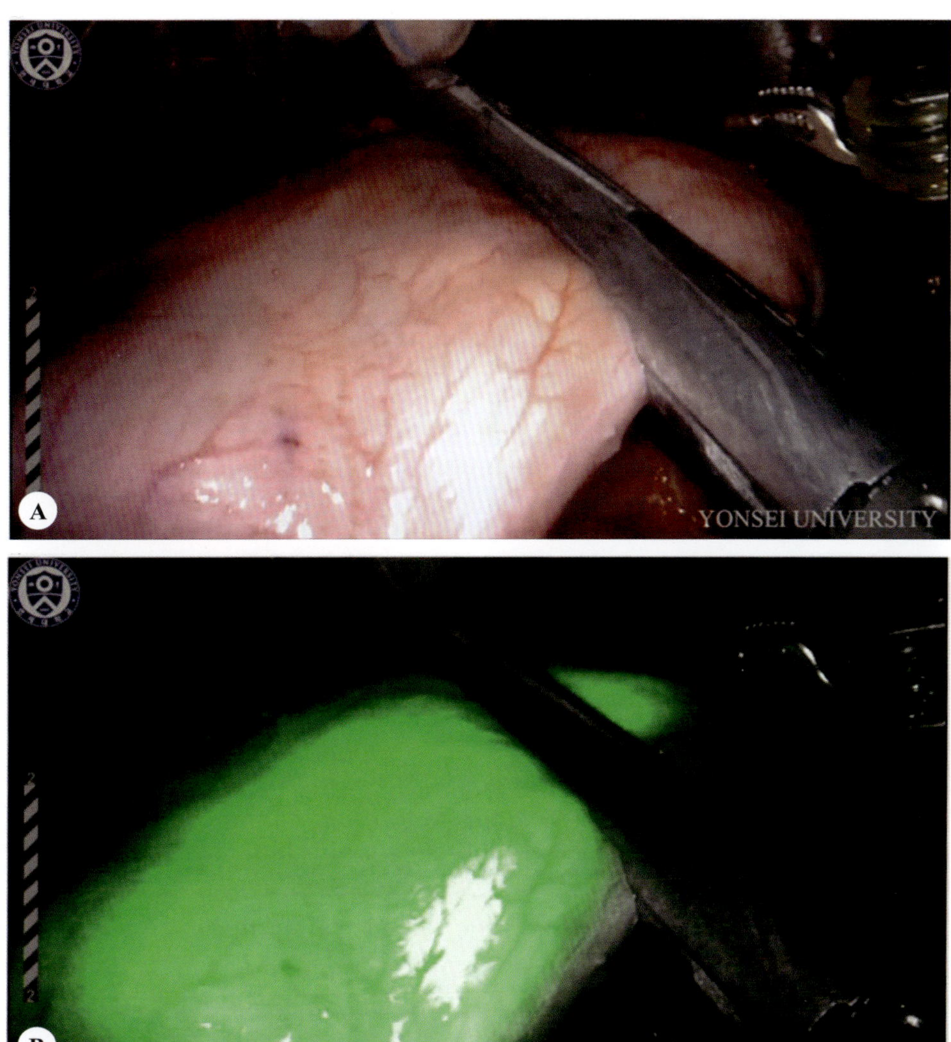

▲ 图 42-21　在红外线的引导下（B）完成胃近端的离断（A）

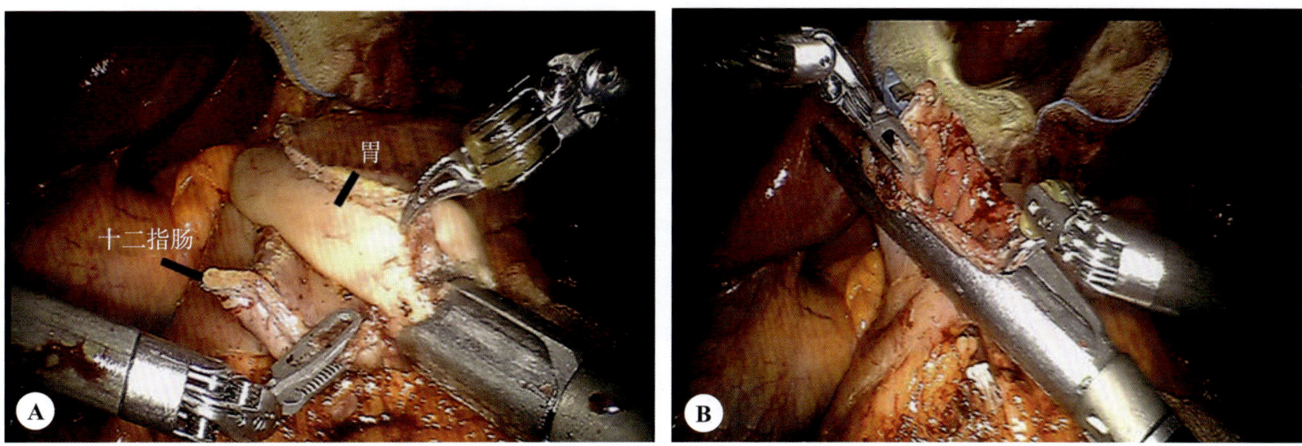

▲ 图 42-22　微创胃切除术后吻合术的类型（胃部分切除和全胃切除）

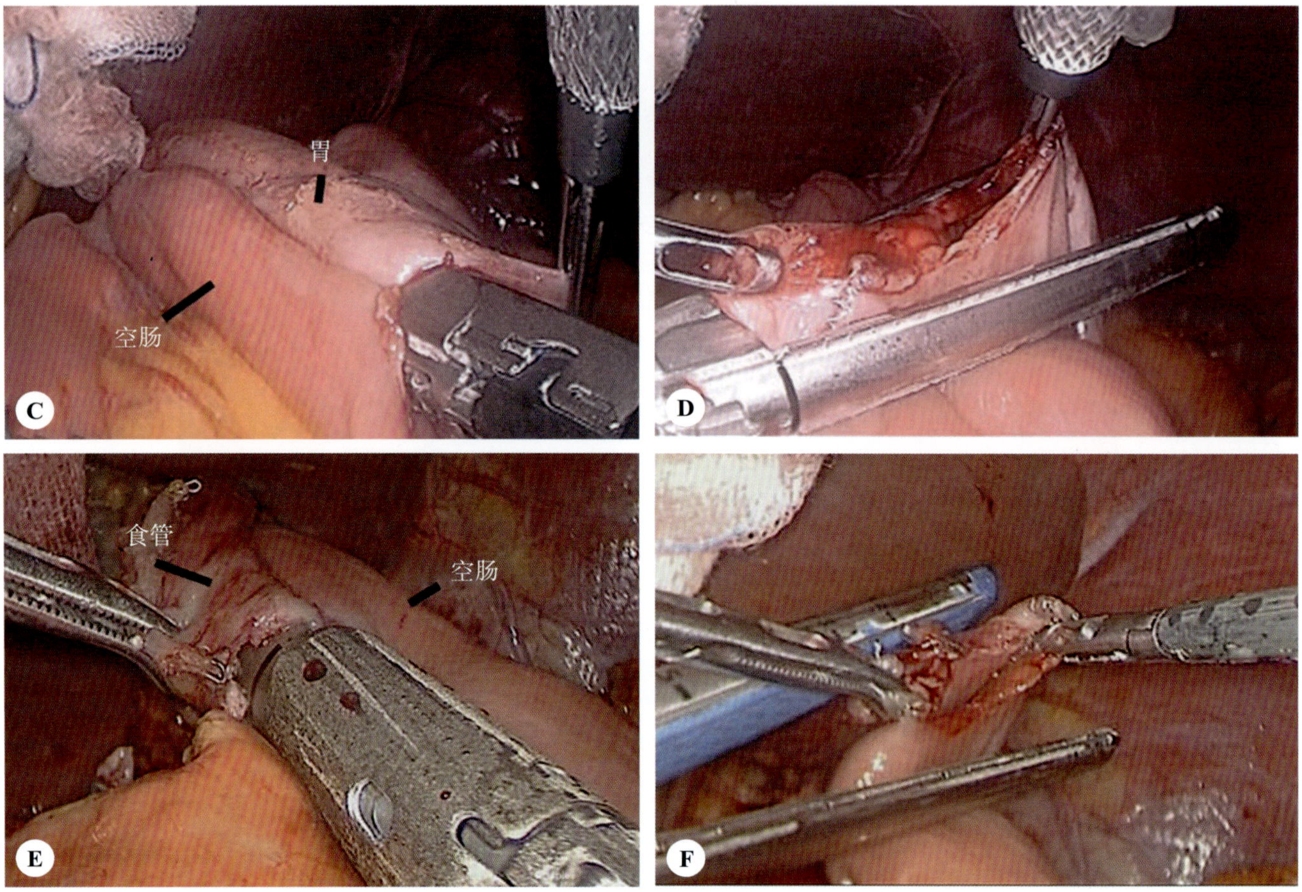

▲ 图 42-22（续） 微创胃切除术后吻合术的类型（胃部分切除和全胃切除）

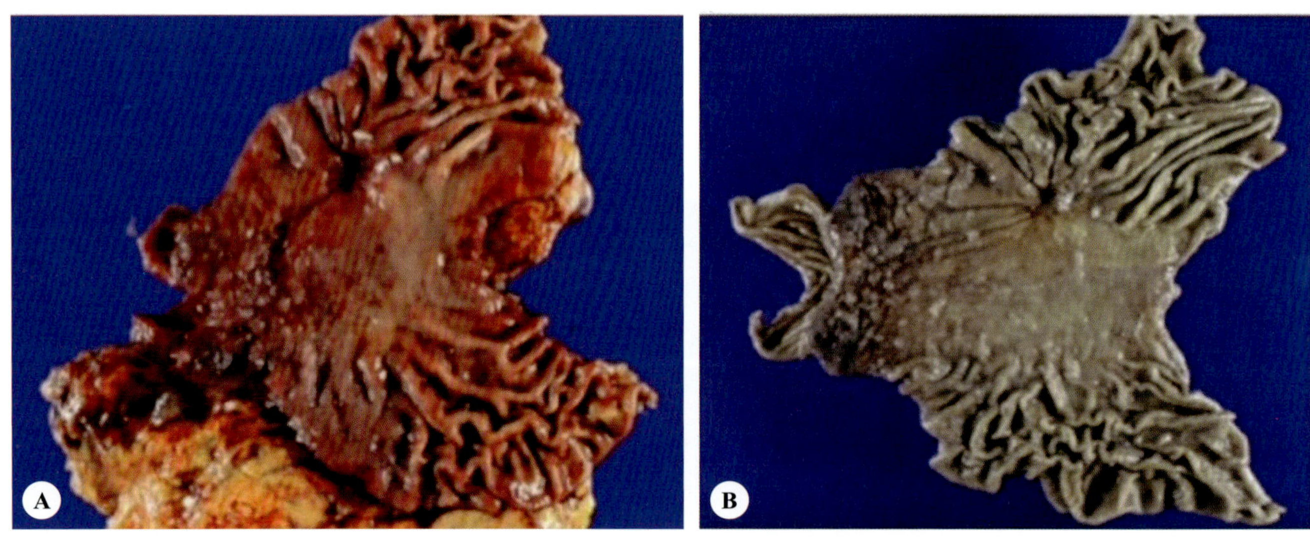

▲ 图 42-23 病理

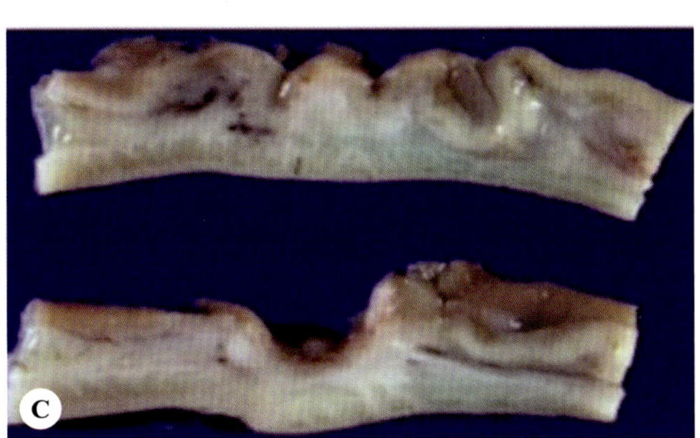

▲ 图 42-23（续）　病理

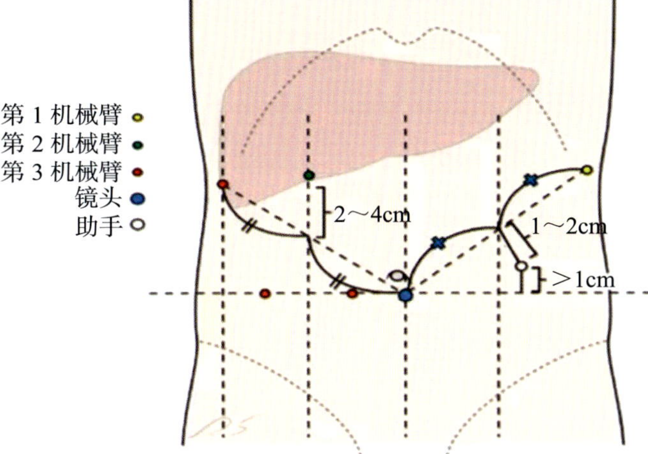

▲ 图 42-24　机器人胃切除术中外科医生和助手、套管针的放置

参考文献

[1] Vahrmeijer AL, Hutteman M, van der Vorst JR, van de Velde CJ, Frangioni JV. Image-guided cancer surgery using near-infrared fluorescence. Nat Rev Clin Oncol. 2013;10(9):507–18.

[2] Marano A, Priora F, Lenti LM, Ravazzoni F, Quarati R, Spinoglio G. Application of fluorescence in robotic general surgery: review of the literature and state of the art. World J Surg. 2013;37(12):2800–11.

[3] Schaafsma BE, Mieog JS, Hutteman M, et al. The clinical use of indocyanine green as a near-infrared fluorescent contrast agent for image-guided oncologic surgery. J Surg Oncol. 2011;104(3):323–32.

[4] Miyashiro I, Kishi K, Yano M, et al. Laparoscopic detection of sentinel node in gastric cancer surgery by indocyanine green fluorescence imaging. Surg Endosc. 2011;25(5):1672–6.

[5] Tajima Y, Yamazaki K, Masuda Y, et al. Sentinel node mapping guided by indocyanine green fluorescence imaging in gastric cancer. Ann Surg. 2009;249(1):58–62.

[6] Miyashiro I, Miyoshi N, Hiratsuka M, et al. Detection of sentinel node in gastric cancer surgery by indocyanine green fluorescence imaging: comparison with infrared imaging. Ann Surg Oncol. 2008;15(6):1640–3.

[7] Japanese gastric cancer treatment guidelines 2014 (ver. 4). Gastric Cancer. 2017;20(1):1–19.

[8] Ajani JA, D'Amico TA, Almhanna K, et al. Gastric Cancer, Version 3.2016, NCCN clinical practice guidelines in oncology. J Natl Compr Cancer Netw. 2016;14(10):1286–312.

[9] Kwon IG, Son T, Kim HI, Hyung WJ. Fluorescent lymphographyguided lymphadenectomy during robotic radical gastrectomy for gastric cancer. JAMA Surg. 2018.

[10] Hu Y, Huang C, Sun Y, et al. Morbidity and mortality of laparoscopic versus open D2 distal gastrectomy for advanced gastric cancer: a randomized controlled trial. J Clin Oncol. 2016;34(12):1350–7.

[11] Hur H, Lee HY, Lee HJ, et al. Efficacy of laparoscopic subtotal gastrectomy with D2 lymphadenectomy for locally advanced gastric cancer: the protocol of the KLASS-02 multicenter randomized controlled clinical trial. BMC Cancer. 2015;15:355.

[12] Park YK, Yoon HM, Kim Y, et al. Laparoscopy-assisted versus open D2 distal gastrectomy for advanced gastric cancer: results from a randomized phase II multicenter clinical trial (COACT 1001). Ann Surg. 2018;267(4):638–45.

[13] Woo Y, Hyung WJ, Kim H, Obama K, Son T, Noh SH. Minimizing hepatic trauma with a novel liver retraction method: a simple liver suspension using gauze suture. Surg Endosc. 2011;25(12):3939–45.

[14] Kim YM, Son T, Kim H, Noh SH, Hyung WJ. Robotic D2 lymph node dissection during distal subtotal gastrectomy for gastric cancer: toward procedural standardization. Ann Surg Oncol. 2016;23(8):2409–10.

[15] Song J, Oh SJ, Kang WH, Hyung WJ, Choi SH, Noh SH. Robotassisted gastrectomy with lymph node dissection for gastric cancer: lessons learned from an initial 100 consecutive procedures. Ann Surg. 2009;249(6):927–32.

第43章 结 语

Final Considerations

M. Asunción Acosta Miguel A. Cuesta Marcos Bruna 著

刘靖正 王 珏 译 周平红 校

本图谱目的是介绍上消化道微创手术的现状。我们的理念是，一旦手术有明确的适应证，通过对患者进行完善的术前准备，并采用微创手术方法将有助于提高患者的术后生活质量。

我们展示了通过改变器官功能或切除肿瘤的最佳手术技术；也认识到扎实的外科解剖学知识是完成外科手术的必要准备。

我们充分认识到从微创手术临床实践中能获取更深入的外科解剖学知识。这些知识能使外科医生在准确的解剖平面上进行完美的手术。我们认识到，上消化道微创手术（包括良性疾病的内镜手术、复杂的减重手术、恶性疾病的食管和胃切除手术，以及早期癌症的内镜手术）的实施频率要比胆囊切除术和结直肠手术等更常见的手术低，且更为复杂。我们阐明了实施这些微创手术的决策可以基于成功进行手术术后获得的短期优势。长期优势包括最佳的功能结果、生存率和其他肿瘤学结果都已通过研究证实了微创手术的显著效果。

因此，为了能正确地实施我们所描述的微创手术方式，外科医生必须接受充分的培训。年轻的外科医生和住院医师需要不断学习微创手术技能。随着上腹部 MIS 的开展，外科医生及其团队需要通过大量实践和持续的培训来掌握 MIS 流程。这需要在实验室利用模型和尸体进行初始培训，并通过适当的计划提升技能，其中导师的角色至关重要。

此外，手术机器人已广泛应用于许多复杂的 MIS 领域，在完成困难位置的解剖和吻合时展现出显著优势。

本图谱所有作者都已成功证明了 MIS 的优势，在此我想与大家分享一些关于专业知识、终身学习及未来发展的见解。

一、专业知识

本图谱中收录的案例均是在手术适应证下完成了复杂的专业手术，手术成功的关键要素是充分了解上腹部的外科解剖学知识。我们认为没有扎实的外科解剖知识就无法预防手术风险，也无法确保手术顺利完成。本图谱中外科解剖学的部分主要由 R.Bleys. 在乌得勒支医学中心（UMC）的解剖学系完成。此外，Daiko 博士和 Cuesta 博士描述了最新的食管外科解剖观察。Broeders 博士、Dallemagne 博士和 Morales 博士分享了 MIS 抗反流技术。van der Peet 博士和 Fockens 博士完成了食管良性肿瘤和贲门失弛缓症的治疗。众多专家长期致力于特定疾病的治疗和研究，如 B.Weusten 博士提供了内镜治疗早期食管癌的案例，Osugi 博士、Fujiwara 博士、Reddy 博士、Mingol 博士、Gisbertz 博士、van Berge Henegouwen 博士、Cadiere 博士、Ramirez 博士、Luyer 博士、Diez del Val 博士、Rosman 博士、Moreno Sanz 博士、Ramirez，Ponce 博士、Gagner 博士、Sanchez Pernaute 博士、Himpens 博士、van Hillegersberg 博士、Talvane 博士、Inaki，Kinoshita 博士、Azagra 博士、Kim 博士、Yang 博士、Hyung 博士共同提供了其他关于良性和恶性疾病治疗案例。

二、终身学习

本外科实践图谱将通过详细的解释性文字，包括关键步骤、插图、图片和视频等多种形式进行全面展示。值得注意的是，所有作者都持有终身学习的理念。我们的共同理念是，外科手术需要不断完善最大限度地减少手术创伤，提高肿瘤治愈率，并降低并发症发生率。正因如此，MIS 的学习是一个持续不断的过程。为了满足这一需求，每一章都加入了相关视频，为读者提供了有关 MIS 的重要信息。我们选取了高质量的视频，以便于为外科医生提供持续学习的机会。

三、展望

本图谱是对当前手术进展的精彩总结；然而，我们深知未来的几年里，该图谱的内容将有所更新和变化。我们鼓励住院医生和年轻外科医生的学习这些技术，让这些技术能够为提高患者的生活质量和减轻病痛发挥作用。

最后，我们感谢麻醉科医生和重症监护室医生在完成重大手术过程中给予的重要支持。本图谱的作者和贡献者将共同努力，继续坚持不懈地追求高质量的手术技术，以更好地服务广大患者。

相 关 图 书 推 荐

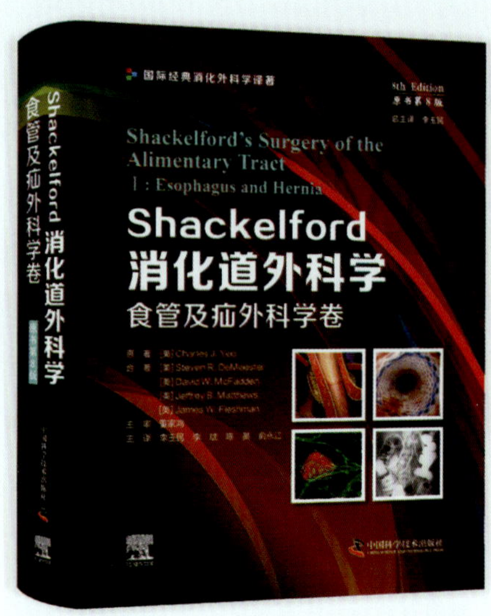

原著　[美] Charles J. Yeo 等
主译　李玉民　李　斌　陈　昊　俞永江
定价　398.00 元

本书引进自 Elsevier 出版社，是一部经典的消化道外科学著作，由国际知名教授 Charles J. Yeo 领衔主编，联合 Steven R. DeMeester、David W. McFadden、Jeffrey B. Matthews、James W. Fleshman 等众多消化道外科领域的权威专家共同打造。本书为全新第 8 版，分四卷 181 章，全面介绍了消化道脏器解剖学、生理学，以及各种消化道外科疾病的诊断治疗和新进展，同时系统阐述了消化道外科疾病相关的基因组学、蛋白质组学、腹腔镜技术和机器人手术等前沿技术，具体展示了消化道外科领域较为先进的临床实践、手术技巧、微创治疗的新理念和新方法。

本分册为食管及疝外科学卷，由洛杉矶南加州大学的外科教授 Steven R. DeMeester 医生领衔主编，分九篇 55 章，系统介绍了食管的解剖和生理、食管疾病的诊断和评估、食管动力障碍和憩室、胃食管反流病、食管旁疝、Barrett 食管、食管癌、非反流性食管炎，以及其他食管疾病和疝的最新临床诊疗技术和理念。

与同类书相比，本书行文简练，图表丰富，可读性强，尤其在对外科新技术的介绍上独具特色，在展示原著者对技术发展敏感触觉的同时，还提供了非常中肯的循证医学评价，是消化道外科医师难得的教材。

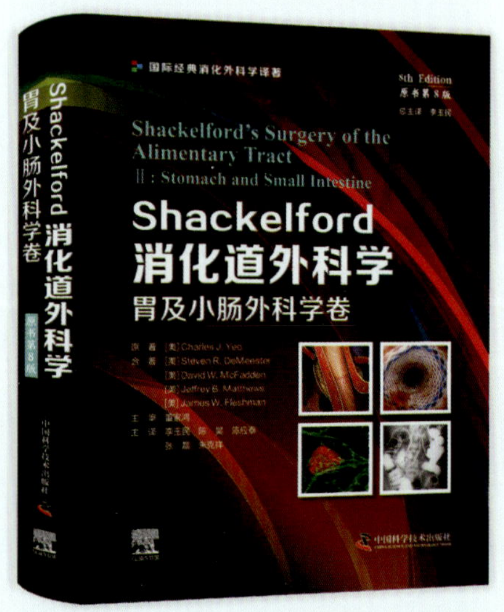

原著　[美] Charles J. Yeo 等
主译　李玉民　陈　昊　陈应泰　张　磊　朱克祥
定价　398.00 元

本书引进自 Elsevier 出版社，是一部经典的消化道外科学著作，由国际知名教授 Charles J. Yeo 领衔主编，联合 Steven R. DeMeester、David W. McFadden、Jeffffrey B.Matthews、James W. Fleshman 等众多消化道外科领域的权威专家共同打造。本书为全新第 8 版，分四卷 181 章，全面介绍了消化道脏器解剖学、生理学，以及各种消化道外科疾病的诊断治疗和新进展，同时系统阐述了消化道外科疾病相关的基因组学、蛋白质组学、腹腔镜技术和机器人手术等前沿技术，具体展示了消化道外科领域较为先进的临床实践、手术技巧、微创治疗的新理念和新方法。

本分册为胃及小肠外科学卷，由康涅狄格大学消化外科教授 David W. McFadden 医生领衔主编，分 34 章，系统介绍了胃及小肠的解剖学和生理学、内镜检查技术、40 余种（类）成人与儿童胃及小肠疾病最新临床诊疗技术和理念。

与同类书相比，本书行文简练，图表丰富，可读性强，尤其在对外科新技术的介绍上独具特色，在展示原著者对技术发展敏感触觉的同时，还提供了非常中肯的循证医学评价，是消化道外科医师难得的教材。

相　关　图　书　推　荐

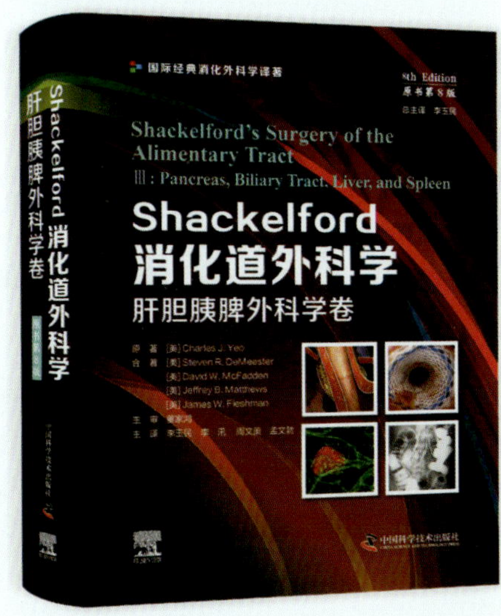

原著　[美] Charles J. Yeo 等
主译　李玉民　李　汛　周文策　孟文勃
定价　398.00 元

本书引进自 Elsevier 出版社，是一部经典的消化道外科学著作，由国际知名教授 Charles J. Yeo 领衔主编，联合 Steven R. DeMeester、David W. McFadden、Jeffffrey B. Matthews、James W. Fleshman 等众多消化道外科领域的权威专家共同打造。本书为全新第 8 版，分四卷 181 章，全面介绍了消化道脏器解剖学、生理学，以及各种消化道外科疾病的诊断治疗和新进展，同时系统阐述了消化道外科疾病相关的基因组学、蛋白质组学、腹腔镜技术和机器人手术等前沿技术，具体展示了消化道外科领域较为先进的临床实践、手术技巧、微创治疗的新理念和新方法。

本分册为肝胆胰脾外科学卷，由芝加哥大学外科系主任、《胃肠外科杂志》原主编 Mathews 医生领衔主编，分四篇 53 章，系统介绍了胰腺的解剖、生理学、胚胎起源、影像学诊断、疾病影像学干预，以及 14 种胰腺疾病的诊疗等；胆道的解剖学、胚胎学、生理学、影像学诊断、疾病影像学干预，以及 11 种胆道疾病的影像学诊断和干预、内镜评估和治疗、手术治疗等；肝的解剖、生理学、肝功能的实验室检测、肝胆疾病患者围术期管理及营养支持，以及 14 种肝病的诊断性手术与肝切除术、微创切除术、肝肿瘤消融治疗、肝移植等；脾的解剖、生理学、脾切除术、脾微创手术和影像学辅助介入治疗、成人及小儿脾外伤、脾囊肿和肿瘤治疗等。

与同类书相比，本书行文简练，图表丰富，可读性强，尤其在对外科新技术的介绍上独具特色，在展示原著者对技术发展敏感触觉的同时，还提供了非常中肯的循证医学评价，是消化道外科医师难得的教材。

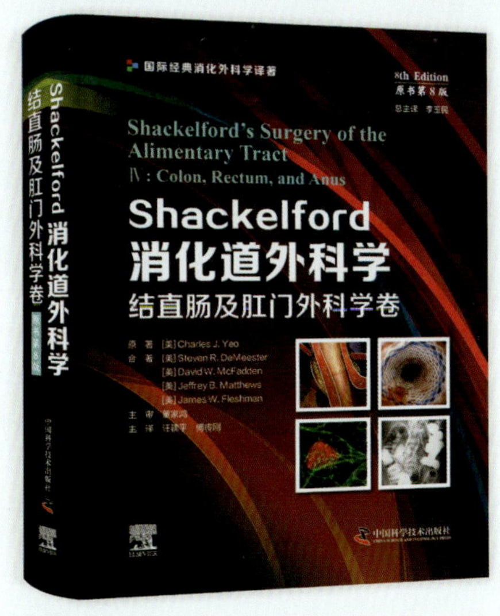

原著　[美] Charles J. Yeo 等
主译　汪建平　傅传刚
定价　398.00 元

本书引进自 Elsevier 出版社，是一部经典的消化道外科学著作，由国际知名教授 Charles J. Yeo 领衔主编，联合 Steven R. DeMeester、David W. McFadden、Jeffffrey B. Matthews、James W. Fleshman 等众多消化道外科领域的权威专家共同打造。本书为全新第 8 版，分四卷 181 章，全面介绍了消化道脏器解剖学、生理学，以及各种消化道外科疾病的诊断治疗和新进展，同时系统阐述了消化道外科疾病相关的基因组学、蛋白质组学、腹腔镜技术和机器人手术等前沿技术，具体展示了消化道外科领域较为先进的临床实践、手术技巧、微创治疗的新理念和新方法。

本分册为结直肠及肛门科学卷，由贝勒大学医学中心外科主任 James W. Fleshman 教授领衔设计和修订，分五篇 39 章，系统介绍了结直肠肛门疾病的解剖、生理与诊断，详细阐述了 13 种结直肠及肛门良性疾病、4 种炎症性疾病和 6 种肿瘤性疾病的现代创新诊疗技术，最后用近 8 万字的图表、文字，交流国际权威专家关于吻合口漏的预防、诊断、治疗，造口手术及患者个性化管理，降低择期、急诊手术患者感染风险策略，以及盆腔二次手术技巧等。

与同类书相比，本书行文简练，图表丰富，可读性强，尤其在对外科新技术的介绍上独具特色，在展示原著者对技术发展敏感触觉的同时，还提供了非常中肯的循证医学评价，是消化道外科医师难得的教材。

相关图书推荐

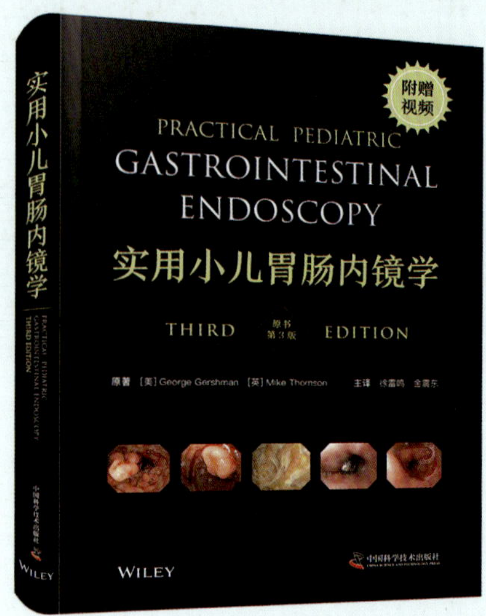

原著 [美] George Gershman 等
主译 徐雷鸣 金震东
定价 280.00 元

本书引进自 Wiley 出版社，为婴儿、儿童和青少年的内镜检查性能提供了全面和最新的探索，以完整的“操作方法”手册的形式进行编写，且包含了分步说明，旨在让新手快速了解小儿胃肠内镜检查领域。本书强调了对成人进行内镜检查与对小儿患者进行内镜检查之间的实质性和重要差异，讨论的差异包括胃肠道病理学、针对儿童的诊断技术的细微之处、治疗性内镜在特定儿科场景中的应用、麻醉和镇静、培训和技能维护、从成人到儿童的复杂内镜技术，以及专门针对主要在儿童群体遇到的问题和疾病的诊疗技术。对于为儿童提供诊断和治疗性内镜检查的人来说，本书是必不可少的伴侣，对于经验丰富的内镜专家和胃肠病学家也非常有用，可以帮助他们了解标准技术的最佳实践方法并探索该领域的高级层次。

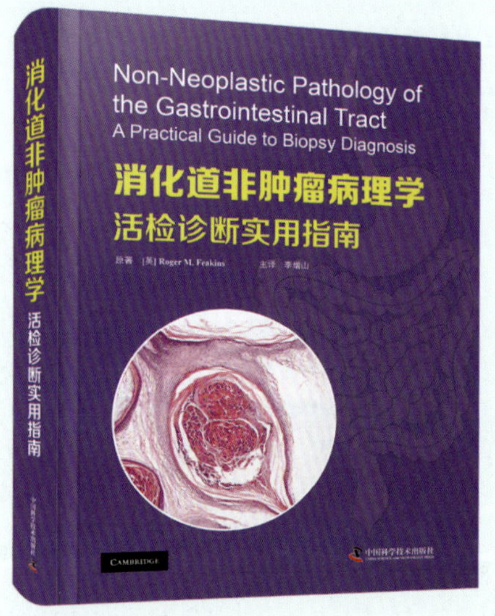

原著 [英] Roger M. Feakins
主译 李增山
定价 298.00 元

本书引进自剑桥大学出版社，是一部系统介绍消化道非肿瘤病理学的实用著作。全书共 27 章，先从整体的角度描述了消化道活检的作用、系统性疾病在消化道的表现、放射相关损害、药物相关损害、缺血和血管性疾病、儿童常见消化道疾病及癌前病变，然后系统描述了不同的消化道部位，即从正常结构到不同类型非肿瘤性疾病或相关病变的变异。全书按照日常诊断的思路进行整体编排，在关注诊断特征的同时，也强调临床病理联系、诊断中的陷阱和鉴别诊断问题，不仅根据疾病类型进行了纵向分类，还结合诊断和鉴别诊断的情况进行了横向的比较分析，这一特点在炎症性肠病的诊断和鉴别诊断中尤为突出。此外，本书还就目前存在争议的专业术语和诊断标准进行了详尽的解释和说明，对病理报告的内容和格式也给出了相应的指导建议，并将关键和重要的内容归纳总结成要点形式列出，便于读者加深记忆和理解。全书内容翔实，图文并茂，注重系统性与实用性，对消化道相关病理学诊断策略及相关研究有很强的指导作用，可作为病理科、消化科及其他相关专业人员案头必备的工具书。